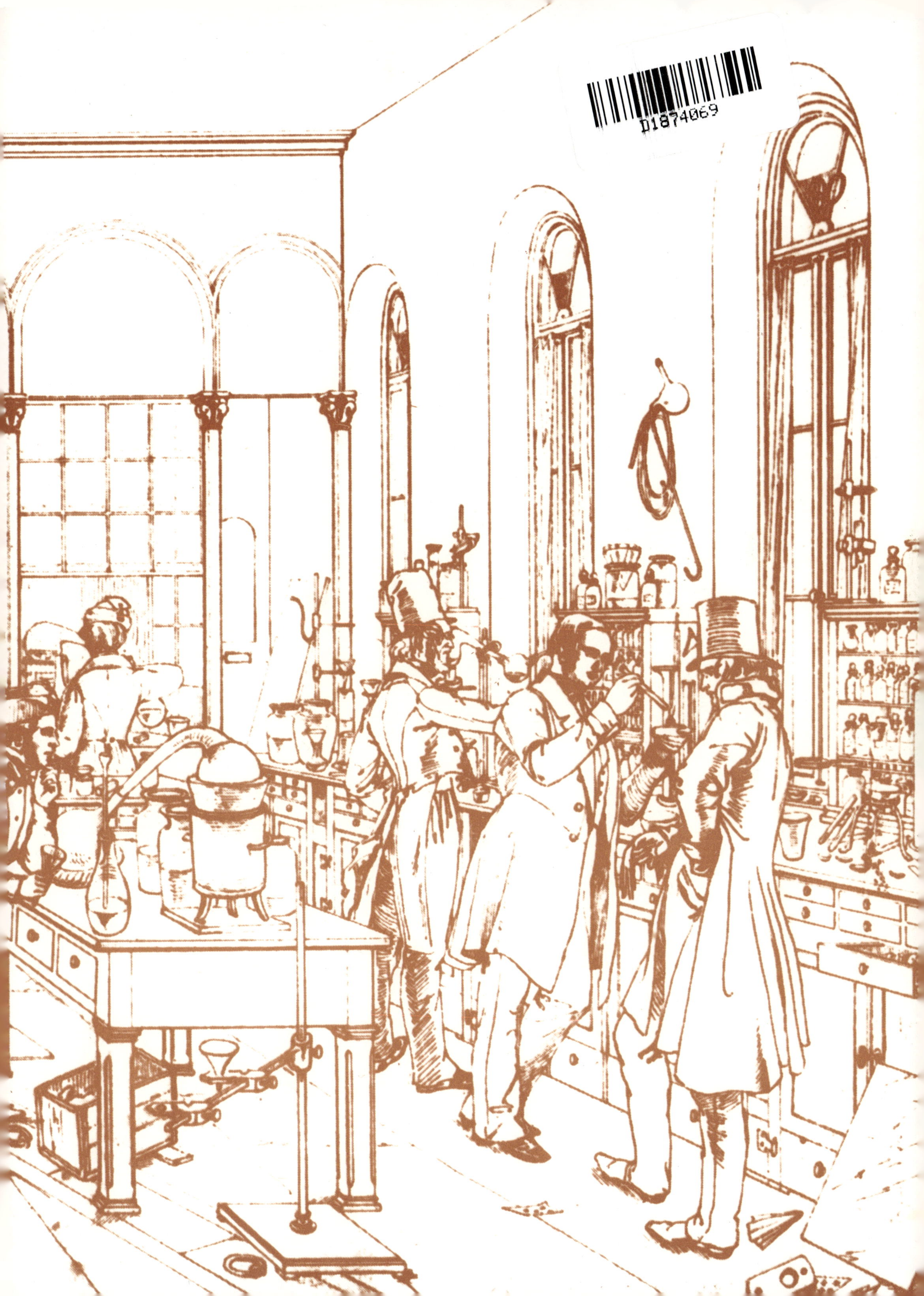

Industrie- und Handelskammer Frankfurt am Main

Als Anerkennung

für

hervorragende

Leistungen

anläßlich

der Abschlußprüfung

Frankfurt am Main

Dr. Frank Niethammer

Präsident

Anthony Feldman und Peter Ford

ERFINDER UND WISSENSCHAFTLER

Deutsch von Klaus Schaack

VERLEGT BEI
KAISER

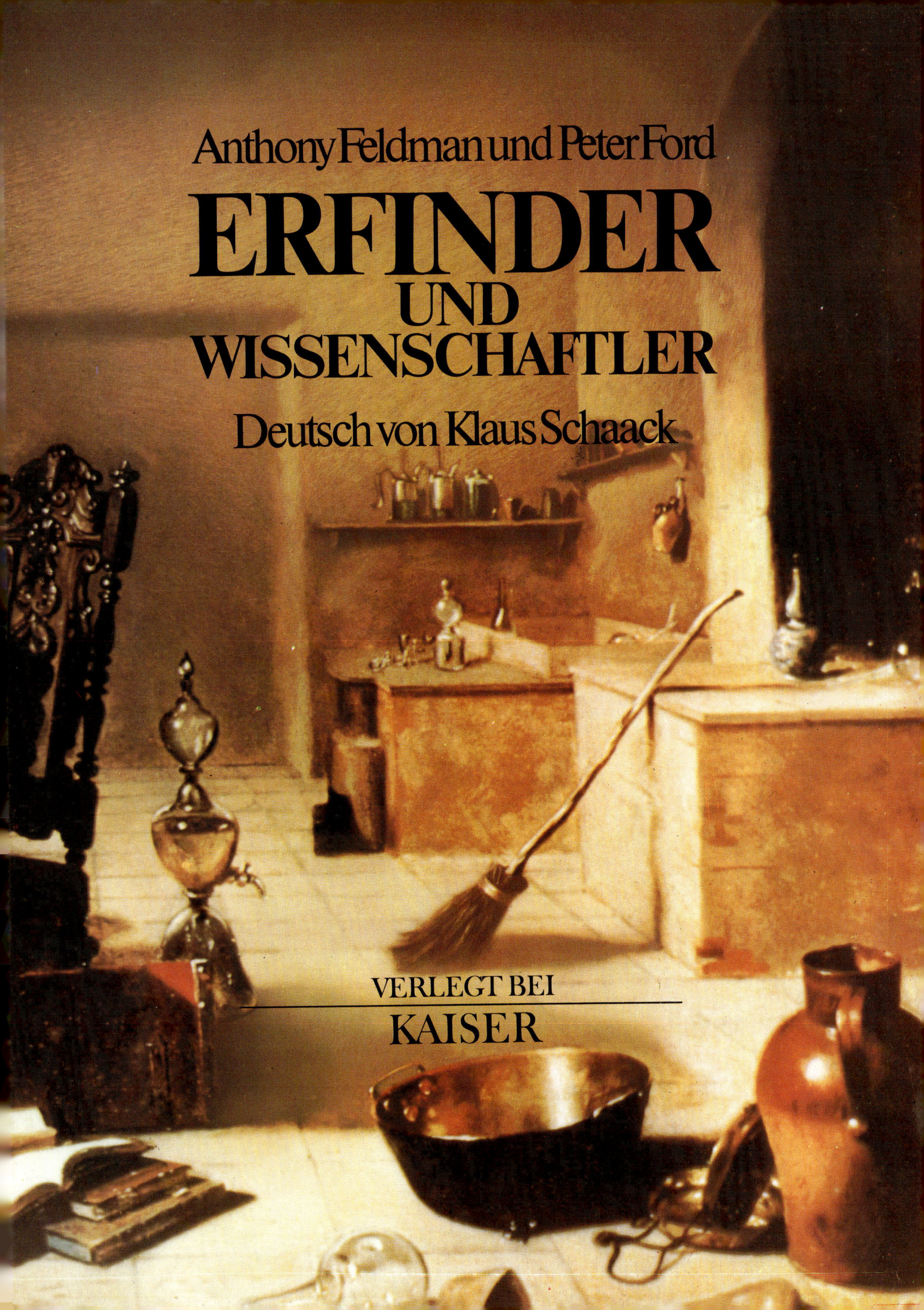

Titel des Originals: "Scientists & Inventors"
Chefredaktion: John Mason
Entwurf: Grahame Dudley
Bildmaterial: Adrian Williams
Redaktion: Krystyna Krzyzak
Redaktionelle Beratung: Marian Pullen, Frances Vargo, Sarah Waters
Schutzumschlag: Volkmar Reiter

Berechtigte Ausgabe für den Neuen Kaiser Verlag — Buch und Welt,
Hans Kaiser, Klagenfurt

Druck: M. Theiss, 9400 Wolfsberg
Bindearbeit: Kaiser, Klagenfurt

Einleitung

Der wissenschaftliche und technologische Fortschritt der Menschheit von der Erfindung des Buchdrucks bis zur Entdeckung des Penicillins geht auf eine Fülle erstaunlicher Einzelleistungen zurück. Das vorliegende Buch erzählt die Geschichte dieser bahnbrechenden Entdeckungen und Erfindungen. Es berichtet von mehr als 150 Erfindern und Wissenschaftlern, von Empedokles bis Christiaan Barnard, von Galilei bis Einstein, von Gutenberg bis Pasteur, von den Brüdern Wright bis zur Familie Curie. Einige von ihnen, wie Thomas Edison, machten eine ganze Reihe von Erfindungen und arbeiteten in gut ausgestatteten Laboratorien, andere, wie James Watt, konzentrierten sich auf ein Gebiet und hatten nur begrenzte Mittel für Experimente zur Verfügung. Alle werden auf einer Doppelseite vorgestellt, Illustrationen und Schaubilder erklären ihren Beitrag zur wissenschaftlichen und technischen Weiterentwicklung. Chronologisch angeordnet, entsteht so ein faszinierendes Bild des menschlichen Fortschritts, dargestellt durch das Leben und Wirken herausragender Männer und Frauen, deren Vorstellungskraft und Erfindungsgabe uns ins technologische Zeitalter von heute geführt haben. Ein Namensregister aller Wissenschaftler und Erfinder, deren Leistungen im vorliegenden Buch beschrieben sind, findet sich auf Seite 318.

Empedokles

490 – 430 v. Chr.

Nachdem er sich in seiner Jugend für Politik interessiert hatte, wandte sich Empedokles später der Naturphilosophie zu. Seine bedeutendste Arbeit war die Theorie von den vier Elementen. Diese Theorie war eine der ersten, die feststellte, daß das Universum aus mehr als einer Grundsubstanz besteht. Empedokles erkannte auch, daß es Kräfte gibt, die auf die Materie einwirken und Veränderungen in ihr hervorrufen, und arbeitete diese Auffassung zu einer elementaren Theorie von der Entwicklung des Lebens aus.

Sein besonderes Anliegen war der Entwurf eines Weltbildes, einer philosophischen Anschauung des Universums. Er setzte sich mit den Argumenten der Philosophen Thales, Anaximander und Heraklit auseinander, die versucht hatten, eine einzige Grundsubstanz zu bestimmen, aus der alle Dinge beschaffen sein sollten. Im Unterschied zu ihnen benannte Empedokles vier solcher Substanzen oder Elemente: Feuer, Luft, Wasser und Erde. Die gesamte Materie, sagte er, besteht aus verschiedenen Kombinationen und Zusammensetzungen dieser natürlichen Elemente.

Empedokles glaubte an zwei mystische Kräfte, die auf die Elemente einwirken und die die Ursache dafür sind, daß sie sich mischen, trennen und erneut zusammenfügen. Seiner Auffassung nach war Liebe die Kraft, die den Zusammenhalt der Elemente und Haß die andere Kraft, die ihre Trennung bewirkte. Diese Kräfte hatten seiner Meinung nach die Entstehung und Entwicklung des Kosmos verursacht. Am Anfang, so glaubte er, überwog die Liebe und die Materie existierte als harmonische Vermischung der Elemente. Die Schöpfung selbst begann, als Haß und Liebe in Konflikt gerieten und die Elemente auseinandergerissen wurden. Nach einem Chaos von Tausenden von Jahren trat erneut Stabilität bei teilweiser oder vollständiger Kombination der Elemente ein. Für Empedokles waren Flüsse und Vulkane Beispiele unvollkommener Kombinationen von Wasser und Feuer mit Erde.

Er arbeitete seine Vorstellung von Liebe und Haß zu einer der ersten Theorien von der Entwicklung des Lebens aus. Er glaubte, daß das Leben in seinen frühesten Entwicklungsstadien eine ununterscheidbare Mischung von Gattungen und Geschlechtern gewesen war. Haß trennte die Organismen, wodurch sich verschiedene Arten von Pflanzen und Tieren entwickelten. Ein beständiges Wechselspiel zwischen Liebe und Haß ließ Pflanzen und Tiere allmählich ihre Gestalt ändern, bis sie sich zu den Arten entwickelt hatten, die zu seiner Zeit bekannt waren.

Sein Interesse an der Entwicklung des Lebens führte Empedokles zu Überlegungen über die menschliche Physiologie. Er war der Auffassung, daß Blut die vollkommenste Kombination der vier Elemente und das Herz

Unten links: Porträt des Empedokles, Ausschnitt aus einem von Luca Signorelli gemalten Fresko in der Kathedrale von Orvieto.

Unten rechts: Der griechische Friedenstempel von Acragas (heute Agrigent). Acragas, ein bekanntes Kunstzentrum in der damaligen griechischen Kolonie Sizilien, war die Geburtsstadt des Empedokles.

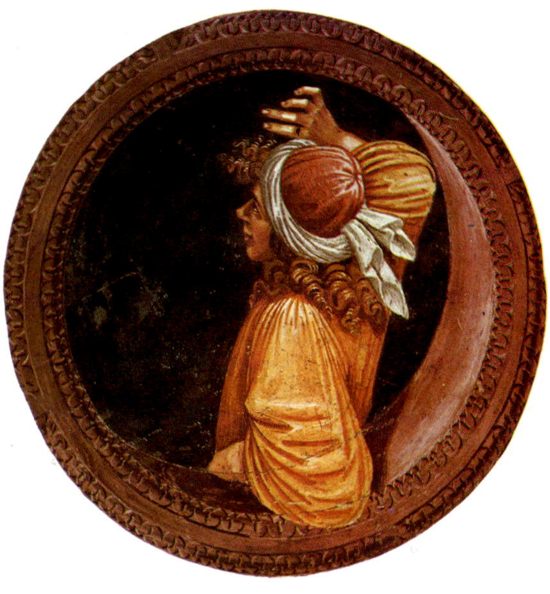

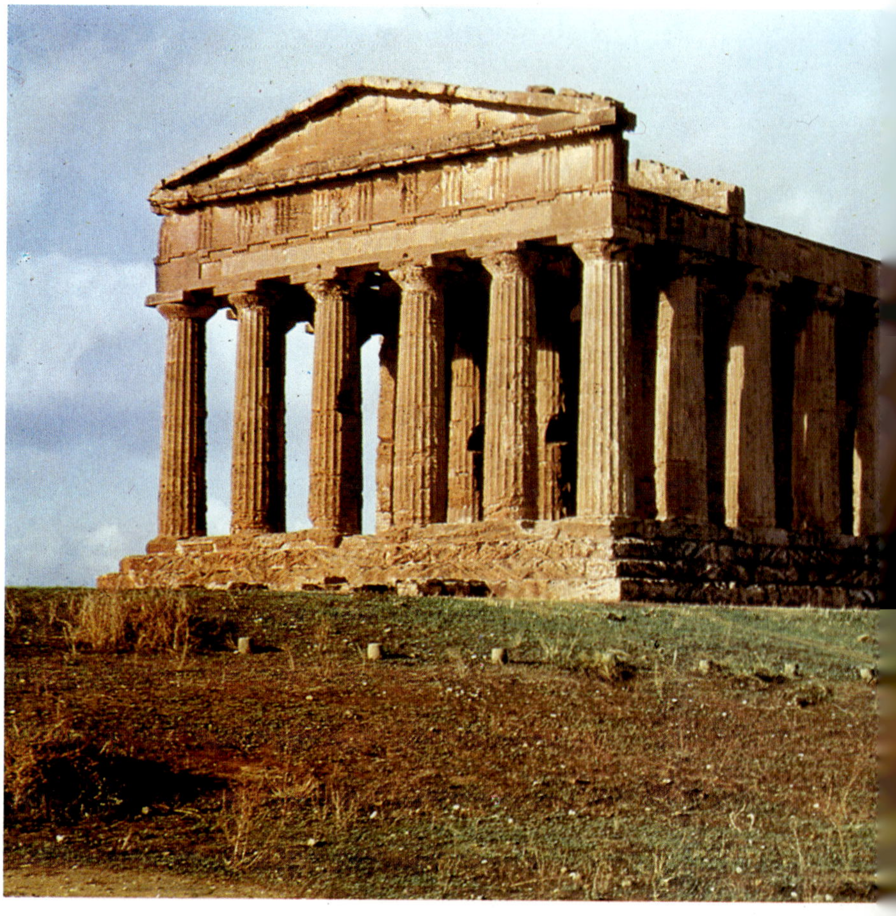

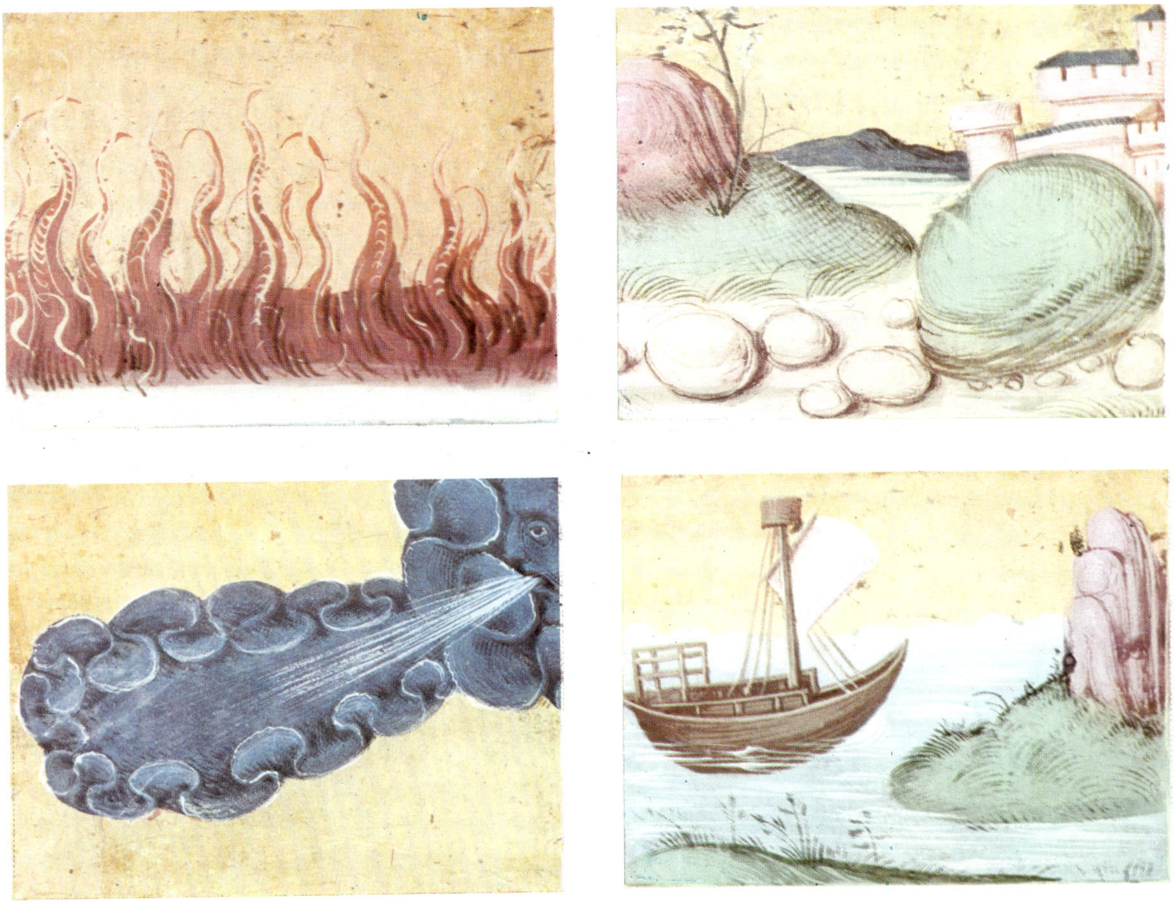

Oben: Empedokles' Weltbild. Die vier Elemente, verbunden durch vier Eigenschaften, von denen jedes Element zwei besitzt. Feuer mit den Eigenschaften heiß und trocken, wobei die Hitze überwiegt. Luft mit den Eigenschaften heiß und feucht, wobei die Feuchtigkeit überwiegt. Wasser mit den Eigenschaften feucht und kalt, wobei die Kälte überwiegt. Erde mit den Eigenschaften kalt und trocken, wobei die Trockenheit überwiegt. Das Wechselspiel der Elemente schuf die Materie.

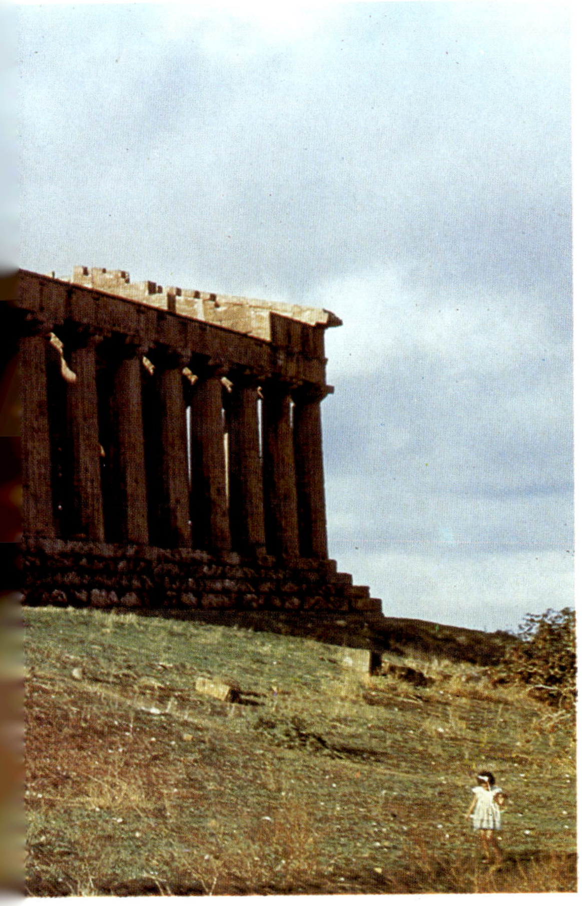

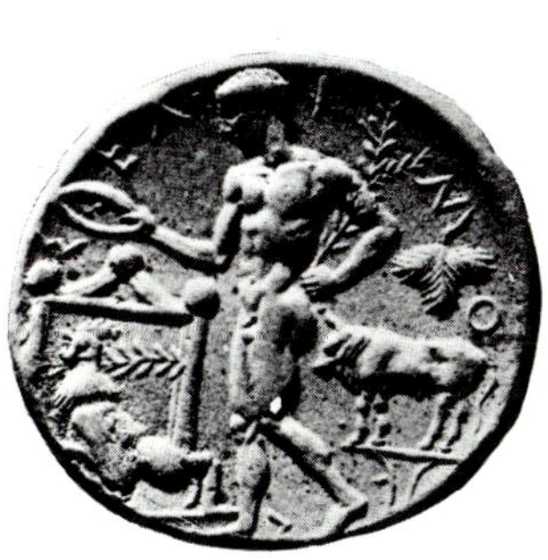

Oben: Es gab auch einen praktischen Aspekt in der Arbeit des Empedokles. Diese Gedenkmünze aus Selinus erinnert an seinen Versuch, eine Malaria-Epidemie durch Trockenlegung der Sümpfe zu bekämpfen.

das Zentrum des Blutgefäßsystems und somit der Sitz des Lebens selbst sei.

Empedokles' Konzept von den vier Elementen übte einen außerordentlich großen Einfluß auf spätere Denker aus. Fast ein Jahrhundert später nahm Aristoteles seine Auffassungen auf und entwickelte sie weiter. Aristoteles glaubte, daß die vier Elemente nur die grundlegenden Bestandteile der irdischen Substanzen seien und daß der Himmel aus einem fünften Element bestehe, das er „Äther" nannte. Er ging davon aus, daß alle vier irdischen Elemente eine bestimmte Position hätten, und daß jede Bewegung zu dieser Position hinstrebe.

Trotz der mystischen Grundlage der Ideen des Empedokles von den natürlichen Elementen und den sie lenkenden Kräften blieben sie, von Aristoteles verbessert und weiterentwickelt, für nahezu 2 000 Jahre der Eckpfeiler der Chemie. Als die moderne Chemie Aberglauben und Mythologie durch wissenschaftlich überprüfbare Auffassungen zu ersetzen begann, wurde Empedokles' Theorie von den vier Elementen schnell unhaltbar. An ihre Stelle trat eine neue Theorie, nach der mehr als 90 chemische Elemente nach den komplexen Prinzipien der Mathematik, der Physik und der Chemie wirken und sich verbinden und das materielle Universum bilden.

Demokrit

460 – 370 v. Chr.

Die Theorie von der atomaren Struktur der Materie war die größte Leistung des nur dem Verstand gehorchenden und vom Aberglauben seiner Zeit unberührten Demokrit. Diese Theorie wurde später ein Grundstein der modernen Wissenschaft. Demokrit ging davon aus, daß alle im Universum vorhandenen Dinge aus winzigen Partikeln beschaffen sind. Diese Partikel seien die kleinstmöglichen Einheiten und nicht in noch kleinere Einheiten zu zerlegen. Das Wort „Atom", das später zur Beschreibung dieser winzigen Partikel verwandt wurde, kommt von dem griechischen Wort „unteilbar".

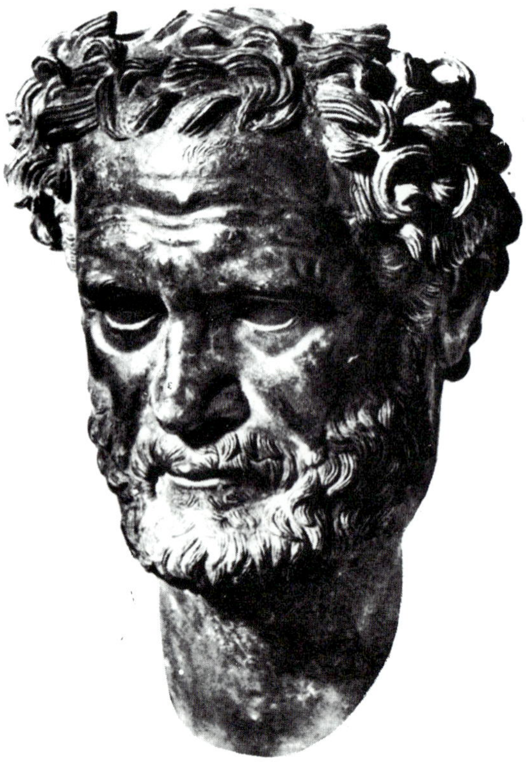

Demokrit wurde in Abdera in Ostgriechenland geboren. Seine Jugend verbrachte er mit Reisen in die großen Städte und Zentren der Wissenschaften in Ägypten und im Nahen Osten. In dieser Zeit muß Demokrit sein aufsehenerregend modernes Weltbild entwickelt haben. Er betrachtete die Atome als unveränderbar und unzerstörbar und als den einzigen Inhalt des Universums neben dem Raum, in dem sie existieren. Er vertrat die Auffassung, daß die Atome sich physikalisch voneinander unterscheiden und daß diese Unterschiede für die Mannigfaltigkeit der im Universum vorhandenen Dinge verantwortlich sind. Zum Beispiel ging er davon aus, daß die Atome von Felsen und Erde rauh und gezackt sind, so daß sie stark zusammenhalten und feste, stabile Stoffe ergeben. Die Atome des Wassers dagegen seien abgerundet und glatt, weshalb es immer fließe und statt einer ihm eigenen, feststehenden Gestalt die Form seines Behälters annehme.

Von diesen Ideen ausgehend erklärte er, daß Atome weder zerstört noch geschaffen, wohl aber in verschiedenen Kombinationen angeordnet werden können. Auch wenn die Materie weder geschaffen noch zerstört werden könne, so könne sie doch ihre Form ändern. Heute erkennen wir in diesen Gedanken die erste ansatzweise Formulierung des Gesetzes von der Umkehrbarkeit von Masse

Unten rechts: Demokrit glaubte, daß die Struktur der Materie durch die Gestalt ihrer Atome bestimmt ist. Die moderne Wissenschaft ist ähnlicher Auffassung. Dieses stark vergrößerte Kristall ist gezackt, weil es aus großkörnigen Partikeln besteht.

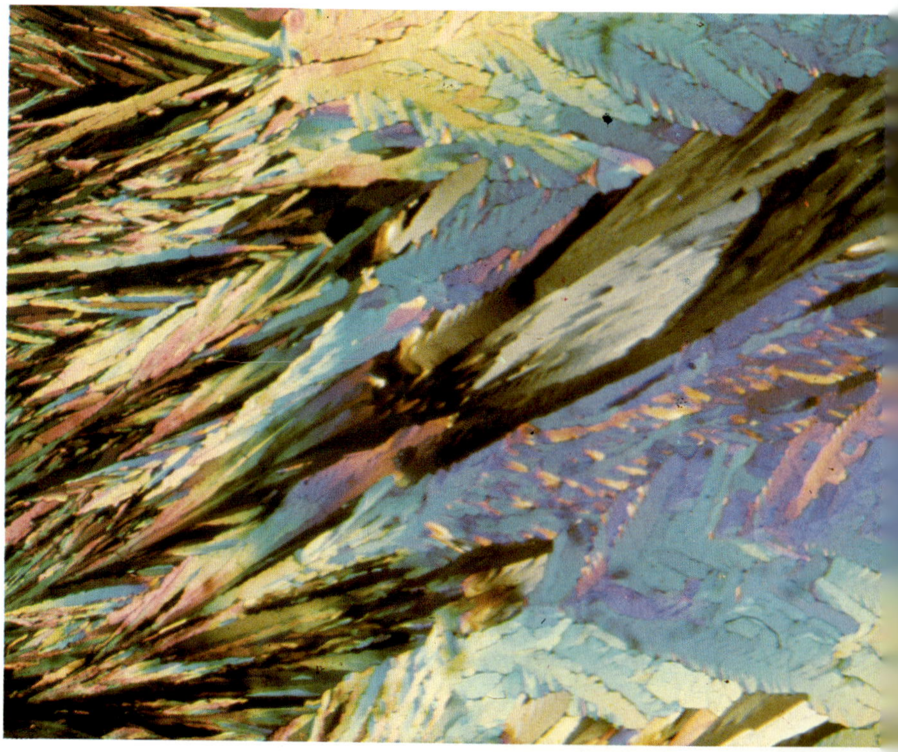

Rechts: Demokrits Theorie bildlich dargestellt. Die Materie besteht aus Zusammensetzungen von Atomen; die weiße Hand (oben links) enthält auch schwarze Punkte, wie die Vergrößerung zeigt (oben rechts). Im Bild unten links sind die schwarzen und weißen Punkte miteinander vermischt; im Bild unten rechts ergeben die schwarzen und weißen Punkte zusammen eine Hand.

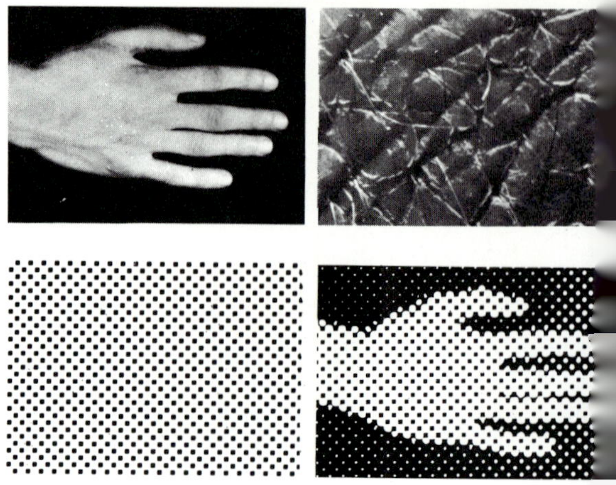

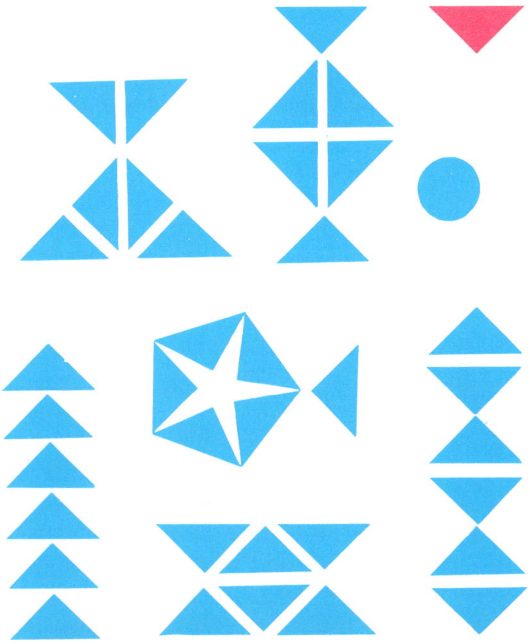

Links: Nach Demokrit bestehen alle Dinge aus einem grundlegenden, unteilbaren Partikel, dem Atom. Ihre Vielfalt resultiert aus Unterschieden in Gestalt, Anordnung und Position der Atome. Die graphische Darstellung zeigt, wie nach seiner Auffassung ein und dasselbe Element verschiedene Substanzen bildet.

Unten: Demokrit war der führende Kopf der Rationalisten — Philosophen, die aus Erfahrung gewonnene Erkenntnis ablehnten und nur logische Schlußfolgerungen als Grundlage der Erkenntnis anerkannten. Er wurde sowohl durch seine Epigramme als auch durch seine wissenschaftlichen Ideen bekannt. Man nannte ihn den lachenden Philosophen.

und Energie, das eines der fundamentalsten Gesetze in der modernen Wissenschaft ist.

Obwohl Demokrit viele Ideen entwickelte, auf denen die moderne Wissenschaft aufbaut, kam er zu seinen Schlußfolgerungen sicher nicht durch moderne Methoden. Zu seiner Zeit waren Experiment und Beobachtung unbekannt und philosophische Lehren entwickelten sich ausschließlich durch Denkkraft. Demokrits einzigartige Begabung war daher eher intuitiv als analytisch und großenteils unfähig zu wissenschaftlicher Beweisführung. Es war Demokrits Pech, daß sein großer Zeitgenosse Sokrates seine Auffassungen von der Natur strikt ablehnte. Sokrates hatte einen solch großen Einfluß und Ruf, daß Demokrit weithin mit Spott und Verachtung behandelt wurde. Erst Jahrhunderte nach seinem Tod erkannten moderne Chemiker und Physiker die Genauigkeit seiner bemerkenswerten Überlegungen und Erkenntnisse.

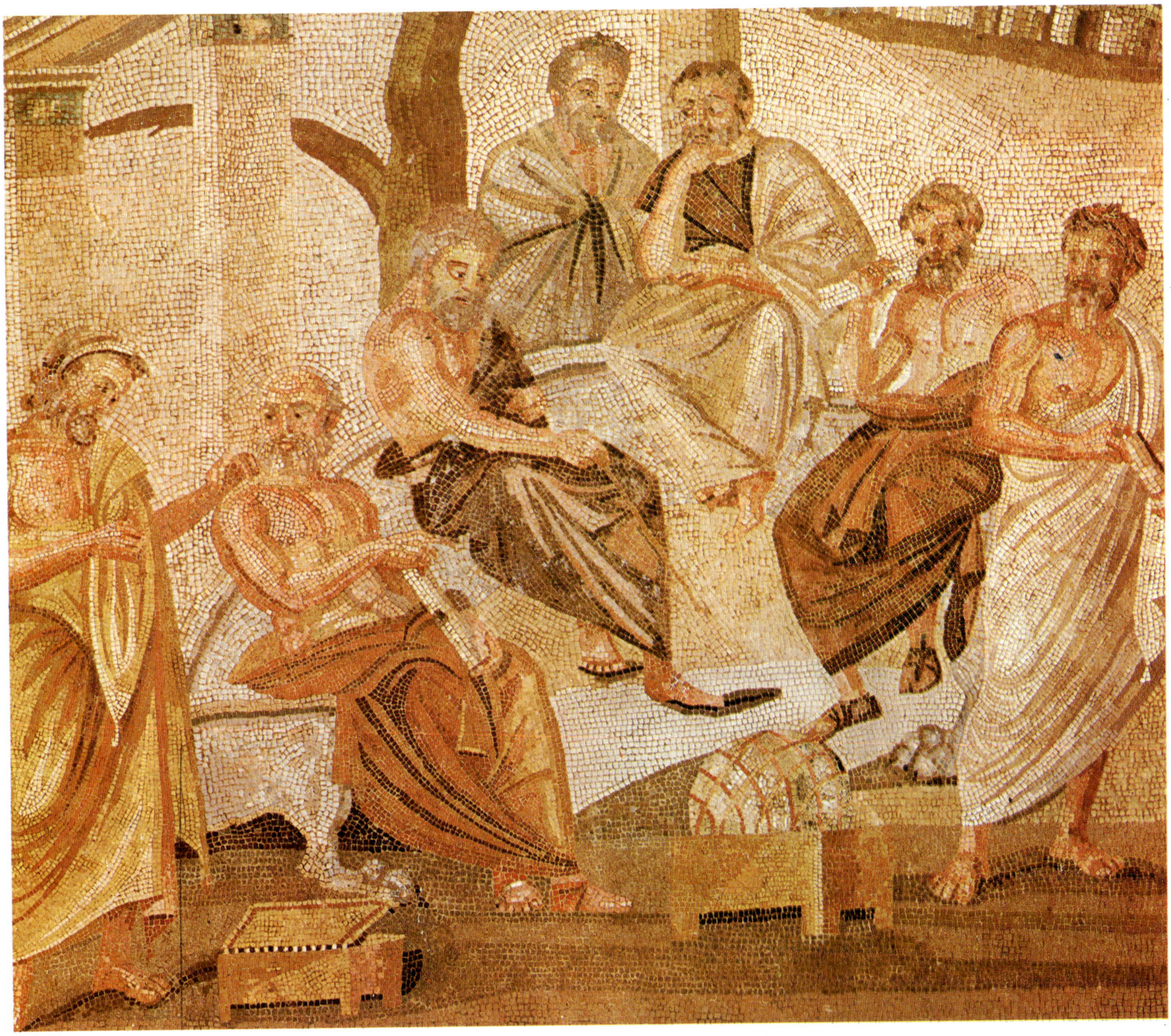

Hippokrates
460 – 375 v. Chr.

Der griechische Arzt Hippokrates war der erste, der die Medizin von ihrer traditionellen Verbindung zu Magie und Religion befreite. Zugleich legte er, aufbauend auf Erfahrung und Beobachtung, die Grundlagen der medizinischen Diagnose. Seit dem klassischen Altertum gilt er als „Vater der Medizin".

Von Hippokrates' Leben ist nur wenig bekannt. Angeblich wurde er als Sohn eines Arztes auf der Insel Kos geboren und lehrte an der dortigen Medizinschule. Er war ein weitgereister Mann, der sowohl das gesamte griechische Festland als auch Kleinasien bereiste und dort Vorlesungen hielt.

Die als *Corpus Hippocraticum* bekannte Sammlung von Arbeiten, eine Reihe praktischer und beschreibender Abhandlungen über die meisten Aspekte medizinischer Behandlung und Forschung, war vermutlich die gesamte Handbibliothek der medizinischen Schule von Kos. Sie wird als Arbeit mehrerer Personen angesehen. Es besteht jedoch kein Zweifel, daß sie Hippokrates' eigene Schriften umfaßt. Sie weisen ihn als Begründer einer philosophischen Tradition in der Medizin aus, die ihren Einfluß bis in die Gegenwart erhalten konnte. Einige Bände der Sammlung wurden in Medizinschulen des 19. Jahrhunderts noch als Lehrbücher benutzt, besonders die *Aphorismen*. Ihr erster Satz lautet: „Das Leben ist kurz, doch die Kunst ist lang; der günstige Augenblick ist flüchtig, die Erfahrung trüglich und das Urteil schwierig."

Hippokrates betonte immer die Bedeutung der Heilkräfte des Körpers selbst. Er sagte: „Unsere Körper sind die Ärzte unserer Krankheiten." Er glaubte, daß jede Krankheit eine natürliche Ursache hat, und lehnte als erster die Auffassung ab, daß die Epilepsie, die „heilige Krankheit", von den Göttern auferlegt sei. Durch systematische Beobachtung und dadurch, daß er die Mißerfolge der Behandlung ebenso festhielt wie die Erfolge, setzte Hippokrates objektive Maßstäbe. Seine Idee, daß Ärzte die Umwelt ihrer Patienten studieren müssen, klingt erstaunlich modern.

Unten links: Porträt des Hippokrates aus einer griechischen Handschrift des 14. Jahrhunderts. Über sein Leben weiß man wenig.

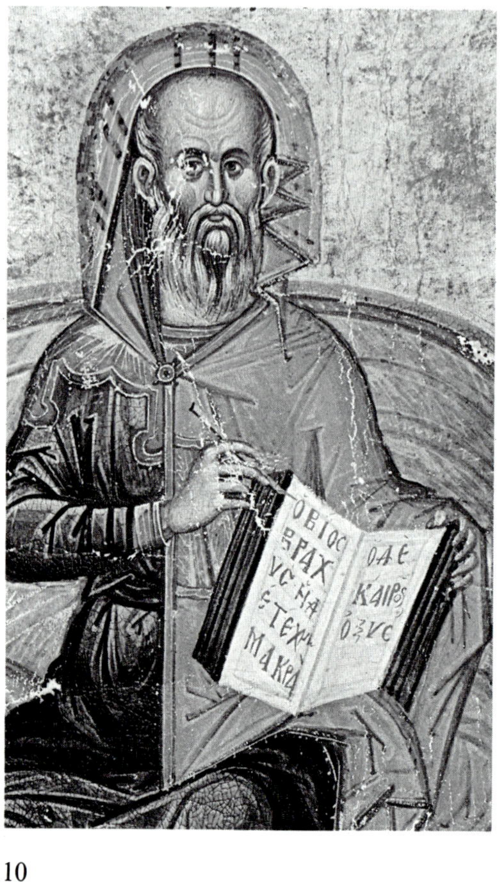

Unten rechts: Einrenken eines ausgerenkten Ellenbogens, nach einer von Hippokrates beschriebenen Methode. Seine Abhandlung über Verrenkungen diente den Ärzten bis Mitte des 19. Jahrhunderts als Grundlage.

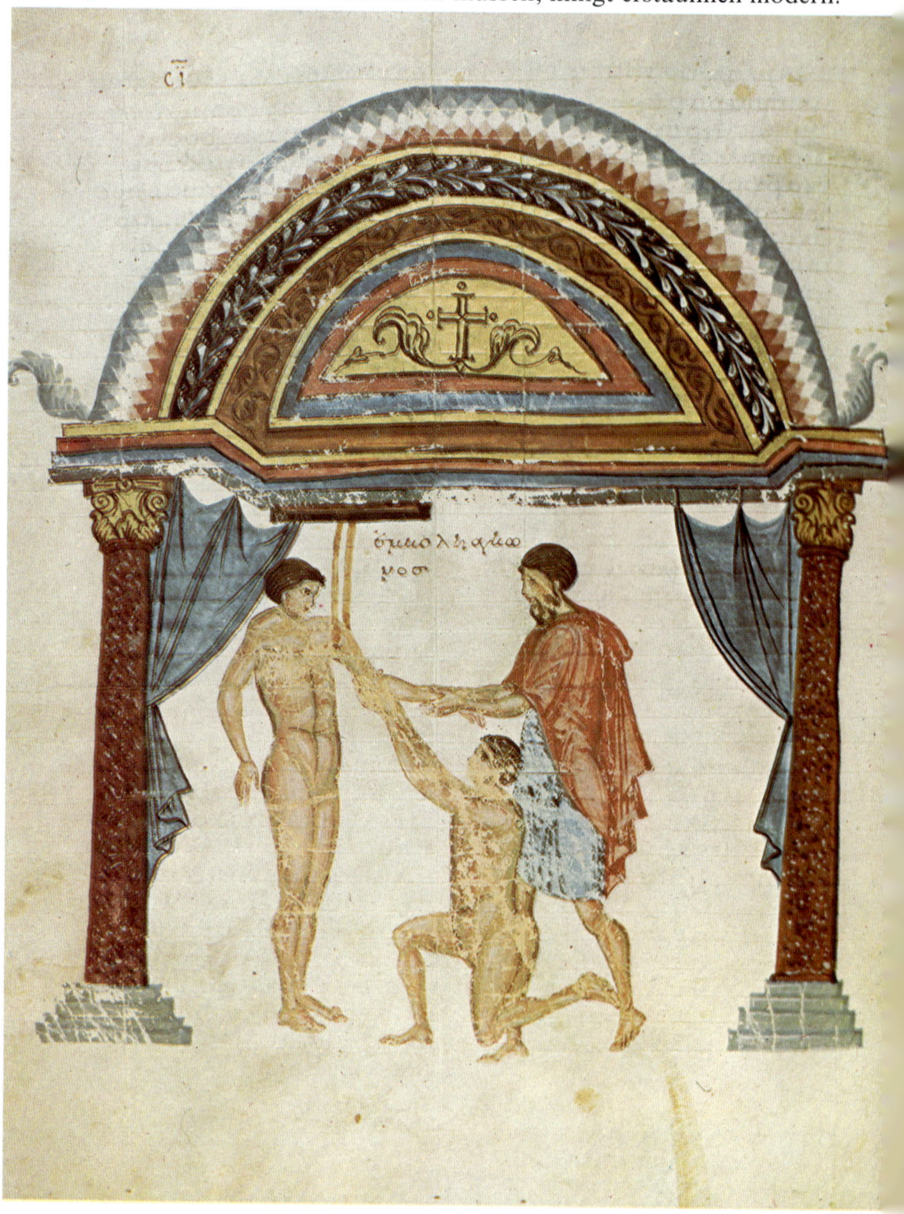

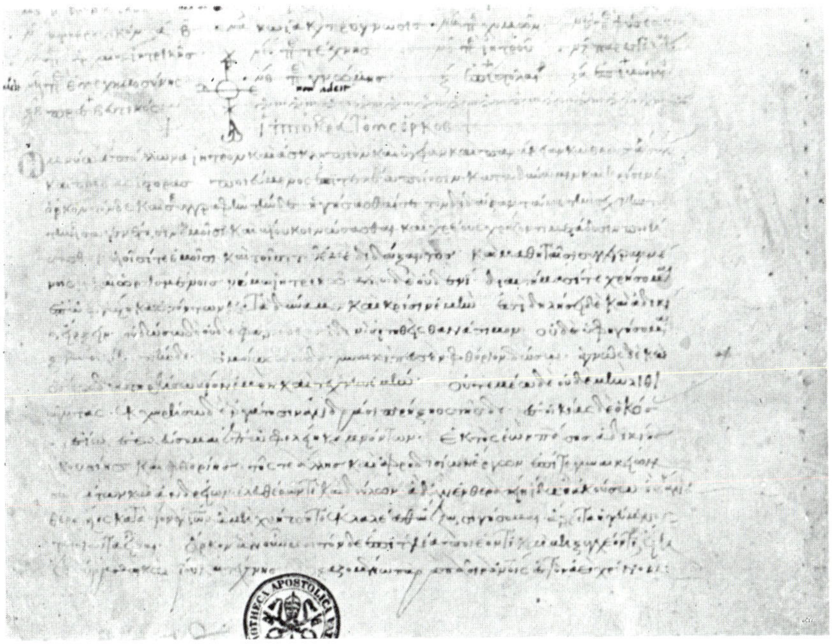

Oben: Der Hippokratische Eid.

Unten: Eine griechische Familie überbringt Äskulap und der Göttin der Gesundheit, Hygieia, einen Bullen. Nach der griechischen Mythologie wurde Äskulap von seinem Vater Apollo in der Heilkunst unterwiesen. Seine Jünger, die Asklepiaden, widmeten sich der Medizin; auch Hippokrates gehörte zu ihnen.

Nach Hippokrates wurden durch die biologischen Forschungen des Aristoteles Fortschritte in der Medizin erzielt, die auch in den Blütezeiten des Römischen Reiches eine griechische Domäne blieb. Celsus, der römische Autor der berühmten Schrift *De Medicina*, die ungefähr 30 n. Chr. erschien, legte seiner Arbeit zum größten Teil die griechische Medizin zugrunde. Galen, ein griechischer Arzt, der in Rom zu Ehren kam und der die Grundlagen der experimentellen Physiologie legte, übernahm die hippokratische Methode der medizinischen Praxis und Empedokles' Theorie von den vier Körpersäften. Galens Einfluß hatte während des ganzen Mittelalters und bis in die Renaissance Bestand.

Galen hatte jedoch nie einen menschlichen Körper seziert und seine weithin akzeptierten Lehren über den menschlichen Körper basierten auf Tierstudien. Die Humananatomie wurde erst in der Mitte des 16. Jahrhunderts von dem Renaissance-Arzt Andreas Vesalius eingeführt. Er veröffentlichte seine Erfahrungen bei der Sezierung von Leichen in einer Reihe von Büchern, den *Fabrica*. Sie revolutionierten die medizinische Lehre und ermöglichten exakte chirurgische Behandlung.

Der Hippokratische Eid, der für mehr als 2 000 Jahre eine Zusammenfassung der medizinischen Ethik war, wurde zwar nach Hippokrates benannt, aber wahrscheinlich nicht von ihm formuliert. Er kann jedoch als authentische Überlieferung der Grundsätze des Hippokrates gelten.

Der Eid legt zunächst die Verpflichtungen eines Arztes gegenüber seinem Lehrer und dessen Familie fest. Dann umreißt er die Verhaltensmaßregeln im Interesse des Patienten. Er stellt keine strikte Vorschrift dar, sondern mehr einen Rahmen für ethisch motiviertes Handeln. Dadurch kann er flexibel interpretiert werden und hat seine Gültigkeit bis heute bewahren können.

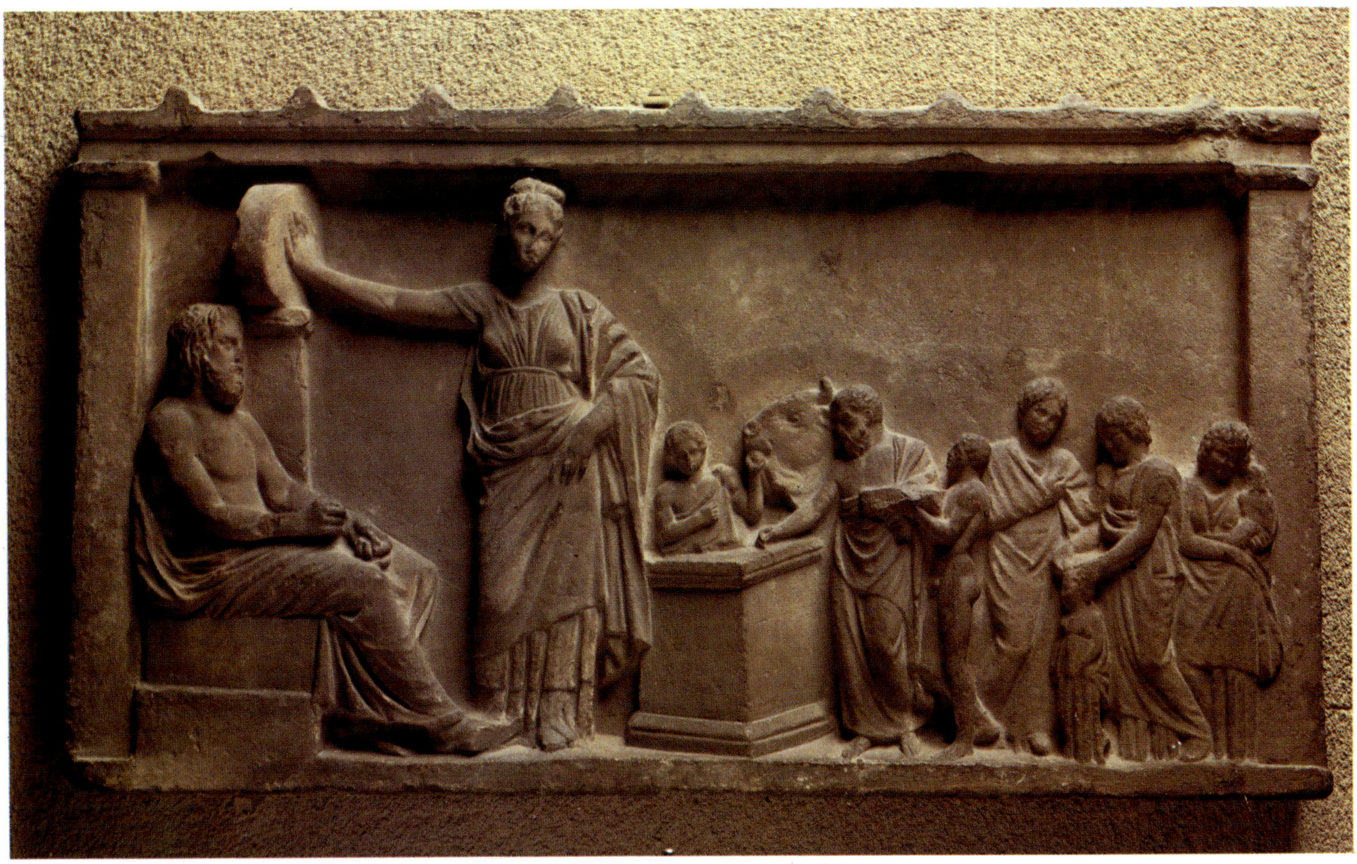

Aristoteles
384 – 322 v. Chr.

Aristoteles wurde in Stagira, in Nordostgriechenland, als Sohn eines bekannten Arztes geboren. Mit 17 Jahren trat er in die Akademie von Athen ein, wo er von Plato beeinflußt wurde, der seinerseits in der Tradition des Sokrates stand. Aristoteles lebte zwanzig Jahre in Athen und vervollkommnete sein Verständnis der sokratischen Methode. Sie bestand darin, Dialoge zu führen, um durch Fragen und Antworten und die Gegenüberstellung von Widersprüchen und Gegensätzen den Untersuchenden immer näher an die objektive Wahrheit heranzuführen. Als Plato starb, verließ Aristoteles die Akademie und reiste 12 Jahre lang umher.

Während dieser Zeit beteiligte er sich an der Gründung einer Schule in Assus, die griechisches Denken in Kleinasien verbreitete. Auf Lesbos studierte er zwei Jahre lang Naturgeschichte und Meeresbiologie. Im Jahre 343 v. Chr. wurde er dann von Philipp II. von Mazedonien eingeladen, als Erzieher seines dreizehnjährigen Sohnes, des späteren Alexander des Großen, nach Pella zu kommen, wo er drei Jahre blieb. Knapp fünfzigjährig kehrte er nach Athen zurück, wo er das Lykeion als Konkurrenz zur Akademie gründete.

Seine Arbeit am Lykeion unterschied sich von der an der Akademie durch seine Wendung von reiner Philosophie und Mathematik zu Biologie und Geschichte. Mehr als 12 Jahre leitete Aristoteles das Lykeion als Zentrum für ausgedehnte wissenschaftliche Forschungen. 323 v. Chr., nach dem Tod Alexanders des Großen, verließ Aristoteles angesichts der antimazedonischen Unruhen Athen und starb im darauffolgenden Jahr auf seinem Landsitz in Chalcis.

Von Aristoteles Schriften sind 47 erhalten. Vermutlich wurden sie nach seinem Tod von Schülern mithilfe von Vorlesungsmitschriften zusammengestellt. Sie umfassen mehrere Bände über Logik und Sammlungen von Abhandlungen wie *Physik, Metaphysik, Rhetorik, Politik* und ein Fragment über *Poetik*. Sie folgen mit einigen Abänderungen der sokratischen dialektischen Methode.

Unten: Philipp II. von Mazedonien schätzte die Kultur Athens hoch ein. So war es nur natürlich, daß er mit Aristoteles den damals bedeutendsten Philosophen der Akademie von Athen zum Erzieher seines Sohnes auswählte. Aristoteles liebte es, seine Schüler im Gehen zu unterrichten, worauf der Begriff „Peripatetiker" zurückzuführen ist.

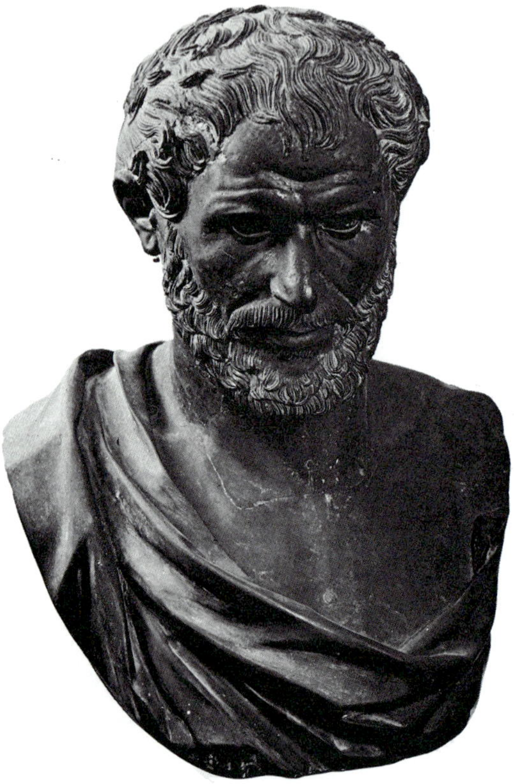

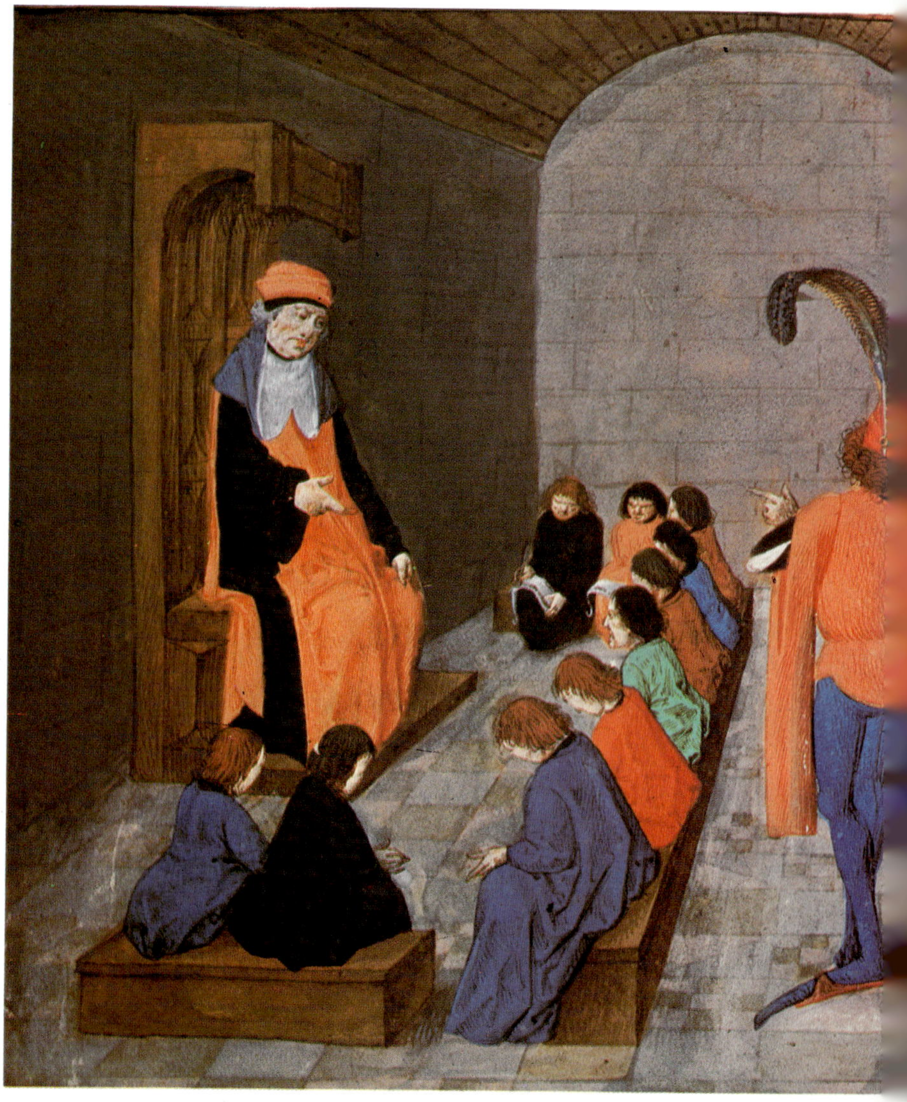

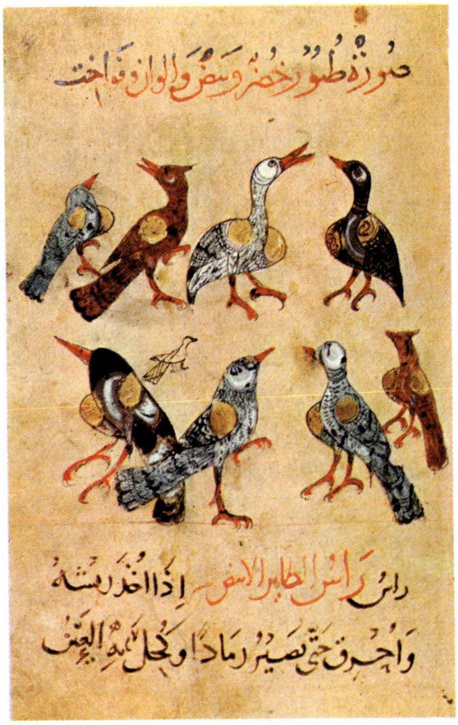

Links: Eine Seite aus einer mittelalterlichen arabischen Ausgabe von Aristoteles' Schrift *De Historia Animalium.* Seine Philosphie wurde von arabischen Gelehrten für den Westen wiederentdeckt.

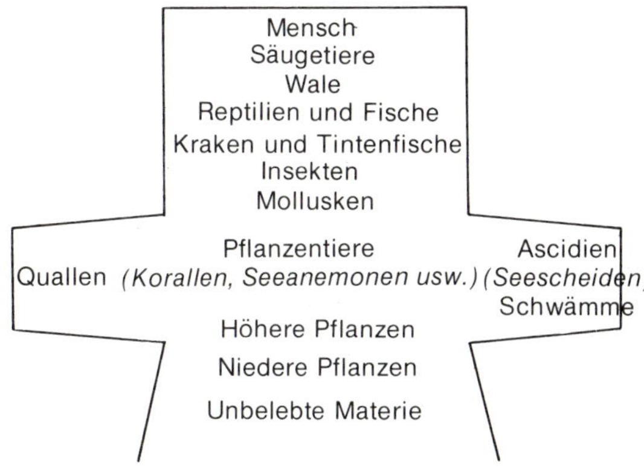

Oben rechts: Aristoteles' *Stufenleiter der Natur.* Als hervorragender Biologe versuchte er die Natur auf die gleiche Weise zu klassifizieren wie logische Aussagen. Obwohl er die Entwicklungsstufen der verschiedenen Klassen der Tiere bis hin zum Menschen erkannte, stellte er weder eine Entwicklungstheorie auf noch irgendeine Verbindung zwischen den verschiedenen Arten und Gattungen her.

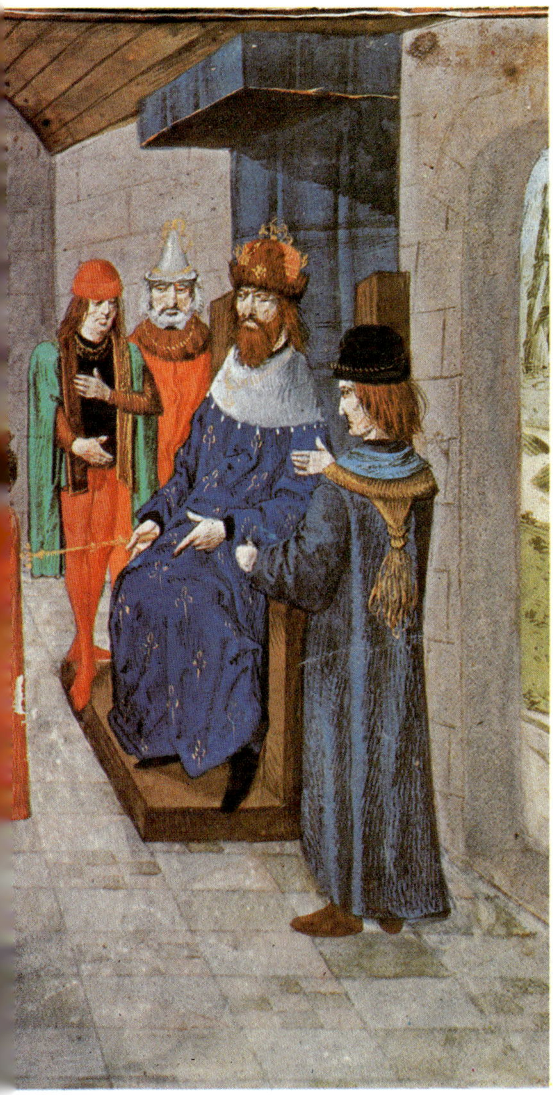

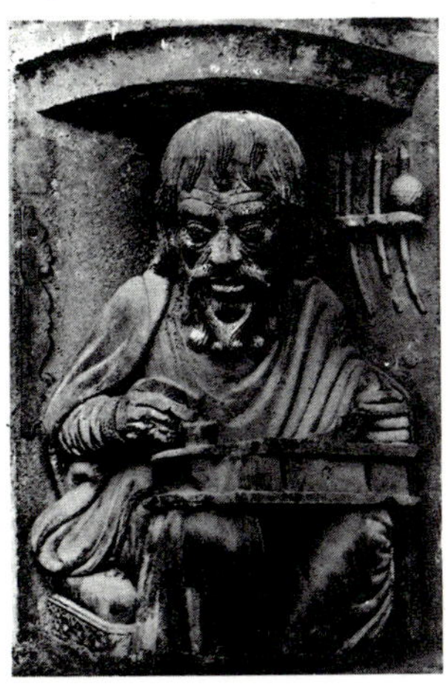

Oben: Eine Plastik des Aristoteles aus dem 13. Jahrhundert am Königsportal der Kathedrale von Chartres in Frankreich. Aristoteles' Werk wurde in der westlichen Welt Ende des 12. Jahrhunderts wiederentdeckt und vor allem von dem italienischen Heiligen und Gelehrten Thomas von Aquin zur Grundlage christlicher Metaphysik und Theologie entwickelt.

Für Aristoteles gab es einen untrennbaren Zusammenhang zwischen Philosophie und Politik, Logik und wissenschaftlicher Methode. Sein Einfluß auf das Denken und die wissenschaftliche Forschung war daher sehr vielfältig. Er begründete Logik, Physik, Biologie und die Humaniora als formale Disziplinen. In seinem System der Klassifizierung benutzte er Ähnlichkeiten und Unterschiede, um Kategorien zu bestimmen. Er sammelte auf geordnete, systematische Weise Fakten über die Natur und das menschliche Leben und wurde so zum ersten Enzyklopädisten.

Seine Methode war am erfolgreichsten bei der Untersuchung der Naturgeschichte und der Klassifizierung und Anatomie der Tiere. Sein Leitgedanke war, daß in der Natur alles nach der größtmöglichen Vollkommenheit strebt. Jede Art hatte ihren feststehenden Platz in einer Stufenleiter der Natur. Die Lebewesen standen über der unbelebten Materie, die Menschen über den Tieren und Gott, der Schöpfer aller Dinge, über den Menschen.

Sogar in der Politik wandte Aristoteles seine feststehende Skala an. Er war ein Anhänger der Herrschaft einer aufgeklärten Oligarchie. Das Volk könne nur glücklich bleiben, wenn es Mäßigung übe. Solange jedermann Extreme vermeide, sei es um die inneren Verhältnisse der griechischen Stadtstaaten gut bestellt.

Aristoteles' Arbeiten gingen nach dem Untergang Roms verloren und waren in Europa bis zum 12. Jahrhundert unbekannt. Danach wurden seine Ideen für Hunderte von Jahren vorherrschend. Die Ironie der Geschichte brachte es schließlich mit sich, daß seine eigene Methode nahezu alle seine Aussagen, die er über die Struktur und die Bewegung des Kosmos gemacht hatte, ins Wanken brachte und widerlegte, während die zunehmende Ablehnung seiner Lehren seine Methode bestätigte. Die Bedeutung, die Aristoteles der Beobachtung und Klassifizierung beimaß, und erste Forschungen auf diesem Gebiet blieben schließlich seine zentralen und dauerhaften Beiträge zur Wissenschaft.

Archimedes

285 – 212 v. Chr.

Der Mathematiker und Erfinder Archimedes war wahrscheinlich der bedeutendste Wissenschaftler des klassischen Altertums. Seine Formulierung des Gesetzes vom Auftrieb, heute als Archimedisches Prinzip bekannt, und seine Arbeit über den Hebel und den Flaschenzug waren bedeutende grundlegende wissenschaftliche Entdeckungen.

Archimedes wurde in Syrakus geboren, einer griechischen Kolonie auf Sizilien. Dort lebte und arbeitete er, abgesehen von einigen Studienjahren in Alexandria. Seine bekannteste Entdeckung, die des Auftriebs, machte er aufgrund seiner Freundschaft mit Hieron II., dem Tyrannen von Syrakus, der den Mathematiker oft um Rat und Hilfe bat. Einmal hatte Hieron eine goldene Krone von einem Syrakuser Goldschmied gekauft und wollte wissen, ob sie wirklich aus reinem Gold war. Er bat Archimedes, den Goldgehalt der Krone zu überprüfen, ohne sie zu beschädigen. Archimedes dachte mehrere Tage lang über das Problem nach, aber er schien keine Lösung zu finden. Eines Nachmittags, als er sich in eine volle Badewanne setzte, bemerkte er plötzlich, daß das Badewasser über den Rand der Wanne schwappte. Archimedes erkannte, daß die aus der Badewanne geflossene Wassermenge dem Volumen seines Körpers entsprach. Das war die Lösung seines Problems. Wenn er Hierons Krone in Wasser tauchte und das von ihr verdrängte Volumen maß, kannte er ihr Volumen. Um zu bestimmen, ob sie ein anderes Metall außer Gold enthielt, mußte er nur das Gesamtgewicht der Krone mit dem Gewicht der gegebenen Goldmenge vergleichen.

Archimedes' Erkenntnis war das Verderben des Goldschmieds. Die Krone bestand zum großen Teil aus unedlem Metall, und Hieron bestrafte ihn mit dem Tod.

Später entwickelte Archimedes sein berühmtes Prinzip weiter, und zeigte, daß auf einen im Wasser befindlichen Körper aufwärts gerichtete Kräfte wirken, „Auftrieb" genannt, die dem Gewicht des verdrängten Wassers gleich sind. Das erklärt, warum manche schweren Gegenstände nicht untergehen. Ein modernes, aus Stahl gebautes Schiff z.B. kann schwimmen, weil es eine große Wassermenge verdrängt, während ein einzelner Stahlbarren augenblicklich untergeht.

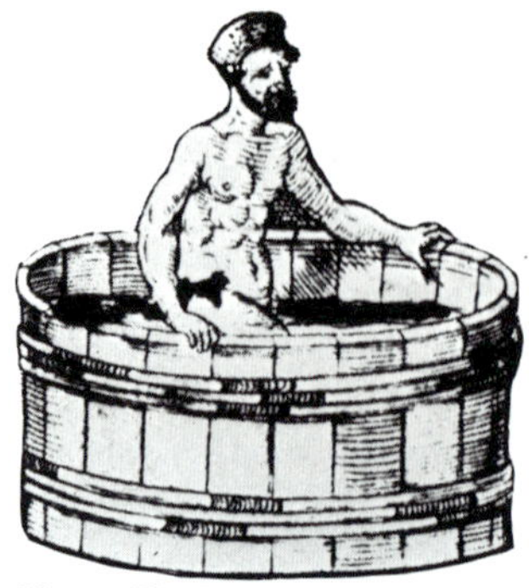

Unten: Ein Fresko einer Villa in Pompeji zeigt einen Sklaven beim Wasserpumpen mit Hilfe einer archimedischen Schraube. Dieses Gerät bestand aus einer um eine Walze geführten hohlen Spirale, die unter Wasser gedreht wurde und so Wasser durch die Spirale nach oben beförderte.

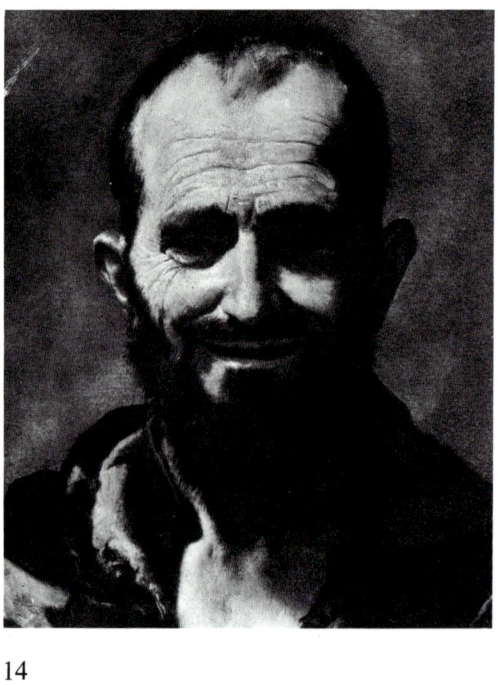

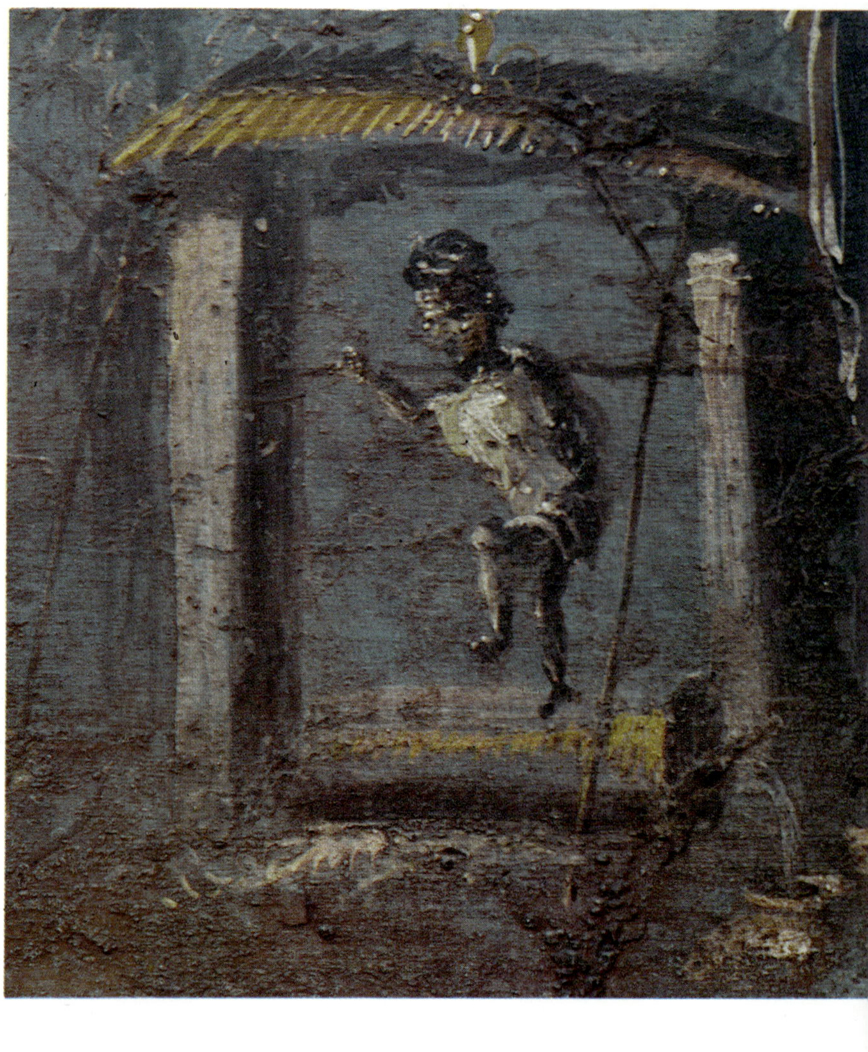

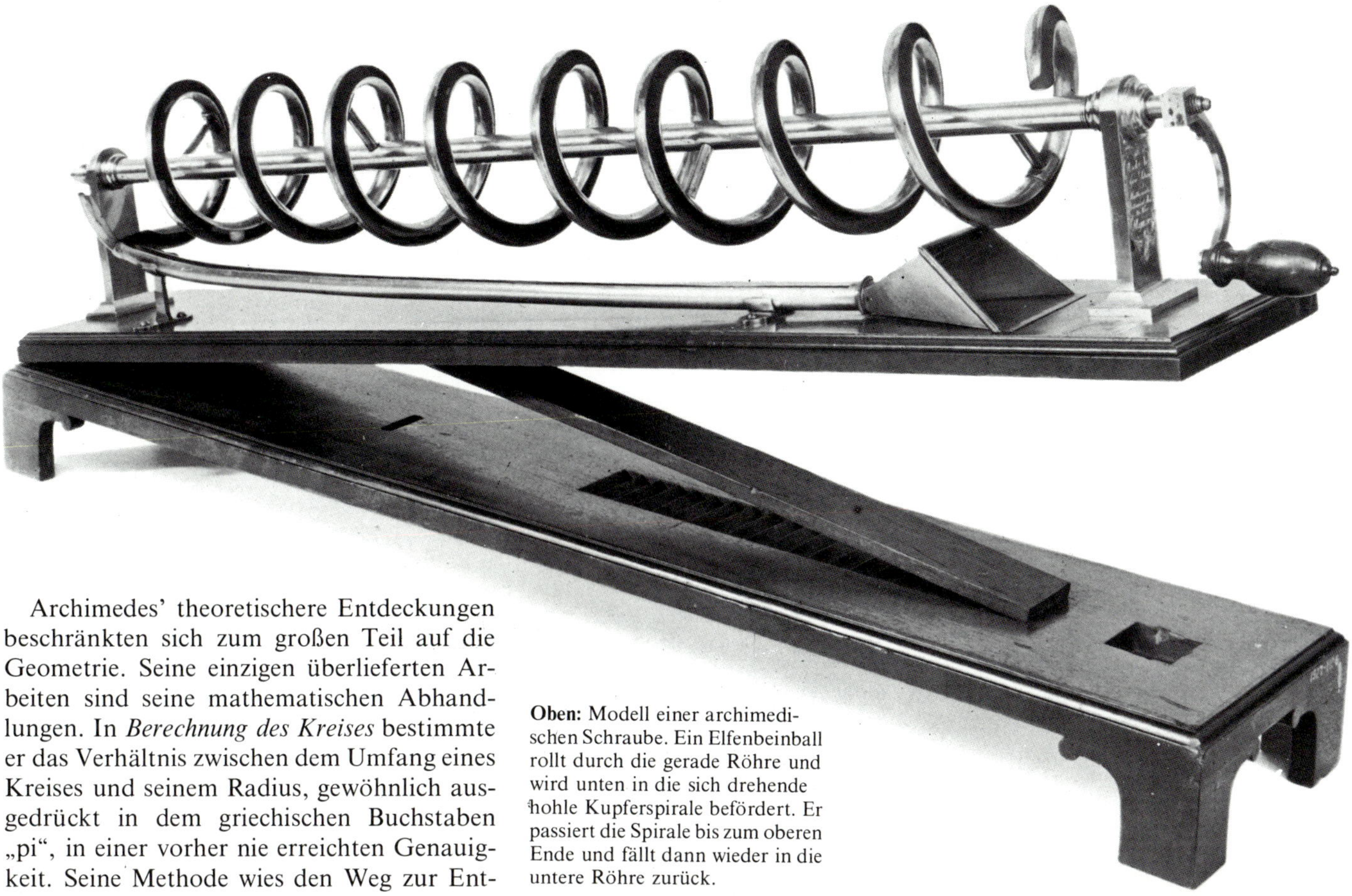

Oben: Modell einer archimedischen Schraube. Ein Elfenbeinball rollt durch die gerade Röhre und wird unten in die sich drehende hohle Kupferspirale befördert. Er passiert die Spirale bis zum oberen Ende und fällt dann wieder in die untere Röhre zurück.

Archimedes' theoretischere Entdeckungen beschränkten sich zum großen Teil auf die Geometrie. Seine einzigen überlieferten Arbeiten sind seine mathematischen Abhandlungen. In *Berechnung des Kreises* bestimmte er das Verhältnis zwischen dem Umfang eines Kreises und seinem Radius, gewöhnlich ausgedrückt in dem griechischen Buchstaben „pi", in einer vorher nie erreichten Genauigkeit. Seine Methode wies den Weg zur Entdeckung der Differentialrechnung durch Isaac Newton nahezu 2000 Jahre später.

Sein ganzes Leben lang beschäftigte sich Archimedes außer mit theoretischen Fragen der Philosophie auch intensiv mit Mechanik. Das führte ihn zur Entdeckung des Hebelgesetzes. Er zeigte, wie ein in einem Drehpunkt verankerter Hebel eine schwere Last mit einer verhältnismäßig geringen Kraft, die an einem Ende des Hebels ansetzt, heben kann.

Archimedes' letzte Jahre waren der Verteidigung von Syrakus gegen angreifende römische Armeen gewidmet. Drei Jahre lang belagerten die Römer die Stadt. Immer wieder wurden ihre Angriffe von eigenartigen, schrecklichen „Kriegsmaschinen" zurückgeworfen, die Archimedes entworfen hatte.

Trotzdem fiel Syrakus 212 v. Chr. und die Stadt wurde geplündert. Zwar hatte der römische Feldherr Marcellus Befehl gegeben, Archimedes zu ihm zu bringen und ihn respektvoll und zuvorkommend zu behandeln, das Schicksal hatte für Archimedes jedoch ein anderes Los bestimmt: Ein römischer Soldat drang zu dem alten Manne vor, als er gerade über ein mathematisches Problem nachgrübelte. Der Soldat bestand darauf, ihn auf der Stelle zu Marcellus zu bringen. Archimedes, der völlig in Gedanken versunken war, machte eine ungeduldige Geste und sagte: „Störe meine Kreise nicht!" Das waren seine letzten Worte. In blinder Wut zog der Soldat sein Schwert und erschlug Archimedes.

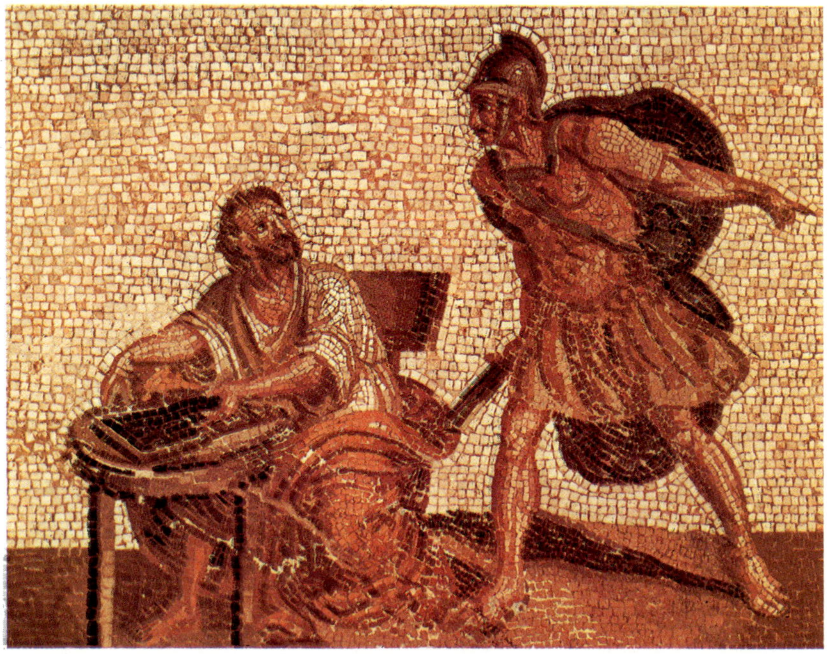

Oben: Archimedes weigert sich, den Soldaten zu Marcellus zu begleiten, und wird erschlagen.

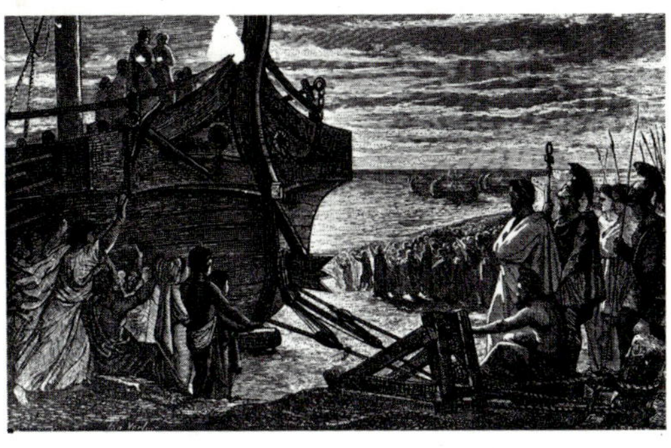

Links: Archimedes nutzte seine Entdeckungen im Bereich der Mechanik zum Bau praktisch verwendbarer Vorrichtungen. Während der Belagerung von Syrakus entwarf er viele Kriegsmaschinen zur Verteidigung der Stadt.

Johannes Gutenberg
1400 – 1468

Der Buchdruck ist zwar eine Erfindung, die die Welt verändert hat, aber von seinem deutschen Erfinder, Johannes Gutenberg, ist wenig bekannt. Es ist noch nicht einmal sicher, welche der zuerst gedruckten Bücher in der westlichen Welt von ihm stammen, auch wenn die berühmte 42-Zeilen-Bibel, die etwa 1455 entstand, zweifellos sein Werk ist. Seine Methode der mechanischen Reproduktion erwies sich als so wirkungsvoll, daß mehr als 500 Jahre lang keine bedeutende Änderung an ihr vorgenommen wurde.

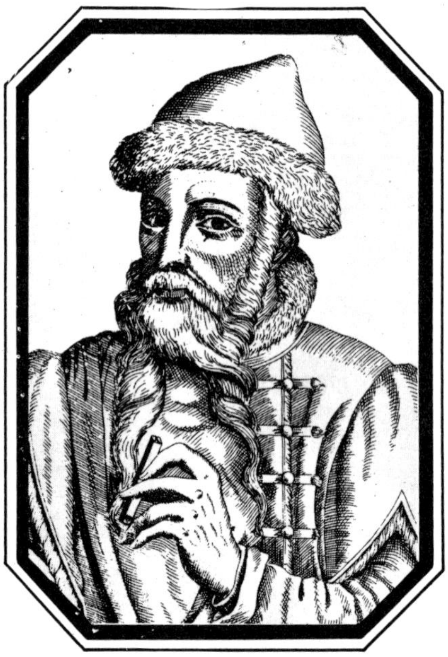

Gutenberg entwickelte Lettern aus einer Legierung, die schon bei niedrigen Temperaturen schmolz und ohne sich zu verzerren hart wurde, und eine Druckerpresse, die den Pressen ähnlich war, die in der Wein- und in der Papierherstellung sowie beim Buchbinden verwendet werden. Zum Einfärben verwandte er auch eine ölhaltige Tinte, die er aus den Farben der frühen flämischen Maler entwickelte. Mit Hilfe seiner Erfindung konnte der Drucker die Worte aus den einzelnen Lettern zusammensetzen, sie in glatten Zeilen anordnen und diese in Kästen einbauen. Das Papier wurde dann auf die eingefärbte Druckform gepreßt, von der Tausende von Abzügen hergestellt werden konnten. Die Zeilen konnten wieder in einzelne Buchstaben zerlegt und bis zu ihrer erneuten Verwendung aufbewahrt werden.

Gutenberg wurde um 1400 in Mainz geboren. Er stammte aus einer Patrizierfamilie namens Gensfleisch, wurde jedoch meist Gutenberg, nach dem Familiennamen seiner Mutter, genannt. Die einzigen Berichte über sein Leben betreffen seine Mitgliedschaft in der Gilde der Goldschmiede, in der er hohes Ansehen genoß, sowie Finanzgeschäfte, die für ihn unglücklich verliefen. Während eines Rechtsstreits, der 1444 endete, wurde seine Entdeckung in Straßburg bekannt, wohin Gutenberg 1430 verbannt worden war.

Vier Jahre nach dem Prozeß konnte Gutenberg, der wieder in Mainz lebte, die Unterstützung des reichen Johann Fust gewinnen. Zuerst war Fust an Gutenbergs Druckwerkzeugen und -einrichtung nur als Sicherheit für sein Darlehen interessiert, später wurde er jedoch Geschäftspartner Gutenbergs. Es gab Probleme, als Fust eine schnellere kommerzielle Nutzung seiner Investitionen wünschte, während Gutenberg nach Vollkommenheit strebte. 1455 schließlich ging Fust vor Gericht, gewann den Prozeß und nahm Gutenberg, dem glücklosen Erfinder, alles.

Fust und sein Schwiegersohn Peter Schöffer, der einmal Gutenbergs begabtester Schüler gewesen war, begannen zusammen den Buchdruck geschäftlich zu nutzen. Am 14.

Unten: Vor 1455, als Johannes Gutenberg das erste europäische Buch druckte, waren Bücher seltener, kostbarer Besitz, der nur für Reiche erschwinglich war. Die Kopisten arbeiteten monatelang an einem einzigen Buch. Obwohl die ersten Druckverfahren, gemessen am heutigen Standard, langsam und umständlich waren, wie dieses Bild aus dem 16. Jahrhundert zeigt, konnten die Drucker doch an einem Tag so viele Exemplare herstellen wie ein Schreiber in einem ganzen Jahr. Das Ergebnis dieser Entwicklung war ein Preissturz bei Büchern und die Öffnung der Welt des Denkens und Lernens für ein breites, neues Publikum.

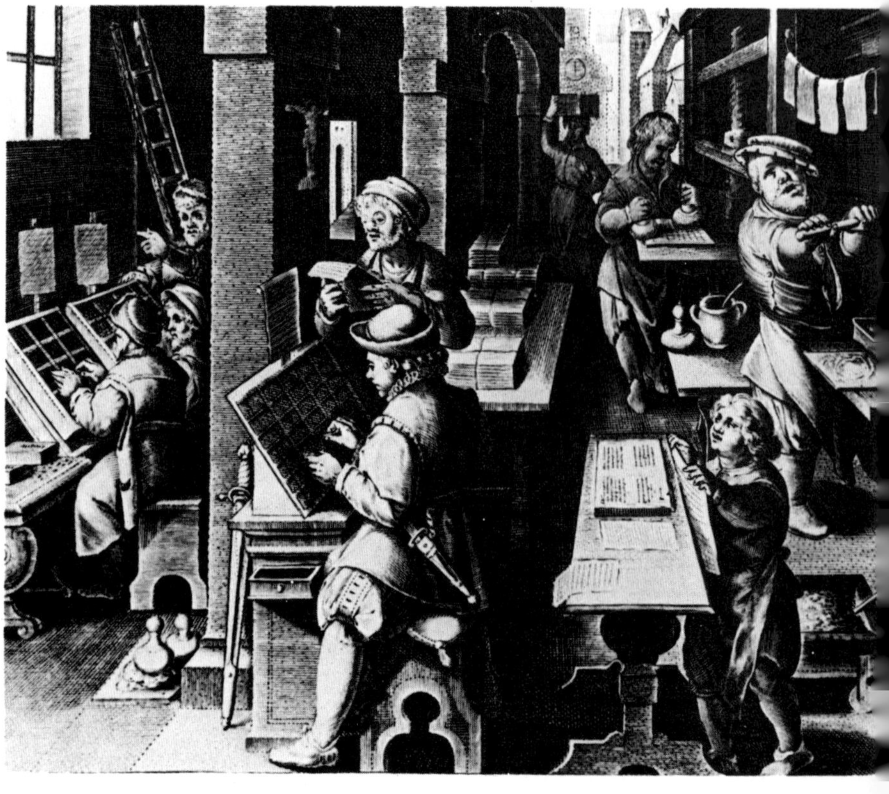

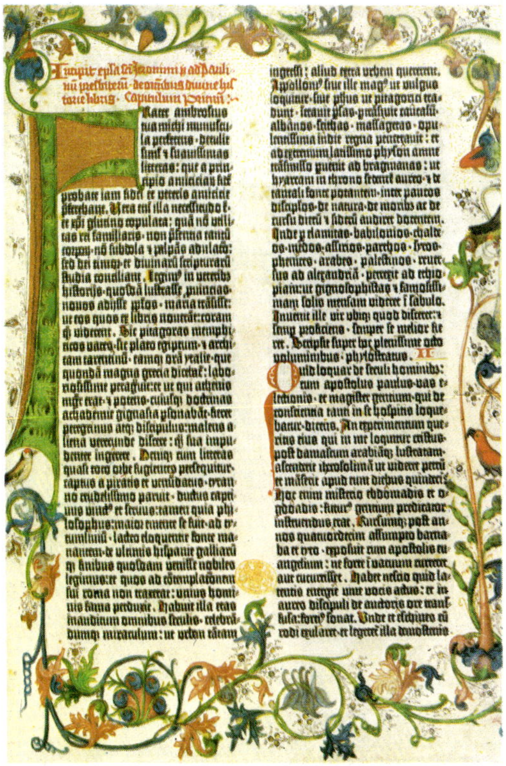

Links: Eine Seite aus Johannes Gutenbergs erstem Buch, der 1455 gedruckten 42-Zeilen-Bibel. Der Text — die lateinische Bibelübersetzung des heiligen Hieronymus — wurde schnell gedruckt, um rasch Profit zu erzielen. Die Illustrationen wurden dann mit der Hand hinzugefügt.

August 1457 veröffentlichten sie den Psalter (Sammlung religiöser Hymnen), das erste europäische Buch, das die Namen der Drucker trug. Aufgrund der außerordentlichen Qualität der Illustrationen nehmen jedoch viele Fachleute an, daß Gutenberg diesen Teil des Buchs hergestellt hat.

An seinem Lebensende war Gutenbergs Lage einigermaßen gesichert, dank der Gönnerschaft des Kurfürsten von Mainz, der ihn zum Mitglied des Hofes machte und ihm jährlich eine bestimmte Menge Korn, Tuch und Wein zuerkannte. Gutenberg starb 1468 und wurde in der Franziskanerkirche seines Geburtsorts begraben.

Gutenberg erlebte, wie sich seine Entdeckung rasch in Europa verbreitete. Geschäftlichen Nutzen daraus zogen jedoch andere. Als er starb, gab es in mindestens acht größeren Städten Druckwerkstätten und in den nächsten Jahrzehnten erreichte die revolutionäre Technik Stockholm im Norden, Krakau im Osten und Lissabon im Westen.

Der Buchdruck war für das 15. Jahrhundert, was die Technologie der Massenproduktion für das 19. und 20. Jahrhundert ist: eine Person kann die Arbeit von vielen verrichten. Ein Drucker konnte an einem Tag die ganze Jahresarbeit eines Schreibers erledigen.

Drucken war das erste Gewerbe mit Massenproduktion — und sein Produkt führte zur Massenkommunikation, einem Schlüssel zur modernen Zivilisation.

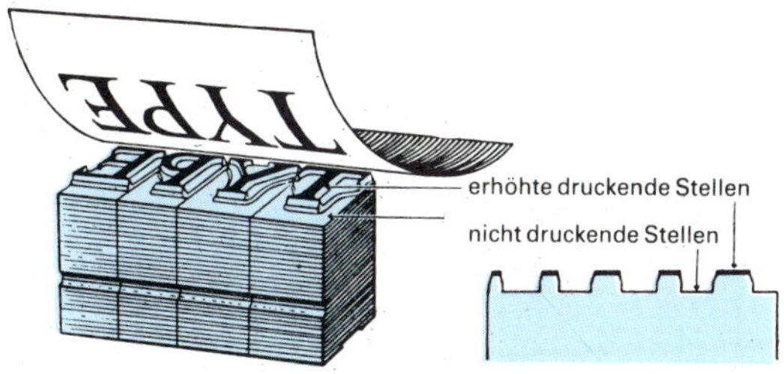

Rechts: Gutenbergs Verfahren wird Hochdruck genannt. Die Farbe wird auf die spiegelbildlich gesetzte erhabene Druckform aufgetragen und auf diese dann Papier gepreßt.

Unten: Druckerwerkstatt von William Caxton, der 1476 das erste Buch in englischer Sprache druckte: *The Game and the Playe of the Chesse* („Das Schachspiel"). Caxton (rechts) zeigt Eduard IV. Korrekturbögen.

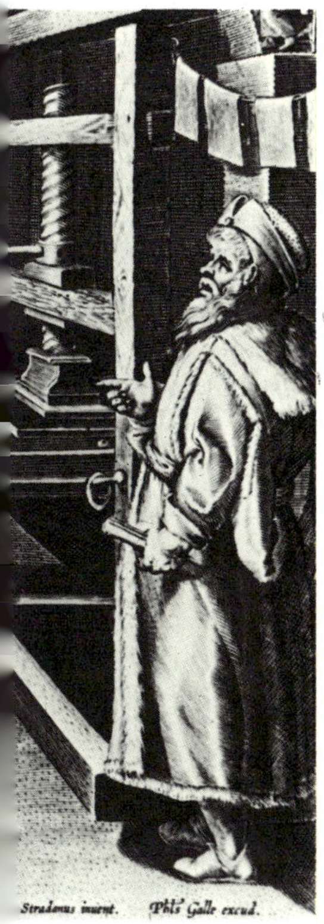

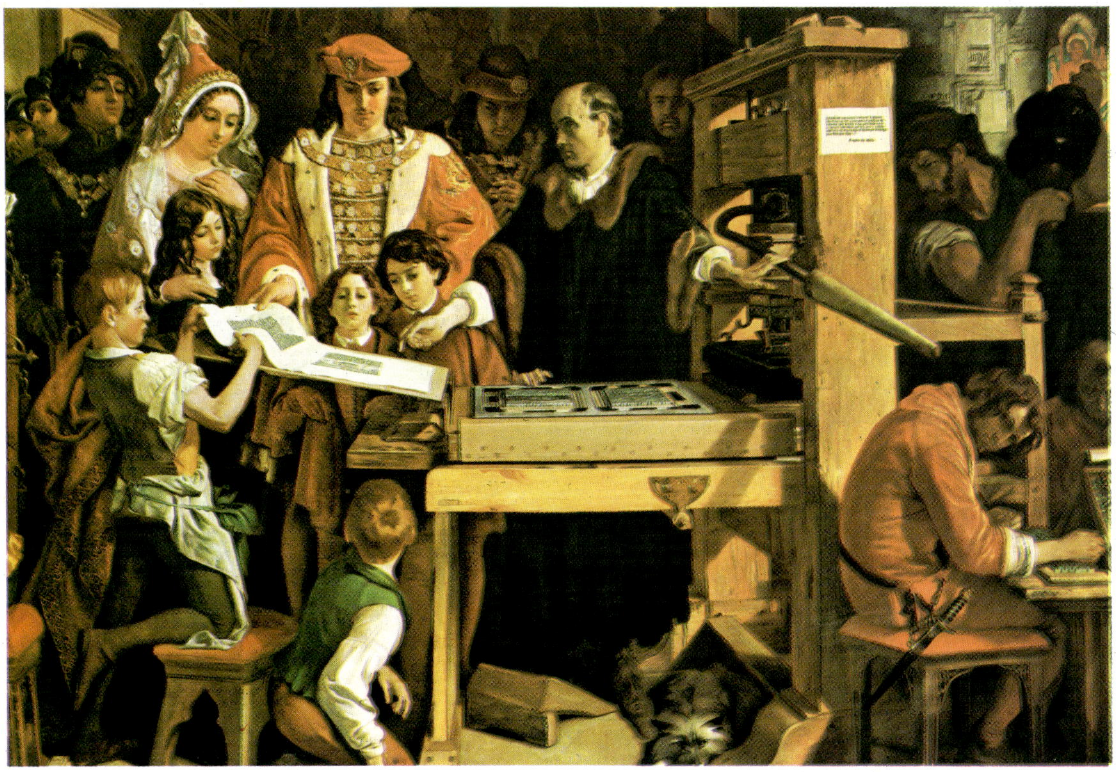

Leonardo da Vinci

1452 – 1519

Von allen großen Denkern der Renaissance entspricht Leonardo da Vinci wahrscheinlich am meisten dem Ideal des universellen Menschen. Er war ebenso in den Naturwissenschaften wie in Kunst und Philosophie bewandert. Während jedoch seine Bedeutung als eine der größten Figuren in der Kunstgeschichte außer Frage steht, ist seine Rolle auf wissenschaftlichem Gebiet umstritten. Er war einer der erfinderischsten und begabtesten Geister, die es je gegeben hat, aber sein tatsächlicher Einfluß auf den Fortschritt von Wissenschaft und Technik war gering.

Jeder, der Leonardos Skizzenbücher heute studiert, erkennt schnell, daß die Skizzen und sorgfältig kommentierten Zeichnungen in direkter Beziehung zu technischen Errungenschaften unseres Jahrhunderts stehen.

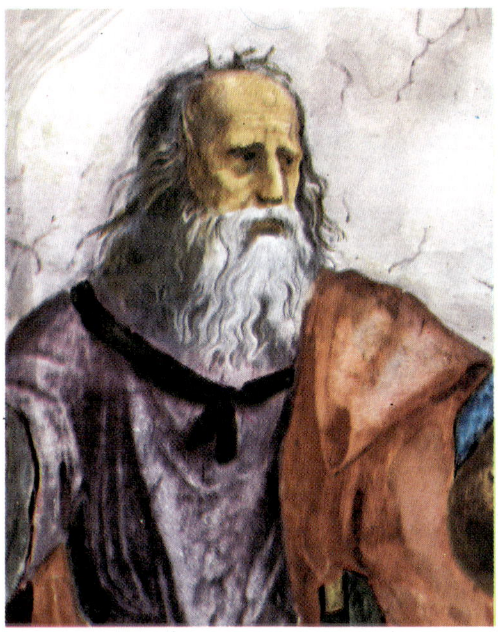

Unten links: Leonardo, dargestellt als Plato, auf Raffaels Gemälde *Die Schule von Athen.*

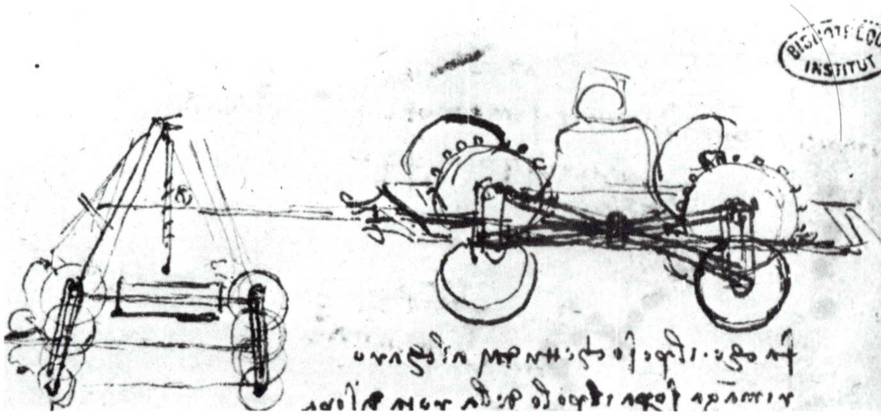

Mitte: Skizze für einen „automatischen Wagen mit zwei Antriebsachsen", ein frühes Automobil.

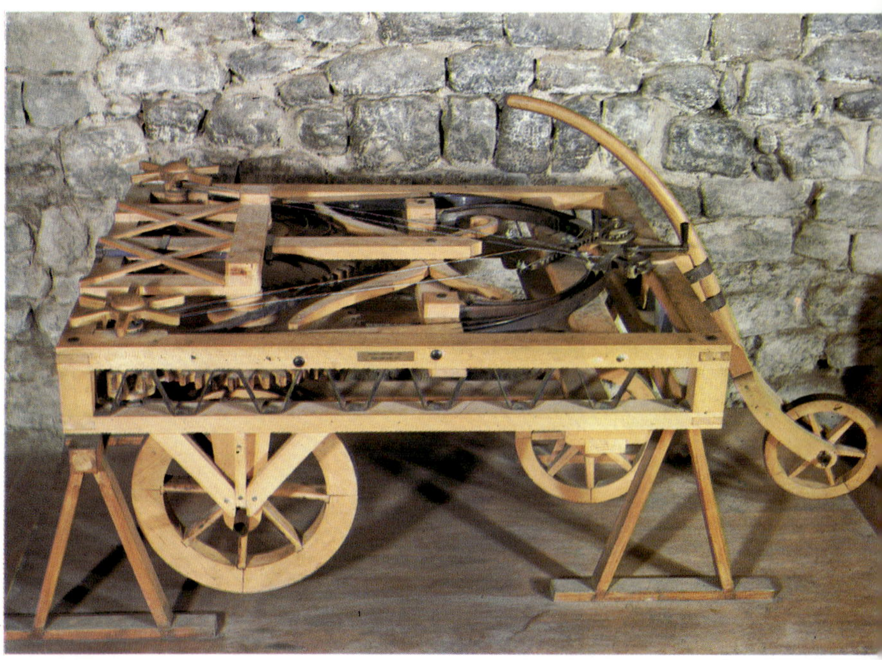

Unten rechts: Leonardo erprobte seine Entwürfe nur selten in der Praxis. Dieses durch Federn angetriebene Wagenmodell, das viel später nach seinen Angaben gebaut wurde, funktionierte tatsächlich als Automobil.

Leonardo selbst unternahm jedoch keinen Versuch, seine Erkenntnisse oder Erfindungen zu veröffentlichen. Als er starb, gingen seine zahlreichen Unterlagen in den Besitz eines Lieblingsschülers über. Mit der Zeit wurden die Papiere auseinandergerissen, sie wanderten in private Bibliotheken und Sammlungen, und man verlor sie aus den Augen. Daher blieben sie mehrere Jahrhunderte lang unbekannt, und so ist Leonardos offensichtliche technologische Begabung mehr von prophetischer als von praktischer Bedeutung.

Leonardo wurde in Vinci in Italien als unehelicher Sohn eines Bauernmädchens und eines Florentiner Notars geboren. Seine Lehrzeit als Maler verbrachte er im Studio Verrocchios in Florenz und es wird erzählt, daß Verrocchio aufhörte zu malen, nachdem er den Engel gesehen hatte, den sein junger Schüler in die linke Ecke seiner *Taufe* gemalt hatte. Leonardos Laufbahn als Maler war glänzend, obwohl er nur relativ wenige Bilder vollendete. Manchmal litt seine Arbeit unter seiner Leidenschaft für technische Experimente. Als er zum Beispiel beauftragt wurde, das Fresko *Das Abendmahl* für die Kirche Santa Maria delle Grazie in Mailand zu malen, versuchte er es mit Öl auf Mörtel. Das Ergebnis war verheerend. Die Arbeit wies bereits zu Leonardos Lebzeiten erhebliche Zerstörungen auf und mußte oftmals restauriert und repariert werden.

Während seines ganzen Lebens fertigte er sorgfältige, anatomische Zeichnungen, die

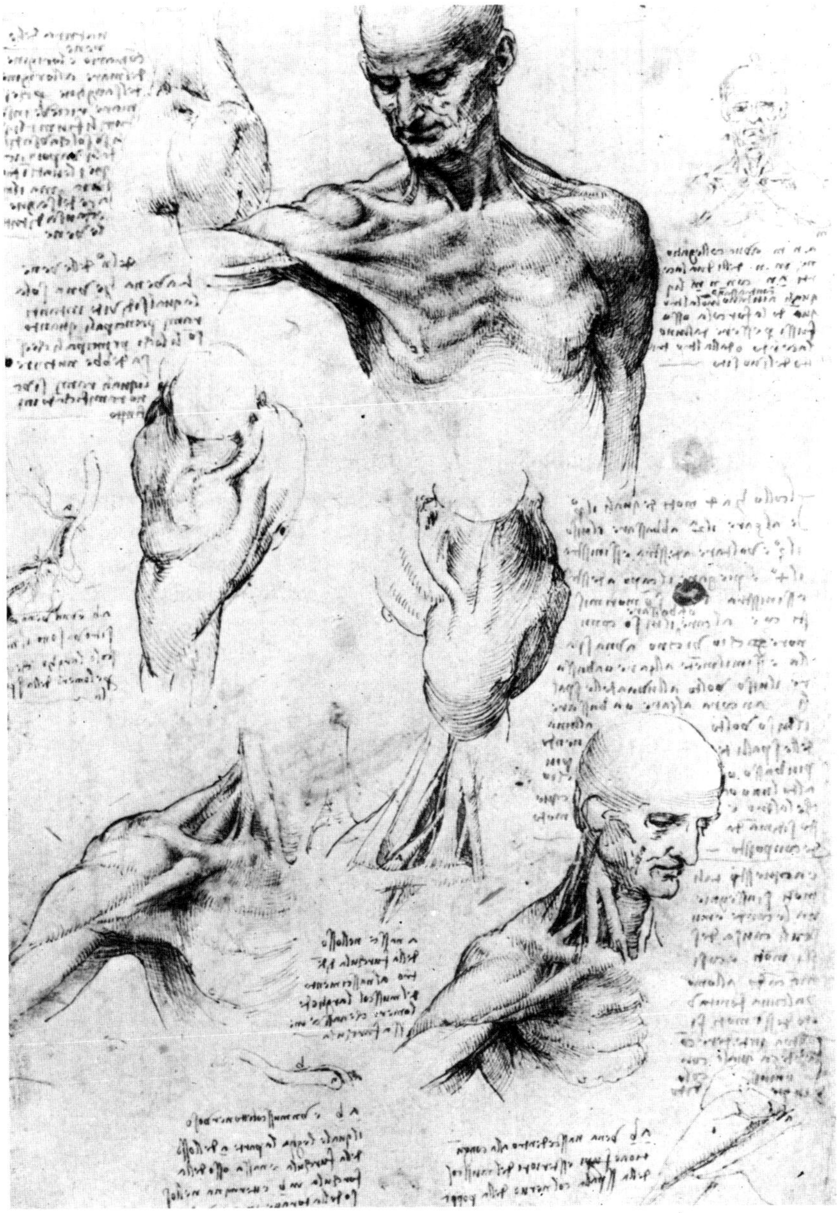

immer unvergleichlich schöner waren als alles, was zeitgenössische Mediziner an Vergleichbarem hervorbrachten. Wie seine Erfindungen spiegeln sie sein Verlangen nach Wissen um der Sache selbst willen wider. Seine Ausschnitte von Muskelstrukturen und Blutgefäßen und von zerlegten Herzen und Hirnen beweisen eine erstaunliche Beobachtungsgabe. Man hat sogar angenommen, daß das berühmte unergründliche Lächeln der Mona Lisa aus Leonardos Versuch resultiert, die Muskelstruktur unter dem Gesichtsausdruck zu zeigen.

Leonardo stand von 1483 bis 1499 im Dienst des Herzogs von Mailand. Als die Stadt von Frankreich erobert wurde, kehrte er nach Florenz zurück, wo er als Militäringenieur für Cesare Borgia arbeitete. 1507 nahm er ein Angebot des französischen Königs Franz I. an und verlegte seinen Wohnsitz in die Burg von Cloux in der Nähe von Amboise, die ihm der französische König geschenkt hatte. Dort lebte er bis zu seinem Tod und befaßte sich fast ausschließlich mit wissenschaftlichen Untersuchungen.

Viele von Leonardos mechanischen Entwürfen waren nicht anwendbar. Andere konnten erst funktionieren, als eine Kraftquelle, wie z.B. die Dampfmaschine, zur Verfügung stand. Erstaunlich ist vor allem, auf wie viele Bereiche sich seine Vorstellungskraft erstreckte: ein Mechanismus, der sich flügelschlagend in die Luft erheben sollte, ein gepanzertes Kriegsfahrzeug, ein granatenförmiges und geflügeltes Mörsergeschoß, das beim Aufschlag explodieren sollte, ein für Fahrten unter Wasser geeignetes Schiff. Das sind nur einige seiner Projekte.

Gegen Ende seines Lebens war Leonardo immer mehr davon überzeugt, daß eine Sintflut die Menschheit mit all ihren Eitelkeiten und Gebrechen schließlich verschlingen würde. Davon wurde er zu seinen *Sintflut*-Blättern inspiriert, Studien von wildbewegten ungeheuren Strömen und Wassermassen.

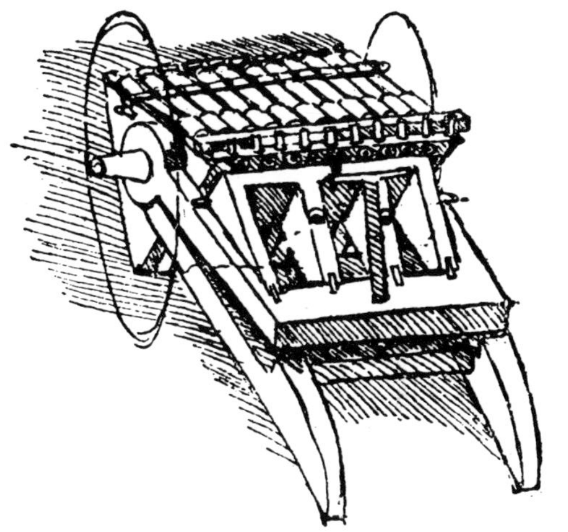

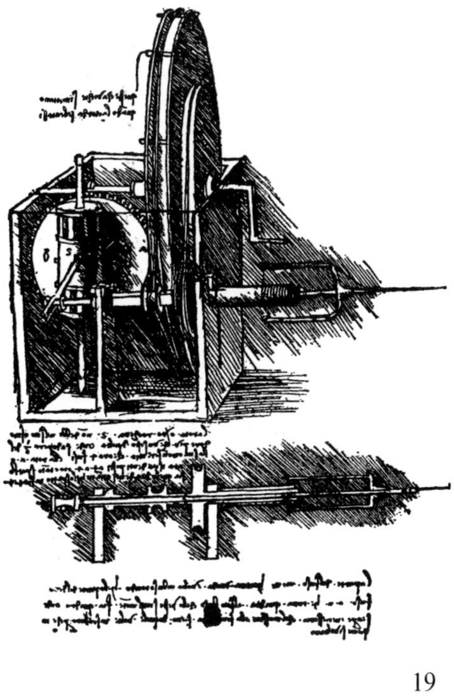

Oben links: Anatomische Studien der Schulter, die Leonardos bemerkenswerte Beobachtungsgabe beweisen. Viele seiner Gemälde waren ebensosehr Versuche zur Darstellung seiner anatomischen Entdeckungen wie Kunstwerke.

Oben rechts: Leonardos Entwurf für ein mehrläufiges Geschütz.

Rechts: Von Leonardo skizziertes Spinnrad, mit einem Schwungrad zum Zwirnen des Fadens, das sich quer zur Spule automatisch dreht, während der Faden aufgewickelt wird. Eine derartige Konstruktion ist von keinem frühen Spinnrad bekannt und wurde unabhängig von Leonardo im 18. Jahrhundert neuerlich erfunden.

Kopernikus

1473 – 1543

Der polnische Domherr Nikolaus Kopernikus wird oft als der Vater der modernen Astronomie bezeichnet. Er entwickelte die Theorie, daß die Sonne der Mittelpunkt des Weltalls ist und daß die Planeten sich in konzentrischen Umlaufbahnen um die Sonne bewegen. Dies stand im Gegensatz zur traditionellen Auffassung, die von dem griechischen Philosophen Ptolemäus formuliert worden war und 1 300 Jahre lang in der Astronomie vorgeherrscht hatte. Ptolemäus hatte eine Denkschule begründet, die von der Erde als dem Mittelpunkt ausging, um den sich die Gestirne drehen. Dieses Weltsystem hatte einen starken religiösen Anspruch. Kopernikus forderte mit seiner Auffassung nicht

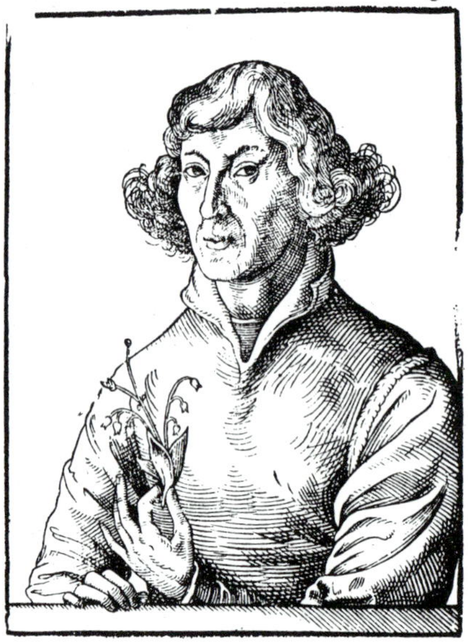

nur die Wissenschaftler heraus, sondern auch die gesamte kirchliche Hierarchie.

Schon zu Anfang seines Astronomiestudiums kamen ihm Zweifel an Ptolemäus' Theorie. Um seine Annahme zu rechtfertigen, mußte Ptolemäus von der Existenz einiger sehr ausgefallener und komplizierter Umlaufbahnen ausgehen. Einer der hauptsächlichen Widersprüche, den Ptolemäus zu erklären versuchte, war die Tatsache, daß zu bestimmten Zeiten im Jahr alle Planeten, bis auf Merkur und Venus, für ein paar Tage regungslos am Himmel zu stehen schienen und sich dann rückwärts bewegten. Aber auch Merkur und Venus hatten anscheinend Umlaufbahnen, die strikt auf eine Region in der Nähe der Sonne begrenzt sind, und sie zeigten auch nicht die wechselhaften Bewegungen der anderen Planeten. Ptolemäus' Erklärungen standen im Widerspruch zu den modernen wissenschaftlichen Methoden. Statt von bekannten und aus Beobachtungen gewonnenen Tatsachen auszugehen und eine Theorie für deren Erklärung zu entwickeln, bemühte er sich, die Tatsachen an seine vorgefaßte Idee von der Position der Erde anzupassen.

Kopernikus versuchte nun, mit Hilfe der damals modernsten Karten über die Umlaufbahnen der Planeten eine einfachere Erklärung zu finden. Er ging davon aus, daß die Sonne im Mittelpunkt des Universums steht und daß die Planeten sich um die Sonne drehen. Auf dieser Grundlage konnte er eine genaue, unkompliziertere Theorie entwickeln.

Bei der exakten mathematischen Ausarbeitung seiner Theorie stieß Kopernikus darauf, daß er den Standort der Planeten mit weit größerer Genauigkeit voraussagen konnte als das alte System. Außerdem konnte er das Verhalten von Venus und Merkur leicht erklären. Betrachtet man im kopernikanischen

Unten rechts: Kopernikus' Zimmer in Frauenberg, wo er als Domherr lebte. Kopernikus wurde von der Kirche ausgebildet, widerlegte aber eine ihrer grundlegenden Lehren. Er ersetzte das Weltsystem des griechischen Astronomen Ptolomäus, der die Erde als Zentrum des Universums ansah, durch seine heliozentrische Theorie. Aus Angst, gegen das orthodoxe christliche Denken zu verstoßen, veröffentlichte er seine Schrift erst in seinem Todesjahr.

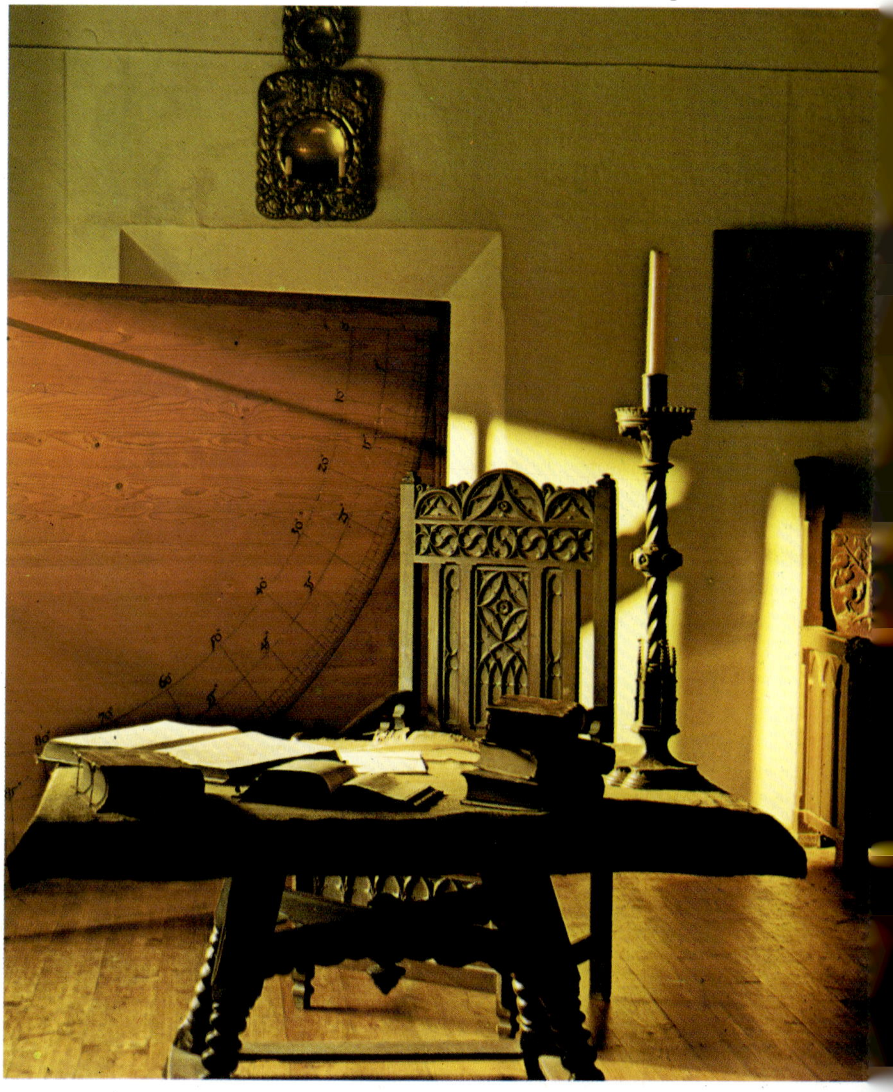

System Venus und Merkur von der Erde aus, so bewegen sie sich deshalb niemals außerhalb eines Gebiets in Sonnennähe, weil ihre Umlaufbahnen immer näher an der Sonne liegen als die der Erde. Umgekehrt bewegen sich die anderen Planeten immer auf Umlaufbahnen, die weiter von der Sonne entfernt sind als die Erde. Daher „überholt" sie die Erde von Zeit zu Zeit, was die scheinbare Rückwärtsbewegung der anderen Planeten bewirkt.

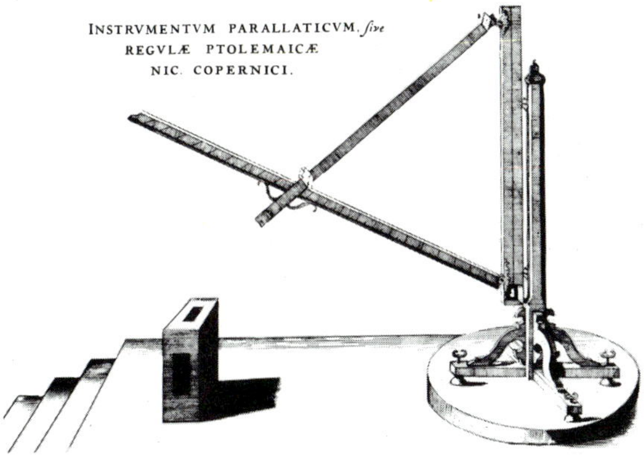

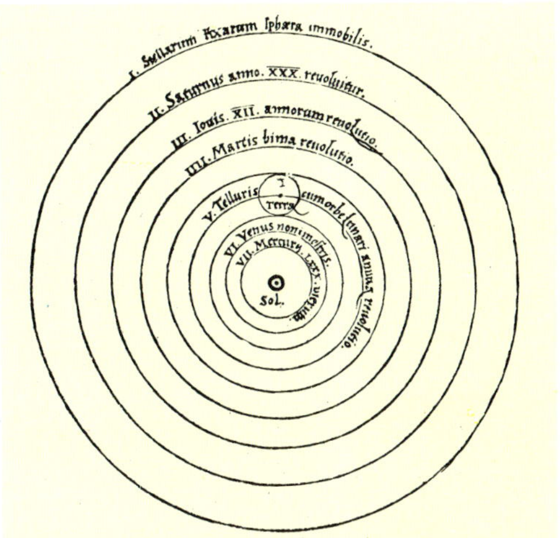

Rechts: Das kopernikanische heliozentrische Universum (oben) im Gegensatz zur Auffassung der Kirche (unten), nach der die Planeten, einschließlich der Sonne, sich um die Erde drehten.

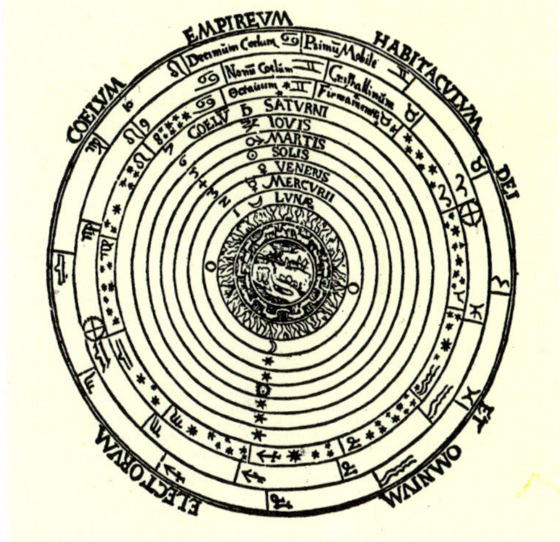

Links: Das Triquetrum, ein Instrument, mit dem Kopernikus die Höhe der Himmelskörper maß.

Unten: Kopernikus' heliozentrisches Universum, nach einem Stich aus dem Atlas des Andreas Cellarius (veröffentlicht im 17. Jahrhundert). Von der Sonne ausgehend folgen nach außen die Umlaufbahnen und astrologischen Zeichen von Merkur, Venus, der Erde, Mars, Jupiter und Saturn. Uranus, Neptun und Pluto waren noch nicht entdeckt. Es dauerte rund ein Jahrhundert, bis Kopernikus' Entdeckung allgemein akzeptiert wurde. Sie führte zu einer tiefgreifenden Umwälzung in der Astronomie.

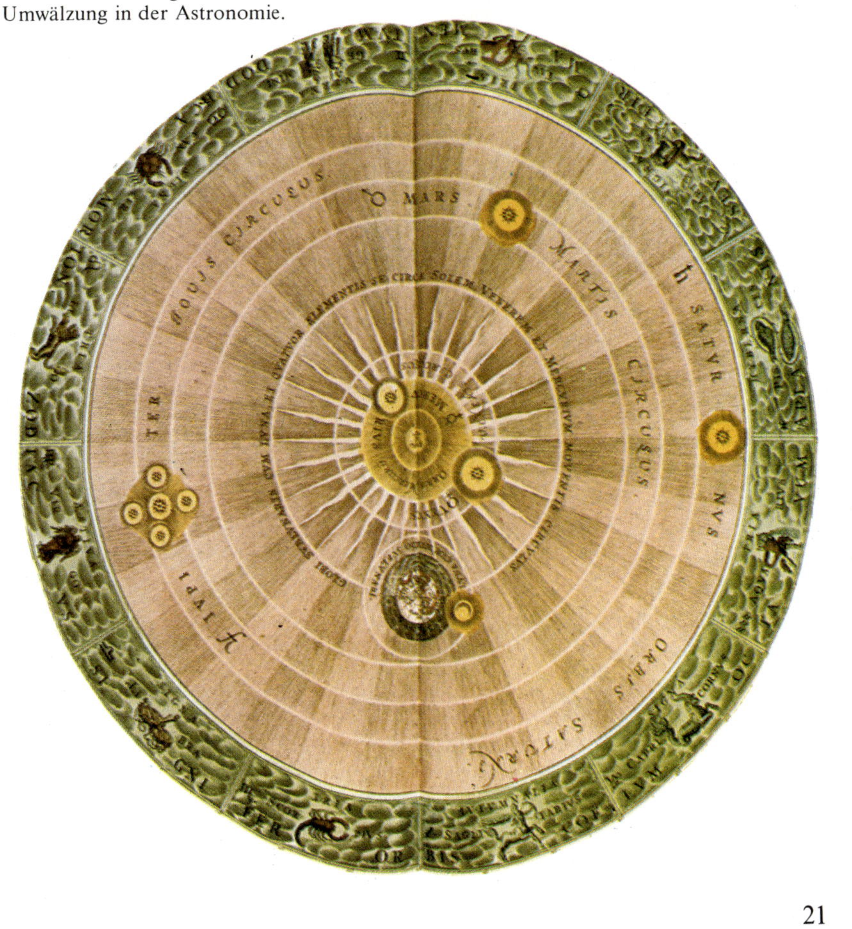

Kopernikus legte seine Theorie in einem Buch mit dem Titel *De Revolutionibus Orbium Coelestium (Über die Kreisbewegungen der Himmelskörper)* dar, aber entschied sich gegen eine Veröffentlichung, weil er kirchliche Repressalien fürchtete. Kopernikus' Lehre verbreitete sich jedoch unter vielen europäischen Gelehrten, erweckte großes Interesse und rief Spekulationen hervor. 1543 überredeten Freunde den alten und kranken Kopernikus, sein Buch zu veröffentlichen. Kopernikus war vorsichtig und fügte eine schmeichelhafte Widmung an Papst Paul III. hinzu. Dennoch schrieb der Verleger, um sich zu schützen, ohne Kopernikus' Wissen ein Vorwort. Darin behauptete er, die kopernikanische Theorie sei keine Darstellung der Wirklichkeit, sondern ein neuartiger und treffender Entwurf für eine genauere Berechnung der Standorte der Planeten. Viele Gelehrte glaubten, daß Kopernikus selbst dieses unautorisierte Vorwort geschrieben habe. Es beeinträchtigte die Wirkung des Buches und schadete Kopernikus' Ansehen, der sich nach einem Schlaganfall kaum verteidigen konnte. Er starb nur wenige Stunden, nachdem er das erste Exemplar seines Buches gesehen hatte.

Trotz der schädlichen Wirkungen des Vorworts waren die Tage der Ptolemäischen Theorie gezählt. Kopernikus' Leistung schuf in der Astronomie erstmals einen wissenschaftlichen Rahmen, auf den sich nachfolgende Generationen stützen konnten. Sie trug zur Beseitigung des traditionellen Aberglaubens bei und bahnte den Weg für die Entwicklung moderner wissenschaftlicher Methoden.

Paracelsus

1493 – 1541

Paracelsus war der Arzt und Alchimist, der in der Renaissance die Behandlung von Krankheiten mit chemischen Mitteln einführte. Der Fortschritt der praktischen Medizin zu Anfang des 16. Jahrhunderts ist zum großen Teil ihm zu verdanken, wie auch der im Kern rationalistische Ansatz der modernen Medizin auf ihn zurückgeführt werden kann.

Sein richtiger Name war Philippus Theophrastus Bombastus von Hohenheim. Er wurde in einem Dorf bei Zürich als Sohn eines Arztes und Chemikers geboren. Mit 14 Jahren begann er an den führenden Universitäten Europas nach Lehrern zu suchen, deren Auffassung er achten konnte. Da er eine sehr unkonventionelle und direkte Art hatte, verletzte er bald die meisten seiner Lehrer, aber auch andere mit seinen skeptischen, vehement geäußerten Ansichten.

Dennoch erwarb Paracelsus 1510 in Wien den Grad eines Bakkalaureus der Medizin und 1516 in Ferrara den Doktorhut. Um diese Zeit nahm er den Namen Paracelsus an, was soviel heißen sollte wie „über Celsus stehend", um seine Mißachtung gegenüber dem alten römischen Arzt auszudrücken, der damals sehr bewundert wurde.

Reisen führten Paracelsus nach Irland, nach Konstantinopel und bis nach Rußland. Als Militärarzt nahm er an mehreren lokalen Kriegen teil. Er strebte stets danach, seine Kenntnisse der medizinischen Behandlung zu vervollkommnen und „die verborgenen Kräfte der Natur" zu entdecken. Sein großartiger Redestil brachte das Wort „bombastisch" auf, das von seinem Zunamen Bombastus abgeleitet ist. Zeitlebens ließ er keine Gelegenheit aus, den akademischen Autoritäten auf den Schlips zu treten oder vieles lächerlich zu machen, das in der orthodoxen Medizin zweifelhaft, wertlos oder sogar schädlich war. Als er ein Lehramt in Basel annahm, provozierte er die Behörden, indem er die Werke des bekannten griechischen Arztes Galen öffentlich verbrannte. Er verschlechterte seine Situation noch dadurch, daß er seine Vorlesungen für jeden öffnete und sie in Deutsch, statt in Latein abhielt. Aus allen Himmelsrichtungen Europas strömten Studenten zu ihm. Paracelsus blieb jedoch nie lange an einem

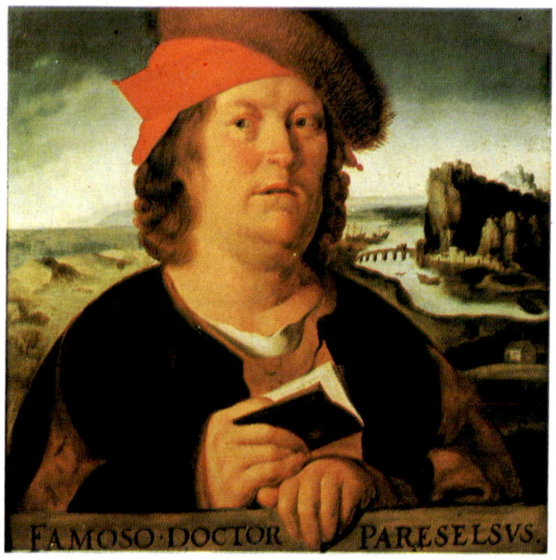

Unten: Illustration aus Paracelsus' Werk *Prognosticatio,* in dem die Notwendigkeit der menschlichen Demut gegenüber Gott hervorgehoben wird. Er sah die Theologie als wesentlichen Teil der Medizin an, weil ein Arzt auch die Seele behandeln müsse.

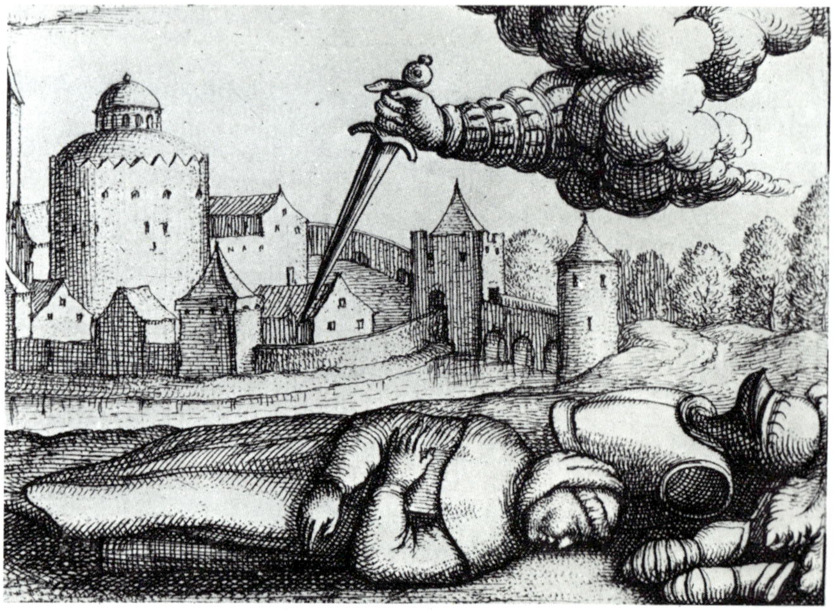

Rechts: Illustration der Titelseite eines Werks des Paracelsus, das den Arzt bei der Behandlung eines Patienten zeigt. Paracelsus sagte, daß ein guter Arzt die gesamte physikalische Wissenschaft sowie die Alchimie verstehen müsse, da der Mensch alle Elemente in sich vereine und sie alle zu seiner Heilung benötige. Zu den erstaunlichen Leistungen des Paracelsus gehört seine Vorwegnahme der homöopathischen Medizin und Chemotherapie, die Benutzung chemischer Mittel bei der Krankenbehandlung. Zwar zog er sich die Feindschaft vieler Ärzte und Apotheker ebensosehr durch seine Grobheit wie durch seine revolutionären Behandlungsmethoden zu. Zu seinen Patienten, bei denen er in jeder Hinsicht beliebt war, verhielt er sich jedoch immer sehr rücksichtsvoll.

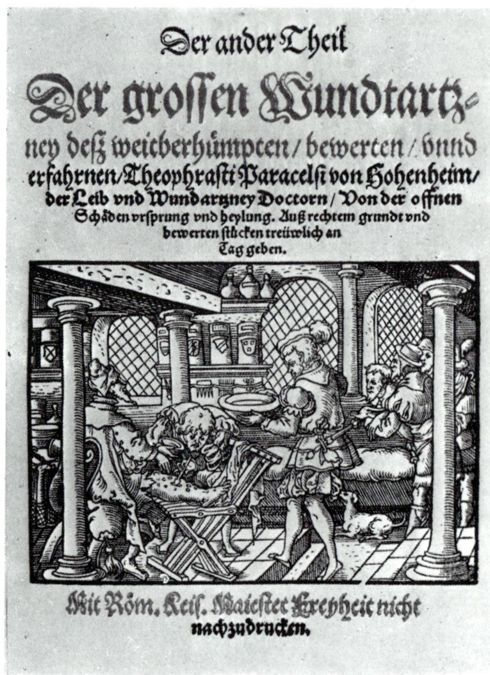

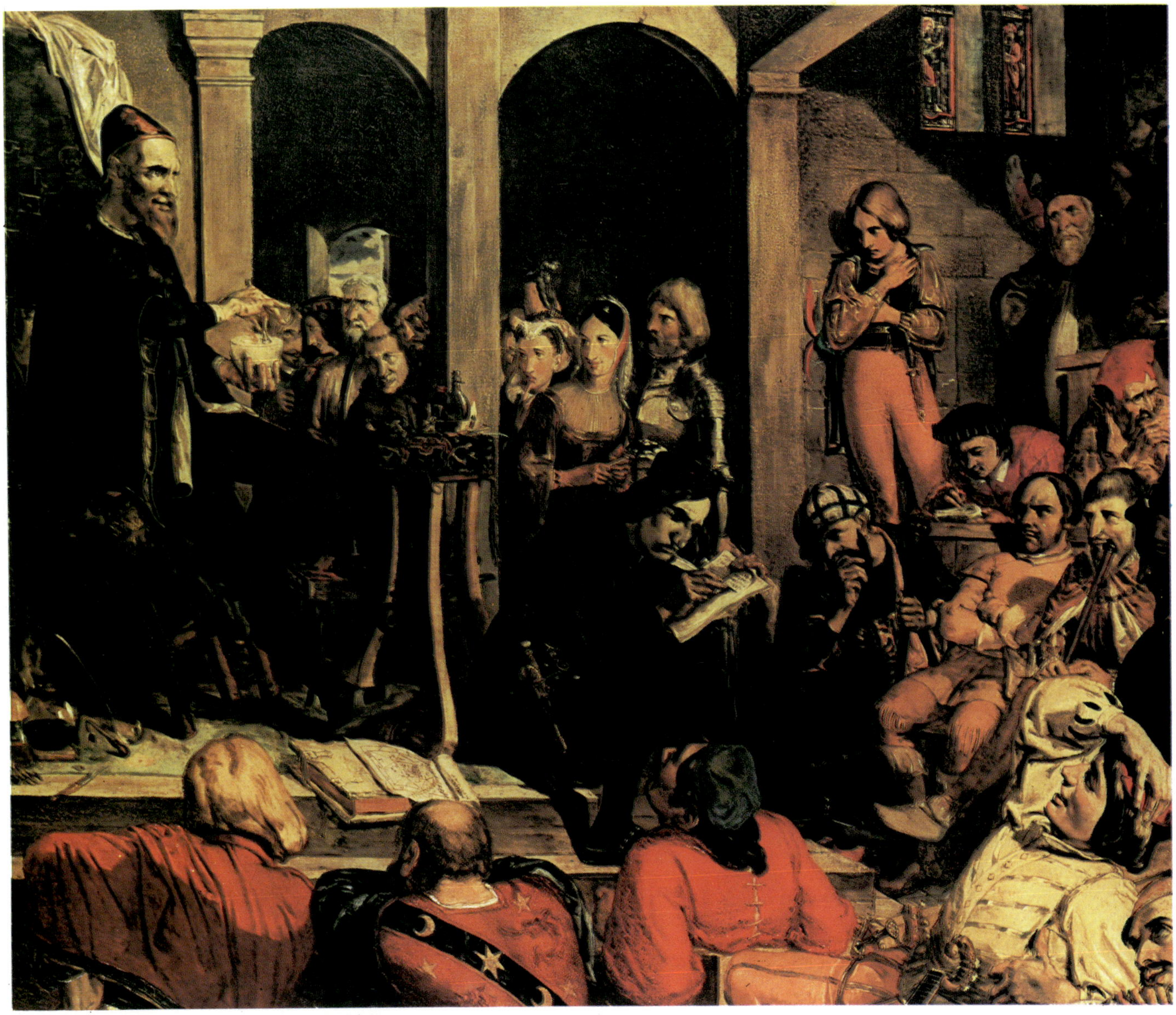

Ort. Wo er hinkam, machte er sich Feinde, und in Basel wurde er aus der Stadt gejagt.

Wie Hippokrates glaubte Paracelsus an eine Behandlung, die vom Körper als einem Ganzen ausgeht und an die Heilkraft des Körpers selbst. Es heißt, er habe ein wirksames Mittel gegen die Pest entwickelt, eine Pille aus Teig mit Spuren von Ausscheidungen des Patienten. Trotz seines wissenschaftlichen Ansatzes betrachtete er magische oder „mentale Kräfte" als wichtig für den Heilungsprozeß.

Dieser phantasievolle und egoistische Mann war ein glänzender Diagnostiker. Während er die Astrologie verspottete, suchte er in der Alchimie nach grundlegenden Wahrheiten: „Magie ist eine große verborgene Weisheit — Verstand eine große offene Torheit", erklärte er. Er überbrückte die Kluft zwischen der Alchimie und der neuen Wissenschaft; sein Interesse an Alchimie führte ihn zu einigen grundlegenden Erkenntnissen auf dem Gebiet der Chemotherapie.

Oben: Ein Gemälde, das Paracelsus während einer Vorlesung über das *Elixier Vitae,* das Lebenselixier zeigt. Abgesehen von der Fähigkeit, das Leben zu verlängern, sollte dieses Wundermittel auch unedle Metalle in Gold verwandeln können. Es war daher gleichbedeutend mit dem Stein der Weisen. Paracelsus' Vorlesungen waren bei den Studenten sehr beliebt, während er seine Kollegen und Kritiker erzürnte, weil er sie nicht in Latein hielt, wie es sich für einen Gelehrten gehörte, sondern in Deutsch. Wenn ihm ein passendes Wort fehlte, so erfand er es, meist ohne es zu definieren. Daher ist vieles in seinen Schriften unverständlich. Einige seiner Begriffe, wie „Zink" und „Alkohol", wurden allgemein gebräuchlich.

Paracelsus war der erste, der davon ausging, daß Lungenkrankheiten von Bergarbeitern durch Einatmen metallischer „Dämpfe" verursacht wurden und nicht von bösen Geistern. Vor ihm hatte auch niemand auf den Zusammenhang zwischen niedrigem Mineralgehalt von Trinkwasser und der Verbreitung von Kröpfen in manchen Gegenden hingewiesen. Seine Beschreibung der Syphilis war eine bahnbrechende Abhandlung, in der erstmals eine Behandlung mit einer Quecksilbermischung vorgeschlagen wurde.

Die große Wundtartzney, die 1536 veröffentlicht wurde, führte ihn auf den Gipfel seines Ruhms und brachte ihm Ehrungen von Edelleuten und Fürsten ein. Er ließ sich jedoch nicht davon abhalten, bis an sein Lebensende von Stadt zu Stadt und von Land zu Land zu ziehen. Er starb in einem Gasthaus in Salzburg. Manche sagen, er sei vergiftet worden, andere, er sei den Verletzungen erlegen, die er erlitten habe, als er betrunken einen Berg hinunterrollte.

Georgius Agricola
1494 – 1555

Der deutsche Arzt und Gelehrte Georgius Agricola war der erste Wissenschaftler, der ein systematisches Studium des Bergbaus und der Minerale betrieb. Als erster untersuchte er die Minerale ausschließlich als Naturgegenstände, was ihm die Bezeichnung „Vater der Mineralogie" eintrug.

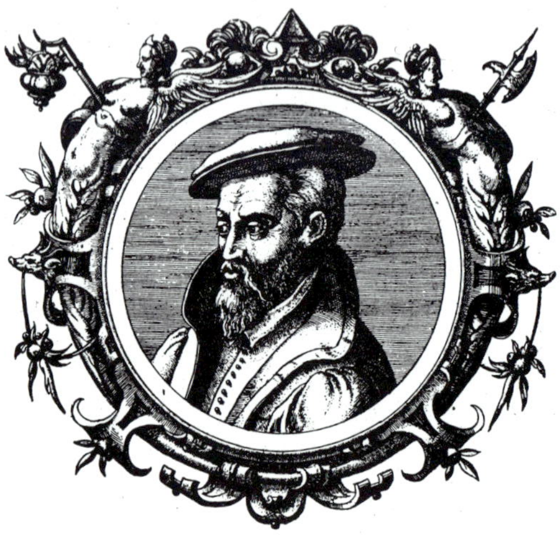

Agricola wurde als Georg Bauer in Glachau geboren. Später nahm er die lateinische Form seines Namens an. Er studierte an der Leipziger Universität Philosophie und klassische Sprachen und wurde Lehrer. 1523 ging er nach Italien, um seine Ausbildung durch medizinische Studien zu ergänzen. In Venedig studierte er die Werke des griechischen Arztes Galen und traf mit dem humanistischen Philosophen Erasmus zusammen.

Nach Hause zurückgekehrt, nahm Agricola eine Stelle als Stadtarzt von Joachimsthal an, im Zentrum eines Gebiets, das sich zur bedeutendsten Region des Metallbergbaus und der Verhüttung in Europa zu entwickeln begann. Agricola verbrachte einen großen Teil seiner Freizeit in den Bergwerken, wo er Mineralien zu finden hoffte, die für seine medizinische Arbeit nützlich sein könnten. Schließlich interessierten ihn jedoch zunehmend Bergbau und Metallurgie selbst und die Klassifizierung des Gesteins und der Erze.

Offensichtlich legte er Wert darauf, mit den Bergarbeitern selbst zu sprechen. Ihn empörten die Unfälle, unter denen sie wegen des niedrigen Niveaus der Sicherheitsvorkehrungen zu leiden hatten, und die Krankheiten sowie das durch ihre Arbeit bedingte vorzeitige Altern. Wie sein Zeitgenosse Paracelsus erkannte Agricola sehr klar, daß es sich dabei um „Berufskrankheiten" handelte, auch wenn sie damals nicht so genannt wurden. Er verfaßte eine detaillierte Beschreibung der Hautkrankheiten, von denen die Arbeiter in Salzbergwerken oft befallen wurden.

Mehr als alle Wissenschaftler vor ihm lehnte Agricola ältere Lehrmeinungen, sowie Verbindungen der Wissenschaft zu Magie und Philosophie ab. Seine Arbeiten basierten auf unmittelbarer Beobachtung und Untersuchung vor Ort. Erasmus ermutigte ihn, eine Reihe von Büchern und Abhandlungen über verschiedene Aspekte des Bergbaus und der Erze zu schreiben. Die bedeutendste dieser Schriften, *De Natura Fossilium (Über die Natur der Fossilien),* war das erste mineralogische Lehrbuch. Das Wort Fossil wurde damals für jeden aus der Erde ausgegrabenen Gegenstand verwandt. Er beschrieb, wie die Erosion auf die Gebirgsformen einwirkt, und führte richtig die im Gestein gelagerten Erzadern auf Schlickablagerungen zurück. Auf der Basis geometrischer Formen arbeitete er

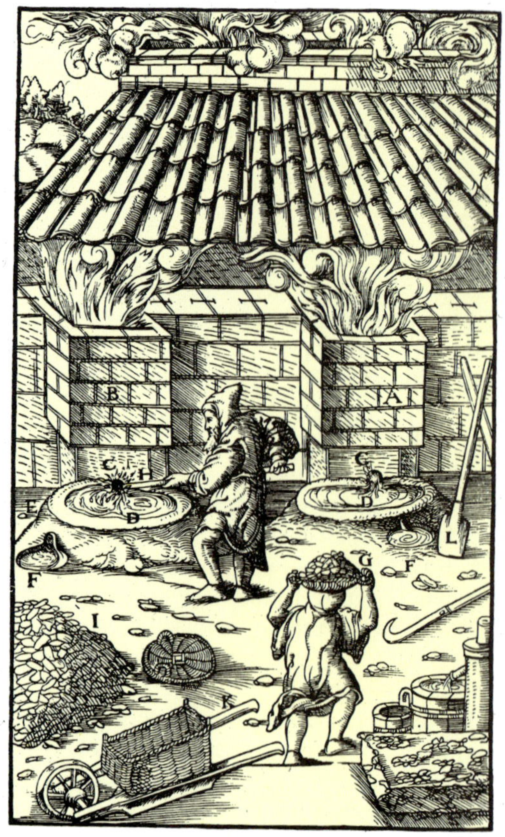

Rechts: Eine Illustration, die das Erzschmelzen zeigt, aus *De Re Metallica,* Agricolas bedeutendster Arbeit. (A) und (B) sind Schmelzöfen, die mit dem Erz beschickt werden und in denen es geschmolzen wird. Das geschmolzene Metall läuft aus den Abstichlöchern (C) in die Vorherde (D) und wird an den Abstichlöchern der Vorherde (E) abgestochen. (F) sind Chargierpfannen. Ein Schmelzer (G) trägt einen Weidenkorb voll Holzkohle zum Ofen. Der andere Schmelzer bricht mit einer Hakenstange (H) die Schlacke auf, die im Abstichloch fest geworden ist. Das geschmolzene Metall wird dann in Gußformen geschüttet. (I) ist ein Holzkohlenhaufen, der mit dem Korbmaß auf dem Schubkarren (K) abgefüllt wird. Diese Art von Öfen war sehr effizient, da sie große Metallmengen in bis zu drei Tagen ununterbrochener Arbeit schmelzen konnte. Kupfer, Blei, Silber und Gold konnten aus wenig ergiebigen Erzen ohne teure Schmelzmittel gewonnen werden, und zwar mit hoher Ertragsrate.

eine Klassifizierung der Kristalle aus und befürwortete die Benutzung magnetischer Nadeln bei der Erzsuche. Es ist sehr wahrscheinlich, daß er das Wort „petroleum" prägte, aus *petra* und *oleum*, den lateinischen Begriffen für Fels und Öl.

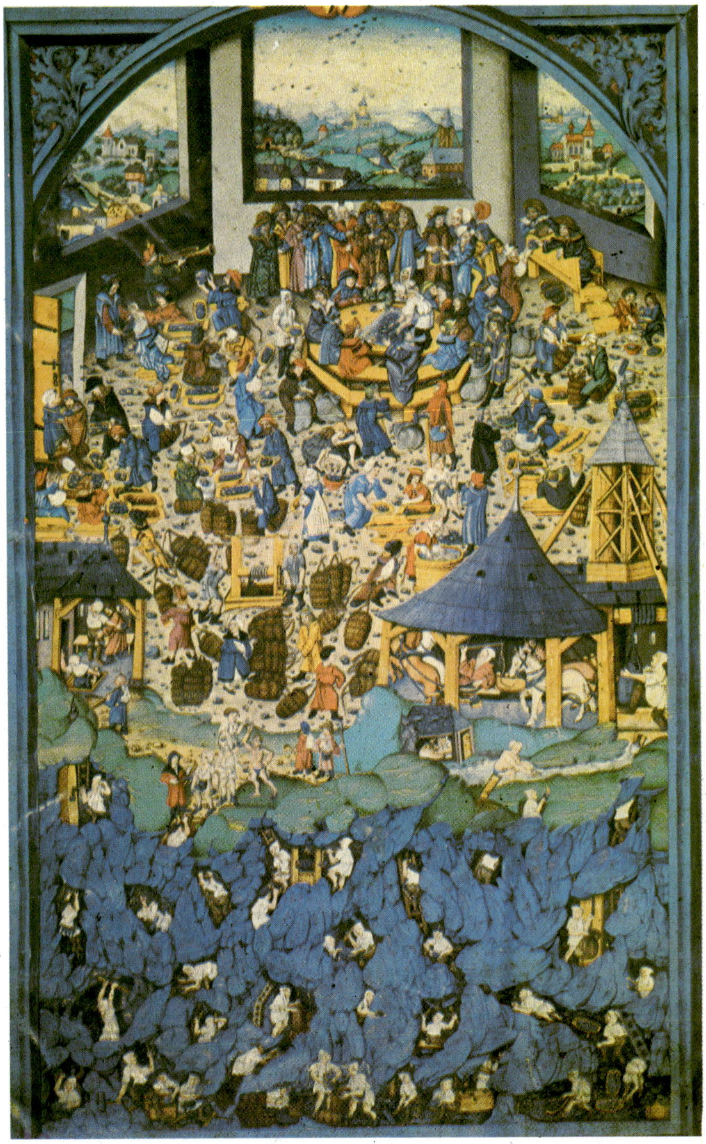

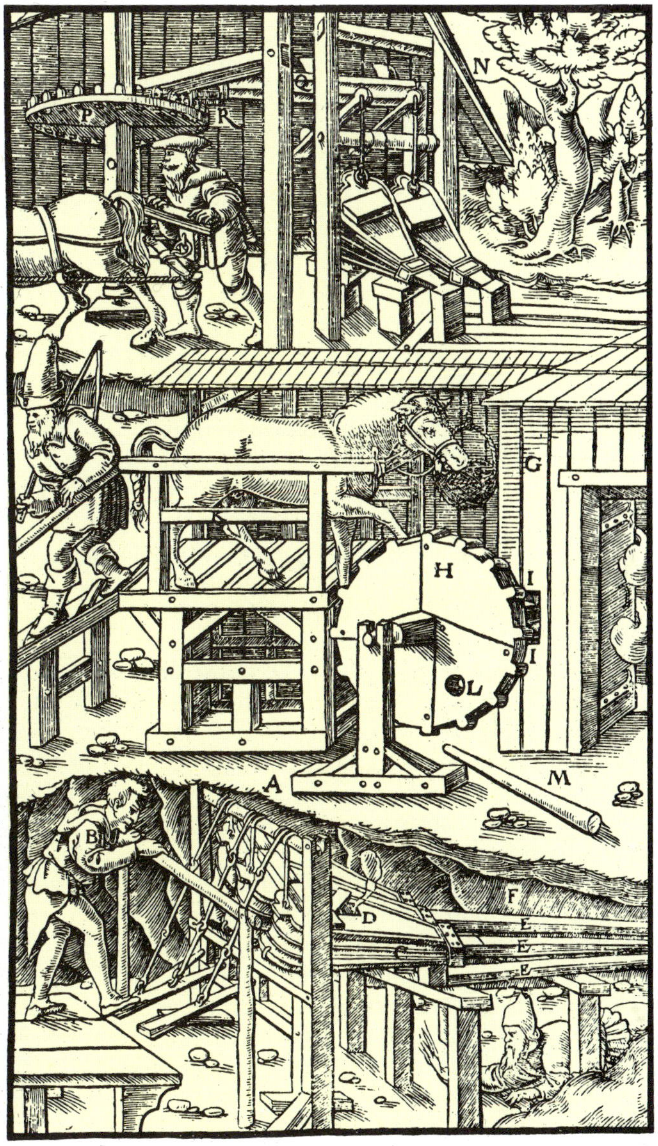

·Agricolas wissenschaftliche Arbeit fand ihren Höhepunkt in seinem bedeutendsten Werk *De Re Metallica (Vom Berg- und Hüttenwesen).* Die erste Ausgabe erschien in lateinischer Sprache ein Jahr nach seinem Tod, die erste deutsche Ausgabe 1557, illustriert mit den herrlichen Holzschnitten Hans Manuels. Das Buch wurde rasch als Text von hoher wissenschaftlicher Bedeutung anerkannt. Es erreichte viele Auflagen und galt 200 Jahre lang als vorbildlich.

De Re Metallica ist eine umfassende Abhandlung über alle Aspekte der Hüttenkunde und des Bergbaus. Es faßt alle seit dem klassischen Altertum bekannten Tatsachen über das Thema zusammen und beschreibt sowohl die Technik des Bergbaus und der Vermessung als auch der Erzförderung. Es behandelt auch das Grundeigentumsgesetz insoweit, als es für den Bergbau wichtig ist, die Beschäftigungsvorschriften, die Arbeitsorganisation und die damit zusammenhängenden wirtschaftlichen Fragen. Mit diesem Buch begründete Agricola die Mineralogie als wissenschaftliche Disziplin. Was Erasmus einige Jahre zuvor über ihn vorausgesagt hatte, daß er eines Tages „an der Spitze der Fürsten der Wissenschaft" stehen würde, bewahrheitete sich.

Oben links: Eine deutsche Silbermine um 1500.

Oben rechts: Bild aus *De Re Metallica,* das drei Typen von Blasebälgen zeigt, die dazu benutzt wurden, Grubenschächte zu belüften. A—F: Von einem Arbeiter betriebener Blasebalg. G—M: Von einem Pferd angetriebenes Laufrad, dessen an der Achse angebrachte Nocken den Blasebalg zusammenpressen. N—R: Zweirädriges System, bei dem ein von einem Pferd angetriebenes, vertikal angebrachtes Rad die Bewegung auf ein horizontal angebrachtes Rad überträgt, das seinerseits den Blasebalg antreibt.

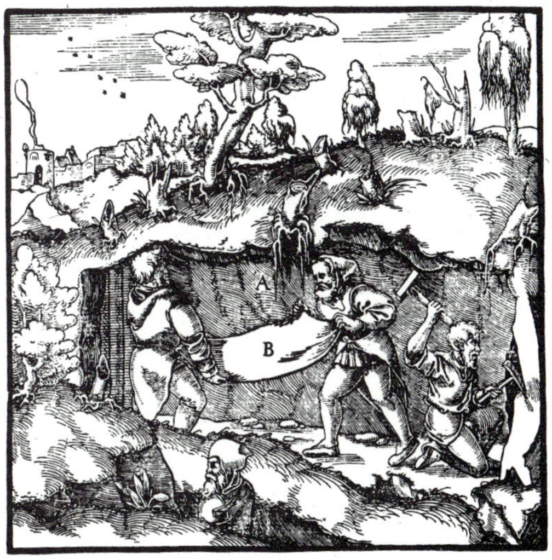

Rechts: Bevor Blasebälge aufkamen, wurden die Grubenschächte belüftet, indem man ständig Leinentücher schüttelte, eine seit der Römerzeit bekannte Methode.

Gerhardus Mercator

1512-1594

Der flämische Kartograph Gerhardus Mercator entwickelte die Mercator-Projektion und löste damit das Problem, wie die Krümmung der Erdoberfläche in einer zweidimensionalen Darstellung ohne Verzerrung auf eine Ebene projiziert werden kann. Die Mercator-Projektion war die einflußreichste Entwicklung in der Geschichte der Kartographie.

Mercator wurde in Rupelmonde in Flandern als Gerhard Kremer geboren. Er benutzte jedoch in seiner gesamten Arbeit die latinisierte Form seines Namens. 1532 wurde er Magister der Humaniora und der Philosophie an der Universität Löwen. Danach tat er sich mit dem Mathematiker und Astronomen Gemma Frisius zusammen, mit dem er wissenschaftliche Instrumente, Globen und Landkarten herstellte.

Mercators Ruf als einer der befähigtsten Kartographen und Instrumentenmacher verbreitete sich innerhalb weniger Jahre, er galt auch als einer der besten Geographen des 16. Jahrhunderts. 1537 druckte er seine berühmte Karte von Palästina, im darauffolgenden Jahr seine erste Weltkarte. Eine Karte von Flandern folgte 1540.

1544 wurde er wegen seiner Neigung zum Protestantismus als Ketzer verdächtigt und eingesperrt. Nach siebenmonatiger Gefangenschaft erreichte die Universität seine Freilassung, und Mercator konnte seine Arbeit ungehindert fortsetzen. 1552 verlegte er jedoch seine Werkstatt nach Duisburg im Herzogtum Kleve, wo Religionsfragen liberaler behandelt wurden. Er lehrte Mathematik am Gymnasium und Geographie an der Universität und arbeitete an seinen Projekten unter dem Schutz des Herzogs von Kleve.

Die erste Weltkarte in der Mercator-Projektion wurde im Jahre 1569 in 18 Blättern

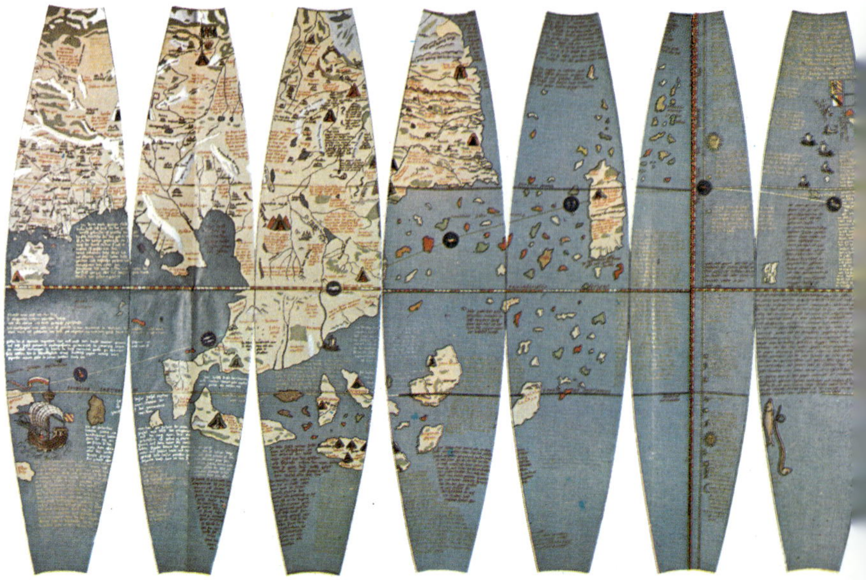

Oben: Ein Beispiel früher Kartographie. Diese linsenförmigen flachen Abschnitte, Keile genannt, können auf eine Kugel geklebt werden, so daß sie einen Globus ergeben. Sie wurden von dem Deutschen Martin Waldseemüller im Jahre 1507 eingeführt und werden bis heute in der Massenproduktion von Globen benutzt.

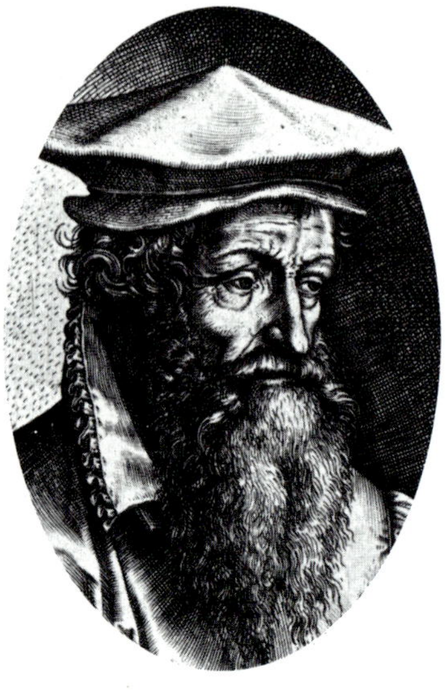

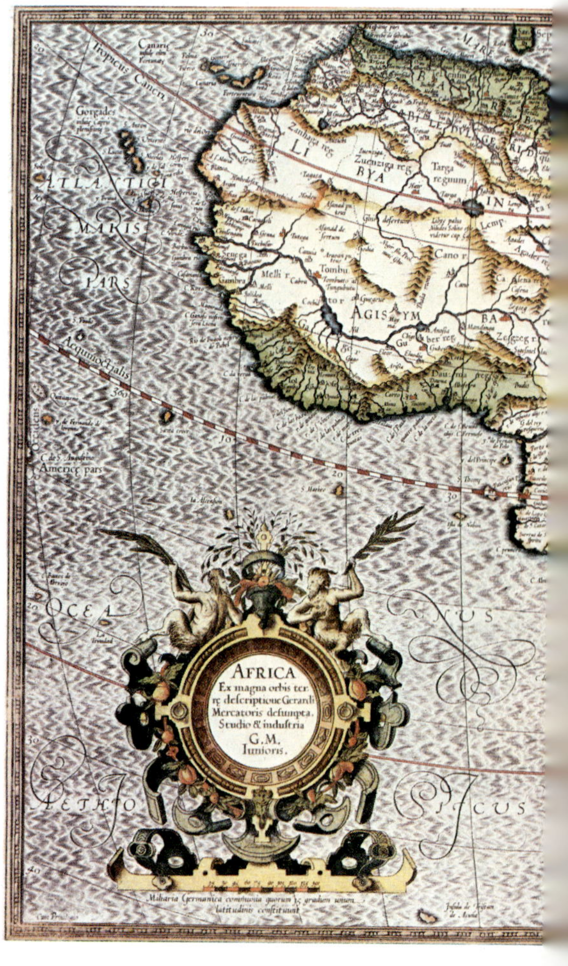

Rechts: Die Karte Afrikas aus Mercators *Atlas sive Cosmographicae Meditationes de Fabrica Mundi et Fabricati Figura.*

veröffentlicht. Die großen Entdeckungsreisen, die im 15. Jahrhundert begannen, hatten zuverlässigere Land- und Seekarten erforderlich gemacht. Die neue Methode entwarf die Weltkarte, als Projektion eines Zylinders, so daß sich ein Rechteck ergab, in dem die Längen- und Breitengrade horizontal und vertikal verliefen. Das ermöglichte eine genauere Navigation als vorher.

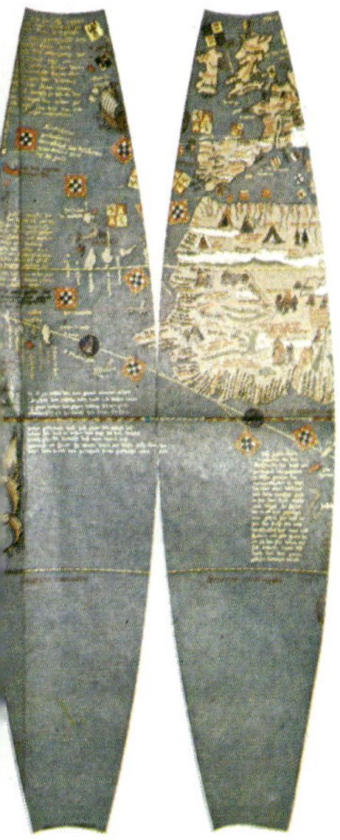

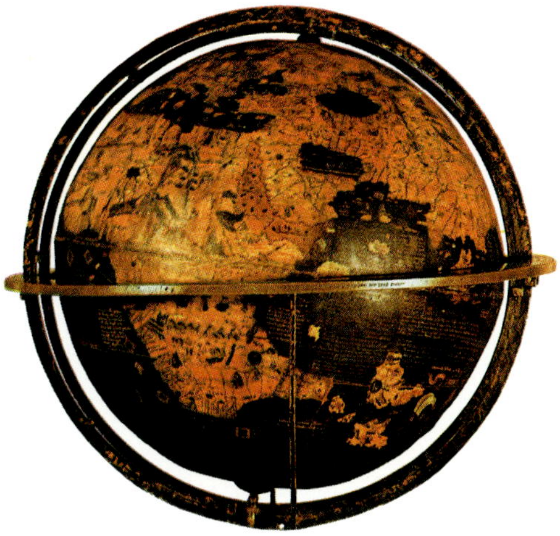

Unten: Der erste, noch existierende Globus, bei dem die Einzelabschnitte auf eine Kugel geklebt wurden. Er wurde von Martin Behaim in Nürnberg 1492 hergestellt. Amerika ist darauf natürlich nicht abgebildet, wohl aber Japan jenseits des Atlantiks.

Im gleichen Jahr, in dem er seine Weltkarte veröffentlichte, begann Mercator sein ehrgeizigstes Projekt, einen umfassenden, mit Landkarten illustrierten Bericht über die Welt seit ihrer Entstehung. Er nannte ihn symbolisch *Atlas*, nach dem Giganten der griechischen Mythologie, der die Welt auf seinen Schultern trug. So entstand das Wort „Atlas“ als Bezeichnung einer Sammlung von Landkarten. Mercators Projekt begann mit der Veröffentlichung einer Zeittafel im Jahre 1569. Eine kommentierte und verbesserte Ausgabe der Karten des Ptolemäus folgte 1578 und Sammlungen von Landkarten Europas, des Balkans und Griechenlands in den Jahren 1585 und 1589. Nach seinem Tod vollendete sein Sohn Rumold das Projekt, das später mehrmals überarbeitet wurde.

Auch wenn Mercators Karten einige Ungenauigkeiten aufwiesen und unbekannte Tatsachen durch Phantasie ersetzten, repräsentierten sie dennoch das höchste wissenschaftliche Niveau der damaligen Zeit, vereint mit mathematischer Genauigkeit und handwerklicher Meisterschaft. Zwei Jahrhunderte lang verdankten ihm Geographen und Entdecker unermeßlich viel. Heute werden Mercators Karten, mit ihren zierlichen kursiven Zuschriften und ihrem Sinn für graphische Darstellung, mehr künstlerisch bewertet.

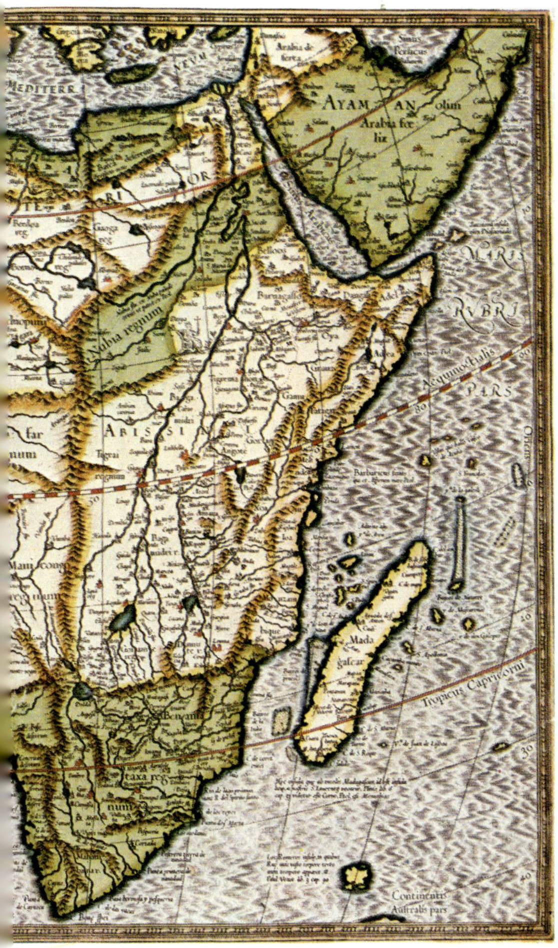

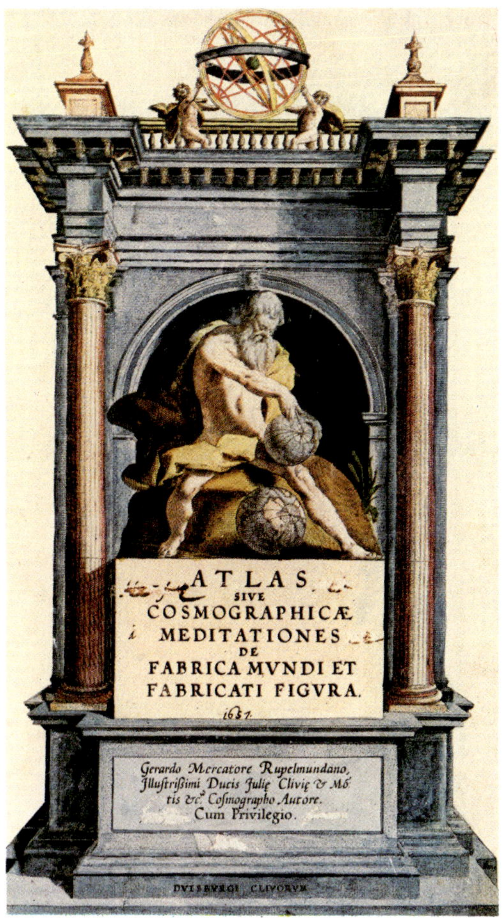

Rechts: Die Titelseite von Mercators *Atlas Sive Cosmographicae Meditationes de Fabrica Mundi et Fabricati Figura,* der von seinen Erben 1595, ein Jahr nach seinem Tod, veröffentlicht wurde. Damit wurde zum ersten Mal das Wort „Atlas“ für eine Sammlung von Landkarten benutzt. Der Name geht auf Atlas zurück, jene Gestalt der griechischen Mythologie, die durch eine List dazu gebracht wurde, die Erde auf ihren Schultern zu tragen.

Hans Lippershey
1570 – 1619

Hans Lippershey, ein deutschstämmiger, in den Niederlanden lebender Brillenmacher, gilt als Erfinder des Fernrohrs. Im Jahre 1608 bot er der niederländischen Regierung eine Erfindung an, die aus einer Röhre mit einer feststehenden Linse und einer Linse für das Auge bestand, die zielgerichtet eingestellt werden konnte. Nachdem er einige Veränderungen vorgenommen und eine binokulare Version hergestellt hatte, zahlte ihm die Regierung 900 Gulden.

Lippersheys Erfindung ist das erste bekannte Beispiel eines Brechungsfernrohrs. Es ist jedoch zweifelhaft, ob seine Behauptung, er sei der Erfinder, tatsächlich zutraf. Jakob Metius, ein anderer Niederländer, erhob seinerseits Anspruch darauf und wurde von keinem Geringeren als dem französischen Philosophen René Descartes unterstützt. Die niederländische Regierung lehnte jedenfalls Lippersheys Verlangen nach einem 30jährigen Patent mit der Begründung ab, daß „viele andere Personen Kenntnis von der Erfindung hatten".

Die Wissenschaft der Optik und die Grundsätze der Benutzung von Linsen zur Vergrößerung waren seit dem klassischen Altertum bekannt. Nach Sir Richard Burton, dem arabischen Gelehrten und Entdecker, war das Fernrohr islamischen Wissenschaftlern schon vor dem Mittelalter bekannt. Im 13. Jahrhundert schrieb Roger Bacon, der englische Mönch, Gelehrte und Wissenschaftler, in einer prophetischen Aussage über die mögliche Verbindung von Linsen und konkaven Spiegeln: „Auf diese Weise können wir auf ungeheure Entfernung die kleinsten Buchstaben lesen . . . die Sonne, der Mond und die Sterne lassen sich so heranholen." Leonard Digges, ein englischer Mathematiker, hatte 1571 in seiner Schrift „Geometrische Praxis" auf die „wundersamen Effekte perspektivischer Gläser" hingewiesen.

Wahrscheinlich hat sich das Fernrohr in Theorie und Praxis über annähernd 300 Jahre entwickelt und benötigte zu seiner Vervollkommnung nur noch Verbesserungen in der Herstellung von Linsen.

Teilweise besteht die Bedeutung der Erfindung Lippersheys darin, daß er einen Effekt nutzte, der jedem geschickten Linsenschleifer geläufig ist. Bedeutender ist jedoch, daß das Fernrohr die Forschungsarbeit Galileis voranbrachte, der es durch den französischen Gelehrten Jacques Bovedere kennenlernte. Da er die Möglichkeit erkannte, damit die astronomische Wissenschaft zu fördern, sandte Bovedere ihm einen Bericht über das Fernrohr, worauf Galilei seinerseits ein Fernrohr nach seinen eigenen Berechnungen konstruierte und die „optische Röhre" bei seinen Himmelsstudien schöpferisch nutzte.

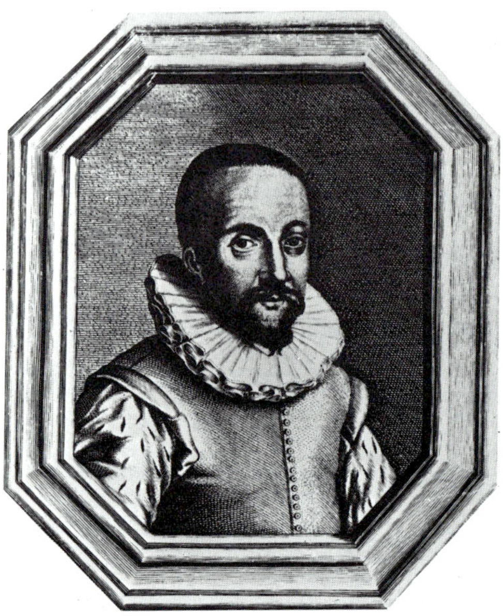

Unten links: Hans Lippershey, der Erfinder des Brechungsfernrohrs.

Unten rechts: Ein von Christopher Cocks, einem bekannten Londoner Optiker, konstruiertes Erdfernrohr. Lippershey entwickelte mit seinem Fernrohr ein praktisches Instrument und gab damit anderen Linsenspezialisten den Anstoß, ebenfalls Fernrohre herzustellen und sie zu verbessern, besonders nachdem man deren Bedeutung für die Astronomie erkannt hatte. Dieses Modell wurde 1673 hergestellt und besteht aus fünf Ausziehrohren. Das Glas des Objektivs hat eine Brennweite von nahezu drei Fuß (91,5 cm), und eine Blende von rund 0,3 cm. Das dreilinsige Okular vergrößert bei einem Gesichtsfeld von rund 45 cm ungefähr 14fach.

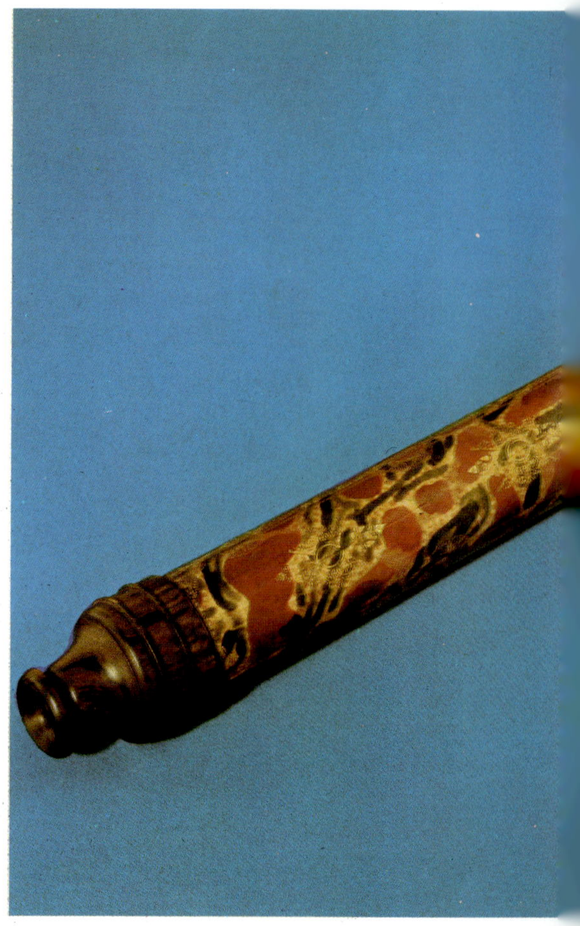

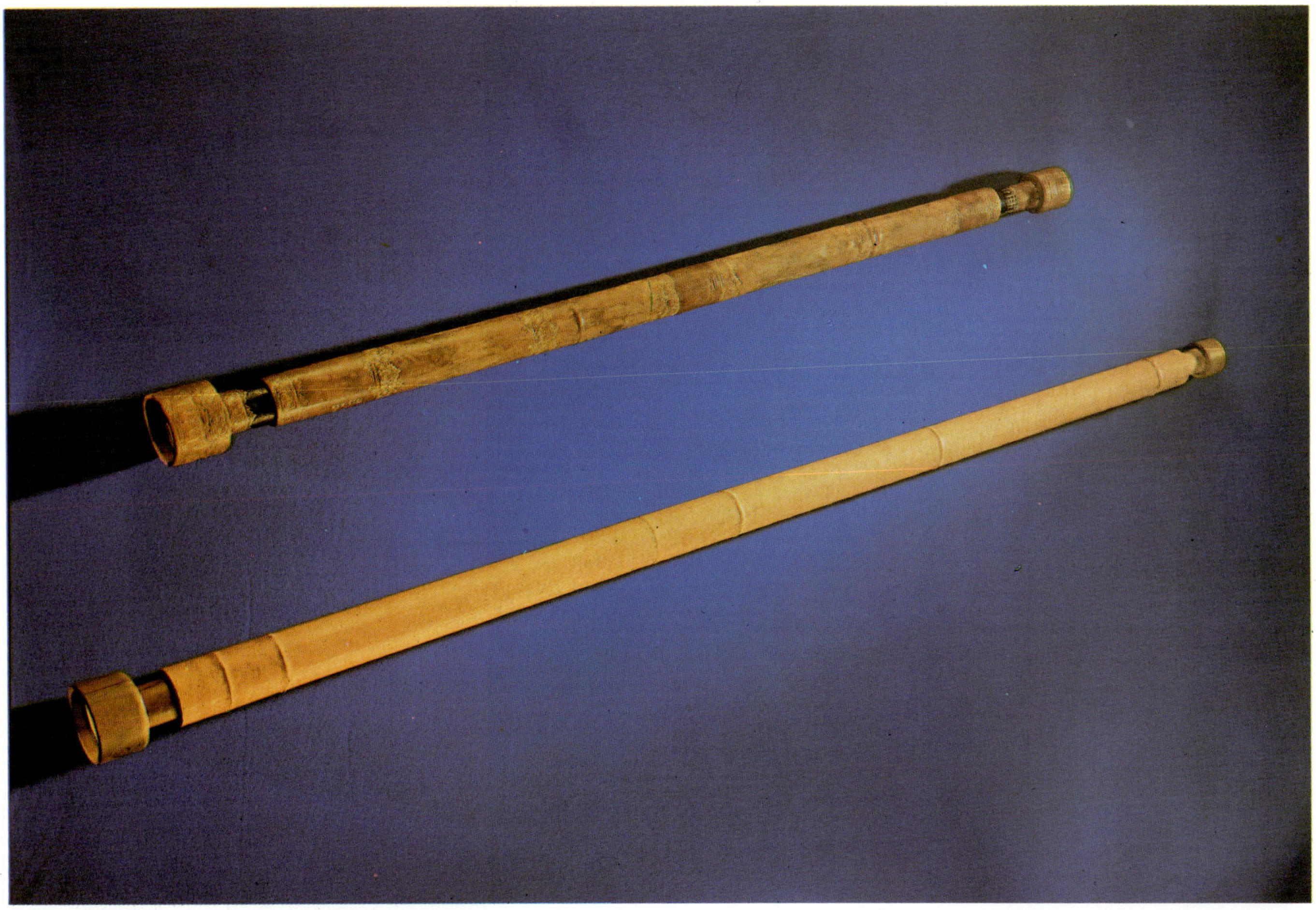

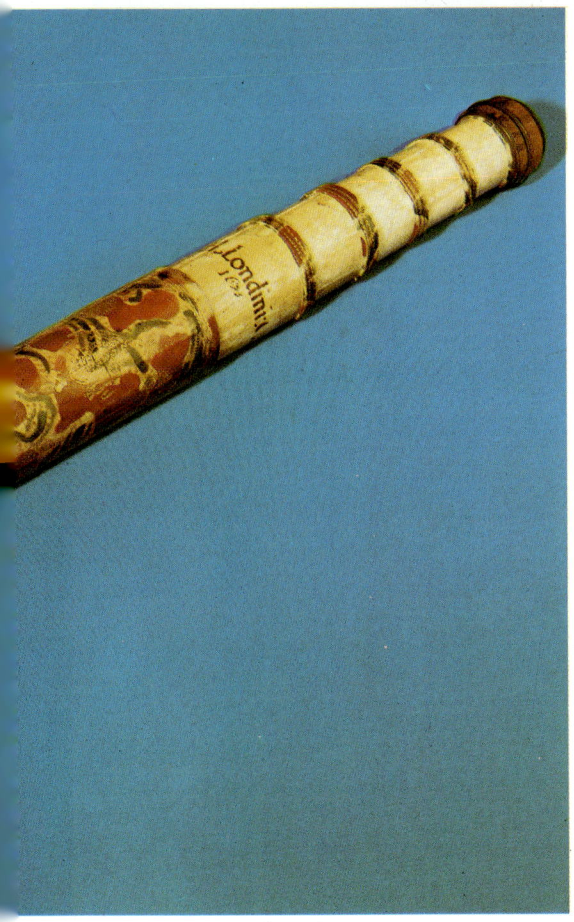

Oben: Galileis Fernrohre basierten auf Lippersheys Erfindung der „optischen Röhre". Galilei konstruierte selbst ein Fernrohr und war einer der ersten Astronomen, der es bei der Beobachtung des Himmels verwandte.

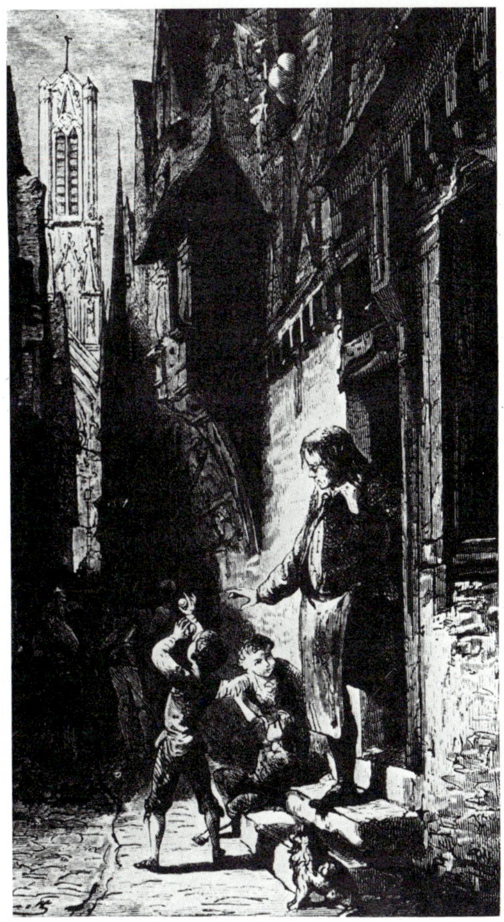

Rechts: Ein Stich aus Camille Flammarions *Histoire du Ciel* (Geschichte des Himmels) von 1872. Die Illustration zeigt Lippersheys Entdeckung des teleskopischen Effekts zweier Linsen. Nach der Legende spielte ein Kind vor seinem Geschäft und bemerkte, daß die Linsen ein entferntes Objekt näher erscheinen ließen. Man nahm an, daß Lippershey so auf seine Entdeckung gestoßen ist.

Galilei

1564 – 1642

Galilei war ein ebenso begabter Mathematiker wie Physiker und Astronom. Er war der erste Wissenschaftler, der seine Forschung zum großen Teil mittels Beobachtung und Experiment durchführte. Damit leistete er auch einen Beitrag zur Entwicklung moderner wissenschaftlicher Methoden.

Seine Eltern wollten ihn zum Arzt ausbilden lassen, und 1581 begann er in Pisa Medizin zu studieren. Seine erste wissenschaftliche Entdeckung stammt aus dem gleichen Jahr. Während eines Gottesdienstes in der Kathedrale zu Pisa wurde seine Aufmerksamkeit auf die im Luftzug schwingenden Kronleuchter gelenkt. Da er über den gleichmäßigen Rhythmus des Schwingens erstaunt war und es untersuchen wollte, entwarf er ein einfaches Pendel und benutzte seinen eigenen Pulsschlag, um die Pendelbewegung zu messen. Er fand heraus, daß die Zeitdauer jedes Pendelschlags unabhängig von der Länge des Bogens ist, den das Pendel beschreibt. Daraus folgerte er, daß Pendel zur Zeitmessung geeignet sind. Eine Idee, die später in der ersten mechanischen Uhr angewandt wurde.

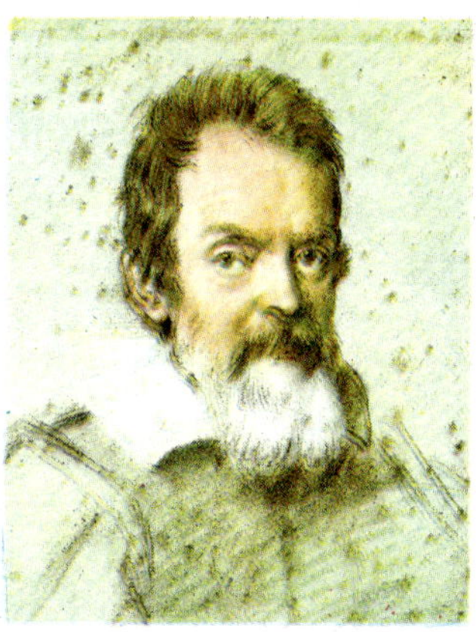

Galileis Leidenschaft für Mathematik und Physik übertraf bald sein Interesse an der Medizin, so daß er eine wissenschaftliche Laufbahn anstrebte. Seine frühen Arbeiten brachten ihm Anerkennung und damit auch eine Stelle an der Universität von Pisa. In dieser Zeit formulierte er die Fallgesetze. Sie besagen u. a., daß alle Körper — unabhängig von ihrem Gewicht bei gleichbleibendem Luftwiderstand — gleich schnell fallen.

1592 nahm Galilei eine Stelle an der Universität zu Padua an, um den politischen Schwierigkeiten zu entfliehen, die man ihm in Pisa wegen seiner Mathematik- und Astronomie-Vorlesungen machte. Als er von der Erfindung des Fernrohrs hörte, entwarf und baute er selbst ein stark verbessertes Exemplar für eine eigenen astronomischen Forschungen. Er entdeckte damit, daß es auf dem Mond Berge gibt, daß einige Planeten von Monden umkreist werden und daß auf der Sonnenoberfläche gelegentlich sich bewegende Flecke zu sehen sind.

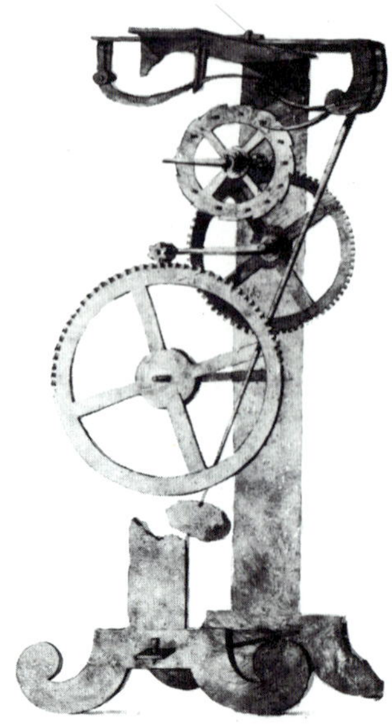

Oben rechts: Modell einer von Galilei entworfenen Pendeluhr.

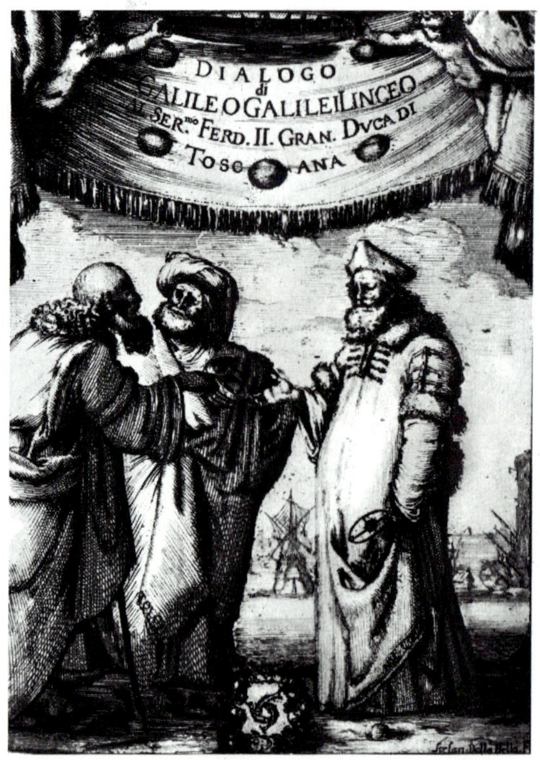

Unten rechts: Galileis *Dialogo*, der 1632 veröffentlicht wurde, ist in der Form einer Diskussion zwischen Schülern von Aristoteles, Ptolemäus und Kopernikus abgefaßt, die auf dem Deckblatt abgebildet sind.

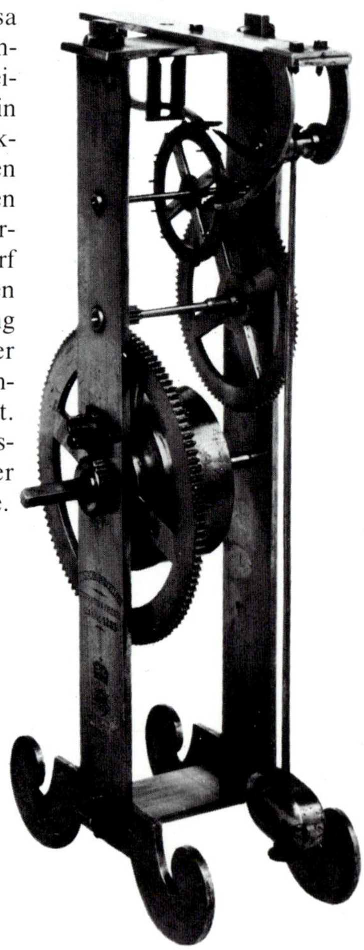

Oben: Modell einer nach Galileis Entwurf gebauten Pendeluhr. Galileis Arbeit über das Pendel schuf die Grundlage für die Wissenschaft von der Dynamik.

Galilei war nicht nur ein bedeutender Forscher. Seine Vorlesungen wie seine Schriften waren gleichermaßen hervorragend, und die Wirkung seiner Ideen auf die europäischen Gelehrten erklärt sich zu einem großen Teil durch seine Fähigkeit, sich klar und überzeugend mitzuteilen. In den zwanziger Jahren des 17. Jahrhunderts veröffentlichte er eine seiner bedeutendsten Schriften, in der er sich dafür einsetzte, daß die in Experimenten gewonnenen Ergebnisse die Grundlagen für die mathematische Formulierung neuer Theorien bilden und daß diese durch weitere Experimente überprüft werden sollten.

Sein Streit mit der Kirche überschattete Galileis letzte Jahre. Seine astronomischen Beobachtungen hatten ihn überzeugt, daß sich die Erde um die Sonne dreht. Dies empörte die Theologen, die der traditionellen Auffassung von der Erde als dem Mittelpunkt des Weltalls anhingen. 1633 wurde Galilei nach Rom gebracht und der Ketzerei angeklagt. Er wurde schuldig gesprochen und zum Tode verurteilt, falls er seine Auffassungen nicht widerrufe. Galilei, der alt war und kränkelte, gab nach. Aber er soll, als er sich nach seinem Widerruf von den Knien erhob, gemurmelt haben: „Und sie bewegt sich doch."

Auf seinen Landsitz in der Nähe von Florenz verbannt, verbrachte Galilei seine letzten Jahre in Korrespondenz mit anderen Wissenschaftlern und Gelehrten. Sein Tod wurde von Gelehrten in ganz Europa betrauert, während die Kirche — engstirnig bis zum letzten — seine Beerdigung auf geweihtem Boden verbot.

Rechts: Galileis Bild des Mondes. Dieses Bild gewann er durch Benutzung eines einfachen Fernrohrs, und es ist erstaunlich, daß er die Einzelheiten der Mondoberfläche so genau darstellen konnte.

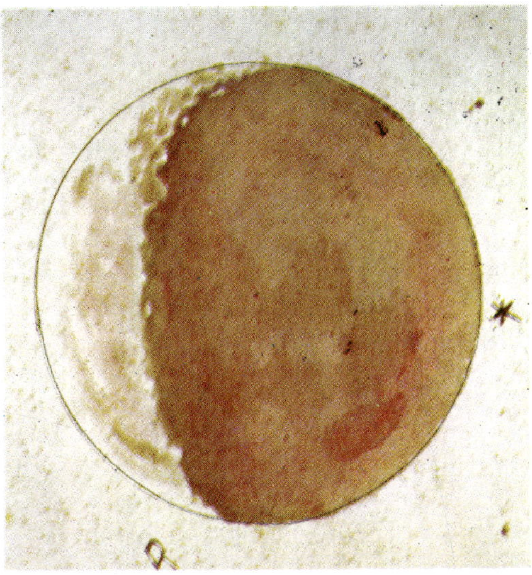

Unten: Ein Gemälde des Prozesses gegen Galilei von einem unbekannten Maler. Die Kirche fühlte sich herausgefordert durch Galileis Beharren darauf, daß die Sonne und nicht die Erde der Mittelpunkt des Universums ist. Er stellte die Grundzüge seiner Auffassung vom heliozentrischen Universum in seinem *Dialogo* dar, den er Papst Paul V. zum Trotz veröffentlichte. Daraufhin wurde er von der Inquisition vorgeladen und 1633 wegen Ketzerei vor Gericht gestellt. Er wurde schuldig gesprochen und unter Androhung der Todesstrafe gezwungen, seine Theorien zu widerrufen.

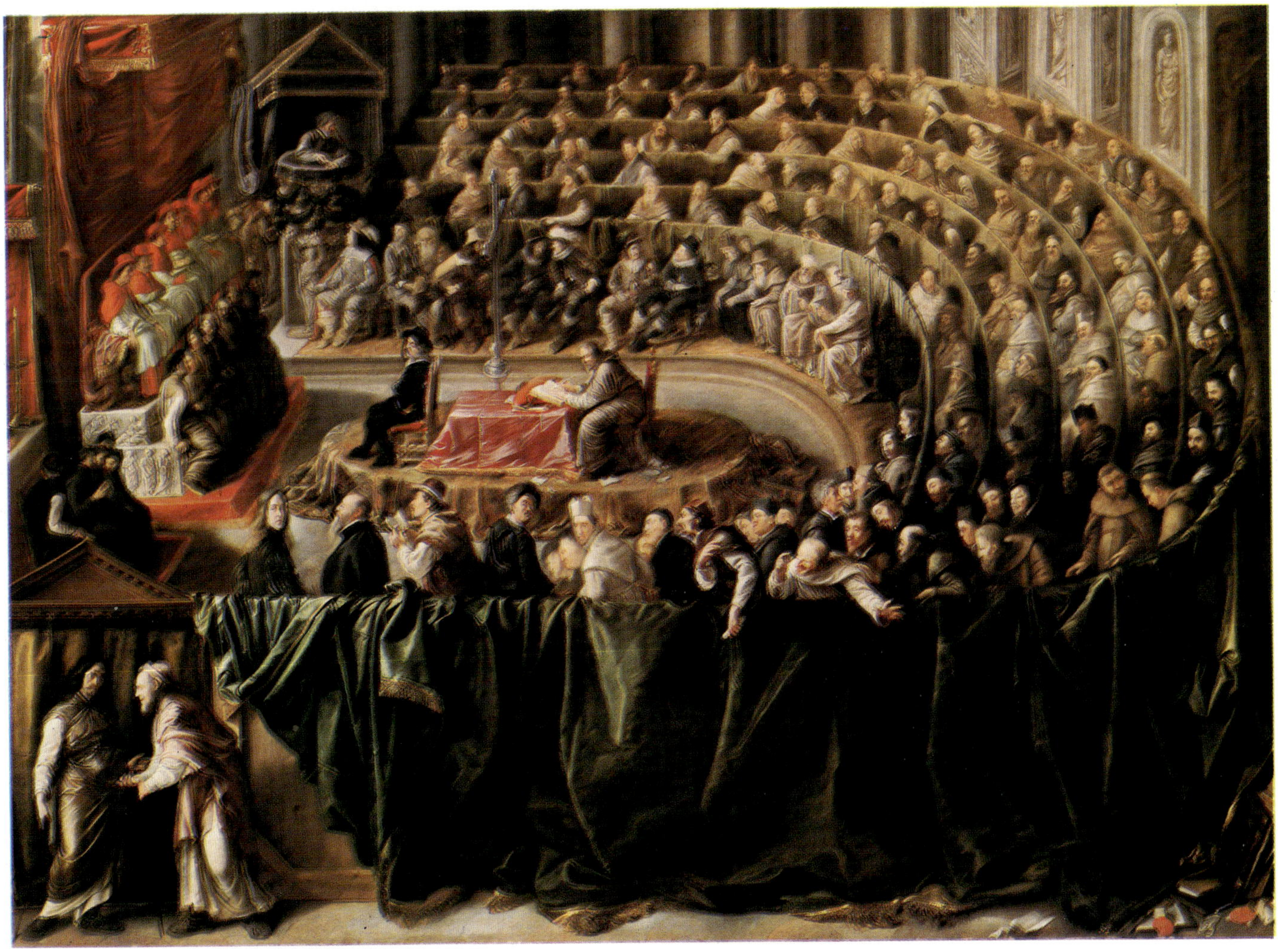

Johannes Kepler

1571 – 1630

Mit seinen herausragenden Leistungen in Astronomie und Optik triumphierte Johannes Kepler über ein von Krankheiten und ständigen finanziellen Schwierigkeiten geprägtes Leben. Er entdeckte die fundamentalen Gesetze der Bewegung der Planeten, erbrachte den unzweifelhaften Beweis für die kopernikanische Theorie des Sonnensystems und schuf die Grundlagen der astronomischen Wissenschaft. Er begründete auch mit der ersten exakten Darstellung der Funktionsweise des menschlichen Auges die moderne Optik. Obwohl er so viel dazu beitrug, überkommenen Aberglauben zu zerstören, war Kepler selbst ein Mystiker. Seine Leidenschaft für den Okkultismus stand seiner wissenschaftlichen Arbeit oft im Wege.

Eine Kinderkrankheit hatte sein Sehvermögen geschwächt und ihn zum halben Krüppel gemacht, seine geistigen Fähigkeiten jedoch nicht geschmälert, so daß er wegen seiner

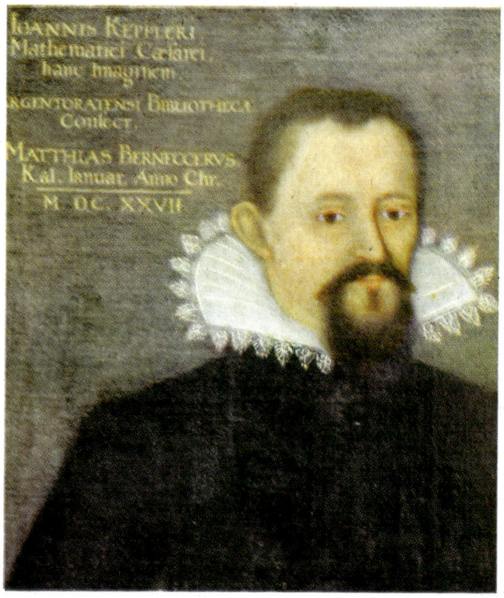

bemerkenswerten mathematischen Begabung einen Lehrstuhl an der Universität Graz erhielt, wo er bis zum Ausbruch religiöser Unruhen im Jahre 1597 blieb. Mehrere Jahre lang arbeitete er als Assistent des berühmten Astronomen Tycho Brahe, dessen detaillierte Beobachtungen der Positionen der Planeten für viele von Keplers bedeutenden Leistungen die Grundlagen schufen.

Unten rechts: Die über eine längeren Zeitraum erkennbaren Bewegungen der Planeten vor einem von Sternen übersäten Hintergrund. Diese Bewegungen können mit der Idee der gleichmäßigen kreisförmigen Umlaufbahn der Planeten um die Sonne nicht in Übereinstimmung gebracht werden. Aufbauend auf Tycho Brahes Beobachtungen des Mars konnte Kepler die unregelmäßige Bewegung erklären, indem er feststellte, daß die Umlaufbahn eines Planeten um die Sonne elliptisch ist. Die zeitweise feststellbare Ost-West- oder rückläufige Bewegung eines Planeten ist auf die Bewegung des Planeten selbst und auf die der Erde zurückzuführen.

1543 hatte Nikolaus Kopernikus dargelegt, daß die Sonne und nicht die Erde das Zentrum des Weltalls ist. Kepler erkannte, daß dies besser als alles andere mit den Beobachtungen übereinstimmte, auch wenn diese Theorie noch immer sehr umstritten war. Er war nicht nur in der Lage, den Wahrheitsbeweis für Kopernikus' heliozentrische Idee zu erbringen, sondern sie auch theoretisch auszubauen und drei bedeutende Gesetze zur Planetenbewegung zu formulieren.

Keplers erstes Gesetz stellt fest, daß sich die Planeten nicht auf Kreisbahnen bewegen, wie Kopernikus geglaubt hatte, sondern in Ellipsen. Im Unterschied zum Mittelpunkt des Kreises hat die Ellipse Brennpunkte. Das Gesetz zeigt, daß die Sonne einer der Brennpunkte der beim Umlauf eines jeden Planeten beschriebenen Ellipse ist. Keplers zweites Gesetz besagt: je kleiner die Entfernung eines Planeten zur Sonne, desto schneller seine Bewegung um sie. Das dritte Gesetz stellt ein einfaches Verhältnis zwischen der Umlaufzeit eines Planeten und seiner durchschnittlichen Entfernung von der Sonne dar.

Kepler erkannte sofort, daß die Sonne einen starken Einfluß auf die Bewegungen der Planeten ausübt, was er der Wirkung einer magnetischen Kraft zuschrieb, ohne jedoch deren Natur oder Ursprung erklären zu können. So blieb es Isaac Newton 50 Jahre später vorbehalten, das Gravitationsgesetz zu for-

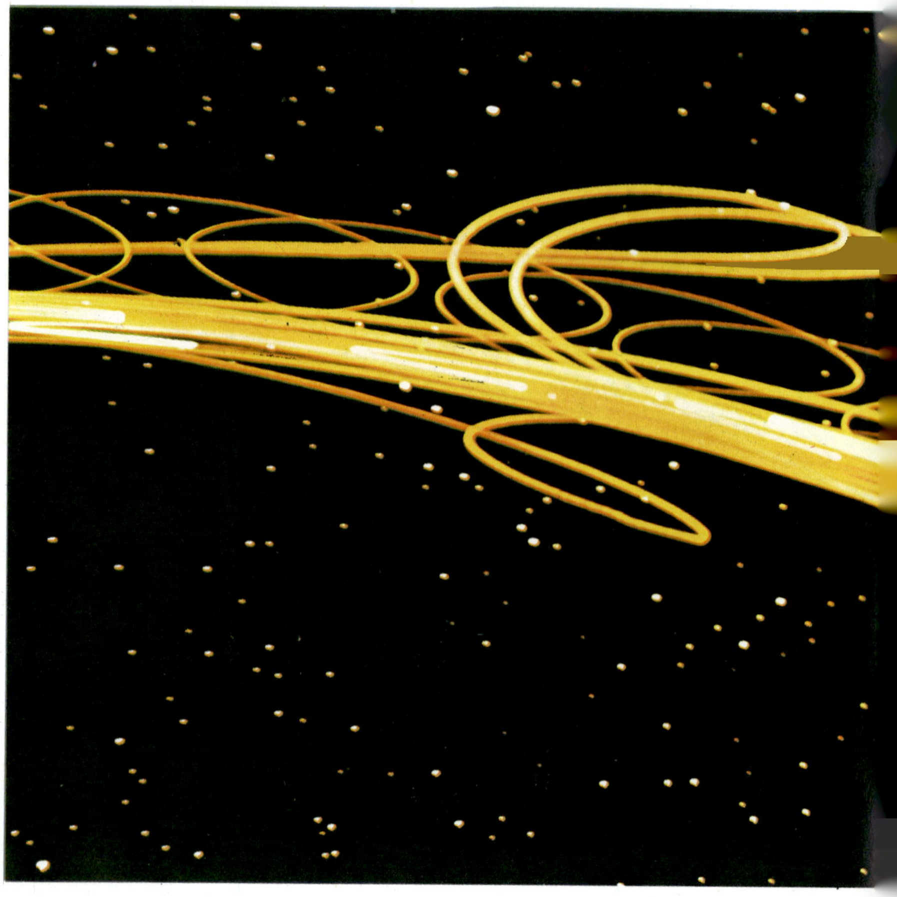

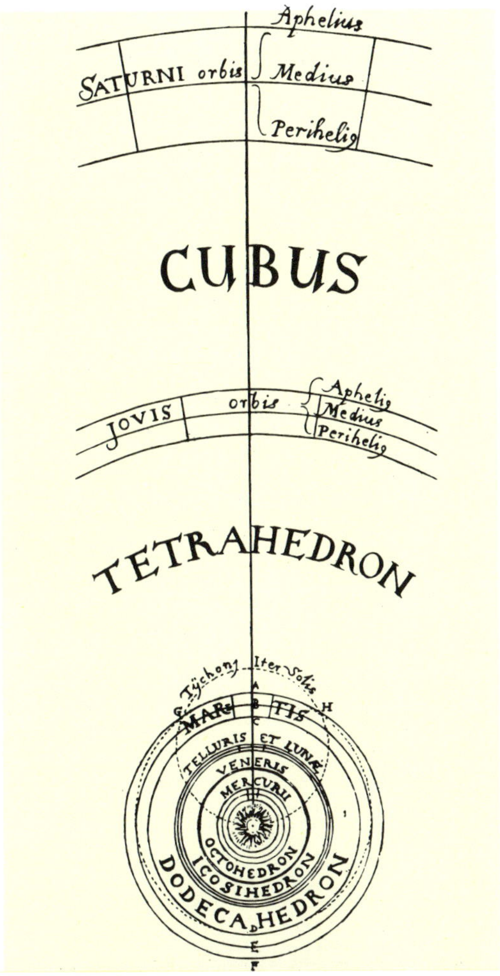

Links: Keplers mystische Idee von den regelmäßigen geometrischen Körpern stand in Zusammenhang mit der Frage der Umlaufbahn der Planeten. Er stellte eine Verbindung zwischen den Umlaufbahnen und seinen regelmäßigen geometrischen Körpern her und glaubte, daß es eine von den kreisenden Planeten hervorgerufene „Sphärenmusik“ gebe.

Rechts: Keplers Observatorium in Prag, wo ein großer Teil seiner Forschungsarbeit stattfand.

Unten: Die sichtbaren Bewegungen der einzelnen Planeten.

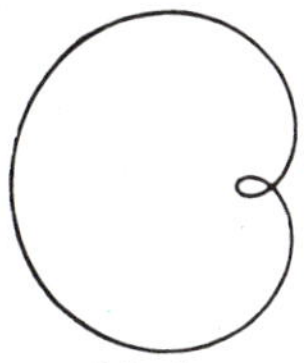

Merkur

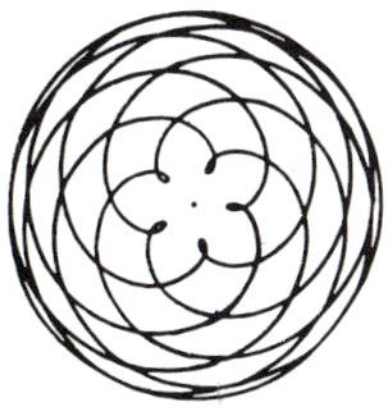

Venus

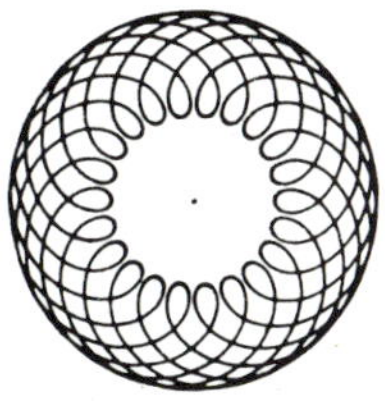

Mars

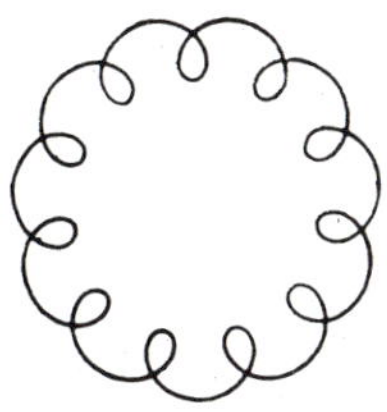

Jupiter

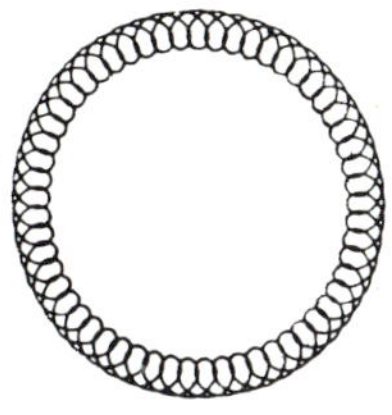

Saturn

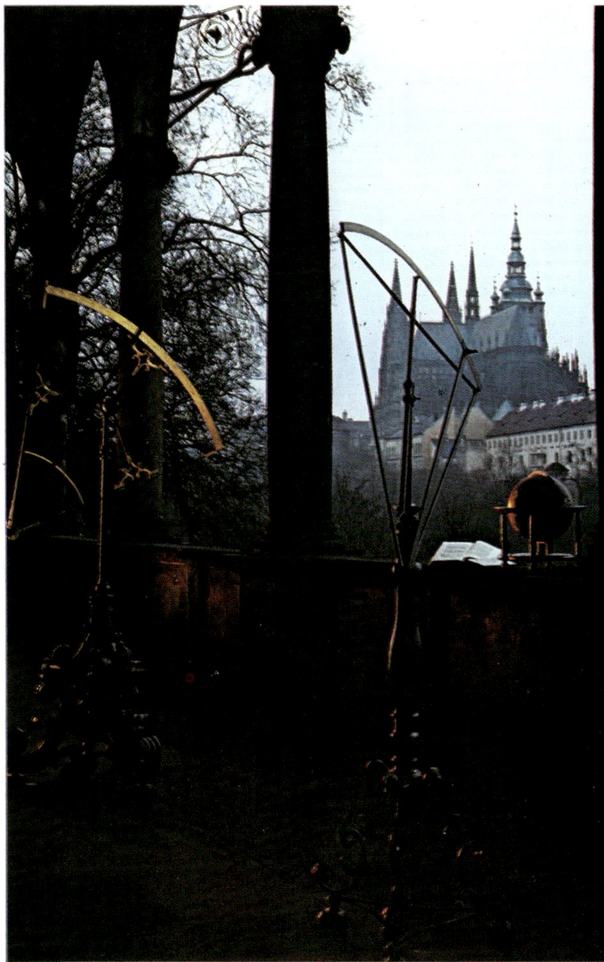

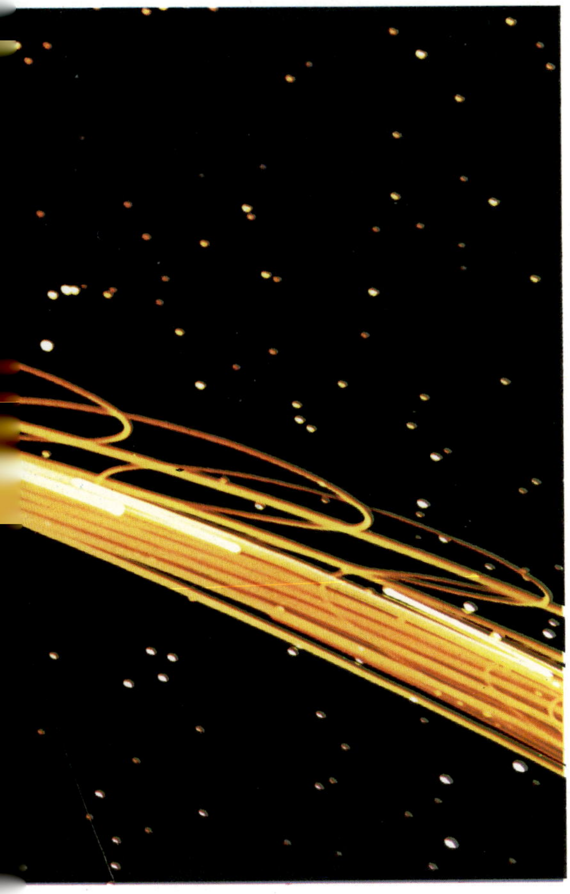

mulieren und nachzuweisen, daß Keplers Gesetze sich naturgemäß aus der Gravitation ergeben.

Als Astronom faszinierte die Funktion der Fernrohre Kepler, und er begann über die Natur des menschlichen Sehens nachzudenken. Seine Untersuchungen bilden die Grundlage für alle weiteren Fortschritte bei der Erkenntnis von Funktion und Struktur des Auges und trugen zur Anerkennung der Optik als Wissenschaft bei. Er erkannte richtig in der Pupille eine Blende, durch die die Lichtstrahlen in das Auge eintreten, und beschrieb deren Brechung.

Darüber hinaus erklärte er, wie das Licht in Fernrohren gebrochen wird und ein vergrößertes Bild im Okular bewirkt. Seine Arbeit lieferte die theoretische Basis für weitere Verbesserungen der Konstruktion von Fernrohren und für die Entwicklung der Augenoptik zur anerkannten Disziplin der Medizin.

Kepler war zu astrologischer Wahrsagerei gezwungen, um für sich und seine Familie den Lebensunterhalt zu verdienen. Er hatte viele Gönner, aber die meisten bezahlten nur schleppend, und immer wieder mußte er sich auf beschwerliche Reisen begeben, um Geld zu beschaffen. Während einer solchen Reise brach er zusammen und starb, ehe man ihn nach Hause bringen konnte.

Jan Leeghwater
1575 – 1650

Jan Leeghwater war der Ingenieur, dem es gelang, den großen See von Beemster zu Beginn des 17. Jahrhunderts trockenzulegen. Das war eines der größten Projekte, das jemals auf diesem Gebiet fertiggestellt wurde und der landwirtschaftlichen Nutzungsfläche der Niederlande 6 880 Hektar hinzufügte.

Grund und Boden ist für die relativ kleine Nation der Niederländer, deren Land zum großen Teil aus den niedrigen Marschen der europäischen Westküste gewonnen wurde, von besonderer Bedeutung. Jahrhundertelang mußten die der Natur abgerungenen Gebiete, die sogenannten Polder, gegen das Meer, gegen Seen oder Sümpfe verteidigt werden, die immer wieder versuchten sich zu behaupten. Da die Niederlande eines der am intensivsten bebauten Länder der Welt sind, wird laufend neues Areal benötigt — daran hat sich seit Leeghwater nichts geändert.

Das ehrgeizige und teure Projekt der Entwässerung des Beemstersees kam auf, als eine Gruppe von Direktoren der Holländischen Ostindischen Kompanie nach Anlagemöglichkeiten für den im Fernen Osten erworbenen Reichtum suchte. Das Projekt wurde ausgeschrieben und mehrere Kandidaten unterbreiteten Angebote, bis schließlich Leegh-

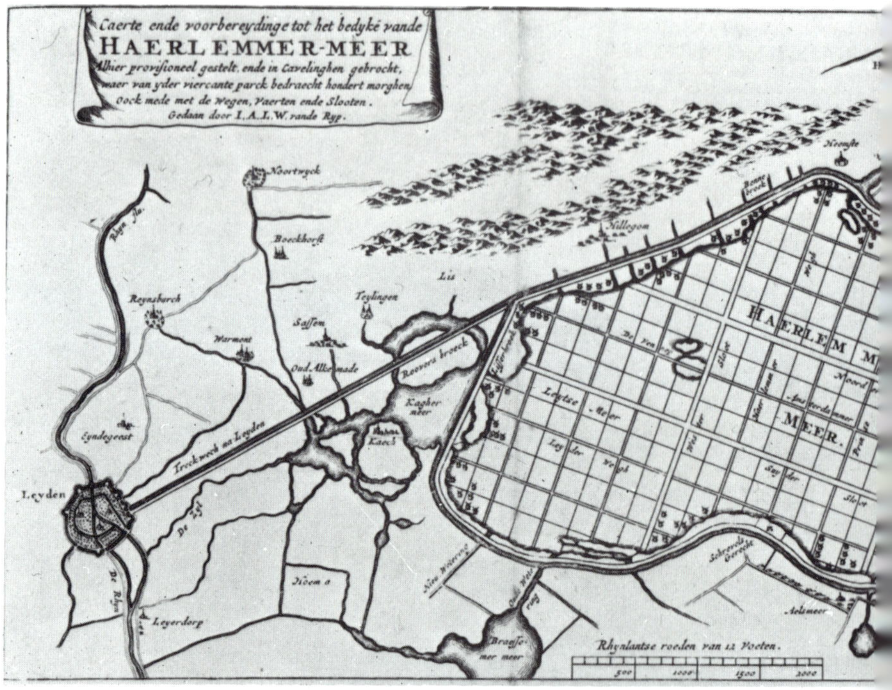

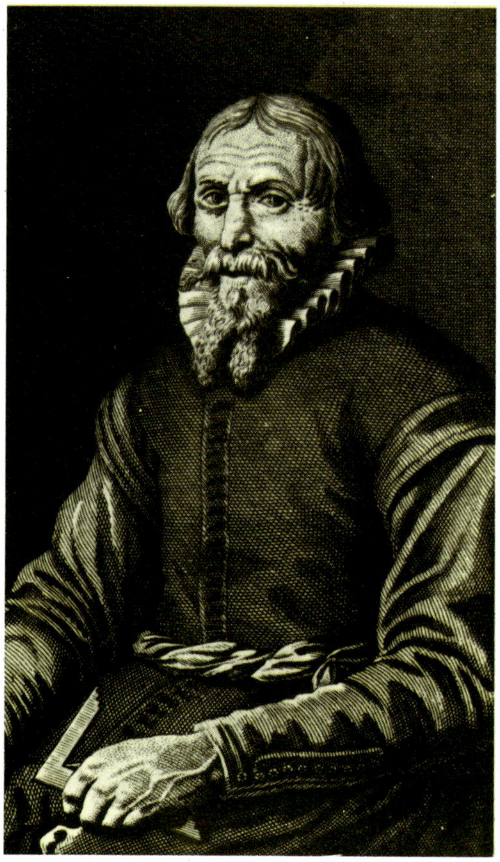

Rechts: Niederländisches Polderland. Die Niederländer haben ihr Land buchstäblich dadurch aufgebaut, daß sie dem Meer rund 8 000 Quadratkilometer Boden entrissen. Diese ingenieurtechnische Glanzleistung begann mit Leeghwater und wird bis zum heutigen Tag fortgesetzt. Die Gewinnung landwirtschaftlich nutzbaren Polderlands aus dem Meer hat sich seit Leeghwaters Zeiten nur wenig verändert. Es werden Deiche mit Pumpenstationen errichtet, die die Entwässerung besorgen. Wenn das Wasser herausgepumpt ist, wird in den Morast des Polders Ried eingesät, damit das restliche Wasser verdampft und zugleich verhindert wird, daß Unkraut das Land überwuchert. Entwässerungskanäle werden angelegt. Dann wird das Ried beseitigt und ein Grabensystem errichtet (das später durch Röhren ersetzt wird). Danach kann das erste Getreide gesät werden.

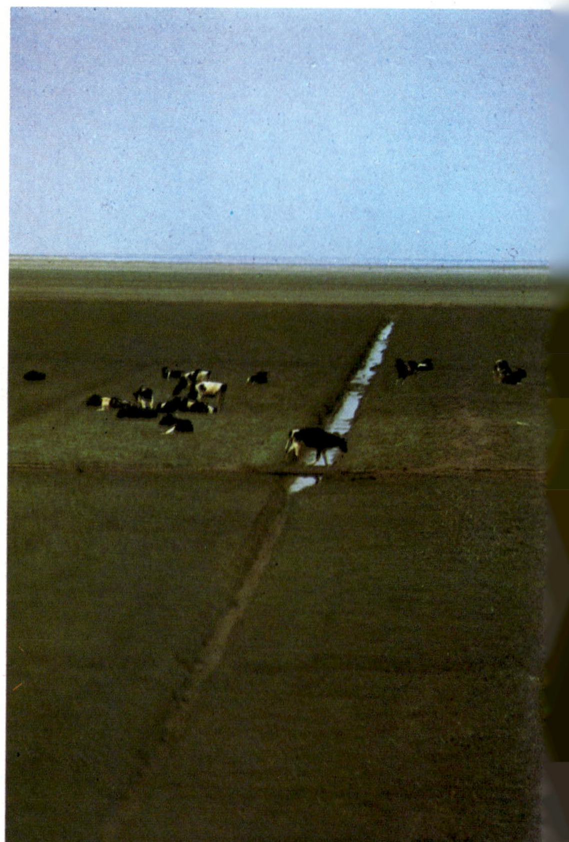

water am 10. April 1608 den Zuschlag erhielt. Im Vertrag war festgelegt, daß der Ringdeich am 1. November 1609 fertiggestellt sein sollte.

26 Wassermühlen wurden in bestimmten Abständen aufgestellt, um das Wasser für den 38 Kilometer langen Ringdeich abzupumpen. Die Arbeit wurde nur kurze Zeit nach dem vorgesehenen Termin abgeschlossen, aber einen Monat später brach ein heftiger Wintersturm den Deich und zerstörte ihn zur Hälfte.

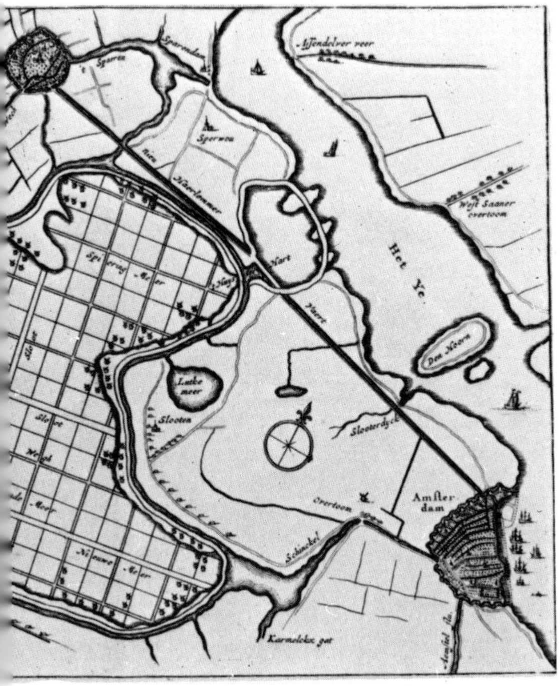

Links: Leeghwaters Plan zur Trockenlegung des Haarlemer Sees. Das Projekt schlug fehl, da die damaligen Wassermühlen dem hohen Wasserstand nicht gewachsen waren. Die Entwässerung des Haarlemer Sees mußte bis zur Entwicklung der dampfgetriebenen Pumpen des 19. Jahrhunderts zurückgestellt werden.

Die Arbeit wurde sofort erneut aufgenommen und binnen drei Jahre konnte mit der landwirtschaftlichen Nutzung des Folders begonnen werden. Bald hatten die Erträge des fruchtbaren Bodens die Baukosten gedeckt.

Leeghwater stammte aus einer armen Bauernfamilie und war gelernter Zimmermann. Seine Kenntnisse auf den Gebieten der Mechanik, des Wasserbaus und Ingenieurwesens und der Sprachen hatte er sich fast alle selbst beigebracht. Später wurde er Mühlenbauer und Architekt.

Nach der gelungenen Entwässerung des Beemstersees wurde Leeghwater ein vielbeschäftigter Mann. Er besorgte die Entwässerung von mehr als 30 Seen und Sümpfen und wurde aufgefordert, sich an der Trockenlegung der Sümpfe bei Bordeaux zu beteiligen.

Er hatte auch Anteil an der Eroberung der Festung Hertogenbosch, die wegen des umliegenden morastigen Geländes als uneinnehmbar galt. Leeghwater leitete zwei Flüsse um und entwässerte den Morast mit Pumpen, die von Windmühlen getrieben wurden, so daß die Stadt innerhalb von vier Monaten genommen werden konnte.

Leeghwater war ein vielseitig interessierter Mensch. Er entwarf und baute Möbel zeichnete Skizzen und machte Skulpturen in Holz, Stein, Elfenbein und Metall. Er baute auch Brücken und Kirchtürme, darunter die der Westerkerk und der Zuiderkerk in Amsterdam, die er beide mit Glocken ausstattete.

Dennoch gelang es Leeghwater nicht, seinen ehrgeizigsten Plan zu verwirklichen. Er wollte den beständig wachsenden Haarlemer See entwässern, wozu er nach seinen Berechnungen nicht weniger als 160 von Windmühlen getriebene Wasserpumpen benötigt hätte. Dieses Projekt, das auch seine Nachfolger nicht bewältigten, konnte erst mit Hilfe der Ingenieurtechnik und den Dampfpumpenstationen des 19. Jahrhunderts verwirklicht werden. Zuvor hatte Leeghwater das traditionelle niederländische System der Entwässerung der Polder zu neuer Blüte gebracht und daher gebührt ihm ein Platz unter den besten Ingenieuren der Geschichte.

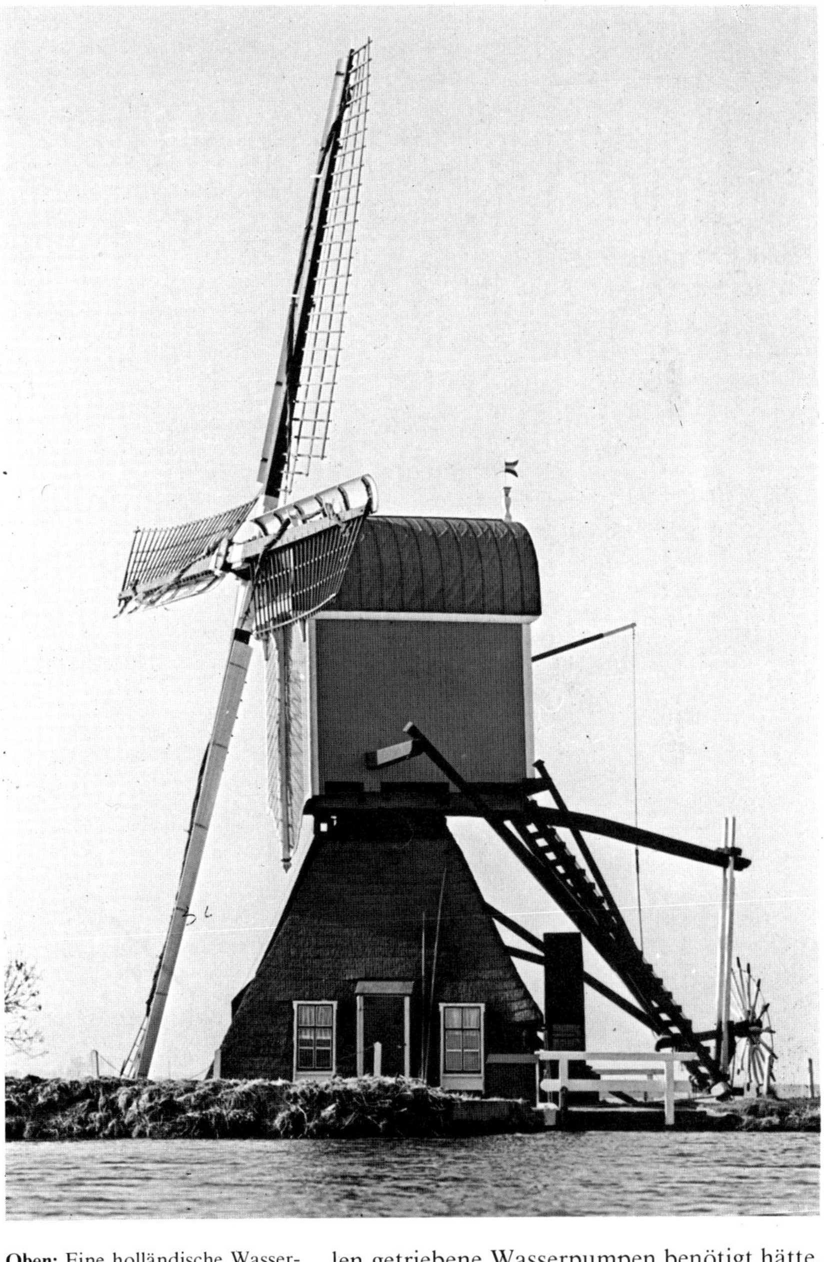

Oben: Eine holländische Wassermühle. Das Gehäuse mit den Flügeln ist auf einen Balken montiert, durch den eine senkrechte Achse führt; sie treibt ein Schöpfrad an, das den Wasserspiegel anhebt.

William Harvey

1578 – 1657

Seine Entdeckung des Blutkreislaufs und sein Konzept von Herzen als einer Pumpe haben den Arzt William Harvey zu einer Schlüsselfigur der Medizin gemacht. Sein Buch *De Motu Cordis (Über die Bewegung des Herzens)* revolutionierte die Physiologie und zählt zu den wichtigsten medizinischen Schriften.

Harvey wurde in Folkestone geboren, wo sein Vater ein bekannter Geschäftsmann war. Er besuchte die Schule in Canterbury und studierte später in Cambridge Medizin. Um 1600 ging er nach Padua, wo er zwei Jahre an der berühmten medizinischen Fakultät verbrachte, an der damals Fabrizius lehrte, der italienische Anatom und Begründer der Embryologie. Nach seiner Rückkehr eröffnete Harvey in London eine Praxis.

Seine Karriere war überaus erfolgreich. 1609 begann er seine langjährige Tätigkeit am

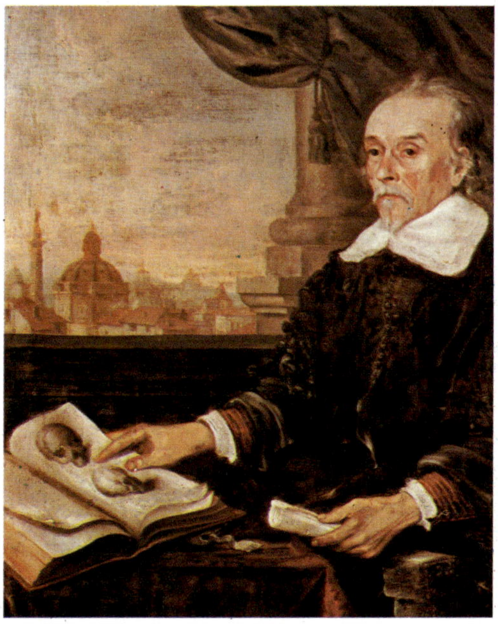

St. Bartholomäus Hospital, und 1618 wurde er zum Leibarzt von James I. und später von Charles I. ernannt. Harveys wissenschaftlicher Ehrgeiz war jedoch immer stärker als sein gesellschaftlicher.

Damals glaubte man noch, daß das Blut im Herzen erzeugt wird und durch Venen und Arterien strömt, wie es Galen im zweiten Jahrhundert gelehrt hatte. Fabrizius hatte zwar die Klappen in den großen Venen entdeckt, aber ihre Funktion nicht erkannt. Harvey führte eine Reihe von Experimenten durch, in denen er die Blutgefäße lebender Tiere abschnürte. Bei diesen Versuchen stellte er zunächst fest, daß das Blut vom Herzen weg durch die Arterien und zum Herzen zurück durch die Venen fließt. Er entdeckte, daß die Klappen in den größeren Venen den

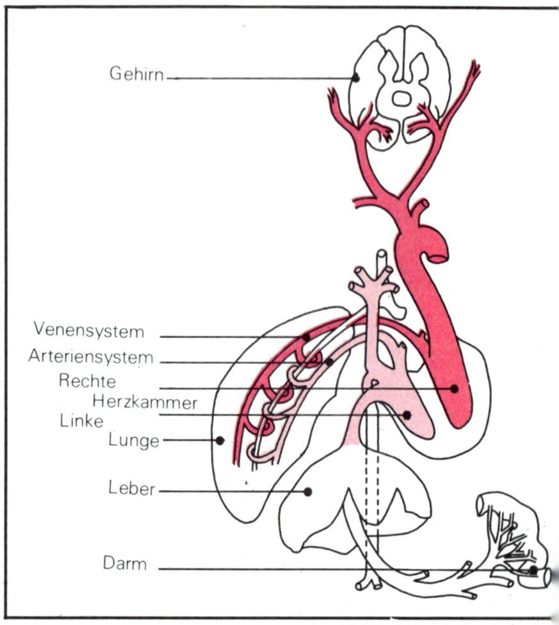

Rechts: Die Blutzirkulation nach Galen, dem griechischen Arzt des 2. Jahrhunderts, dessen medizinische Lehren rund 15 Jahrhunderte hindurch unangefochten blieben. Ihm zufolge strömten drei Arten von Blut in zwei verschiedenen Bahnen durch den Körper — die Venen führten purpurfarbenes und die Arterien scharlachrotes Blut. Die Leber stellte das Blut aus der Nahrung her, das sie über den Darm erhielt und versah es mit „Naturgeist". Ein Teil gelangte über die rechte Herzkammer in die Venen, ein anderer durch die linke in die Arterien und nahm dabei „Lebensgeist" auf und strömte dann in die Arterien, die in der Lunge entsprangen. Ein Teil dieses Blutes gelangte in das Gehirn, nahm dort „Seelengeist" auf und floß dann in die Nerven, die man für hohl hielt. Galen lehnte den Gedanken ab, daß die Venen und die Arterien im Herzen enden. Er betrachtete das Herz nicht als Pumpe, sondern als ein Organ, das das Blut erwärmt. Herzschlag und Puls führte er darauf zurück, daß der Körper sich ausdehnt und zusammenzieht, wenn er „Lebensgeist" aufnimmt oder abgibt. Zwar war Galen ein großer Arzt seiner Zeit, aber er untersuchte nicht den menschlichen Körper selbst, sondern übertrug anatomische Details von Tieren auf ihn. Trotz seiner Aussage, daß „der Weg des Experiments lang und steil ist, aber zur Wahrheit führt", mißachtete er oft die eigenen Beobachtungen, wenn sie nicht zu seinen vorgefaßten Meinungen paßten. Da es nur wenige ebenso bedeutende Ärzte wie Galen gab, herrschten seine Gedanken bis ins Mittelalter vor.

Rückfluß des Blutes zum Herzen lenken und daß die Herzklappen das Blut nur in eine Richtung steuern — zur Lunge von der rechten Seite und zu den Gliedmaßen von der linken.

Harvey stellte auch hydraulische Berechnungen an, um die im Körper zirkulierende Blutmenge zu bestimmen, und war somit der erste Wissenschaftler, der mathematische Methoden in der Biologie benutzte. Seine Berechnungen zeigten, daß das Blut ständig zirkuliert, daß folglich das Herz als Pumpe agiert und die Blutzirkulation in Gang hält.

Als Harvey seine Entdeckung 1628 in *De Motu Cordis* veröffentlichte, brach ein Sturm von Schmähungen und Streitschriften über ihn herein. Er befand sich in Widerspruch zum etablierten medizinischen Denken, das jahrhundertelang unangreifbar gewesen war. Obwohl er die Auseinandersetzung nach Möglichkeit ignorierte und nicht auf seine Gegner einging, litt sein berufliches Ansehen darunter. „Ich habe ihn sagen hören", schrieb der Altertumsforscher John Aubrey, „...daß seine Praxis sehr zurückgehe und daß der Pöbel ihn für verrückt halte ....Viele schrieben gegen ihn." Allerdings sei Harveys Entdeckung dreißig Jahre später an den Universitäten der Welt „schließlich mit großem Getöse" aufgenommen worden.

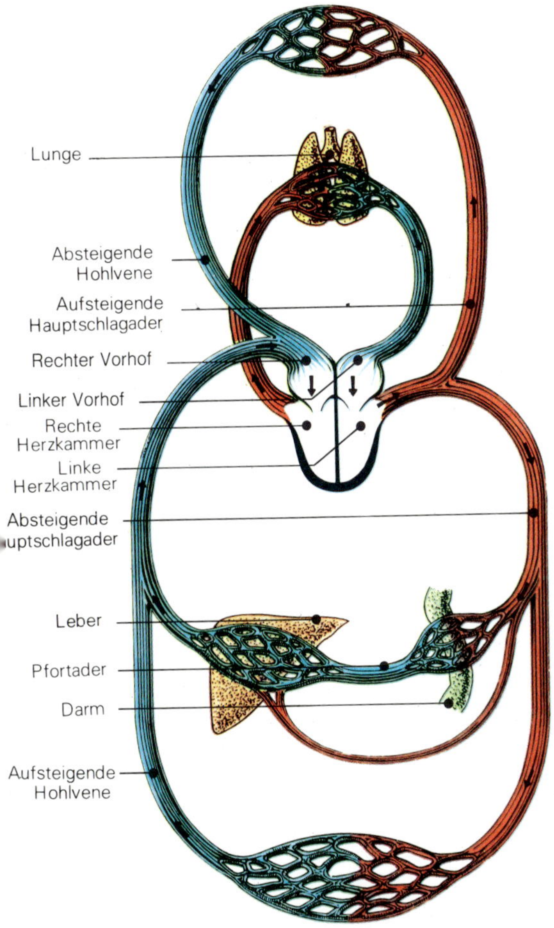

Links: Vereinfachtes Schaubild der Entdeckung Harveys, daß im ganzen Körper nur eine Art Blut zirkuliert und Sauerstoff und Nährstoffe transportiert. Blut fließt vom Herzen durch die Arterien (rot) zu allen Körperteilen und kehrt durch die Venen (blau) zum Herzen zurück. Von da aus wandert es zu den Lungen und dann zum Herzen zurück. Harvey vermutete, daß die kleinsten Venen und Arterien durch Kapillargefäße verbunden sind.

In Harveys Theorie gab es nur eine Lücke, nämlich die Frage, wie das Blut, das das Herz durch die Arterien verließ, in die Venen gelangte, um zum Herzen zurückzufließen. Harvey vermutete, daß dies über winzige Blutgefäße geschehe, war jedoch außerstande, das zu beweisen. 1661, vier Jahre nach Harveys Tod, entdeckte der italienische Biologe Marcello Malpighi diese winzigen Gefäße im Lungengewebe eines Frosches, womit auch das letzte Rätsel gelöst war.

In einer anderen Arbeit stellte Harvey die Entwicklung des Hühnerembryos im Ei dar, die 1651 in einem größeren Werk über die Fortpflanzung von Tieren veröffentlicht wurde. Ihm fehlte jedoch die gedankliche Originalität, die Harveys vorherige Arbeit ausgezeichnet hatte. Bedauerlicherweise wurde der Hauptteil seiner früheren Forschungsergebnisse von den Parlamentstruppen im englischen Bürgerkrieg zerstört.

Während seiner letzten Lebensjahre zog sich Harvey weitgehend von seiner Arbeit zurück, zum Teil, weil er unter Gicht und Gallensteinen litt. Er starb an einem Schlaganfall und wurde in einer Familiengruft in der Kirche von Hempstead in Essex beigesetzt. Seine Bibliothek, die er der Akademie der Medizin vermachte, wurde beim Großen Brand von London im Jahre 1666 zerstört. Aber da war er bereits als Wissenschaftler in die Geschichte eingegangen.

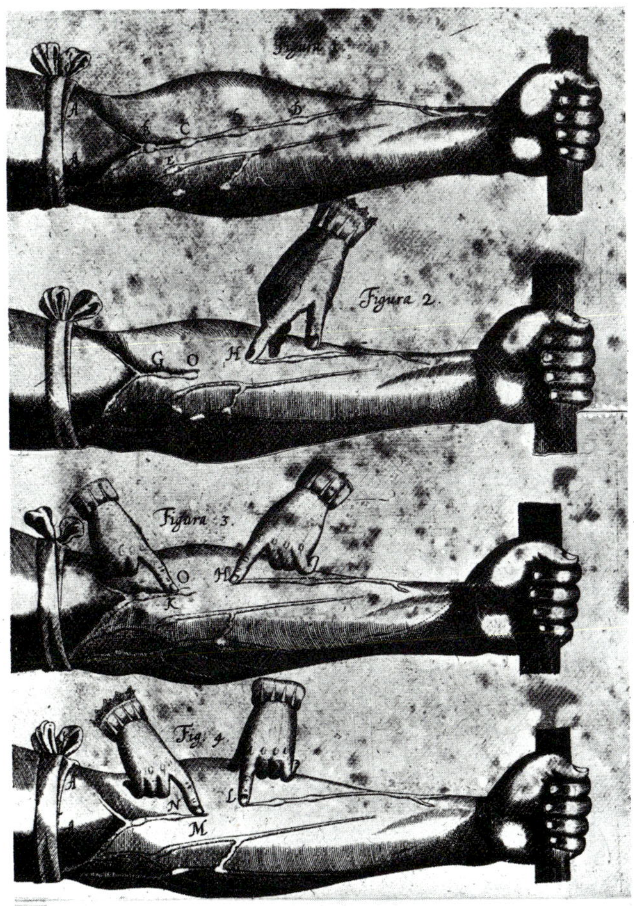

Unten links: Diese Serie von Zeichnungen zeigt, wie Harvey bewies, daß sich das Blut im Körper in einer Richtung bewegt. Indem er den Arm oberhalb des Ellenbogens abschnürte, traten die Venen hervor und die Klappen wurden als Verdickungen sichtbar. Drückt man mit den Fingerspitzen auf die Vene, so wird das Stück der Vene bis zur nächsten Klappe blutleer.

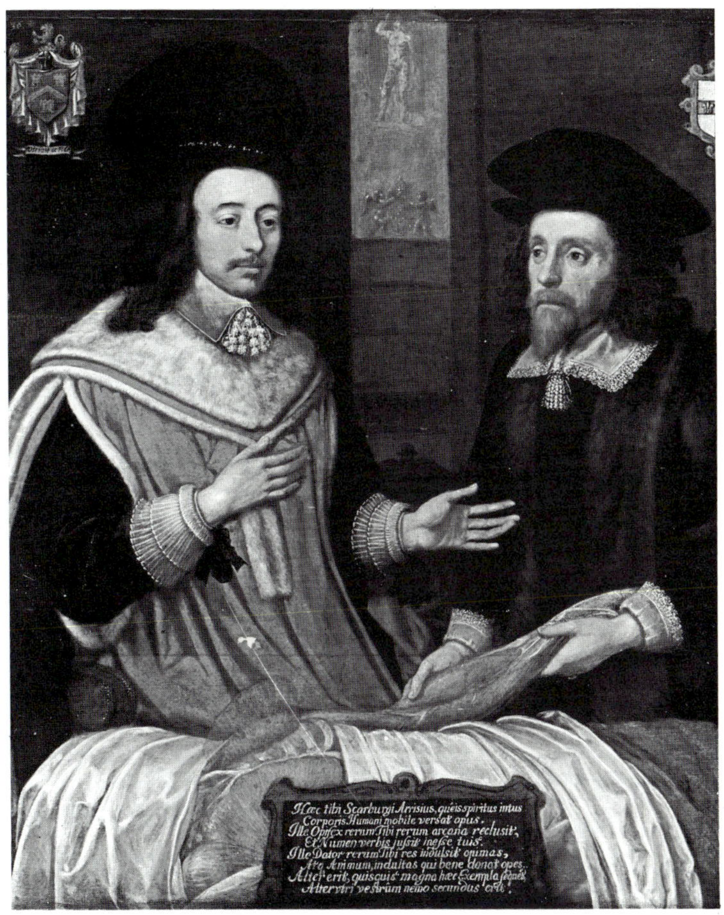

Unten rechts: Eine Anatomie-Vorlesung im 17. Jahrhundert. Harvey wurde 1615 als Dozent an die Königliche Akademie für Medizin berufen.

Evangelista Torricelli

1608 – 1647

Der italienische Physiker und Mathematiker Evangelista Torricelli erfand das Quecksilberbarometer nebenbei während eines Experiments, in dem der Lehrsatz des Aristoteles überprüft werden sollte, daß „die Natur die Leere scheut".

Torricelli wurde in Faenza geboren und durch Galileis Schriften zu wissenschaftlicher Arbeit angeregt. 1641 schrieb er unter diesem Einfluß *Über die Bewegung.* Als Galilei auf diese Arbeit aufmerksam gemacht wurde, bot er Torricelli an, bei ihm Sekretär und Assistent zu werden. Torricelli akzeptierte und nahm an Galileis letzter wissenschaftlicher Forschungsarbeit über jenen Lehrsatz des Aristoteles teil.

Zweifel an der Richtigkeit dieser Behauptung wurden durch Berichte von Bergleuten hervorgerufen, die Saugpumpen verwandten, um Überschwemmungen in Bergwerken zu verhindern. Diese Pumpen beruhten auf dem Vakuumprinzip. Die Bergleute fanden heraus, daß sich das Wasser nicht mehr als rund 10 m über sein natürliches Niveau hinaufpumpen ließ und daß diese Grenze konstant war sowie unabhängig von Größe und Stärke der Pumpe. Vielleicht, dachte Galilei, gibt es eine Grenze für die Abneigung der Natur gegen das Vakuum.

Nur drei Monate, nachdem Torricelli die Arbeit in Galileis Labor aufgenommen hatte, starb dieser, ohne daß er seine Idee hätte in einem Versuch überprüfen können. 1644, zwei Jahre nach Galileis Tod, unternahm Torricelli dieses Experiment. Er füllte Quecksilber in eine rund 1,20 m lange Glasröhre, versiegelte sie an einem Ende und tauchte sie in eine mit Quecksilber gefüllte Schale. Ein Teil des Quecksilbers floß aus der Röhre heraus, und in dem freiwerdenden Raum entstand ein Vakuum. Dies war der Beweis für Aristoteles' Behauptung in dem Sinn, daß luftleere Räume geschaffen werden müssen und nicht von Natur aus bestehen, und führte zu weiteren, noch wichtigeren Entdeckungen.

Torricelli setzte das Experiment eine Zeitlang fort und erkannte, daß die Höhe der Quecksilbersäule in der Röhre Veränderungen unterworfen war. Er schloß richtig, daß diese Veränderungen durch unterschiedlichen Luftdruck hervorgerufen werden und daß demnach der äußere Luftdruck die Quecksilbersäule in der Röhre im Gleichgewicht hält. Auf dieser Grundlage unternahm er die erste exakte Messung des Drucks oder des

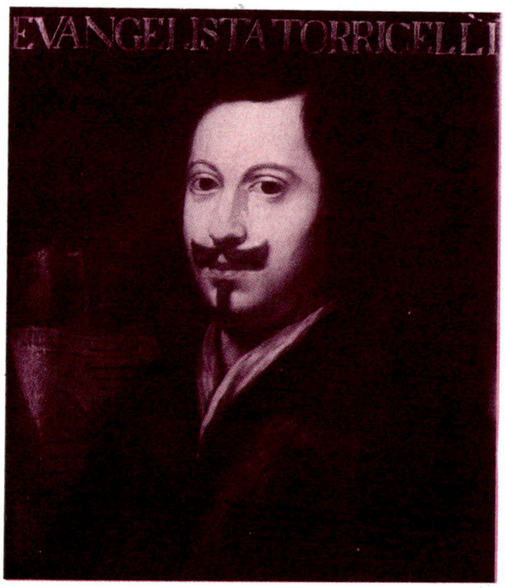

Unten: Diorama von Torricellis berühmten Versuch, mit dem geprüft werden sollte, ob es möglich ist ein Vakuum zu schaffen (das Diorama, eine beleuchtete Rekonstruktion, steht im Londoner Wissenschaftsmuseum). Es zeigt Torricelli beim Eintauchen einer mit Quecksilber gefüllten und an einem Ende versiegelten Röhre in eine Schale voll Quecksilber.

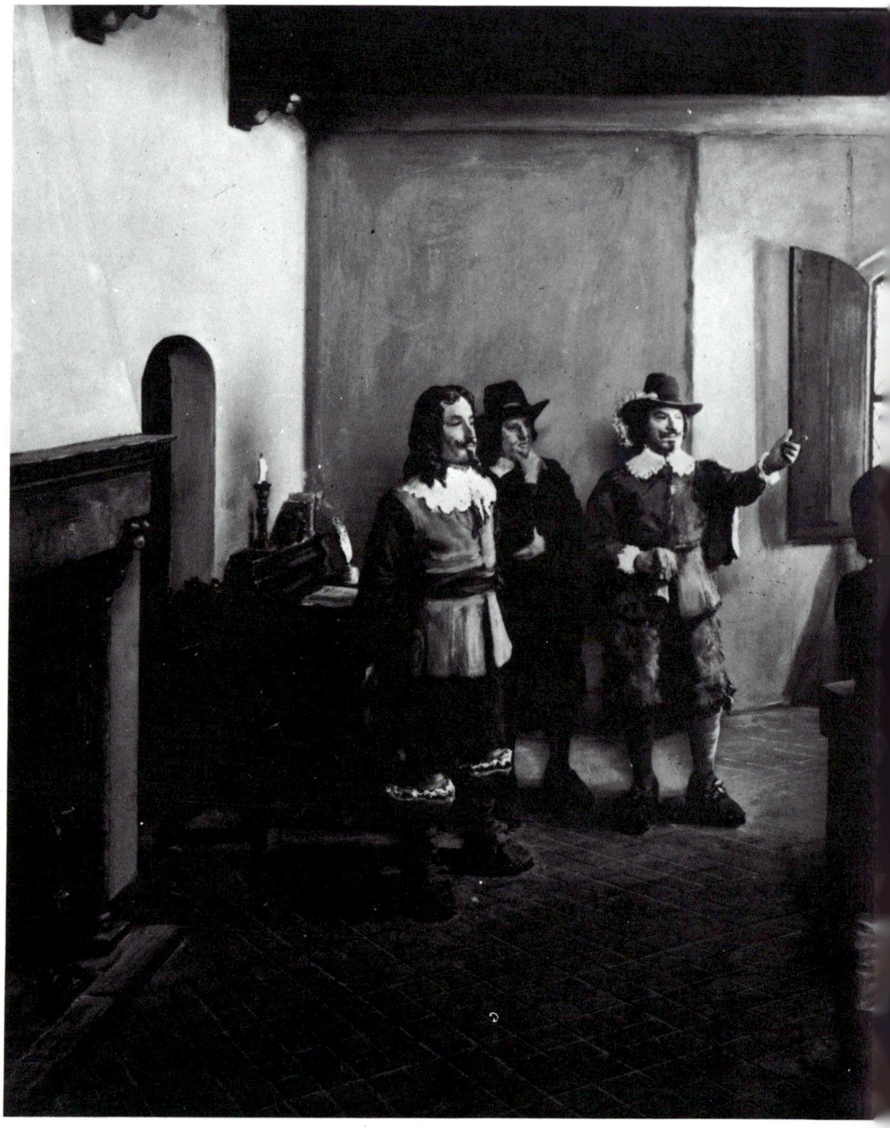

Gewichts der Luft, die von den Wissenschaftlern vor ihm immer als gewichtslos angesehen worden war. Gleichzeitig hatte er durch Zufall die erste elementare Version des Instruments zur Messung des Luftdrucks entwickelt, das wir heute als Barometer kennen.

Das Quecksilberbarometer wurde seit Torricellis einfachem Versuch, ein Vakuum herzustellen, vielfach verbessert. Mitte des 17. Jahrhunderts konstruierte der französische Wissenschaftler Blaise Pascal Quecksilberbarometer um den Luftdruck in Paris mit dem auf dem Gipfel des Puy-de-Dôme zu vergleichen. Otto von Guericke, der deutsche Ingenieur und Physiker des 17. Jahrhunderts, konstruierte ein Barometer mit einem Schwimmer, der die Arme einer kleinen Figur bewegte, und zeigte so den Weg für den Gebrauch des Barometers zur meteorologischen Vorhersage. Dieses Instrument heißt heute Barograph. Noch immer ist das Quecksilberbarometer das Instrument, mit dem die genauesten Messungen des Luftdrucks durchgeführt werden können.

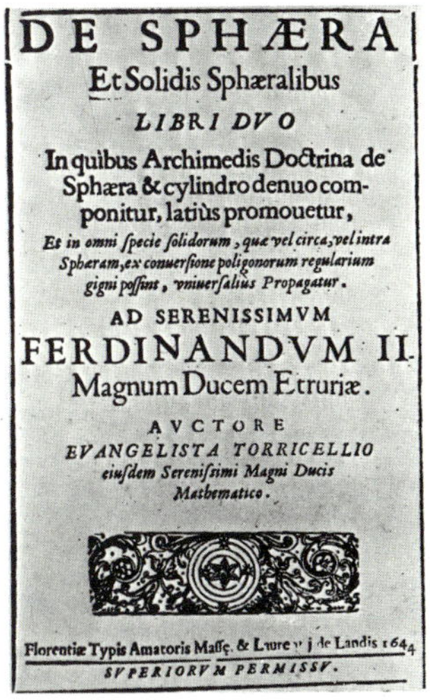
DE SPHÆRA
Et Solidis Sphæralibus
LIBRI DVO
In quibus Archimedis Doctrina de Sphæra & cylindro denuo componitur, latiùs promouetur,
Et in omni specie solidorum, quæ vel circa, vel intra Sphæram, ex conuersione poligonorum regularium gigni possint, vniuersalius Propagatur.
AD SERENISSIMVM
FERDINANDVM II.
Magnum Ducem Etruriæ.
AVCTORE
EVANGELISTA TORRICELLIO
eiusdem Serenissimi Magni Ducis Mathematico.
Florentiæ Typis Amatoris Massę & Laure[n]tij de Landis 1644.
SVPERIORVM PERMISSV.

Oben: Titelseite von Torricellis Buch *De Sphaera* (1644).

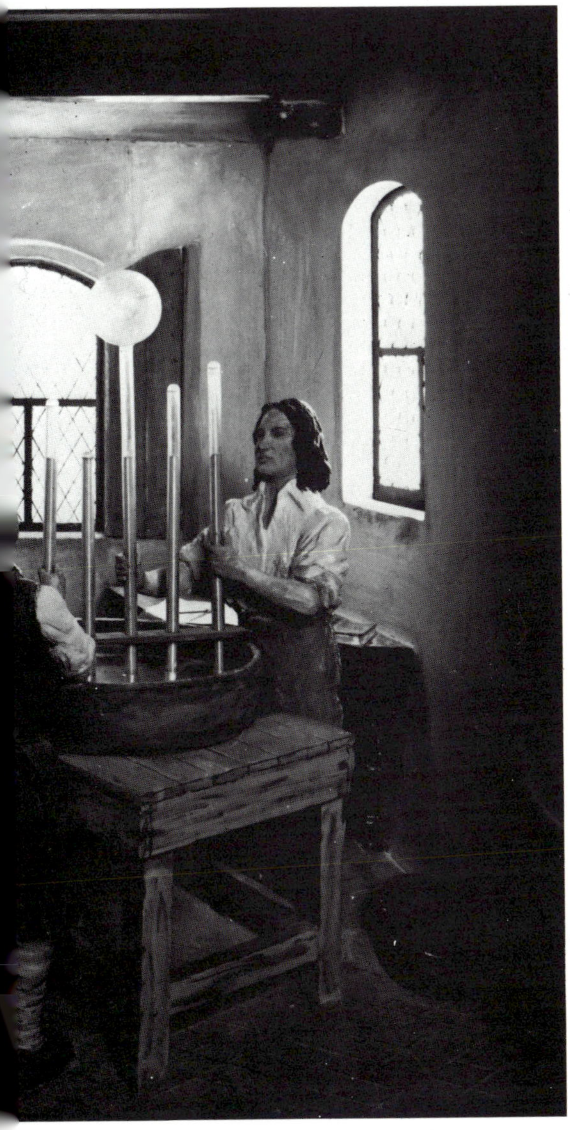

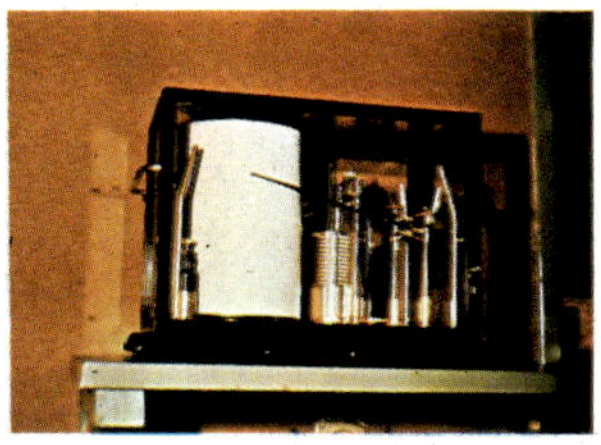

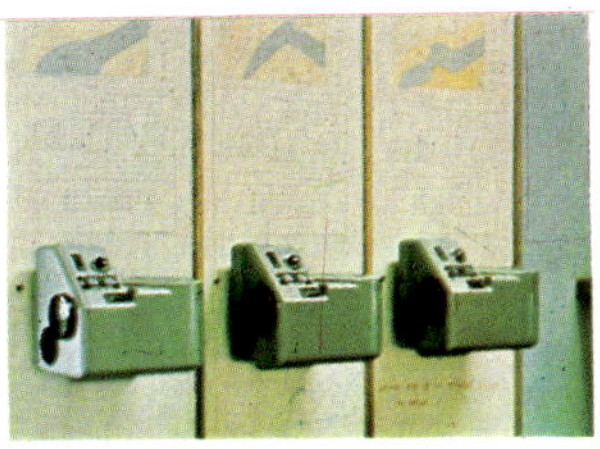

Oben: Seit Torricelli hat sich das Barometer sehr verändert. Die obenstehende Abbildung zeigt einen Barograph, der mit Hilfe eines Schreibarms den Luftdruckverlauf auf einer langsam umlaufenden Trommel aufzeichnet. Das untenstehende Bild stellt ein Aneroid-Barometer dar, das ohne Quecksilber auskommt. Es besteht aus einer luftleeren Metalldose, deren Deckel mehr oder weniger durch den äußeren Luftdruck eingedrückt wird. Durch ein Hebelwerk wird diese Bewegung vergrößert und durch einen Zeiger wahrnehmbar gemacht.

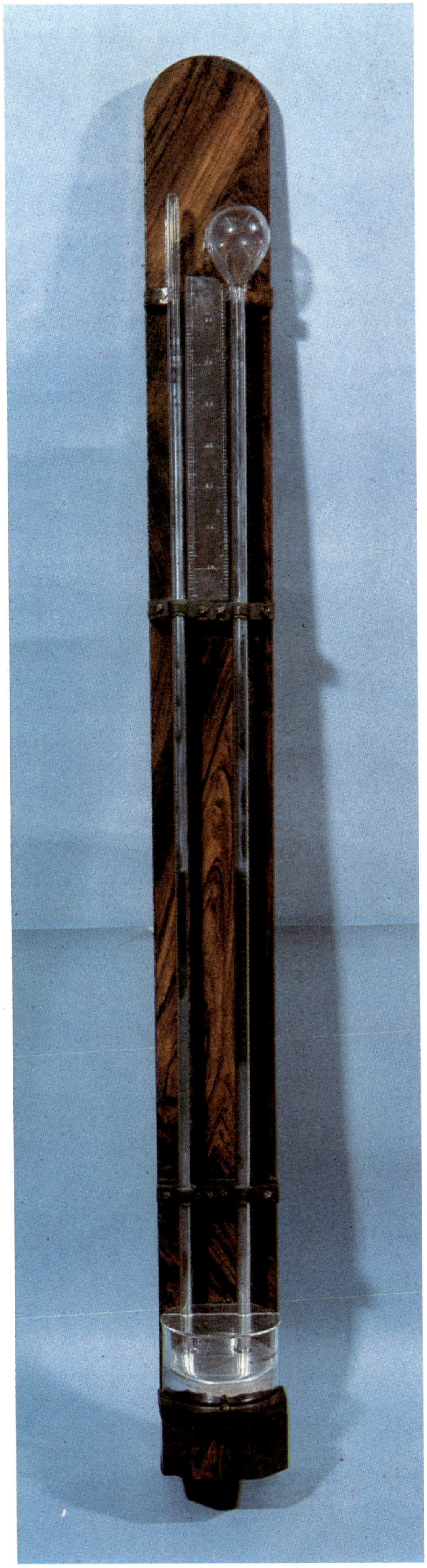

Rechts: Eine Nachbildung von Torricellis Quecksilberbarometer.

Robert Boyle
1627 – 1691

Als Physiker wie als Chemiker war Robert Boyle ein strikter Anhänger der experimentellen Methode. Er zählte zu den führenden Köpfen einer Gruppe von britischen Wissenschaftlern, die mit dem neuen wissenschaftlichen Verfahren arbeiteten, das zuerst von Galilei im frühen 17. Jahrhundert vertreten wurde. Boyle benutzte einfache, am gesunden Menschenverstand orientierte Methoden und machte bedeutende Entdeckungen über die physikalischen Eigenschaften der Gase, die seither von Wissenschaftlern und Ingenieuren benutzt werden, um das Verhalten der Gase unter Druck zu erforschen. Danach zeigte Boyle auf, daß seine Entdeckungen eine ele-

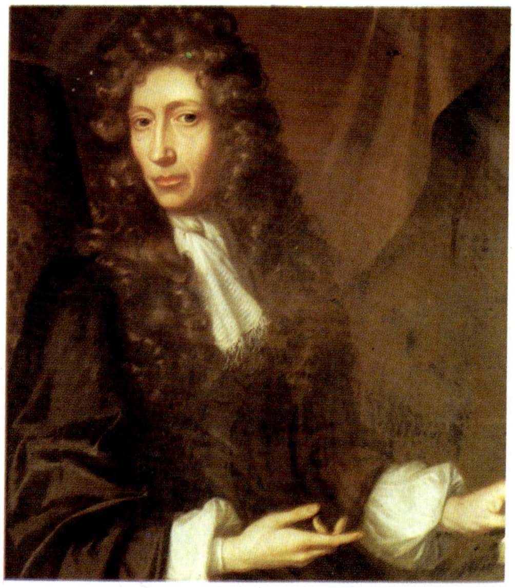

mentare Theorie von der atomaren Struktur der Materie beinhalten.

Um 1659 begann sich Boyle für die in Europa stattfindenden Untersuchungen über die Natur des Vakuums zu interessieren. Er entwarf und baute eine neuartige Luftpumpe, die er dazu benutzte, einen fast vollständig luftleeren Raum herzustellen, so daß er den Vorgang selbst untersuchen konnte. Mit Hilfe dieses faktischen Vakuums konnte er Galileis Annahme beweisen, daß unterschiedlich schwere Körper auch im luftleeren Raum die gleiche Fallgeschwindigkeit entwickeln. Er entdeckte ferner, daß der Schall die Luft als übermittelndes Medium benötigt und daß selbst das lauteste Geräusch in einem fast luftleeren Raum kaum weitergeleitet wird.

Boyles Experimente erreichten 1662 mit der Entdeckung des heute berühmten Gesetzes, das nach ihm (und dem französischen Physiker Mariotte) benannt ist, ihren Höhepunkt. Dieses Gesetz beschreibt eine einfache, aber wichtige Umkehrbeziehung zwischen dem

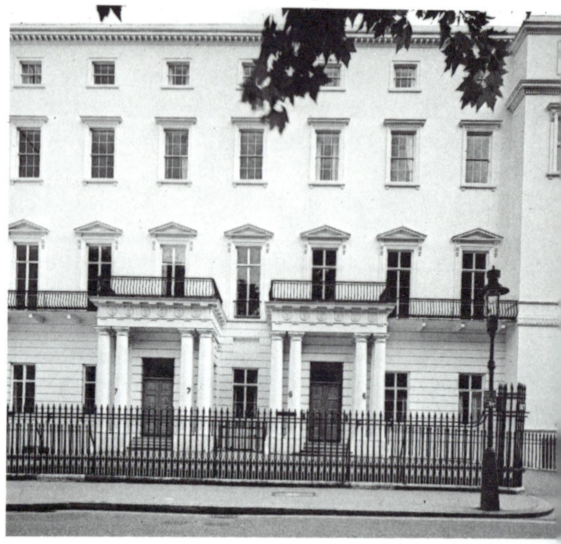

Rechts: Die Royal Society, deren Mitbegründer Robert Boyle war. Die Royal Society hieß ursprünglich „Unsichtbare Akademie", nach einer Gruppe von Männern, die sich den Idealen der freien Diskussion und des Experimentierens verpflichtet fühlte. Außer Wissenschaftlern beteiligten sich daran auch andere bekannte Persönlichkeiten, wie der Architekt Sir Christopher Wren und der Tagebuchschriftsteller Samuel Pepys. Die Akademie erhielt 1663 das Königliche Privileg und wurde in Royal Society umbenannt; 1680 wurde Boyle der Vorsitz angeboten — was er ablehnte. Die Royal Society ist heute noch eine der bedeutendsten und einflußreichsten wissenschaftlichen Institutionen der Welt. Seit ihrer Gründung verlegte sie dreimal ihren Sitz. Heute befindet sie sich in Carlton House Terrace in London.

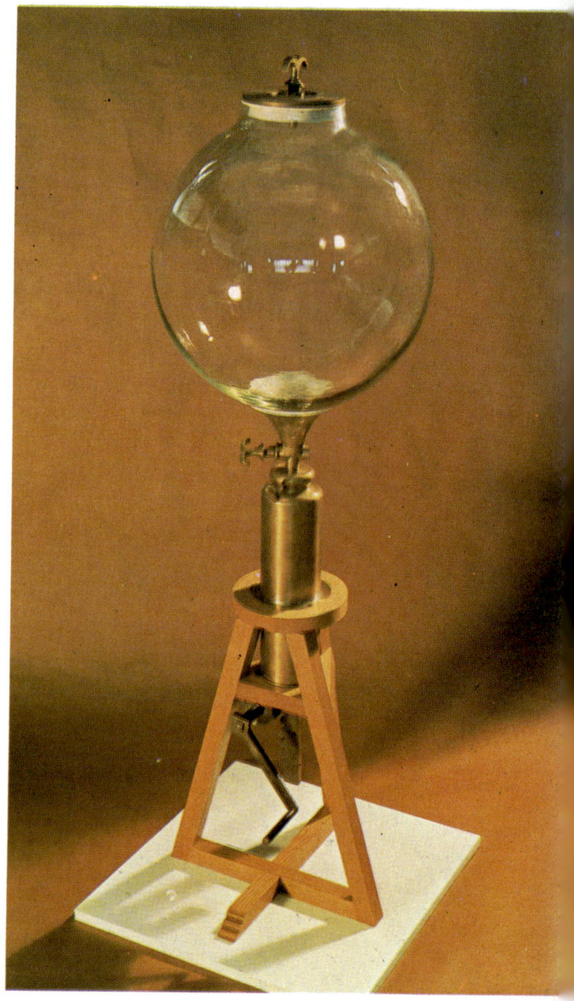

Rechts: Eine Rekonstruktion der Boyle-Hooke-Vakuum-Pumpe, die den damals in Europa gebräuchlichen Vakuumgeräten nachgebaut war. Boyles Pumpe war in der Lage, ein fast vollständiges Vakuum herzustellen. In der kugelförmigen Glocke konnten Versuchsobjekte untergebracht werden. Die Glocke besaß einen Verschluß, der mit Zement luftdicht gemacht werden konnte. Wenn die Glocke luftleer war, wurden Flammen erstickt und jedes darin befindliche Tier starb.

Volumen eines Gases und seinem Druck Boyle fand heraus, daß das Volumen einer gegebenen Gasmenge sich um die Hälfte verringert, wenn, bei konstanter Temperatur, der Druck verdoppelt wird. Verdreifachte er sich, wurde das Volumen auf ein Drittel reduziert. Das Boyle-Mariottesche Gesetz wird heute noch häufig angewandt, um zu errechnen, wie sich Gasdruck und -volumen verändern. Boyle führte seine Entdeckung weiter. Er schloß, daß Luft, wenn sie zusammengepreßt werden kann, aus winzigen Partikeln bestehen muß. Von diesem Gedanken ausgehend lehnte er die Auffassung ab, daß die Materie aus Kombinationen der vier Elemente — Erde, Luft, Feuer und Wasser — besteht. Er meinte vielmehr, daß die Materie aus „Primärteilchen" besteht, die sich zu „Korpuskeln" verbinden. Als erste Atomtheorie seit dem klassischen Altertum nahmen Boyles Gedanken von den Primärteilchen, die sich zu Korpuskeln verbinden, die Ansicht der heutigen Chemie voraus, wie sich Atome zu Molekülen vereinigen.

Boyle befaßte sich zeitlebens ebenso mit karitativen und religiösen wie mit wissenschaftlichen Fragen. In seinen letzten Jahren wandte er sich jedoch in wachsendem Maß der Förderung seiner christlichen Ideale zu. 1680 wurde ihm der Vorsitz der Royal Society angeboten, den er aus unklaren religiösen Motiven ablehnte. Bei seinem Tod hinterließ er Geld für eine Reihe wissenschaftlicher Vorlesungen, die der Aufgabe dienen sollten, „die christliche Religion gegen notorische Ungläubige zu verteidigen". Sie finden heute noch statt und entsprechen trotz der geschichtlich erwiesenen Rolle Boyles als einem der bedeutendsten britischen Wissenschaftler weiterhin seinen religiösen Absichten.

Rechts: Boyles Versuch, die größtmögliche Höhe zu zeigen, bis zu der Wasser nach oben gepumpt werden konnte. Er benutzte eine lange, eisenverkleidete Blechröhre, da es nicht möglich war, eine so lange Glasröhre zu ziehen. Er stand rund neun Meter über dem Wasserbehälter auf einem Dach und pumpte das Wasser hinauf. Boyle bewies, daß es aufgrund des Luftdrucks eine maximale Höhe gibt, über die hinaus sich Wasser nicht nach oben pumpen läßt.

Unten: Boyles Darstellung seiner Vakuumpumpe und anderer Geräte, die er für die Formulierung seiner Gasgesetze benutzte. Die Doppelröhren (rechts im Bild), sind Teile von Vorrichtungen, die er benutzte, um zu zeigen, daß Druck und Volumen des Gases umgekehrt proportional sind.

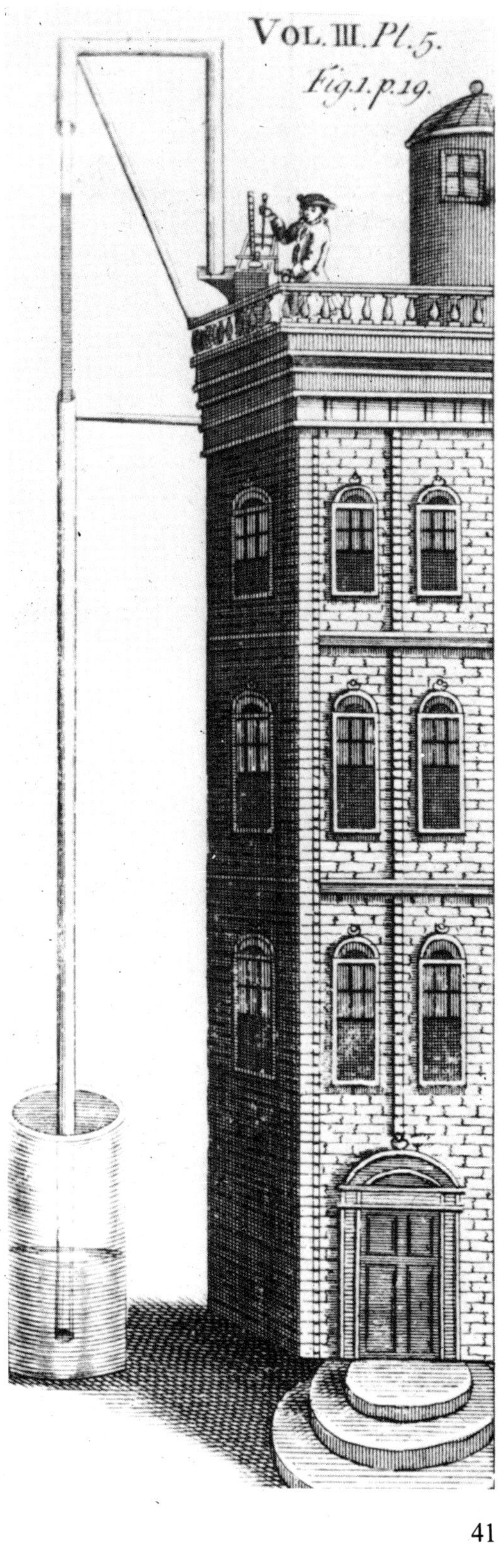

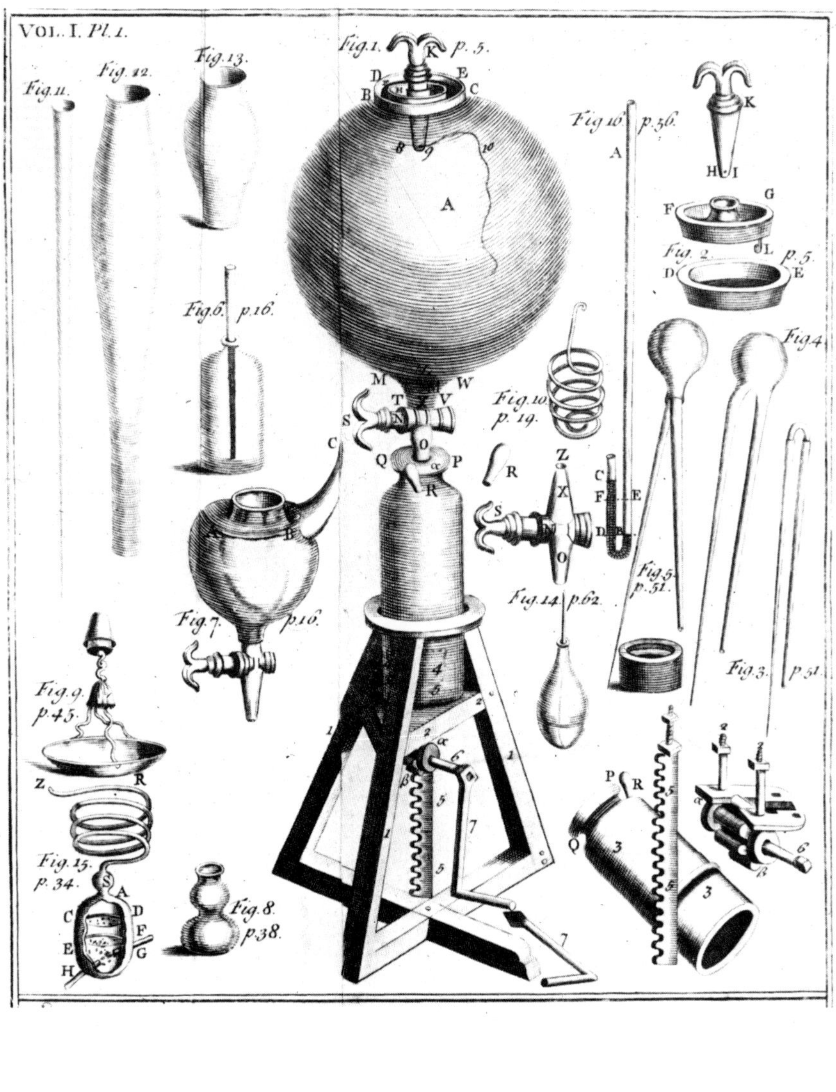

Christiaan Huygens
1629 – 1695

Der Astronom, Physiker und Mathematiker Christiaan Huygens leistete viele bedeutende Beiträge zur Wissenschaft. Seine größte Leistung als Astronom war die Konstruktion des ersten Fernrohrs mit hohem Auflösungsvermögen, mit dem ihm bedeutende Entdeckungen an Planeten und Sternen gelangen. In der Physik arbeitete er eine Theorie aus, die die Krafteinwirkungen auf einen sich im Kreis bewegenden Körper beschreibt. Aufgrund dieser Theorie entwarf er ein spezielles Pendel, mit dem er die erste exakt laufende Uhr baute. Seine mathematischen Fähigkeiten ermöglichten ihm die Darstellung des Lichts als eine Art Welle; diese Wellentheorie war 250 Jahre lang maßgebend und ist bis heute ein wichtiger Faktor geblieben.

Huygens wurde in Den Haag geboren. Sein Vater, ein ausgezeichneter Dichter und Diplomat, zählte einige der geachtetsten Gelehrten Europas zu seinen Freunden. Der junge Huygens wurde besonders von René Descartes, einem häufigen Gast im Hause, beeinflußt, und seine Unterhaltungen mit Descartes begründeten seinen festen Glauben, daß die Wissenschaft eines Tages alle Naturphänomene erklären würde. An dieser Auffassung hielt er sein Leben lang unerschütterlich fest, und sie beeinflußte seine gesamte wissenschaftliche Arbeit. Huygens fühlte sich aufgrund seines eigenen praktischen Geschicks, das bei vielen seiner großen Leistungen eine wichtige Rolle spielte, sehr zu einer mechanistischen Naturauffassung hingezogen.

Huygens war immer an astronomischen Beobachtungen interessiert. 1655 revolutionierte er diese Wissenschaft, als es ihm gelang eine neue Methode des Schleifens von Teleskoplinsen zu entwickeln. Er benutzte diese Methode, um ein Fernrohr von extrem hohem Auflösungsvermögen zu konstruieren. Das ermöglichte es ihm, den Himmel bis in vorher unbekannte Details zu beobachten, und fast auf Anhieb entdeckte er, daß der Saturn von einem System von Ringen umgeben ist und von mindestens einem Mond umkreist wird. Er war auch der erste, der Oberflächenmerkmale auf dem Mars sowie den Orionnebel entdeckte.

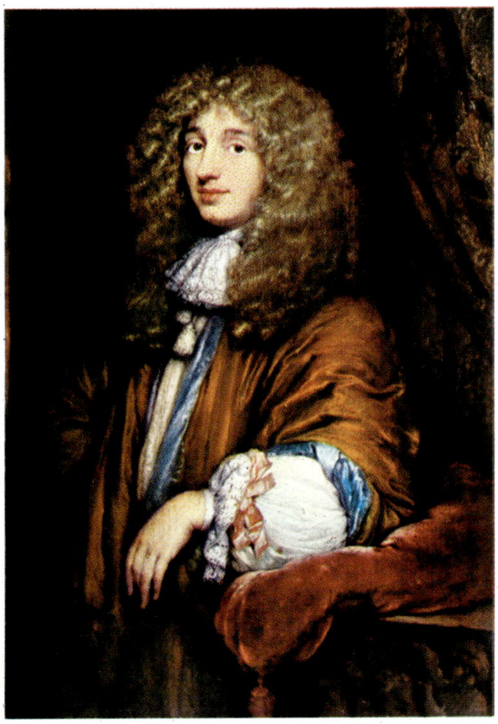

Unten: Huygens Himmelsfernrohr. Die Bildschärfe der Fernrohre war zu Huygens' Lebzeiten wegen der mangelhaften Qualität der Linsen sehr schlecht. Die Vergrößerung wurde dadurch verbessert, daß längere Röhren gebaut wurden, aber diese Methode funktionierte nur bis zu einem bestimmten Punkt. Huygens benutzte zwei kurze Röhren, eine am Objektiv und eine am Okular. Er entwickelte auch eine Methode des Linsenschleifens, um eine hohe Bildschärfe zu erreichen. Es gelang ihm, mit dem derart verbesserten Gerät den Saturn deutlich zu sehen.

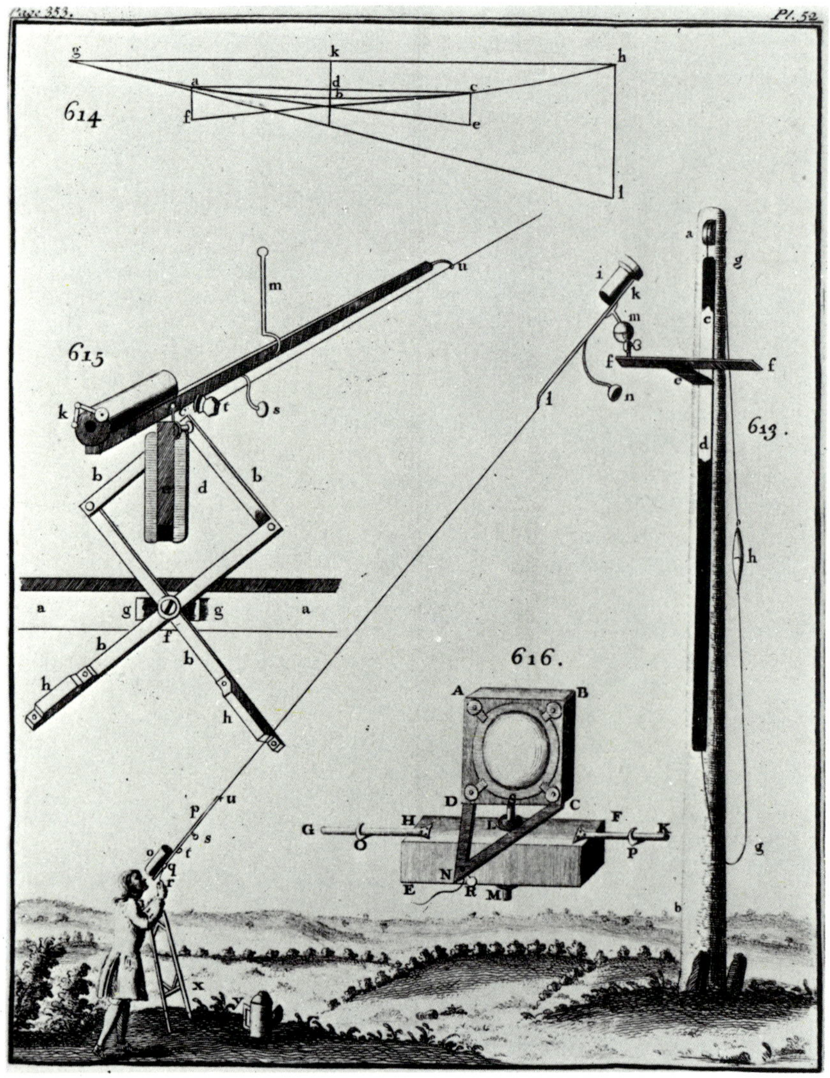

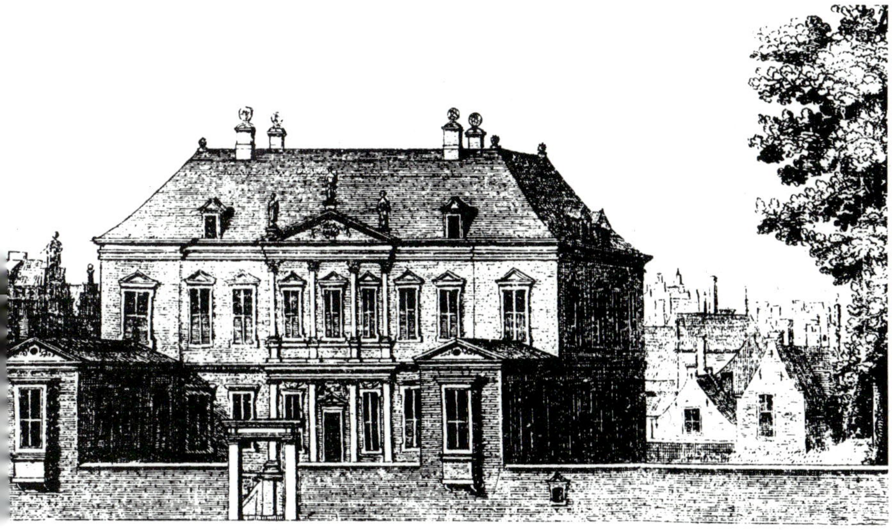

Huygens' praktischer Sinn drängte nach Mitteln, seine wissenschaftlichen Beobachtungen quantitativ auszudrücken. So erfand er für seine astronomische Forschung spezielle Mikrometer, um den Winkelabstand zwischen den Himmelskörpern zu messen. Der bemerkenswerteste Durchbruch gelang ihm

Oben: Das Haus, in dem Huygens seine Kindheit verbrachte.

Oben rechts: Niederländische Uhr, bei der Huygens' Pendelkonstruktion verwandt wurde.

Unten: Huygens' Zeichnungen vom Saturn nebst Ringen.

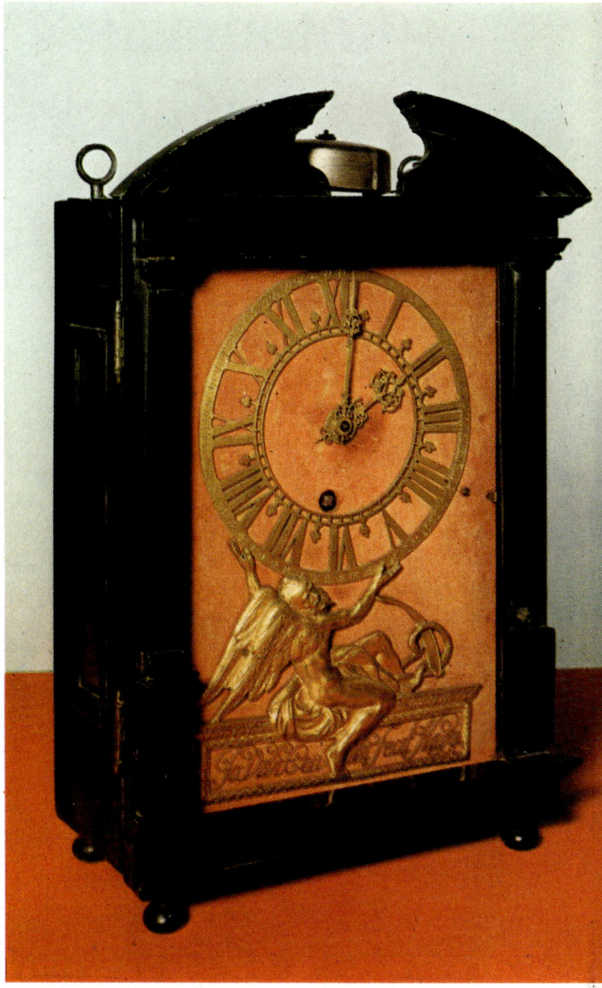

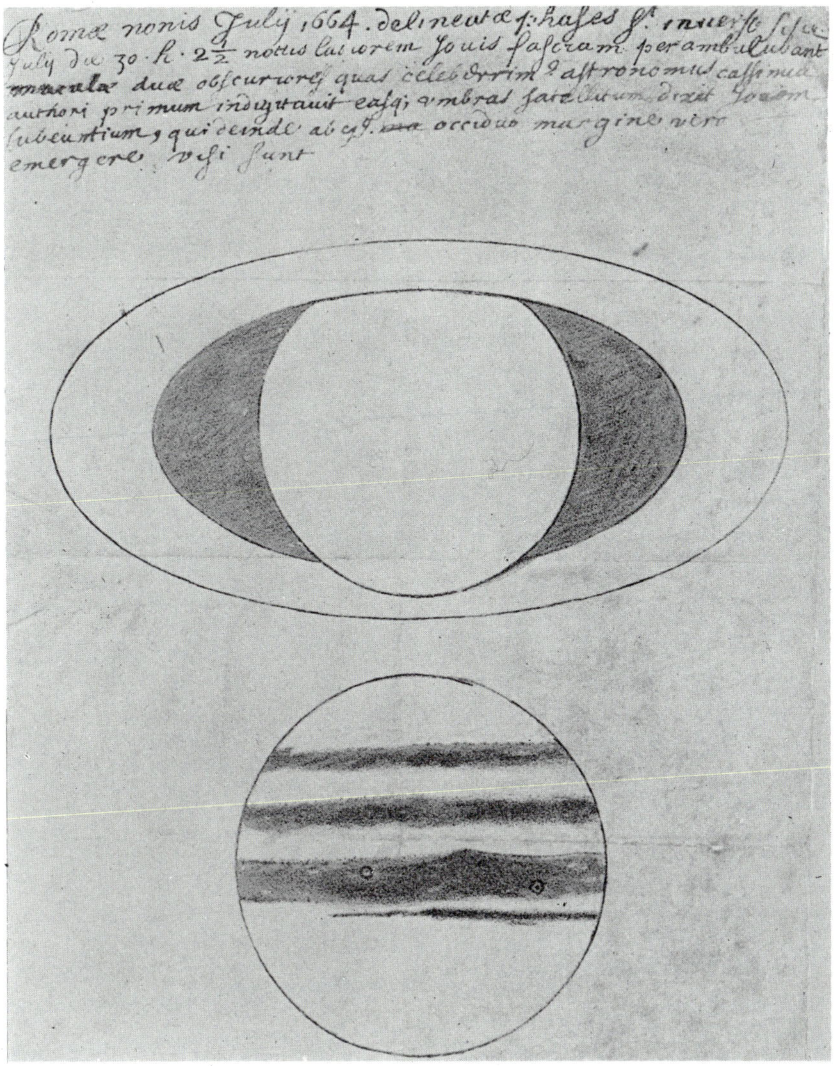

jedoch, als er mit Hilfe seiner Pendeltheorie eine Pendeluhr baute und damit das erste mechanische Instrument für eine exakte Zeitmessung lieferte.

Sein ganzes Leben hindurch wurde Huygens ständig von Krankheiten heimgesucht. Seine letzte große wissenschaftliche Arbeit schloß er kurz vor einer neuerlichen Erkrankung ab, die seine Gesundheit restlos zerstörte. Im Unterschied zu allen vorherigen war seine letzte große Leistung mehr abstrakter und theoretischer Art. Obwohl er die Gedanken des britischen Physikers und Mathematikers Isaac Newton bewunderte, bezweifelte er dessen Auffassung, daß das Licht aus den Bahnen unzähliger, reflektierender Teilchen bestehe. Huygens arbeitete eine alternative Theorie aus, die zeigte, wie man sich Licht als Welle vorstellen kann, die entlang seiner Vorwärtsbewegung in alle Richtungen pulsiert. Auch wenn in späteren Jahren bewiesen wurde, daß es als Welle senkrecht zu seiner Bewegung in alle Richtungen pulsiert, stellt Huygens' Wellentheorie des Lichts doch das grundlegende Konzept dar. Es beinhaltet auch die mathematische Begründung einer Theorie, die nach wie vor gültig ist und in der heutigen Physik immer noch angewandt wird.

Antoni van Leeuwenhoek
1632 – 1723

Obzwar kein ausgebildeter Wissenschaftler, war Antoni van Leeuwenhoek der erste, der Protozoen und Bakterien untersuchte. Seine Arbeit schuf die Grundlagen der Mikrobiologie und Bakteriologie. Zur wissenschaftlichen Arbeit kam er über sein Interesse am Linsenschleifen, das er zur Entwicklung eines leistungsfähigen Mikroskops einsetzte.

Das von Leeuwenhoek entwickelte Mikroskop wich wesentlich von den damals in Europa hergestellten ab. Das übliche Modell besaß zwei oder mehr Linsen hintereinander,

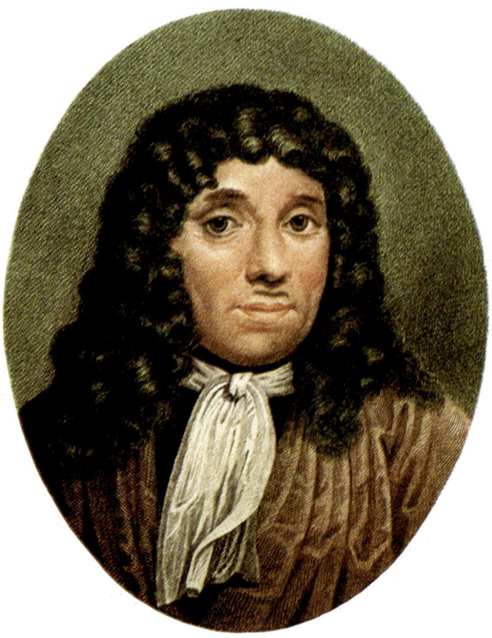

um ein möglichst vergrößertes Bild zu erhalten. Es wurde vermutlich von dem holländischen Brillenmacher Zacharias Jansen um 1590 erfunden. Wegen der damals auftretenden Schwierigkeit, hinreichend fehlerfreies Glas herzustellen, verzerrten die Mikroskoplinsen das Bild. Sie riefen auch Farbränder an den Enden der beobachteten Objekte hervor.

Um diese Probleme zu überwinden, stellte Leeuwenhoek hochwertige Linsen mit kleiner Brennweite her, die er einzeln zwischen dünne Kupferplatten montierte. Sein großes Geschick zeigt sich daran, daß einige seiner Linsen nicht größer als ein Stecknadelkopf waren. Er hat im Laufe seines Lebens mehr als 400 Linsen geschliffen, die die Objekte um das 50- bis 300-fache vergrößerten. Die Methode, mit der er seine winzigen Proben unter dem Mikroskop belichtete, ist ein Geheimnis geblieben, das er mit ins Grab nahm.

Man hat Leeuwenhoek vorgeworfen, daß er bei seiner Forschungsarbeit nicht nach streng wissenschaftlichen Methoden vorging. Seine Beobachtungen und Schlußfolgerungen waren jedoch bemerkenswert exakt. Er arbeitete zu einer Zeit, als die Theorie der Urzeugung (Entstehung von Lebewesen aus lebloser Materie) allgemein anerkannt war. Man glaubte, daß Maden aus faulem Fleisch, daß Fliegen aus Sand oder Staub und daß Getreidekäfer aus dem in Scheunen lagernden Weizen entstehen. Leeuwenhoek zeigte erstmals, daß all diese Tiere sich selbst fortpflanzen und aus Eiern ausgebrütet werden, die von den männlichen Tieren befruchtet und von den weiblichen gelegt werden — genau wie bei den anderen Insekten. Er entdeckte auch, daß sich die Blattläuse durch Parthenogenese fortpflanzen (ohne männliche Befruchtung der Eier), und widerlegte die Theorie von der Urzeugung noch weiter, indem er zeigte, daß Aale nicht aus Tau und Schalentiere nicht aus dem Schlamm des Wattenmeers entspringen.

Seine weitestreichenden Beobachtungen machte er auf den Gebieten der Protozoologie und der Bakteriologie. Beim Studium von Regenwasserproben beobachtete er winzige Organismen, die er „animalcules" (kleine Tiere) nannte. Seiner Meinung nach konnten sie „vom Wind hergetragen werden, zusammen mit in der Luft umherfliegenden Staubteil-

Unten: Leeuwenhoeks Zeichnungen von Teilen eines ausgewachsenen Flohs. Oben links im Bild Larven- und Puppenstadium. Leeuwenhoek war ein hochbegabter Zeichner und fertigte sehr genaue und detaillierte Zeichnungen von seinen mikroskopischen Beobachtungen an.

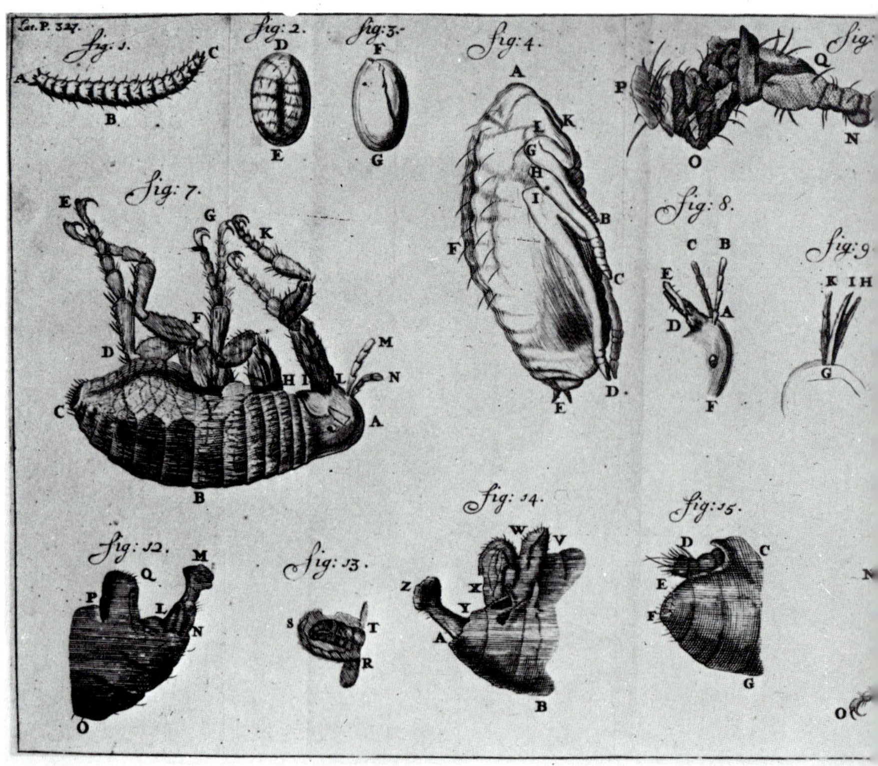

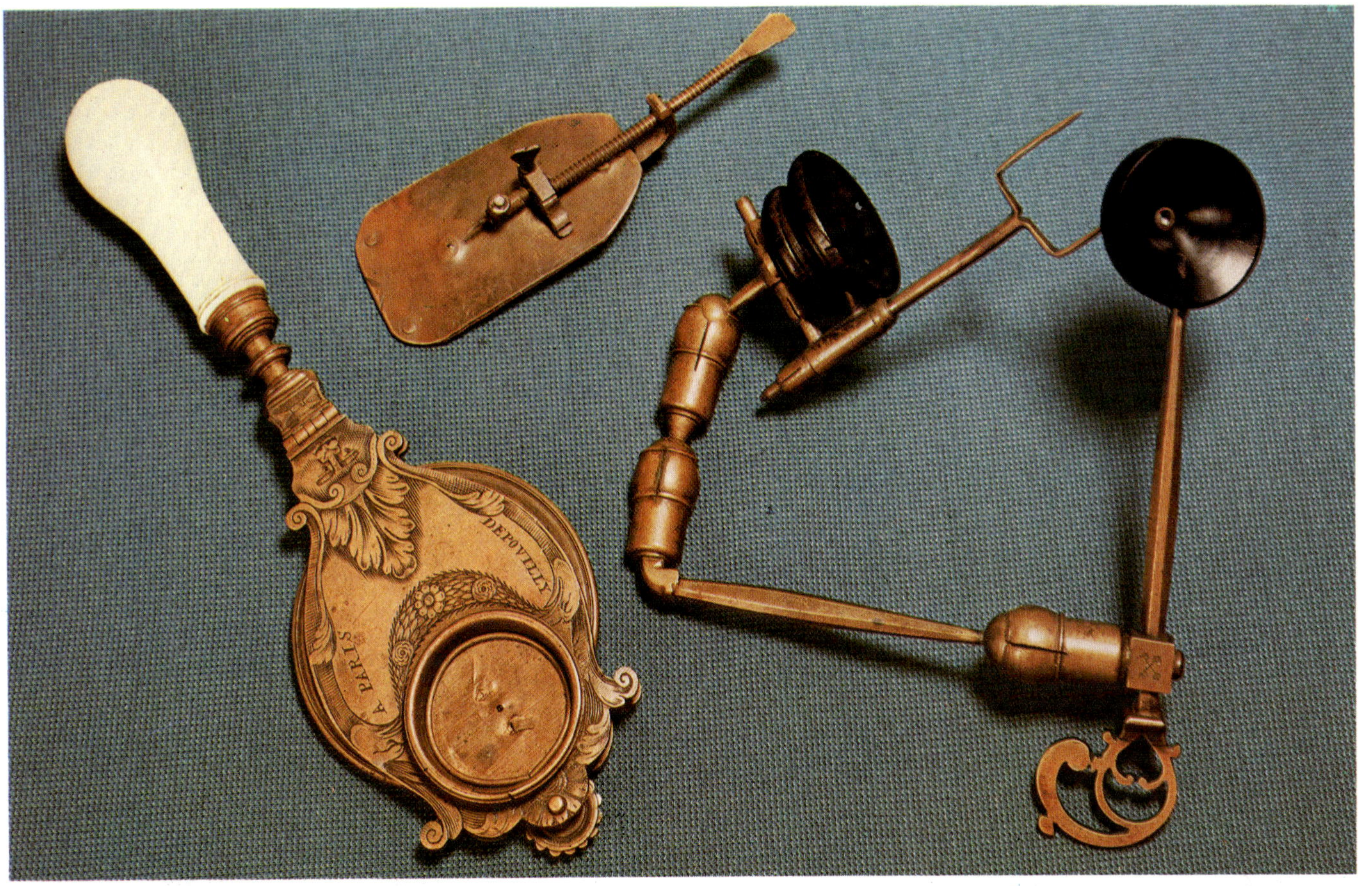

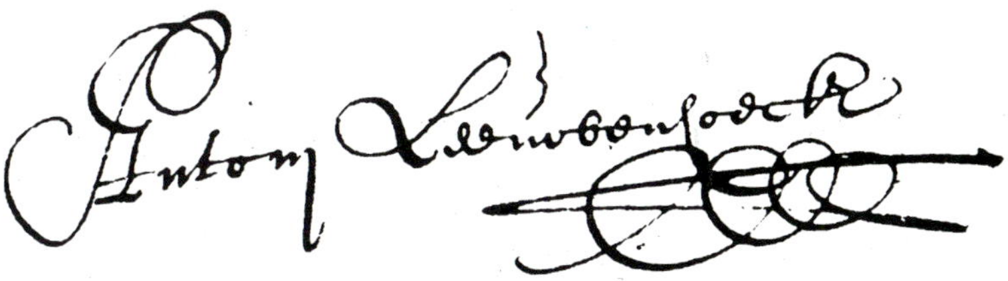

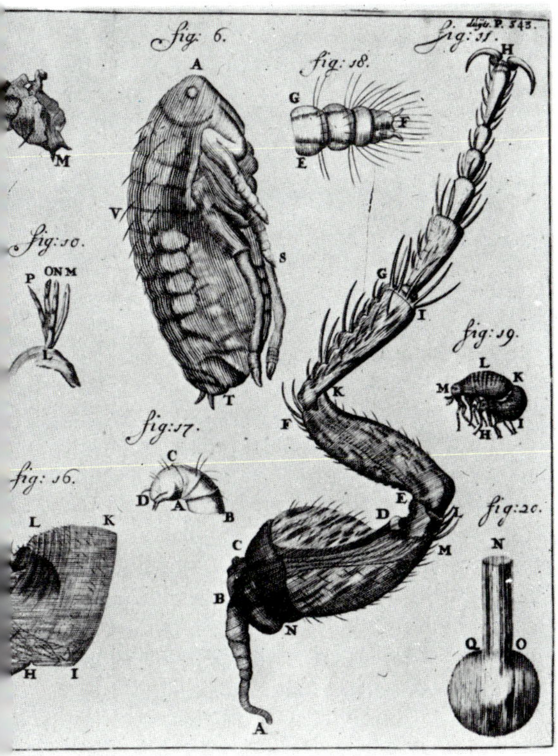

Oben: Einige der ersten Mikroskope, darunter eine Nachbildung des Modells von Leeuwenhoek, das 270fach vergrößerte.

chen". Leeuwenhoek untersuchte später Proben aus dem menschlichen Mund und Darm und stieß auch da auf ähnliche „animalcules", einschließlich krankheitserregender Bakterien. Diesen Zusammenhang konnte er allerdings nicht erkennen. Die erste Darstellung von Bakterien ist eine von ihm angefertigte Zeichnung, die 1683 in den Protokollen der Royal Society in London erschien.

Die erste genaue Beschreibung der roten Blutkörperchen und der Spermatozoen von Männern, Hunden und Insekten findet sich in der Korrespondenz, die Leeuwenhoek mit der Royal Society ab 1673 bis zu seinem Tod führte. Die meisten seiner Entdeckungen wurden der Wissenschaft durch diese Briefe bekannt gemacht, die später in 14 Bänden veröffentlicht wurden.

Seine Entdeckungen setzten seine Zeitgenossen in Erstaunen, und wenn sie auch nur langsam akzeptierten, daß er die Theorie der Urzeugung widerlegt hatte, verbreitete sich sein Ruhm rasch in aller Welt.

Leeuwenhoek setzte die Arbeit mit seinen Linsen fast bis ans Ende seines langen Lebens fort. Seine Begeisterung und sein Forschergeist scheinen ihn nie verlassen zu haben und halfen ihm, auf verborgene Seiten der Natur hinzuweisen. Damit erfüllte sich sein Wunsch, die Kompliziertheit aller Lebewesen zu zeigen, selbst die eines bescheidenen Flohs, der „winzig und verachtet" war.

Sir Isaac Newton

1642 – 1727

Isaac Newton, dessen bemerkenswerte Leistungen die Grundlagen der modernen Wissenschaft schufen, wird allgemein als einer der größten Wissenschaftler der Geschichte angesehen. Seine drei Bewegungsgesetze und die von ihm entwickelte Gravitationstheorie sind Ecksteine der heutigen Pysik. Auf dem Gebiet der Optik spielen seine Überlegungen über die Natur des Lichts und seine Entdeckung, daß „weißes" Licht aus Spektralfarben besteht, eine bedeutende Rolle. Auf mathematischem Gebiet entwickelte er die Infinitesimalrechnung, die eine der wichtigsten mathematischen Methoden ist.

Newtons erste große Leistung war die Ausarbeitung der drei Bewegungsgesetze, die heute die Grundlage der Wissenschaft der Mechanik sind. Das erste Gesetz besagt, daß jeder frei bewegliche Körper im Zustand der Ruhe oder der geradlinig gleichförmigen Bewegung verharrt, solange keine äußere Kraft auf ihn einwirkt. Das zweite Gesetz entwickelt eine Definition des Begriffs der Kraft. Nach Newton bewirkt die auf einen Körper einwirkende Kraft Beschleunigung, wobei die Beschleunigung der einwirkenden Kraft der

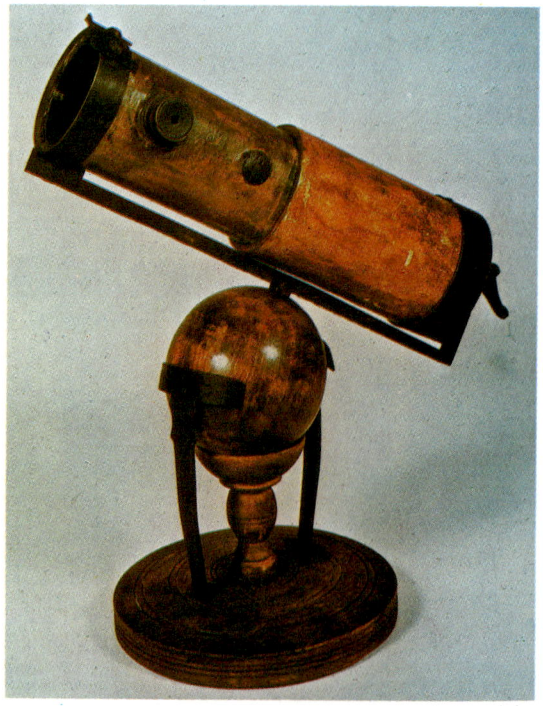

Rechts: Newtons erstes Spiegelteleskop, das 1688 gebaut wurde. Das Licht wird vom Hauptspiegel gebündelt und auf einen kleinen, flachen Spiegel geworfen, der einen Durchmesser von 2,5 cm hat und um 45 Grad gedreht ist. Dadurch fällt das Licht im rechten Winkel auf die Seite des Rohres, wo das Bild durch ein Okular vergrößert wird. Viele Spiegelteleskope arbeiten heute nach dem gleichen Prinzip.

Masse umgekehrt proportional ist. Das dritte Gesetz stellt fest, daß die von zwei Körpern aufeinander ausgeübten Kräfte, Wirkung und Gegenwirkung, gleich groß sind und entgegengesetzte Richtungen haben. Dieses Prinzip wird heute in Raketen und Düsenflugzeugen praktisch angewandt.

Kurz nach der Formulierung dieser drei Gesetze wurde Newton von einem alltäglichen Ereignis zu einer seiner tiefsten Einsichten angeregt. Während er in einem Obstgarten saß, bemerkte er, wie ein Apfel von einem Baum herunterfiel, und er fragte sich, warum der Apfel herunterfällt. Wurde er von der Erde durch eine bisher unbekannte Kraft angezogen? Er verfolgte diesen Gedankengang weiter und stellte die These auf, daß diese Kraft — vorausgesetzt, daß sie existiert

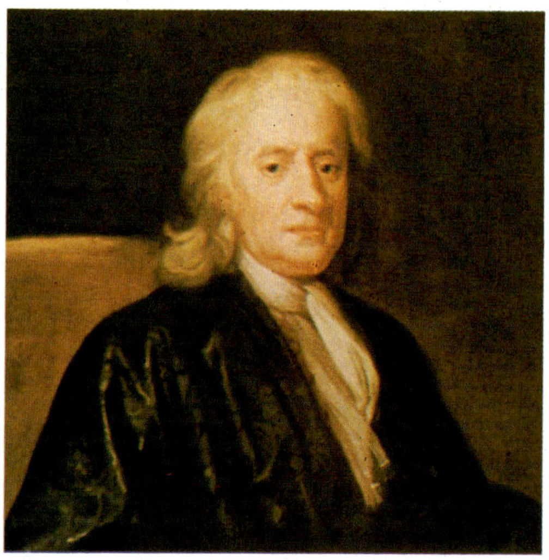

— alle Körper betrifft, einschließlich der Planeten. Er benutzte diese Idee und die neu entdeckten Bewegungsgesetze und arbeitete eine Theorie aus, die zeigt, daß alle im Universum befindlichen Körper durch eine Kraft voneinander angezogen werden, die sich umgekehrt zur Entfernung zwischen ihnen verändert. Er nannte die neue Kraft „Gravitation" und machte sich daran, nachzuweisen, daß die Bewegungen der Planeten Ergebnis des ihnen zugrundeliegenden Gravitationsgesetzes sind.

Newtons Entdeckungen aus dem Jahre 1665 beschränkten sich nicht auf das Gebiet der Mechanik. Durch seine optischen Studien stellte er erstmals fest, daß normales weißes Licht mit Hilfe eines Glasprismas in Farben zerlegt und anschließend mit einem zweiten Prisma wieder zu weißem Licht verbunden werden kann. Seine Arbeit über das Farbenspektrum regte ihn an, nach einer Alternative zum damals üblichen Brechungsfernrohr zu suchen. Zu Newtons Zeiten verursachte die schlechte Glasqualität der in den Fernrohren verwandten Linsen unvermeidlich, daß das Bild teilweise hinter einem Farbenspektrum verschwamm. Newton entschloß sich daher dazu, Spiegel statt Linsen zu benutzen, und entwickelte nach sorgfältig durchgeführten Experimenten ein System gekrümmter Spiegel, das in der Lage war, vergrößerte Bilder von weit entfernten Objekten zu liefern. Dieses Spiegelteleskop war für die Astronomie von unschätzbarem Wert

Unten: Woolsthorpe Manor, das Haus Newtons in Lincolnshire, wohin er sich zurückzog, als der Schwarze Tod in Cambridge wütete. Hier soll er beobachtet haben, wie ein Apfel zu Boden fiel, und daraus geschlossen haben, daß es eine Kraft geben mußte, die den Fall bewirkt.

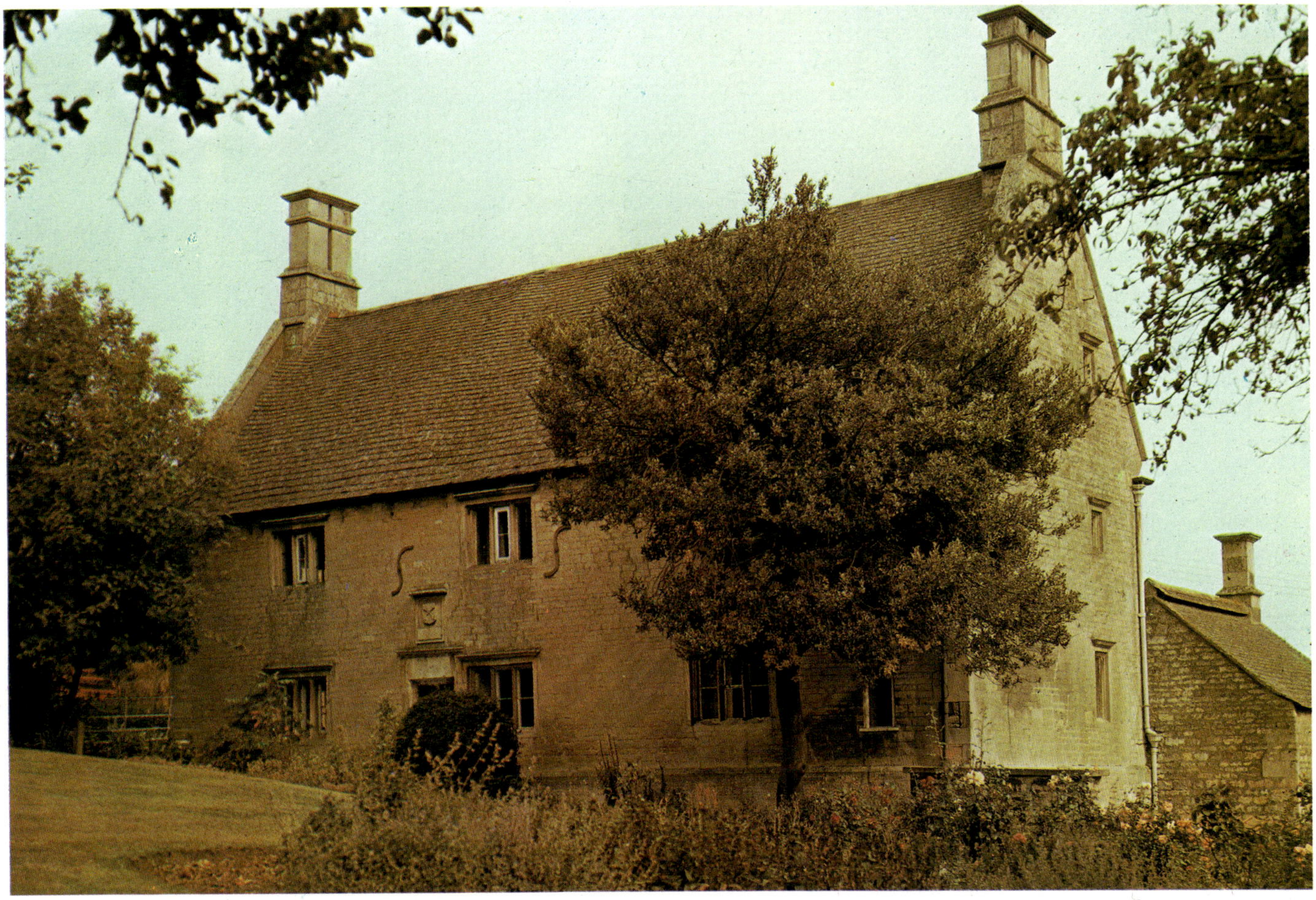

Erst 1687 veröffentlichte Newton die Bewegungsgesetze und die Gravitationstheorie. Sie erschienen in *Philosophiae Naturalis Principia Mathematica (Mathematische Grundsätze der Naturwissenschaft),* einem Buch, das heute als eines der bedeutendsten Werke in der Geschichte der Wissenschaft angesehen wird. Die mathematische Erklärung, mit der er seine Theorien und Beweise untermauerte, zeigt, daß Newton, um seine Auffassung von der Gravitation darzulegen, eine weitreichende, neue mathematische Methode entwickelt hatte: die Infinitesimalrechnung. Diese Rechnungsart war bereits für sich genommen eine außerordentlich bedeutende wissenschaftliche Errungenschaft, da ohne sie die Fortschritte der letzten drei Jahrhunderte großenteils unmöglich gewesen wären.

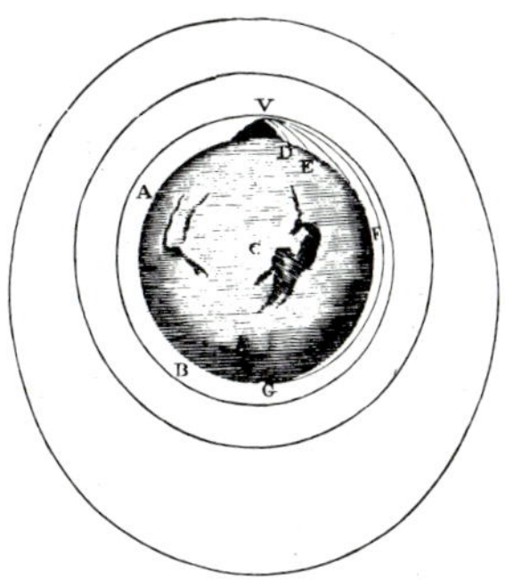

Oben: Newtons Zeichnung eines Projektils, das mit unterschiedlicher Geschwindigkeit aus großer Höhe geschleudert wird. Die Gesetze, die die Geschwindigkeit bestimmen, mit der Gegenstände zu Boden fallen, gelten auch für die Bewegung der Planeten.

Newton arbeitete auch weiter an der Erforschung des Lichts. 1704 veröffentlichte er sein zweites großes Werk *Die Optik.* Es stellt die Ergebnisse seiner Versuche mit Prismen dar und behandelt die Natur der Farbe und Theorien, die für die Erklärung der Lichtbeugung von Bedeutung sind. Er ging auch davon aus, daß das Licht aus der Bewegung reflektierender Partikel besteht. Diese Auffassung ist heute noch von Bedeutung für die Erklärung des Lichts.

Newtons Größe wurde schon zu seinen Lebzeiten von seinem Land und seinen wissenschaftlichen Kollegen im In- und Ausland anerkannt. 1703 wurde er zum ersten Mal zum Präsidenten der Royal Society bestimmt und bis zu seinem Tod jedes Jahr wiedergewählt. 1705 wurde er geadelt. Kurz vor seinem Tod zog er in einem Augenblick der Selbsterkenntnis hellsichtiger als jeder Biograph die Bilanz seines Lebens: „Ich weiß nicht, was die Welt von mir denkt, aber mir selbst erscheine ich wie ein Kind, das an der Meeresküste spielt und sich damit vergnügt, Kieselsteine zu finden, die glätter oder Muscheln, die schöner sind als andere, während der große Ozean der Wahrheit unentdeckt vor mir liegt."

Thomas Newcomen
1663 – 1729

Thomas Newcomen, ein englischer Metallwarenhändler, baute als erster eine wirtschaftlich rentable und zur Bewältigung einer bestimmten praktischen Aufgabe geeignete Dampfmaschine. Sie spielte eine Schlüsselrolle in der Entwicklung der Energie, die die Maschinen der neuen industriellen Zeit mehr als zwei Jahrhunderte lang antrieb.

Die wissenschaftliche Erforschung des Dampfs als Kraftquelle geht zurück auf den griechischen Wissenschaftler Heron von Alexandria, der um 100 v. Chr. beschrieb, wie Tempeltore mit Dampf geöffnet werden können und eine einfache Reaktionsturbine konstruierte. Nach Heron wurde Dampfkraft nur noch mit geringem Erfolg benutzt, bis 1698 der englische Militäringenieur Thomas Savery seine Wasserpumpe patentieren ließ, die „Feuer als Antriebskraft nutzte".

Savery baute auf den Untersuchungen des französischen Physikers Denis Papin auf, dem Erfinder des Dampfkochtopfs. Er hielt es für möglich, mit Papins Verfahren Wasser aus Kohlengruben zu pumpen, was in jener Zeit des expandierenden Bergbaus ein brennendes Problem war. Die Savery-Pumpmaschine bestand aus einem Kessel, der mit zwei Gefäßen und von Hand einstellbaren Hähnen, sowie automatischen Ventilen verbunden war. Sie war in der Lage, Wasser hochzupumpen, freilich nicht mehr als 6 Meter.

Newcomen begann mit der Entwicklung seiner Maschine, weil er die in den Zinngruben Cornwalls gegen Überflutungen verwandten Pumpen mit Dampfkraft statt mit Pferden antreiben wollte, die einen bedeutenden Kostenfaktor darstellten. Newcomen griff wie Savery auf eine der Ideen Papins zurück: den dampfgetriebenen Kolben, der sich in einem Zylinder bewegt. Papin war es gelungen, ein funktionierendes Modell herzustellen, das jedoch für eine weitere Entwicklung noch nicht reif zu sein schien.

Newcomen begann seine Versuche in seiner Heimatstadt Dartmouth zusammen mit John Calley, einem Klempner und Kollegen aus der Metallwarenbranche. Die beiden Männer benötigten zehn Jahre, um die erste funktionierende Kolbendampfmaschine zu entwickeln. Das erste in Betrieb genommene Modell wurde 1712 in Staffordshire gebaut. Da Saverys Patent Newcomen daran hinderte, selbst eines anzumelden, tat er sich mit dem älteren Kollegen zusammen, um die Newcomen Grubenmaschine herzustellen und zu vertreiben.

Die Maschine erwies sich als Erfolg, obwohl beim Arbeitsgang des Kolbens Hitze

Unten links: Eine Newcomen Dampfmaschine. Sie besteht aus einem Kolben, der sich in einem Zylinder bewegt. Der Kolben ist an der rechten Seite des sich auf und ab bewegenden Querbalkens befestigt. Auf der anderen Seite des Balkens ist eine Pumpenstange mit dem Kolben einer Wasserpumpe verbunden. Dampf trat in den Zylinder ein; wenn das Gewicht des Pumpenmechanismus den Kolben hob, wurde die Dampfzufuhr beendet und kaltes Wasser in den Zylinder gespritzt, das den Dampf abkühlte und ein partielles Vakuum schuf. Der Luftdruck drückte den Kolben nach unten und die Pumpenstange nach oben. Dann gelangte erneut Dampf in den Zylinder, und der ganze Vorgang wiederholte sich.

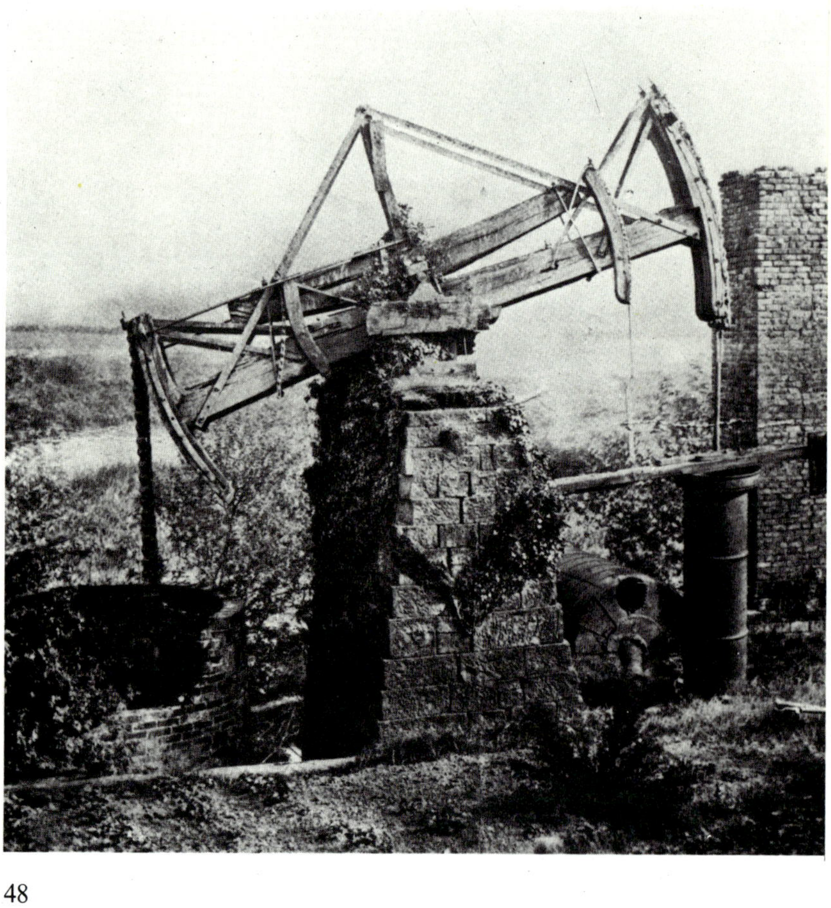

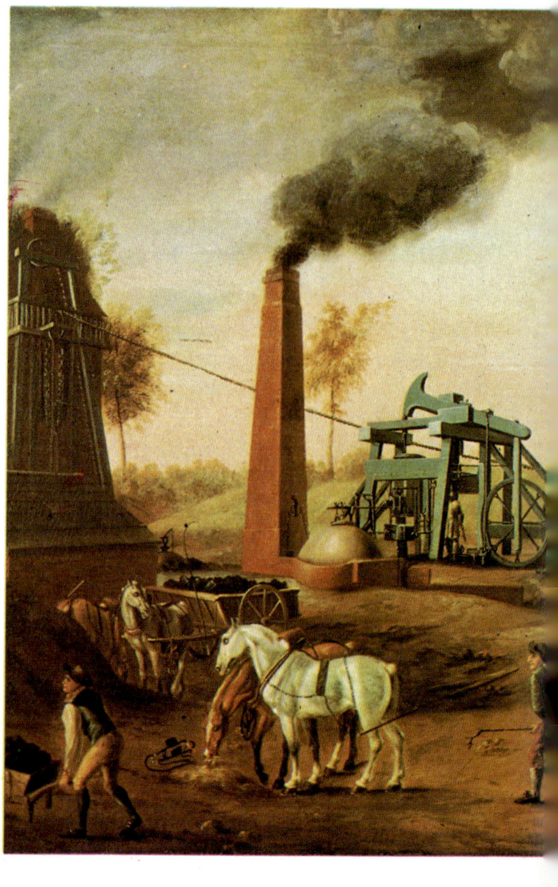

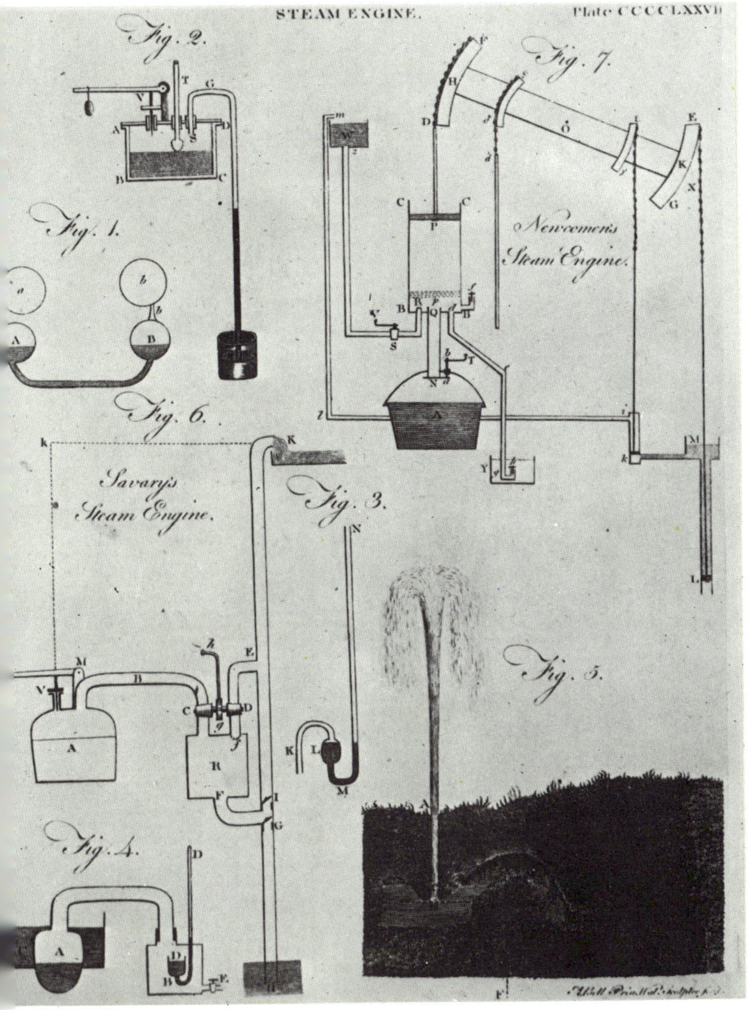

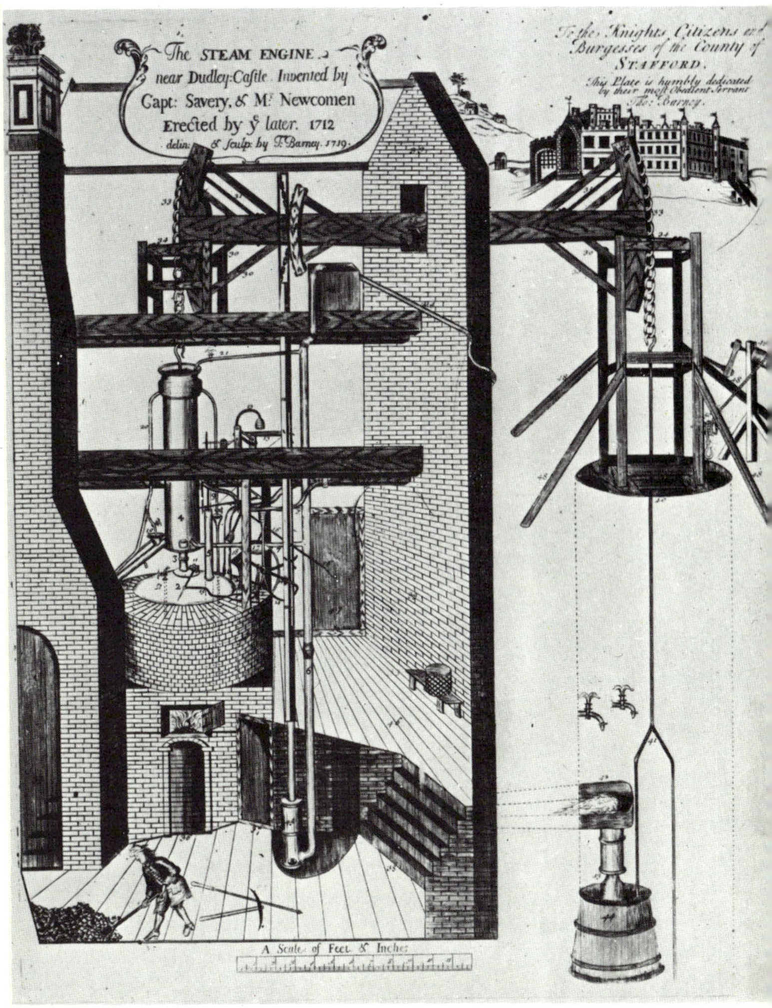

Oben links: Ein Stich, der die Funktion der ersten Dampfmaschinen darstellt. Links Saverys und rechts Newcomens Modell. Beide Maschinen nutzten die Energie des Luftdrucks, nachdem der Dampf kondensiert war, und nicht die durch Ausdehnung des Dampfes ausgelöste.

Oben rechts: Eine Savery und Newcomen Dampfmaschine, die 1782 bei Dudley Castle aufgestellt wurde. Weil sich ihre Patente überlappten, betrieben die Erfinder gemeinsam die Dampfmaschinenherstellung für Bergwerke.

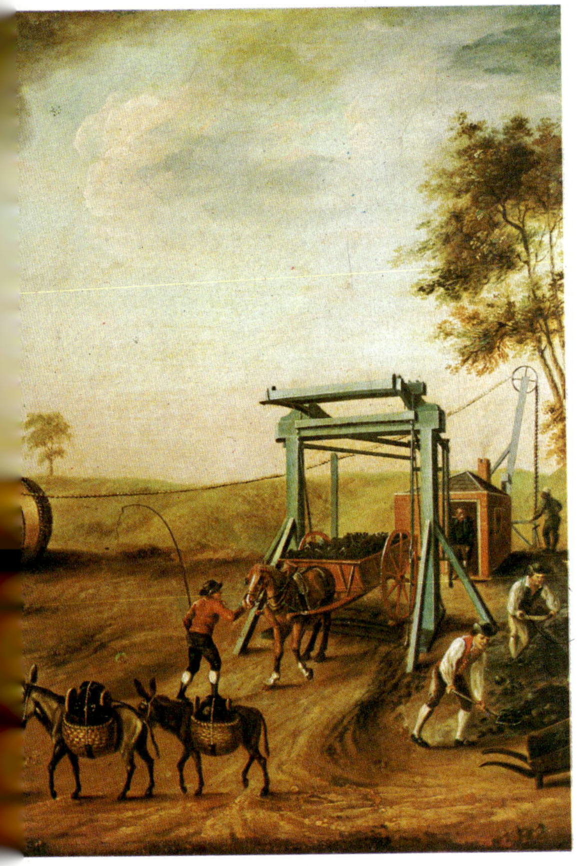

Links: Gemälde einer Kohlengrube mit einer in Betrieb befindlichen Newcomen Dampfmaschine. Obwohl sie unrationell arbeitete und im Vergleich zu späteren Modellen Energie verschwendete, wurde sie in modifizierter Form bis ins 20. Jahrhundert hinein benutzt.

und damit Energie vergeudet wurde. Der Dampf strömte in einen vertikalen Zylinder, der über einem Kessel montiert war, und drückte die Kolbenstange nach oben, die den schweren Querbalken auf und ab bewegte, wodurch wiederum die Pumpe angetrieben wurde. Wasser floß daraufhin in den Zylinder und ließ den Dampf kondensieren, so daß ein partielles Vakuum entstand und der Kolben durch den Luftdruck wieder nach unten gepreßt wurde, sobald das Wasser abgezogen war.

Bei der abwärts gerichteten Kolbenbewegung wurde der Zylinder abgekühlt, bei der aufwärts gerichteten erhitzt. Luft und Dämpfe blieben manchmal im Zylinder und brachten die Maschine zum Stillstand. Dennoch kamen Newcomen Dampfmaschinen in ganz Europa und Großbritannien zum Einsatz. Die Verwendung automatischer Ventile verbesserte sie schrittweise, und einige Modelle waren in modifizierter Form bis zu Beginn des 20. Jahrhunderts in Betrieb.

Die Newcomen Dampfmaschine bedeutete einen enormen Fortschritt in der Entwicklung der Dampfkraft. Es blieb jedoch James Watt vorbehalten, sie Ende des 18. Jahrhunderts weithin nutzbar zu machen.

Abraham Darby
1678 – 1717

Ein Grundstein der industriellen Revolution wurde 1709 im englischen Coalbrookdale gelegt, als der Eisenfabrikant Abraham Darby seine Technik der Eisenerzverhüttung mit Koks vervollkommnete. Bis dahin basierte das Schmelzverfahren zur Herstellung von Guß- oder Roheisen auf der Holzkohle, mit der die Schmelzöfen befeuert wurden. Daher konnte mit jeder Beschickung der Öfen nur sehr wenig Eisen produziert werden, denn die Holzkohle sackte bei der großen Hitze, die zum Schmelzen benötigt wurde, schnell in sich zusammen. Außerdem waren die englischen Wälder durch die Nachfrage der Eisenindustrie nach Holz für die Holzkohleproduktion bereits stark gelichtet. Seit Beginn des 17. Jahrhunderts gab es in der Roheisenproduktion Versuche, Holzkohle durch das Kohleprodukt Koks zu ersetzen. Dessen Schwefelgehalt machte jedoch das Eisen für Industriezwecke zu spröde.

Als Abraham Darby 1708 die Bristol Iron Company in Coalbrookdale im Severntal gründete, wählte er den Standort sorgfältig aus. Das Gebiet war dafür bekannt, daß es reiche Kohlevorkommen mit niedrigem Schwefelgehalt besaß und daß auch Eisenerzlager in der Nähe waren. Die Verwendung von Koks ermöglichte es Darby, größere und stärker erhitzbare Hochöfen zu errichten, als es vorher möglich gewesen war, und er begann bald hochwertiges Eisen herzustellen, das auch einem Preisvergleich mit dem mit Holzkohle geschmolzenen standhielt.

Zuerst wurde Darbys Eisen vor allem benutzt, um Küchengeräte und Eisenbeschläge zu gießen, denn die Hüttenwerksbesitzer und Schmiede betrachteten ausschließlich das … Holzkohle hergestellte Eisen als für ihre Zwecke geeignet. Darby erzielte einen Durchbruch, als Thomas Newcomen zu ihm kam, um sich die Zylinder für seine Dampfmaschine gießen zu lassen.

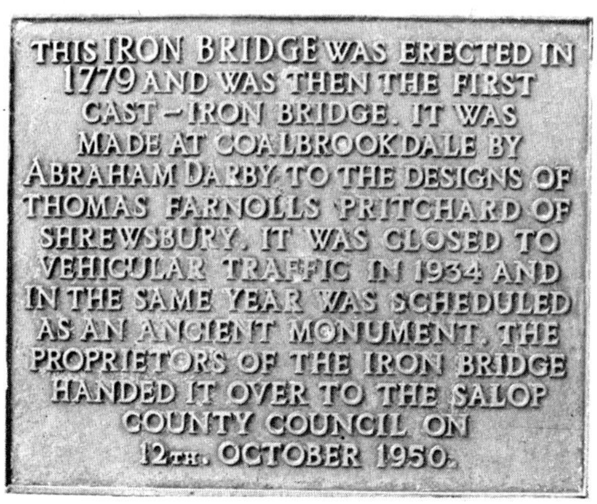

Unten links: Eine an der Eisenbrücke angebrachte Gedenktafel, die an ihren Erbauer Abraham Darby erinnert. Als Quäker weigerten sich Darby, sein Sohn und sein Enkel, sich porträtieren zu lassen.

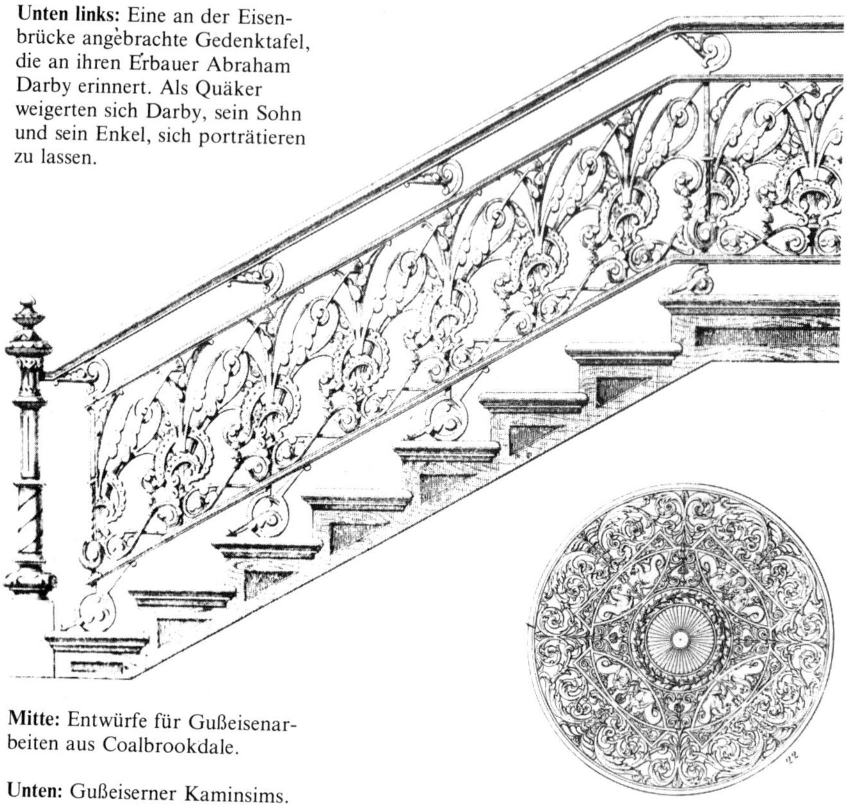

Mitte: Entwürfe für Gußeisenarbeiten aus Coalbrookdale.

Unten: Gußeiserner Kaminsims.

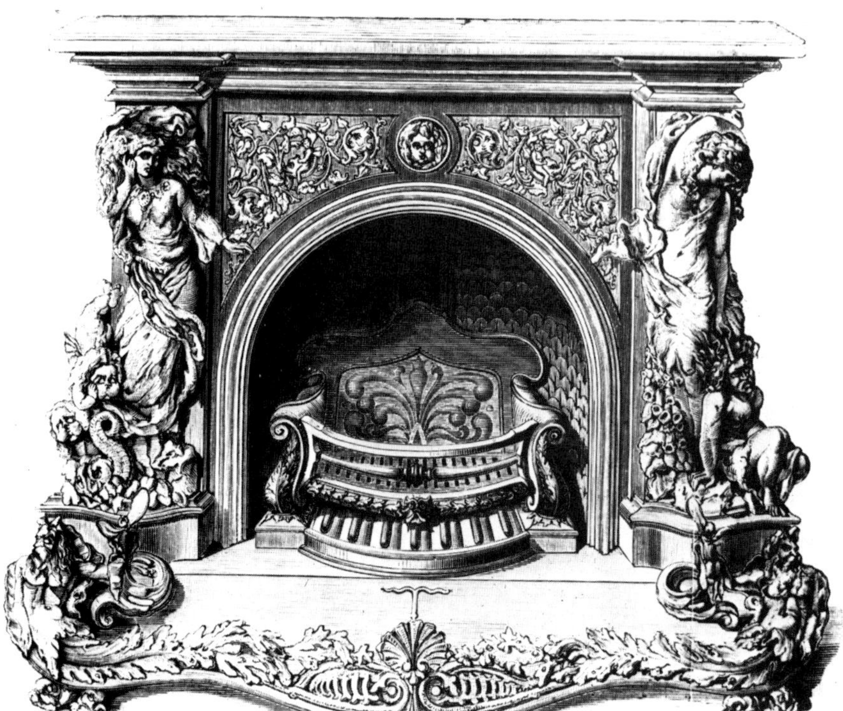

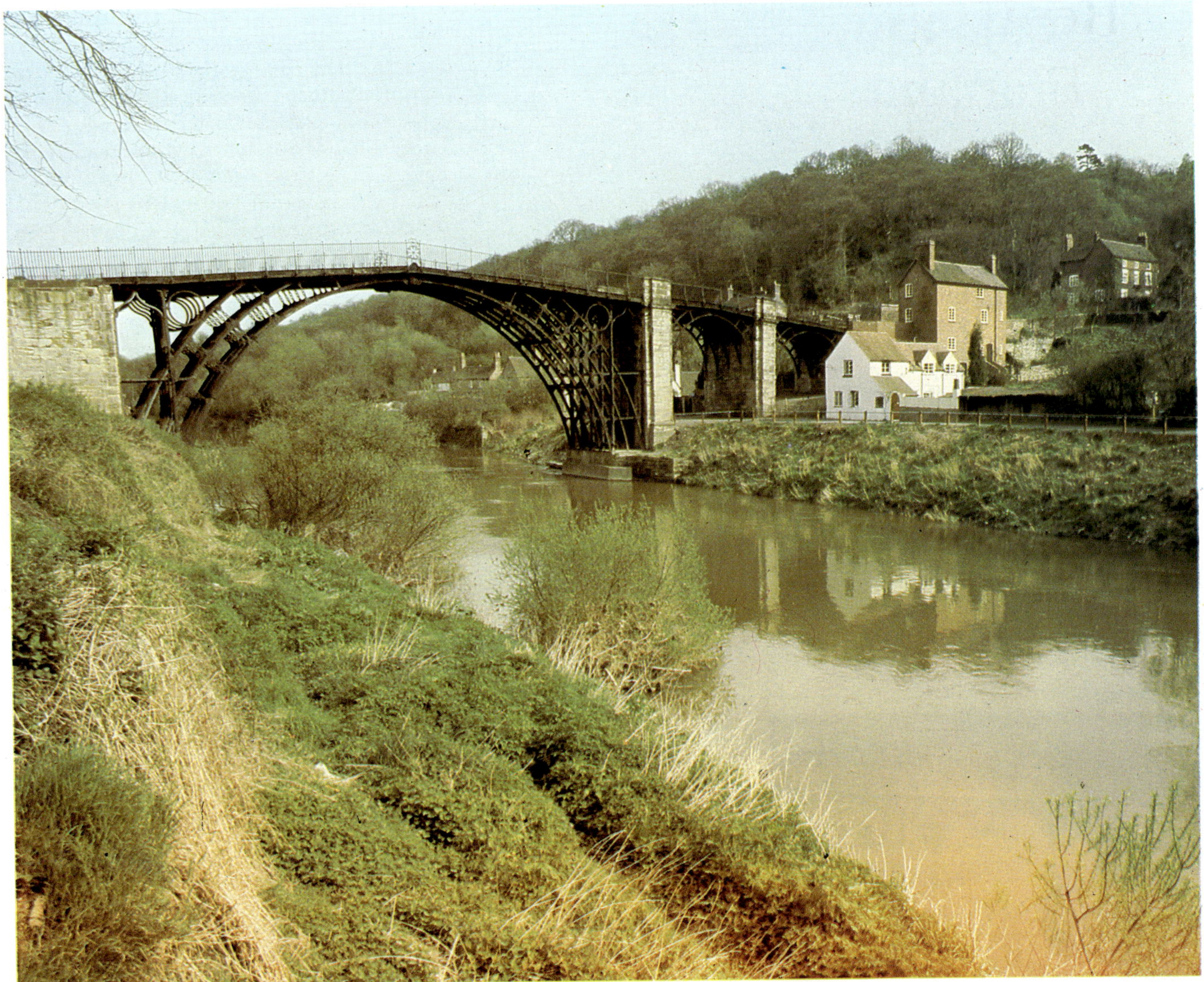

In der Zwischenzeit fand die Verwendung von Eisen in der Industrie immer weiter Eingang. 1779 bauten Abraham Darby III., der Enkel des Gründers, und John Wilkinson die erste Eisenbrücke der Welt. Sie überspannte die Schlucht des Severn in der Nähe von Coalbrookdale. Die über die Brücke führende Straße wurde von einem fünfrippigen Bogen getragen, wobei jedes Einzelteil in zwei Hälften gegossen wurde.

Das Unternehmen der Darbys verwandelte die ganze Gegend um Coalbrookdale zur „Wiege der industriellen Revolution". Intensive und vielfältige Fabrikationsstätten, der Bau von Hochöfen und Verhüttungsanlagen, der Abbau von Eisenerz und Kohle und ein Netz von Kanälen machten das Gebiet zu einem führenden Zentrum der Industrie. Beständig hing Schwefelgestank über dem Tal, und der Lärm hörte nicht auf — eine Fabrik trug sogar den Namen Irrenhaus. Im Lauf der Zeit erschöpften sich jedoch die Minen, und viele Fabriken wurden verlegt. Die Kanäle, Hüttenwerke und Fabriken wurden nicht mehr benutzt und verfielen schließlich.

Oben: Die von Abraham Darby III. bei Coalbrookdale errichtete Eisenbrücke über den Severn.

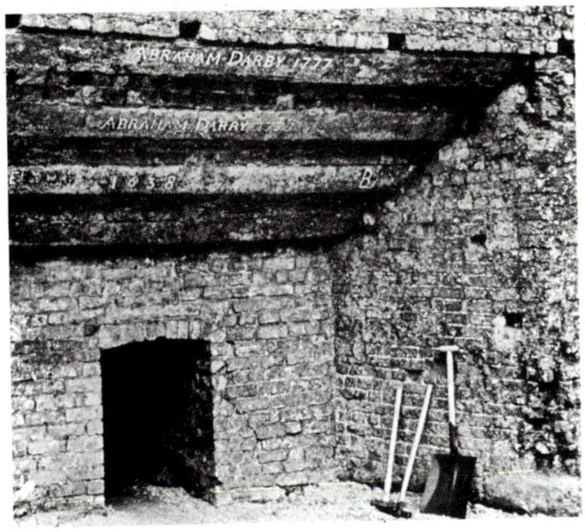

Rechts: Der alte Hochofen in Coalbrookdale bei Telford, der von Abraham Darby I. zur Produktion von hochwertigem Gußeisen benutzt wurde. Er wurde 1709 von Abraham Darby I. übernommen und von Holzkohle auf Koks umgestellt. Wasser wurde von einem Teich über ein Wasserrad geleitet, das die Blasebälge bewegte. Der Hochofen wurde von oben mit wechselnden Lagen von Koks und Eisenerz beschickt, Kalkstein wurde zugesetzt, um die Verunreinigungen zu beseitigen. Das Gebläse schuf im Ofen den für den Schmelzvorgang erforderlichen Hitzegrad.

Darbys und Wilkinsons Brücke diente bis in die fünfziger Jahre unseres Jahrhunderts dem Verkehr. Dann gaben die Fundamente nach. Sie wurde völlig restauriert und ist heute das Prunkstück des Ironbridge Gorge Museum, in dem eine große Auswahl von Gegenständen aus der Frühzeit der industriellen Entwicklung in ihrer ursprünglichen Form aufbewahrt wird.

Benjamin Franklin

1706 – 1790

Benjamin Franklins Leben ist die klassische Geschichte eines Selfmademan, der durch Entschlossenheit und Intelligenz zu Reichtum und Ruhm kam. Neben seinen vielen geschäftlichen Unternehmungen spielte er eine Schlüsselrolle in der amerikanischen Unabhängigkeitsbewegung. Daneben war er immer an wissenschaftlichen Fragen interessiert. Von ihm stammen bedeutende Beiträge zum Verständnis der Elektrizität. Seine Erfindungen umfassen den Blitzableiter, einen Heizofen, der heute noch gebaut wird, und Brillengläser für Nah- und Fernsicht.

Franklin wurde als eines von 17 Kindern eines Seifen- und Kerzenmachers in Boston geboren. Mit zehn Jahren verließ er die Schule und ging bei einem Drucker in die Lehre. Er wurde bald ein erfolgreicher Verleger von Almanachen, Zeitungen und Zeitschriften, in

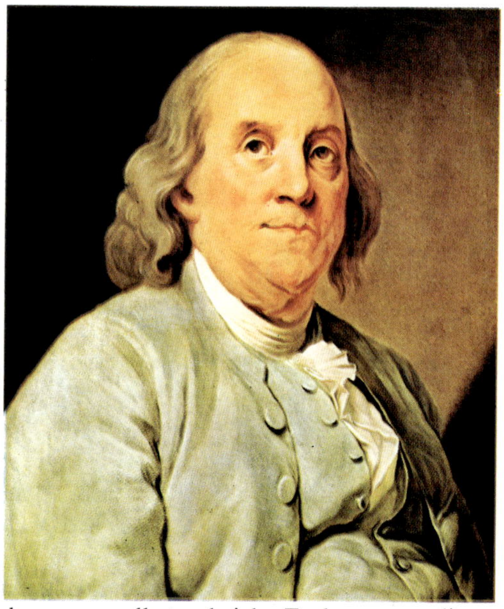

denen er selbst schrieb. Er korrespondierte lebhaft mit Gelehrten, Politikern und Schriftstellern in den amerikanischen Kolonien und in Europa und wurde schnell eine international bekannte Persönlichkeit. Von großer persönlicher Integrität und Liberalität, gründete er eine Reihe von Wohltätigkeitseinrichtungen. Die Politik betrachtete er als ein Mittel zur Verbesserung der gesellschaftlichen Verhältnisse. Relativ schnell wurde er politisch aktiv, zuerst in Philadelphia und dann in internationalem Rahmen. Er wurde als Gesandter nach England geschickt und verbrachte viel Zeit in Europa, um Unterstützung für die amerikanische Sache zu gewinnen.

Seine Reisen und sein Briefwechsel brachten Franklin in Kontakt mit führenden Wissenschaftlern Europas. Obwohl er keinerlei wissenschaftliche Ausbildung besaß, begann er Experimente zur Untersuchung elektrischer Phänomene mit so großem Geschick und Sachverstand, daß er bald als Wissenschaftler anerkannt und geachtet wurde. In einem der ersten Ansätze zur Formulierung einer Theorie der Elektrizität sagte er, sie sei „ein Element, das sich unter anderen Stoffen verbreitet und von ihnen angezogen wird". Mit bemerkenswerter Klarheit benannte er zwei Arten der Elektrizität. Die eine sei in Gegenständen enthalten, die „mit elektrischem Feuer überladen" und die andere in solchen, die „unterladen" seien. Ersetzt man Franklins Begriff „elektrisches Feuer" durch „Elektron", so ergibt sich eine genaue Beschreibung der heutigen Theorie von der positiven und negativen elektrischen Ladung. Außerdem stellte Franklin fest, daß, wenn sich ein „überladener" Gegenstand einem „unterladenen" nähert, ein elektrischer Funke zwischen ihnen überspringt und die Menge des in beiden vorhandenen „elektrischen Feuers" ausgleicht. Heute erscheint dies als die erste genaue Beschreibung des Vorgangs, durch den Elektronen sich zwischen Körpern unterschiedlicher elektrischer Ladung bewegen, und der in der Elektronenphysik von fundamentaler Bedeutung ist.

Unten: Eine Illustration aus *Maritime Observations (Beobachtungen auf See),* einem Band aus Franklins Gesammelten Werken. In ihnen sind Franklins Schriften zu vielen Fragen der Wissenschaft zusammengefaßt. Sie wurden 1806 posthum herausgegeben. Franklin unternahm weite Reisen und verbrachte dementsprechend viel Zeit auf See. Dabei betrieb er detaillierte Studien von Meeresströmungen, Wetterbedingungen, von mechanischen Funktionen und Verhaltensweisen bei Schiffen im Wasser.

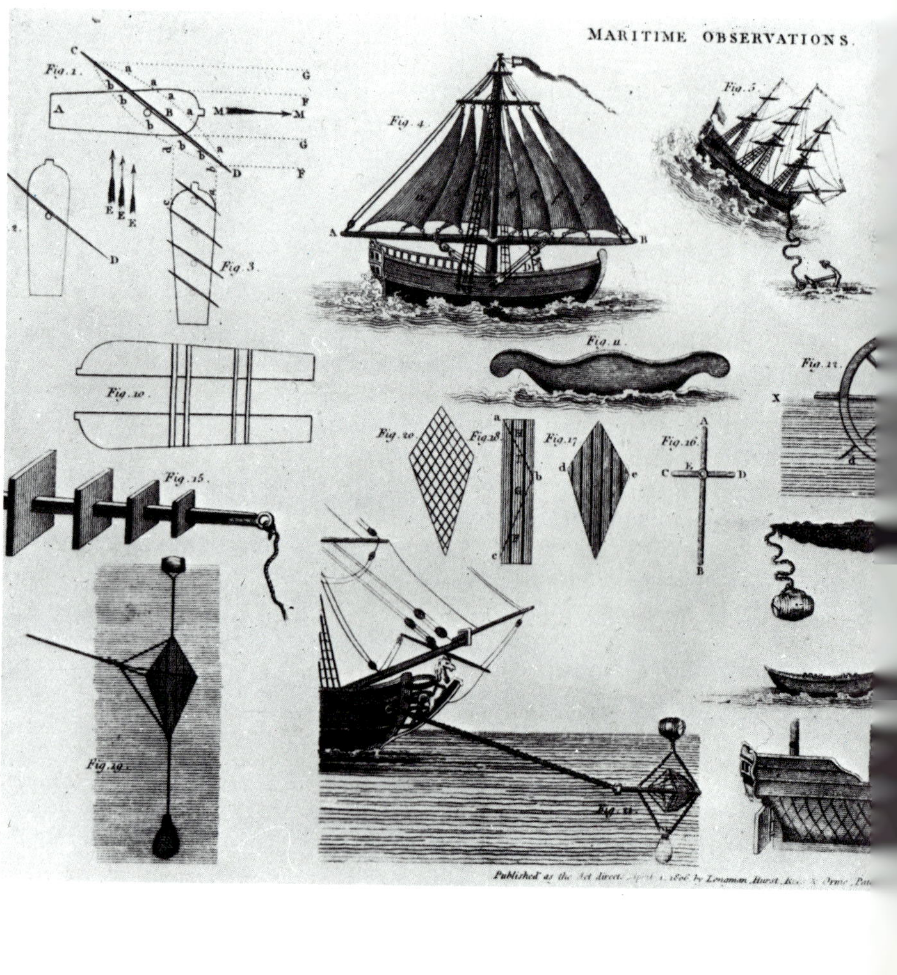

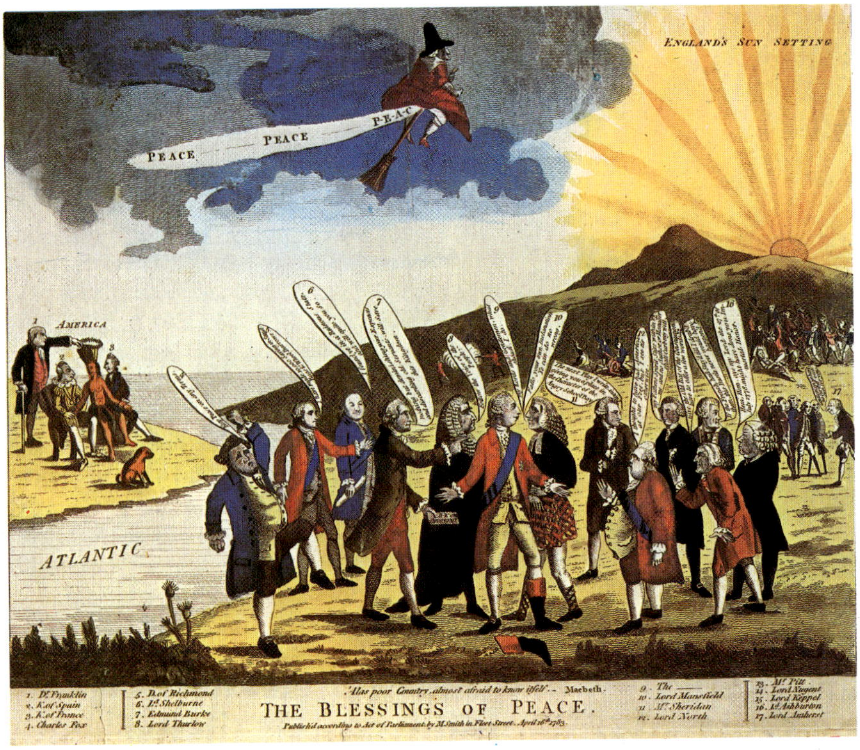

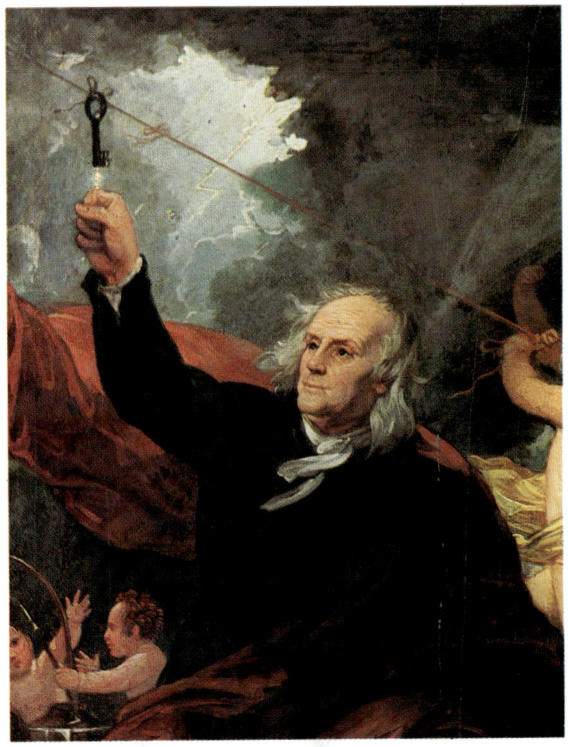

Franklins bekannteste Entdeckung, daß der Blitz durch Entladungen statischer Elektrizität in der Atmosphäre hervorgerufen wird, kam in einem spektakulären und gefährlichen Experiment zustande. Er befestigte einen Metallschlüssel mit einem Elektrizität leitenden Seidenfaden an einem Drachen, den er in einem Gewittersturm steigen ließ: das Metall sprühte elektrische Funken. Franklin leitete die tödliche elektrische Energie des Blitzes durch den Schlüssel in die Erde — er kam dabei nicht zu Schaden. Das unmittelbare praktische Ergebnis war ein Entwurf für den ersten Blitzableiter. Er regte an, spitze Metallstangen auf die Dächer zu setzen und sie mit dem Erdboden zu verbinden, um so den Blitz von den Gebäuden selbst abzulenken und die Energie unschädlich in den Boden zu leiten. Franklins Blitzableiter sind bis heute weithin in Gebrauch.

Trotz seiner nachlassenden Gesundheit erlahmte Franklins Interesse an Wissenschaft und Politik auch in späteren Jahren nicht. Drei Jahre vor seinem Tod beteiligte er sich am Entwurf eines der großen Dokumente der Geschichte: der Verfassung der Vereinigten Staaten von Amerika. Franklin wurde von seinen Landsleuten als einer der Begründer der Nation und vom republikanischen Frankreich als hervorragender Wissenschaftler und Staatsmann betrauert, der den Geist der Freiheit und der Aufklärung verkörperte.

Oben links: *Die Lobpreisung des Friedens,* eine zeitgenössische Karikatur, die Englands Sonnenuntergang (rechts) und den Anfang der Geschichte der Vereinigten Staaten (links) zeigt. Franklin ist die am linken Rand des Bildes mit einer 1 markierte Figur. Er war einer der Begründer der Vereinigten Staaten und beteiligte sich am Entwurf der Verfassung.

Oben rechts: Franklin während des Experiments mit einem Metallschlüssel, der mit einem Seidenfaden an einem Drachen befestigt ist. Bei diesem Versuch entdeckte Franklin, daß Blitze durch Entladung statischer Elektrizität entstehen.

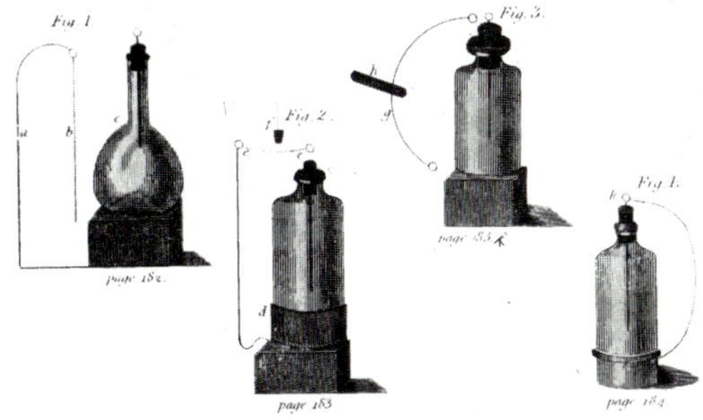

Rechts: Geräte, die Franklin bei seinen Versuchen mit statischer Elektrizität oder „elektrischem Feuer“ (wie er es nannte) verwandte.

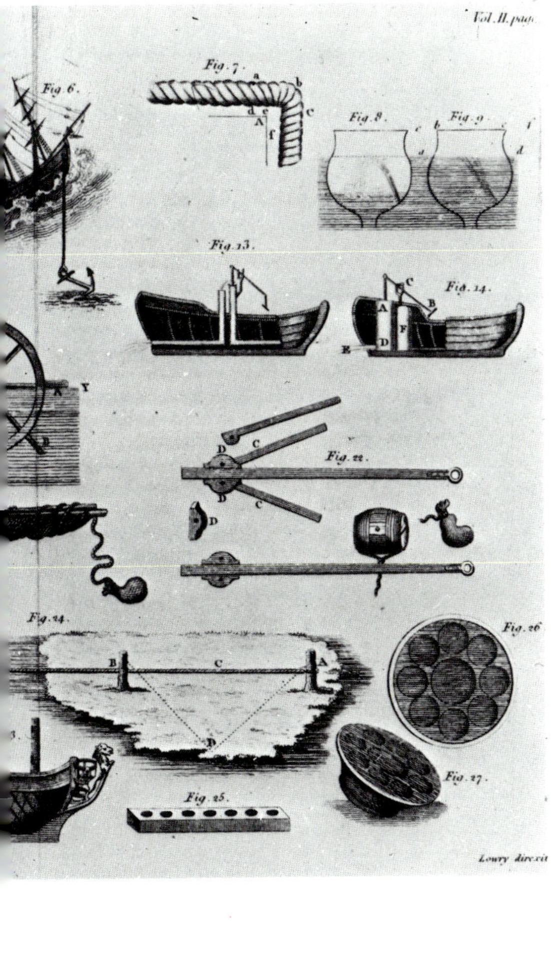

Carl von Linné

1707 – 1778

Carl von Linné, der schwedische Botaniker und Forscher, entwickelte die Methode zur Klassifizierung von Pflanzen und Tieren, die heute noch in modifizierter Form in Gebrauch ist. Dieses System, bekannt als „binomiale Nomenklatur" (Doppelbenennung), gibt jeder Pflanze und jedem Tier einen lateinischen Doppelnamen, bestehend aus Gattungs- und Artnamen. So heißt z.B. der Orangenbaum *Citrus aurantium* und der Zitronenbaum *Citrus limon*. Linné erkannte selbst, daß dieses künstliche System seine Nachteile hatte, aber zugleich einen ausschlaggebenden Vorzug. Es ermöglichte Studenten der Botanik und Zoologie eine schnelle und sinnvolle Einordnung mit Hilfe einer allgemein anerkannten Kategorie.

Linné studierte Medizin an der Universität von Uppsala, bekam aber 1730 eine Stelle als Dozent für Botanik. 1732 unternahm er im Auftrag der schwedischen Akademie der Wissenschaften eine Reise nach Lappland. 1735 veröffentlichte er seine Arbeit *Systema Naturae* und zwei Jahre später *Genera Plantarum*. Die erste Schrift zeigte er dem niederländischen Naturforscher Jan Frederik Gronovius, der davon so beeindruckt war, daß er sie auf eigene Kosten veröffentlichte. Linnés Arbeit *Species Plantarum*, die 1753 erschien, gilt heute als der Beginn der systematischen Klassifizierung von Pflanzen und Farnen.

Das System der Doppelbenennung war nicht neu. Ein Schweizer Botaniker und Anatom hatte es ursprünglich im 17. Jahrhundert entwickelt. Aber Linné verbesserte es und führte es zu einer Zeit der allgemeinen Verwendung zu, als es dringend benötigt wurde. Er teilte die Pflanzen zuerst in blühende und nichtblühende ein, wobei er die letzteren nach Art ihrer Staubfäden und Stempel unterteilte. Sein System achtet nur wenig auf die innere Struktur, was besonders deutlich wird an der Klassifizierung der Tiere, bei denen er z.B. eine enorme Vielfalt von Arten unter der einzigen Gruppe *Amphibia* einordnet.

1742 wurde Linné Professor für Medizin in Uppsala und ein Jahr später Professor für Botanik. Die Veröffentlichung von *Species Plantarum* brachte ihm internationale Anerkennung ein. 1755 lud ihn der spanische König ein, mit einem großzügigen Gehalt in Spanien zu leben, aber Linné lehnte ab.

Unten links: Ein Wedgwood-Medaillon mit Linnés Porträt.

Unten rechts: Linnés Haus im Alten Botanischen Garten von Uppsala. Der Garten war von Linnés Vater, einem Amateurgärtner, angelegt worden. Eines der aufgeschütteten Beete war einem runden Eßzimmertisch nachgebildet, mit Tellern aus Blumen und von Sträuchern gesäumt, die die Gäste darstellten.

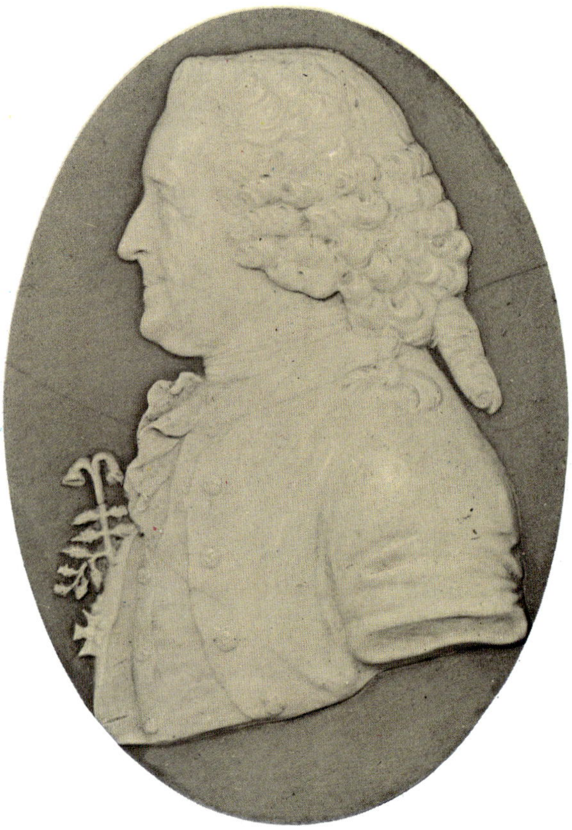

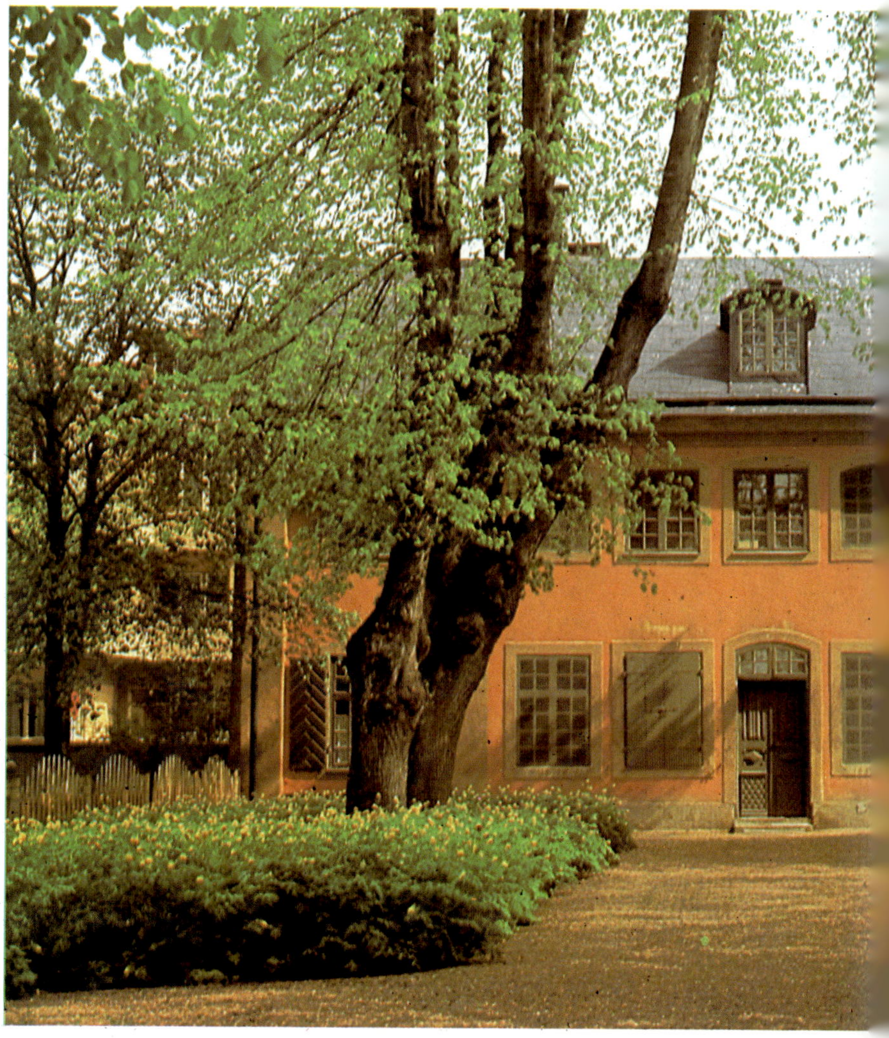

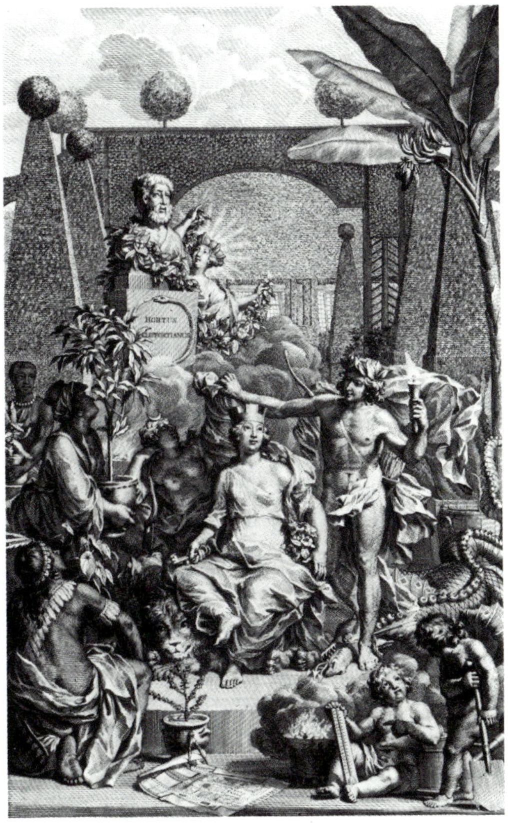

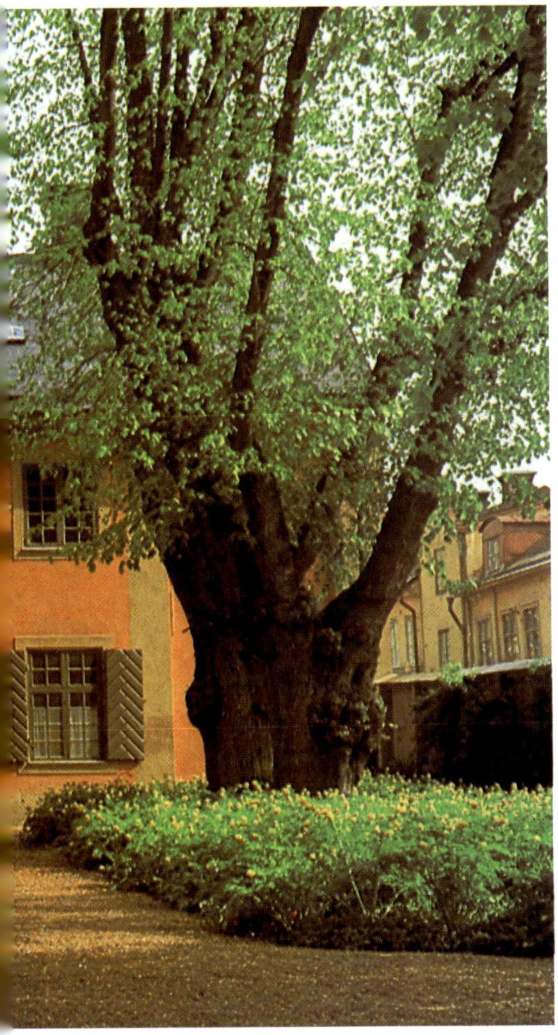

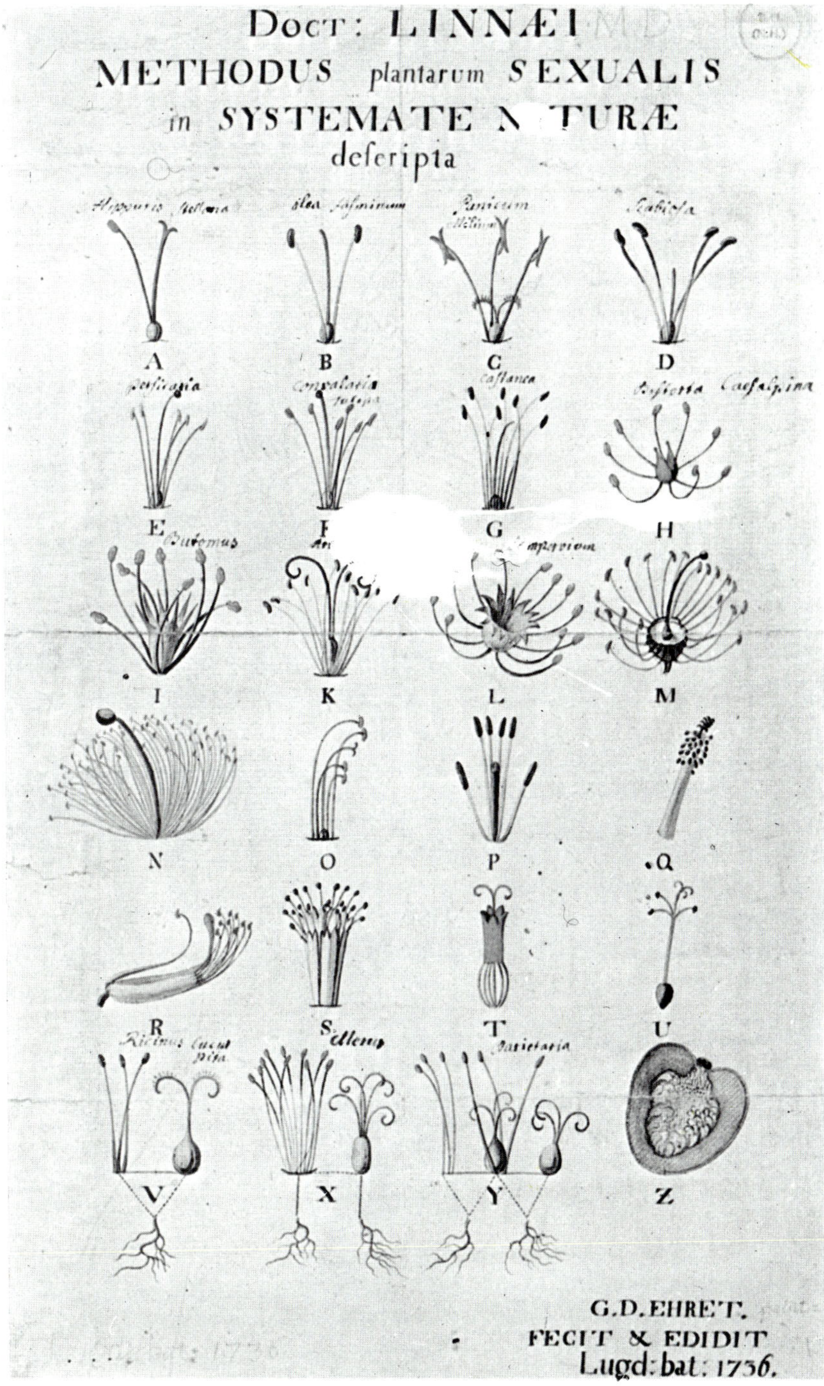

Oben links: Titelblatt von *Hortus Cliffortianus,* einer Beschreibung der Pflanzen und des Herbariums von George Clifford, dem Gönner und Wohltäter Linnés in den Niederlanden. Das Buch war das erste seiner Art, in dem die Bildtafeln nicht nur Gesamtabbildungen, sondern auch präparierte Pflanzenteile sowie verschiedene Wachstumsstadien zeigten. Es stellt den Beginn der klassischen botanischen Illustration dar.

Oben rechts: Linnés System der Pflanzenklassifizierung.

Linné hatte ein heiteres und humorvolles Wesen, was seinen Studenten sehr gefiel. An Samstagen begab er sich oft mit bis zu 150 Studenten aufs Land, und wenn jemand ein seltenes Exemplar entdeckte, verkündete er es mit einem Trompetenstoß. Nach seinem Tod kaufte ein englischer Bewunderer, Sir J.E. Smith, sämtliche Manuskripte Linnés, sein Herbarium und seine Insekten- und Muschelsammlungen und sandte sie per Schiff nach London. Der schwedische König war wütend und schickte eine Fregatte hinterher, aber das englische Schiff entkam, und die gesamte Sammlung wird heute in der Linné-Gesellschaft in London aufbewahrt.

James Hargreaves

1722 – 1778

James Hargreaves war der englische Weber, der mit der Erfindung der Feinspinnmaschine den ersten Schritt zur völligen Mechanisierung des Spinnens tat.

In Europa dienten der gewichtige Spinnrocken und die Spindel von prähistorischen Zeiten bis zum Mittelalter dazu, Wolle zu Garn zu verspinnen. Im Mittelalter wurde dann das Spinnrad aus Indien eingeführt, das die Mechanisierung der Garnproduktion vorantrieb, sie beschleunigte und die Herstellung eines gleichmäßigeren Fadens ermöglichte. Bis zum 18. Jahrhundert und dem Beginn der industriellen Revolution wurden Tuche vor allem in Heimarbeit gefertigt. Ein Tuchhändler versorgte Spinner und Weber mit Schurwolle, Baumwolle oder Flachs. Sie produzierten daraus Stoffballen und lieferten diese zum Verkauf an den Händler zurück, der den marktüblichen Stückpreis bezahlte.

Hargreaves lebte als einer dieser Heimarbeiter in Lancashire. Er besaß ein eigenes Spinnrad und einen eigenen Webstuhl. Die Idee für die Feinspinnmaschine kam ihm angeblich 1764. Seine Tochter Jenny warf versehentlich ein Spinnrad um, und die Spindel fuhr fort sich zu drehen. Das brachte Hargreaves auf den Gedanken, daß sich eine ganze Reihe von Spindeln durch ein Rad antreiben ließe.

Er baute sein Jenny genanntes Modell mit acht Spindeln, auf denen der Faden durch einen korrespondierenden Satz von Vorgespinsten versponnen wurde. Alle acht Fäden konnten dann von einem Menschen per Hand gesponnen werden. Der so produzierte Faden war allerdings grob und relativ leicht zerreißbar, so daß er sich nur als Schußfaden verwenden ließ, der quer zum Kettfaden verläuft. Hargreaves kam mit seiner Erfindung 30 Jahre, nachdem John Kays durch die Mechanisierung des Weberschiffchens den Webvorgang beschleunigt hatte. Die Einführung des Weberschiffchens steigerte die Nachfrage nach Garn in der Tuchindustrie; und die „Jenny" trug dazu bei, sie zu befriedigen.

Hargreaves ging schließlich dazu über, seine Maschine für den Verkauf zu produzieren und so zu verbessern, daß jede über 30 gleichzeitig laufende Spindeln verfügte. Er bekam bald Schwierigkeiten mit den Handwebern, die in seiner Erfindung eine Gefährdung ihres Lebensunterhalts und ihrer Selbständigkeit sahen. 1768 brach eine Gruppe von Webern in sein Haus ein und zerstörte alle Maschinen, die sie finden konnte. Daraufhin ging Hargreaves nach Nottingham, wo er sich mit einem Geschäftsmann zusammentat. Sie bauten eine kleine Fabrik, die mit den Maschinen Strumpfgarn herstellte. Zu seinem Nachteil versäumte es Hargreaves, seine Spinnmaschine unverzüglich patentieren zu lassen. Erst 1770 erhielt er ein Patent.

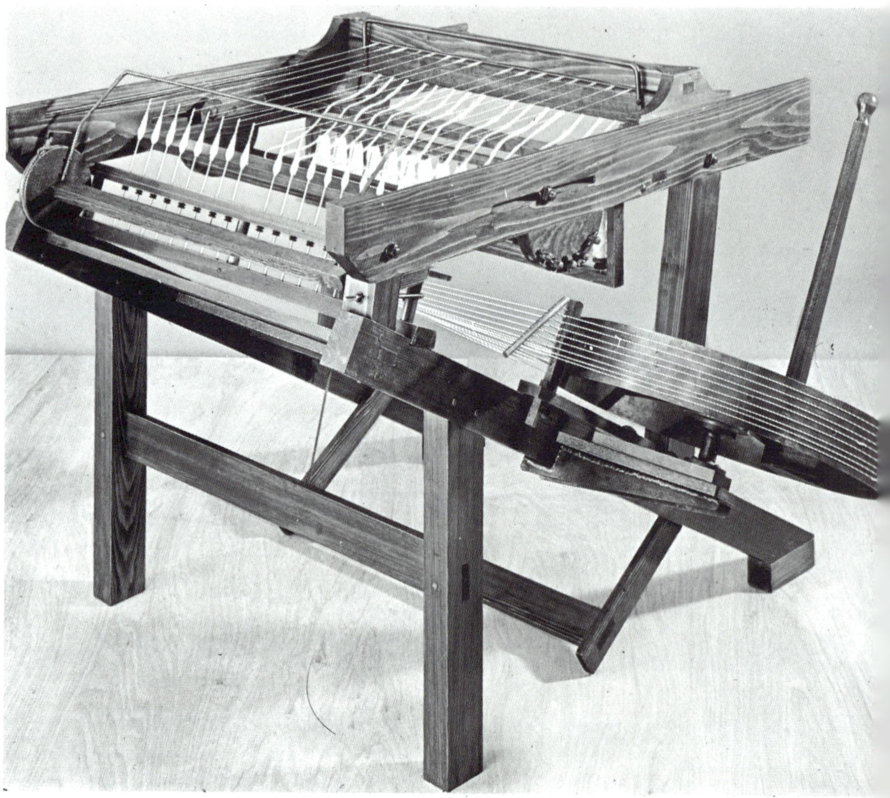

Oben: Die „Spinning Jenny" war eine der Maschinen, die die industrielle Revolution und das moderne Industriezeitalter in Gang setzten. Die Rohfasern wurden in der „Jenny" durch einen Haken auf eine Spindel geführt, auf der sie aufgewickelt wurden. Die „Jenny" streckte und zwirnte die Faser zu einem Faden.

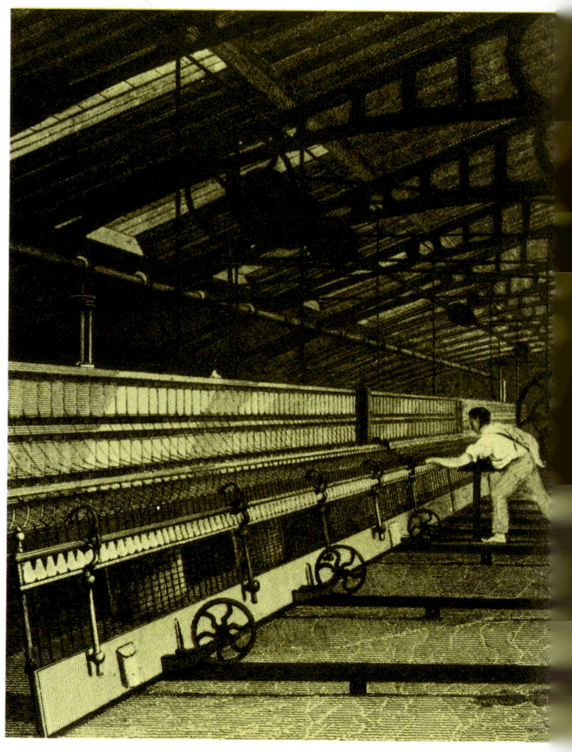

Rechts: Samuel Cromptons Mulemaschine in Betrieb. Diese verbesserte Ausgabe von Hargreaves „Jenny" stellte einen überaus feinen Faden von viel höherer Dehnfestigkeit her.

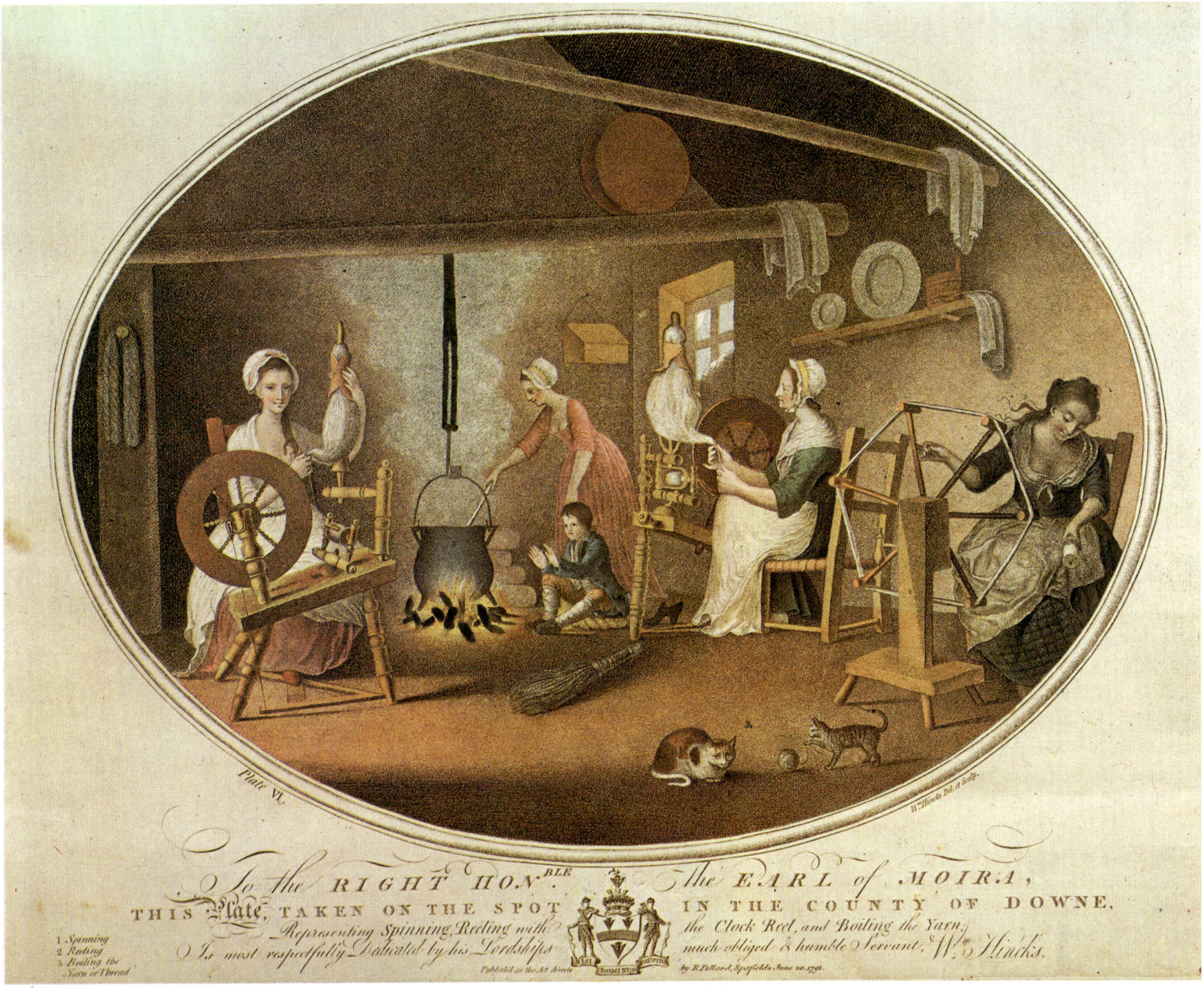
Plate VI.
To the RIGHT HON.BLE The EARL of MOIRA,
THIS Plate, TAKEN ON THE SPOT IN THE COUNTY OF DOWNE,
Representing Spinning, Reeling with the Clock Reel, and Boiling the Yarn;
Is most respectfully Dedicated by his Lordships much obliged & humble Servant, Wm Hincks.

Oben: Leinenspinnstube in einer irischen Kate. Vor Erfindung von Hargreaves „Jenny“ und Cromptons Mulemaschine wurde auf dem Land in Heimarbeit gesponnen und gewebt.

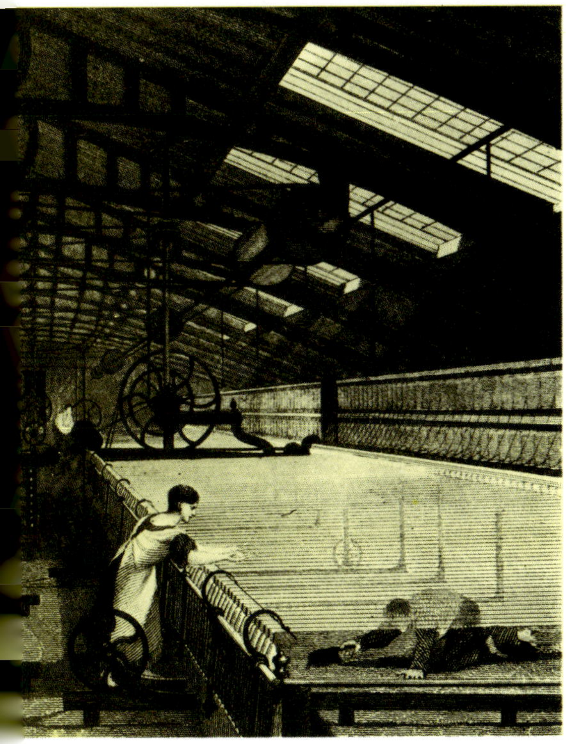

Die Mulemaschine, die Samuel Crompton 1779 erfand, basierte auf Hargreaves' „Jenny“. Crompton verbesserte sie so, daß seine Maschine ein reißfestes, den Produkten der Handspinner ebenbürtiges Garn produzierte. Die Mulemaschine wandte auch einige der Prinzipien an, nach denen der von Richard Arkwright entwickelte Drosselstuhl (Wasserspinnmaschine) konstruiert worden war. Ein Arbeiter an einer Mulemaschine konnte bis zu 1 000 Fäden spinnen.

Obwohl es 1812 bereits 360 Fabriken Cromptons Erfindung anwandten, zog er selbst daraus nur wenig Gewinn. Er bekam nur 60 Pfund, weil die Fabrikbesitzer die ihm gegebenen Garantien nicht einhielten. Ein Parlamentszuschuß von 5 000 Pfund sollte ihn etwas entschädigen. Aber er legte das meiste davon in riskanten Geschäften an, die fehlschlugen. Cromptons geschichtliche Bedeutung ist jedoch unbestritten. Zusammen mit Hargreaves und Arkwright gehörte er zu den drei Männern, deren Erfindergeist die ausgedehnte Textilindustrie Nordenglands im 19. Jahrhundert möglich machte.

John Hunter

1728 – 1793

John Hunter, ein britischer Chirurg des 18. Jahrhunderts, war der Begründer der experimentellen Medizin in England und der Arzt, der die Chirurgie zum besonderen Fachgebiet machte. Durch seine Arbeit wurde die Chirurgie in ganz Europa und in Nordamerika zum anerkannten Zweig des Medizinstudiums.

John Hunter war das jüngste von zehn Kindern eines schottischen Edelmanns und scheint nur eine geringe schulische Ausbildung erhalten zu haben. Schon früh interessierte er sich lebhaft für die Natur, in der er viel Zeit verbrachte. 1748 verließ er Schottland und ritt nach London, um seinem Bruder William zu assistieren, damals bereits ein bekannter Geburtshelfer und Medizindozent.

Seine Aufgabe war es, sezierte anatomische Proben für Williams Vorlesungen zu präparieren, und er entwickelte bald mit dem Skalpell eine bemerkenswerte Handfertigkeit. Innerhalb eines Jahres besaß er genügend Kenntnisse, um selbst chirurgische Arbeiten ausführen und Williams Schüler beaufsichtigen zu können.

Der medizinische Unterricht war damals nicht sehr gut organisiert, und Chirurgen sammelten ihre Erfahrungen in der Praxis oder während einer Lehrzeit. Zwischen dem Arzt, der gewöhnlich ein Hochschulabsolvent war, und dem Chirurgen, der als Handwerker galt, bestand eine tiefe soziale Kluft.

John Hunter lernte 11 Jahre lang Anatomie bei seinem Bruder. Die zu Übungszwecken erforderlichen Leichen verschaffte er sich durch einen schwunghaften Handel mit den „Auferstehungsmännern", die frisch Beerdigte für Ärzte und Medizinstudenten stahlen. 1754 assistierte er seinem Bruder in den Vorlesungen und begann 1758 selbst am St. Georgs Hospital Chirurgie zu lehren. In dieser Zeit stellte er auch eigene Untersuchungen an. Seine Entdeckungen umfassen die retrograde Phase der Hoden im Fetus während des achten Schwangerschaftsmonats, die Funktion der Lymphdrüsen sowie die Struktur und Funktion des Mutterkuchens.

1760 trat Hunter als Chirurg in die Armee ein. Er nahm an einer militärischen Expedition nach Belle Isle vor der französischen Westküste teil und diente während der Schlußphasen des Siebenjährigen Krieges in Portugal. Seine Erfahrung machte ihn zum Spezialisten für Schußverletzungen und er zeigte, daß Amputationen, die damals als Standardmaßnahme angewandt wurden, oft durch richtige Behandlung der Wunden zu vermeiden waren. Resultat dieser Erfahrungen war sein wichtigstes Buch *A Treatise on the Blood, Inflammation, and Gunshot Wounds (Eine Abhandlung über Blut, Entzündungen und Schußverletzungen)* von 1794, das das Verhältnis des Chirurgen zu seinem Patienten revolutionierte.

Während seines Auslandsaufenthalts legte er den Grundstock für seine Sammlungen, aus denen später ein einzigartiges Museum ausgewählter anatomischer, biologischer und pathologischer Muster und Ausstellungsstücke werden sollte, mit mehr als 13 500 Exponaten. Nach seiner Rückkehr nach London 1763 eröffnete er eine Privatpraxis und eine eigene anatomische Lehranstalt. 1776 wurde er zum außerordentlichen Leibarzt Georgs III. ernannt und 1790 zum Stabsarzt und Generalinspekteur der Krankenhäuser.

Unten: *Der Sezierraum* von Thomas Rowlandson. Dieses Bild zeigt John Hunter während des Anatomiestudiums bei seinem Bruder William, der damals Geburtshelfer und Medizindozent in London war. William steht ganz oben hinten links, John rechts neben ihm.

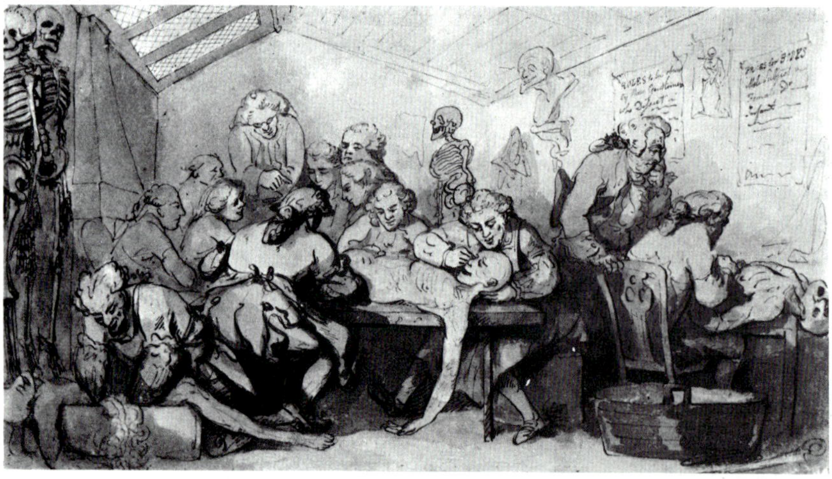

Links: Porträt John Hunters von seinem Schwager Robert Home.

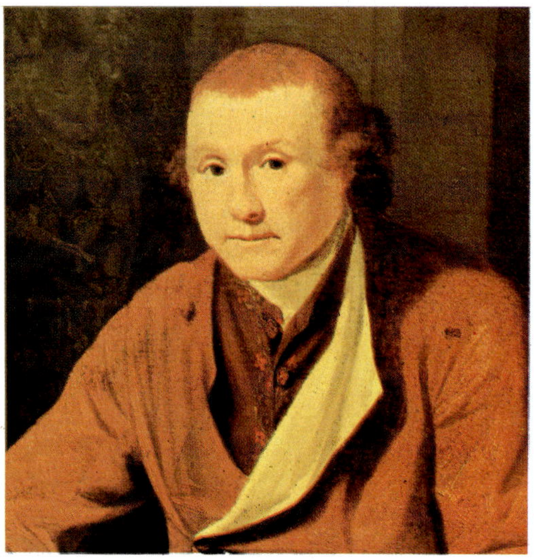

Währenddessen ging er seiner Sammelleidenschaft nach, indem er mit verschiedenen Menagerien, einschließlich des Londoner Tower, verhandelte, um die Kadaver der jeweils verendeten Tiere zu bekommen. Man sagte von ihm, daß er, sobald er als Chirurg genug Geld verdient hatte, ein neues Ausstellungsstück für sein Museum kaufte.

Hunters Forschungen und Gedanken bewegten sich in einem ungeheuer weiten Rahmen. Er war der erste, der davon ausging, daß Blut, wie andere Teile des Körpers, eine lebende Substanz ist. Er hielt es für denkbar, daß der Embryo in seiner Entwicklung ähnliche Phasen durchläuft wie primitivere Lebewesen. Mit einer Reihe von Versuchen, einschließlich der Verpflanzung eines menschlichen Zahns auf einen Hahnenkamm, vollbrachte er Pionierleistungen auf dem Gebiet der Gewebetransplantation. Er begründete die heute noch angewandte Behandlung von Sehnenrissen in einem Selbstexperiment, als er sich beim Tanzen einen Sehnenriß am Bein zugezogen hatte.

Nach seinem Tod blieb John Hunters Sammlung, wie er es gewünscht hatte, vollständig erhalten. Sie bildete die Grundlage für das unter der Treuhänderschaft der Königlichen Akademie für Chirurgie stehende Hunterian Museum in London. Zwar wurde es während eines deutschen Bombenangriffs 1941 schwer zerstört, aber die Sammlung wurde gewissenhaft entsprechend den Intentionen des Begründers restauriert. 1963 konnte das Museum wiedereröffnet werden.

Unten links: Auf den Kopf verpflanzter Sporn eines Kampfhahns.

Unten: Chirurgie im 18. Jahrhundert vor der Einführung der Anästhesie. Diese Szene zeigt eine Amputation im St. Thomas Hospital in London.

Unten rechts: Hunters Unterschrift auf einem Brief an Edward Jenner, seinen ehemaligen Schüler, den Entdecker der Schutzimpfung.

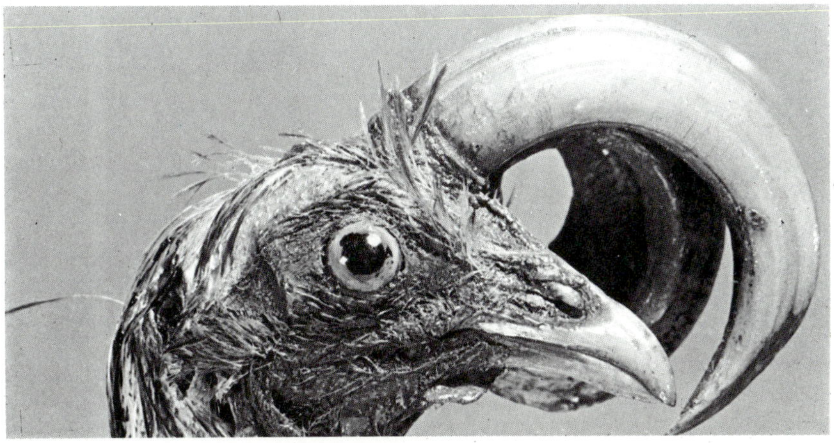

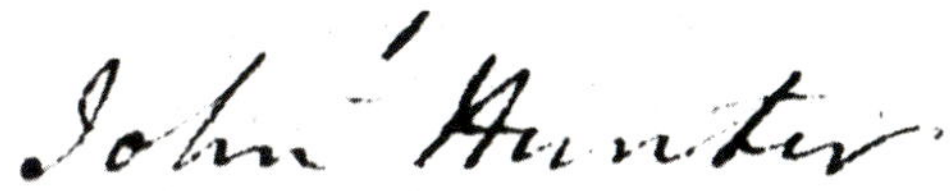

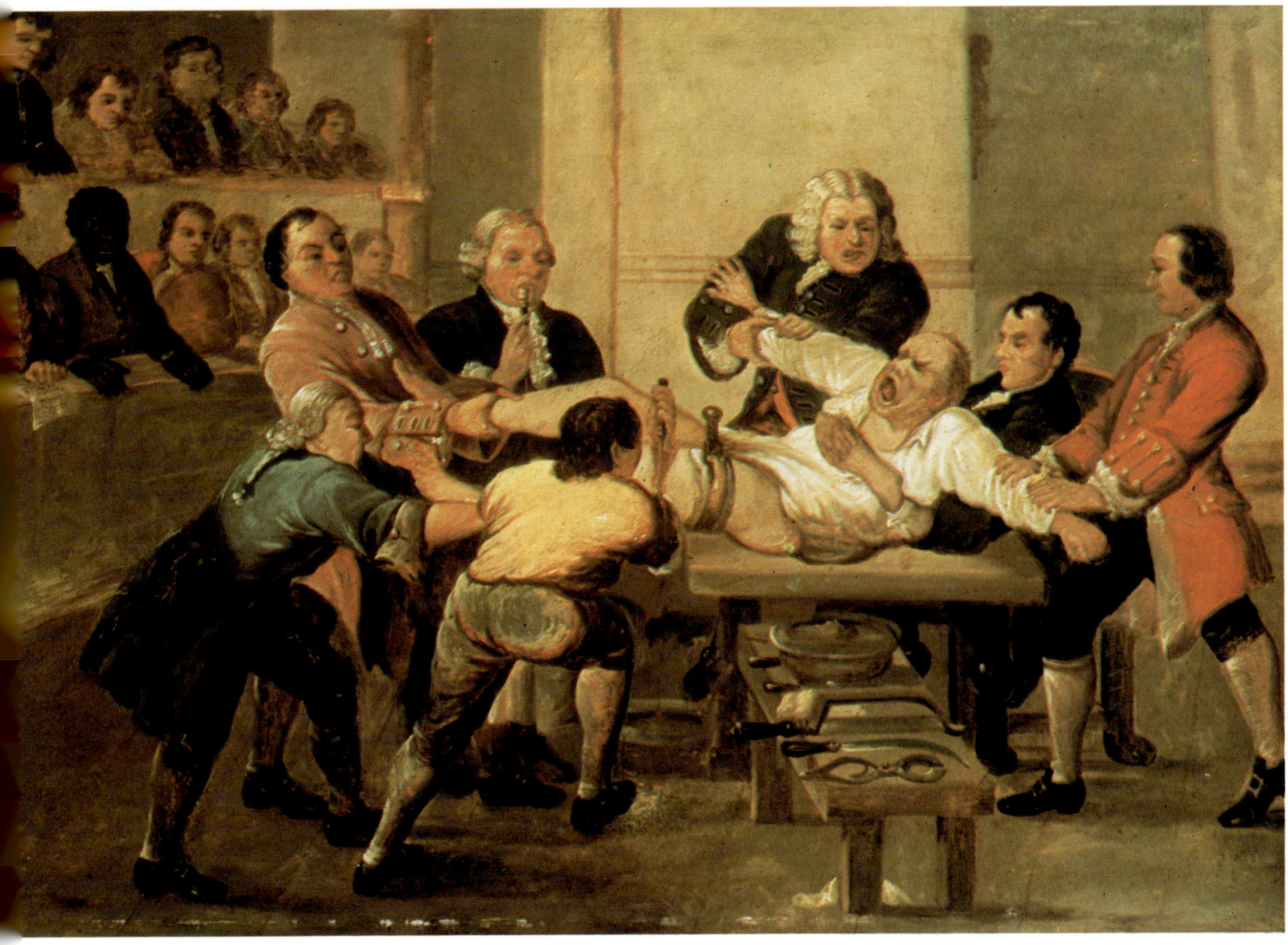

Henry Cavendish

1731 – 1810

Der exzentrische und zerstreute Henry Cavendish war einer der hervorragendsten englischen Wissenschaftler seit Isaac Newton. Seine bekannteste Entdeckung ist die Zusammensetzung des Wassers aus Wasserstoff und Sauerstoff. Er leistete jedoch auch bedeutende Beiträge zur Analyse der Elektrizität. In einem der sorgfältigsten und schwierigsten Experimente der Geschichte gelang es ihm, die Stärke der Anziehungskraft zwischen zwei kleinen Körpern genau zu messen.

Er war so von seiner Arbeit besessen, daß er sich bei seinen elektrischen Untersuchungen selbst Schocks gab, nach deren Schwere er die Stromstärke maß. Öffentliche Anerkennung war ihm gleichgültig und er kümmerte sich kaum darum, auch nur die wichtigsten seiner Entdeckungen bekanntzumachen. Er lebte und arbeitete allein, und als sein Gesundheitszustand immer schlechter wurde, bestand er sogar darauf, allein zu sterben.

Cavendishs früheste Untersuchungen begründeten viele der modernen Auffassungen der Theorie der Elektrizität. Er definierte die Art der Energie, die Anziehung und Abstoßung zwischen zwei elektrisch geladenen Körpern bewirkt und die eine Schlüsselrolle in der Elektrostatik spielt. Er führte auch den Begriff des elektrischen Potentials ein, heute allgemein Stromspannung genannt, und studierte, wie bestimmte Stoffe elektrische Ladung speichern können. Im Vorgriff auf eines der fundamentalsten Gesetze der Elektrizität zeigte er, daß der Stromfluß bei verschiedenen elektrischen Leitern unterschiedlich sein kann, je nach dem Material, aus dem diese bestehen. Einige Jahre später wurden Cavendishs Beobachtungen als Ohmsches Gesetz auf eine Formel gebracht. Dieses Gesetz besagt, daß das Verhältnis der angelegten Spannung zur Stromstärke einer Eigenschaft des Leiters gleich ist: dem elektrischen Widerstand.

Einen großen Teil seines Lebens widmete Cavendish dem Studium der Gase und war der erste, der Wasserstoff als ein von Luft unterschiedenes Gas erkannte. Er erforschte die Eigenschaften des Wasserstoffs und bewies, daß er das leichteste bekannte Gas ist. Er entdeckte auch, daß Sauerstoff sich mit Wasserstoff heftig verbindet und daß dabei kleine Wassermengen entstehen. Mit diesem Experiment bewies er, daß Wasser, die auf der Erde am reichlichsten vorhandene Verbindung, aus einer chemischen Verbindung von Sauerstoff und Wasserstoff besteht.

Seine anspruchvollste Untersuchung führte Cavendish mit fast 70 Jahren durch. Er wollte die erste genaue Messung der Anziehungskraft vornehmen, die zwischen zwei kleinen Körpern wirkt. Da die zwischen Körpern mit

Unten links: Das einzige bekannte Porträt des exzentrischen und verschlossenen Henry Cavendish.

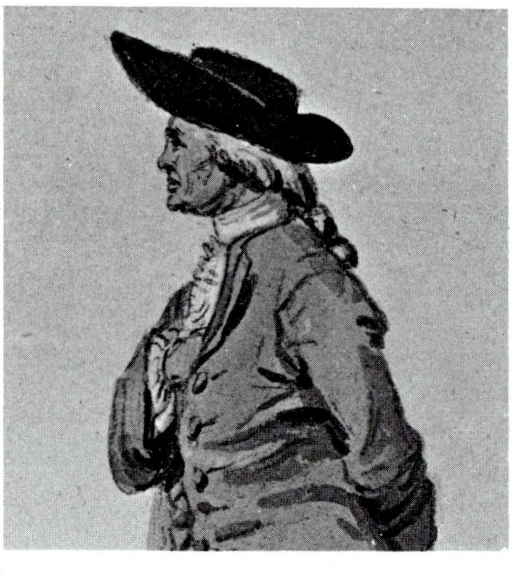

Unten rechts: Brenngläser aus dem 18. Jahrhundert zum Entzünden von Chemikalien. Die einfache Linse gehörte Joseph Priestley, die Doppellinse Cavendish.

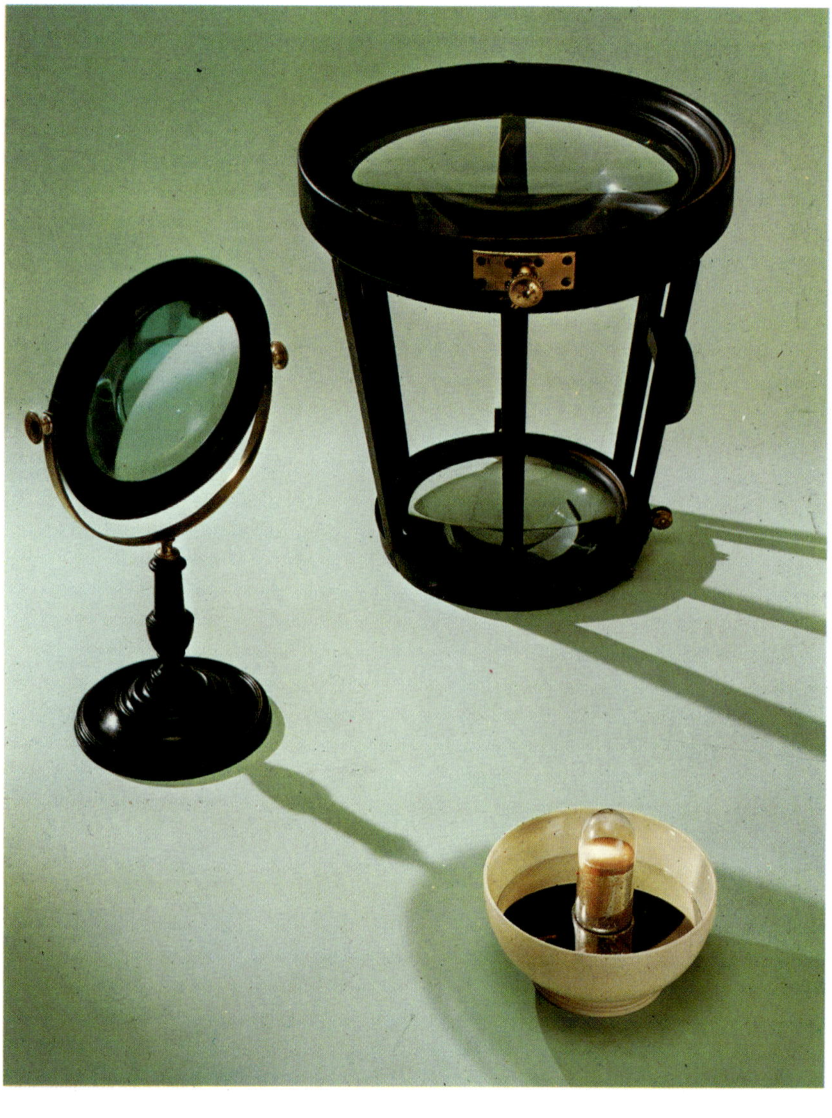

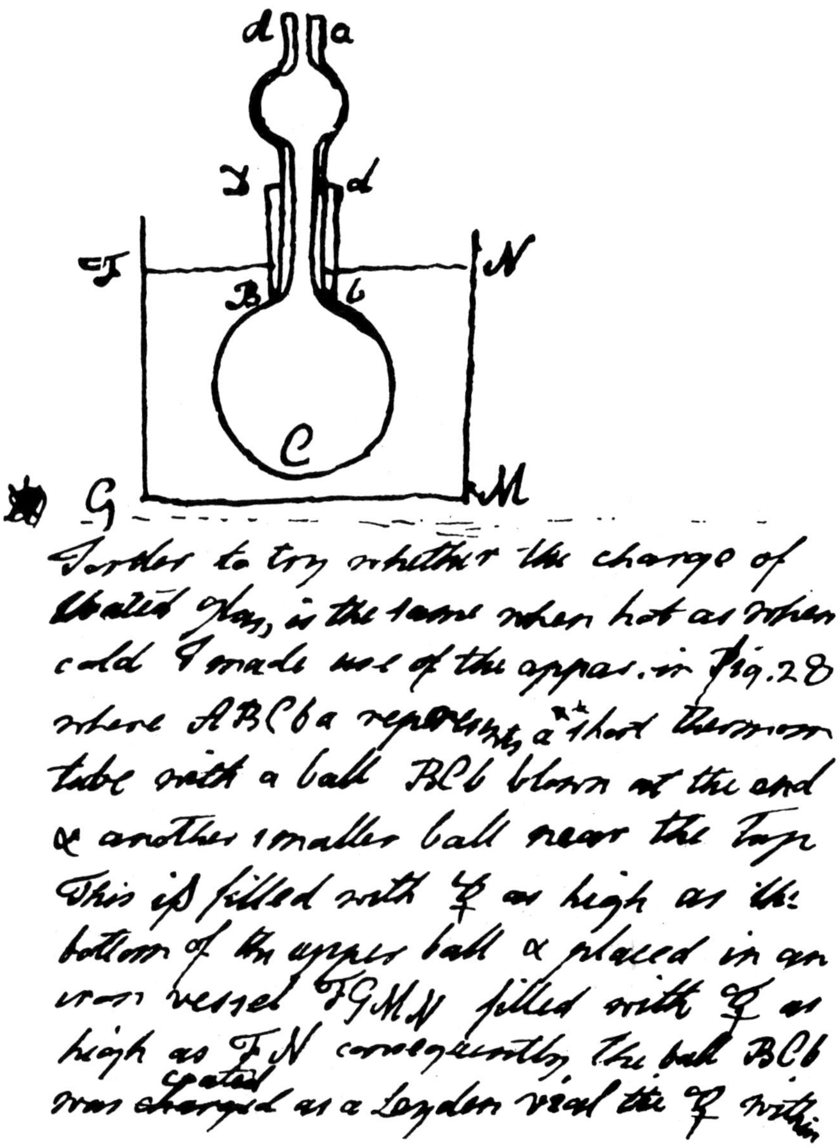

In order to try whether the charge of coated glass is the same when hot as when cold I made use of the appar. in Fig. 28 where ABCba represents a short thermom tube with a ball BCb blown at the end & another smaller ball near the Top This is filled with ☿ as high as the bottom of the upper ball & placed in an iron vessel FGMN filled with ☿ as high as FN consequently the ball BCb was coated as a Leyden vial the ☿ within

kleiner Masse wirkende Kraft selbst sehr klein ist, mußte Cavendish ein besonders wirksames und kompliziertes Experiment durchführen. Er hängte eine leichte Metallstange an einem dünnen Draht auf, der in ihrer Mitte befestigt war. An den beiden Enden der Stange befestigte er jeweils eine kleine Bleikugel. Dann führte er zwei große Bleikugeln auf entgegengesetzten Seiten der Stange an die kleinen Bleikugeln heran. Die durch Gravitation bewirkte Anziehung zwischen den großen und kleinen Kugeln verursachte eine Drehung der Stange; indem er die sich daraus ergebende Drehung des Drahtes maß, konnte Cavendish die Stärke der Gravitationskraft bestimmen. Mit diesem Ergebnis und der ein Jahrhundert zuvor ausgearbeiteten Formel des Gravitationsgesetzes von Newton war es möglich, die Masse und Dichte der Erde selbst zu bestimmen. Cavendish errechnete, daß die Masse der Erde rund 6,5 Trillionen Tonnen betrug und die Dichte fünfeinhalbmal größer war als die des Wassers. Es ist bemerkenswert, daß diese Zahlen den besten Schätzungen, die mit modernen wissenschaftlichen Methoden erzielt wurden, nahekommen.

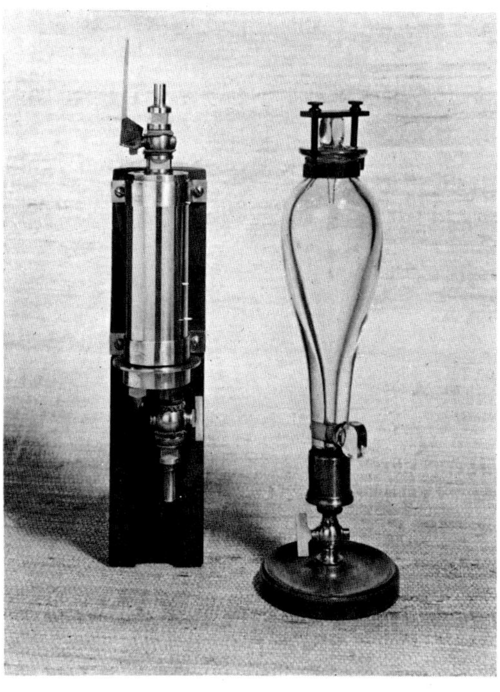

Oben: Cavendishs Notizen über die elektrischen Eigenschaften von erhitztem Glas. Er fand heraus, daß die durch das Glas fließende Strommenge mit wachsender Temperatur zunahm.

Links: Cavendishs Eudiometer zur Messung der Zusammensetzung von Gasen. Das Instrument links im Bild besteht aus Kupfer, das rechte aus Glas.

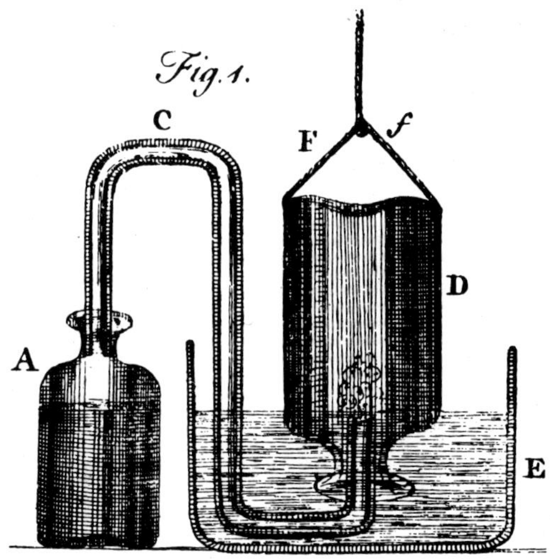

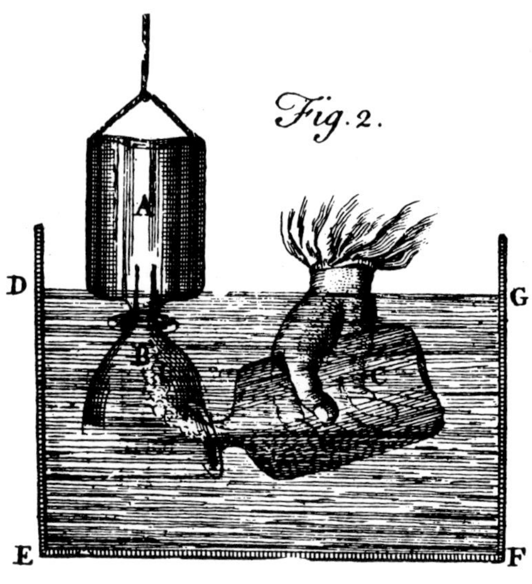

Rechts: Cavendishs Experimente mit „künstlicher" Luft — durch chemische Reaktion von Säuren und Laugen oder Verwesung freigesetzte Gase. Fig. 1: Sammeln des Gases. Fig. 2: Das Gas wird in einem Behälter gespeichert.

Sir Richard Arkwright

1732 – 1792

Richard Arkwright war der Erfinder der Wasserspinnmaschine, eine der wichtigsten Neuerungen in der Mechanisierung der Garnspinnerei. Er begründete die Maschinenweberei sowie die fabrikmäßig betriebene Massenproduktion, wodurch die industrielle Revolution vorangetrieben wurde.

Die Grundlage der Mechanisierung des Spinn- und Webvorgangs war einige Jahre zuvor mit John Kays Weberschiffchen und James Hargreaves' Feinspinnmaschine gelegt worden. Arkwright wollte dieses Verfahren weiterentwickeln, indem er Handarbeit durch eine unabhängige Energiequelle zu ersetzen suchte. Nachdem er einen Uhrmacher angestellt hatte, der ihm bei den technischen Details helfen sollte, gelang es ihm, seine Idee

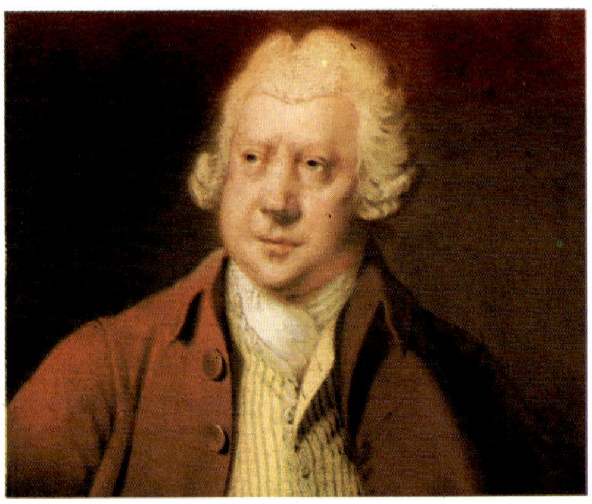

zu verwirklichen, und er erhielt 1769 sein erstes Patent für eine Spinnmaschine.

Zuerst ließ er seine Maschine durch Pferde antreiben, ging aber bald zur Wasserkraft über. Die Wasserspinnmaschine diente als Vorbild für alle späteren Modelle. Das von ihr hergestellte Garn war stark genug, um als Kettfaden auf einem Webstuhl verwandt zu werden. Arkwright war einer der ersten Industriellen, die dem Fabriksystem auf breiter Front zum Durchbruch verhalfen und die Grundlage für den unaufhaltsamen Fortschritt der Industrialisierung während des späten 18. und des frühen 19. Jahrhunderts schufen. Seine Fabriken besaßen rechtzeitig die für jede Stufe der Garnproduktion geeigneten Maschinen.

Als 1773 grobe Wollstoffe aus der Mode kamen, begann er Kattun zu produzieren, einen glatten, weißen, strapazierfähigen Baumwollstoff, der sofort auf Nachfrage stieß. Damals konnte Rohbaumwolle ballenweise von den Sklavenplantagen der karibischen Inseln und aus den amerikanischen Südstaaten bezogen werden. Innerhalb weniger Jahre war die Baumwollverarbeitung zur bedeutendsten Industrie von Nordengland geworden. In den vierziger Jahren des 19. Jahrhunderts, rund 50 Jahre nach Arkwrights Tod, machte sie 40 Prozent des englischen Exportvolumens aus.

Arkwright ist sehr dafür kritisiert worden, daß er die Ideen anderer übernahm und ausnutzte. Er hat jedoch dafür gesorgt, daß diese Ideen wirtschaftlich rentabel wurden und den Rahmen für ihre Anwendung geschaffen. Seinem ersten Patent von 1769 folgten weitere, aber sie wurden sämtlich angefochten. Als er vor Gericht ging, um sein Recht einzuklagen, verlor er den Prozeß und

Unten: Arkwrights Spinnmaschine, die als erste eine unabhängige Energiequelle benutzte. Arkwright entschied sich schließlich für die Wasserkraft als das geeignetste Antriebsmittel; der Name Wasserspinnmaschine geht darauf zurück. Sie gehörte zu den Eckpfeilern der modernen Textilindustrie.

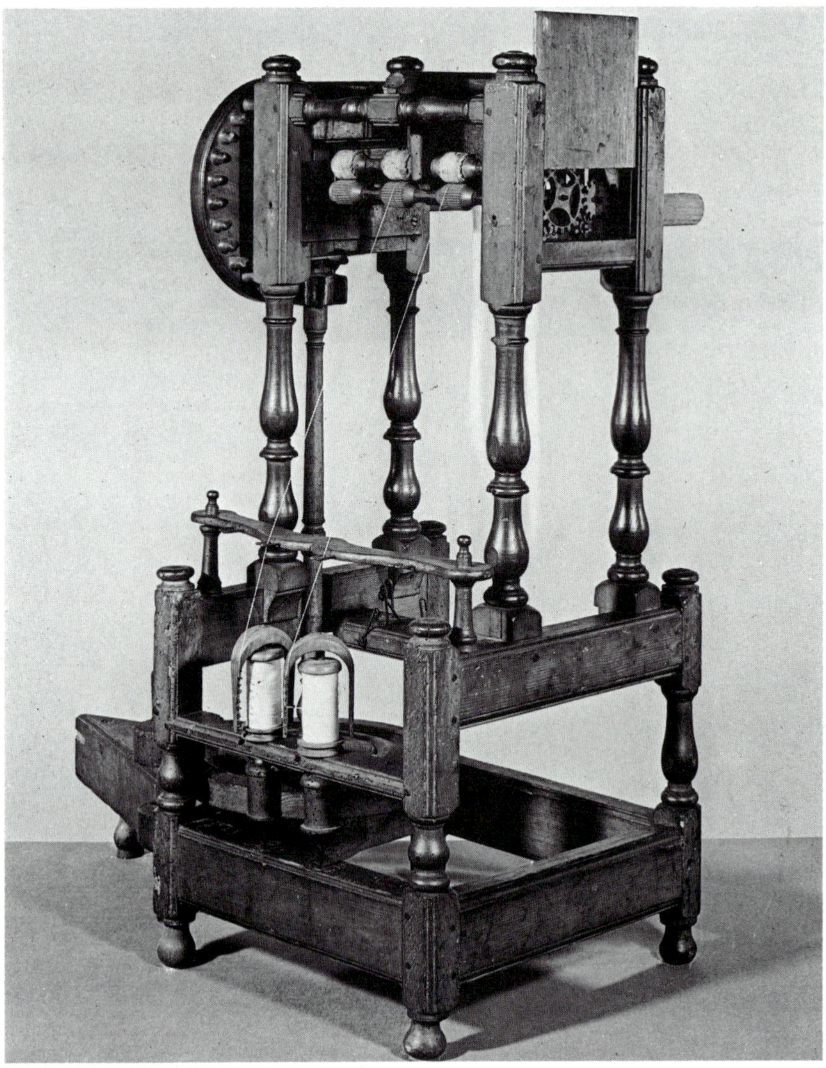

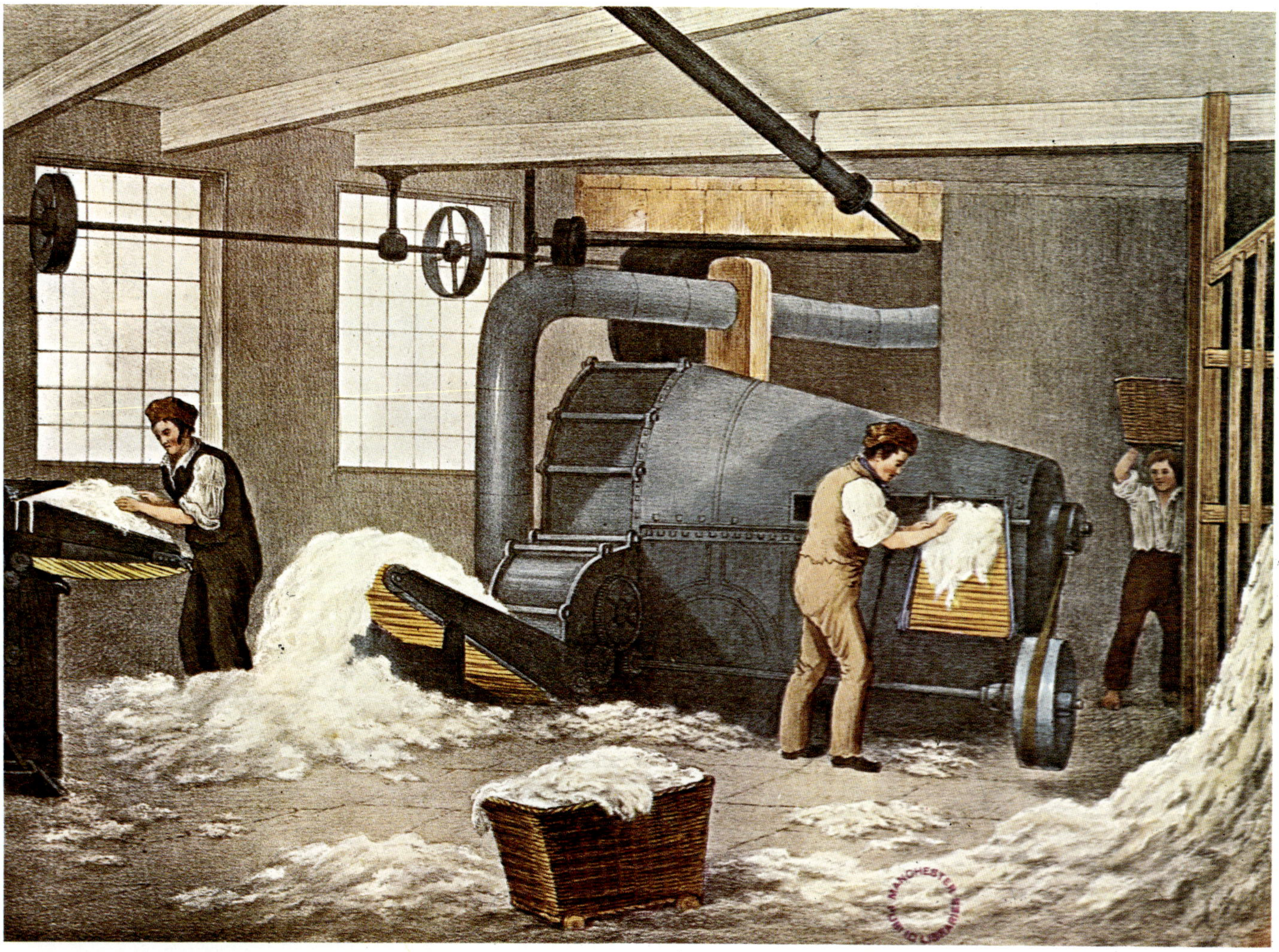

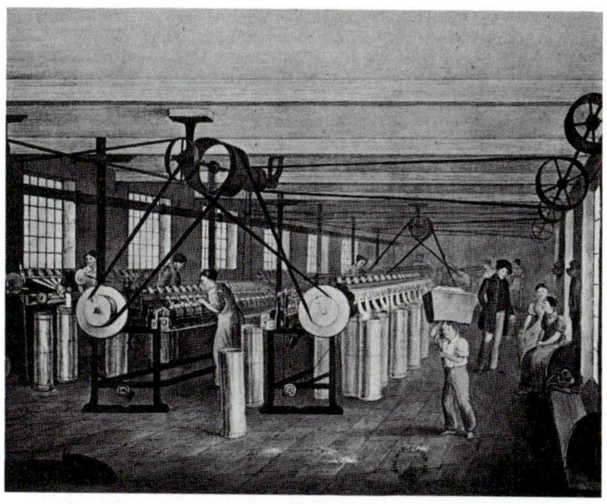

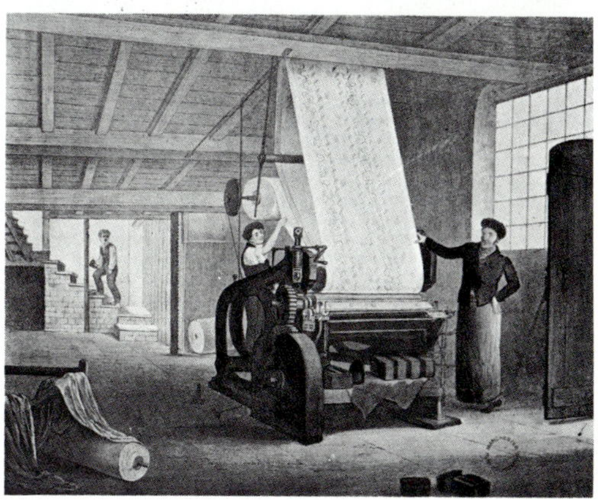

Eine Baumwollfabrik während der industriellen Revolution.

Oben: Reinigen der Baumwollfasern durch eine Maschine mit rotierenden Haken, das sogenannte Krempeln.

Oben links: Spul- und Vorspinnmaschinen.

Unten links: Stoffdruckerei.

die Patente wurden 1785 für ungültig erklärt. Damals war er aber bereits ein etablierter und reicher Mann, so daß diese Entscheidung ihn nicht mehr treffen konnte.

Während er einerseits unmittelbar verantwortlich ist für die Durchsetzung des Fabriksystems, wodurch das Gewerbe der Spinner und Weber geschädigt und schließlich vernichtet wurde, gilt Arkwright andererseits gewöhnlich als aufgeklärter Unternehmer. Er beschäftigte zeitweilig 5000 Arbeiter in seinen Fabriken und war sich bewußt, daß es notwendig war, erträgliche Arbeits- und Wohnbedingungen für sie zu schaffen. Er erwartete dafür seinerseits in seinen Betrieben höchste Leistungen und Sauberkeit sowie den gleichen Fleiß, den er selbst aufbrachte.

1785 setzte Arkwright als erster die neue, von James Watt verbesserte Dampfmaschine in einer Baumwollspinnerei ein. Sie wurde in seiner Fabrik in Nottingham installiert. 1786 wurde er zum Ritter geschlagen und im darauffolgenden Jahr zum Bezirksrichter von Derbyshire ernannt. Sein Reichtum gestattete ihm, einen Wohnsitz wie Willersley Castle zu bauen und das Geld für die Wiedererrichtung der Kirche von Cromford aufzubringen, in der er begraben wurde.

Joseph Priestley
1733 – 1804

Zu seinen Lebzeiten war Joseph Priestley als religiöser Dissident und unabhängiger politischer Kopf bekannt. Heute beruht sein Ruhm auf seinen wissenschaftlichen Leistungen, besonders auf seiner Erforschung der Gase und der Entdeckung des Sauerstoffs.

1766 lernte er Benjamin Franklin kennen, damals Gesandter in England und ein geachteter Wissenschaftler. Diese Begegnung war ein Wendepunkt in Priestleys Leben. Als Bewunderer der politischen Auffassungen Franklins interessierten ihn auch zunehmend

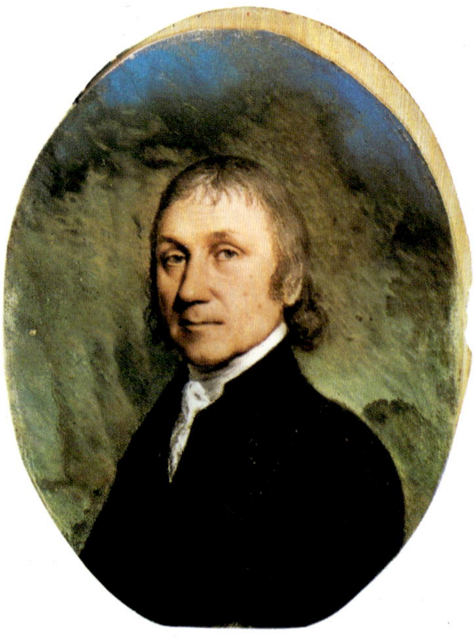

dessen wissenschaftliche Forschungen. Bald arbeitete er angestrengt an Untersuchungen über die Elektrizität, und im folgenden Jahr veröffentlichte er eine abgeschlossene Geschichte der Wissenschaft von der Elektrizität, samt einer Zusammenfassung ihres damaligen Entwicklungsstandes und möglicher zukünftiger Forschungen. Das Buch begründete Priestleys Ruf; aber während Wissenschaftler in Europa und Nordamerika es bewunderten, wandte sich Priestley bereits der Chemie zu und besonders dem Studium der Gase.

Eine der ersten Entdeckungen Priestleys war das Kohlendioxyd. Er wohnte damals neben einer Brauerei und hatte beobachtet, daß beim Fermentieren des Getreides ein Gas mit ungewöhnlichen Eigenschaften entstand, das schwerer als Luft war und Flammen ersticken konnte, Eigenschaften, derentwegen es im ersten Feuerlöscher verwandt wurde. Er stellte fest, daß es in Wasser löslich war und einen erfrischenden Trank ergab. Priestley konnte nicht ahnen, daß seine Entdeckung eines Tages Grundlage einer weltweiten Getränkeindustrie sein würde.

Mit wachsendem Interesse an der Erforschung der Gase erfand er dafür wirksame neue Hilfsmittel. Früher hatten die Chemiker Gase in durch Wasser abgedichteten Glasröhren isoliert, was aber nur funktionierte, wenn das Gas nicht wasserlöslich war. Priestley war der erste, der Gase mit Hilfe von Quecksilber festhielt, was es ihm ermöglichte, wasserlösliche Gase, wie Ammoniak und Chlorwasserstoff, zu identifizieren.

1774 machte Priestley seine berühmteste Entdeckung, als es ihm gelang, Sauerstoff zu isolieren. Die Verwendung von Quecksilber bei seiner Arbeit führte ihn dazu, auch dessen

Unten: Eine Sammlung von Instrumenten Priestleys, darunter auch sein „feines Brennglas" zur Konzentration von Sonnenstrahlen auf Chemikalien. Ein großer Teil der Geräte, die Priestley erfand, wird noch heute in chemischen Labors benutzt.

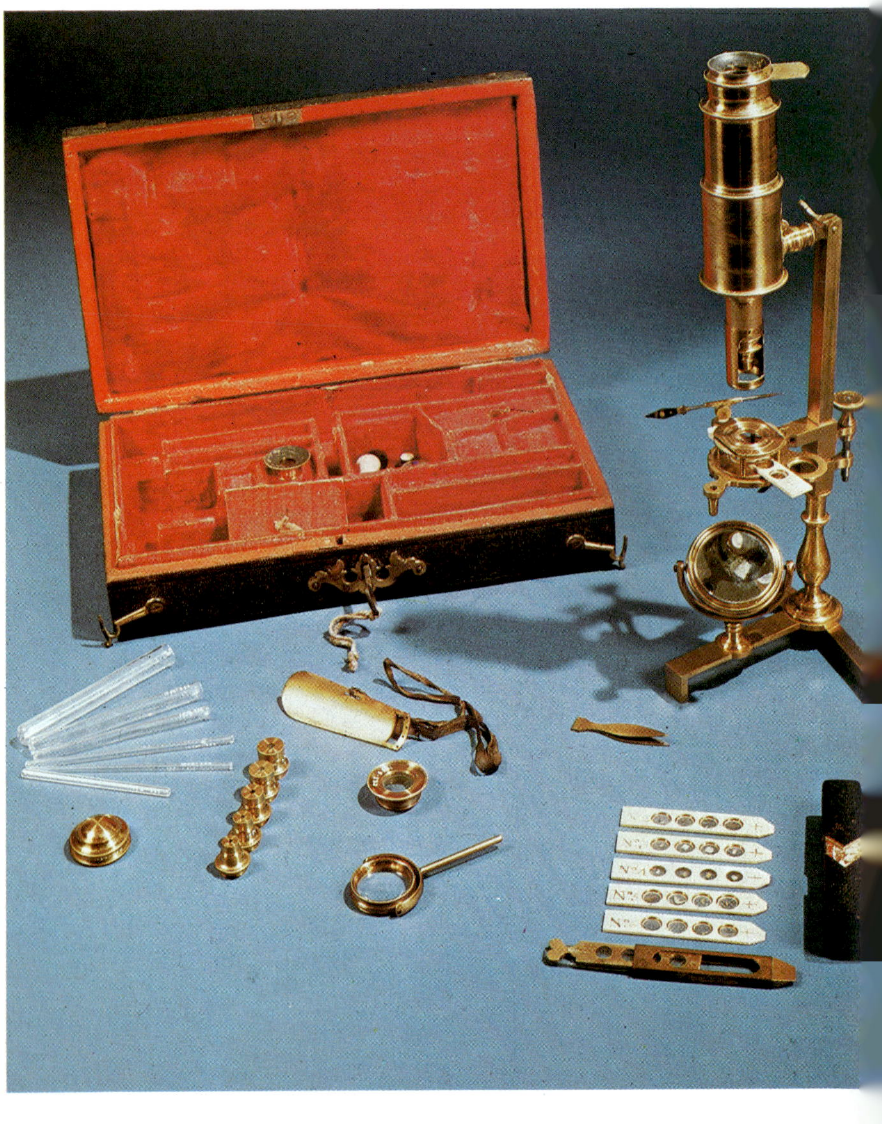

Eigenschaften zu untersuchen. Es war seit einigen Jahren bekannt, daß erhitztes Quecksilber eine stabile und feste Substanz bildet, das Quecksilberoxyd. Priestley erhitzte das Oxyd erneut und fand heraus, daß sich wieder metallisches Quecksilber bildet, und daß außerdem ein Gas mit überraschenden Eigenschaften freigesetzt wird. Damals ging man davon aus, daß Dinge brennen, indem sie eine „Phlogiston“ genannte Substanz freisetzen. Priestley nannte das neue Gas „entphlogistonierte Luft“, weil es möglich erschien, damit das Phlogiston aus einer Substanz herauszuziehen. Mit anderen Worten: in diesem Gas verbrannten feste Körper schnell. Sogar ein kaum glühender Holzspan ging darin in Flammen auf. Priestley studierte auch einige physiologische Eigenschaften des neuentdeckten Gases und fand heraus, daß es beim Einatmen eine angenehme und stärkende Wirkung entwickelte.

Priestleys wissenschaftliche Entdeckungen brachten ihm internationalen Ruhm ein, aber seine liberalen politischen und radikalen religiösen Auffassungen machten ihn bei der konservativen englischen Gesellschaft jener Zeit unbeliebt. Einmal wurde sogar sein Haus von einer erregten Menge niedergebrannt, die ihm seine Sympathien für die französische und amerikanische Revolution verübelte. Schließlich verließ er England und wanderte in die unabhängig gewordenen Vereinigten Staaten aus, wo er herzlich empfangen wurde. Dort verbrachte er seinen Lebensabend als vielbewunderter Repräsentant der Aufklärung.

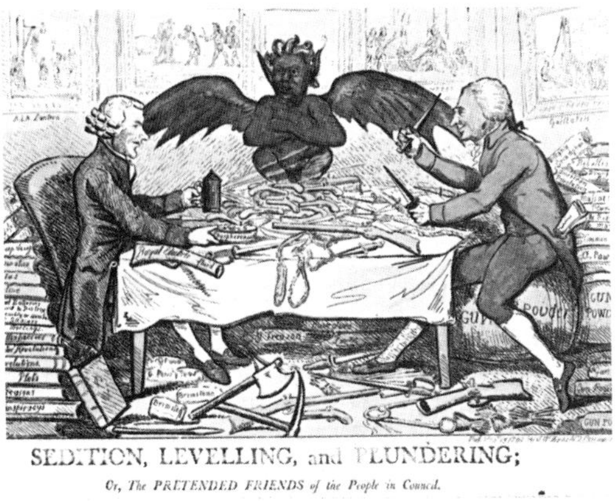
SEDITION, LEVELLING, and PLUNDERING;
Or, The PRETENDED FRIENDS of the People in Council.

Links: Priestley und Thomas Paine, der Autor von *Die Menschenrechte.* Priestleys radikale Ansichten machten ihn sehr unbeliebt, wie die Unterschrift dieser Karikatur zeigt: *Aufwieglung, Gleichmacherei und Ausbeutung; oder: Die vorgeblichen Freunde des Volkes halten Kriegsrat.*

Unten: Ein Stich von Priestleys Labor, der seinen Apparat für Gasversuche zeigt. Priestley entwickelte die pneumatische Wanne, die Quecksilberwanne und Gasbehälter, die Blasen zum Gassammeln ersetzten.

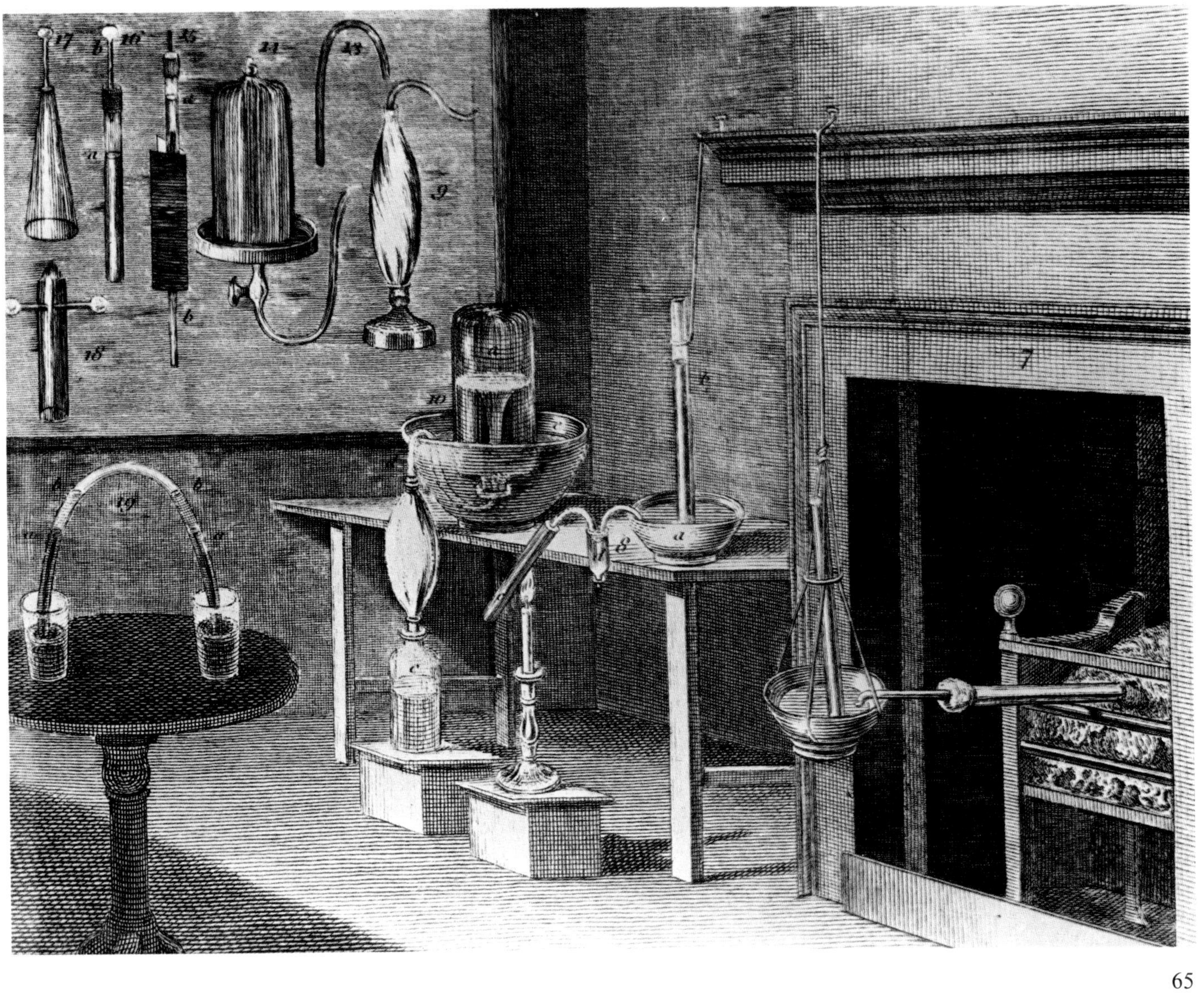

James Watt

1736 – 1819

Unter den Erfindern, deren Arbeit wesentlich zur industriellen Revolution beitrug, war James Watt einer der bedeutendsten. Er entwickelte Thomas Newcomens Maschine weiter zu einer zuverlässigen und leistungsfähigen Kraftmaschine, die den Erfordernissen einer ganzen Reihe von industriellen Prozessen entsprach und den technischen Fortschritt der industriellen Revolution entscheidend beeinflußte.

Watt wurde in Schottland geboren. 1755 ging er nach London, um Gerätebauer zu

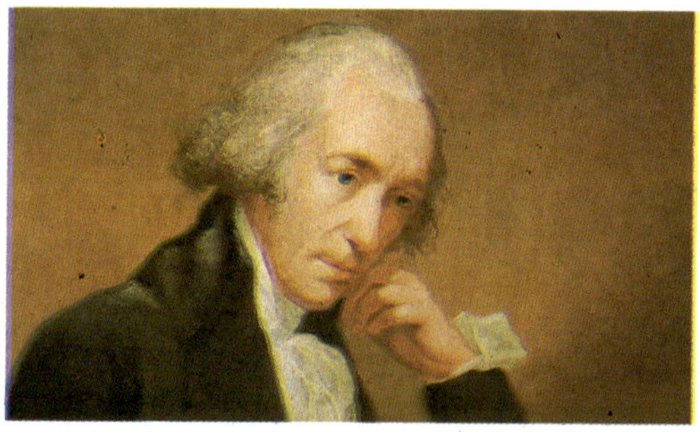

werden. Nach zwei Jahren kehrte er zurück und eröffnete eine Gerätebau- und Reparaturwerkstatt an der Universität Glasgow.

1746 brachte ein Kunde ein funktionsfähiges Exemplar einer der Dampfmaschinen in Watts Reparaturwerkstatt, die zu Beginn des Jahrhunderts von Newcomen entworfen worden waren. Watt erkannte, daß die beträchtliche Vergeudung von Energie vermindert und die Leistungsfähigkeit der Maschine verbessert werden konnte, wenn es gelang, die abwechselnde Erhitzung und Abkühlung des Kolbenzylinders auszuschalten. Die Lösung des Problems fand er ein Jahr später: man mußte dem Zylinder eine getrennte, aber mit ihm verbundene Kammer beifügen, in der der Dampf kondensiert werden konnte.

Er baute sein erstes Demonstrationsmodell und ließ es 1769 als „neue Methode zur Verminderung des Dampf- und Brennstoffverbrauchs" patentieren. Seine Erfindung ersparte tatsächlich 75 Prozent der Heizkosten und erregte die Aufmerksamkeit von Matthew Boulton, einem Ingenieur und Industriellen aus Birmingham. Boulton erwarb Anteile an Watts Patent, das er in seiner eigenen Fabrik verwenden wollte.

Watt war sich seines mangelnden Geschäftssinns bewußt und ging daher 1775 eine Partnerschaft mit Boulton ein, dessen Fabrik bereits für ihre guten Metallprodukte, von Münzen und Knöpfen bis zu versilberten Metallplatten und Silber, bekannt war. Die nun hinzukommende Herstellung von Watts Dampfmaschine wurde bald aufgenommen und expandierte schnell. Eine Maschine wurde in Staffordshire in einem Kohlenbergwerk als Pumpe eingesetzt und eine andere zum Betrieb der Hochöfen in der Eisengießerei von John Wilkinson in Shropshire. Wilkinson, der Erfinder des Eisenschiffs, trug wesentlich zum Erfolg von Watts Erfindung bei durch die Entwicklung einer Bohrmaschine, mit der man Zylinder von bis dahin unerreichter Präzision herstellen konnte.

Kurz nachdem Boulton und Watt Geschäftspartner geworden waren, stellten sie einen jungen Ingenieur namens William Murdock ein. Mit Murdocks Hilfe erfüllten sie Verträge über die Installierung von Maschinenpumpen in den Zinn- und Kupferminen von Cornwall, wo sie vielfach die alten Newcomen Dampfmaschinen ersetzten, die damals seit fünfzig Jahren in Gebrauch waren. Watt arbeitete beständig an Verbesserungen und Veränderungen seiner Maschine. Als Boulton den Bedarf der Industrie an einer Kolbenstange erkannte, die sich nicht nur auf und nieder, sondern im Kreis bewegte, konstruierte Watt sie. Danach entwickelte er

Unten rechts: Zeichnung der patentierten Kolbendampfmaschine von Watt. Sie stellte eine Verbesserung des Entwurfs von Newcomen dar, weil sie den Dampf vom Zylinder in einen getrennten Kühlbehälter — den Kondensator — leitete. Damit entfiel das abwechselnde Erhitzen und Abkühlen der Maschine, was sie viel effektiver machte. Watts Maschine benutzte außerdem die Expansion des Dampfes als Antriebskraft, um den Kolben hin- und herzubewegen; die Kolben waren durch bewegliche Pleuelstangen mit Schwungrädern verbunden, die sich in Drehung versetzten. Heutige Dampfmaschinen sind direkte Nachfolger des Wattschen Entwurfs.

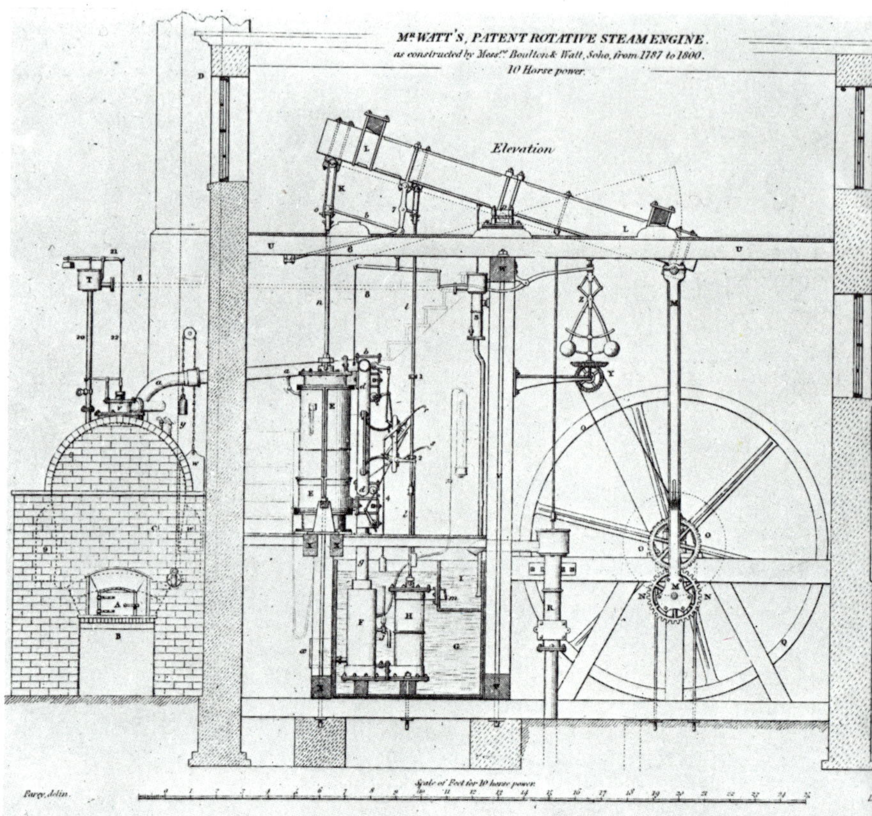

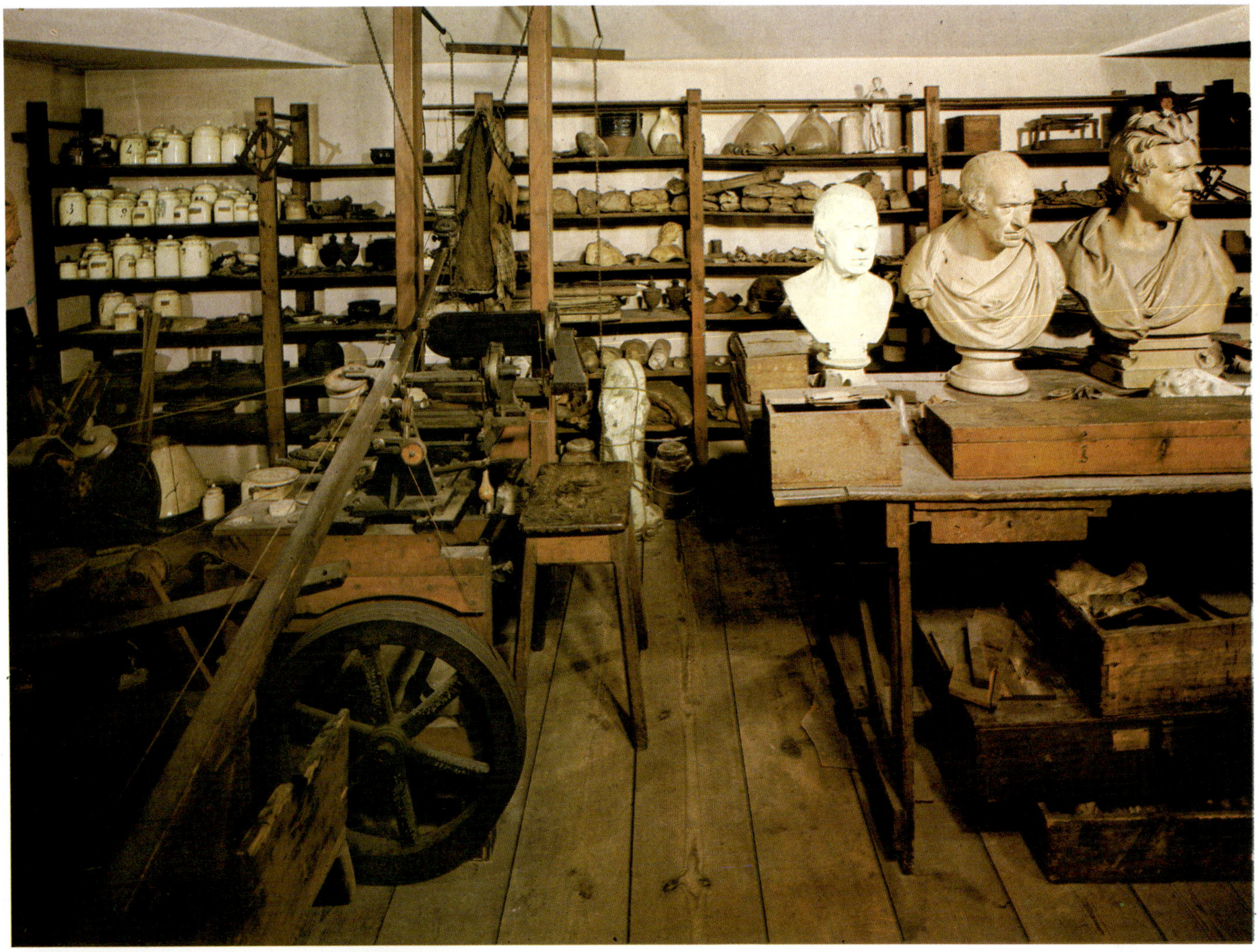

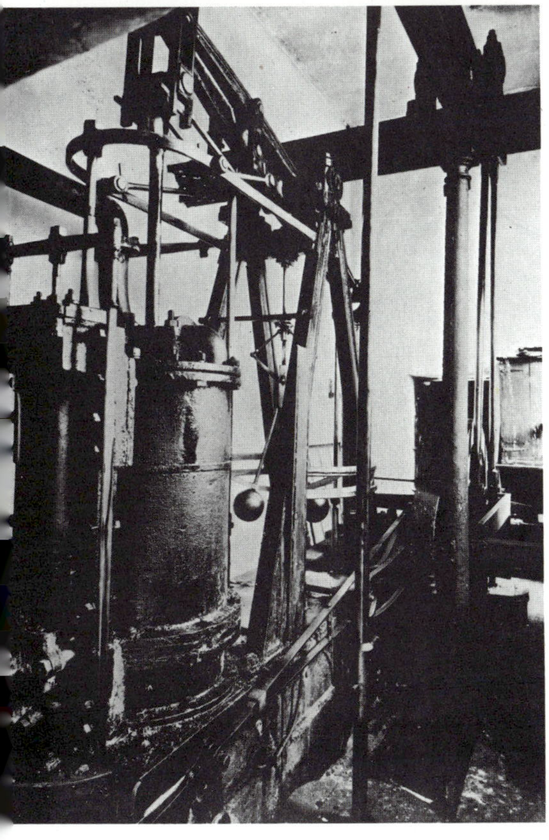

Oben: Watts Dachwerkstatt.

Links: Boulton-und Watt-Maschine mit Dampfventil (1788). Mit ihr wurden die Metallbearbeitungsmaschinen in Boultons Fabrik angetrieben.

einen Kolben, in dessen Zylinder der Dampf abwechselnd an beiden Enden einströmte, was die Leistungsfähigkeit vergrößerte und das frühere Modell ersetzte, das nur mit Hilfe des Luftdrucks den Kolben in die Ausgangsposition zurückbringen konnte. Er entwickelte auch einen Fliehkraftregler, der die Geschwindigkeit der Maschine automatisch durch die Regulierung des Dampfs kontrollierte, und erfand einen Druckmesser.

Die Vielseitigkeit und Leistungsfähigkeit der Dampfmaschine Watts führte dazu, daß sie in vielen Bereichen verwandt wurde, als die Industrialisierung Englands um sich griff. Ende des 18. Jahrhunderts waren fast 500 Maschinen gebaut und Watt ein reicher Mann geworden. 1785 wurden Watt und Boulton zu Mitgliedern der Royal Society gewählt. Fünf Jahre später zog sich Watt geschäftlich zurück, blieb aber weiterhin aktiv.

Watts weitere Erfindungen umfassen eine Bürokopiermaschine und ein Gerät zur Reproduktion von Steinbüsten. Nach seinem Tod wurde zu seinen Ehren in der Abtei von Westminster ein Standbild errichtet. Zu seinem Gedenken wurde die Einheit des elektrischen Stroms, das Watt, nach ihm benannt.

Sir Friedrich Wilhelm Herschel

1738 – 1822

Heute ist Wilhelm Herschel, der vielfach als der bedeutendste Sternforscher gilt, hauptsächlich als Entdecker des Uranus bekannt. Er unternahm jedoch auch die frühesten systematischen Beobachtungen der Sterne und entwickelte das erste genaue Bild von der Milchstraße sowie den Gedanken, daß es sich bei den weit entfernten Sternnebeln ebenfalls um Galaxien handelt.

Herschels Vater war Militärmusiker und besorgte ihm eine Stelle in einer Militärkapelle in seiner Geburtsstadt Hannover, als er 15 Jahre alt war. Der Junge haßte jedoch die Armee und wanderte während des Deutsch-Französischen Krieges nach England aus, wo er zunächst als Musiker in Halifax arbeitete und dann im Badeort Bath. Nachdem er sich in seiner neuen Heimat eine sichere Existenz aufgebaut hatte, wandte er sich erneut der Astronomie zu, die von jeher seine Lieblingsbeschäftigung gewesen war. 1772 kam auch seine Schwester Karoline nach Bath, die ebenfalls astronomische Interessen hatte und eng mit ihm zusammenarbeitete.

Die einzigen Fernrohre, die sich die Herschels mieten konnten, waren klein und derart schlecht, daß sie kaum klare Bilder lieferten. Sie beschlossen, ein eigenes Fernrohr zu bauen, und Herschel entwarf eine ähnliche Konstruktion wie Isaac Newton hundert Jahre zuvor. Mit Spiegeln und mühevoll in seiner Freizeit geschliffenen Linsen baute er Stück für Stück sein erstes Fernrohr zusammen.

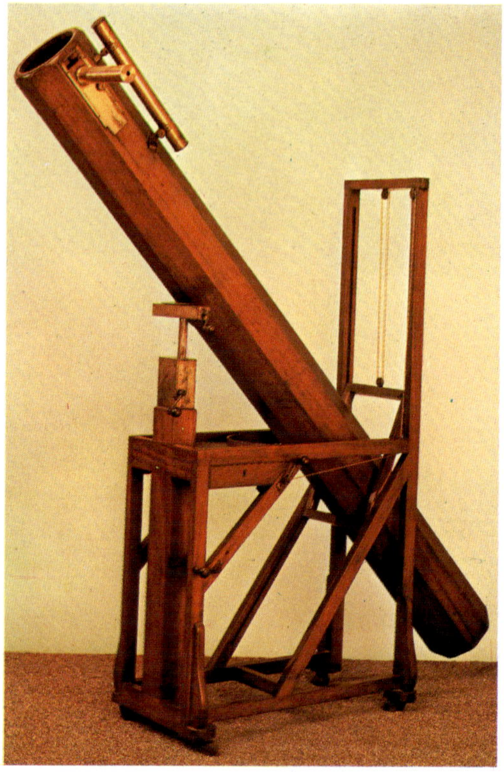

Rechts: Herschels Fernrohr mit einer Länge von rund 2 m. Es war ein Spiegelteleskop, wie es um 1688 erstmals von Isaac Newton gebaut worden war. Der Name rührt daher, daß das Bild durch einen reflektierenden konkaven Metallspiegel entsteht. Im Unterschied dazu entsteht in einem Brechungsfernrohr das Bild durch die Brechung des Lichts in einer Linse. Herschel benutzte ursprünglich Refraktoren, aber die hohen Kosten und die Unhandlichkeit veranlaßten ihn, ein Spiegelteleskop zu konstruieren. Die Metallspiegel konnten von einem Laien gegossen werden, während die Linsen des Refraktors fertig geschliffen gekauft werden mußten.

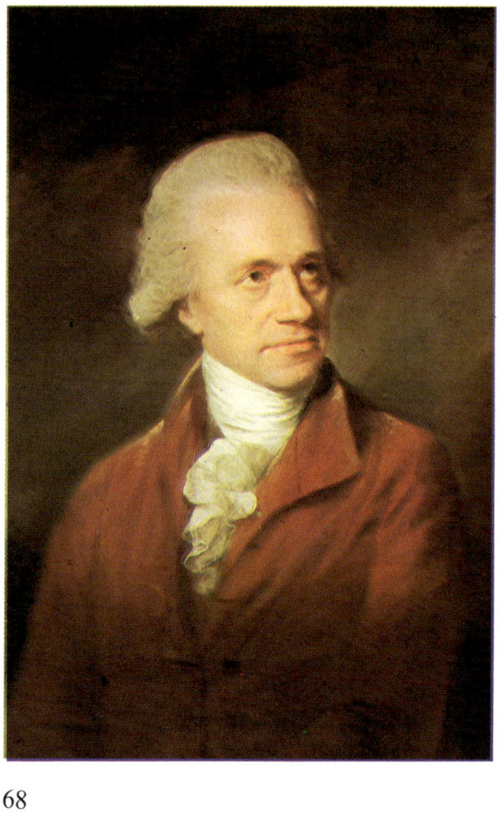

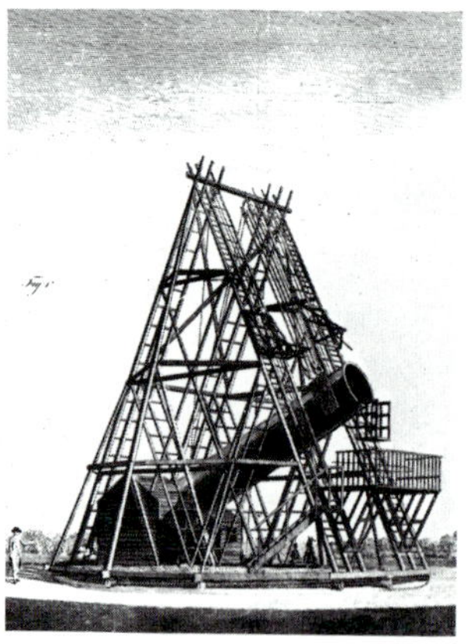

Oben: Herschels Fernrohr mit einer Länge von 12 m. Es bestand aus einem Eisenblechtubus, an dessen unterem Ende sich ein Metallspiegel vom 1,20 m Durchmesser befand. Es war in einem Holzgestell montiert und konnte mit einem Flaschenzugsystem auf jeden Punkt des Himmels gerichtet werden. Die Kosten übernahm König Georg III.

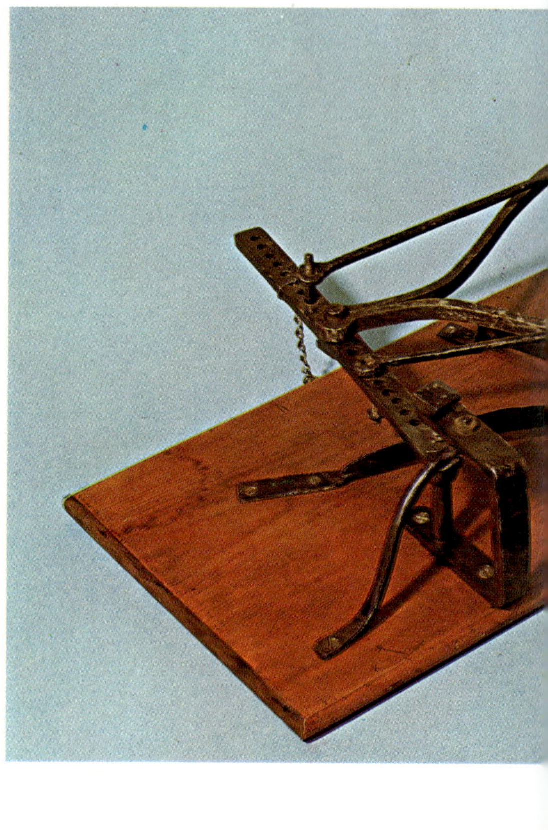

Sein Plan war einfach. Für ihn ließen sich wichtige Entdeckungen am besten durch systematische Beobachtung der Himmelskörper und die Aufzeichnung ihrer wesentlichen Merkmale und Standorte erreichen. 1781 wurde Herschels konsequente Arbeit mit der Entdeckung des Planeten Uranus belohnt. Zuerst hielt er die grünliche Scheibe, die sich irgendwo jenseits der Umlaufbahn des Saturn

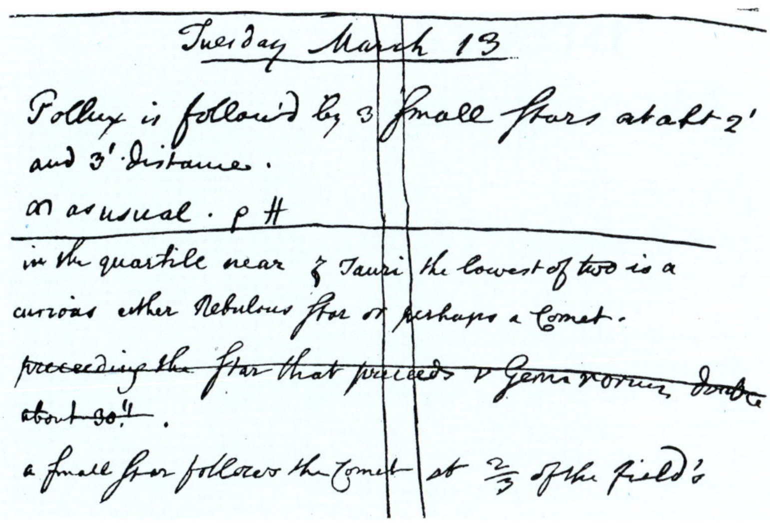

Tuesday March 13

Pollux is followed by 3 small stars about 2' and 3' distance.

∞ as usual. p H

in the quartile near ζ Tauri the lowest of two is a curious either Nebulous star or perhaps a Comet.

~~preceding the star that precedes ν Geminorum double about 30''~~.

a small star follows the Comet at 2/3 of the field's

Oben: Herschels Notizen über die Entdeckung des Uranus im März 1781. Bei der Arbeit an einer „Darstellung des Himmels“ entdeckte Herschel ein scheibenartiges Gebilde, das also kein Stern sein konnte. Zuerst hielt er es für einen Kometen, erkannte aber später, daß die Umlaufbahn dafür zu kreisförmig war.

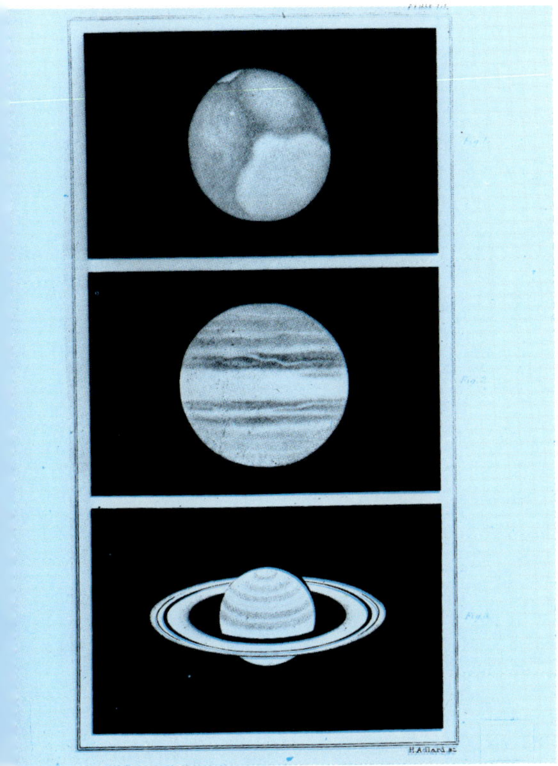

Oben links: Herschels Zeichnungen von Saturn (oben) und Jupiter. Der kleine Kreis im unteren Bild stellt Jupiters dritten Mond dar und der schwarze Fleck seinen Schatten. Seine Schätzung der Rotation des Saturn weicht nur zwei Minuten von den gegenwärtigen Schätzungen von 10 Stunden und 14 Minuten ab.

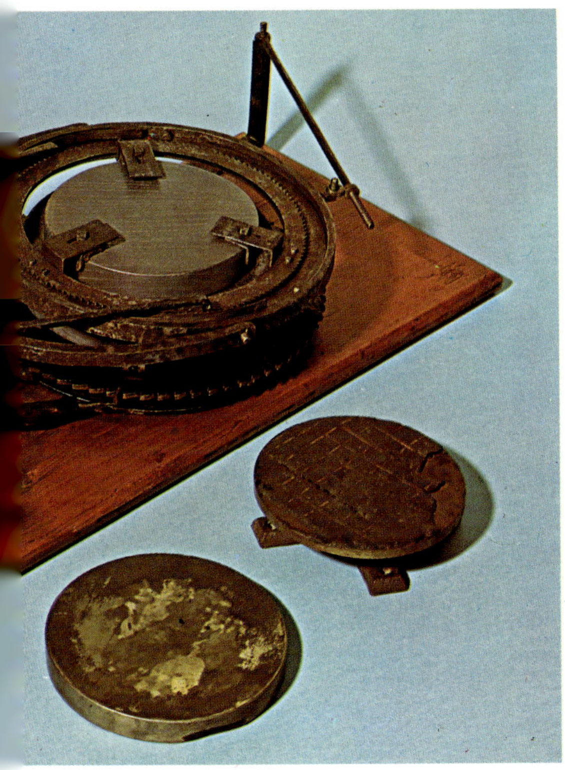

Links: Herschels Poliermaschine für Fernrohrspiegel. Die Spiegel wurden aus einer Legierung von Kupfer, Silber und Zinn hergestellt und in irdenen, mit Holzkohle gehärteten Formen gegossen. Der Guß wurde dann mit gerillten Kupferwerkzeugen fertigbearbeitet. Abschließend gab Herschel den Spiegeln den Glanzschliff. Das Verfahren war nicht standardisiert, da jeder Spiegel nach den besonderen Anforderungen des jeweiligen Fernrohrs angefertigt werden mußte. Herschel erwarb sich als befähigter Gerätebauer einen guten Ruf und gründete ein Unternehmen zur Herstellung von astronomischen Fernrohren.

durch das Sternenmeer bewegte, nur für einen neuen Kometen. Aber nachdem er genügend Beobachtungen vorgenommen hatte, erkannte er, daß die Umlaufbahn zu kreisförmig für einen Kometen war. Erfreut stellte er fest, daß er tatsächlich einen neuen Planeten entdeckt hatte, den ersten seit dem Altertum.

Diese Entdeckung machte Herschel in ganz Europa berühmt. Er konnte nun die Musik aufgeben und sich ganz seiner Arbeit als Astronom widmen, die glänzende Resultate zeitigte. Seine wichtigsten Entdeckungen in den folgenden Jahren beruhten auf Beobachtung der Sterne. So fand er eine Methode, die Sterne zu zählen, konnte danach ihre Verteilung berechnen und daraus die Struktur der Milchstraße ableiten. Er folgerte, daß sie die Gestalt einer doppelt konvexen Linse besitzt und wie zwei am Rand zusammengeklappte Teller aussieht. Auch wenn man heute weiß, daß die tatsächliche Form komplizierter ist, so bedeutete Herschels Theorie doch einen großen Schritt vorwärts.

Herschel und seine Schwester hielten an ihrem ursprünglichen Plan fest, eine systematische Darstellung des Himmels zu entwikkeln. Dabei entdeckten sie über 1 500 neue kosmische Nebel. Diese wolkenähnlichen Gebilde waren den Astronomen lange rätselhaft. Herschel überlegte, ob diese geheimnisvollen Objekte unabhängige Milchstraßen, weit jenseits der Grenzen unserer eigenen, sein könnten, und gab damit erstmals einen Hinweis auf die tatsächliche ungeheure Weite des Universums. Obwohl seine Annahme erst ein Jahrhundert später bewiesen wurde, reichte sie doch aus, um die Grenzen der Astronomie vom interstellaren zum intergalaktischen Raum auszudehnen.

Herschel wurde 1816 zum Ritter geschlagen. Durch seinen Sohn John blieb Herschels Name auch mit den bedeutenden astronomischen Entdeckungen der folgenden Generation verbunden.

Brüder Montgolfier

Joseph-Michel 1740–1810
Jacques-Etienne 1745–1799

Der jahrhundertealte Traum der Menschheit vom Fliegen erfüllte sich am 21. November 1783, als zwei Passagiere den ersten Freiflug in dem von den Brüdern Montgolfier erfundenen Heißluftballon unternahmen.

Joseph und Jacques Montgolfier waren Papierfabrikanten und beschäftigten sich daneben intensiv mit wissenschaftlichen Fragen. Sie verbesserten das Papierherstellungsverfahren, und Joseph wußte Bescheid über die Erforschung der Gase, die Joseph Priestley in England betrieb.

Ebenso war ihm die Entdeckung des Wasserstoffs durch Henry Cavendish im Jahre 1766 bekannt. Aus ihr ergab sich, daß man mit einem Gas, das 14 mal leichter als Luft ist, eine Last anheben kann, wenn man das Gas luftdicht abschließt. Die Produktion von Wasserstoff in beliebiger Quantität war immer noch eine mühselige Angelegenheit und ein geeignetes undurchlässiges Material schwer zu finden. Die Brüder konzentrierten

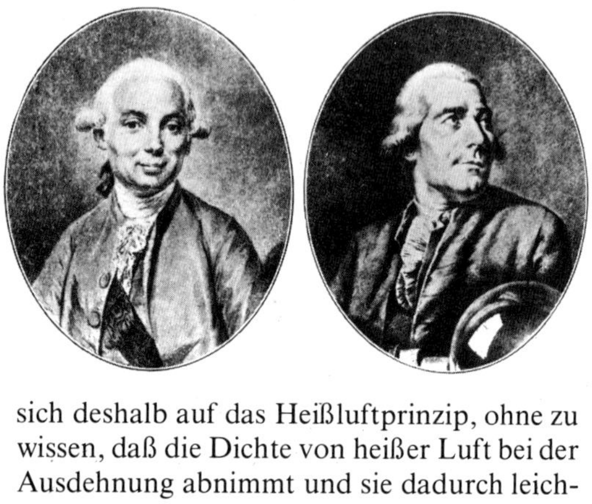

sich deshalb auf das Heißluftprinzip, ohne zu wissen, daß die Dichte von heißer Luft bei der Ausdehnung abnimmt und sie dadurch leichter wird. Sie glaubten offenbar, daß die im Rauch eines Feuers entstehenden Gase den Aufstieg eines Ballons bewirken und daß daher feuchtes Stroh und ähnliche rauchentwickelnde Materialien das für ihre Zwecke beste Feuer ergäben.

Zuerst bauten sie kleine Ballons aus Seide. Als ihre Modelle größer wurden, experimentierten sie mit Papierlagen, die sie auf Leinen klebten. Der erste öffentliche Ballonflug fand am 5. Juni 1783 statt, als zum Erstaunen aller Zuschauer eine im Durchmesser neun Meter große Kugel, die von einem Feuer unter der Startplattform mit heißer Luft gefüllt wurde, sich majestätisch bis zu einer Höhe von ungefähr 1 800 Metern erhob. Nach zehn Minuten sank sie, knapp einen Kilometer entfernt, zu Boden. Als die Nachricht Paris erreichte, lud die Akademie der Wissenschaften die Montgolfiers sofort ein, ihren Ballon in der Hauptstadt vorzuführen. Der nächste Start sollte am 19. September in Gegenwart von Ludwig XVI. und Marie-Antoinette in Versailles stattfinden.

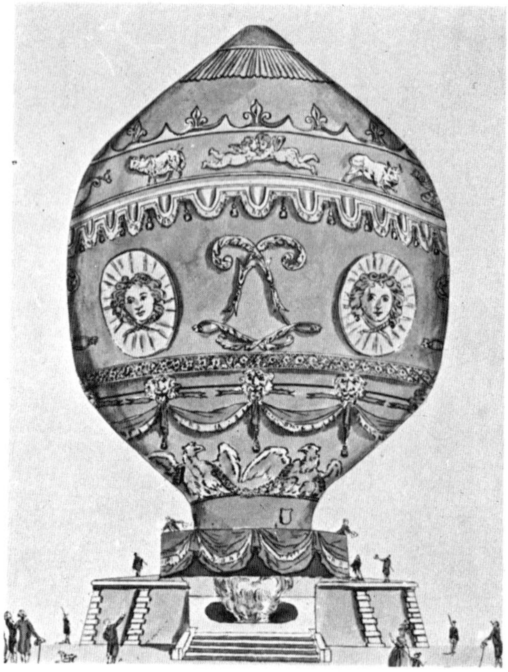

Unten links: Die Brüder Montgolfier, Jacques links und Joseph rechts im Bild.

Rechts: Der Start des Ballons der Brüder Montgolfier am 21. November 1783.

Unten: Die Landung des Ballons. Er fing Feuer, platzte und ging im Dorf Gonesse nieder. Die beunruhigten Einwohner hielten die Ballonhülle für das Maul eines Riesentieres und rückten ihr mit Mistgabeln und Steinen zuleibe.

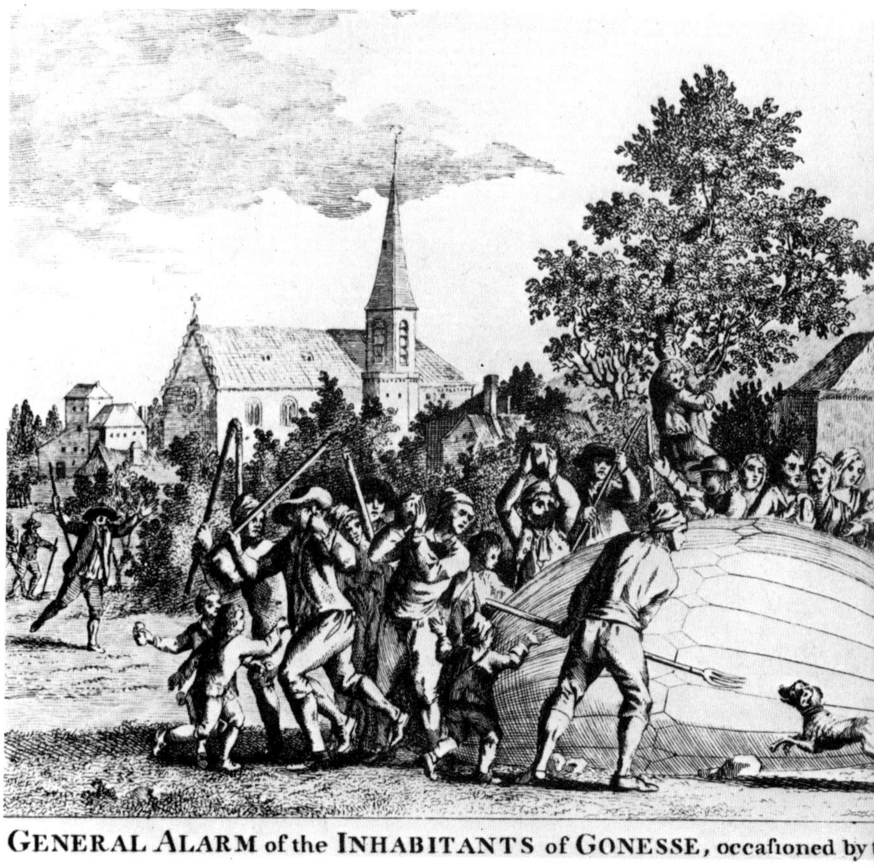

Man glaubte, daß sich jeder, der einen Aufstieg hoch in die Luft wage, in unvorstellbare Gefahr begebe, und der Gedanke, eine Ballonfahrt zu unternehmen, galt als schiere Verrücktheit. Die an diesem Spektakel mitwirkenden Passagiere waren eine Ente, ein Hahn und ein Schaf, und ihr Ballon war mit den königlichen Farben geschmückt. Er hatte einen Durchmesser von rund 12 Metern und erreichte eine Höhe von rund 510 Metern, ehe er langsam in einen drei Kilometer entfernten Wald abzusinken begann. Die tierischen Insassen waren unverletzt, abgesehen davon, daß das Schaf auf einen Flügel des Hahns getreten war und ihn leicht beschädigt hatte.

Damit war der Weg für einen bemannten Flug bereitet, aber der König bestand darauf, daß nur Verbrecher daran teilnehmen dürften. Zum Glück konnte der Historiker des Königs, ein junger Wissenschaftler namens Jean-François Pilâtre de Rozier, ihn zur Rücknahme des Verbotes bewegen und als Passagier an einer Versuchsreihe von angeseilten Flügen teilnehmen, die dem ersten bemannten Freiflug vorausging. Dieses Mal wurde das Feuer in einem Eisenkorb unter die Ballonöffnung gehängt und konnte so von den Ballonfahrern kontrolliert und geschürt werden. Der Durchmesser war auf fast 15 Meter angewachsen.

Beim historischen ersten Flug wurde Rozier vom Marquis d'Arlandes begleitet.

In 25 Minuten schafften sie etwas mehr als sieben Kilometer. Ihr Flug war eines der Wunder der damaligen Zeit. Später wurde der Heißluftballon verbessert, aber die Zukunft gehörte dem Wasserstoffballon, der 1783 von Jacques-Alexandre-César Charles erfunden und in allen wesentlichen Teilen konstruiert wurde. Mit Ballast und einem Gasventil konnte seine Höhe viel leichter kontrolliert werden.

Charles startete von den Tuilerien aus nur zehn Tage nach den Montgolfiers zu seinem ersten Flug. Er dauerte zwei Stunden. Die Geschichte des Wasserstoffballons führte ein Jahrhundert später über steuerbare Ballons bis hin zu Luftschiffen. Fahrten mit Heißluftballons wurden in den 60er Jahren als Sport wiederentdeckt, was durch leicht transportierbare Propangasflaschen möglich wurde.

Rechts: Die Zukunft der Ballonfahrt verkörperte der von Jacques Charles erfundene Wasserstoffballon. Sein erster Flug am 1. Dezember 1783 erstreckte sich über 40 Kilometer und dauerte zwei Stunden.

Unten: Ein erfolgloser Ballonversuch wurde am 26. März 1785 von Jean-Pierre-François Blanchard und John Jeffries, einem Arzt aus Boston, in Lille durchgeführt. Blanchard und Jeffries waren die ersten Luftschiffer, die den Ärmelkanal überquerten und Luftpost beförderten.

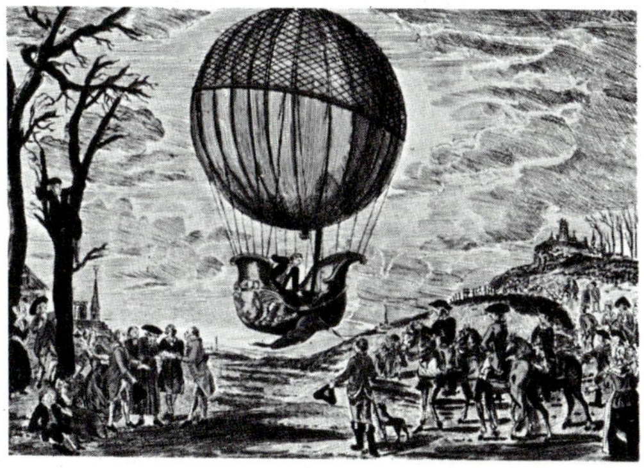

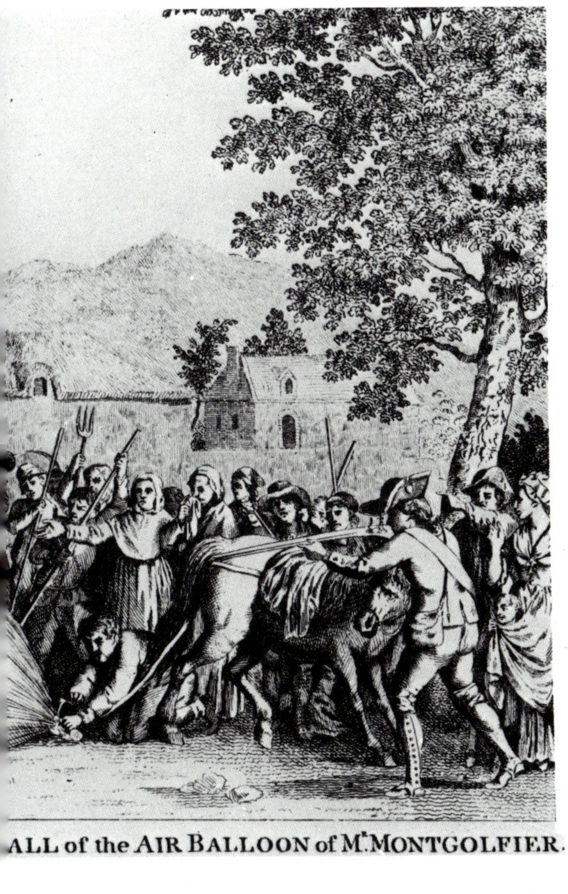

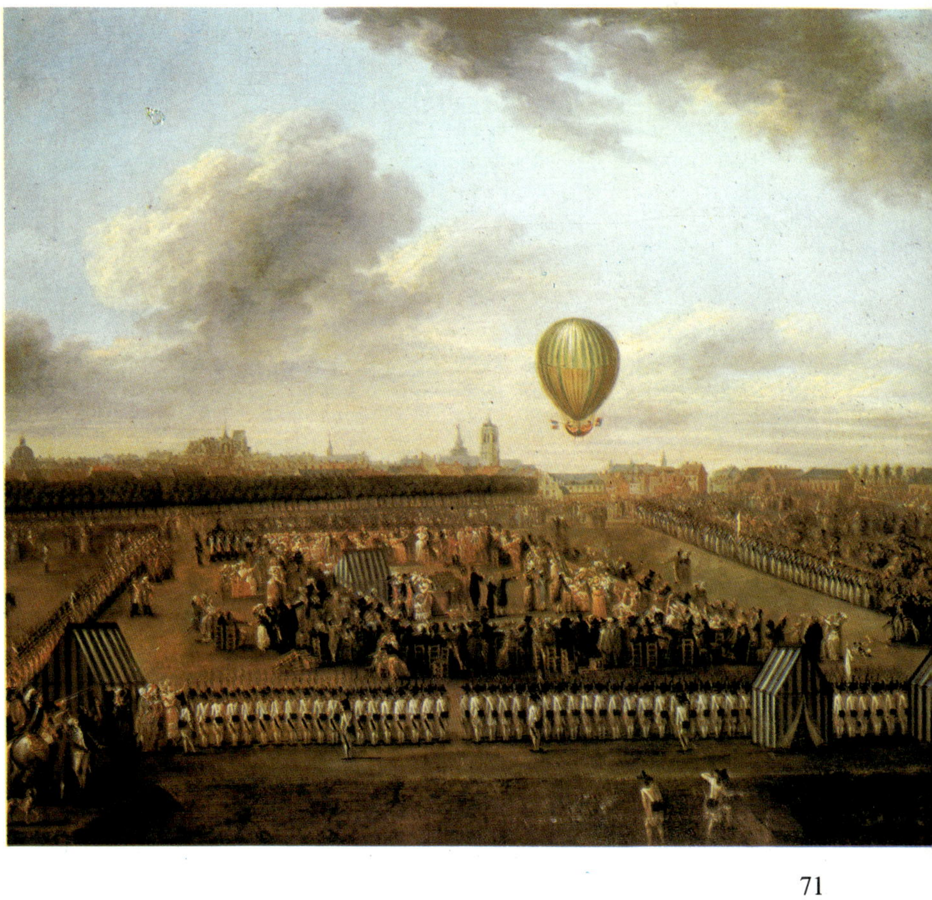

Antoine-Laurent Lavoisier

1743 – 1794

Der französische Chemiker Antoine-Laurent Lavoisier gilt heute als Vater der modernen Chemie. In Paris geboren, erntete er bereits früh öffentlichen Beifall. Schon im Alter von 23 Jahren verlieh ihm die Akademie eine Goldmedaille für seine Verbesserung des Straßenbeleuchtungssystems und wählte ihn als eines der jüngsten Mitglieder in ihrer Geschichte. Obwohl er aus reichem Hause stammte, war Lavoisier auf ein Einkommen angewiesen, um seine weitgespannten wissenschaftlichen Forschungen finanzieren zu können. 1768 übernahm er einen Posten bei der Ferme générale, einer privaten Agentur, die im Auftrag der französischen Regierung die Steuern eintrieb. Lavoisier konnte nicht voraussehen, welche schrecklichen Konsequenzen sich aus seiner Verbindung zu diesem vielgehaßten Unternehmen ergeben würden. Er konnte auch keinen Fehler darin sehen, sich gegen die Wahl Jean-Paul Marats — eines selbsternannten Wissenschaftlers, der später einer der Führer der Französischen Revolution wurde — in die Akademie der Wissenschaften auszusprechen.

Lavoisiers Untersuchungen zeichneten sich immer durch sorgfältige Meßmethoden aus. Der Erfolg seines Vorgehens zeigte sich in der Formulierung einer neuen Theorie über den Verbrennungsvorgang. Viele Jahre hatten die Wissenschaftler geglaubt, daß alle Stoffe eine mysteriöse, „Phlogiston" genannte Substanz enthielten. Man stellte sich den Verbrennungsvorgang als Freisetzung von Phlogiston vor. Lavoisier hielt diese Anschauung für unbegründet und entschloß sich, sie zu überprüfen. In der für ihn kennzeichnenden systematischen Art entwickelte er eine Versuchsreihe, um die Verbrennung zu erforschen. Er erhitzte verschiedene Materialien in Luft und

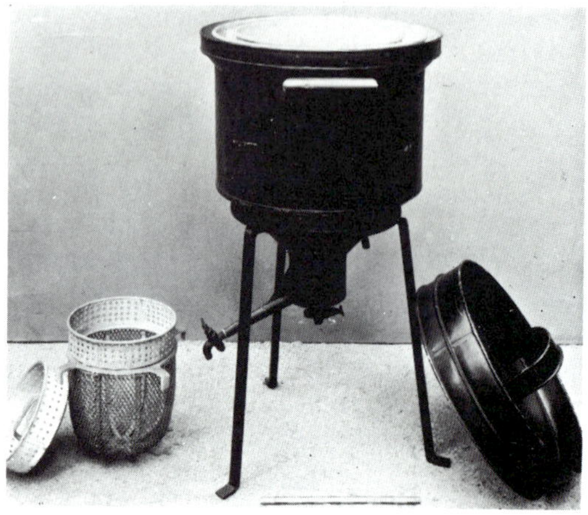

Rechts: Lavoisiers Kalorimeter, ein Gerät zur Messung der bei Verbrennungsvorgängen entstehenden Hitzemenge.

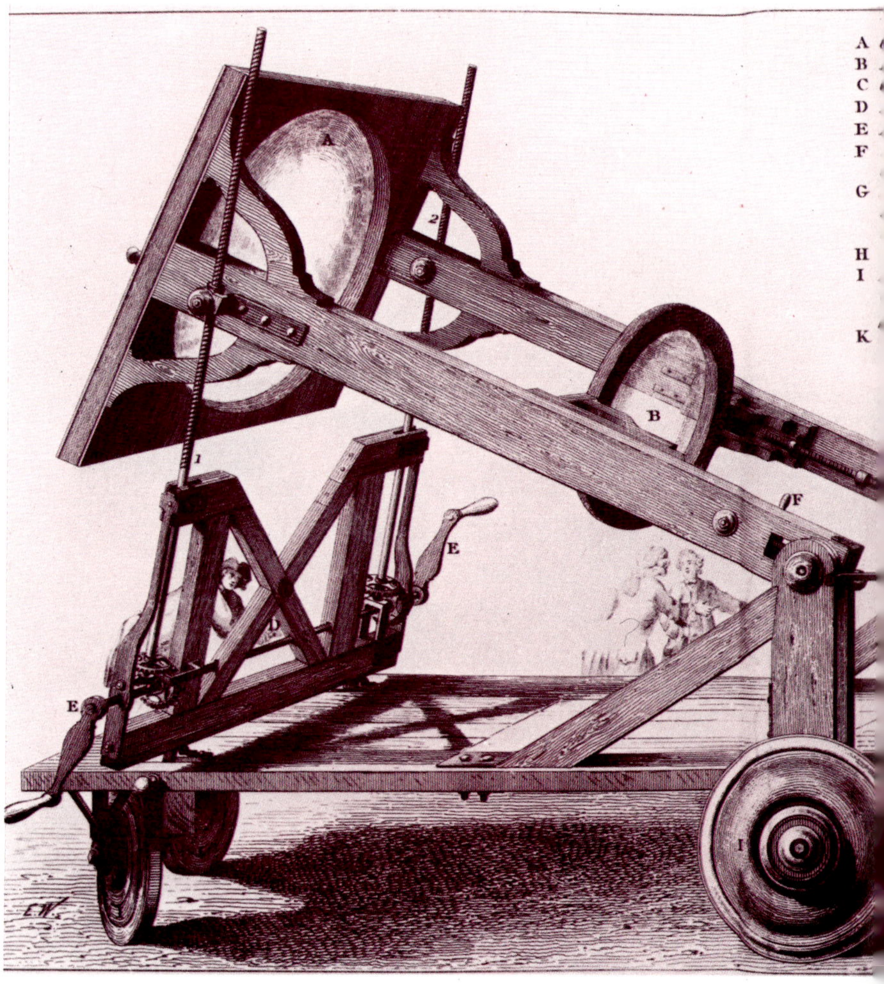

Unten rechts: Das große Brennglas der französischen Akademie der Wissenschaften, das von Lavoisier benutzt wurde, um chemische Stoffe zu entzünden. Die große Linse (A) bestand aus zwei Gläsern, deren Zwischenraum mit Weingeist gefüllt war. Die bewegliche Linse (B) konzentrierte die Sonnenstrahlen auf die zu entzündende Substanz. Der Experimentator mußte seine Augen durch eine dunkle Brille schützen.

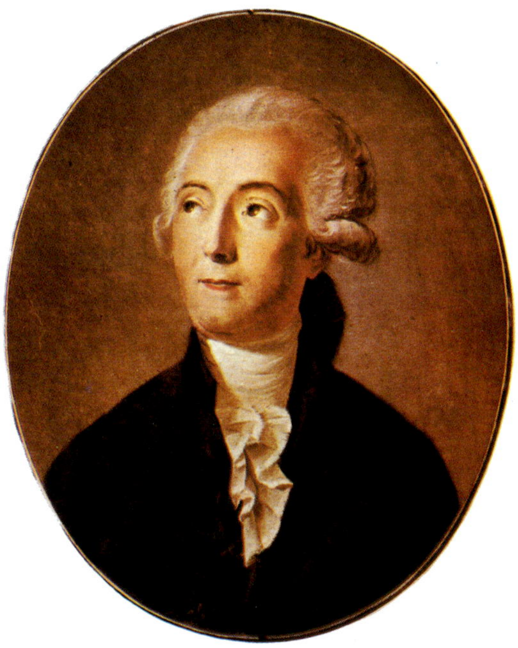

wog sie sorgfältig vorher und nachher. Dabei fand er heraus, daß sie keineswegs einen Bestandteil verloren, sondern offenbar häufig etwas aus der Luft absorbierten. Lavoisier hatte von der Entdeckung eines Gases in England gehört, das die Verbrennung fördern sollte, und er bewies, daß die während des Brennens aus der Atmosphäre aufgenommene Substanz tatsächlich das kürzlich gefundene Gas war. Er nannte es „Oxygen" und definierte Brennen als die Vereinigung einer Substanz mit Oxygen (Sauerstoff). Diese

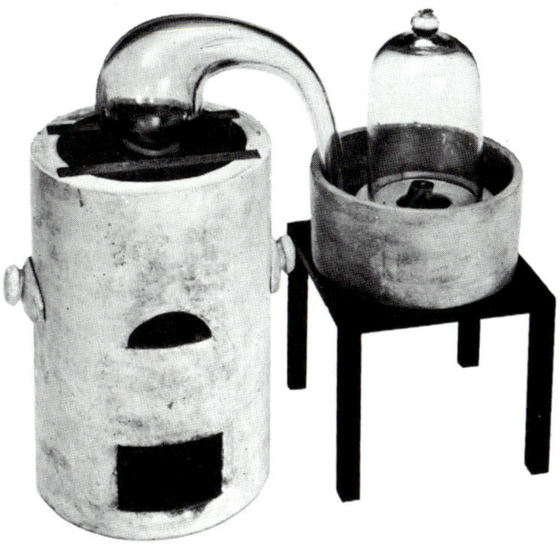

Links: Von Lavoisier zur Erforschung des Brennvorgangs benutzter Apparat. Er erhitzte in der Retorte mehrere Tage lang Quecksilber, bis die ganze Oberfläche von roten Partikeln bedeckt war. Während dieses Vorgangs verminderte sich die Luftmenge unter der Glocke. Lavoisier fand heraus, daß die unter der Glocke verbliebene Luft kein Leben und auch keinen Brennvorgang mehr zuließ. Er erhitzte dann das rote Pulver, das sich in Quecksilber zurückverwandelte. Überdies setzte das Pulver die gleiche Gasmenge frei, die bei der Erhitzung des Quecksilbers verbraucht worden war. Das Gas, das mit dem von Joseph Priestley entdeckten identisch war, ermöglichte heftige Verbrennungsvorgänge und konnte eingeatmet werden. Lavoisier nannte es Sauerstoff. Er entwickelte die Oxydationstheorie, die die Auffassung ersetzte, daß bei einem Verbrennungsvorgang die Dissoziation von Substanz und Phlogiston erfolge.

Definition ist heute noch gültig, und die Phlogiston-Theorie war damit endgültig widerlegt.

Lavoisier befaßte sich nicht nur mit der Entdeckung grundlegender chemischer Vorgänge, sondern auch damit, eine technische Sprache zu schaffen, mit der sie sich klar und präzise ausdrücken ließen. Er veröffentlichte daher 1787 eine Abhandlung mit dem Titel *Methoden der Nomenklatur in der Chemie.* Er legte darin die Prinzipien fest, nach denen chemische Verbindungen nach den Elementen benannt werden können, aus denen sie sich zusammensetzen. Lavoisiers Methode war so logisch und klar, daß sie rasch akzeptiert wurde und bis heute zur Benennung chemischer Substanzen verwandt wird.

1789 veröffentlichte Lavoisier seine Untersuchungen über die Verbrennung und seine Gedanken über wissenschaftliche Methodik im ersten wahrhaft modernen Chemielehrbuch, das er bescheiden *Eine Einführung in die Chemie* nannte. Dieses Buch war seine letzte bedeutende wissenschaftliche Leistung. Innerhalb von zwei Jahren stürzte Frankreich in eine blutige Revolution; im ganzen Land wurden monarchistische Steuereinnehmer gejagt und getötet, und auch Lavoisier wurde von den Revolutionsmilizen verhaftet.

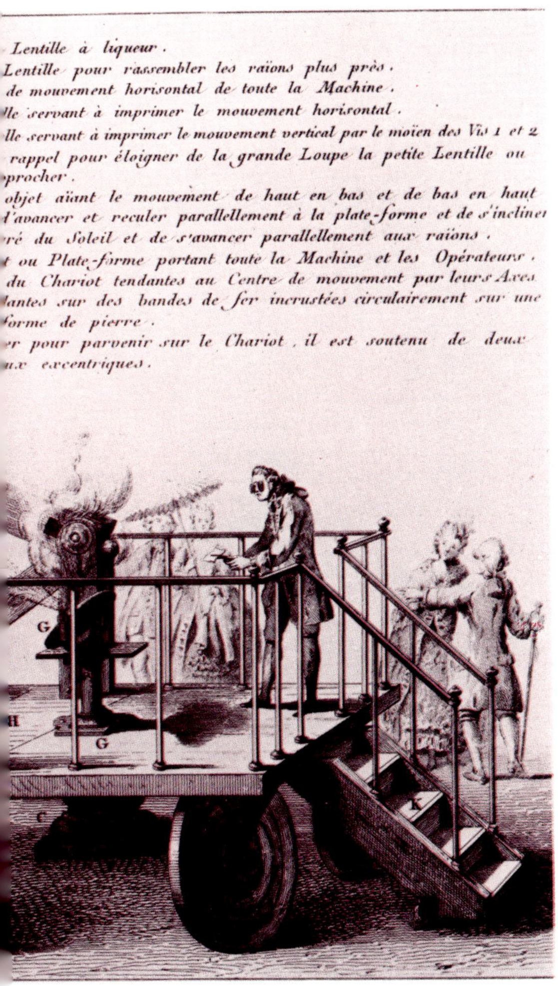

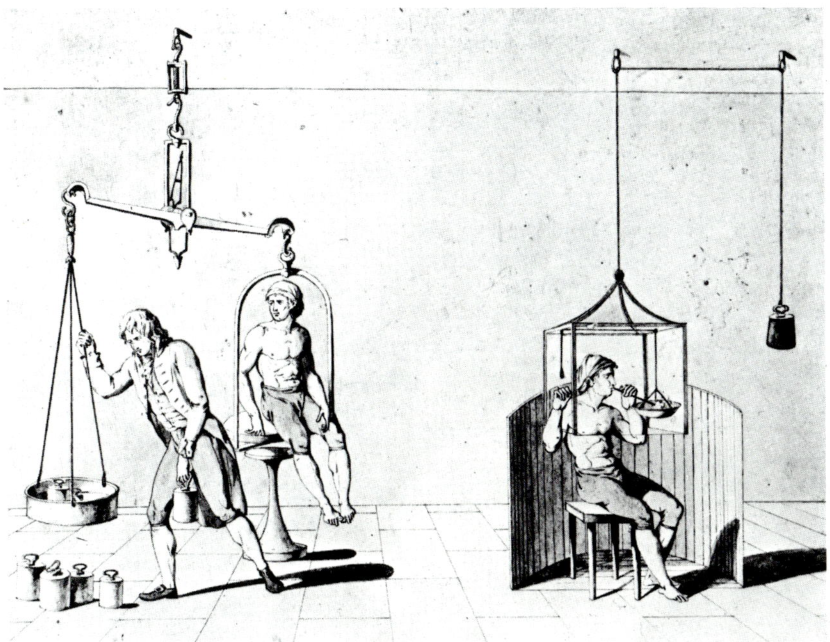

Oben: Lavoisiers Experiment über die Atmung. Er bewies, daß der Körper Sauerstoff einatmet und ihn in der Lunge in „gebundene Luft" verwandelt.

1794 wurde Lavoisier vor Gericht gestellt. Jean-Paul Marat war einer seiner Richter, so daß er keine Chance auf Freispruch hatte. Marat hatte die demütigende Ablehnung seiner Aufnahme in die Akademie der Wissenschaften nicht verwunden und forderte Lavoisiers Tod. Am Nachmittag nach dem Gerichtsverfahren wurde Lavoisier guillotiniert und seine Leiche in ein anonymnes Grab geworfen.

Graf Alessandro Volta
1745 – 1827

Der italienische Physiker Alessandro Volta errang weltweiten Ruhm durch bedeutende Beiträge zur Erforschung der statischen und fließenden Elektrizität. Er erfand eine neue Technik zur Speicherung statischer elektrischer Ladung sowie das erste Gerät zur Stromerzeugung, die heutige Batterie.

Volta wurde in Como geboren. Als Physiklehrer an der höheren Schule begann er mit den ersten Forschungen über Elektrizität. 1775 erfand er den Elektrophor, ein Gerät zur Speicherung elektrischer Energie. Der Elektrophor bestand aus einer mit Hartgummi überzogenen Metallplatte und einer zweiten Metallplatte mit einem isolierten Griff. Von Hartgummi war seit vielen Jahren bekannt, daß er sich negativ auflädt, wenn er mit einem trockenen Tuch abgerieben wird. Volta hielt die Metallplatte an dem isolierten Griff über den unter Spannung stehenden Hartgummi und fand heraus, daß die negative Ladung des Hartgummis eine positive Ladung an der Unterseite der Platte und eine negative an ihrer Oberseite hervorruft. Er stellte ferner fest, daß sich diese negative Ladung durch einen Draht, der die Oberseite der Platte mit der Erde verbindet, ableiten läßt und damit die ganze Platte positiv aufgeladen werden kann. Durch Wiederholung des Vorgangs entwickelte er eine große Menge positiver Ladung. Der Elektrophor wurde schnell zum Standardinstrument und stellt heute die Grundlage des Kondensators dar, des Geräts, das zur Speicherung von Elektrizität in Stromkreisen verwandt wird.

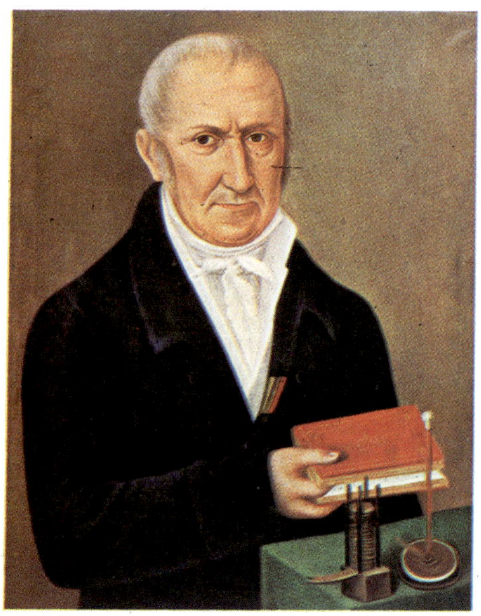

Die Erfindung des Elektrophors machte Volta berühmt. 1794 gelang ihm seine bekannteste Erfindung, ein Gerät, das einen gleichmäßigen Strom abgibt: die Batterie. Einige Jahre lang hatte Volta interessiert die Experimente des italienischen Anatomen Luigi Galvani verfolgt. Galvani hatte herausgefunden, daß elektrischer Strom erzeugt wird, wenn zwei verschiedene Metalle in der Nähe tierischer Muskeln in Kontakt gebracht werden. Volta hielt es für möglich, den Strom ohne tierisches Gewebe zu erzeugen und begann eine Reihe von Versuchen.

1800 hatte er schließlich Erfolg. Er entdeckte, daß zwei ungleichartige Metalle, die in einer Salzlösung in Kontakt gebracht wurden, Strom produzierten. Diese Entdeckung führte zu ersten funktionierenden Batterie. Sie bestand aus mehreren Schalen, die mit einer Salzlösung gefüllt waren, und einem Verbindungskabel, das in sie eingetaucht war. Ein Ende des Kabels war aus Kupfer, das andere

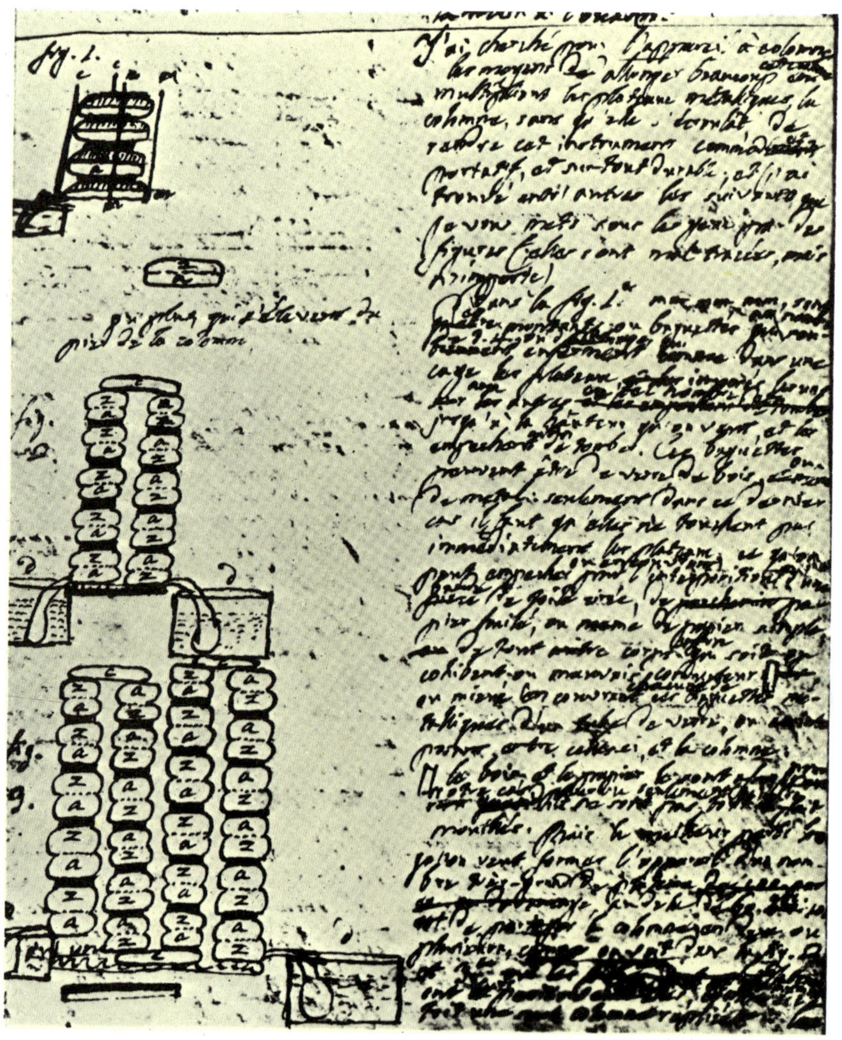

Unten: Eine Seite aus dem Brief, mit dem Volta die Erfindung seines neuen Geräts, der Batterie, bekanntgab. Volta entdeckte, daß mit einer Reihe von Schalen, die mit einer Salzlösung gefüllt sind, und einem Draht, dessen Enden aus Kupfer bzw. Zink bestehen, Strom erzeugt werden kann. Später entwickelte er ein weniger umständliches Verfahren: die „Voltasche Säule". Sie bestand aus ungleichartigen Metallplättchen, zwischen die in Salzwasser getränkte Pappdeckelscheiben gelegt wurden.

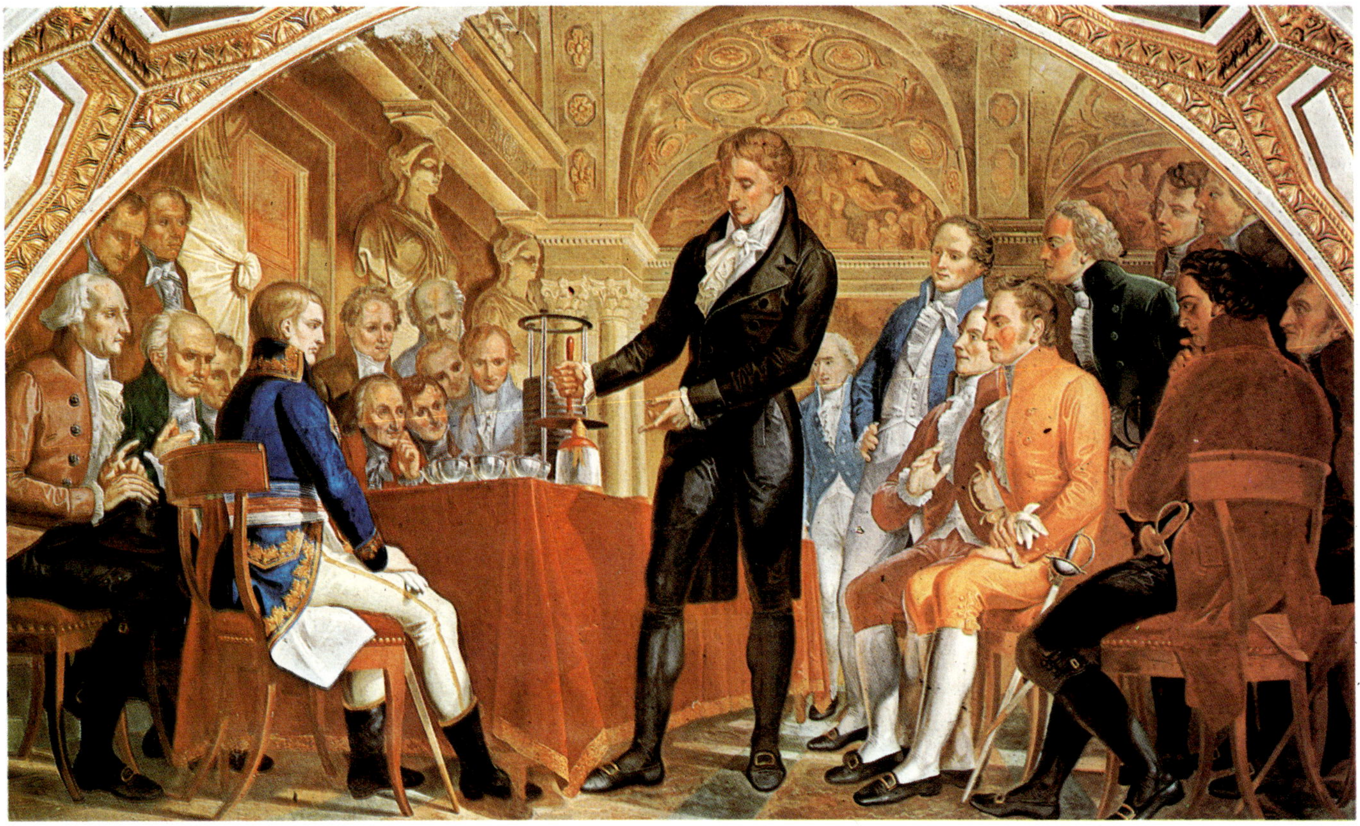

Oben: Fresko, das einen Versuch mit einer Voltaschen Säule zeigt.

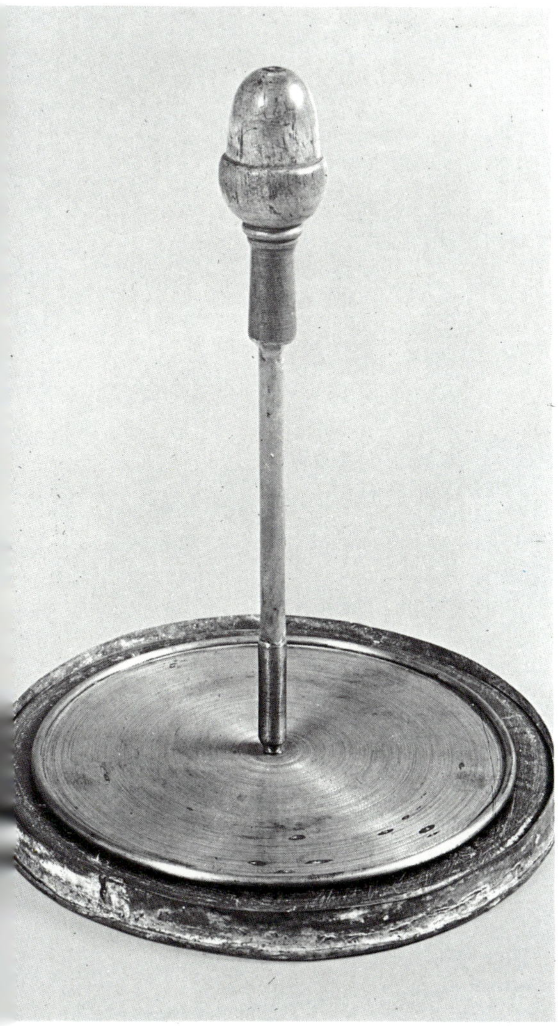

Links: Voltas Elektrophor.

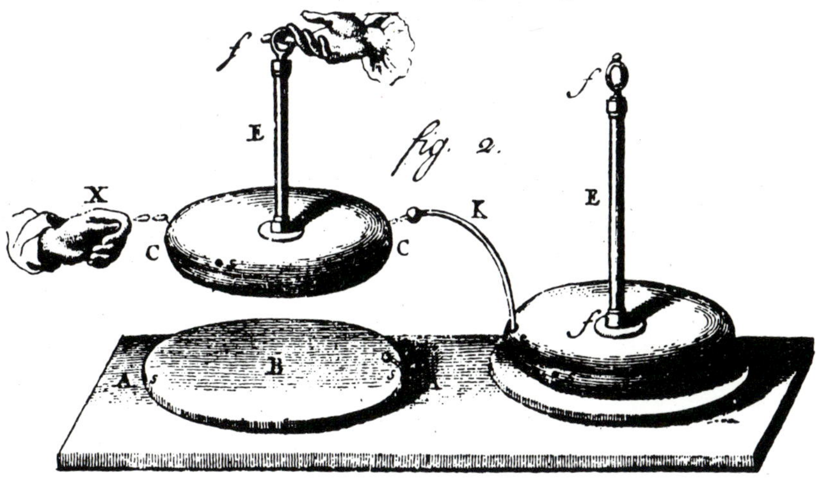

Unten: Voltas Elektrophor konnte große Mengen positiver Ladung speichern. Wenn man ihn auf eine negativ geladene Oberfläche stellte, wurde die Oberseite des Elektrophors negativ geladen, die Unterseite positiv. Die negative Ladung konnte dann durch einen Draht abgeleitet werden.

aus Zink, und wenn sie sich berührten, wurde Strom erzeugt. Volta verbesserte diesen etwas unhandlichen Apparat, indem er eine Reihe kleiner runder Kupfer- und Zinkplättchen benutzte. Zwischen jeweils zwei ungleichartige Metallplättchen wurde eine in Salzwasser getränkte Pappdeckelscheibe gelegt. Voltas Säulen aus Metall- und Pappdeckelscheiben wurden später „Voltasche Säulen" genannt und stellten die ersten brauchbaren Stromquellen dar. Sie führten direkt zur Entdeckung der Elektrolyse und ermöglichten rasche Fortschritte in der Untersuchung der für die Elektrizität gültigen Gesetze.

Volta erhielt für seine Leistung unzählige Ehrungen. Eine bleibende Anerkennung ist die Bezeichnung *Volt* für die Einheit der elektrischen Spannung.

Joseph Bramah

1748 – 1814

Einer der Beiträge zu Gesundheitswesen und zum Wohlbefinden von Millionen Stadtbewohnern stammt von dem Kunsttischler und Ingenieur Joseph Bramah. Er erfand das erste funktionstüchtige Toilettensystem, das in großem Stil vermarktet wurde — das „Bramah"-Wasserklosett.

Heute weiß man, daß das Wasserklosett, zusammen mit einer wirksamen Kanalisation, die ein Einsickern des Abwassers in die natürlichen Wasservorräte verhindert, für die Erhaltung der Gesundheit in den Städten von überaus großer Bedeutung ist. Jahrhundertelang hatte die Stadtbevölkerung Europas offene Kanäle und Rinnsteine, die mit Abfällen und Kot verstopft waren, als unvermeidlich hingenommen. Die reichen Bürger wohnten daher neben oder über fließendem Wasser, oder sie hatten sich Senkgruben unter ihren Häusern bauen lassen, die von Zeit zu Zeit entleert werden mußten.

Im 18. Jahrhundert ließ sich Alexander Cumming, ein Londoner Uhrmacher, sein Modell eines Wasserklosetts patentieren. Es wurde mit einem Griff betätigt, der beim Hochziehen bewirkte, daß sich ein Schwall Wasser aus einem Behälter in das Becken ergoß und gleichzeitig die Klappe an dessen Boden zurückschob, so daß der Inhalt in das Abflußrohr gespült wurde. Dieses System

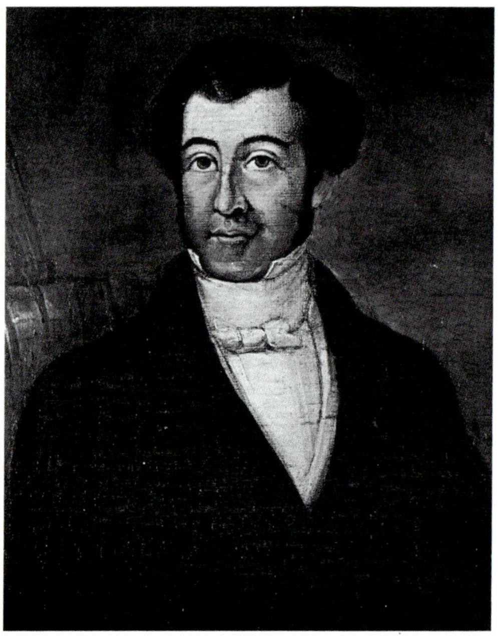

funktionierte aber nicht zufriedenstellend, wie Joseph Bramah bemerkte, als er als junger Kunsttischler die Aufgabe hatte, das neue Klappenklosett bei den Kunden zu installieren. 1778 ließ er sein eigenes Modell patentieren, das erheblich verbessert war und eine Klappe mit Scharnier hatte.

Der „Bramah" war nahezu ein Jahrhundert lang führend auf dem Gebiet der sanitären Anlagen, obwohl er nicht immer das Ausströmen übelriechender Gase verhinderte, die sich in schlecht belüfteten Abwässerkanälen und Senkgruben entwickelten. Die Kanalisation wurde bis zur Mitte des 19. Jahrhunderts nicht wirklich ernsthaft betrieben; erst als schwere Cholera-Epidemien in den wachsenden europäischen Städten grassierten und auch London im Jahre 1894 heimsuchten, erhielt der Neubau funktionierender Kanäle Vorrang. Während der zweiten Hälfte des 19. Jahrhunderts wurde dann das Modell mit Wasserspülung entwickelt, wie wir es heute kennen.

Daß er das Wasserklosett konstruierte und auf den Markt brachte, ist Joseph Bramahs

Unten: Bramahs Patentschloß, 1787 konstruiert. Es trug die Inschrift: „Um alle Variationen dieses Schlosses zu öffnen, benötigen Sie 479 001 600 Schlüssel."

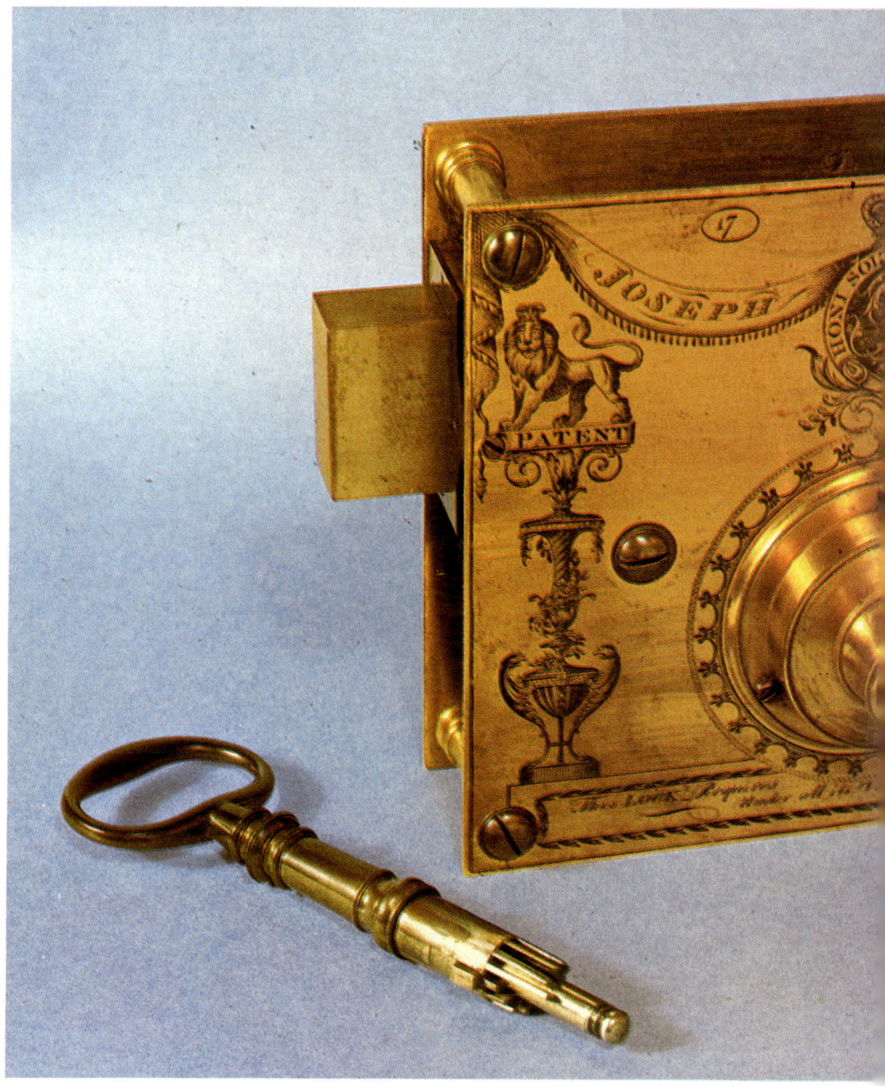

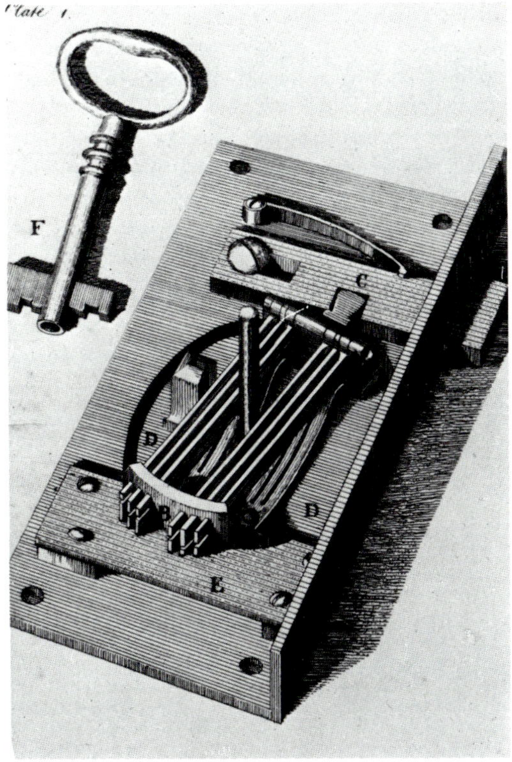

Links: Abbildung aus Bramahs 1784 erschienenen Buch *Eine Abhandlung über die Konstruktion von Schlössern.* Sie zeigt einen seiner Entwürfe eines Schlosses.

bleibendes Verdienst. Er ist jedoch auch noch wegen anderer Erfindungen bekannt, unter denen das „Bramah"-Schloß hervorragt, das so stark und kompliziert war, daß es als diebessicher galt. Bramah stellte es in einem Ladenfenster mit der Bekanntmachung aus, daß jeder 200 Guineas erhalte, dem es gelinge, das Schloß aufzubrechen. Die Belohnung wurde 67 Jahre nicht ausgezahlt. Dann gewann sie ein amerikanischer Schlosser, der 1851 zum Besuch der Weltaustellung nach London gekommen war. Aber er brauchte dazu 51 Stunden.

Wegen seiner Kompliziertheit warf das „Bramah"-Schloß ein Problem auf: seine Produktion war langwierig. Bramah stellte daher einen jungen Schmied namens Henry Maudslay ein, der ihm beim Bau von Maschinen helfen sollte, mit denen man die Einzelteile genau standardisiert fertigen konnte. Maudslays Maschinen waren die Prototypen für die gesamte Werkzeugmaschinenindustrie des 19. und 20. Jahrhunderts.

Maudslay spielte wahrscheinlich auch eine entscheidende Rolle bei Bramahs Erfindung

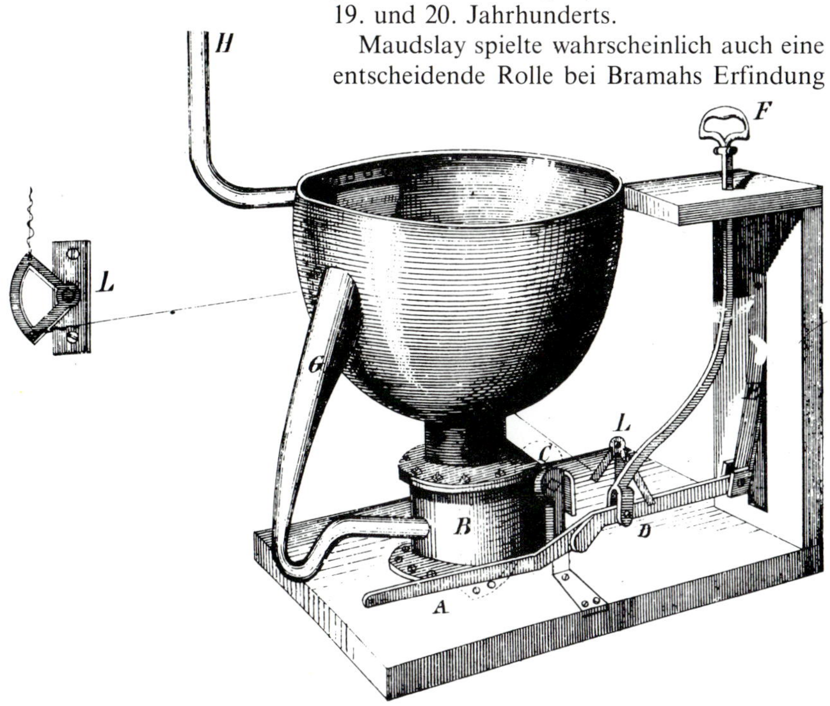

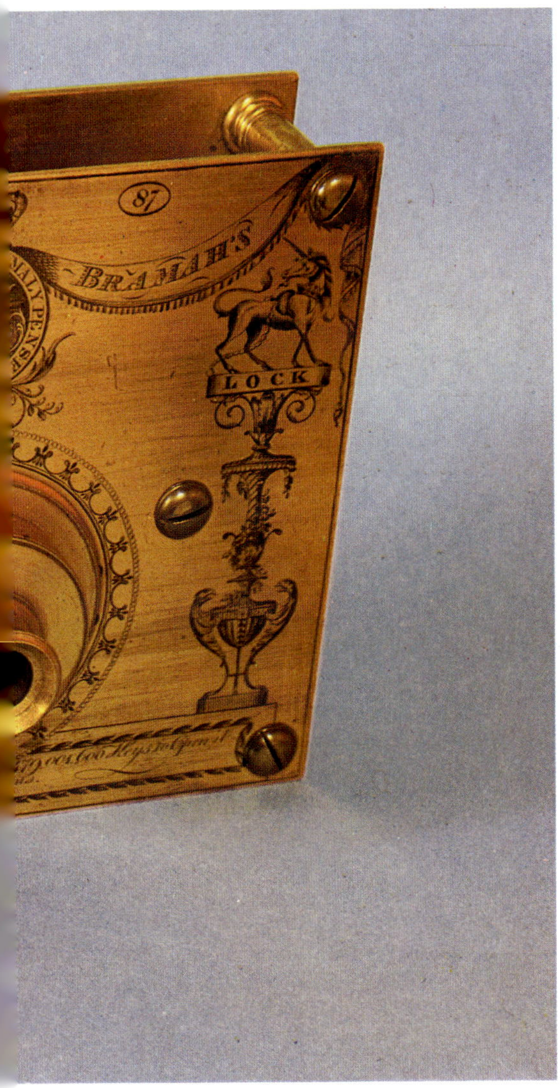

Oben: Bramahs Wasserklosett von 1778. Der Griff (F) war mit einem Draht verbunden, der das Ventil des oben angebrachten Wasserbehälters öffnete, so daß der Inhalt der Klosettschüssel hinuntergespült wurde.

der hydraulischen Presse, einer für die Werkstatt äußerst wichtigen Maschine, mit der man den Druck bei verhältnismäßig geringer Antriebskraft allmählich und gleichmäßig steigern konnte. Bramahs weitere Erfindungen umfassen ein Gerät zum Zählen von Banknoten und eine Holzhobelmaschine. Er entwickelte auch ein Gerät, das Federkiele der Länge nach aufspalten konnte, so daß jede Feder bis zu vier Kiele ergab und jeder Teil seine eigene Spitze hatte. Den Spitzen wurden dann speziell entworfene Halter übergestreift. Da damals die meisten Schreibfedern importiert werden mußten, war das eine nützliche Sparmaßnahme.

Edward Jenner
1749-1823

Der englische Landarzt Edward Jenner zählt wegen seiner bedeutenden Entdeckung der Grundlagen der Impfung zu den unbestrittenen Wohltätern der Menschheit.

Jenner wurde als Sohn eines Dorfgeistlichen in Gloucestershire geboren und mit 13

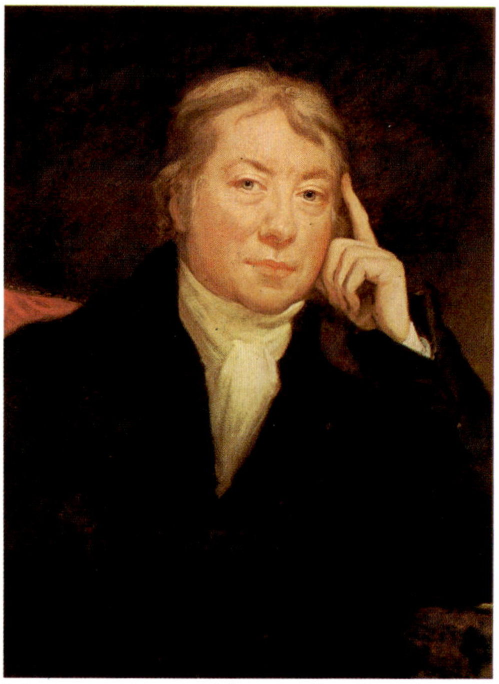

Jahren zu einem Chirurgen in die Lehre gegeben. Sobald er ausgelernt hatte, ging er nach London, um dort Medizin bei dem berühmten Chirurgen John Hunter zu studieren. Nach zwei Jahren kehrte Jenner nach Gloucestershire zurück und begann dort erfolgreich und von seinen Patienten hochgeachtet als Arzt zu arbeiten. Er sammelte Material für Hunters biologisches Museum und machte einige originelle Beobachtungen über verschiedene Aspekte der Naturgeschichte, einschließlich der Vogelwanderung.

Vor und zu Jenners Lebzeiten zählten die Pocken zu den ernstesten gesundheitlichen Gefährdungen in Europa. Die Epidemien forderten immer wieder viele Opfer. Sie waren besonders gefürchtet, weil sie die Haut durch Pusteln zerstörten, die bleibende Narben hinterließen. Die überlebenden Kranken behielten Verunstaltungen, die von pockennarbiger Haut bis zu fast vollständiger Entstellung der Gesichtszüge reichen konnten.

Viele Jahrhunderte zuvor hatten die Chinesen entdeckt, daß man eine gewisse Immunität erzielen kann, wenn man den abblättern-

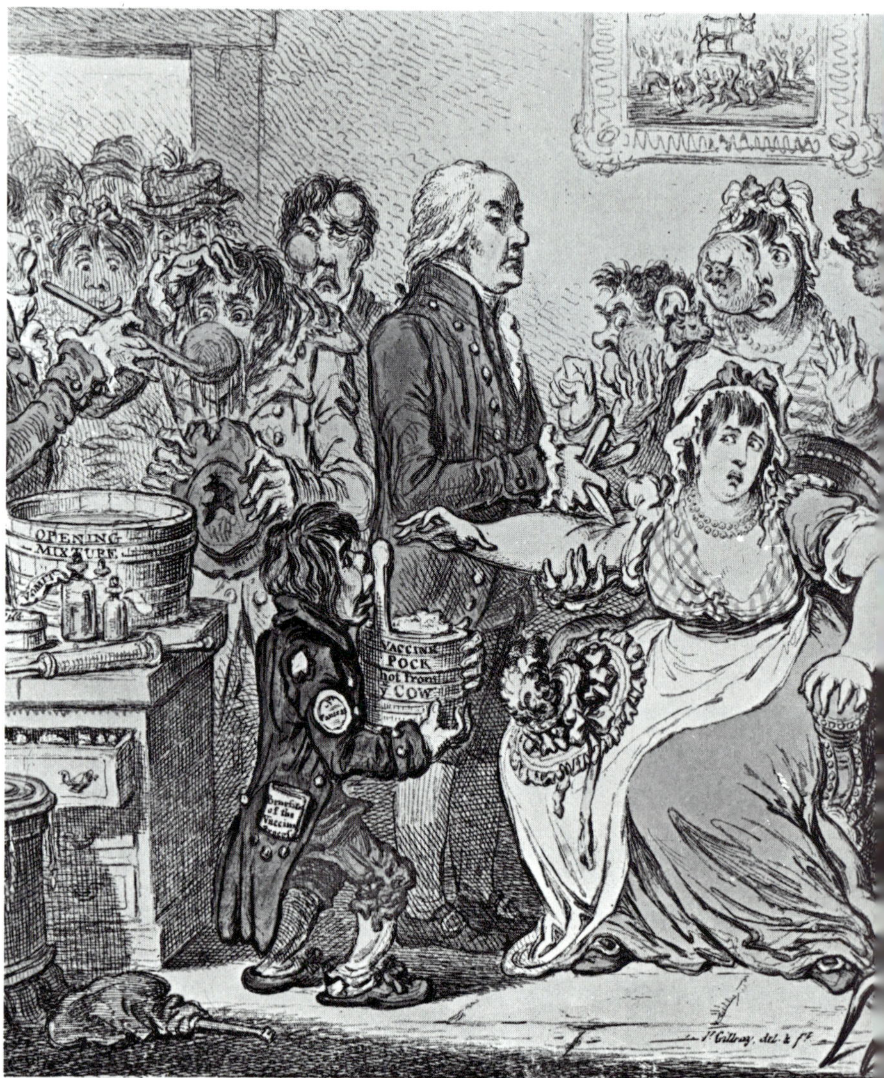

Oben: *Kuhpocken — oder die wunderbaren Ergebnisse der neuen Impfung.* Diese Karikatur wurde 1802 von der Anti-Impfungsgesellschaft im Rahmen ihrer Kampagne gegen Jenner veröffentlicht. Sie zeigt Jenner beim Impfen von Patienten im Pocken- und Impfkrankenhaus in London. Als man die Impfung in England einführte, wurde sie von vielen Ärzten verurteilt und in Broschüren und Zeitschriften heftig angegriffen.

den Schorf eines Pockenkranken einem Gesunden in pulverisierter Form in die Nasenöffnungen bläst. Pockenimpfungen kamen in der Türkei und in Griechenland im 17. Jahrhundert auf. Aus den Pusteln eines Kranken gewonnenes Serum wurde mit einer Nadel in die Haut von Gesunden geritzt. Man hoffte, auf diese Weise ein abgeschwächtes Auftreten der Krankheit herbeiführen zu können. Lady Mary Wortley Montagu lernte diese Methode kennen, als sie als Frau des englischen Botschafters in Konstantinopel lebte, und brachte sie nach England. Sie ließ ihren Sohn 1721 zur Vorführung der Methode impfen, die während des 18. Jahrhunderts in ganz

Europa angewandt wurde, obwohl das Risiko eines gefährlichen oder tödlichen Ausgangs der Krankheit hoch war.

Bei seiner Arbeit in Gloucestershire stieß Jenner auf den alten Volksglauben, daß Melker und Milchmädchen, die vom Vieh mit Kuhpocken angesteckt wurden, vor Pocken geschützt sind. Seine eigenen Beobachtungen bestätigten das. Er erkannte auch, daß die harmlosen Kuhpocken Immunität gegen die

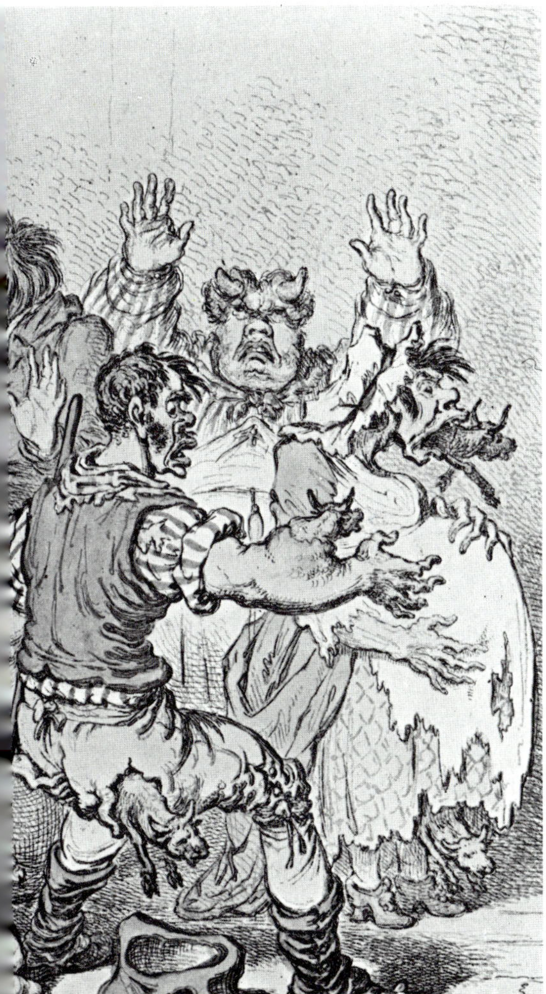

gefährliche Form der Krankheit verleihen könnten, die die Menschen befällt. 20 Jahre lang überprüfte er diese Möglichkeit in sorgfältigen Experimenten, bis er schließlich 1796 zuversichtlich genug war, sie an Menschen zu erproben. Er impfte James Phipps, einen achtjährigen Jungen, mit Kuhpocken, der prompt den harmlosen Hautausschlag bekam. Zwei Monate später impfte ihm Jenner Pockenserum ein. Es zeigten sich keinerlei Krankheitssymptome.

Jenner nannte seine Methode „Vakzination“. Sie verbreitete sich schnell, da die Angst vor Pocken beträchtlich stärker war, als die Hindernisse, die manche etablierten Ärzte

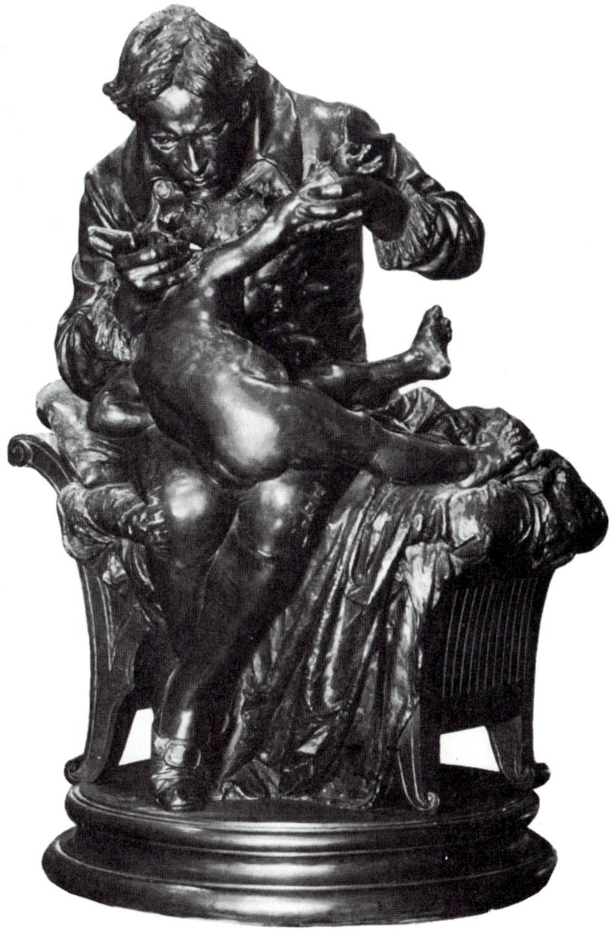

Rechts: Standbild, das Edward Jenner beim Impfen eines Kindes zeigt. Die erste Impfung nahm er im Mai 1796 vor. Er nahm Lymphe aus einer Wunde an der Hand eines Milchmädchens, das sich Kuhpocken zugezogen hatte, und injizierte sie in den Arm eines gesunden Kindes. Die Impfung verursachte eine sehr harmlose Krankheit, die nur ein paar Tage dauerte. Später fand Jenner heraus, daß er Impfungen mit der Lymphe aus Pusteln früherer Impfungen durchführen konnte.

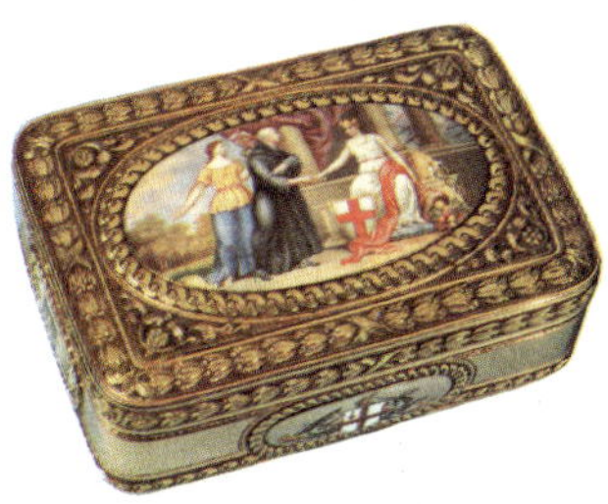

Oben: Jenners Arbeit fand schließlich die verdiente Anerkennung und brachte ihm zahlreiche Ehrungen und Auszeichnungen ein. Diese 18karätige goldene Schnupftabaksdose bekam er bei der Verleihung der Ehrenbürgerschaft der Stadt London „in Erinnerung . . . an seine Kunstfertigkeit und Beharrlichkeit bei der Entdeckung der Impfung und ihrer Einführung für die Allgemeinheit“.

Jenner in den Weg zu legen versuchten. Ein Arzt ging sogar soweit, eine Kuhpocken-Kultur in einem Krankenhaus mit Pocken zu verseuchen.

Jenner arbeitete unermüdlich daran, seine Entdeckung bekanntzumachen und das Vertrauen in ihre Wirkung zu festigen, ohne jedoch an finanzielle Vorteile zu denken. Als die tödlichen Pockenerkrankungen drastisch zurückgingen, wirkte sich das nachteilig auf sein Einkommen und seine Praxis aus. Nach 1800 wurde er auf der ganzen Welt geehrt, und das englische Parlament bewilligte ihm zweimal beträchtliche Ausgleichszahlungen.

Die Rolle, die Mikroorganismen wie der Pockenvirus bei der Verursachung von Krankheiten spielen, hatte man zu Jenners Zeiten noch keineswegs erkannt. Dennoch stellte seine Arbeit einen bedeutenden Schritt hin zur Bakteriologie dar. Die vollständige Ausrottung der Pocken in Europa und Nordamerika und ihre Eindämmung und Kontrolle in anderen Teilen der Welt bleibt sein Verdienst. Seine Entdeckung war ein entscheidender Durchbruch in der Geschichte der Medizin und ein Triumph objektiver wissenschaftlicher Methoden in der medizinischen Praxis. Die heutigen Impfprogramme gegen die vielen lähmenden oder tödlichen Krankheiten gehen auf Jenners bahnbrechende Entdeckung zurück.

Nicolas Appert
1750 – 1841

Die Kunst der Konservierung von Nahrungsmitteln in verschlossenen Behältern wurde zuerst von dem französischen Küchenchef Nicolas Appert verwandt, der daher „Vater der Konservendose“ genannt wird.

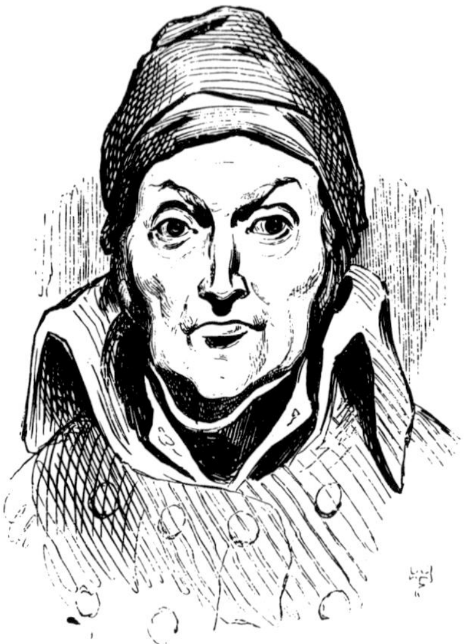

1795, während der im Gefolge der Französischen Revolution ausbrechenden Kriege und Aufstände, schrieb das Direktorium einen Preis für die Entwicklung einer neuen Methode zur Nahrungsmittelkonservierung aus, um leicht transportable Lebensmittel zu erhalten. Der Küchenchef, Konditor und Weinbrenner Nicolas Appert aus Châlons-sur-Marne beschloß, sich der Aufgabe zu stellen. Er brauchte 14 Jahre, bis er schließlich 1810 den Preis in Höhe von 12 000 Francs beanspruchen konnte. Im folgenden Jahr veröffentlichte er die geforderte Beschreibung seines Systems unter dem Titel *Die Kunst der Konservierung aller Arten tierischer und pflanzlicher Stoffe über mehrere Jahre.*

Appert entdeckte, daß sich die Zersetzung von Nahrungsmitteln, wie Suppen, geschmortem Fleisch und ganzen Früchten, dadurch verhindern ließ, daß man sie in Gläsern oder Krügen luftdicht verschloß. Die Krüge mußten samt Inhalt für mehrere Stunden in kochendes Wasser getaucht werden; dann wurden sie durch mit Draht befestigte Korken verschlossen und mit Wachs versiegelt. Der Erfolg seines Systems zeigte sich einfach daran, daß es funktionierte, obwohl es keine wissenschaftliche Erklärung dafür gab. Der Zusammenhang zwischen Mikroorganismen und Fäulnis blieb weitere 50 Jahre unbekannt, bis ein anderer Franzose, der Pionier auf dem Gebiet der Bakteriologie, Louis Pasteur, die Gärungsprozesse erforschte.

Appert baute mit dem gewonnenen Preis die erste Konservenfabrik der Welt, die als Haus Appert bis 1933 existierte. Er entwickelte außerdem ein Verfahren zur Gewinnung säurefreier Gelatine, sowie für den Vorläufer des modernen Fleischwürfels und verbesserte das Dampfsterilisiergerät. Zur gleichen Zeit, nämlich auch im Jahre 1810, ließ der Kaufmann Peter Durand in England seine Metho-

Unten: Laboratorium, in dem Nahrung in Dosen eingekocht wird (oben); Werkstatt, in der die Dosen gefüllt und verschlossen werden (unten). Apperts Methode konservierte die Nahrung mehrere Jahrzehnte lang. Er legte Wert auf penibelste Sauberkeit und verarbeitete nur frische Produkte.

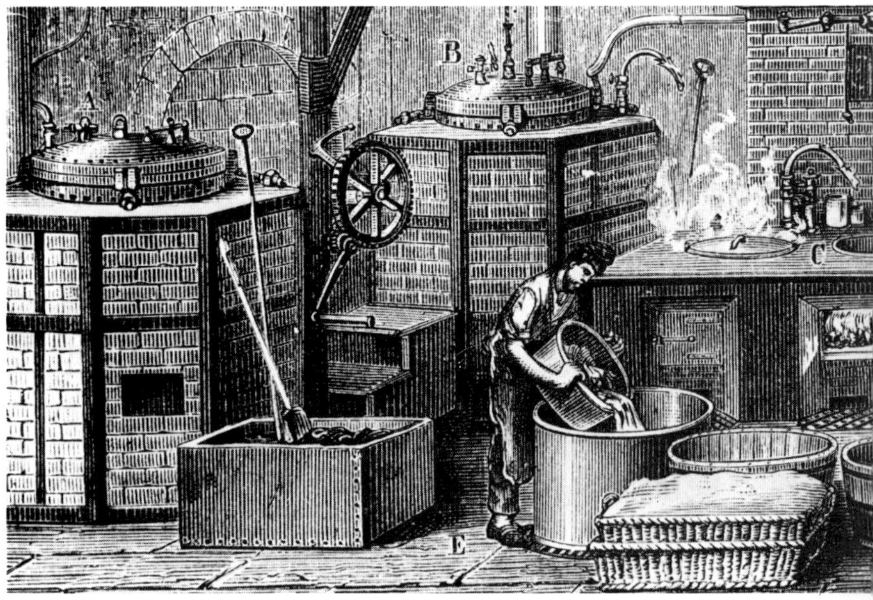

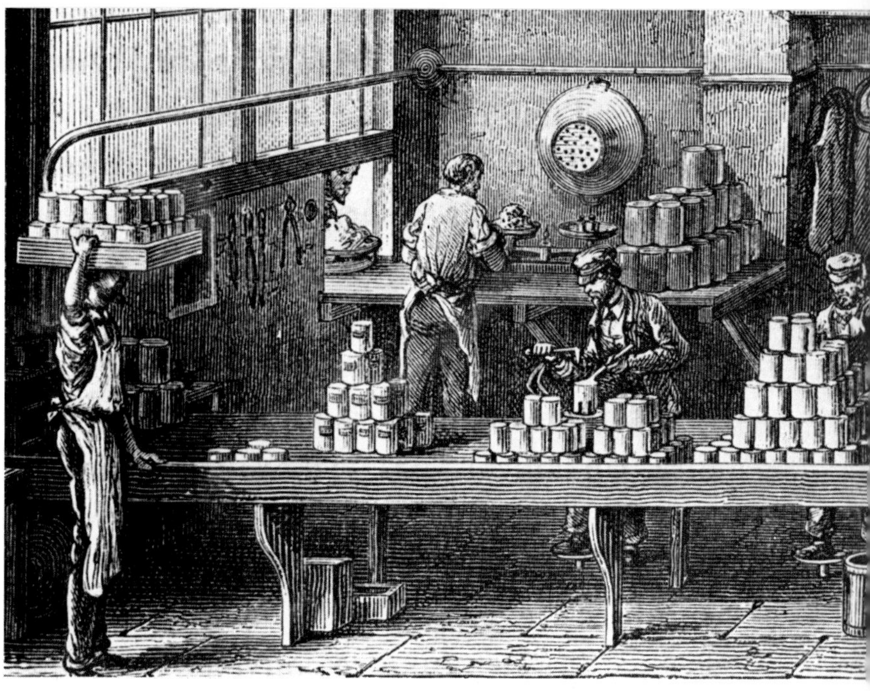

de zur Konservierung von Nahrungsmitteln in Glas, irdenen Gefäßen und Blechbehältern patentieren, womit die Blechdose geboren war. 1813 schloß Durand einen Vertrag mit der Royal Navy, daß er sie mit Fleisch in Dosen beliefern würde. Appert verwandte ab 1815 Blechbehälter in seiner Fabrik.

Die Dosen sind aus Stahlblech, das mit einem dünnen Weißblechmantel überzogen wird. Verarbeitungsmethoden, Hygiene und Sicherheitsfaktoren verbesserten sich im Laufe des 19. Jahrhunderts. Eindosen war zunächst ein langwieriges Geschäft, weil vier bis fünf Stunden Kochzeit für die Sterilisierung benötigt wurden. In der zweiten Hälfte des 19. Jahrhunderts wurde diese Zeit verkürzt, indem man dem kochenden Wasser Kalziumchlorid zusetzte und so die Temperatur um mehr als 17 Celsius erhöhte. Das ermöglichte den Konservenfabriken, ihre durchschnittliche Tagesproduktion von ungefähr 2 500 auf 20 000 Dosen zu steigern. Im frühen 20. Jahrhundert wurde die moderne Konservendose eingeführt, wodurch die von Durand und Appert verwandte Art mit verlötetem Deckel überholt war.

Die Konservendose wurde 1819 in den Vereinigten Staaten eingeführt, fand aber erst durch den amerikanischen Bürgerkrieg weite Verbreitung. Ab 1895 begann die Massenproduktion, und die moderne Industrie stellte sich auf eine Verbrauchergesellschaft um, deren Lebensstil zu einem beträchtlichen Teil auf abgepackter Fertignahrung beruht. Ein nicht unerheblicher Vorteil der Konservendose besteht darin, daß die Vitamine dabei großenteils erhalten bleiben.

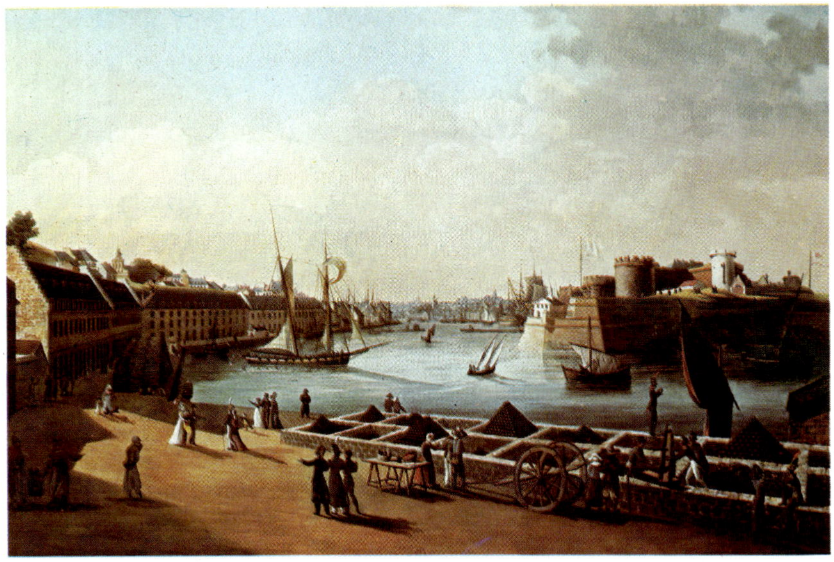

Oben: Der Hafen von Brest, in dem Apperts Produkte verladen wurden. Appert knüpfte Beziehungen zu den dortigen Schiffahrtsbehörden, so daß seine Konserven auch von der französischen Flotte verwandt wurden.

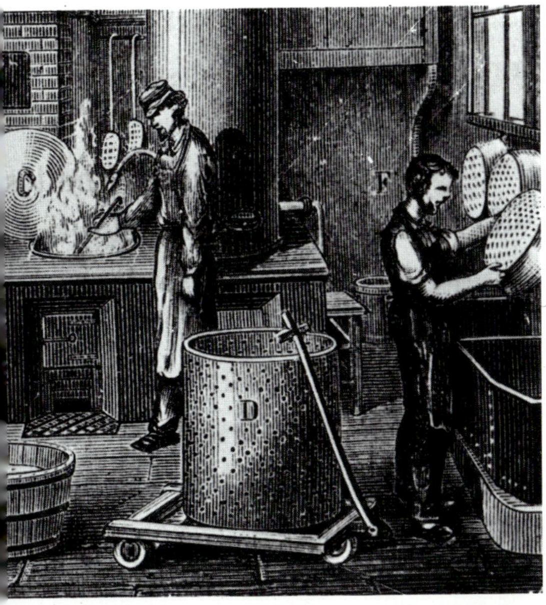

Unten rechts: Heutige Konservenproduktion. Die Konservennahrung wird in Retorten gekocht, die riesigen Schnellkochern ähneln. Die Dosen werden 10 bis 30 Minuten auf rund 120 Grad Celsius erhitzt, dadurch wird der Inhalt gekocht und sterilisiert und bleibt frisch. Wenn die Dosen aus der Retorte kommen, werden sie mit kaltem Wasser abgespritzt und über ein Förderband zu einer Etikettiermaschine transportiert.

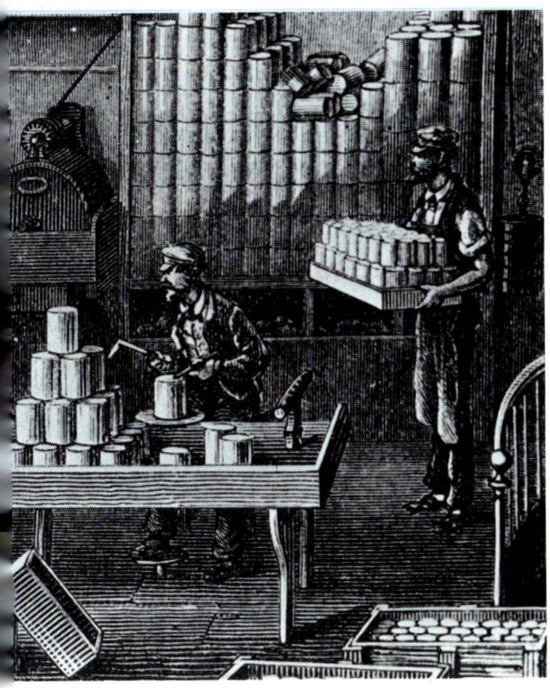

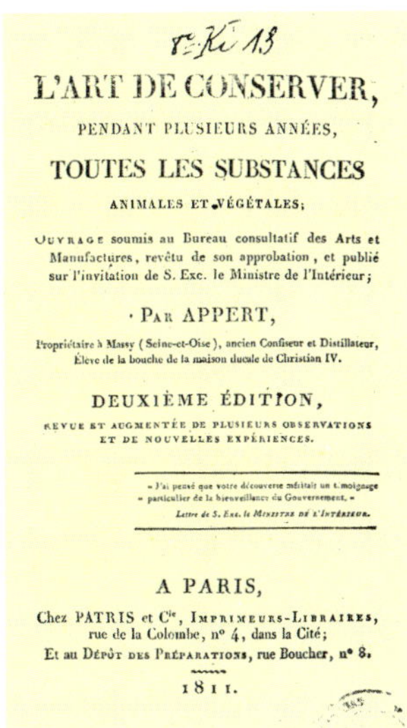

L'ART DE CONSERVER,

PENDANT PLUSIEURS ANNÉES,

TOUTES LES SUBSTANCES

ANIMALES ET VÉGÉTALES;

Ouvrage soumis au Bureau consultatif des Arts et Manufactures, revêtu de son approbation, et publié sur l'invitation de S. Exc. le Ministre de l'Intérieur;

Par APPERT,

Propriétaire à Massy (Seine-et-Oise), ancien Confiseur et Distillateur, Élève de la bouche de la maison ducale de Christian IV.

DEUXIÈME ÉDITION,

REVUE ET AUGMENTÉE DE PLUSIEURS OBSERVATIONS ET DE NOUVELLES EXPÉRIENCES.

« J'ai pensé que votre découverte méritait un témoignage « particulier de la bienveillance du Gouvernement. »

Lettre de S. Exc. le Ministre de l'Intérieur.

A PARIS,

Chez PATRIS et Cie, Imprimeurs-Libraires, rue de la Colombe, n° 4, dans la Cité; Et au Dépôt des Préparations, rue Boucher, n° 8.

1811.

Oben: Titelseite von Apperts Buch über Konservenherstellung, das 1811 veröffentlicht wurde.

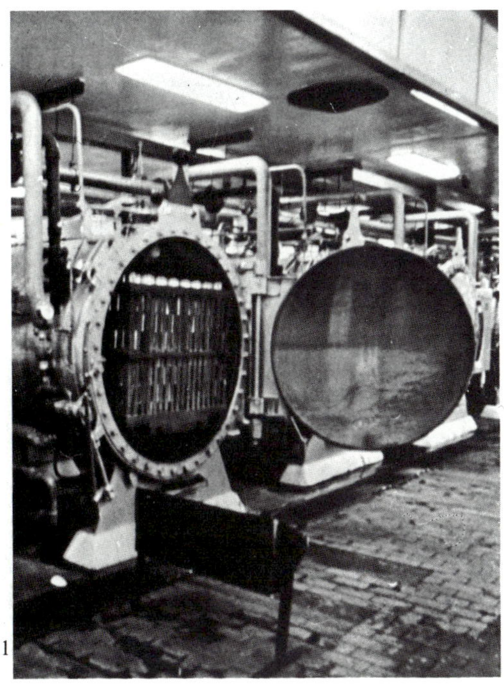

Joseph-Marie Jacquard
1752 – 1834

Joseph Jacquard, ein französischer Seidenweber, erfand den ersten automatischen Webstuhl. Nach seinem Erfinder Jacquardwebstuhl genannt, stellt er die wichtigste Etappe auf dem Weg zur Massenproduktion in der Textilindustrie dar.

Ende des 17. Jahrhunderts war Frankreich zum internationalen Zentrum der Seidenindustrie geworden, wo verschiedene Verbesserungen des Webstuhls eingeführt worden waren. Es wurde auch über das Problem nachgedacht, wie die Muster vollständig mechanisch in die Maschine eingegeben werden könnten, um mögliche Irrtümer des Webergehilfen zu vermeiden. Ein entsprechendes Gerät wurde um 1730 erfunden. Es bestand aus einer perforierten Papierrolle auf einem Zylinder. Die Erfindung setzte sich zwar nicht durch, brachte aber Jacquard auf die Idee, die er zwischen 1790 und 1801 weiterentwickelte.

Jacquard wurde in Lyon als Sohn eines Webers geboren. 1790 bekam er den Auftrag, einen fünfzig Jahre zuvor von Jacques de Vaucanson gebauten Webstuhl zu überholen und zu restaurieren. Vaucanson war einer der ersten Erfinder automatischer mechanischer Geräte, die später in der modernen Industrie verwandt wurden. Er begann sich für die Mechanisierung des Seidenwebens zu interessieren, als er Inspektor der Seidenmanufakturen wurde, und baute einen Webstuhl, der mit Wasser oder Tieren angetrieben werden konnte. Die Automation wurde durch perforierte Karten erreicht, die ein die mit den Kettfäden verbundenes Hakensystem steuerten. Vaucansons Webstuhl wurde schließlich in ein Museum für Erfindungen des 18. Jahrhunderts gebracht, das er selbst in Paris gründete. Dort konnte Jacquard ihn studieren.

Die Wirren der Französischen Revolution, in der Jacquard auf republikanischer Seite kämpfte, setzten seinen Experimenten vorübergehend ein Ende, aber Jacquard nahm sie sobald als möglich wieder auf. Auf der Pariser Ausstellung im Jahre 1801 führte er ein neues, verbessertes Modell des Seidenwebstuhls vor, und 1805 stellte er den Jacquard-Webstuhl in seiner endgültigen Form her. Er verband Vaucansons System der gelochten Karten mit

Unten links: Porträt von Joseph-Marie Jacquard, auf einem Jacquardstuhl gewebt.

Unten rechts: Eine Seidenfabrik in Lyon um 1830, in der eine frühe Form des Jacquardstuhls benutzt wird. Der Jacquardstuhl traf anfangs auf den Widerstand der Seidenweber, war aber zu Beginn des 19. Jahrhunderts in den Textilfabriken Frankreichs und anderer Länder weit verbreitet.

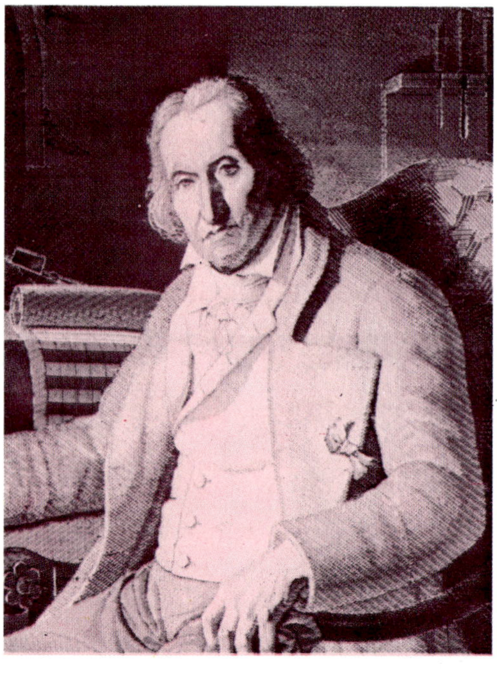

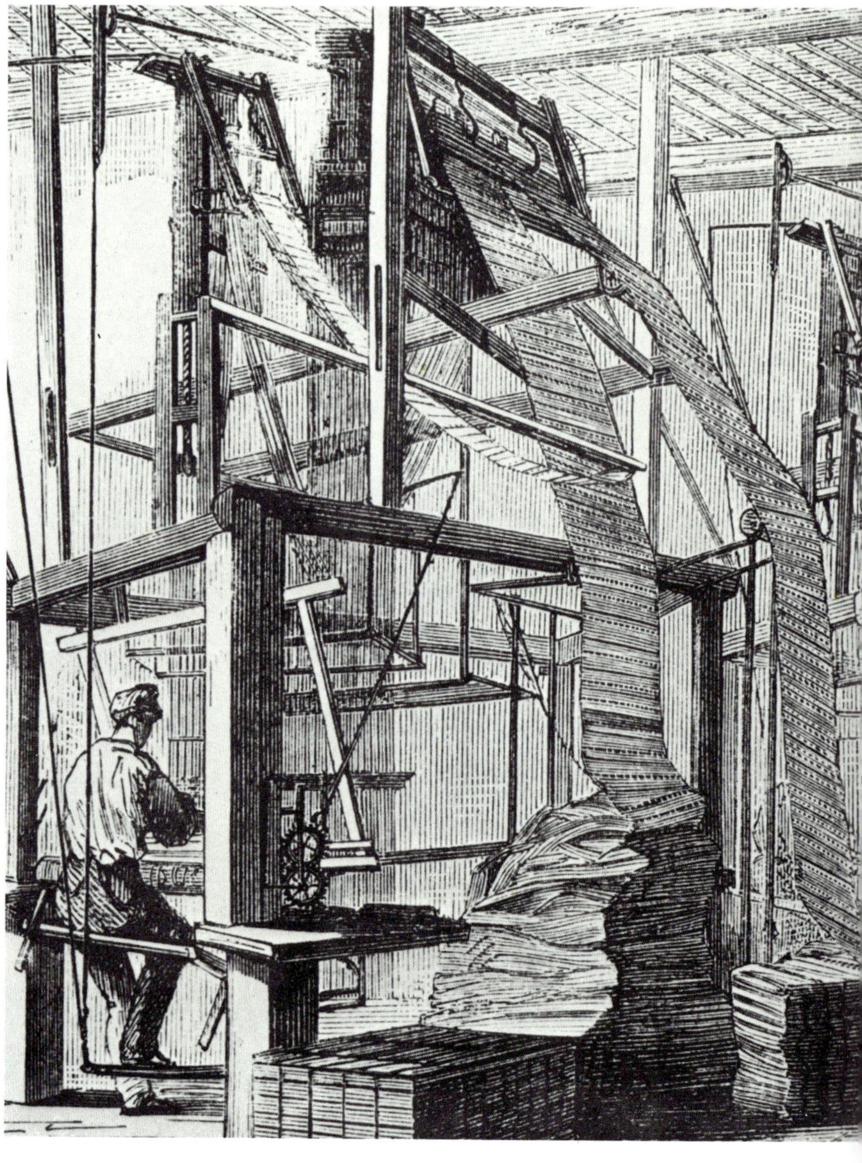

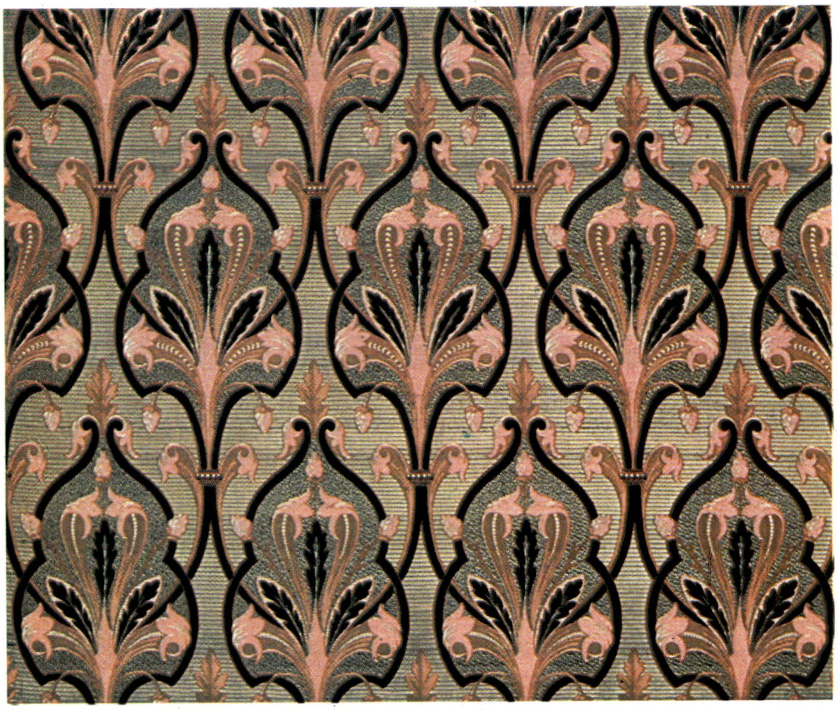

Rietnadeln, die nur die dem gelochten Muster entsprechenden Fäden aufnahmen. Auf diese Weise konnten außerordentlich komplizierte Muster in Seidenstoffe wie Brokat und Damast gewebt werden, die zu Tischdecken und Bettbezügen verarbeitet wurden.

Die Seidenweber fürchteten, daß der Jacquardstuhl sie arbeitslos machen würde. Sie griffen den Erfinder persönlich an und verbrannten seine Maschinen. Die Empörung legte sich, als sich die Leistungsfähigkeit des Webstuhls erwies. Er wurde in staatliche Regie übernommen, und Jacquard erhielt sowohl einen Gewinnanteil an jeder verkauften Maschine als auch eine Staatspension.

Die Entwicklung der mechanischen Webstühle war in England nach dem ersten Patent von 1785 für ein noch unzureichendes Modell nicht nennenswert vorangekommen. Die Einführung des Jacquardwebstuhls bewirkte einen bedeutenden industriellen Aufschwung. Die Zahl der Webstühle stieg zwischen 1813 und 1833 von 2 400 auf rund 100 000.

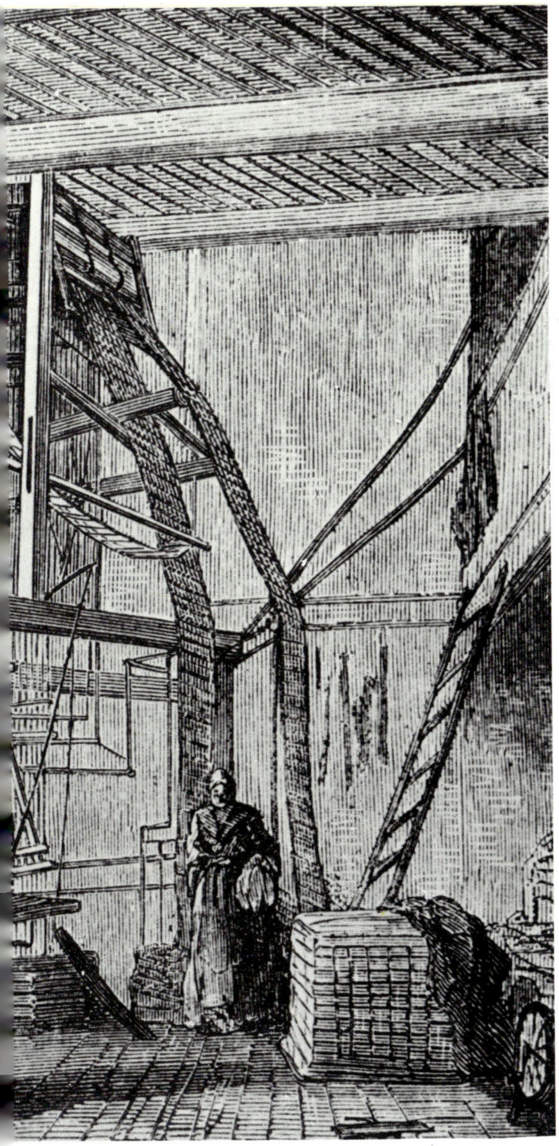

Oben: Der Jacquardstuhl war in der Lage, sehr komplizierte Muster herzustellen, wie dieser bayerische Seidenstoff beweist, der in den frühen siebziger Jahren des 19. Jahrhunderts gewebt wurde.

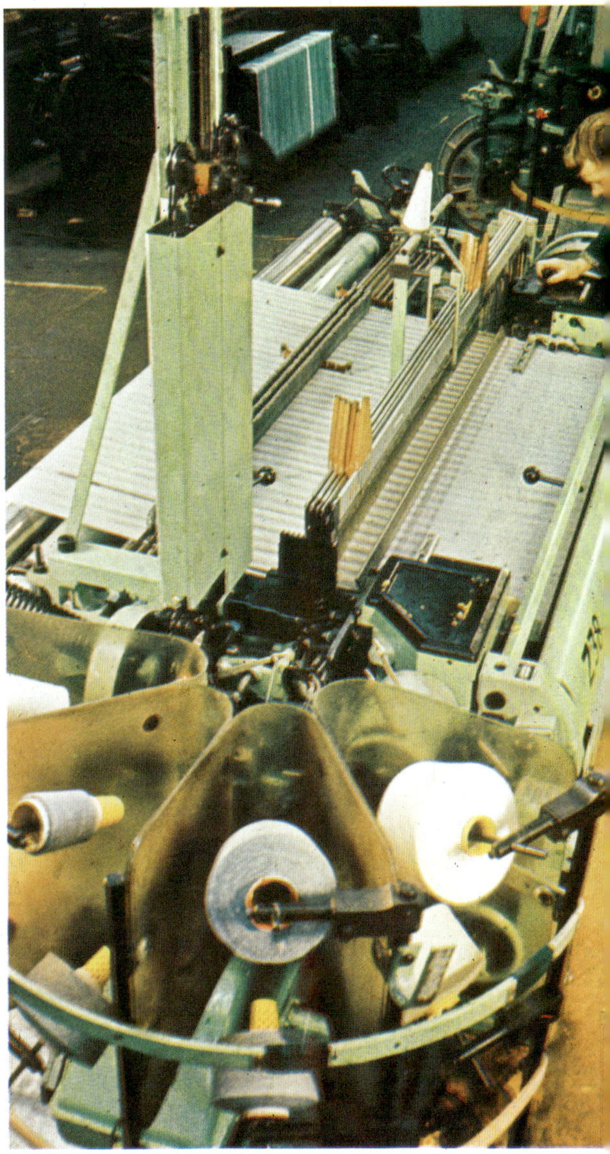

Rechts: Ein laufender Jacquardstuhl in einer modernen Textilfabrik. Jacquards Lochkartensystem, das die Hebung der Kettfäden steuert, wurde ursprünglich für die Seidenweberei entwickelt. Heute kann man damit in sämtliche Stoffarten komplizierte Muster einweben.

Sir Benjamin Thompson

1753 – 1814

Benjamin Thompson stellte die erste moderne Wärmetheorie auf. Seine Forschungen widerlegten die Auffassung, Wärme sei eine Art gasförmiger Bestandteil von Substanzen, und zeigten, daß sie vielmehr eine Form von Bewegung ist. Er wies nach, daß mechanische Energie in thermische verwandelt werden

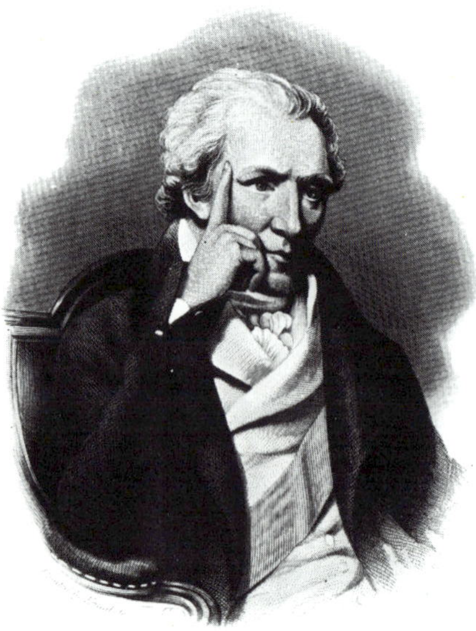

kann, und bahnte so den Weg für die Thermodynamik und die Erfindung der ersten Wärmekraftmaschinen.

Thompson wurde in Woburn in Massachusetts geboren. Bei Ausbruch des amerikanischen Unabhängigkeitskrieges ergriff er Partei für die Engländer, verließ Frau und Kinder und ging nach England, wo er als Regierungsangestellter arbeitete. Als die revolutionären amerikanischen Kräfte siegten, blieb er im Exil. Er reiste durch Europa und wurde schließlich Verwaltungsbeamter in der Regierung des bayrischen Kurfürsten, der ihn 1780 zum Grafen Rumford machte.

Als angesehener Wissenschaftler kehrte er nach England zurück. Dort gründete er die Royal Institution, ein Gremium, das bis heute eines der wichtigsten Foren in der Welt für neue wissenschaftliche Ideen ist. Aber er war immer noch nicht seßhaft geworden und verbrachte nach einigen weiteren Reisen den Rest seines Lebens in Frankreich.

In den Diensten der Kurfürsten von Bayern war Thompson auch für die Bewaffnung der Streitkräfte verantwortlich gewesen. Die Idee zu seiner Theorie der Wärme kam ihm, als er die Herstellung von Kanonenrohren beobachtete. Dabei wurde ein massiver Metallblock mit einem großen, sich langsam drehenden Bohrer ausgebohrt. Während sich der Bohrer in das Metall hineinfraß, wurde soviel Hitze erzeugt, daß die Arbeiter den Block beständig mit kaltem Wasser begießen mußten. Thompson kannte die herkömmliche wissenschaftliche Erklärung. Die Bewegung des Bohrers setzte im Metall einen sogenannten „Wärmestoff" frei, der als Hitze in der Luft auftrat. Thompson stellte fest, daß Hitze freigesetzt wurde, solange der Bohrvorgang dauerte, und zwar weit mehr, als in dem Metall enthalten sein konnte. Daraus schloß er, daß die mechanische Bewegung des Boh-

Mitte: Thompsons Zeichnungen der Geräte, die er bei seinem Kanonenrohrexperiment verwandte.

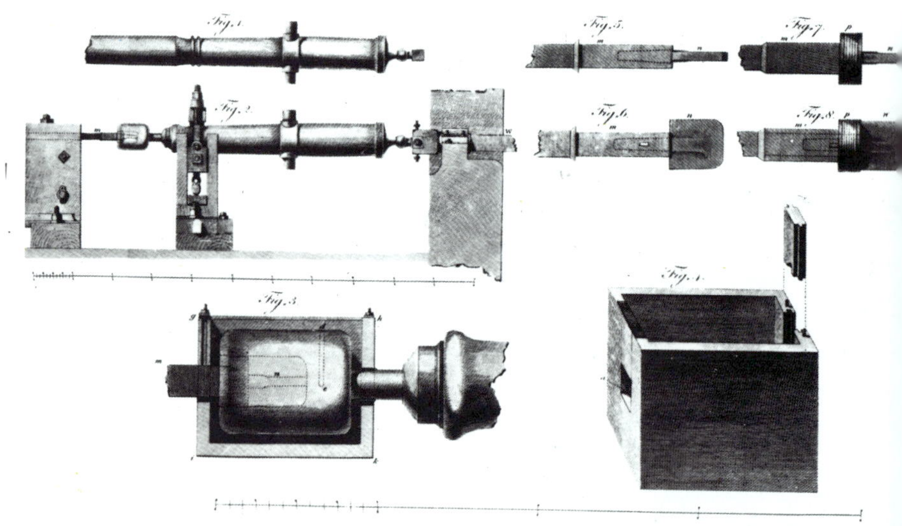

Unten: Modell von Thompsons Experiment mit den Kanonenrohren über die Natur der Wärme.

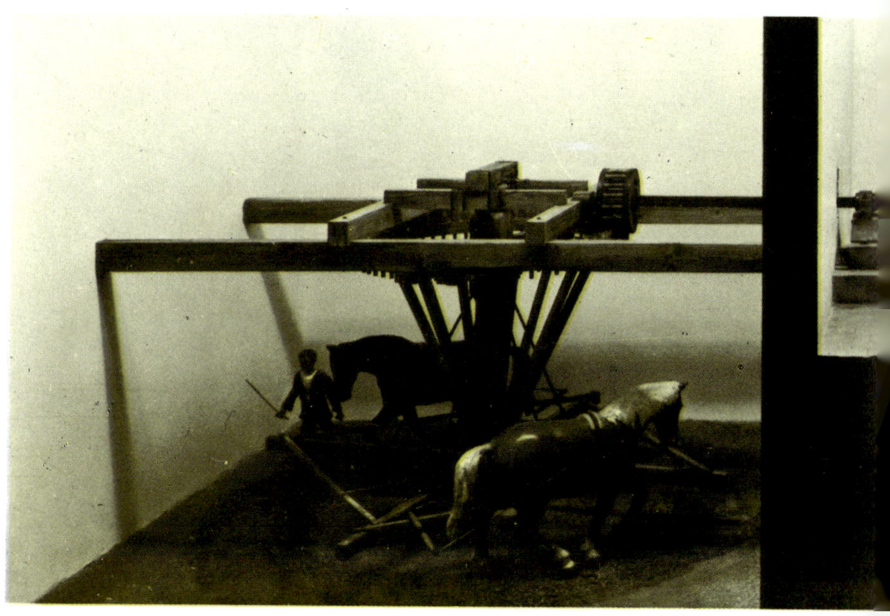

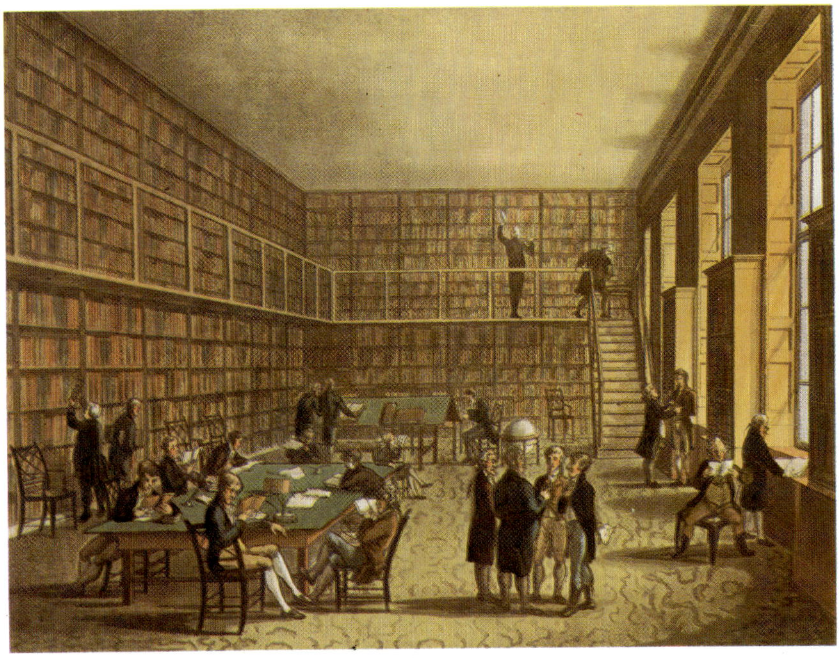

rers in Hitze umgewandelt wurde und daß daher Wärme eine Form der Bewegung ist.

Damit wurde Wärme zum ersten Mal als eine andere Form mechanischer Energie betrachtet. Aber Thompsons Überlegungen blieben dabei nicht stehen. Er versuchte, genau zu berechnen, wieviel Wärme von einer gegebenen Menge mechanischer Energie erzeugt wird. Das Experiment erwies sich als enorm schwierig, und Thompsons Ergebnisse waren sehr ungenau. Indem er jedoch den Begriff aufstellte, der heute „mechanisches Wärmeäquivalent“ genannt wird, trug er dazu bei, einen Zweig des Ingenieurwesens zu begründen, der in späteren Jahren vielfach praktische Anwendung bei der wechselseitigen Umwandlung von Wärme und mechanischer Energie fand. Am bekanntesten sind die Dampfmaschine und der Verbrennungsmotor. Thompsons Wärmetheorie trug auch zur Entwicklung eines neuen Zweigs der Physik bei — der heutigen Thermodynamik.

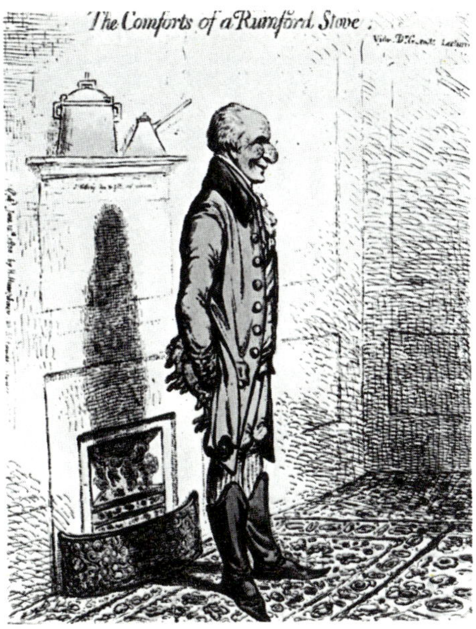

Oben: Die Bücherei der Royal Institution.

Links: Thompson wärmt sich an einem Rumford-Ofen.

Mitte: Thompsons Wasserkessel.

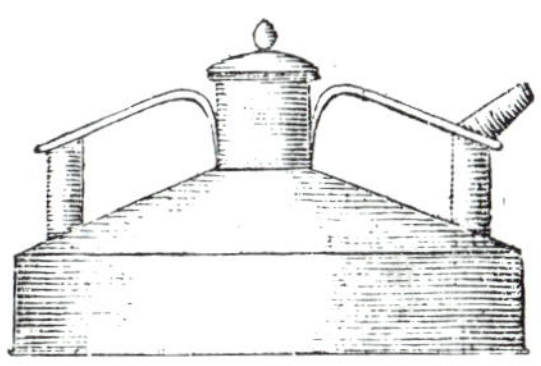

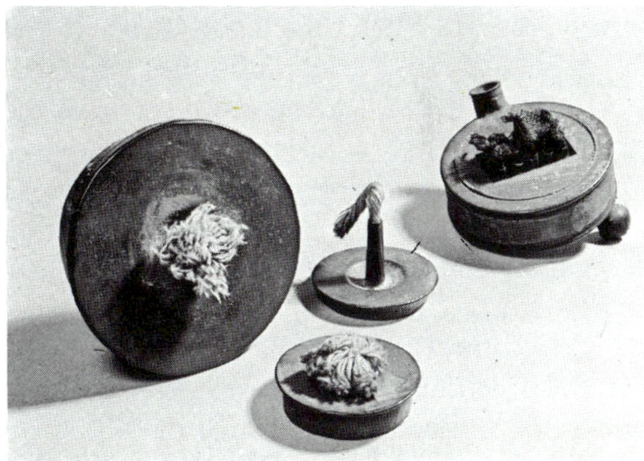

Oben rechts: Thompsons Mehrflammenbrenner und Spirituslampen.

Unten rechts: Thompson entwarf vielseitige Kochgeräte. Oben: Kasserolle (C) auf einem Schmortopf (A), der von einem tragbaren Öfchen erhitzt wird (B); unten: das Öfchen.

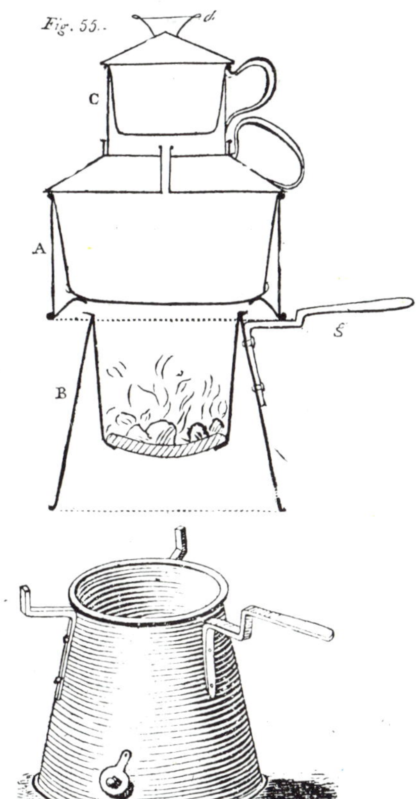

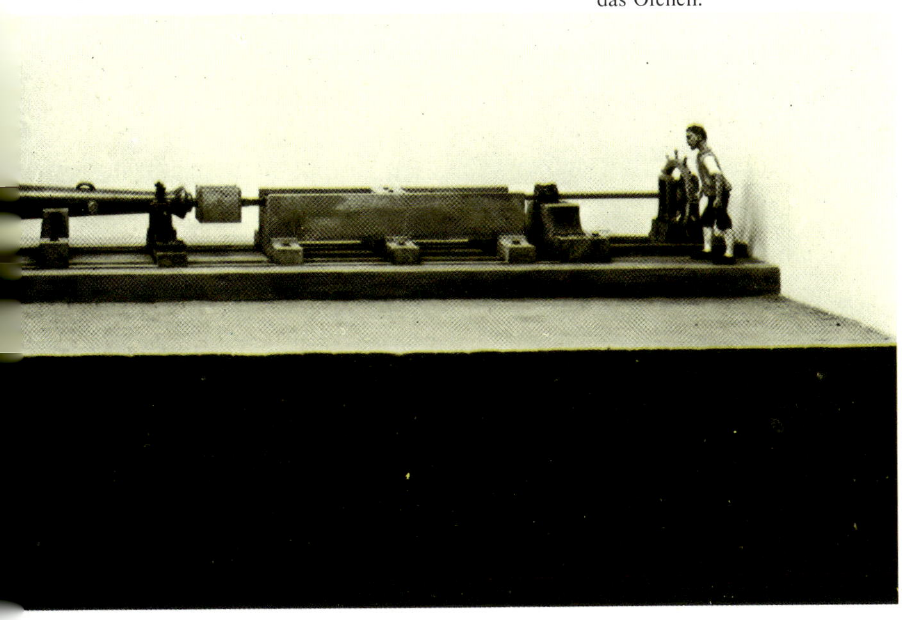

William Murdock

1754 – 1839

William Murdock sagte von sich selbst: „Ich glaube, ich kann, ohne vermessen zu sein, beanspruchen, als erster die Idee gehabt zu haben, Gas zu wirtschaftlichen Zwecken zu nutzen, und sie auch zu verwirklichen.“ Tatsächlich kann man alle Formen geschäftlicher und privater Nutzung von Gas als Brennstoff und als Lichtquelle auf die Versuche zurückführen, die Murdock im letzten Jahrzehnt des 18. Jahrhunderts in England unternahm.

Murdock war der Sohn eines schottischen Maschinenbauers und erlernte das Handwerk seines Vaters. 1777 zog er nach Birmingham, um dort in der Fabrik von Matthew Boulton und James Watt zu arbeiten. Zwei Jahre später wurde Murdock nach Cornwall geschickt, um die Installation von Watts Dampfmaschinen zum Antrieb von Pumpen in den Zinnminen zu beaufsichtigen.

Danach ließ er sich in Redruth nieder und begann seine Idee zu überprüfen, ob es möglich ist, das von brennender Kohle freigesetzte Gas nutzbar zu machen. Er probierte alle in England vorkommenden Kohlesorten in einem eisernen Retortenofen im Hinterhof seines Hauses aus, von wo aus ein Metallrohr in sein Wohnzimmer führte. Am 29. Juli 1792 entzündete er dort erstmals eine Gasflamme.

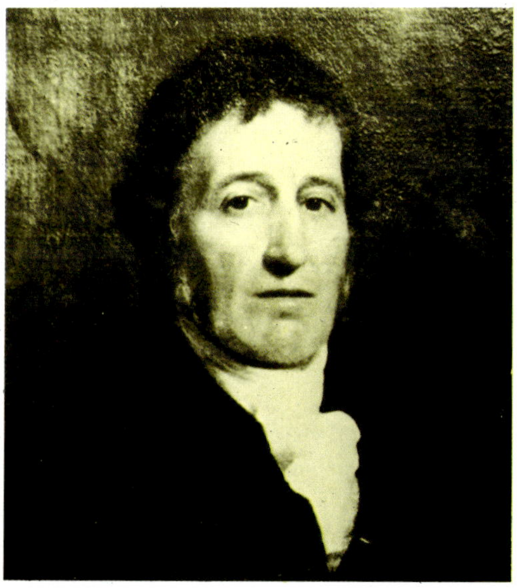

Nachdem er 1799 nach Birmingham zurückgekehrt war, setzte er seine Versuche fort. Er wußte, daß noch ein langer Weg vor ihm lag, bis er geeignete Lagermethoden, Glühstrümpfe, Gasreinigungssysteme sowie Sicherheitsvorkehrungen entwickelt hätte.

Boulton und Watt stellten bereits Retorten und Reinigungsgeräte für die Sauerstoff- und Wasserstofferzeugung her und waren sehr an Murdocks Fortschritten interessiert. Den-

Oben rechts: Die Londoner Regent Street im Jahre 1840. Innerhalb von 20 Jahren gab es in den meisten Londoner Straßen Gaslaternen.

Mitte: Die Verwendung von Gaslicht zur Innenbeleuchtung um 1870 im Army and Navy Club.

Unten rechts: *Ein Blick auf die Gaslaternen von Pall-Mall* (1809), die Karikatur glossiert die Reaktionen auf die neue Straßenbeleuchtung.

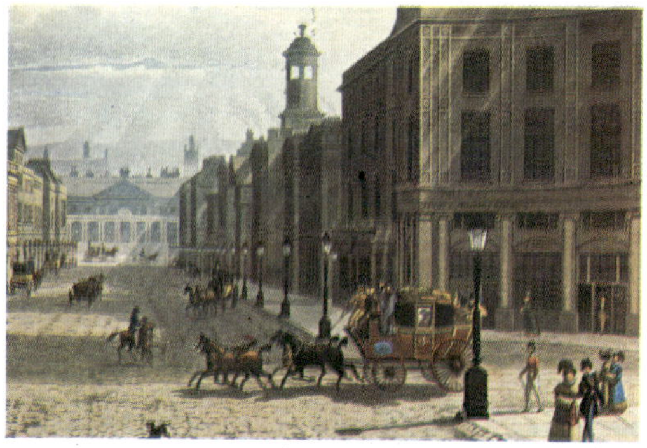

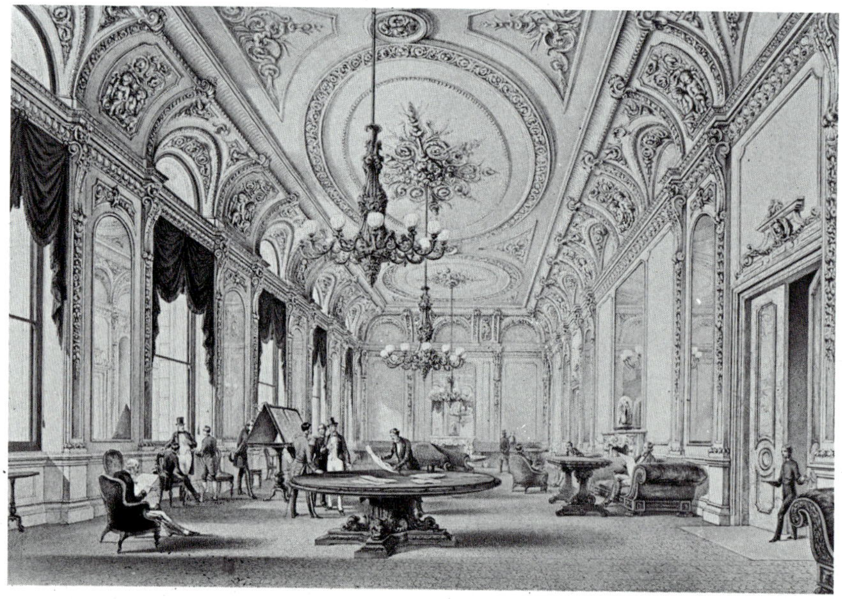

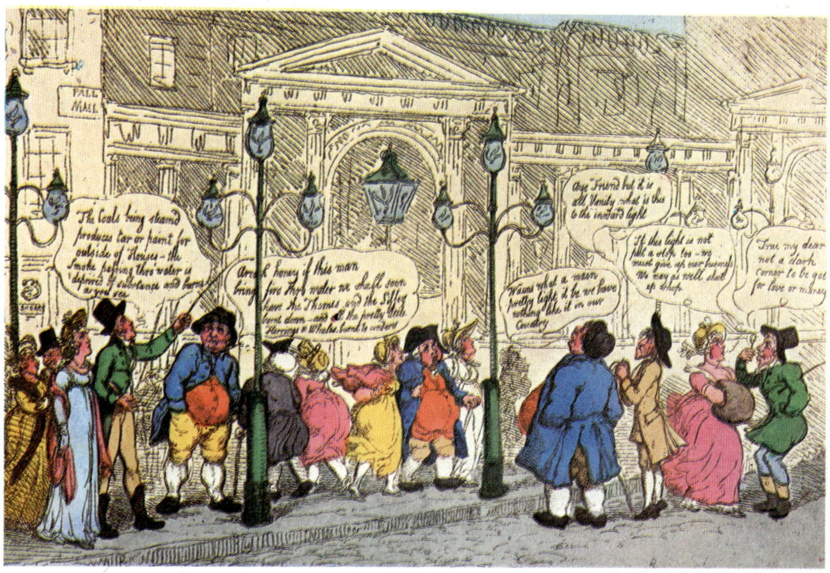

noch zögerten sie, ein Patent anzumelden, weil bereits Prozesse anhängig waren und es zweifelhaft erschien, ob überhaupt ein Patent anerkannt würde. Dann hörten sie 1801, daß der französische Ingenieur Philippe Lebon in Paris Versuche durchführte. 1799 ließ sich Lebon seine *Thermlampe,* wie er sie nannte, patentieren, die aus Holz gewonnenes Gas als Brennstoff benutzte. Die Engländer beeilten sich, ihre Pläne zu verwirklichen. 1802 brachten sie an ihrem Fabrikgebäude in Soho zur Feier des Friedens von Amiens Gaslampen an und entzündeten sie. Im folgenden Jahr wurde die ganze Gießerei mit Gas beleuchtet. Der Geruch des Gases wurde nach einiger Zeit beseitigt, und Fabriken und Privatleute fingen an, das neue System zu installieren. Damals begannen Boulton und Watt, Beleuchtungs-und Heizungsgeräte auf den Markt zu bringen. 1810 wurde Murdock Teilhaber des Unternehmens und blieb es, bis er 1830 in den Ruhestand trat.

Unten: Modell der von Murdock entworfenen Gasanlage zur Beleuchtung seiner Werkstätten in Cornwall. Das Gas wurde aus Kohle gewonnen.

Murdock war sehr erfinderisch. Er baute sogar Modelle von Dampfwagen. Seine Geschäftspartner hielten solche Verwendung der Dampfkraft jedoch für leichtfertig und unverantwortlich; solange Watt die Kontrolle über das Patent hatte, konnte niemand dampfgetriebene Fahrzeuge entwickeln.

Heute ist man der Meinung, daß der Rotationskolbenantrieb, den sich Watt 1781 patentieren ließ, tatsächlich von Murdock entworfen wurde. Sicher ist, daß seine Erfindung des Schieberventils das komplizierte Ventilsystem der Wattschen Dampfmaschine vereinfacht und verbessert hat. Murdock war der erste, der ein Schwungrad konstruierte und eine freistehende Dampfmaschine baute, die keine Stützkonstruktion benötigte. Der Katalog seiner Erfindungen umfaßt Eisenkitt, der seiner Grundstruktur nach auch heute noch verwendet wird, eine Dampfkanone und eine Methode zur Benutzung von Preßluft für die Klingeln in seinem Haus in Birmingham.

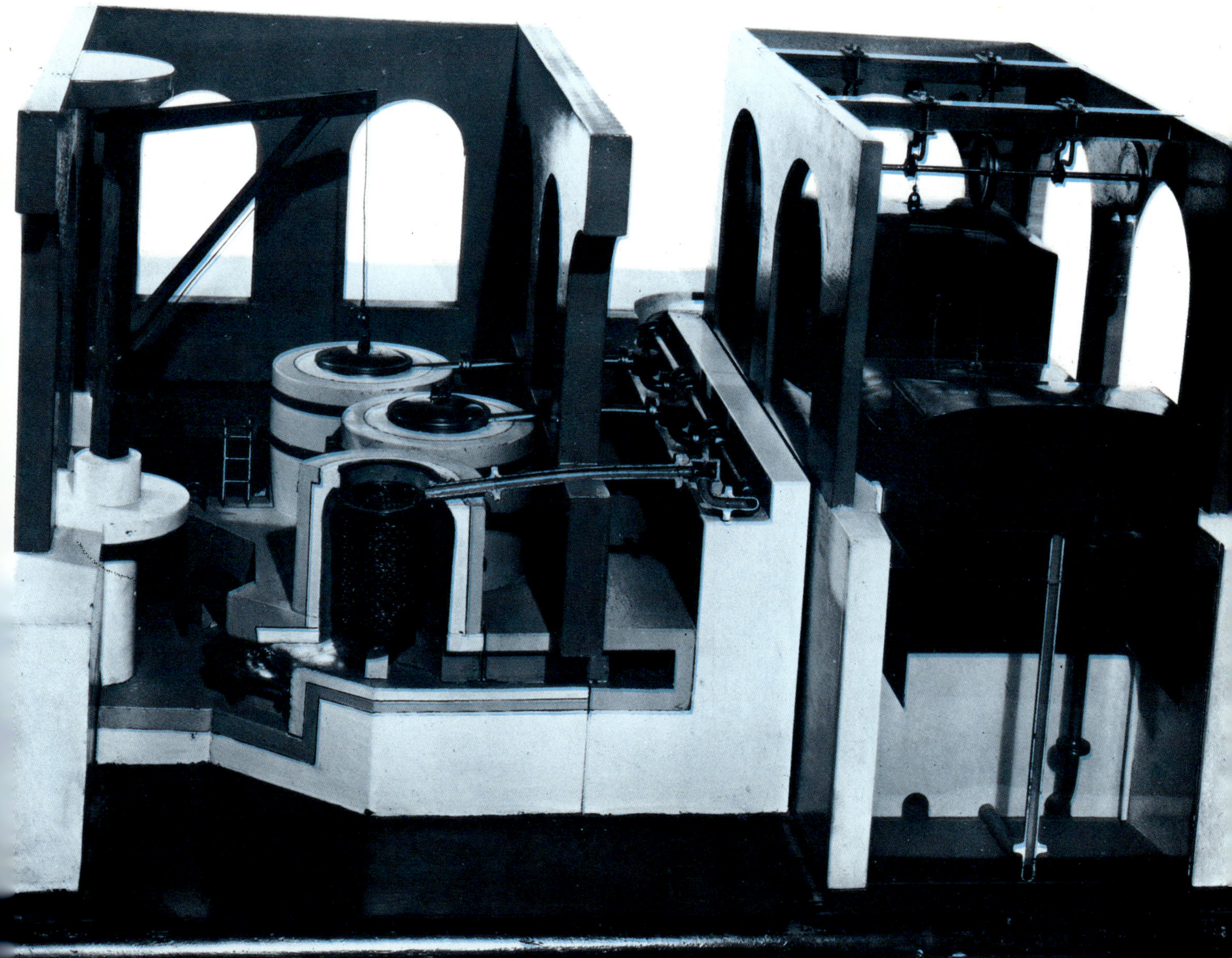

John Loudon McAdam
1756 – 1836

Der schottische Landvermesser John Loudon McAdam war der Erfinder der im 19. Jahrhundert gebräuchlichsten Straßenbaumethode: der Beschotterung.

Gegen Ende des 18. Jahrhunderts erreichte der Straßenbau in Europa eine seit den Glanzzeiten des Römischen Reiches nicht mehr gekannte Bedeutung. Das Wachstum von Handel und Industrie und die Zunahme des Frachtverkehrs zwischen den Städten führte zu stärkerer Benutzung der schiffbaren Flüsse und zum Bau von Kanälen. Ebenso erkannte man die Notwendigkeit guter Straßendecken. Es war unmöglich, regelmäßige, zuverlässige Postkutschenverbindungen einzurichten, solange es keine ordentlichen Wege für sie gab. Die ersten Postkutschen schafften im Durchschnitt kaum mehr als ein rasches Schritttempo.

Der erste Pionier des modernen Straßenbaus war der französische Ingenieur Pierre-Marie-Jérôme Trésaguet, der 1775 Generalinspektor für Straßen und Brücken wurde. Er entwickelte eine Methode zum Bau gut entwässerter Straßen mit einem starken Unterbau aus nebeneinander gesetzten flachen Steinen, die das Gewicht das Verkehrs trugen, einer leicht gewölbten Oberfläche und einer beschotterten Straßendecke. Durch seine Arbeit besaß Frankreich um 1800 eines der besten Straßennetze Europas.

Trésaguets englischer Zeitgenosse war John Metcalf. Er benutzte ein System von Gräben zur Entwässerung und legte Knüppeldämme in sumpfigen Gegenden. Zusammen mit Trésaguet war er das Vorbild der nachfolgenden Generation von Straßenbauern. Ihre hervorragenden Vertreter waren John McAdam und der große Autodidakt unter den Ingenieuren und Brückenbauern, Thomas Telford.

In seinen Straßenbauarbeiten übernahm Telford die meisten wesentlichen Methoden Trésaguets. McAdam hatte dagegen eigene Auffassungen, wie sich der Straßenbau verbessern ließe. Er betrachtete die Straßendecke und nicht den Unterbau als den Teil, der die Hauptlast des Verkehrs tragen muß.

McAdam entwarf eine Straße, deren Bett sich leicht über das Niveau des sie umgebenden Landes erhob, um die Entwässerung zu erleichtern. Seitlich waren Straßengräben vorgesehen, und das Straßenbett bestand aus dicht aneinander gelegten Felsbrocken. Die Straße war rund 5,50 Meter breit und in der Mitte um 7,5 Zentimeter angehoben. Die besonders wichtige Straßendecke bestand aus

Unten: Eine Kutsche auf einer beschotterten Straße um 1840. McAdams Straßenbaumethode ermöglichte es, schwere Lasten mit hoher Geschwindigkeit zu transportieren. Seine Straßen waren wie die der Römer in der Mitte leicht gewölbt, so daß sie trocken blieben. Das war für ihren Erfolg wichtiger als ein solider Unterbau. Die Einfachheit der von McAdam konstruierten Straßen bedeutete auch, daß sie schneller und billiger gebaut werden konnten.

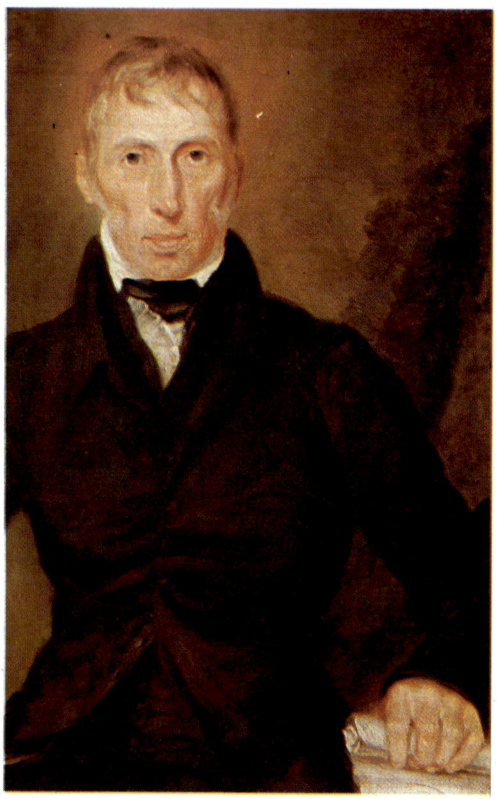

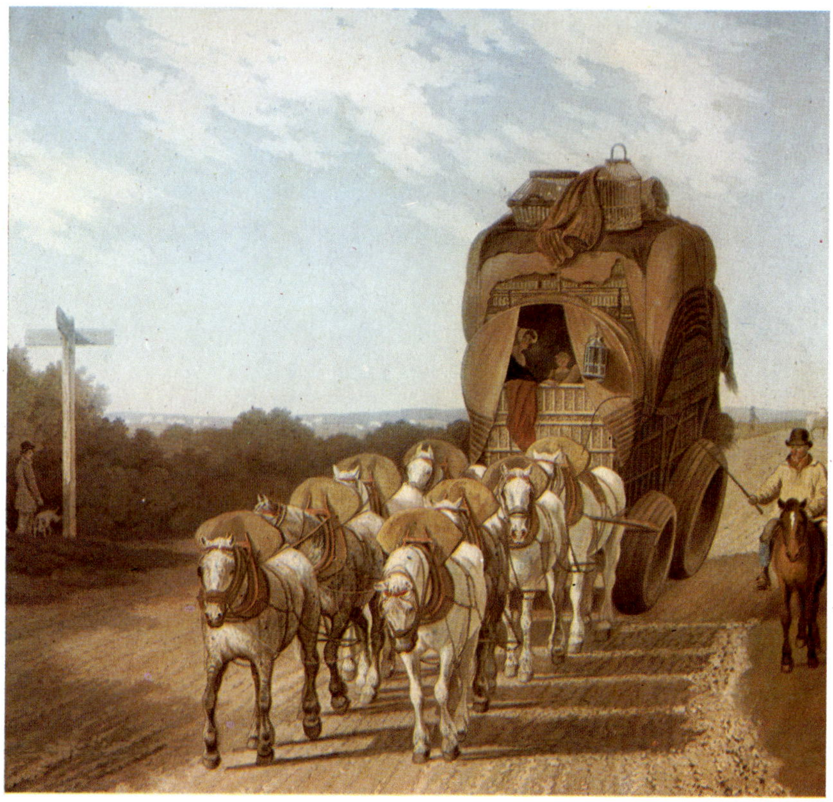

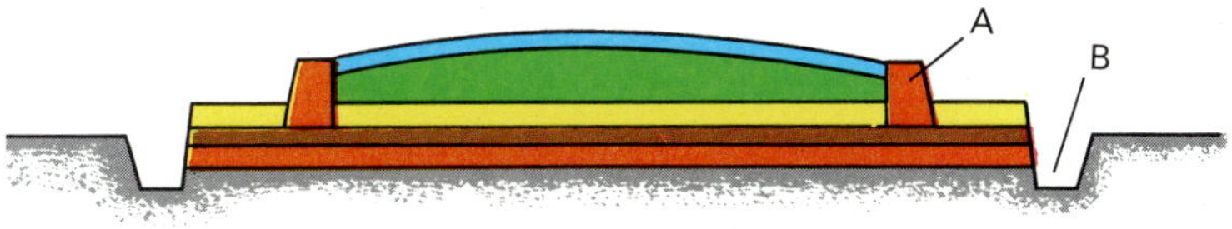

Römische Straßenpflasterung im Querschnitt: Oberfläche aus Steinen der Region (blau), gewölbte, feste Unterlage (grün), römischer Beton (gelb), Wassersickerschicht aus Steinen (braun), fester Erdboden (rot), Begrenzungssteine (A) und Wassergraben (B).

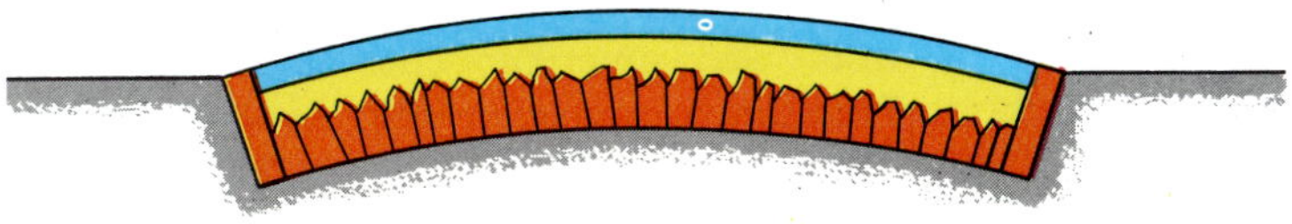

Pierre Trésaguet entwarf die erste moderne Straßenkonstruktion. Ihre 8 cm starke Decke aus kleinen Steinen (blau) liegt auf einer 17 cm dicken Schicht großer Steine (gelb). Diese ruht auf einem Unterbau aus schweren Steinen (rot), die ihrerseits auf einem gewölbten Fundament aufliegen.

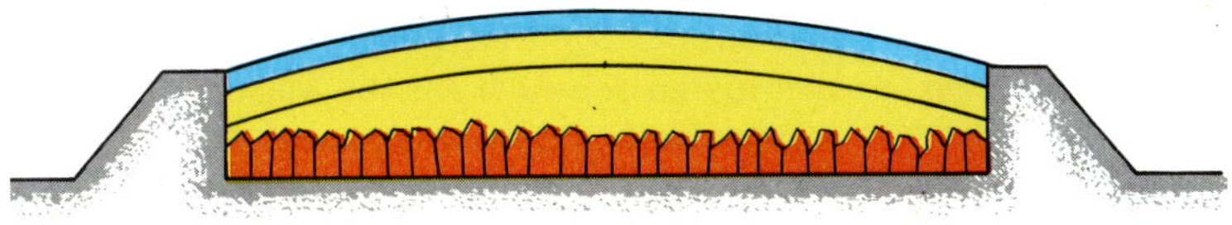

Straßenkonstruktion des britischen Ingenieurs Thomas Telford (1757—1834). Ihre 5 cm dicke Kiesdecke (blau) liegt auf zwei Schichten aus 6,5 cm dicken Steinen, die einen in der Mitte 25 cm starken Unterbau bilden (gelb). Er ruht auf einer 17 cm dicken Schicht schwerer Steine.

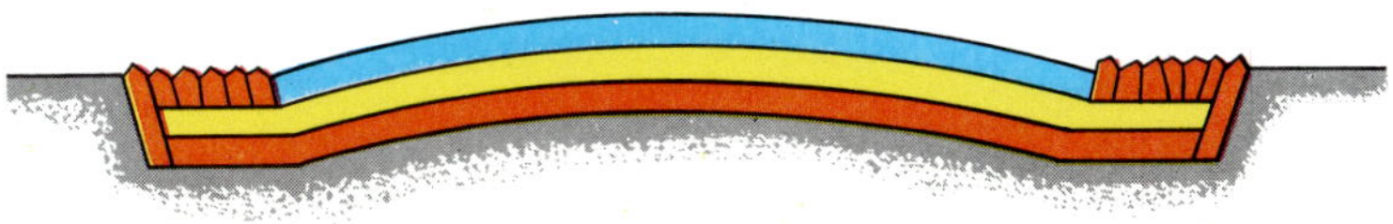

McAdams Straßenkonstruktion war zwar einfacher, aber durchaus effektiv. Sie bestand aus drei Lagen: Decke (blau), Unterbau (gelb) und Fundament (rot). Die beiden ersten bestehen aus 5 cm dicken Steinschichten, die auf einem leicht gewölbten Fundament aus festgepreßtem Erdreich ruhen.

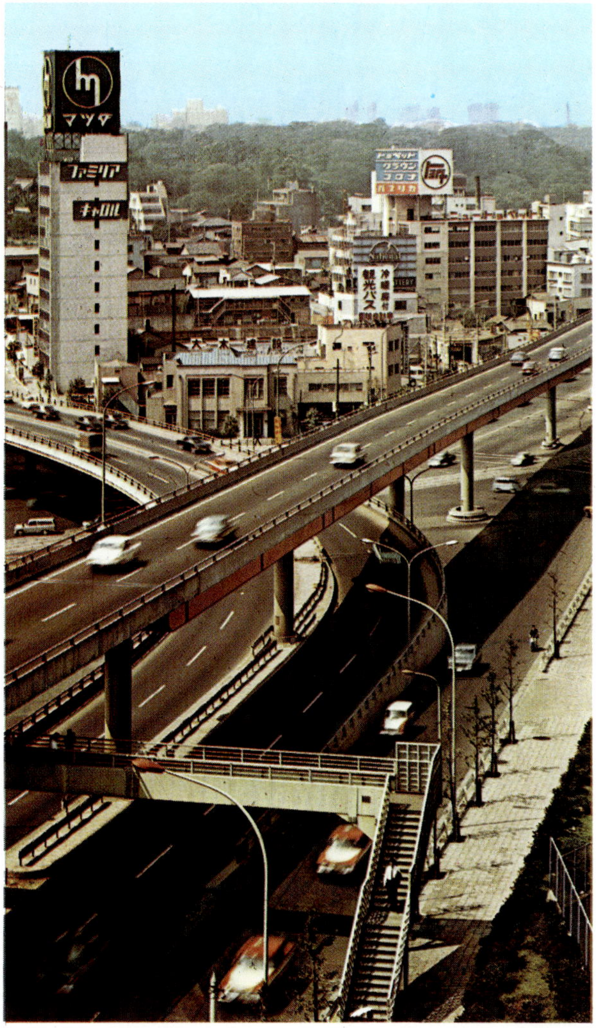

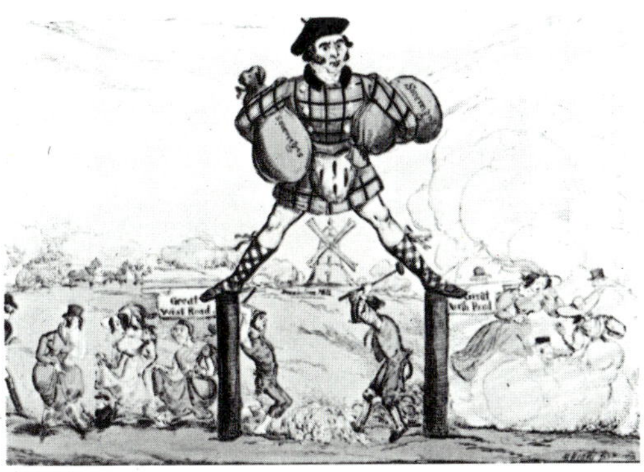

Oben links: Verschiedene Straßenbaumethoden im Vergleich.

Oben rechts: Ein raumsparender Abschnitt der Tokioter Schnellstraße Nr. 4, einer aus Eisenbeton gebauten Stadtautobahn auf Stahlpfeilern. Moderne Autobahnen haben einen über einen Meter dicken Unterbau, um auch hohe Verkehrsbelastungen tragen zu können, und eine Decke aus 25 cm dickem Eisenbeton. Landstraßen werden auch heute noch nach McAdams Methode gebaut.
Mitte links: Eine Karikatur, die McAdam als ebenso geschäftstüchtigen wie ehrgeizigen Straßenbauer aufs Korn nimmt.

zerkleinertem Granit oder Grünstein — kein Stück schwerer als 170 Gramm. Jeweils neue Steinschichten wurden aufgeschüttet, wenn die vorherige durch den Verkehr zusammengepreßt worden war. Auf diese Weise wurde die Oberfläche unter Druck selbstdichtend. Die Eisenfelgen auf den Rädern der Karren und Kutschen, die früher den Boden mit zahllosen Furchen und Schlaglöchern durchzogen hatten, dienten nun dazu, die Straßendecke noch fester zusammenzupressen.

Der hauptsächliche Nachteil der neuen Straßen bestand darin, daß der Reisende bei trockenem Wetter von Kopf bis Fuß mit Staub bedeckt wurde. Ihr praktischer Vorteil lag andererseits auf der Hand, und eine parlamentarische Anfrage über den Straßenbau führte 1823 dazu, daß McAdams System offiziell übernommen wurde. 1827 wurde er zum Generalinspekteur für das Straßenwesen in England ernannt, und da er neben seinen anderen Fähigkeiten auch organisatorisches und administratives Talent besaß, gelangen ihm bedeutende Leistungen.

In England gab es 1840 mehr als 44 000 Kilometer gebührenpflichtiger Straßen mit fast 8 000 Schlagbäumen. Die schnellen neuen Postkutschen, die von bis zu einem Dutzend Pferden gezogen wurden, erlebten eine Blütezeit, ehe sie von der aufkommenden Eisenbahn verdrängt wurden. McAdams Methode wurde auch von anderen Ländern schnell übernommen, besonders von den Vereinigten Staaten, und bis zur Entwicklung des Automobils beibehalten. Sein Name ist nicht nur in den englischen, sondern auch in den deutschen Sprachgebrauch eingegangen mit den Worten Makadam und makadamisieren. Auch im Automobilzeitalter nennt man den erforderlich gewordenen neuen Straßenbelag Teer- oder Asphaltmakadam.

Robert Fulton

1765 – 1815

Der amerikanische Erfinder Robert Fulton baute das erste Dampfschiff, das ein geschäftlicher Erfolg wurde. Ebenso sind ihm Fortschritte in der Frühphase der Entwicklung des Unterseebootes zu danken.

Fulton lebte mehrere Jahre lang in England und ging 1797 nach Paris. England und Frankreich führten damals Krieg gegeneinander, was Fulton die Möglichkeit gab, seine

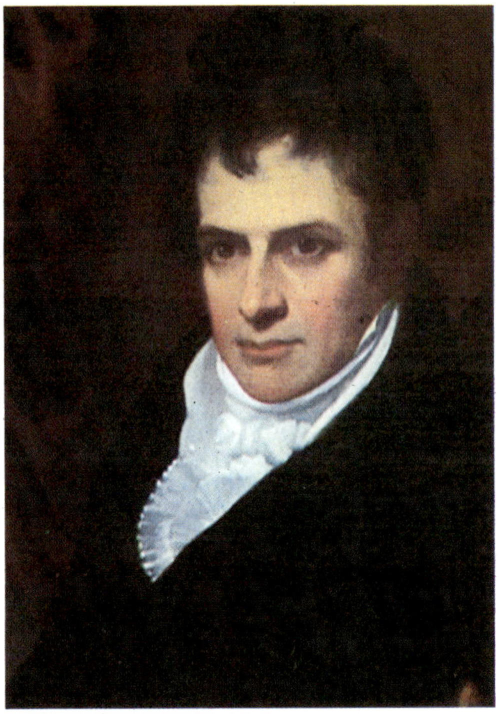

Idee eines Unterseeboots zu lancieren, mit dem Sprengladungen unter dem Rumpf von Kriegsschiffen angebracht werden sollten. Ein anderer Amerikaner namens David Bushnell baute das erste Unterseeboot, eine Ein-Mann-Kapsel, die während des amerikanischen Unabhängigkeitskrieges mehrere erfolglose Angriffe gegen englische Kriegsschiffe unternahm.

Zuerst schreckten die französischen Behörden vor einer derart tückischen Kriegführung zurück, aber 1801 erlaubten sie Fulton, seinen Prototyp, den er *Nautilus* nannte, zu erproben. Er bestand aus Kupferplatten, die auf Eisenspanten befestigt waren, und konnte mit vier Personen drei Stunden unter Wasser bleiben. Seine Schraube wurde von Hand getrieben und er verfügte über einen primitiven Kommandoturm. Fultons Unterseeboot gelang es, ein Schonerwrack zu versenken, doch beim Einsatz gegen ein richtiges Kriegsschiff erwies es sich als nicht schnell genug. In der Zwischenzeit hatte er Robert R. Livingston, den amerikanischen Botschafter in Frankreich, kennengelernt. Livingston war bereits im Dampfschiffahrtsgeschäft im Staat New York tätig und die beiden beschlossen, zusammenzuarbeiten.

Fulton entwarf ein 20 Meter langes Schiff mit Schaufelrädern an den Seiten und einer 8 PS starken Maschine. Es wurde 1803 gebaut und auf der Seine erprobt. Der Rumpf erwies sich als zu schwach für die Maschine, daher wurde die Konstruktion verbessert und Fulton bestellte eine stärkere Maschine, die von England direkt nach Amerika geschickt wurde. 1806 kehrte er nach New York zurück.

Rechts: Die 1801 für die Franzosen gebaute *Nautilus.* Auf der Wasseroberfläche sah sie wie ein normales Schiff aus. Sie besaß einen Mast, der zur Unterwasserfahrt auf Deck zusammengelegt wurde, ferner einen Kommandoturm, Ballasttanks, die gefüllt und geleert werden konnten, und im ersten Modell war Platz für vier Mann, die mittels Treibriemen die Propellerwelle der Schiffsschraube in Gang hielten. Das Unterseeboot war so konstruiert, daß es genügend Sauerstoff für vier Menschen und zwei Kerzen auf einer dreistündigen Fahrt enthielt. Fulton baute später einen Preßluftbehälter aus Messing als Reservoir ein.

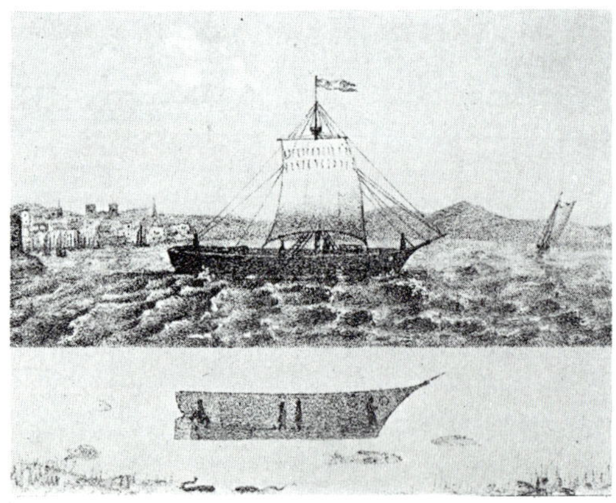

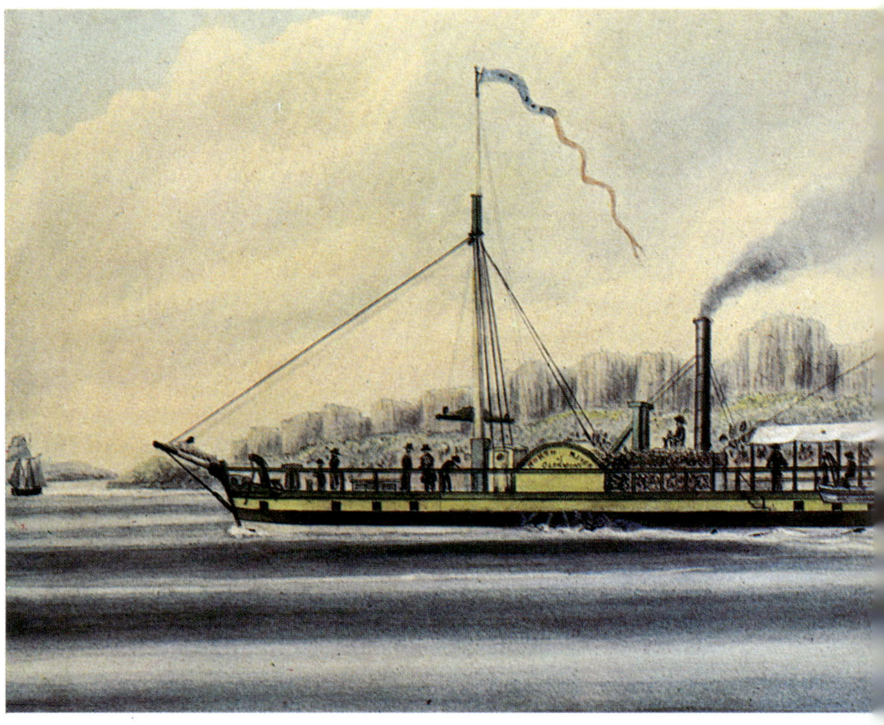

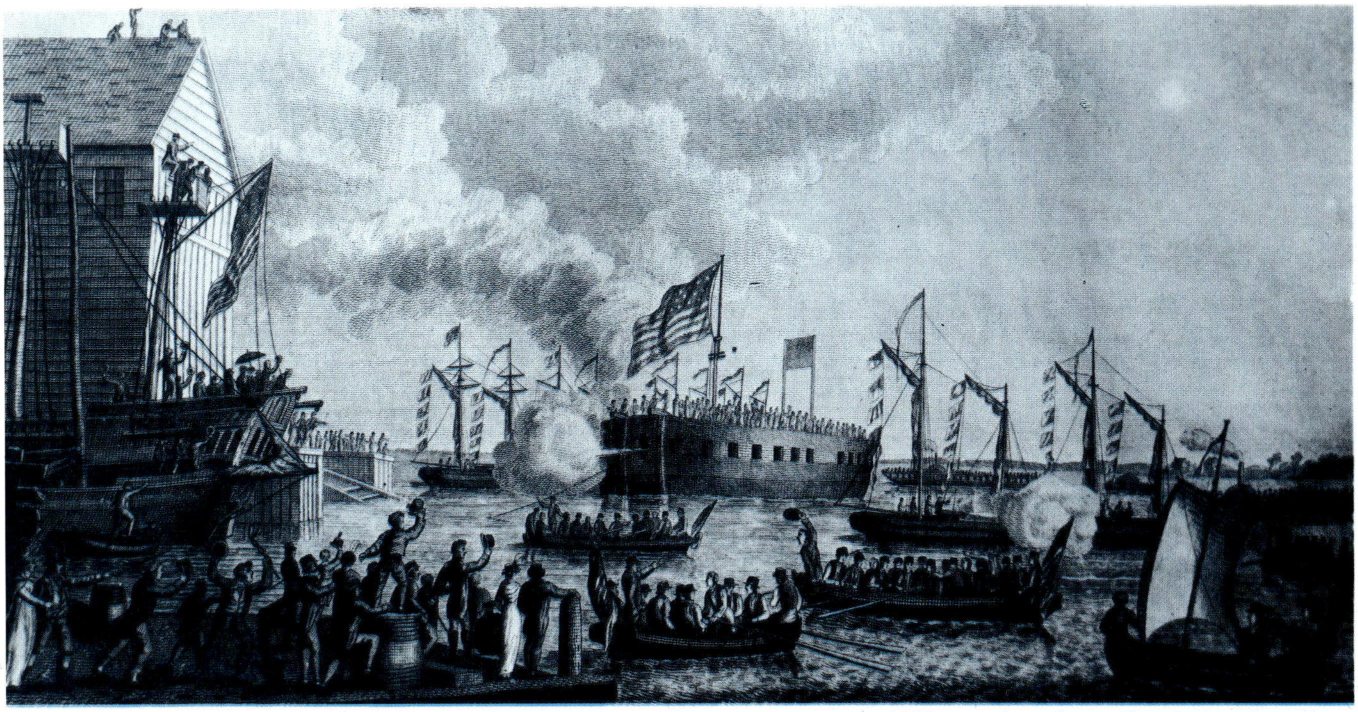

Oben: Stapellauf der *Demologos* am 29. Oktober 1814 in New York. Sie wurde offiziell *Fulton der Erste* getauft und war das erste dampfgetriebene Kriegsschiff überhaupt. die *Demologos* war eine schwimmende Festung mit Schaufelrädern zwischen dem doppelten Rumpf. Sie wurde zum Einsatz gegen die Engländer im Krieg von 1812—1814 gebaut.

Die Geschichte der Entwicklung funktionstüchtiger Dampfschiffe läßt sich viele Jahre zurückverfolgen. Die verbesserte Dampfmaschine des schottischen Erfinders James Watt aus den siebziger Jahren des 18. Jahrhunderts machte es schließlich möglich, die Idee zu verwirklichen. Der amerikanische Erfinder John Fitch baute im folgenden Jahrzehnt eine Reihe von Dampfschiffen. Zuerst versuchte er es mit mechanischen Rudern, danach verwandte er Schaufelräder. Sein zweiter und letzter Raddampfer machte reguläre Passagierfahrten auf dem Delaware, erwies sich aber als Verlustgeschäft.

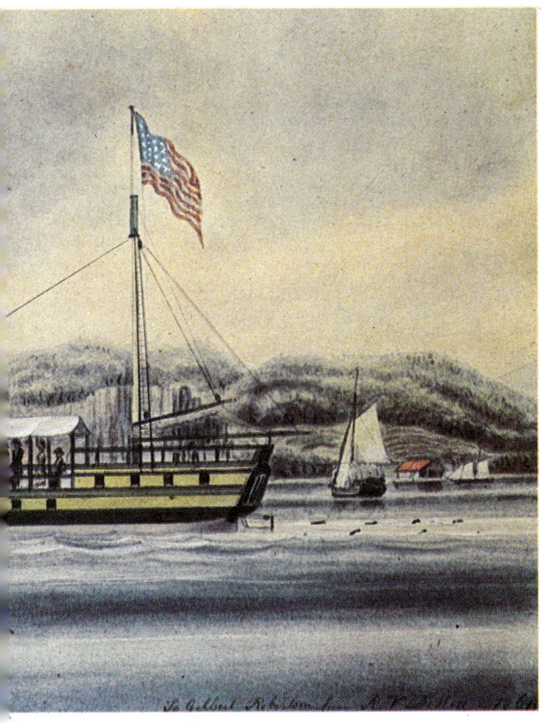

Links: Fultons Dampfschiff *Clermont.* Es war 50 Meter lang und erreichte eine Stundengeschwindigkeit von fünf Seemeilen.

1800 sandte der schottische Ingenieur Henry Bell, den Fulton möglicherweise in England kennengelernt hatte, seine Vorschläge für ein Dampfschiff an die britische Admiralität. Aber es dauerte bis 1812, ehe seine *Comet*, das erste europäische Dampfschiff, ihre Jungfernfahrt auf dem Clyde in Schottland antreten konnte. 1802 lief der rund 17 Meter lange Raddampfer *Charlotte Dundas* vom Stapel, den der englische Ingenieur William Symington gebaut hatte. Da die *Charlotte Dundas* mehrere Jahre lang erfolgreich als Schlepper auf den schottischen Kanälen eingesetzt wurde, kann man sie als erstes funktionsfähiges Dampfschiff bezeichnen.

Das erste Passagier- und Frachtschiff, das kommerziell erfolgreich war, war jedoch Fultons fast 50 Meter lange *Clermont,* die 1807 auf dem Hudson vom Stapel lief. Nachdem er viele Einzelheiten seines ursprünglichen Entwurfs modifiziert und verbessert hatte, baute Fulton weitere Raddampfer, die auf anderen amerikanischen Flüssen eingesetzt wurden. Er baute auch das erste dampfgetriebene Kriegsschiff, die *Demologos*, um den New Yorker Hafen während der englischen Blokkade von 1812 bis 1814 zu schützen.

Gegen Ende seines Lebens verwandte Fulton viel Energie darauf, seine Ideen für Unterseeboote weiterzuentwickeln. Es gelang ihm, den Kongreß für das Projekt eines dampfgetriebenen Unterseebootes zu gewinnen, das 100 Mann aufnehmen konnte. Als er starb, war es noch nicht fertig und wurde auch nie vollendet. Fultons *Nautilus* wurde jedoch ein Denkmal gesetzt: das Unterseeboot in Jules Vernes utopischem Roman *Zwanzigtausend Meilen unter dem Meer* trug diesen Namen und ebenso das erste atomgetriebene U-Boot.

Eli Whitney

1765 – 1825

Als er die Baumwollentkörnungsmaschine erfand, schuf Eli Whitney damit die Grundlage für den Reichtum der Baumwollplantagen des amerikanischen Südens im 19. Jahrhundert. Später entwickelte er technische Systeme und Arbeitsmethoden, auf denen die gesamte verarbeitende Industrie beruht.

Whitney, Farmersohn aus Massachusetts, zeigte früh eine Begabung im Umgang mit landwirtschaftlichen Maschinen. Er absolvierte das College in Yale und verfügte mit 27 Jahren über den aktuellsten Wissensstand auf dem Gebiet der Mechanik und der technologischen Entwicklungen in Europa. Whitney ging dann nach Georgia, wo sich sein Plan, Lehrer zu werden, zerschlug. Er schloß jedoch Freundschaft mit dem Plantagenverwalter Phineas Miller und erwarb Kenntnisse über das Baumwollgeschäft. Dank der Erfindung Richard Arkwrights hatten die englischen Baumwollspinnereien gesteigerten Bedarf an Rohbaumwolle. Das Problem bestand darin, genügend Baumwolle einer bestimmten Sorte anzupflanzen. Es war einfach, die Samenhaare der langstapeligen Sorte zu entkörnen, aber diese Art konnte nur in Küstennähe angepflanzt werden. Die Sorte, die im Binnenland wuchs, war kurzstapelig, und die Samenhaare saßen so fest an den Kapseln, daß sie sich nur mühsam und zeitraubend entfernen ließen.

Whitney kam sofort die Idee für eine Entkörnungsmaschine, und binnen weniger Tage stellte er ein Modell her. Der Grundgedanke war erstaunlich einfach. Die Samenkapseln wurden durch einen Trichter in die Maschine gegeben, wo sie von Drahthaken erfaßt wurden, die reihenweise auf einer Walze saßen; wenn sie sich drehte, wurden die Samenkapseln abgerissen und gegen eine hölzerne Trennwand gepreßt, deren leichte Einbuchtungen der Stellung der Haken entsprachen. An der Rückseite der Maschine befand sich eine weitere mit Borsten besetzte Walze, die sich in entgegengesetzter Richtung drehte und die Samenfäden aus den Haken kämmte.

Whitney und Miller gingen eine Geschäftspartnerschaft ein, um die neue Baumwollentkörnungsmaschine auf den Markt zu bringen. Mit ihr war den Plantagenbesitzern ein Mittel zu schnellem Reichtum in die Hand gegeben, das sie sofort nutzten. Bei der Auszahlung der vereinbarten Gewinnanteile an Whitney und Miller waren sie allerdings säumig. Außerdem ließ es sich praktisch nicht verhindern, daß die Maschine, trotz der vorhandenen Patente, illegal nachgebaut wurde. Sie war so einfach konstruiert, daß dies jedem Dorfschmied oder Schreiner möglich war. Binnen fünf Jahren brach das Geschäft zusammen.

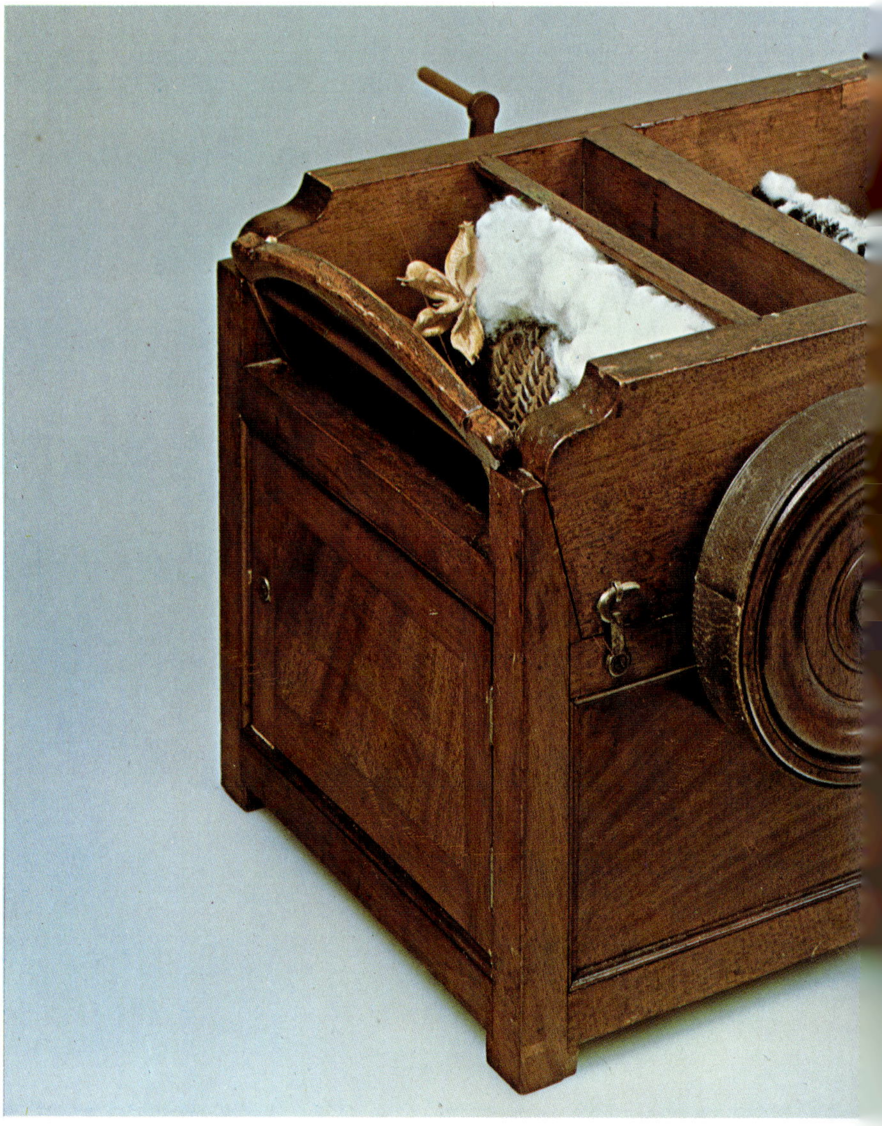

Unten: Die Baumwollentkörnungsmaschine. Bis zu ihrer Erfindung waren drei Stunden Handarbeit nötig, um 1 Pfund Baumwollsamen zu bearbeiten. In Whitneys Maschine wurden die Samenkapseln von einer mit Drahthaken besetzten Walze erfaßt und beim Drehen abgerissen. Eine mit Borsten besetzte Walze an der Rückseite, die sich in entgegengesetzter Richtung drehte, kämmte dann die Samenfäden aus den Haken.

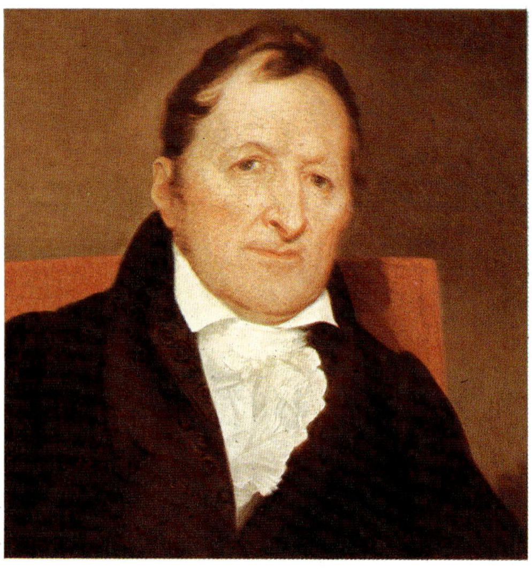

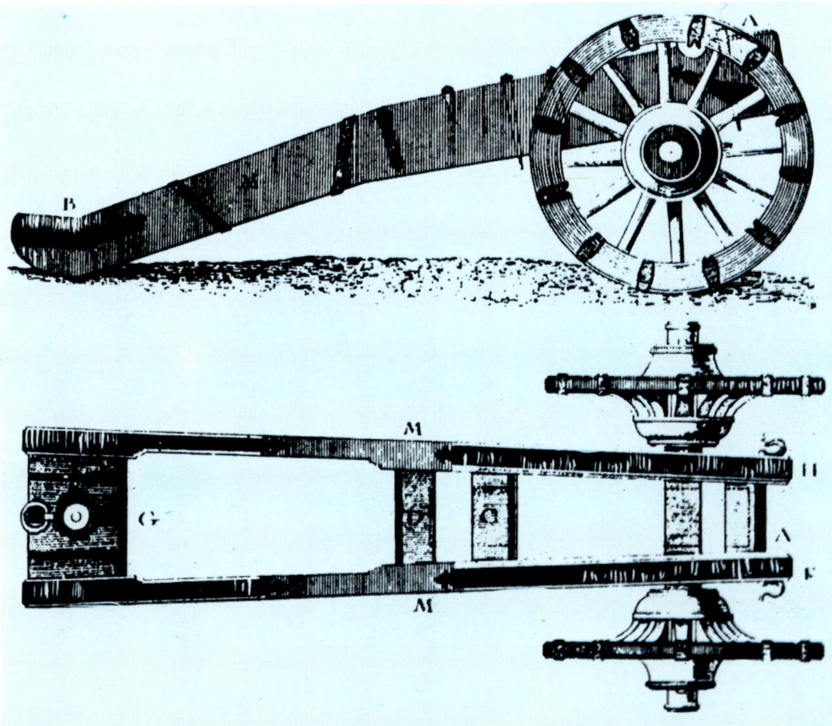

Nach langen Verhandlungen konnten Whitney und Miller nach 1800 eine Entschädigung in Höhe von 90 000 Dollar von den Staaten Nord- und Süd-Carolina und Georgia herauszuholen. In der Zwischenzeit wandte sich Whitney anderen Aufgaben zu. 1797 unterzeichnete er einen Vertrag mit der Regierung der Vereinigten Staaten, der ihn verpflichtete, innerhalb von zwei Jahren 10 000 Gewehre zu liefern, deren Einzelteile untereinander austauschbar waren. Bis dahin war es keiner Waffenfabrik möglich, mehr als 250 Flinten im Jahr herzustellen, da jede Waffe von Handwerkern einzeln gefertigt wurde. Ebenso verhielt es sich mit den Ersatzteilen.

Whitney war klar, daß sich nicht nur die hochqualifizierten Büchsenmacher erübrigen, sondern auch die gesamte Produktion erheblich zu beschleunigen ist, wenn alle Gewehrteile nach standardisierten Vorlagen gebaut und exakt konstruierte Vorrichtungen und Montagegeräte benutzt werden. Daher gründete er seine eigene Gewehrfabrik in Connecticut. Aber erst 1801 konnte Whitney die Effektivität seines Systems beweisen, indem er funktionierende Gewehre aus blindlings herausgegriffenen Ersatzteilen zusammensetzte.

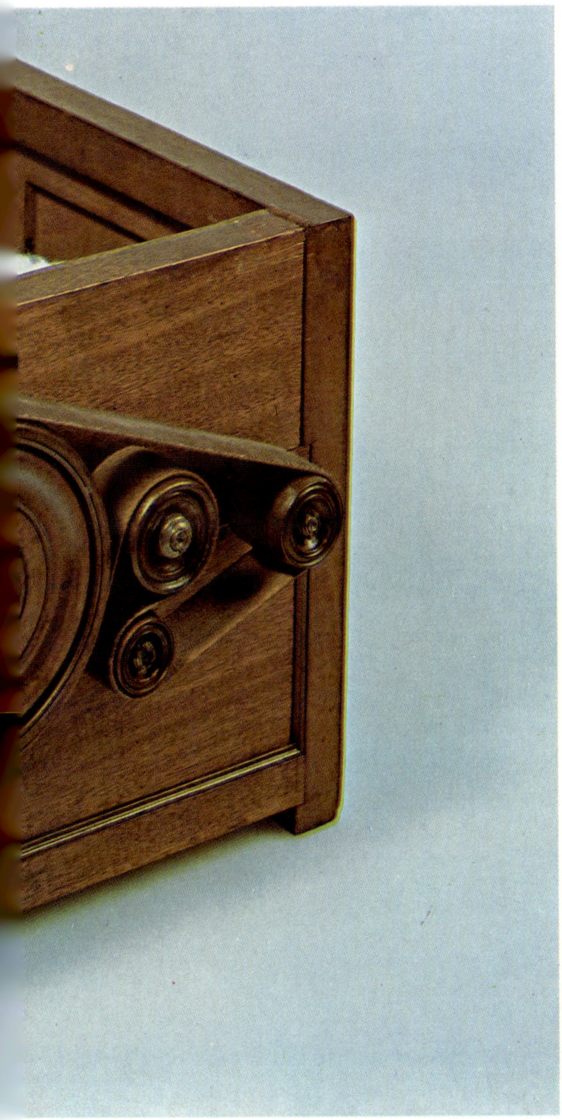

Oben: Whitneys Entwurf für eine Kanone aus auswechselbaren Einzelteilen.

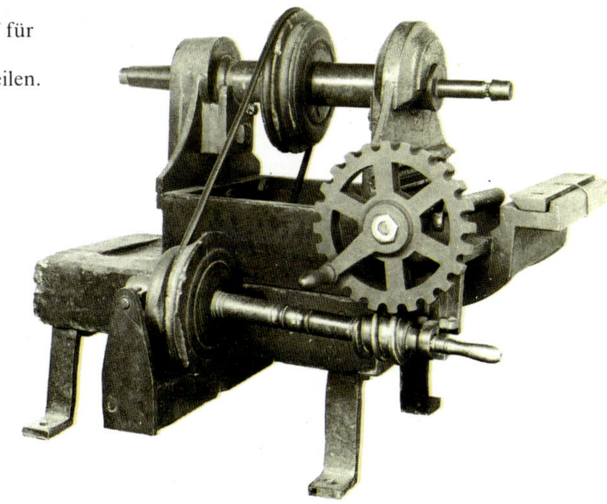

Oben rechts: Whitneys Patentfräsmaschine, mit der Metall nach exakten Vorlagen zugeschnitten wurde. Die Maschine besaß ein Zahnrad, dessen Zacken scharf geschliffen waren. Es wurde um den Rand einer auf dem Metall befestigten Schablone herumgeführt, wobei sich das zu bearbeitende Material auf einer beweglichen Unterlage befand. Mit der Fräsmaschine entfiel die Notwendigkeit, daß jedes Einzelstück von einem Facharbeiter ausgemeißelt wurde.

Das System Eli Whitneys wurde bald auch in anderen Produktionszweigen, z.B. in der Uhrenherstellung, angewandt. Parallele Entwicklungen in Europa führten 1797 zur Drehbank des englischen Ingenieurs Henry Maudslay. die in der Frühgeschichte der Werkzeugmaschinenindustrie eine besondere Rolle spielte. Sie ermöglichte einen neuen Präzisionsstandard bei Bohrung und Schraubenschneiden, während durch Whitney die Voraussetzungen für Standardisierung der Fertigung und Arbeitsteilung geschaffen wurden. Diese beiden Elemente begründeten die Massenproduktionsverfahren des 19. und 20. Jahrhunderts, für die Whitneys Gewehrfabrik der erste Vorläufer war.

Joseph-Nicéphore Niepce

1765 – 1833

Der erste, der ein photographisches Bild aufnahm und fixierte, war der französische Erfinder Joseph-Nicéphore Niepce.

Die Photographie geht auf die Camera obscura des frühen Mittelalters zurück. Sie bestand anfangs aus einem dunklen Kasten oder Raum mit einem winzigen Loch auf einer Seite, durch das ein umgekehrtes Bild einer außerhalb befindlichen belichteten Szene auf die gegenüberliegende Innenseite geworfen

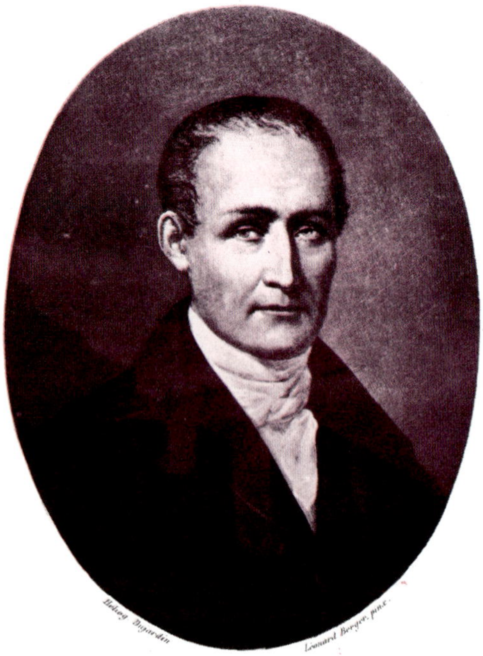

wurde. Als man Linsen in das Loch einsetzte, ergab das ein schärferes Bild. Spätere Modelle verwandten ein Prisma oder einen Spiegel, um ein aufrecht stehendes Bild an die Wand zu werfen, und die Camera obscura wurde zwei Jahrhunderte lang viel benutzt. Im frühen 19. Jahrhundert waren verschiedene lichtempfindliche chemische Lösungen bekannt und die Fixierung von Bildern war praktisch möglich geworden.

Niepce entstammte einer königstreuen französischen Familie, die in der Revolution viel von ihrem Reichtum eingebüßt hatte. Er diente in den napoleonischen Armeen, bis sein schlechter Gesundheitszustand sein Ausscheiden erzwang und er auf die Landgüter seiner Familie in Châlons-sur-Sâone zurückkehrte. Hier befaßte er sich mit wissenschaftlichen Forschungen und wandte sich 1813 der Lithographie zu, die einige Jahre zuvor von dem deutschen Erfinder Aloys Senefelder entwickelt worden war. Dafür geeigneter Stein war im Sâone-Tal schwer erhältlich und da Niepce kein sonderliches Zeichentalent hatte, entschloß er sich zu dem Versuch, Bilder mit Hilfe von Licht herzustellen.

Um 1816 unternahm Niepce die ersten Experimente mit der Kamera. Dem Verfahren gab er den Namen Heliographie. Nach sehr langer Belichtung erhielt er ein Bild auf mit Silberchlorid lichtempfindlich gemachtem Papier. Versuche, das Bild zu fixieren, schlugen jedoch fehl, und er begann, mit anderen Materialien wie Glas und Zinn zu experimentieren und daraus lichtempfindliche Platten herzustellen.

1822 begann er eine Lösung aus einer Art von Asphalt zu benutzen, das sogenannte

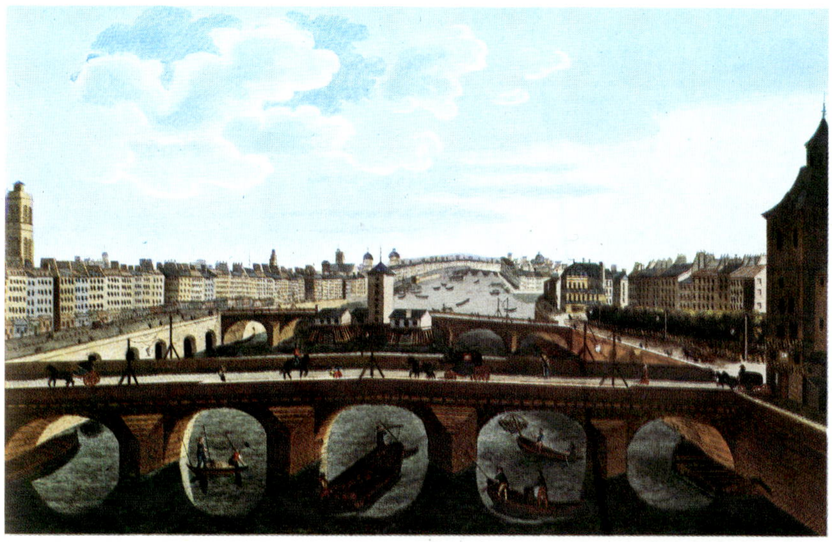

Oben: Pont au Change und Pont Notre Dame in Paris um 1820. In der rechten Ecke des Bildes ist das Geschäft von Charles-Louis Chevalier zu erkennen, dem Optiker, der von 1825 bis 1835 für Niepce Linsen schliff.

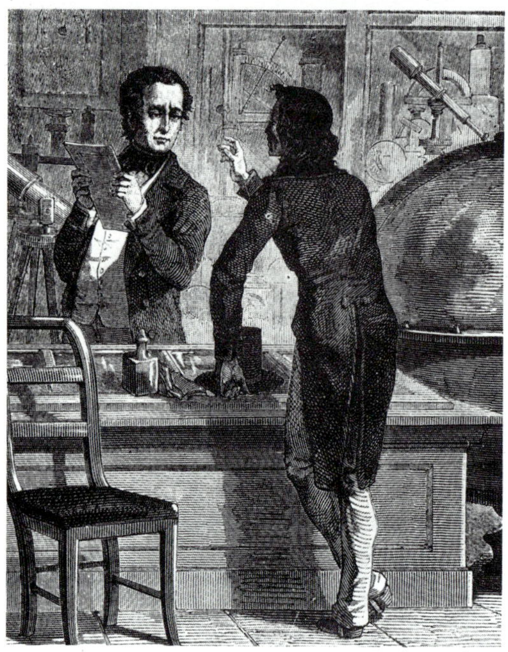

Rechts: *Die Legende vom unbekannten Erfinder,* eine Anekdote über die Erfindung der Photographie. Eines Tages trat ein unbekannter Mann in das Geschäft des Optikers Charles-Louis Chevalier und erzählte ihm, daß es ihm gelungen sei, ein Mittel zur Fixierung von Photographien zu entdecken.

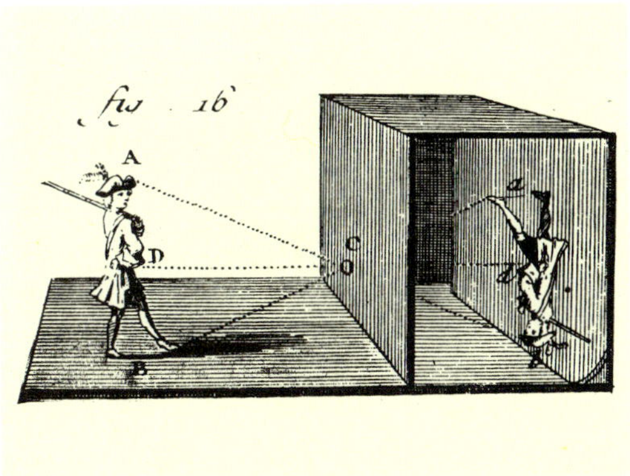

Links: Die Camera obscura.

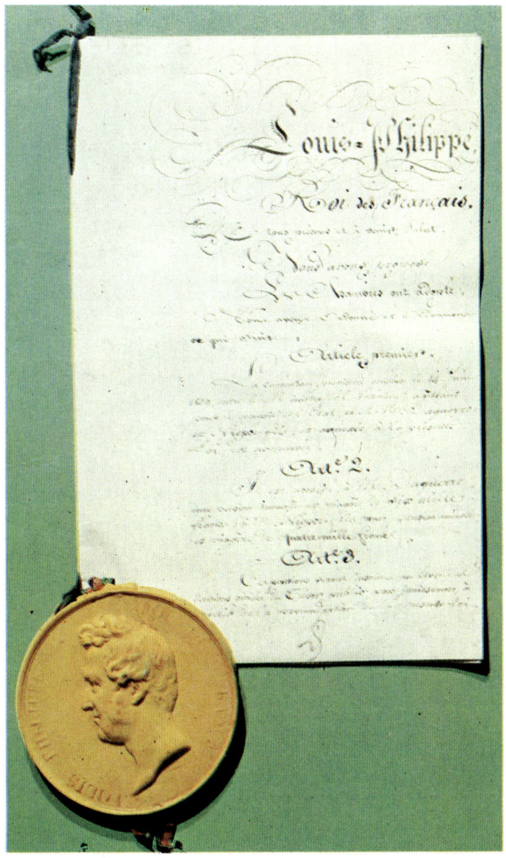

Rechts: Die auf Pergament ausgefertigte Originalurkunde, mit der Daguerre und Niepces Sohn die Auswertungsrechte an der Erfindung der Photographie gegen eine Leibrente abtraten.

Erdpech, das unter Lichteinfluß hart wird. Bis 1826 entwickelte er dieses Verfahren so weit, daß er eine Kopie herstellen konnte, indem er ein bereits eingeätztes Bild auf eine Glasplatte montierte und durch sie hindurch Licht auf eine Kupfer- oder Zinnplatte fallen ließ, die mit der Asphaltlösung überzogen war. Das Sonnenlicht härtete den Asphalt dort, wo es durch die Glasplatte durchscheinen konnte, während sich die schattenbedeckten Teile mit einer Mischung aus Lavendelöl und gereinigtem Petroleum behutsam abwischen ließen. Die Platte konnte nun geätzt und Kopien hergestellt werden. Mit dieser Methode verloren die Bilder etwas von der Schärfe und Klarheit des Originals, aber Niepces Kupferlichtdruck war der erste entscheidende Schritt auf dem langen Weg zu einer funktionierenden photographischen Klischeeherstellung.

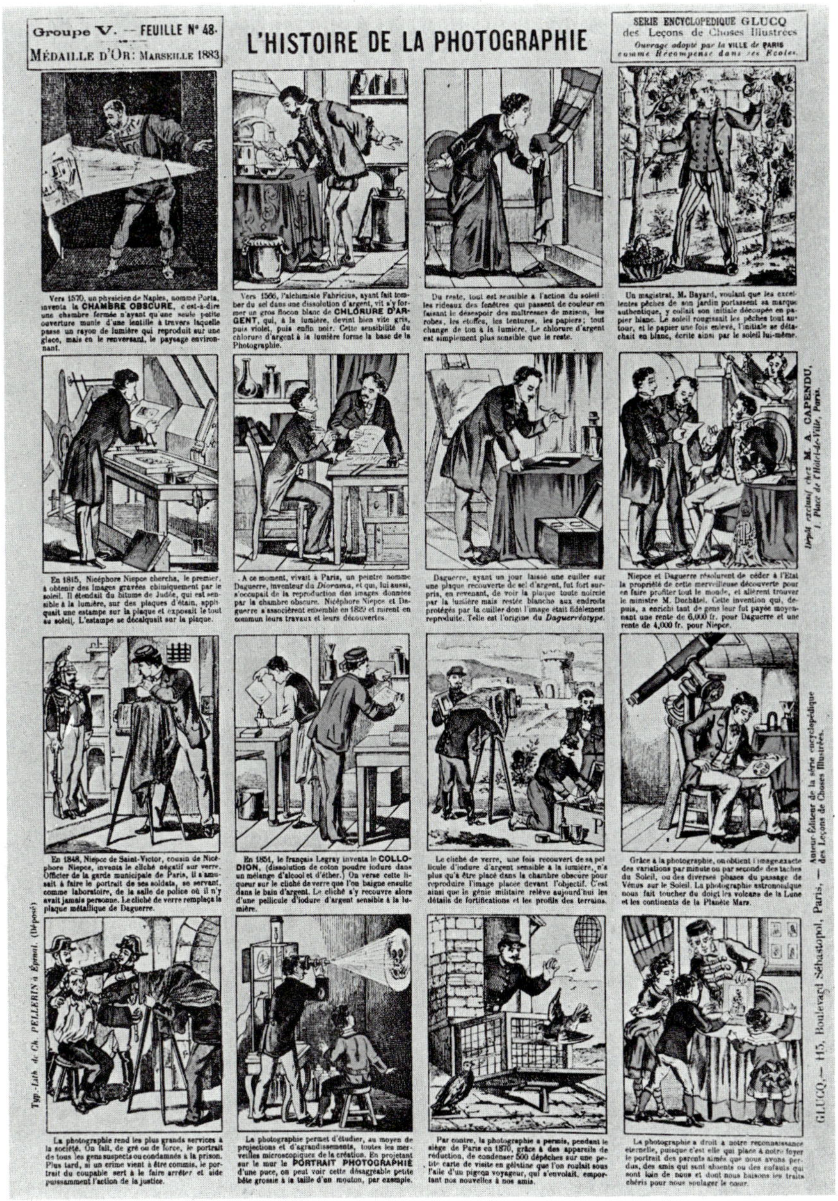

Unten: Geschichte und Verwendungsarten der Photographie, von der Camera obscura und der Entdeckung lichtempfindlichen Silberchlorids durch Niepce und Daguerre bis zur Porträtphotographie.

Im gleichen Jahr 1826 gelang ihm die erste bekannte Photographie überhaupt. Er belichtete mit seiner Kamera eine lichtempfindliche Zinnplatte mehrere Stunden lang und erhielt ein fixiertes Negativbild von der Aussicht aus seiner Dachwerkstatt. Sein nächstes Ziel war, eine Platte herzustellen, mit der man unmittelbar positive Bilder drucken konnte, was sich als undurchführbar erwies.

Niepce hatte danach kaum noch Erfolge bei der Entwicklung seines Systems zu verzeichnen und hütete die Geheimnisse seiner Methode mit starrsinnigem Argwohn. Inzwischen wurde er von dem jungen Pariser Maler Louis-Jacques-Mandé Daguerre bestürmt, der ihn für eine Zusammenarbeit bei der Vervollkommnung der Heliographie zu gewinnen versuchte. 1829 schließlich stimmte Niepce der Partnerschaft zu. Damit war ein neues Kapitel in der frühen Geschichte der Photographie eingeleitet, dessen Abschluß Niepce jedoch nicht mehr erlebte.

John Dalton
1766 – 1844

Der englische Chemiker John Dalton faßte die Ergebnisse jahrhundertelanger wissenschaftlicher Arbeit zusammen und formulierte die moderne Atomtheorie. Seine Gedanken machten die Chemie zur echten Wissenschaft und trugen zum tieferen Verständnis des fundamentalsten chemischen Prozesses bei — dem Zusammenschluß von Elementen zu Verbindungen. Dalton maß dem Gewicht der Atome, als einem ihrer hauptsächlichen Unterscheidungsmerkmale, besondere Bedeutung bei. Dies führte ihn zur ersten quantitativen Beschreibung grundlegender chemischer Reaktionen.

Dalton kam aus einer frommen Quäkerfamilie und war so begabt, daß er schon mit knapp 12 Jahren Lehrer wurde. Unter dem Einfluß eines Freundes der Familie entwickelte sich Daltons Interesse an Meteorologie. Er stellte viele Untersuchungen auf diesem Gebiet an und veröffentlichte 1793 ein zusammenfassendes Buch mit dem Titel *Meteorologische Beobachtungen und Abhandlungen.*

Es war zwar nicht Daltons Art, in wissenschaftlichen Fragen die Arbeit anderer außer

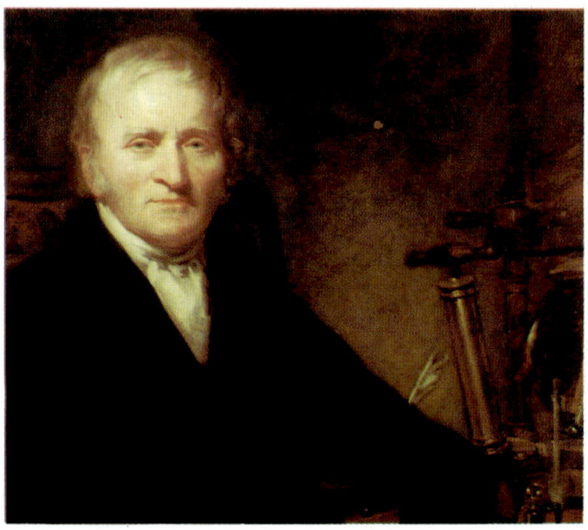

acht zu lassen, aber er überzeugte sich immer selbständig von Schlußfolgerungen, ehe er sie akzeptierte und verwandte. In seinem Buch über die Aurora Borealis (das Nordlicht) schrieb er: „Da ich so oft dadurch in die Irre geführt worden bin, daß ich Ergebnisse anderer für gesichert hielt, habe ich mich entschlossen, möglichst nur das zu schreiben, was ich durch eigene Erfahrung bestätigen kann."

1808 veröffentlichte Dalton seine Atomtheorie in einem Buch mit dem Titel *Ein neues System der chemischen Philosophie.* Seine Theorie fußt auf drei wichtigen Lehrsätzen. Der erste besagt, daß die gesamte Materie aus extrem kleinen, unteilbaren und unzerstörbaren Partikeln besteht, den Atomen. Der zweite stellt fest, daß die Atome eines Elements in jeder Beziehung, einschließlich des Gewichts,

Rechts: Daltons Symbole der Atome verschiedener Elemente, zusammen mit ihrem Atomgewicht, aufgezeichnet zwischen 1808 und 1810. In seinem Buch *Ein neues System der chemischen Philosophie* erklärte Dalton den Ablauf chemischer Reaktionen, bei dem Atome sich zu „komplexen Atomen" verbinden. Heute nennt man sie Moleküle. Kurz darauf wurde entdeckt, daß die dargestellten Elemente Magnesium, Kalk, Soda, Pottasche, Strontiumoxyd und Schwerspat Verbindungen sind.

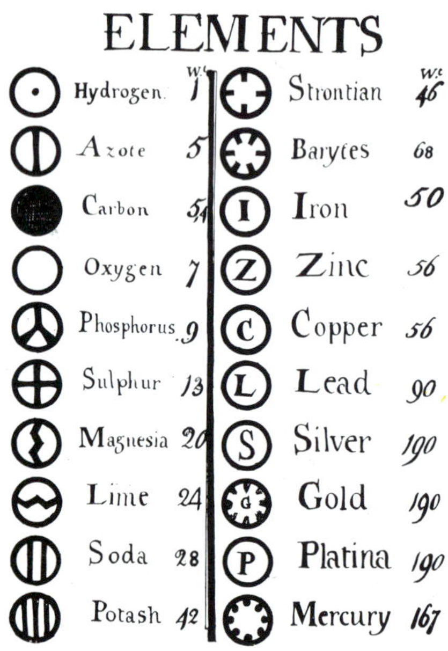
ELEMENTS
Hydrogen 1
Azote 5
Carbon 54
Oxygen 7
Phosphorus 9
Sulphur 13
Magnesia 20
Lime 24
Soda 28
Potash 42
Strontian 46
Barytes 68
Iron 50
Zinc 56
Copper 56
Lead 90
Silver 190
Gold 190
Platina 190
Mercury 167

Unten: *Dalton beim Sammeln von Sumpfgas (unreines Methan),* ein Fresko von Ford Maddox Brown.

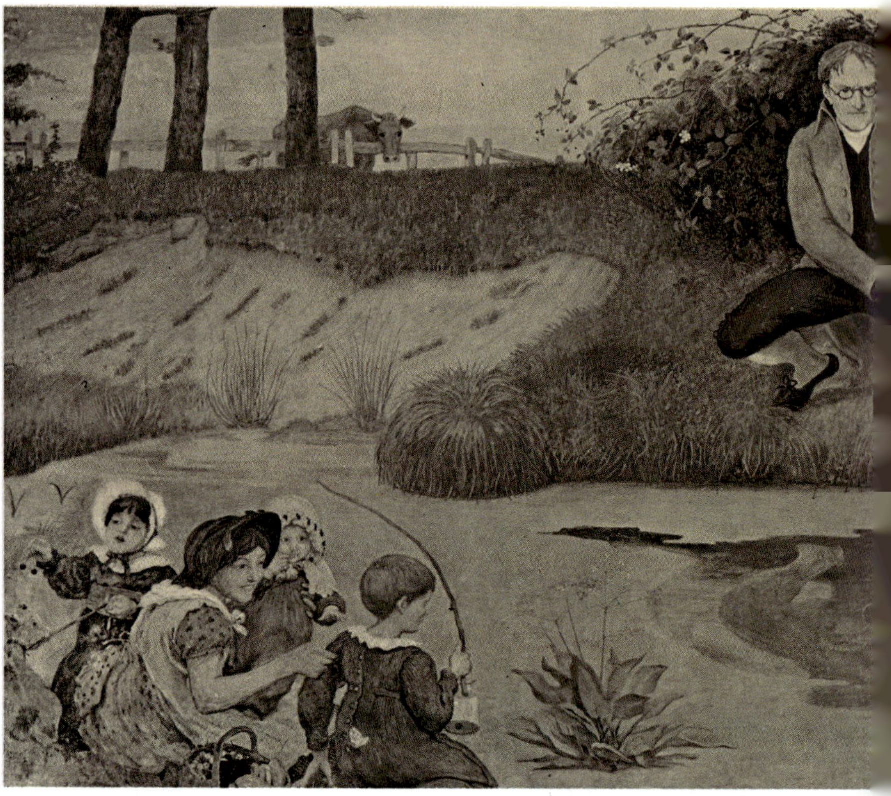

gleich sind, sich aber von den Atomen jedes anderen Elements unterscheiden. Der dritte Lehrsatz lautet: Wenn Elemente Verbindungen eingehen, schließen ihre Atome sich in einfachen numerischen Proportionen zusammen, also z. B. eins zu eins, zwei zu eins oder vier zu drei.

Nachdem Dalton die Atomtheorie in seinem klaren Stil dargelegt hatte, wurde sie überall widerspruchslos von den Chemikern akzeptiert. Der Begriff des Atoms geht auf den griechischen Philosophen Demokrit zurück, war also nicht völlig unbekannt. Daltons erste vollständige Formulierung einer folgerichtigen Theorie war jedoch ein Durchbruch. Eine ihrer bedeutendsten Aussagen war die Feststellung, daß die Atome durch ihr Gewicht voneinander unterschieden sind. Gewicht war meßbar, und damit hatte Dalton die erste quantitative Atomtheorie geliefert.

Die Theorie erklärt auch eindeutig, warum die Elemente sich zu Verbindungen in feststehenden relativen Gewichten vereinen. So hatten sich Chemiker lange gefragt, weshalb eine Substanz wie Kupferkarbonat, unabhängig von ihrer Herstellung, immer das gleiche Gewichtsverhältnis von Kupfer (5 Teile), Sauerstoff (4 Teile) und Kohlenstoff (1 Teil) aufweist. Daltons Theorie, daß die Elemente sich in einfachen numerischen Verhältnissen Atom für Atom miteinander verbinden, gab die Antwort, denn wenn alle Atome eines bestimmten Elements das gleiche Gewicht haben, müssen auch die Gewichte feststehen, in denen sie sich verbinden.

Unten: Einige der von Dalton zum Experimentieren benutzten Geräte. Dalton fertigte viele Geräte selbst, zum eigenen Gebrauch wie auch für andere Wissenschaftler.

Dalton versuchte, das relative Gewicht verschiedener Atome aus den Gewichtsverhältnissen der Elemente in bestimmten Verbindungen zu errechnen und stellte damit als erster eine Tabelle der Atomgewichte auf. Später ermöglichte es eine solche Tabelle, das erste bedeutende Periodensystem der chemischen Elemente auszuarbeiten. Dalton entwickelte auch ein System zur Bezeichnung der Elemente und schuf eindeutige Symbole für die Atome verschiedener Elemente, die er zur graphischen Darstellung chemischer Reaktionen benutzte.

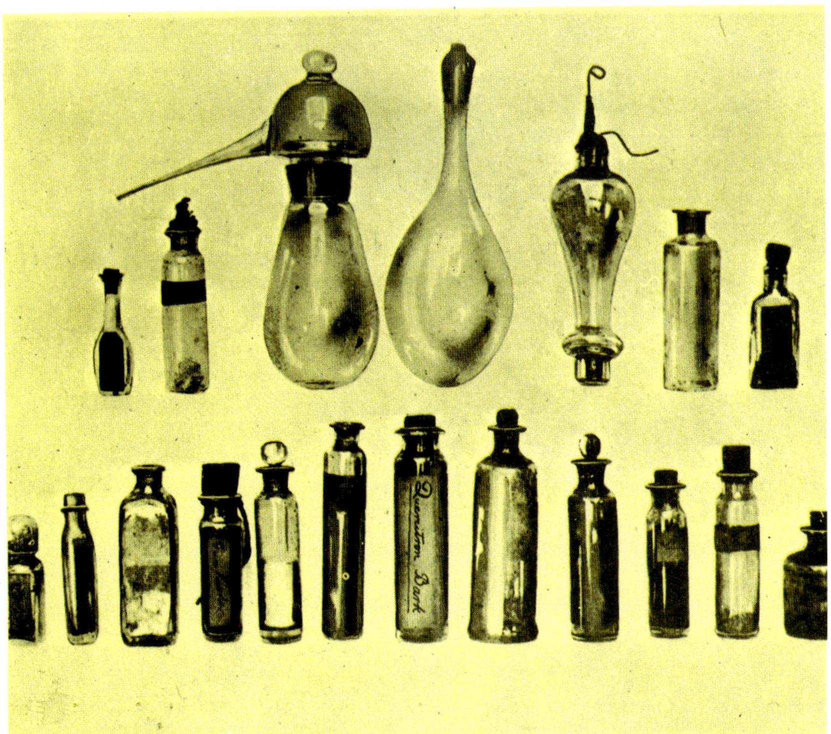

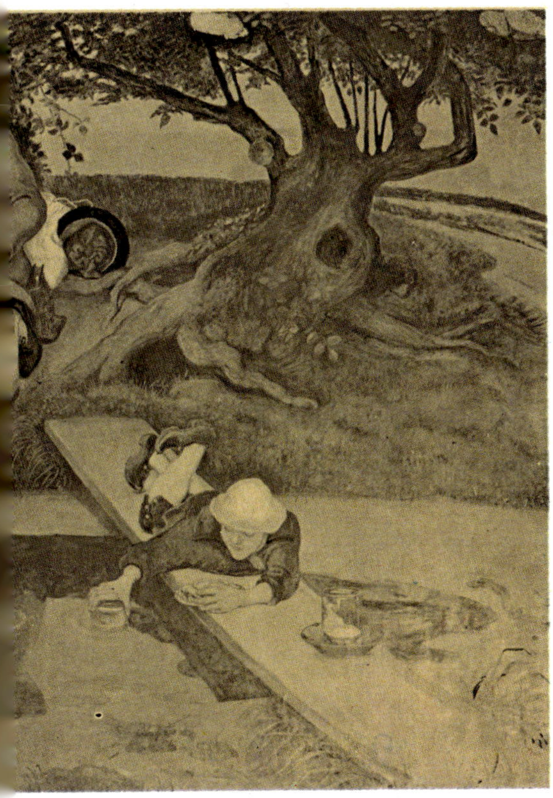

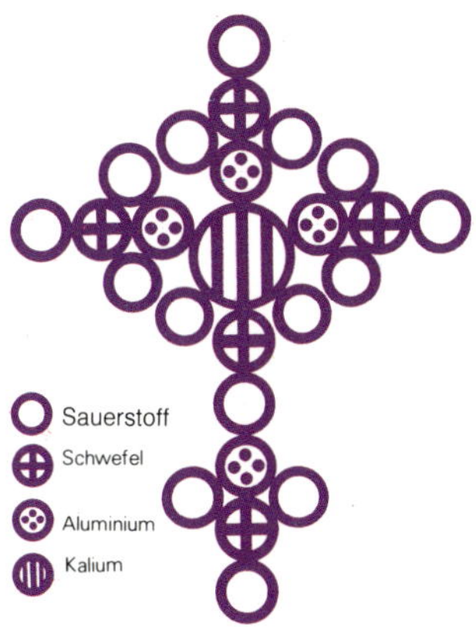

Oben: Daltons Darstellung des Kalium-Aluminium-Schwefel-Moleküls (Alaun), zusammen mit der Zeichenerklärung für die darin vorkommenden Elemente.

Dalton scheute den unvermeidlichen Ruhm, den ihm seine Arbeit eintrug. Als Quäker wich er öffentlichen Beifallsbekundungen aus und lehnte sogar die Nominierung für die Royal Society ab. Schließlich wählten ihn seine Anhänger 1822 ohne sein Wissen, und 1832 wurde er überredet, den von der Universität Oxford verliehenen Doktortitel anzunehmen. Seine Kollegen veranlaßten auch, daß er kurz darauf dem König vorgestellt werden sollte. Dalton lehnte es ab, die prunkvolle höfische Kleidung zu tragen, die der Anlaß verlangte. Auch mit seinem Oxford-Talar, der für die Audienz beim König geeignet gewesen wäre, gab es ein Problem, da er scharlachrot war und Quäker kein Rot tragen. Aber Dalton wollte seine Freunde nicht enttäuschen. In Anspielung auf seine angeborene Farbenblindheit bemerkte er, daß ihm der Talar grau vorkomme. Das war wahrscheinlich der einzige Betrug, den er sich in seinem Leben erlaubte.

Georges Cuvier
1769 – 1832

Der französische Zoologe Georges Cuvier spielte eine bedeutende Rolle bei der Systematisierung der Tierklassifizierung. Er modifizierte das Mitte des 18. Jahrhunderts von dem schwedischen Naturforscher Linné entwickelte System beträchtlich und begründete gleichzeitig die vergleichende Anatomie als moderne Wissenschaft. Durch seine Arbeit über Fossilien schuf er auch die Grundlage für die Paläontologie als selbständige Disziplin.

Cuvier wurde in Montbéliard geboren. Nach dem Anatomiestudium in Stuttgart schrieb er eine bedeutende Arbeit über Mollusken und erhielt eine Stelle am Museum für Naturgeschichte in Paris. Er setzte seine zoologischen Forschungen über mehrere Jahre fort und erwies sich als einer der hervorragendsten wissenschaftlichen Geister seiner Generation. 1805 vollendete er seine *Lehre von der vergleichenden Anatomie* und 1810 veröffentlichte er seinen *Bericht über den historischen Fortschritt der Wissenschaften.* Er organisierte die Sammlung einer großen Zahl von Fossilien (einschließlich des Flugsauriers, den er entdeckte und dem er den Namen gab) und begann sie systematisch zu studieren.

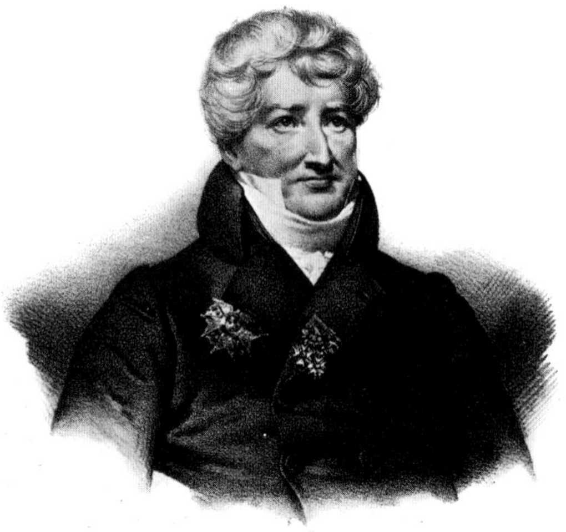

Bald bemerkte er: je tiefer der Fundort eines Fossils im Boden lag, desto weniger schien es lebenden Tieren ähnlich zu sein. Cuviers Zeitgenosse Jean-Baptiste Lamarck stellte 1809 eine einfache, grundlegende Entwicklungstheorie auf, die zum Teil Darwins Evolutionstheorie um 50 Jahre vorwegnahm. Cuvier lehnte solche Vorstellungen ab. Die chronologische Aufeinanderfolge seiner Fossilien erklärte er mit der Katastrophentheorie, die den Vorteil hatte, daß sie zur Schöpfungsgeschichte paßte, sowie zu Bischof Usshers berühmter, 1654 angestellter Rechnung, daß die Erschaffung der Welt am 26. Oktober 4004 v. Chr., um 9 Uhr stattgefunden habe. Danach hatte die Sintflut als auslösendes Moment ganze Arten ausgerottet und ihre Überreste als Fossilien in Sedimentablagerungen hinterlassen.

Cuvier entwickelte ein neues, komplizierteres katastrophentheoretisches Lehrgebäude. Die Mutationstheorie, der zufolge sich eine Art im Laufe der Zeit zu einer neuen entwickeln kann, lehnte er ab. Für ihn war jede Art so, wie sie der Schöpfer erschaffen hatte. Die mißliche Tatsache, daß sich sowohl Süß- als auch Salzwassertiere im Gestein rund um Paris fanden, ließ sich durch die Annahme umgehen, daß eine Reihe von Katastrophen ganze Regionen verwüstet hatte, die später durch einwandernde Arten wiederbevölkert wurden. Diese Katastrophenfolge hatte die Natur zunehmend komplexer gemacht, wie die Weiterentwicklung der jüngeren Arten deutlich zeigte.

Unten: Eine anatomische Studie des heutigen Flußpferds, aus Cuviers *Forschungen über fossile Knochen* (1824). Cuvier hielt es für möglich, ganze Tiere aus ihren einzelnen Teilen zu rekonstruieren, wenn man die Form jedes einzelnen Knochens im Hinblick auf seine Funktion und in bezug zu den anderen Teilen des Körpers untersucht. Das war besonders für die Sammlung fossiler Knochen wichtig. Die funktionelle Bedeutung vieler anatomischer Teile und ihre Beziehungen waren nicht bekannt. Cuvier mußte sich mehr auf seine umfangreiche Kenntnis der Anatomie lebender Tiere verlassen als auf das Prinzip des funktionellen Zusammenhangs.

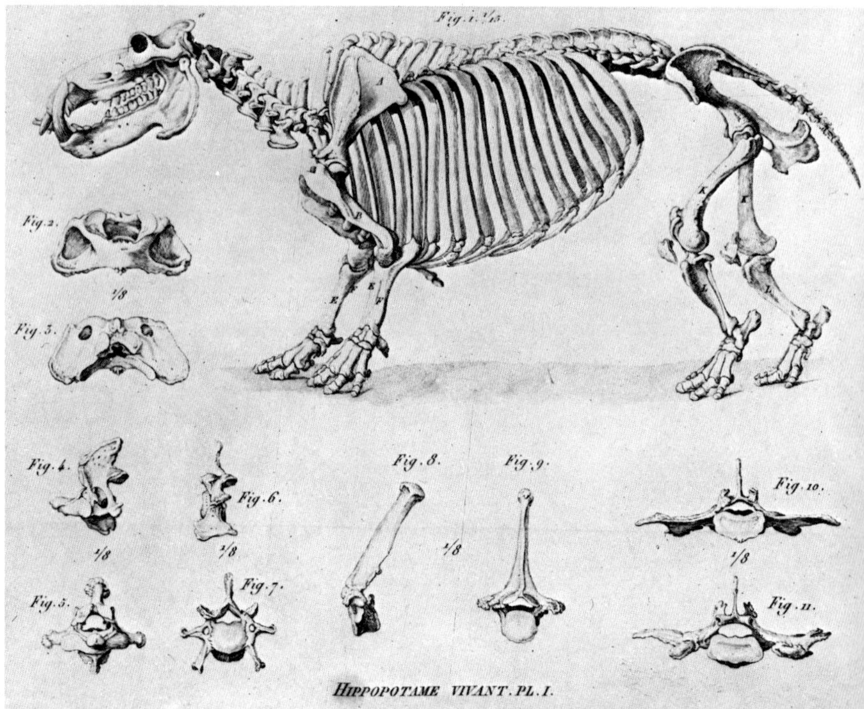

Auch wenn Cuviers Grundthese in eine Sackgasse führte, tut das seinen Leistungen auf dem Gebiet der Beschreibung und Klassifizierung von Fossilien keinen Abbruch, aus der er sein Konzept von vier Gruppen innerhalb des Tierreichs entwickelte. Er nannte sie *Radiata* (u.a. Quallen und Seesterne), *Articulata* (u.a. Würmer und Insekten), *Mollusca* (u.a. Schnecken und Tintenfische) und *Vertebrata* (alle höheren Tiere). Cuviers Klassifi-

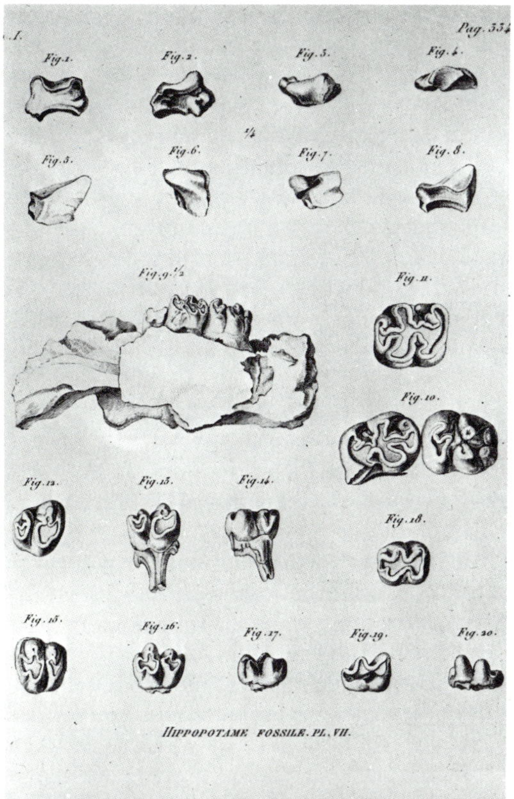

Links: Von Cuvier gezeichnete Fragmente von Flußpferdfossilien. Er identifizierte das größte Stück (9) als ein Bruchstück aus dem linken Teil des Unterkiefers und die Stücke 12—17 als Zähne; diese stammten von einer dem Flußpferd ähnlichen Art, die aber kleiner als ein Schwein war.

zierungen mußten zwar bald aufgegeben werden, schufen aber den Übergang zwischen den alten und den neuen Ideen. Sein Buch *Das Tierreich, eingeteilt nach seiner Organisation* (1817) war eine entscheidende Verbesserung des Systems von Linné.

Cuviers andere große Leistung war die Theorie des „Korrelationsprinzips". Aus ihm ergibt sich, daß Körperbau und Organe eines Tieres und ihr „Zusammenwirken" dazu dienen, es seinen „Lebensbedingungen" anzupassen. Darin unterschied es sich von anderen damals gängigen Theorien, wonach der Körperbau eines Tieres seine Lebensweise bestimme.

Cuvier starb während der ersten Cholera-Epidemie in Paris. Trotz seines starren Festhaltens an der Katastrophentheorie war er der erste, dem ein Vergleich zwischen lebenden und fossilen Arten gelang. Ihm zufolge ermöglichte es das Korrelationsprinzip, ein Lebewesen vollständig zu rekonstruieren, wenn ein Teil, z.B. ein Knochen, vorhanden ist. In der praktischen Anwendung seiner Theorie erzielte er einige aufsehenerregende Ergebnisse.

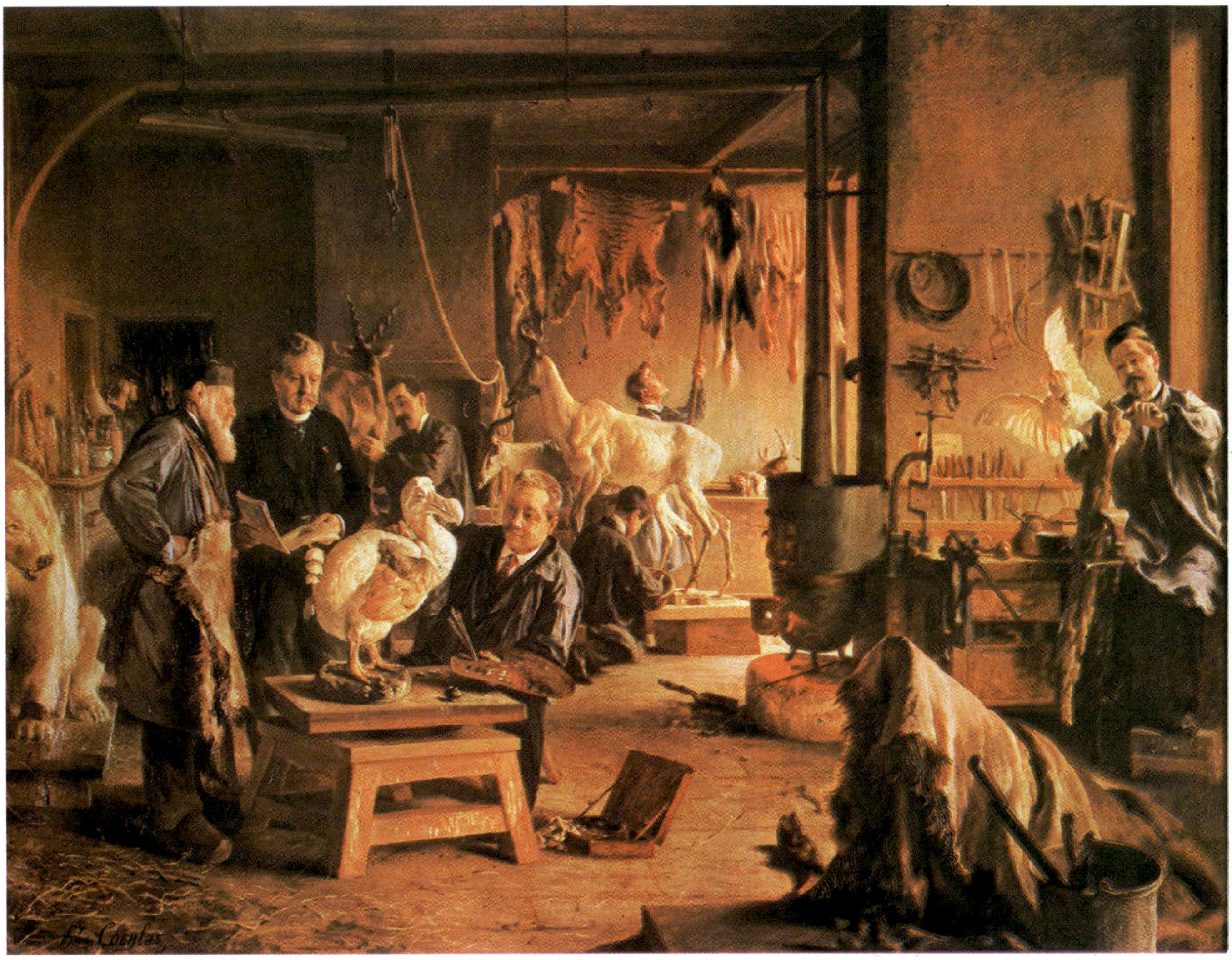

Unten: Gemälde, das die Rekonstruktion einer Dronte im Nationalmuseum für Naturgeschichte in Paris zeigt. Cuvier war dort Konservator. Obwohl die Dronte um 1681 ausstarb, war die Rekonstruktion anhand erhaltener Skelette und alter Beschreibungen möglich.

Thomas Johann Seebeck

1770 – 1831

Der deutsche Physiker Thomas Johann Seebeck war der Entdecker des „Seebeck-Effekts", einer einfachen Erscheinung mit weitreichenden Auswirkungen auf die moderne Industrie und die Temperaturmessung.

Als junger Wissenschaftler arbeitete Seebeck zusammen mit Johann Wolfgang von Goethe an der Formulierung von dessen Farbenlehre. Danach entdeckte er den nach ihm benannten Effekt. Dies geschah 1821, als er zufällig sah, daß eine Kompaßnadel in Nähe eines Stromkreises aus zwei verschiedenen Leitern — einem Kupfer- und einem Wismutstück — abgelenkt wurde. Er folgerte daraus, daß Strom in einem Stromkreis aus zwei verschiedenen, zusammengelöteten Leitern erzeugt wird, wenn zwischen den beiden Lötstellen eine Temperaturdifferenz besteht.

Seine Entdeckung war die Grundlage der zukünftigen Arbeiten auf dem Gebiet der Thermoelektrizität und ist eng mit dem „Peltier-Effekt" verbunden, der Umkehrung des „Seebeck-Effekts". Der französische Physiker Jean Charles Athanase Peltier fand 1834, daß in einem Gleichstromkreis, wie ihn Seebeck benutzt hatte, je nach Stromrichtung an der einen Lötstelle Abkühlung und an der anderen Erwärmung auftritt.

Für viele Jahre war das einzige praktische Ergebnis der beiden Entdeckungen das Thermoelement. Es wurde in jüngster Zeit zu hochempfindlichen Temperaturmeßgeräten entwickelt, die Temperaturen zwischen wenigen Grad über dem absoluten Nullpunkt bis zu 1700 Grad Celsius messen können. Ein solches Präzisionsinstrument mit derart ausgedehntem Meßbereich ist sowohl in der modernen Industrieproduktion als auch für wissenschaftliche Experimente außerordentlich wichtig.

Zu Beginn des 20. Jahrhunderts war theoretisch bekannt, daß der Seebeck-Effekt zur Stromerzeugung genutzt werden kann und der Peltier-Effekt für Kühlvorrichtungen. Um die Theorie in die Praxis umzusetzen, fehlte es an bestimmten Legierungen, die erst in der Zeit nach 1950 entwickelt wurden. Seitdem erbrachte die Forschung in den Vereinigten Staaten, der UdSSR und Europa vielfache Möglichkeiten zur praktischen Nutzung der Thermoelektrizität. Sie reichten von einem sowjetischen Kerosinlampen-Generator, der

Unten: *Licht und Farbe,* Gemälde von Joseph Mallord William Turner, 1843. Der britische Maler Turner war sehr von der von Goethe zusammen mit Seebeck entwickelten Farbenlehre beeinflußt. Turner besaß ein Exemplar der 1840 erschienenen englischen Ausgabe und bezog sich oft auf Goethes Farbenlehre, derzufolge Farbe aus unteilbaren Pigmenten besteht, wie die Abstufungen von Licht und Schatten. Er hielt die Zerlegung des weißen Lichts in monochromatische Strahlen durch ein Prisma für eine optische Täuschung. Seine Theorie wurde als direkter Angriff auf Newton formuliert, der festgestellt hatte, daß weißes Licht aus einer Reihe von Farben besteht, die absorbiert und reflektiert werden. Goethes Farbenlehre hatte nur geringen wissenschaftlichen Wert, aber beachtlichen Einfluß auf die europäischen Impressionisten.

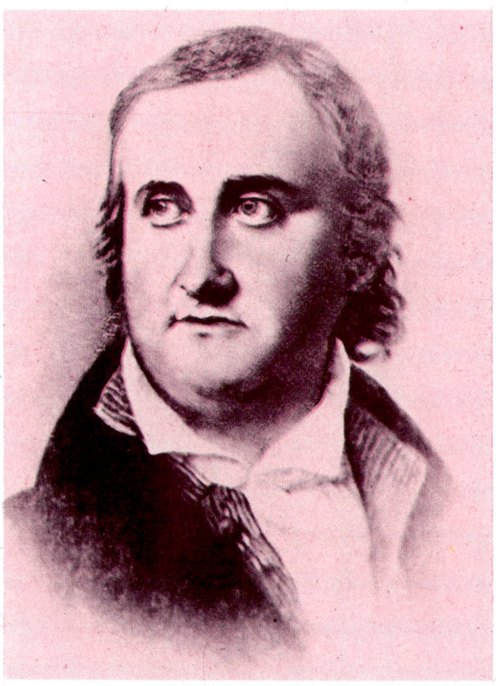

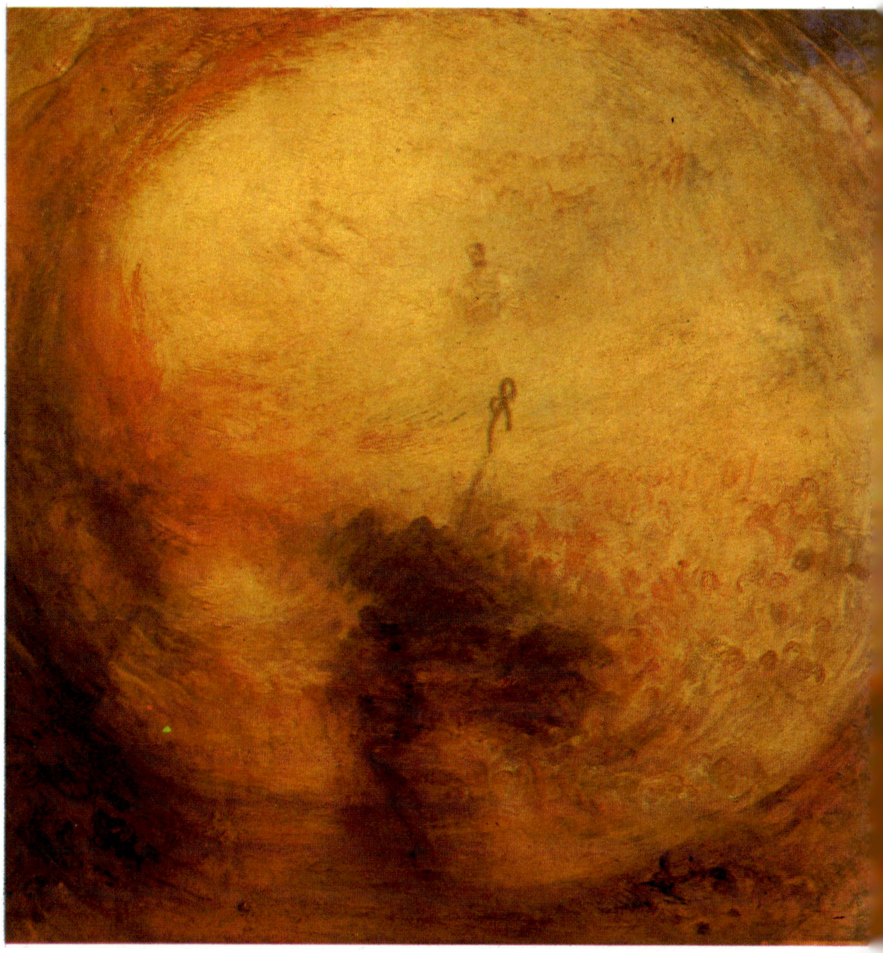

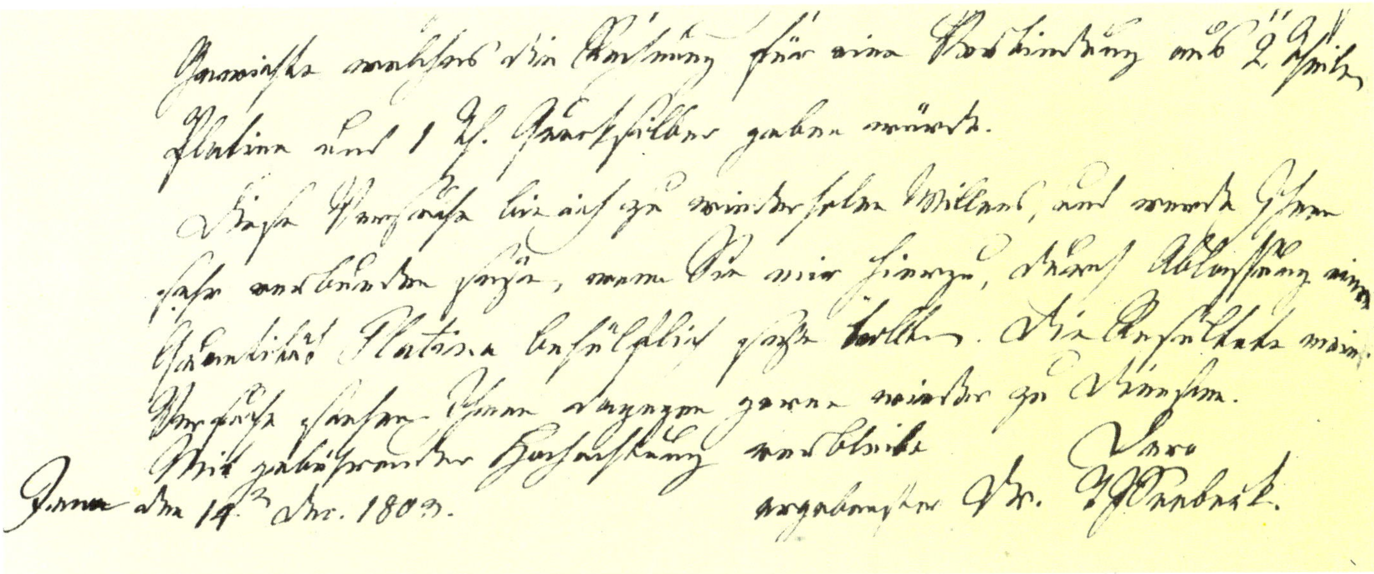
Gewichte während die Rechnung für eine Verbindung aus 2 Theilen
Platina und 1 Th. Quecksilber geben würde.
Diese Versuche bin ich zu wiederholen willens, und werde Ihnen
sehr verbunden seyn, wenn Sie mir hierzu, durch Übersendung einer
Quantität Platina behülflich seyn wollen. Die Resultate meiner
Versuche werde ich Ihnen dagegen gerne wieder zu wissen [illegible].
Mit gehörender Hochachtung verbleibe
Jena den 14. Dec. 1803.
Ihr
ergebenster Dr. Seebeck.

ein Radio auch in entlegenen Gebieten mit Strom versorgen kann, bis zu Radioisotop-Generatoren, in denen die radioaktive Materie als Wärmequelle benutzt wird. Sie wurden zur Energieversorgung von automatischen Wetterwarten in nördlichen Gegenden sowie zum Betrieb von Raumfahrtgeräten in Satelliten und auf dem Mond und zur Übermittlung der erzielten Information auf die Erde benutzt. Die Kühltechnik wurde hauptsächlich in Laboratorien und bei technischen Experimenten verwandt, die beständig eine bestimmte niedrige Temperatur erfordern.

Oben: Ein Brief Seebecks, in dem er Versuche mit Platin und Quecksilber beschreibt.
Unten links: Ein Ergebnis der Arbeit Seebecks: ein thermomechanischer Generator. Er benutzt Abgase zur Stromerzeugung für Radio- und Fernsehstationen in unterentwickelten Ländern.
Unten rechts: Der Seebeck-Effekt wird in der Kältetechnik benutzt, um Helium zu verflüssigen.

Wegen der hohen Kosten und der Knappheit der für die praktische Anwendung benötigten Legierungen werden diese Techniken bis heute geschäftlich und privat nur wenig genutzt. Sie werden jedoch im Laufe der Zeit wahrscheinlich immer breitere Anwendung finden. Es ist denkbar, daß Seebecks Entdeckung von 1821 zur Technologie des 21. Jahrhunderts gehören wird.

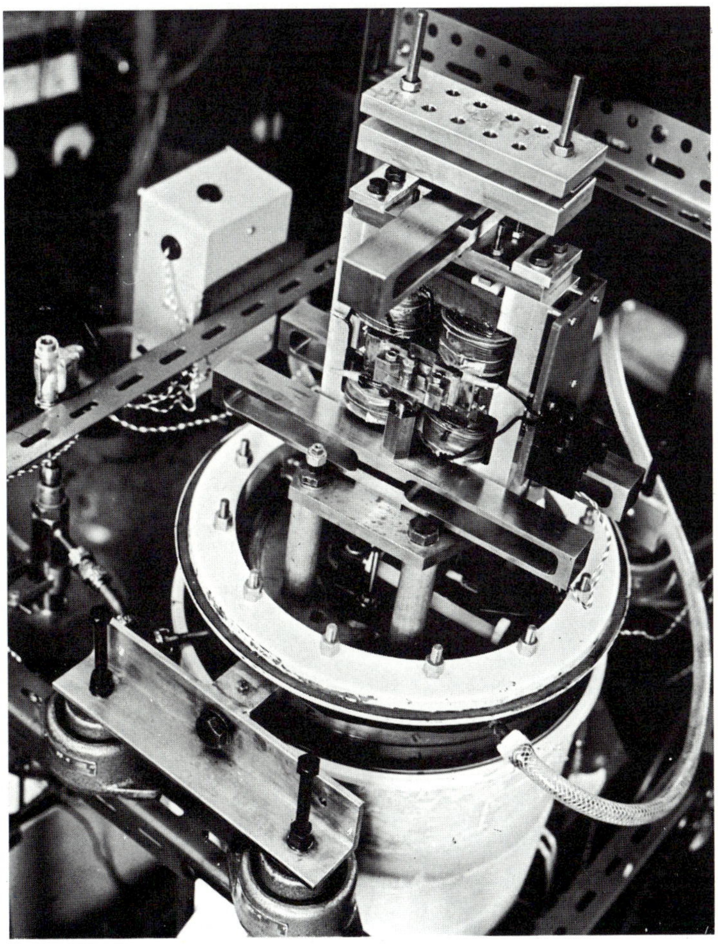

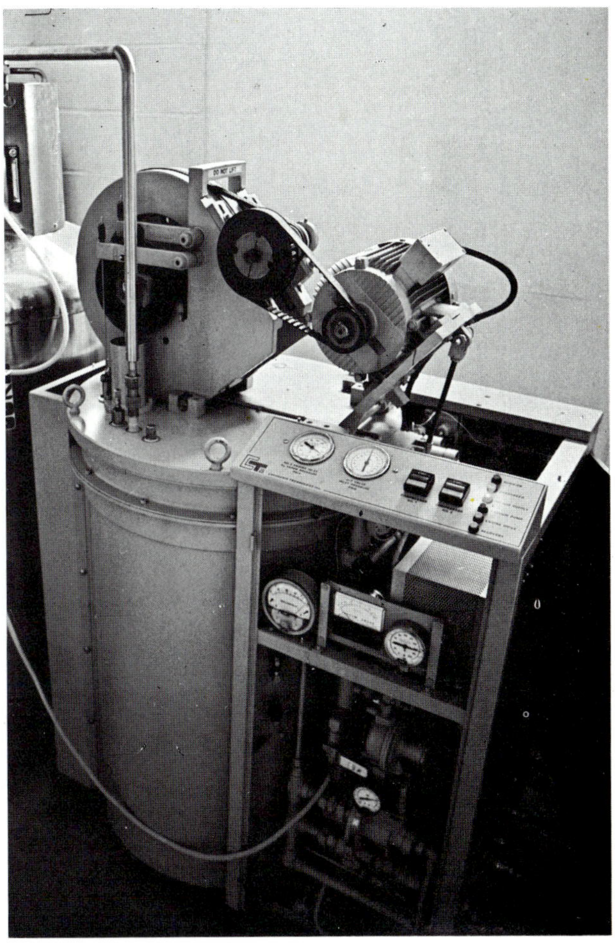

Aloys Senefelder

1771 – 1834

Senefelder wurde in Prag geboren. Als junger Mann schrieb er Theaterstücke, besaß aber nicht genug Geld, sie vervielfältigen zu lassen. Daher entschloß er sich, dies selbst zu besorgen und kaufte sich zwei Kupferplatten dafür. Die Ergebnisse waren jedoch nicht gerade ermutigend. Dann, eines Tages im Jahre 1796, benutzte Seefelder einen Fettstift,

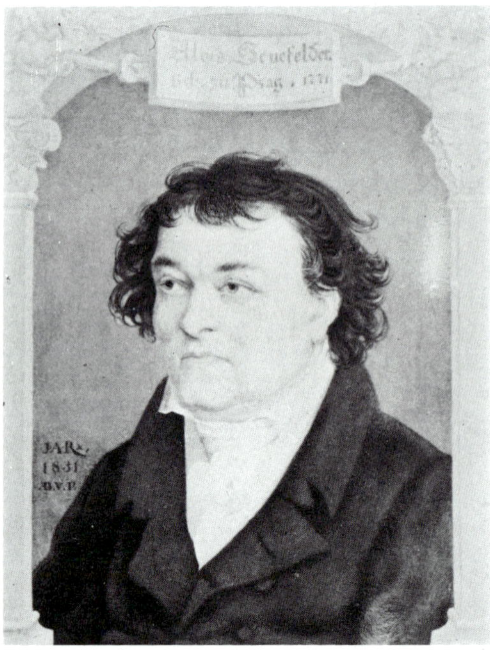

um eine Wäscheliste auf eine Kalksteinplatte zu schreiben. Zuerst überlegte er, daß die Schriftzeichen reliefartig herausragen würden, wenn er den sie umgebenden Stein wegätzte. Er verfolgte diesen Gedanken weiter, der ihn schließlich auf die Technik der Lithographie brachte.

Er begann seine Idee auf unterschiedliche Weise auszuprobieren und verbrachte zwei Jahre über seinen Experimenten, bei denen er sowohl Metall als auch verschiedene Steinsorten benutzte. Zum Schluß verwandte er ein Flachdruckverfahren — die klassische Methode der Lithographie. Sie basiert auf dem Prinzip, daß sich Fett und Wasser gegenseitig abstoßen. Die zu reproduzierende Zeichnung wird mit fetthaltiger Kreide oder Tusche direkt auf den Stein aufgetragen, den man dann gründlich befeuchtet, wobei die durch die Zeichnung geschützten Teile das Wasser abstoßen. Im nächsten Arbeitsgang wird ölhaltige Farbe aufgetragen, die auf der nassen Oberfläche des porösen Steins nicht haftet, wohl aber auf den fetthaltigen Strichen der Zeichnung.

Die Zahl der Abzüge war unbegrenzt und die Vorlage wurde mit bemerkenswerter Genauigkeit in allen Einzelheiten wiedergegeben. Der Abdruck auf Papier ließ sich zudem wieder auf einen sauberen Stein übertragen,

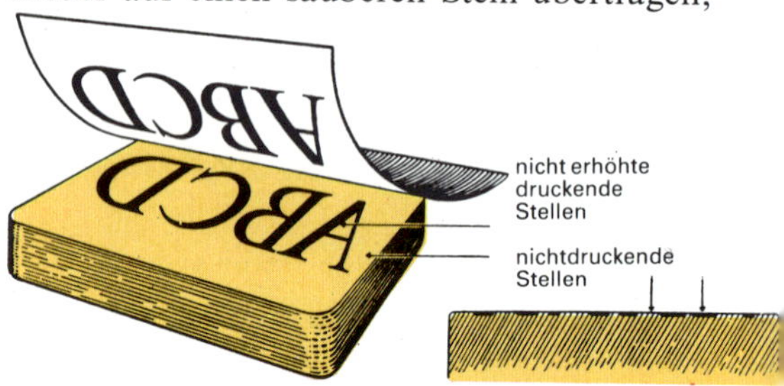

Rechts: Steindruck. Die zu reproduzierende Zeichnung wird mit fetthaltiger Kreide oder Tusche auf den Stein aufgetragen, so daß die Farbe haftet, während sie von dem stark befeuchteten übrigen Teil abgestoßen wird.

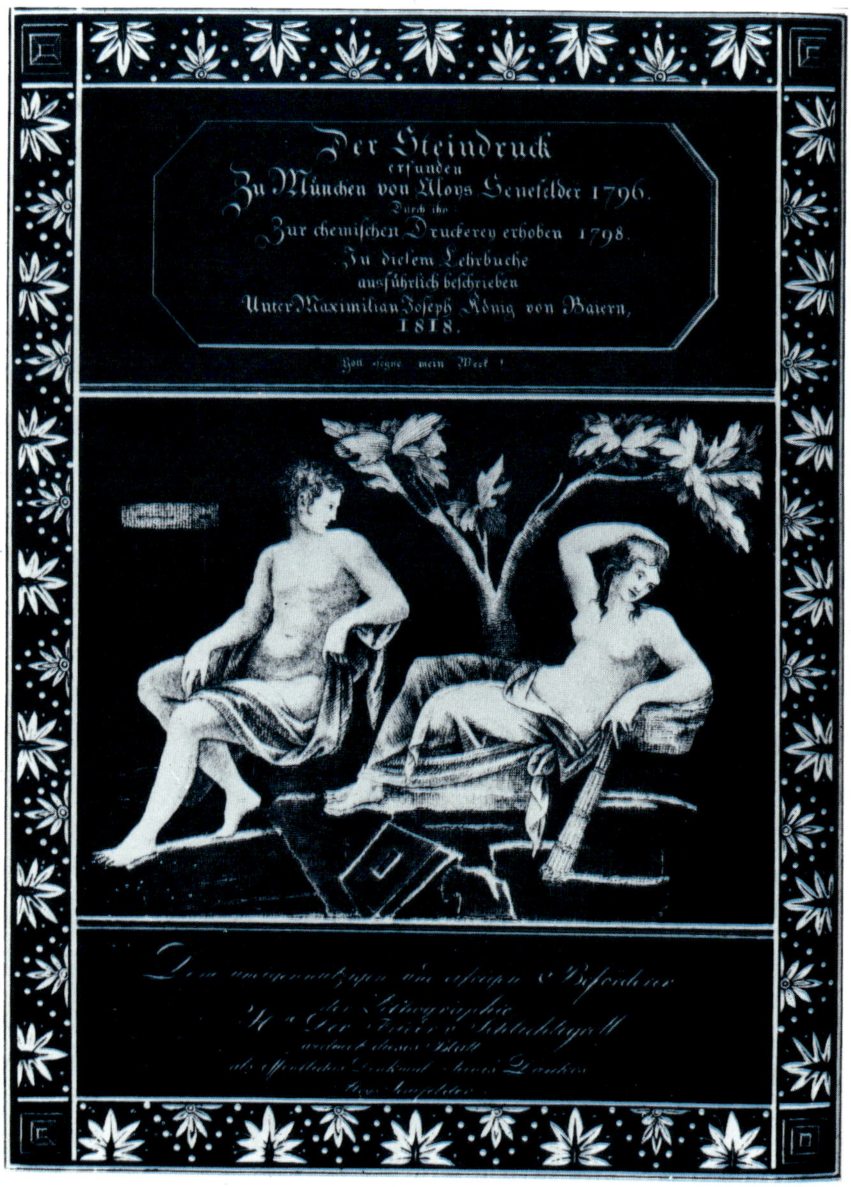

Unten: Titelseite von Senefelders Buch *Der Steindruck* (1818).

und zwar beliebig oft. So konnten mehrere Abzüge gleichzeitig auf einem großen Bogen gedruckt werden.

Die Lithographie wurde zuerst zu praktischen und kommerziellen Zwecken verwandt und in breiteren Kreisen bekannt, als Senefelder sein Buch *Der Steindruck* (1818) veröffentlichte. Später lud ihn ein deutscher Mu-

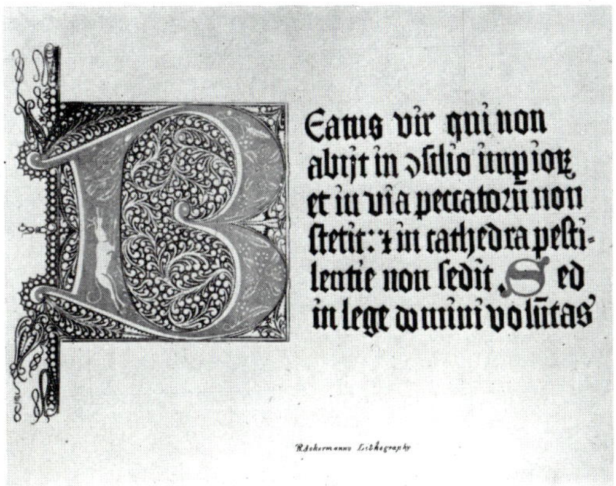
eatus vir qui non
abijt in ɔsilio impiorꝫ
et in via peccatorū non
stetit: ꝛ in cathedra pesti-
lentie non sedit, S ed
in lege domini volūtas

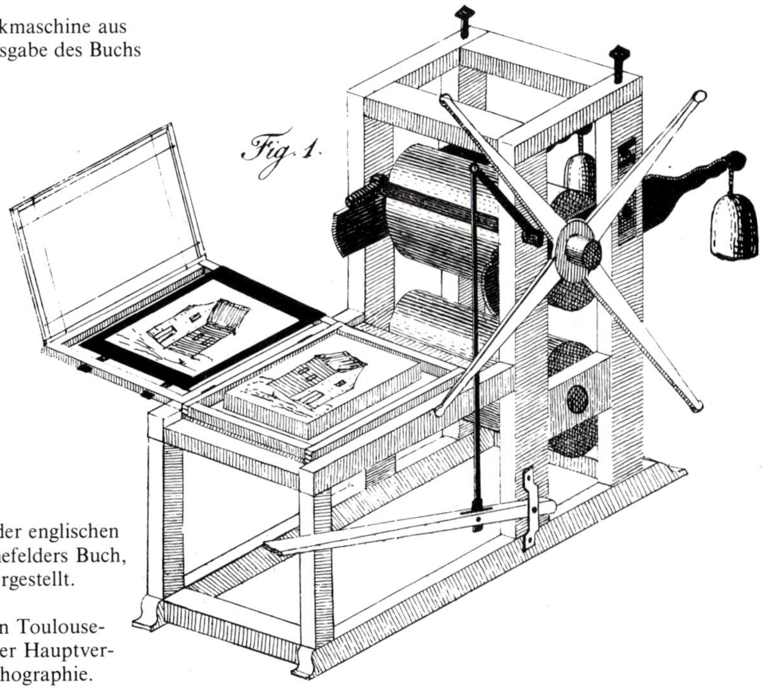

Rechts: Steindruckmaschine aus der deutschen Ausgabe des Buchs von Senefelder.

Links: Titelseite der englischen Ausgabe von Senefelders Buch, als Steindruck hergestellt.

Unten: Plakat von Toulouse-Lautrec, einem der Hauptvertreter der Farblithographie.

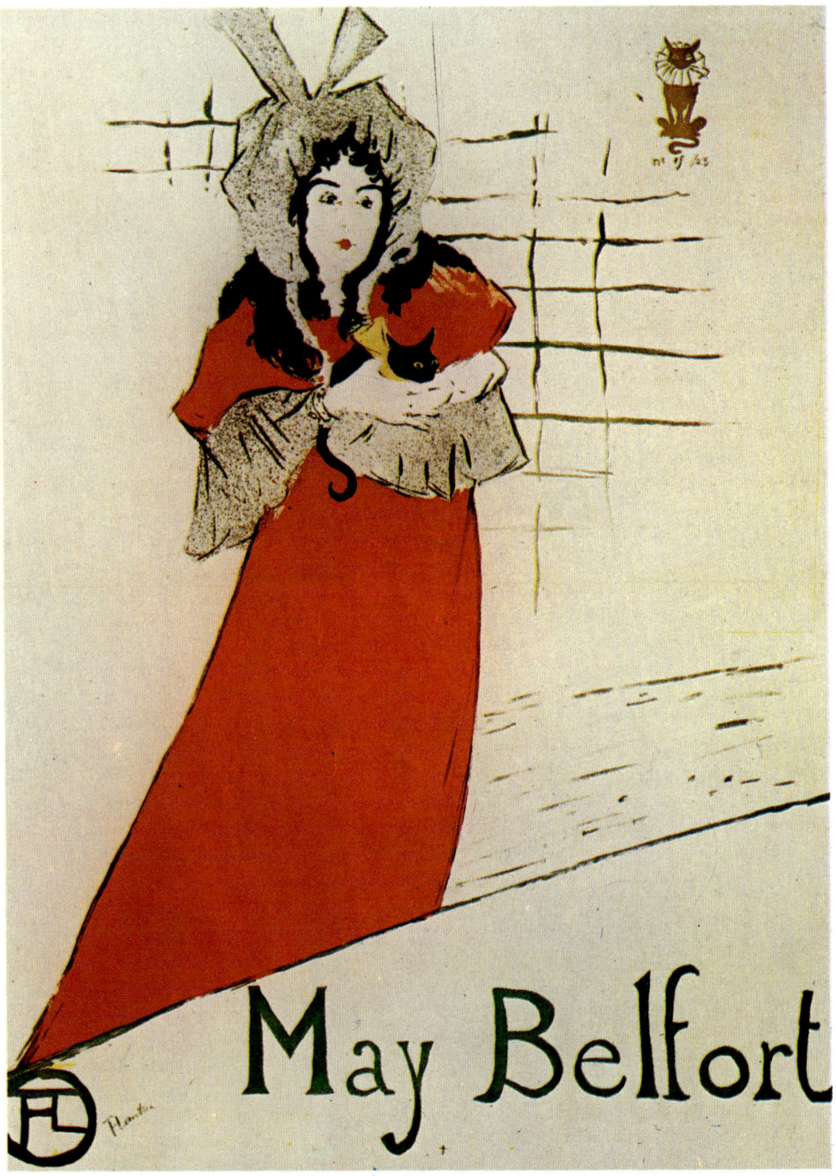
May Belfort

sikverleger ein, in Offenbach eine lithographische Werkstatt zu eröffnen, in der Handwerker ausgebildet werden konnten. Es war immer Senefelders Absicht, eine vollständig mechanisierte Steindruckpresse zu entwickeln, aber das wurde erst mehrere Jahre nach seinem Tod in München verwirklicht.

Um 1820 erkannten die französischen Maler Théodore Géricault und Eugène Delacroix als erste die Möglichkeiten, die die Lithographie als künstlerisches Medium bot. Im hohen Alter verwandte sie auch Goya für seinen berühmten Stierkampf-Zyklus. Die wichtigsten Werke des Graphikers, Karikaturisten und Malers Honoré Daumier waren zum großen Teil Lithographien; er benutzte eine Methode, bei der das Bild zuerst mit fetthaltiger Tusche auf Papier gemalt und dann auf Stein übertragen wurde, was die strukturellen Feinheiten weit besser zur Geltung brachte. Die Farblithographie oder der Öldruck wurde in der Mitte des 19. Jahrhunderts entwickelt. Sie benutzte eine ganze Reihe von Steinen, einen für jeweils eine Farbe. Die besten und bekanntesten Resultate dieser Technik sind die Plakate von Henri de Toulouse-Lautrec.

Seit dem Impressionismus ist die Lithographie in allen Schulen und Richtungen der modernen Kunst wichtiges künstlerisches Ausdrucksmittel geblieben. Auch Picasso und Henry Moore haben sie benutzt. Die technische Kompliziertheit und damit die Verfeinerung der Lithographie hat mit der Zeit zugenommen, so daß es viel handwerkliches Können und Erfahrung erfordert, um beste Resultate zu erzielen. Sie ist auch heute noch eines der vielseitigsten und beliebtesten Druckverfahren,

Friedrich Koenig
1774 – 1833

Die dampfgetriebene Schnellpresse, eine Erfindung des deutschen Druckers und Ingenieurs Friedrich Koenig, bewirkte eine weitreichende Revolution der Drucktechnik, die 300 Jahre lang unverändert geblieben war.

Die Grundlagen des Druckens wurden von Johannes Gutenberg in der Mitte des 15. Jahrhunderts geschaffen und vielfach verbessert und verfeinert, aber am Ende des 18. Jahrhunderts waren die Nachfrage nach Nachrichtenblättern und das Interesse an Literatur derart angestiegen, daß die vorhandenen Handpressen nicht mehr mitkamen. Zwischen 1803 und 1811 versuchte Koenig eine Druckerpresse herzustellen, die mit einer Reihe von Zahnrädern arbeitete. Diese hoben und senkten den flachen Tiegel (die Platte, die das zu bedruckende Papier an die Druckform preßt) während der Vor- und Zurückbewegung der Druckform unter dem Tiegel; gleichzeitig trugen die Farbwalzen Farbe auf die Lettern auf.

Die mechanische Tiegeldruckpresse bewährte sich in der Praxis nicht sonderlich und Koenig entwickelte mit einem anderen Ingenieur namens Andreas Bauer das Prinzip eines zylindrischen statt eines flachen Tiegels. Wenn sich der Druckzylinder drehte, nahm er das Blatt mit und preßte es gegen die Lettern in der flachen Druckform, die sich koordiniert mit dem Zylinder hin und her bewegte.

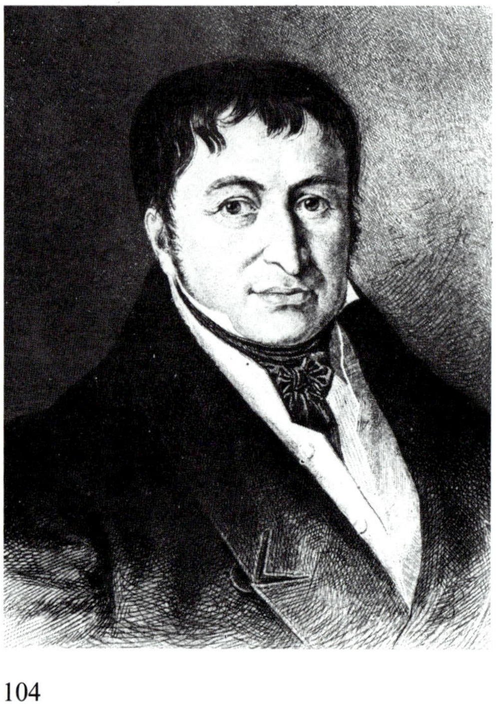

Unten: Koenigs 1814 für die *Times* gebaute Schnellpresse.
Die Farbwalzen dieser Maschine waren mit einer klebrigen Masse überzogen, wodurch die Druckerschwärze besser und gleichmäßiger verteilt wurde. Dies bedeutete eine wesentliche Verbesserung gegenüber der alten Methode, bei der die Druckerschwärze mit lederbezogenen Ballen auf Handpressen aufgetragen wurde.

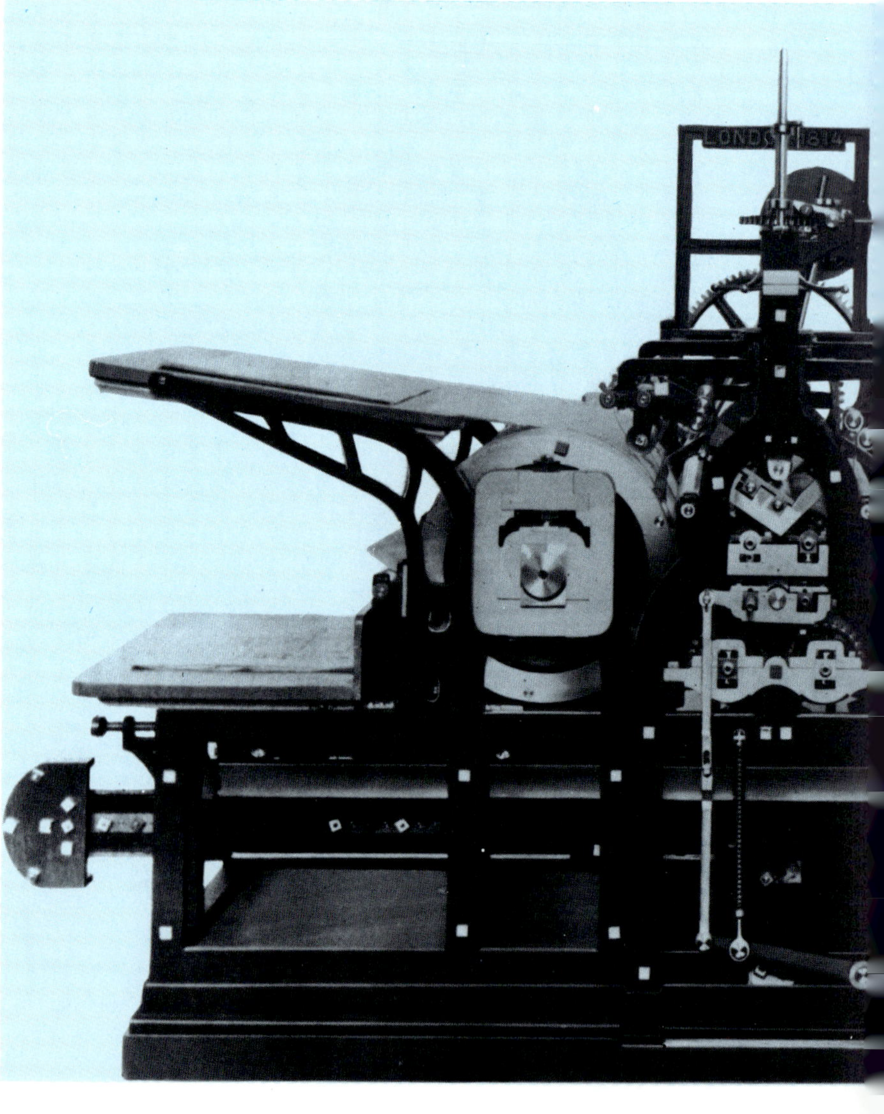

Sowie die Vorwärtsbewegung beendet war, hob sich der Zylinder und gab das bedruckte Blatt frei. Inzwischen bewegte sich die Druckform unter den Farbwalzen zurück, so daß der Vorgang wiederholt werden konnte. Die erste funktionierende Schnellpresse wurde 1814 aufgestellt, um die Londoner *Times* zu drucken. Sie besaß zwei Zylinder, so daß zwei Exemplare einer Seite mit jedem Gang gedruckt werden konnten, und hatte einen Ausstoß von 1000 einseitig bedruckten Blättern in der Stunde.

Vier Jahre später bauten König und Bauer eine Schnellpresse, die doppelseitiges Drucken ermöglichte, da jedes Blatt Papier durch ein zweizylindrisches System abrollte. Das Papier mußte noch immer von Hand eingelegt werden. Erst 1824 wurde auch dieser Arbeitsgang von dem englischen Erfinder William Church mechanisiert, der ein System von Greifern einführte. Church baute auch die erste funktionierende Setzmaschine.

Koenigs Schnellpresse trat 1846 mit der Erfindung der Rotationspresse in die letzten Stadien ihrer Entwicklung. Der amerikani-

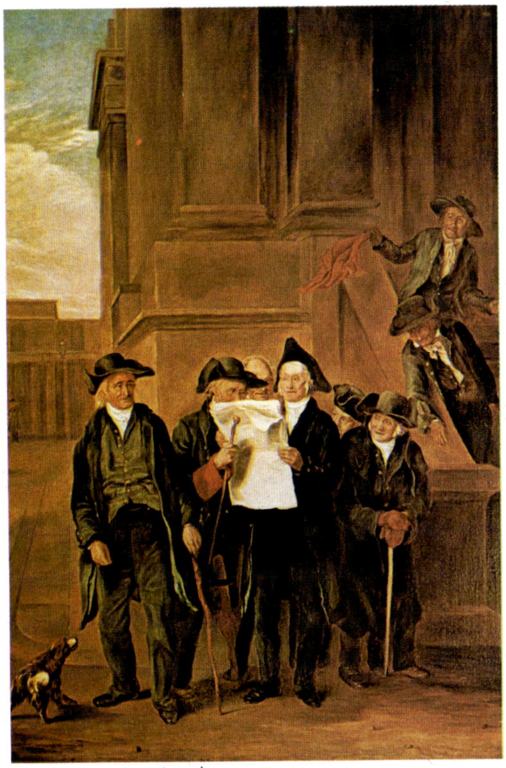

Links: „Beim Lesen der *Times*". Die beeindruckenden Leistungen der Druckmaschine Koenigs brachten ihm zwei Bestellungen der *Times* ein. Am 29. November 1814 kamen die ersten Zeitungen heraus, die auf der Schnellpresse gedruckt waren.

Unten: Koenigs erste mechanische Tiegeldruckpresse, die 1811 in Suhl gebaut wurde. Das weiterentwickelte Modell besaß einen Druckzylinder, der im Drehen das Blatt mitnahm und es gegen die flache Druckform preßte.

sche Erfinder und Drucker Richard Hoe hatte die flache Druckform durch einen weiteren Zylinder ersetzte, für den er die Stereotypie, ein seit 1790 bekanntes Verfahren, benutzte. Dabei werden Druckplatten aus dem Letternsatz angefertigt, die in diesem Fall zylindrisch waren. Das Papier konnte zwischen dem Druckzylinder und der Rundstereoplatte in einem schnellen Gang bedruckt werden, und zwar bis zu 8000 einseitig bedruckte Bögen in der Stunde. Ein verbessertes Modell konnte 18 000 doppelseitig bedruckte Bögen pro Stunde herstellen.

Im Jahre 1865 schließlich ergänzte ein anderer amerikanischer Erfinder namens William Bullock die Druckmaschine um eine endlose Papierrolle und einen automatischen Schneideapparat, der das Papier formatgerecht schneiden konnte. Danach konnten 12 000 Exemplare einer Zeitung in einer Stunde produziert werden. Damit besaß die wachsende Zeitungsindustrie die technische Voraussetzung für die rasche Verbreitung von Nachrichten, die zu den wesentlichen Merkmalen des modernen Lebens gehört.

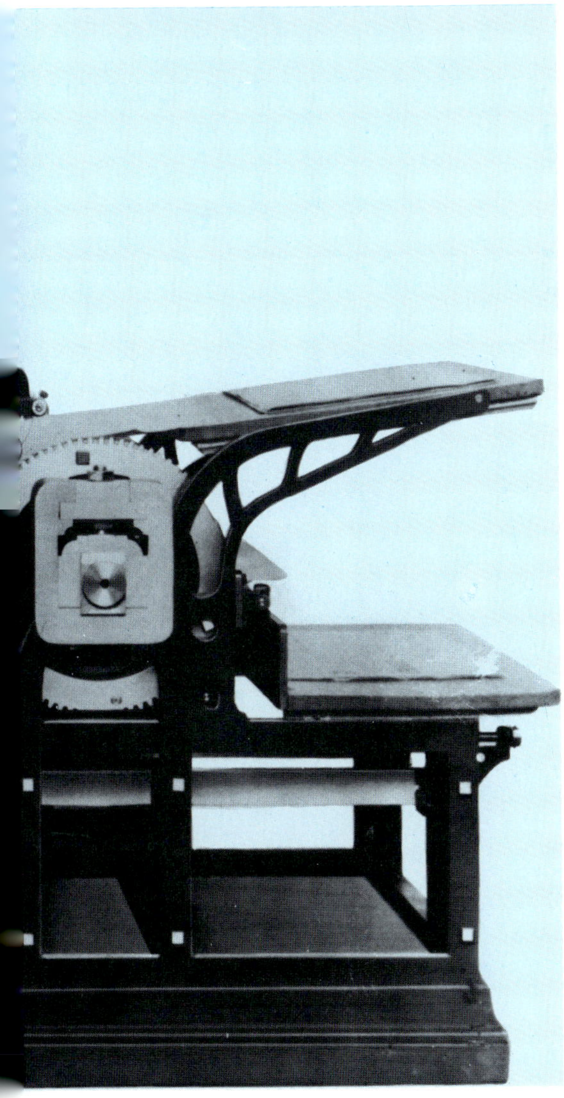

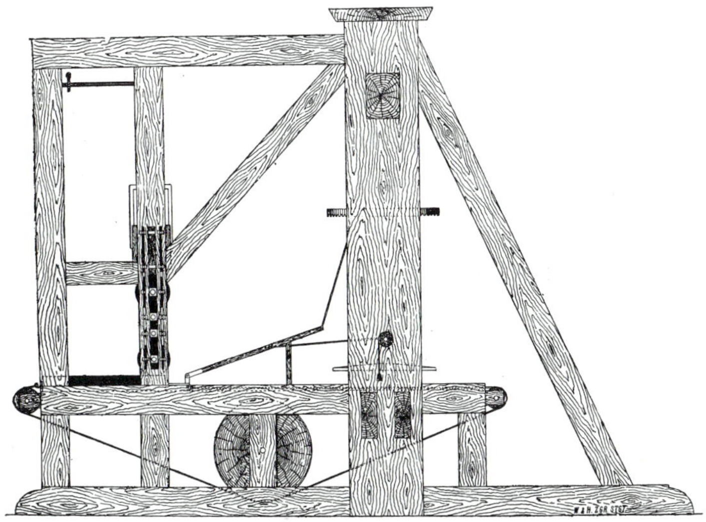

Rechts: Die Druckerei der *Times*. Man erkennt die aufmontierten Druckplatten.

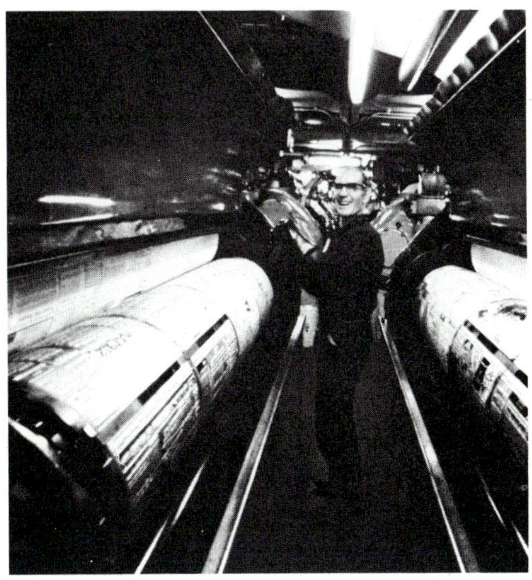

André-Marie Ampère
1775 – 1836

Der französische Physiker und Mathematiker André-Marie Ampère war der erste, der die Bedeutung der Beziehung zwischen Elektrizität und Magnetismus erkannte. Er entwickelte den ersten Elektromagneten und eine Theorie, die die Magnetwirkung erklärte.

Ampère wurde in dem Dorf Polémieux geboren. Seine Jugend war von einer doppelten Tragödie überschattet. Sein Vater, ein überzeugter Monarchist, war an der Lyoner Rebellion gegen die republikanische Regierung beteiligt. Des Hochverrats überführt, wurde er öffentlich hingerichtet. Der erst 18jährige Ampère hatte sich kaum von diesem Schicksalsschlag erholt, als seine junge Frau plötzlich an einer rätselhaften Krankheit starb. Dieser neue Schlag traf Ampère so schwer, daß er einige Jahre zurückgezogen lebte und gegen eine Depression kämpfte, die seine geistige Gesundheit bedrohte. Langsam erwachten jedoch seine wissenschaftlichen und mathematischen Interessen wieder, und 1809 war er restlos genesen und nahm eine Mathematikprofessur in Paris an.

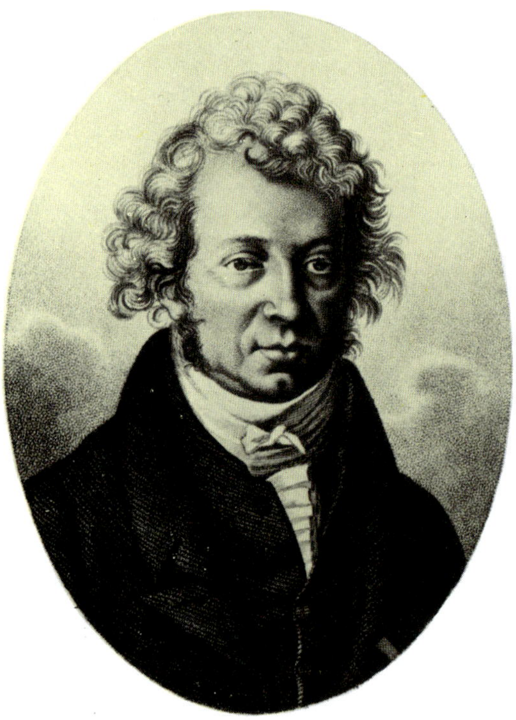

1820 wurde die wissenschaftliche Welt von einer folgenschweren Entdeckung überrascht. Der unbekannte dänische Physiker Hans Ørsted hatte zufällig bemerkt, daß eine Kompaßnadel ausschlägt, wenn sie in die Nähe eines unter Strom stehenden Drahts gebracht wird. Dies war der erste Hinweis auf eine Verbindung zwischen Magnetismus und Elektrizität. Ampère wiederholte sofort Ørsteds Experiment unter sorgfältig kontrollierten Bedingungen und hatte innerhalb einer Woche nach Ørsteds erster Bekanntmachung bereits den Zusammenhang zwischen Ablenkungsrichtung und Stromrichtung einer freibeweglichen Magnetnadel im Magnetfeld eines elektrischen Stromes in der „Schwimmerregel" festgelegt: Denkt man sich mit dem elektrischen Strom schwimmend, den Blick zur Magnetnadel gerichtet, so bewegt sich ihr Nordpol nach links.

Ampère schreibt man auch die sogenannte „Rechtehandregel" zu: Spreizt man die drei ersten Finger der rechten Hand so, daß sie jeweils senkrecht zueinander stehen, und hält

Unten: Das Polytechnikum in Paris, wo Ampère 1809 Professor für Mathematik wurde und seine wichtigsten Leistungen vollbrachte.

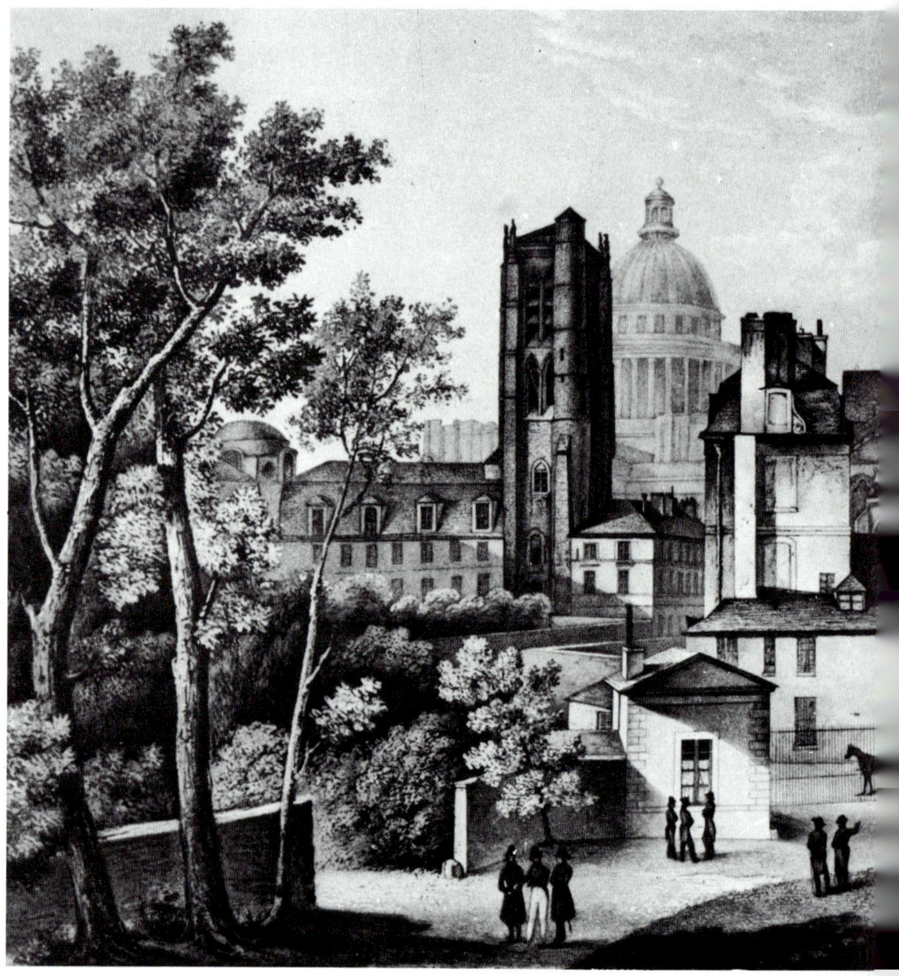

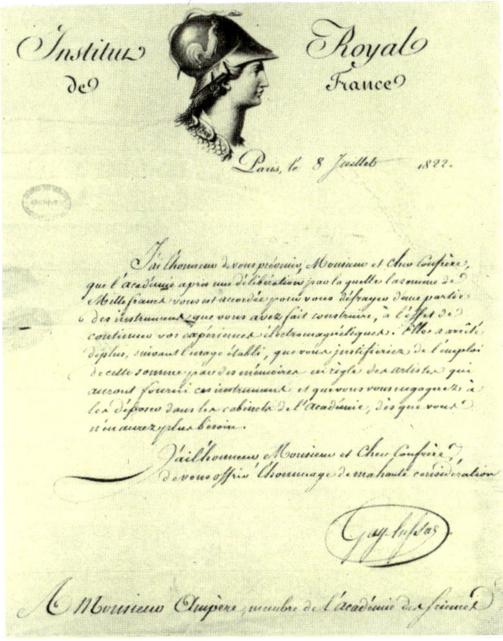

Institut Royal de France

Paris, le 8 Juillet 1822.

J'ai l'honneur de vous prévenir, Monsieur et cher Confrère, que l'académie après une délibération par laquelle la somme de Mille francs vous est accordée pour vous défrayer d'une partie des instruments que vous avez fait construire, à l'effet de continuer vos expériences électromagnétiques. Elle a arrêté de plus, suivant l'usage établi, que vous justifieriez de l'emploi de cette somme par des mémoires en règle des artistes qui auront fourni ces instruments et que vous vous engagerez à les déposer dans le cabinet de l'Académie, dès que vous n'en aurez plus besoin.

J'ai l'honneur, Monsieur et cher Confrère, de vous offrir l'hommage de ma haute considération

Gay-Lussac

A Monsieur Ampère, membre de l'Académie des Sciences

Links: Brief Gay-Lussacs an Ampère im Namen des Königlichen Instituts. Die Akademie der Wissenschaften sei bereit, ihm 1 000 Franc zur Fortsetzung seiner Erforschung des Elektromagnetismus zu gewähren.

Oben rechts: Spulen eines linearen Induktionsmotors. Ampère definierte die von Øersted entdeckte Beziehung zwischen Elektrizität und Magnetismus. Die durch elektrischen Strom hervorgerufene Bewegung einer Magnetnadel war praktisch der erste Elektromotor, der Vorläufer einer der bedeutendsten Energiequellen der Menschheit. Elektromotoren gibt es in verschiedensten Größen und Arten. Sie sind vielseitig verwendbar. Lineare Induktionsmotoren benutzt man z.B. in Hochgeschwindigkeitsfahrzeugen, Webstühlen, Startschleudern für Flugzeuge und Raketenabschußvorrichtungen.

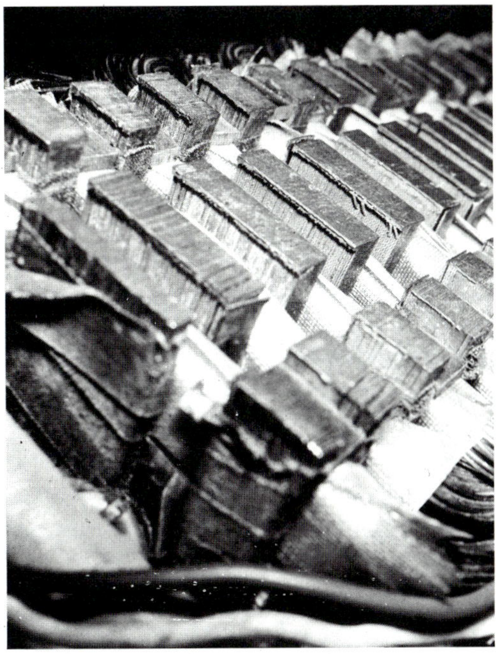

den Zeigefinger in Richtung des magnetischen Feldes und den Daumen in Richtung der Bewegung, so fließt der Strom in Richtung des Mittelfingers.

Ampère setzte seine Untersuchungen fort und fand heraus, daß sich Drähte genauso verhalten wie Magneten, wenn Strom durch

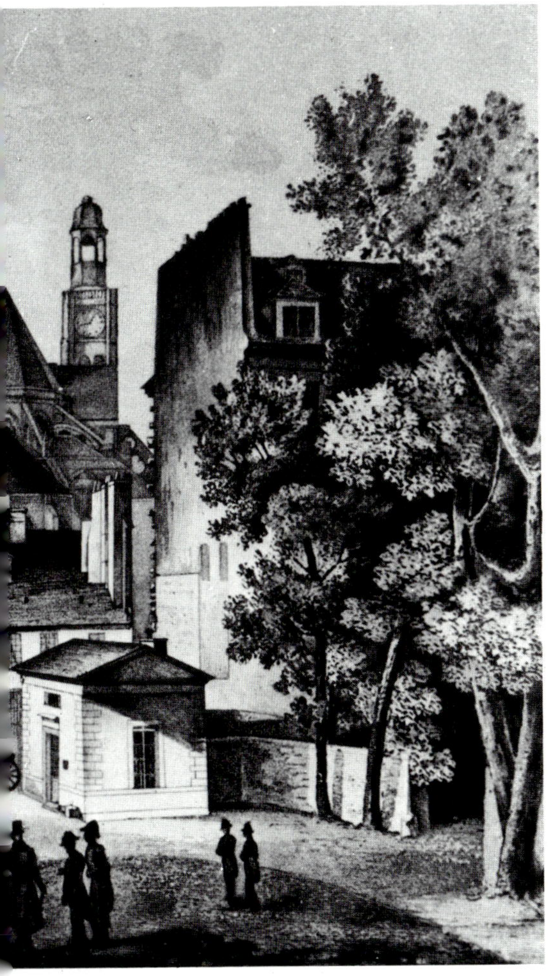

sie geleitet wird, und daß die Polarität ihres Magnetismus von der Stromrichtung abhängt. In seinem bekanntesten Experiment benutzte Ampère zwei gleiche Drähte, wovon einer befestigt und der andere frei beweglich war. Als Ampère durch die beiden hintereinander liegenden Drähte in gleicher Richtung Strom leitete, wurde der bewegliche Draht von dem befestigten angezogen. Als er den Strom in entgegengesetzter Richtung durch die Drähte leitete, stießen sie sich gegenseitig ab. Sie verhielten sich genau wie zwei normale Stabmagneten, bei denen gleiche Pole sich abstoßen und entgegengesetzte sich anziehen. Ampère bewies mit diesem Experiment, daß zwischen Magnetismus und Elektrizität eine Wechselwirkung besteht. In der Praxis waren seine elementaren Elektromagneten Vorläufer der hochentwickelten, starken Modelle, die in der Industrie heute breite Verwendung finden.

Nachdem Ampère entdeckt hatte, wie Elektrizität und Magnetismus miteinander verbunden sind, war er überzeugt, daß elektrischer Strom der eigentliche Ursprung des Magnetismus ist. 1823 veröffentlichte er eine bemerkenswerte mathematische Theorie, nach der die Eigenschaften eines Magneten sich durch die Annahme erklären lassen, daß unzählige winzige elektrische Ströme in ihm zirkulieren. Aber seine Zeitgenossen nahmen diese Theorie mit unverhüllter Skepsis auf. Erst 60 Jahre nach Ampères Tod zeigte sich, daß seine Theorie im Kern richtig war: mit der Entdeckung des negativ geladenen Elementarteilchens, des Elektrons.

Ampères Beitrag zum Verständnis des Elektromagnetismus wurde dadurch gewürdigt, daß die Maßeinheit der elektrischen Stromstärke nach ihm benannt wurde.

Sir Humphry Davy

1778 – 1829

Humphry Davy ist weithin als Erfinder der Sicherheitslampe für Bergleute bekannt. Er machte aber auch bedeutende Entdeckungen über die Eigenschaften der Gase, speziell des Stickoxyduls, auch „Lachgas" genannt. Seine größte Leistung war jedoch die Entwicklung einer Methode zur Darstellung von Metallen durch Schmelzelektrolyse.

Davy wurde in dem Fischerdorf Penzance an der Südwestküste Englands geboren. Mit 17 Jahren wurde er zu einem ortsansässigen Chirurgen und Apotheker in die Lehre geschickt, um eine medizinische Ausbildung zu erhalten. Innerhalb weniger Jahre wandte sich sein Interesse von der Medizin zur Chemie. Besonders intensiv widmete er sich der Untersuchung der Gase und erwarb sich auf diesem Gebiet bald internationale Anerkennung.

Eine der ersten Entdeckungen Davys war ein Stickoxydul genanntes Gas, das eine Verbindung von Stickstoff und Sauerstoff ist. Davy liebte es, unbekannte Chemikalien Geruchs- und Geschmackstests zu unterziehen und stieß dabei auf einige ungewöhnliche Eigenschaften dieses Gases. Als er es einatmete, wurde er zuerst in Euphorie versetzt. Dann verlor er zunehmend die Kontrolle über seine Gefühle und lachte und schluchzte fast bis zur Bewußtlosigkeit. Seine Berichte über die Wirkungen des „Lachgases", wie es genannt wur-

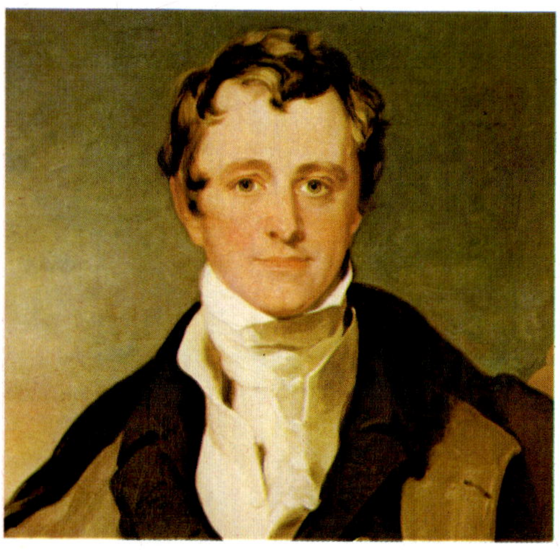

de, führten zu dessen Verwendung als eines der ersten Betäubungsmittel. Unmittelbare Folge von Davys Entdeckung war seine Anstellung als Dozent an der Royal Institution in London.

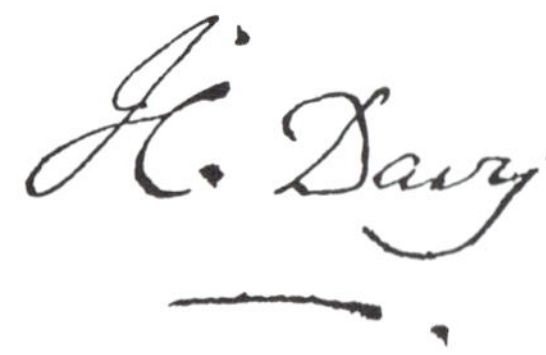

Mitte: Davy bei der Arbeit.

Unten: Elektrolyseapparat aus dem frühen 19. Jahrhundert.

Während er dort arbeitete, hörte Davy von einer Elektrolyse genannten, neuentdeckten Technik zur Trennung von Wasser in seine Elemente Wasserstoff und Sauerstoff, bei der zwei Elektroden in Flüssigkeit getaucht und Strom durch sie geleitet wurde. Davy fragte sich, ob auch andere Verbindungen sich auf diese Weise zerlegen ließen. Um seine Idee zu überprüfen, baute er zunächst eine Batterie von damals unerreichter Stärke. Er benutzte sie für eine Reihe von Experimenten mit allgemein zugänglichen Mineralien. Die Ergebnisse stellten sich sofort ein und waren aufsehenerregend. Als er Strom durch geschmolzene Pottasche leitete, entstanden Metallkügelchen, die Davy „Potassium" (Kalium) nannte. Bald darauf setzte er Natrium aus Soda frei, und im darauffolgenden Jahr

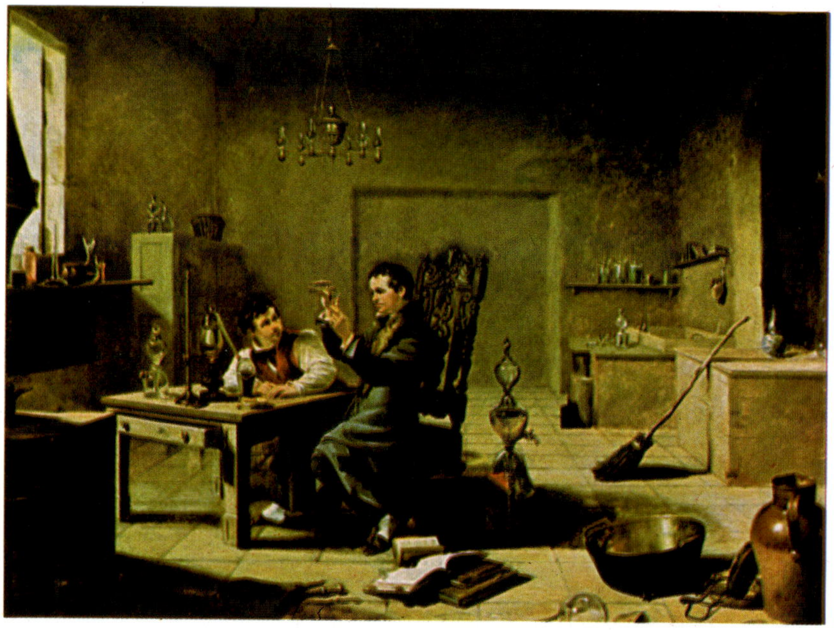

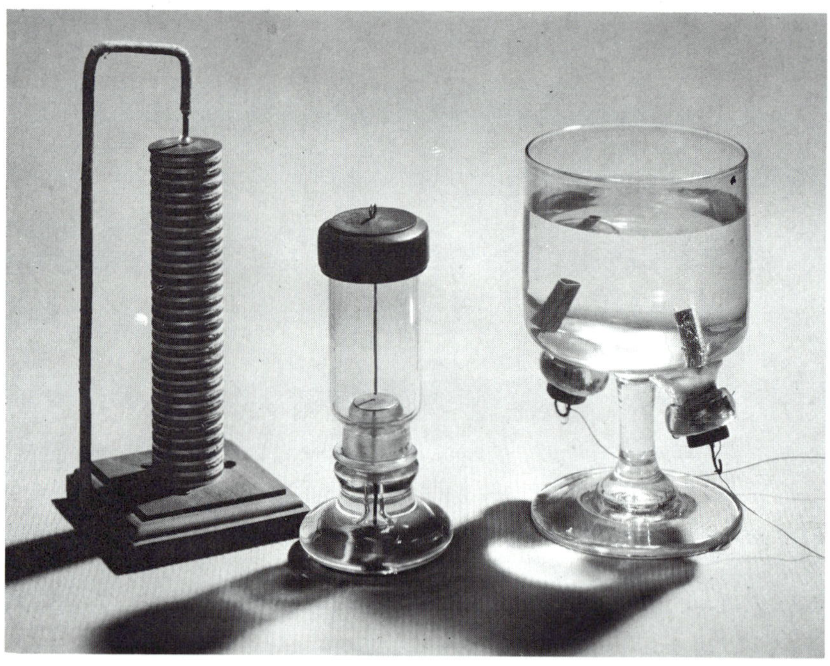

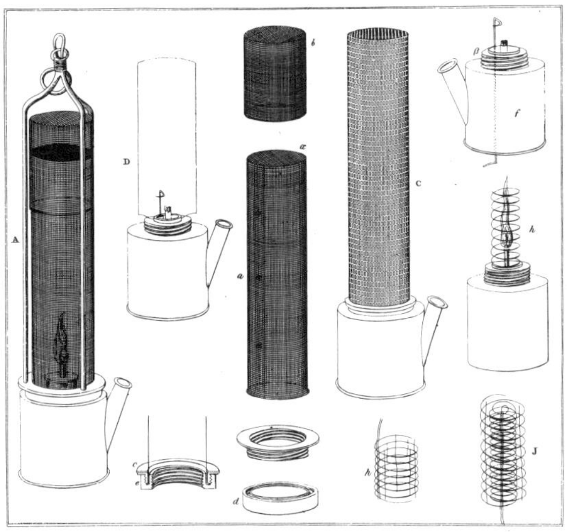

Links: Abbildungen von Sicherheitslampen aus den *„Gesammelten Werken von Sir Humphry Davy.* A: Standarddrahtgazesicherheitslampe. C: Kupferzylinderlampe. D: Lampe mit einem Weißblechspiegel, die bei starken Vorkommen von Grubengas verwandt wurde. J: ein kleines Platindrahtgeflecht, das bei leicht entzündlichen Gasen und Explosionsgefahr durch unzureichende Luftzufuhr verwandt wurde.

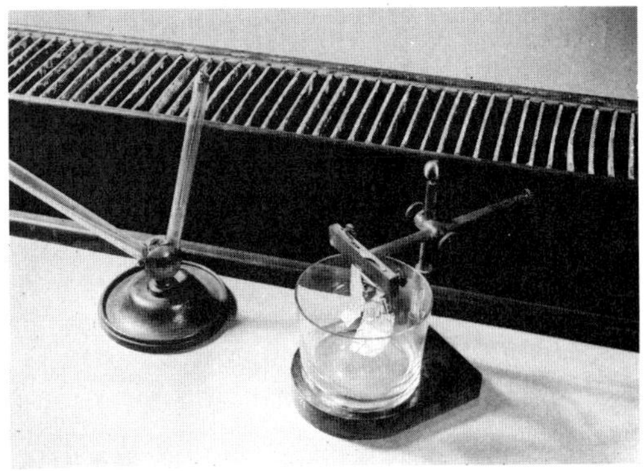

Rechts: Davys Batteriegefäße und Elektrolyseapparat.

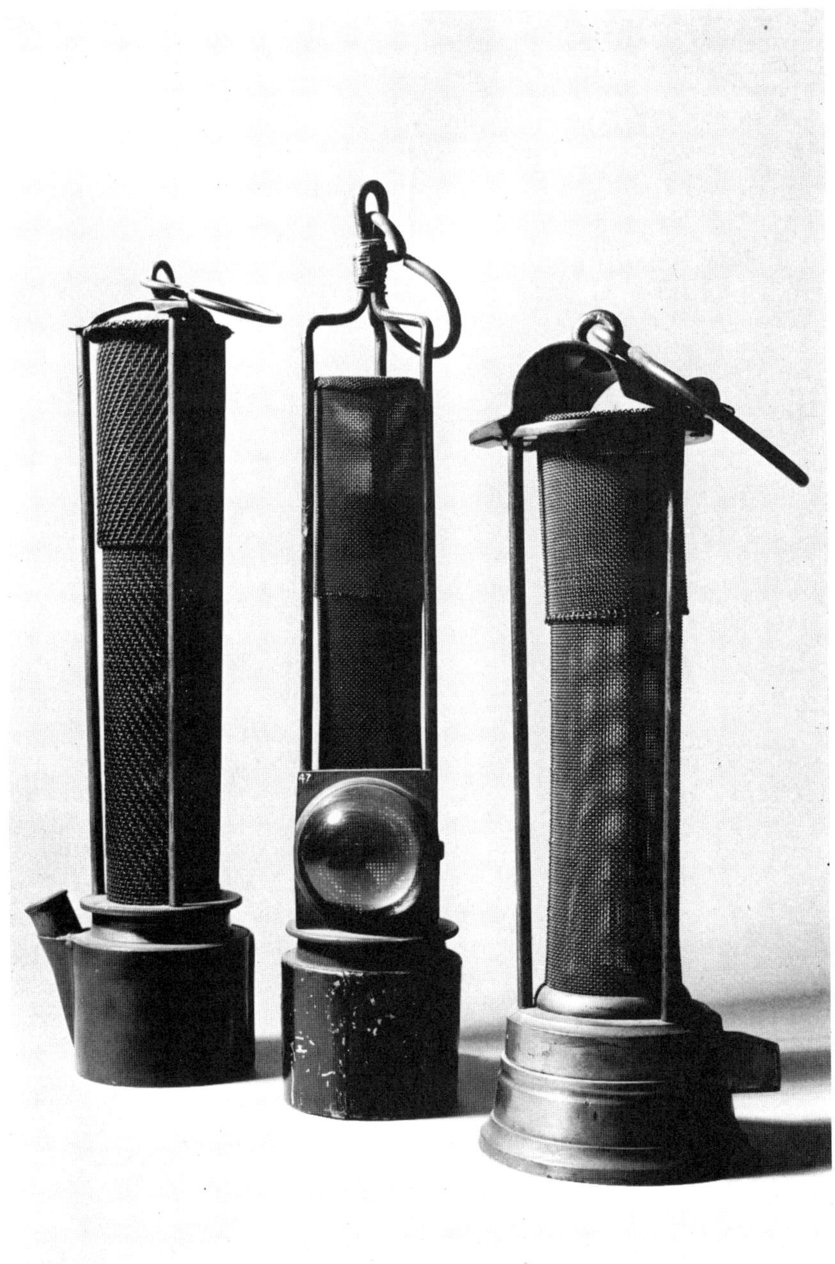

Unten: Von Davy entworfene Sicherheitslampen für Bergleute.

gelang es ihm, Strontium, Kalzium, Magnesium und Barium zu isolieren. Die Entdeckung so vieler neuer Metalle war für sich bereits eine große Leistung, aber Davys Arbeit trug auch dazu bei, die Elektrolyse in die Industrie einzuführen. Sie wird immer noch häufig benutzt, um Metalle aus Erzen und Natrium aus Soda zu isolieren.

Auf diese Entdeckungen gründet sich Davys wissenschaftlicher Ruhm, in der Bevölkerung bekannt wurde er jedoch durch die Erfindung einer neuen Lampe für Bergleute. Eine der hauptsächlichen Todesursachen von Bergleuten waren damals Grubenexplosionen, bei denen unterirdische Gasansammlungen durch die Kerzen der Bergleute entzündet wurden. Am häufigsten geschah dies durch Methangas, das keinen Geruch verbreitet und daher von Bergleuten nicht wahrgenommen wurde. 1815 wandte sich eine Gesellschaft, die sich mit Sicherheitsproblemen in Bergwerken befaßte, ratsuchend an Davy. Davy erkannte sofort, daß die hohe Temperatur der Kerzenflamme das Problem darstellte. Läge ihre Temperatur niedriger als die kritische der Gase, z.B. des Methans, so würden sich keine Explosionen ereignen.

Schließlich verfiel er darauf, die Flamme mit einem dünnen Drahtgeflecht zu umgeben, auf das sich die Hitze verteilte, während die Sauerstoffzufuhr gewahrt blieb. Ein zusätzlicher Vorteil der Lampe bestand darin, daß die Flamme bläulich brannte, sobald Methan auftrat, und so die Bergleute warnte. Die Davy-Lampe, wie sie in England genannt wurde, rettete viele Menschenleben und trug Davy die Bewunderung von Menschen ein, die seine anderen wissenschaftlichen Leistungen kaum kannten.

Sich selbst gegenüber kannte Davy wenig Rücksicht. Mit seiner Gewohnheit, unbekannte Chemikalien einzuatmen und zu kosten, untergrub er seine Gesundheit, so daß er bereits mit 33 Jahren Teilinvalide war. Auf mehreren Reisen durch Europa suchte er vergebens Genesung. 1829 ließ er sich vorübergehend in Rom nieder, wo er wenige Monate später nach mehreren Schlaganfällen starb.

George Stephenson
1781 – 1848

Der englische Erfinder und Ingenieur George Stephenson, der seine Kenntnisse als Autodidakt erworben hatte, baute die erste Dampflokomotive. Seine Erfindungen auf dem gesamten Gebiet des Eisenbahnwesens eröffneten das Eisenbahnzeitalter, und er wurde verdientermaßen „Gründer der Eisenbahnen" genannt.

Stephenson wurde als Sohn eines Maschinisten in Northumberland geboren. Wie sein Vater ging auch George ins Bergwerk, wo er eine Newcomen-Maschine bediente. Er er-

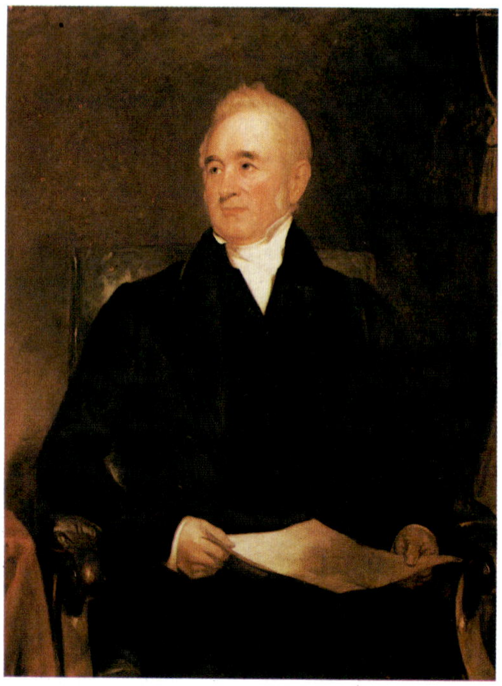

hielt keine Schulausbildung, besuchte aber als junger Mann die Abendschule, um lesen und schreiben und später auch die Grundrechnungsarten zu lernen.

Stephenson erlebte in seiner Jugend die Anfänge der Entwicklung von Lokomotiven. Die erste Lokomotive war die 1804 von Richard Trevithick gebaute *New Castle*. Trevithick, ein Bergwerksingenieur aus Cornwall, hatte die Verwendung von Hochdruckdampf in der Dampfmaschine eingeführt, eine Erfindung, für die er nach Ansicht James Watts hätte gehängt werden müssen. Watt lehnte jeden Druck, der höher war als fünf Pfund pro Quadratinch (1 Inch = 2,54 cm) energisch ab. Mit diesem Druck arbeiteten Watts Maschinen, und er hielt ihn für die Sicherheitsgrenze, die vernünftigerweise eingehalten werden sollte. Trevithick verwandte einen Druck von bis zu 145 Pfund pro Quadratinch in seinen Bergwerksmaschinen, was zugleich den Vorteil hatte, daß er einen erheblich kleineren Kolben benötigte und dementsprechend kleinere bewegliche Teile. Trevithick wandte dieses Prinzip auch auf den Bau einer auf Gleisen rollenden Lokomotive an. Das Ergebnis war die *New Castle*. Sie wurde für ein walisisches Eisenwerk konstruiert, wo sie auf einer vorhandenen Pferdebahn eingesetzt werden sollte, aber sie war so schwer, daß die gußeisernen Schienen brachen.

Danach ging die Entwicklung nur langsam voran. Die Lokomotive warf viele Probleme auf wie Antrieb, Aufhängung und starke und sichere fortlaufende Gleise. Ein weiteres Problem bestand darin, mit beladenen Wagen eine größere Geschwindigkeit als Pferde mit gleicher Last zu erreichen. Andere frühe Mo-

Rechts: Stephensons Dampflokomotive *Caledonian*, die 1833 als einer der ersten Züge auf der Strecke Liverpool-Manchester fuhr.

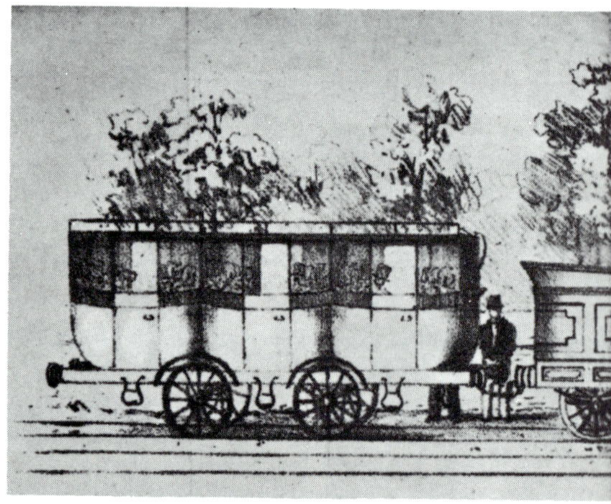

delle wie die von William Hedley 1813 gebaute *Puffing Billy* wurden nur für kurze Strecken benutzt, um Kohle vom Zechenausgang zum Ladeplatz zu transportieren.

Stephenson war damals Chefmaschinist im Kohlebergwerk von Killingworth und stand im Ruf, auch mit widerspenstigen Maschinen fertig zu werden. Er erhielt vom Bergwerksbesitzer den Auftrag, eine Lokomotive zu konstruieren, mit der die Kohle aus dem Bergwerk transportiert werden sollte. Stephenson verbesserte vorliegende Entwürfe und baute 1814 die *Blücher*, die zur erfolgreichsten „rollenden Maschine" jener Zeit wurde. Kurz danach machte Stephenson seine entscheidende Entdeckung: Wenn man den überschüssigen Dampf durch ein schmales Rohr in einen Schornstein ableitete, erhöhte sich der Zug im Heizkessel beträchtlich. Dies war die wichtigste Entdeckung in der Geschichte des Lokomotivbaus, da sie die Möglichkeit eröffnete, eine viel schnellere Maschine herzustellen.

In den folgenden Jahren beschäftigte sich Stephenson in jeder freien Minute mit verschiedenen Aspekten des Eisenbahnbaus, einschließlich solcher Fragen wie Schienenverbindungen, Gleise, Weichen und rationellere Lokomotivkonstruktion. 1822 wurde er Firmeningenieur der 12 Kilometer langen Stockton-Darlington-Eisenbahn, die sich damals in der Planung befand. Als die Linie 1825 eingeweiht wurde, zog Stephensons *Locomotion* den ersten Personenzug der Welt mit einer Geschwindigkeit von bis zu 19 Stundenkilometern. Die Stockton-Darlington-Eisenbahn war jedoch in erster Linie für Frachtverkehr gedacht. Der Passagierdienst begann fünf Jahre später mit der Eröffnung der Eisenbahn Liverpool — Manchester, bei der Stephenson auch als Ingenieur arbeitete.

Die Direktoren der neuen Eisenbahn zwischen diesen beiden Städten beschlossen ein Jahr vor ihrer Eröffnung, auf einer gerade gebauten Strecke in Rainhill einen Wettbewerb durchzuführen, um die beste Lokomotive auszusuchen. Für diesen Wettbewerb baute Stephenson die *Rocket*, eine Lokomotive, bei der er alle Erfahrungen berücksichtigte, die in den zwei Jahrzehnten zuvor gemacht worden waren. Ihre Leistung übertraf die ihrer Rivalen bei weitem. Sie erreichte die für die damalige Zeit erstaunliche Geschwindigkeit von 48 Stundenkilometern. Der eigentliche Beginn des Zeitalters der Eisenbahn war die Eröffnung der Linie Liverpool — Manchester am 15. September 1830, als eine Prozession von acht Zügen mit 600 Fahrgästen, gezogen von fabrikneuen Lokomotiven, in Liverpool abfuhr.

Der finanzielle und technische Erfolg der Liverpool-Manchester-Eisenbahn war der Auslöser einer intensiven und schnellen Entwicklung des Eisenbahnbaus in Europa und in den Vereinigten Staaten. Bis zu seinem Tod arbeitete George Stephenson als Berater vieler großer Eisenbahngesellschaften.

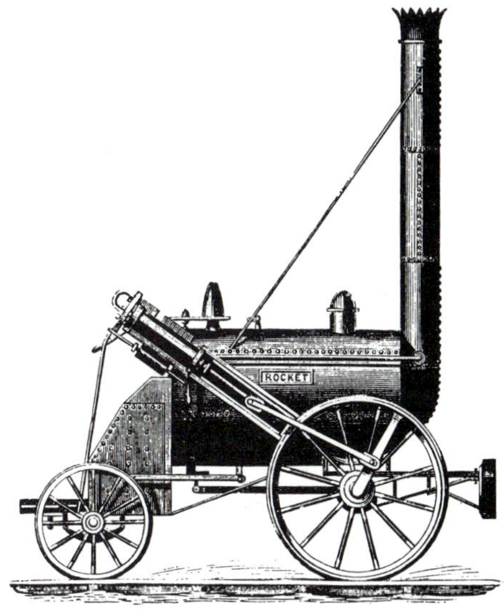

Rechts: Stephensons **Rocket**, eine Pionierleistung mit richtungweisender Dampfkesselkonstruktion. 25 Rohre mit 7,5 cm Durchmesser führten von der Feuerbüchse durch die Kesselumwandlung. Mit einem Dampfdruck von 40 Pfund pro Quadratinch konnte sie eine Strecke von 97 Kilometer mit 22,5 Stundenkilometer Geschwindigkeit zurücklegen.

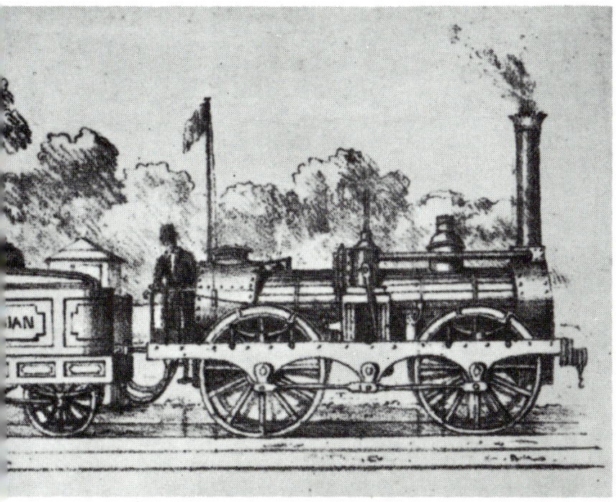

Unten: Die Eröffnung der Stockton-Darlington-Eisenbahn im Jahre 1825. Auf der 60 Kilometer langen Strecke fuhr, von Stephensons *Locomotion* gezogen, der erste Personenzug der Welt.

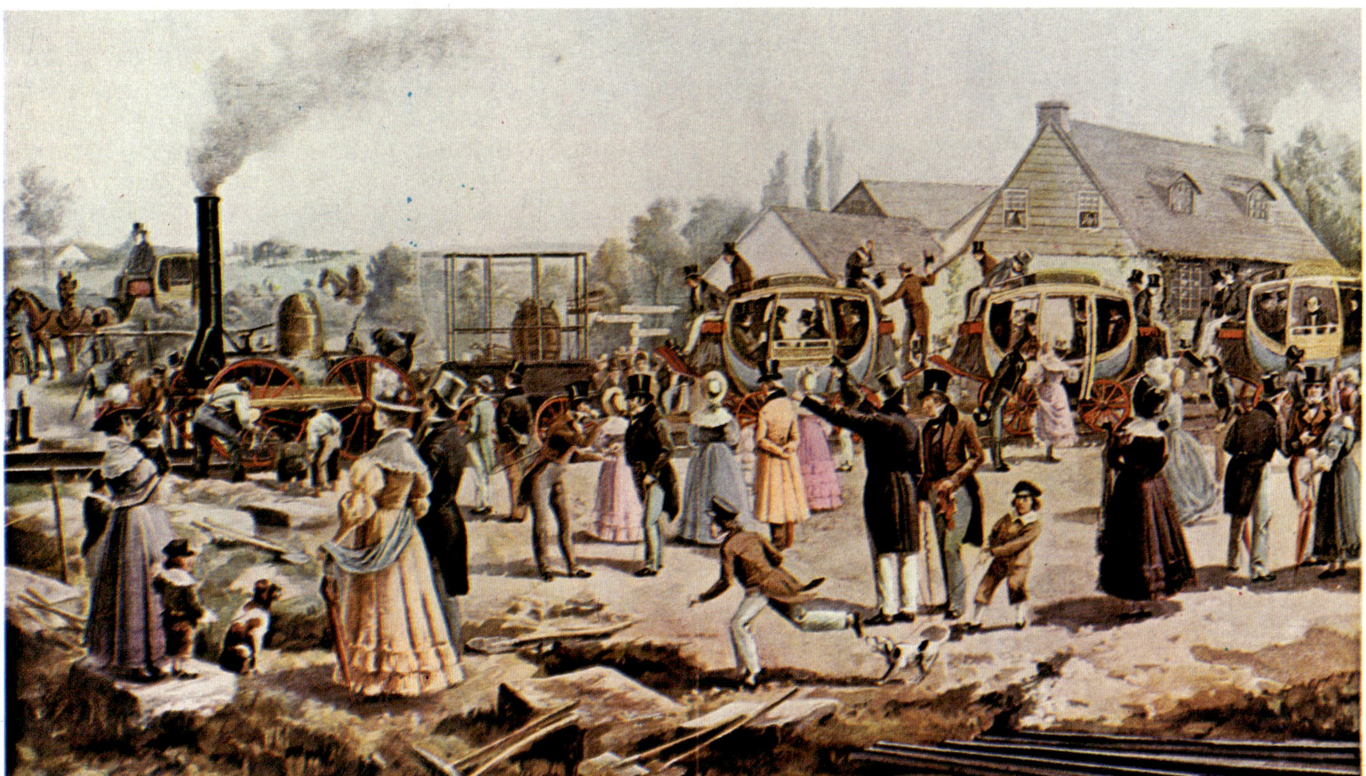

Joseph von Fraunhofer

1787 – 1826

Joseph von Fraunhofer wurde im Verlauf seines kurzen Lebens einer der berühmtesten Linsen- und Prismenschleifer Europas. Heute ist er als einer der Begründer der Spektroskopie bekannt, einer Methode zur Analyse des von Planeten oder erhitzten Substanzen ausgestrahlten Lichts, mit der man feststellen kann, aus welchen Elementen sie bestehen.

Fraunhofer wurde in Straubing geboren. Mit 14 Jahren kam er zu einem Brillenmacher in München in die Lehre, der ihn ausbeutete. Ein glücklicher Zufall änderte Fraunhofers Leben. Seine baufällige Unterkunft brach plötzlich zusammen und begrub ihn unter sich. Wie durch ein Wunder blieb Fraunhofer unverletzt und wurde zum Mittelpunkt einer dramatischen Rettungsaktion. Der Kurfürst war von Fraunhofers traurigem Schicksal berührt. Er gab ihm Geld, damit er sich aus seiner Lehre freikaufen konnte, und sorgte für eine gute Ausbildung. 1806 wurde er in das berühmte Münchner Optische Institut aufgenommen.

In seiner neuen Tätigkeit fand Fraunhofers Begabung zum Linsenschleifen und zur Herstellung optisch perfekter Prismen bald Anerkennung. Astronomen und Wissenschaftler aus allen Teilen Europas hörten von seiner Arbeit und wandten sich wegen der verschiedenartigsten Linsen und Prismen an das Institut. Viele bedeutende Entdeckungen konnten nur dank der Qualität der Fraunhoferschen Linsen gemacht werden. 1817 fertigte er eine Objektivlinse mit einem Durchmesser von 24 Zentimetern für das russische Observatorium von Dorpat in Estland. Als das Fernrohr fertiggestellt war, konnten die Astronomen innerhalb weniger Jahre mehr als 2000 neue

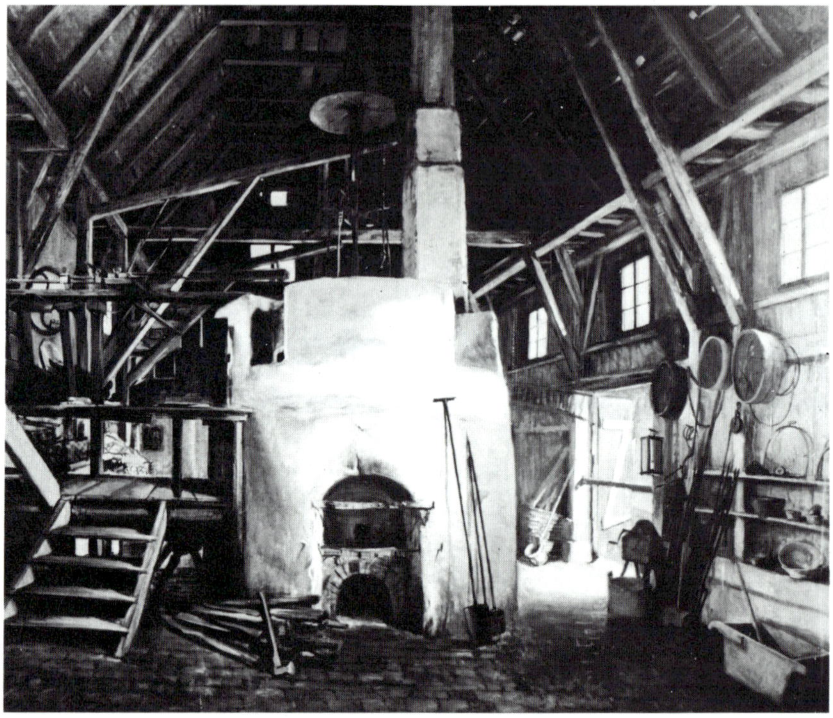

Oben: Das Utzschneider Institut für Optik im oberbayerischen Benediktbeuren, wo Fraunhofer seine Technik des Linsenschleifens und der Prismenherstellung vervollkommnete. 1818 wurde er alleiniger Direktor des Instituts.

Doppelsterne identifizieren. In Anerkennung seiner Leistungen wurde Fraunhofer 1823 zum Direktor des Münchner Instituts ernannt.

Seine berühmteste Entdeckung machte Fraunhofer 1814, als er Prismen prüfte. Er bemerkte, daß eine große Zahl dunkler Linien das Farbenspektrum kreuzte, in das das Sonnenlicht zerlegt wurde. Vorher waren erst wenige solcher Linien von Wissenschaftlern festgestellt worden, aber dank der hervorragenden Qualität seines Prismas konnte Fraunhofer mehr als 500 identifizieren. Er

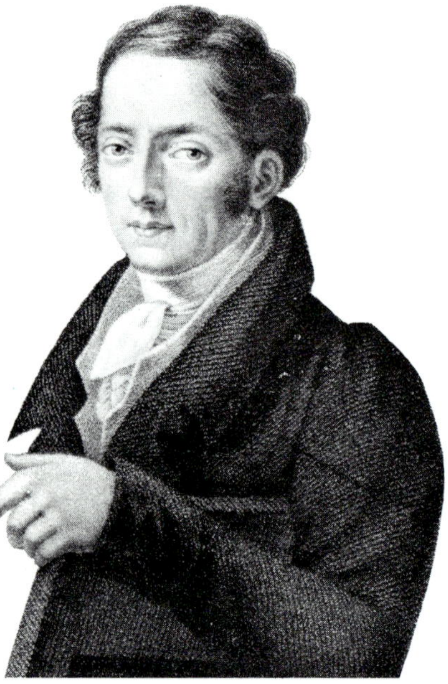

Rechts: Ein Beugungsgitter — eine Reihe nebeneinander angeordneter Spalten mit engbenachbarten Strichen. Wenn Licht in einem bestimmten Winkel darauf fällt, wird es in einer Reihe von Spektren gebeugt. Die Stärke der Beugung hängt von der Wellenlänge des Lichts und der Weite der Öffnung ab. Da verschiedene Farben verschiedene Wellenlängen haben, erscheint das Licht in der Form eines Spektrums. Weil sie die Farben besser aufspalten als Prismen, werden heute Beugungsgitter in der Spektroskopie verwandt.

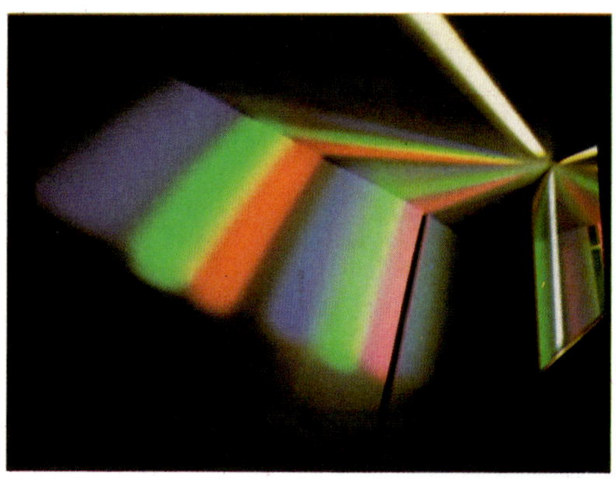

Spektroskopie

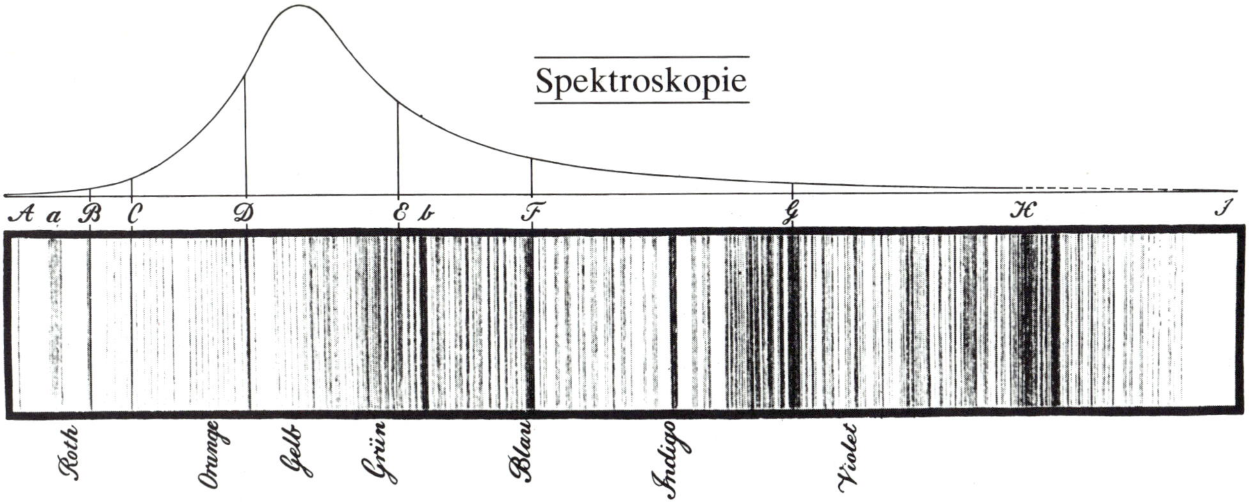

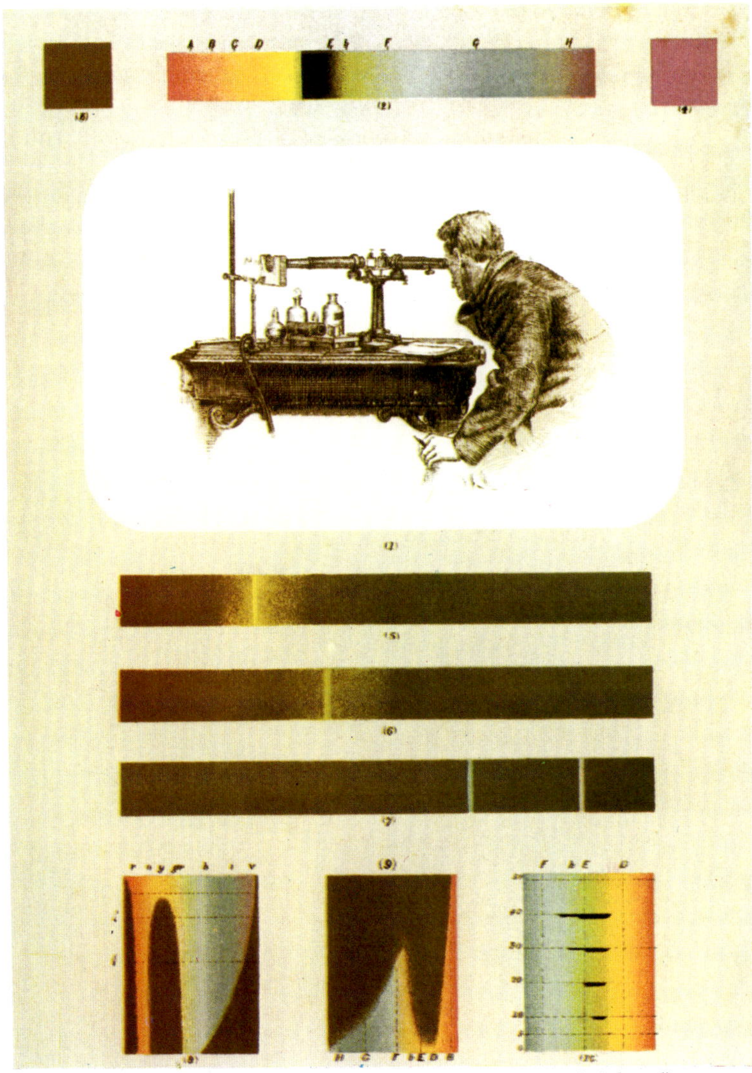

(nach Müller) (nach Gladstone) (nach Ackroyd)

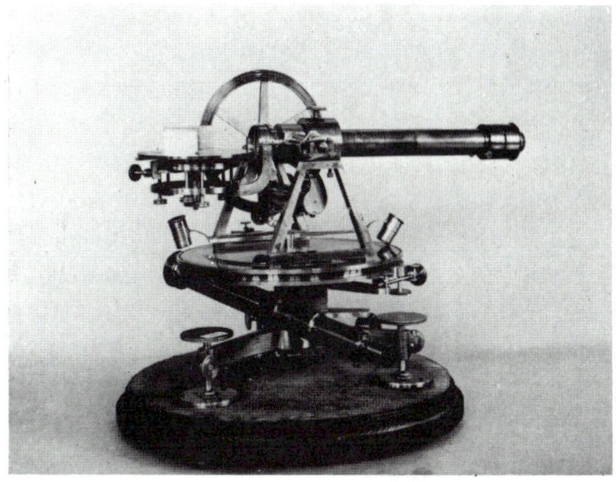

maß Position und Wellenlänge der sieben deutlichsten Linien und benannte sie mit den Buchstaben A bis G. Später gelang es ihm, auch die Wellenlänge der meisten anderen Linien zu messen, die ihm zu Ehren *Fraunhofersche Linien* genannt wurden. Die Bedeutung dieser Linien interessierte Fraunhofer und daher setzte er seine Forschung mit der Analyse des Sternenlichts fort. Er richtete sein Fernrohr auf einen Stern und setzte ein Prisma im Brennpunkt ein. Das von dem Prisma in ein Spektrum aufgespaltene Sternenlicht wies ebenfalls eine Reihe von dunklen Linien auf. Ihre Positionen waren jedoch von denen des Sonnenspektrums verschieden.

Fraunhofer blieb es versagt, seine Forschungsarbeit zu vollenden und die Bedeutung der Linien zu erklären, da er mit 39 Jahren an Tuberkulose starb. Einige Jahre später konnte man die verschiedenen Spektrallinien, die er festgestellt hatte, als Absorbtionserscheinungen in der Atmosphäre der Sonne und der Sterne deuten. Heute stellen Fraunhofers Entdeckungen die Grundlage der Spektroskopie dar. Die heutigen Astronomen sind in der Lage, eine genaue Analyse der chemischen Struktur der Sterne zu geben, indem sie die Spektrallinien des Sternenlichts untersuchen. Zum Beispiel wissen wir dadurch, daß auf der Sonne mindestens 70 der 92 auf der Erde bekannten Elemente vorkommen. Auch zur Analyse chemischer Verbindungen können die Chemiker die Spektroskopie anwenden.

Oben: Karte des Sonnenspektrums.

Mitte links: Beobachtungen durch ein Spektroskop (1): Magentaspektrum (2), seine Oberflächenfarbe (3), seine Lösungsfarbe (4). Emissionsspektren von Natrium (5), Thallium (6), Indium (7). Absorptionsspektren von Indigo (8), Chromchlorid (9), Magenta (10).

Oben rechts: Fraunhofers eigenes Spektroskop und Prisma.

Unten rechts: Absorptionsspektralphotometer.

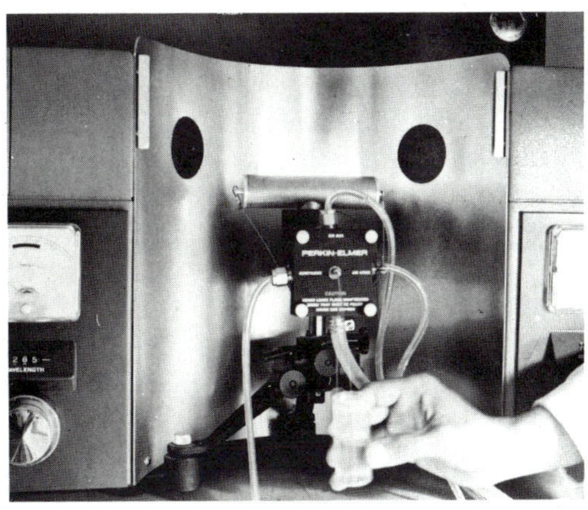

Georg Simon Ohm

1789 – 1854

Obwohl er eines der wichtigsten Gesetze der Elektrizitätslehre entdeckte, wurde der deutsche Physiker Georg Simon Ohm in seinem Land zu seinen Lebzeiten lange von den Wissenschaftlern ignoriert. Seine Formulierung des Verhältnisses von angelegter Spannung zur Stromstärke und zum Widerstand des leitenden Materials trug dazu bei, die Erforschung der Elektrizität zu einer quantitativen Wissenschaft zu machen.

Schon als Kind wollte Ohm Wissenschaftler werden und an einer der großen deutschen Universitäten jener Zeit arbeiten. Sein Vater, ein Maschinenbauingenieur, brachte ihm grundlegende praktische Fertigkeiten bei, die

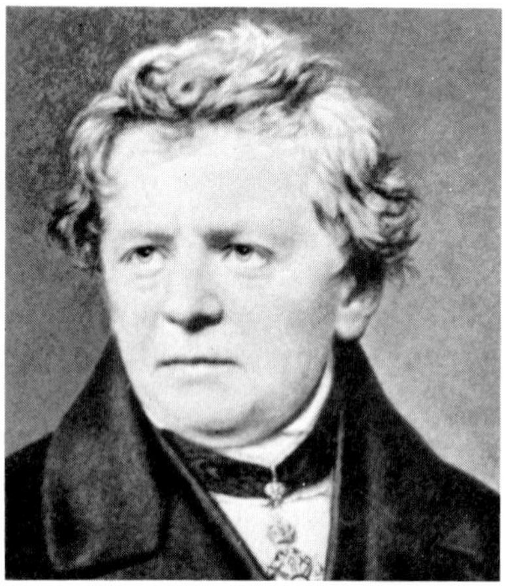

sich später als unschätzbar für seine experimentelle Arbeit erwiesen. Seine Familie war jedoch arm und hatte keine einflußreichen Freunde, so daß er keine Stelle an der Universität bekam, sondern Schullehrer wurde.

Ohm interessierte sich vor allem für elektrischen Strom. Auf diesem Gebiet hatte gerade Volta mit der Erfindung der Batterie, der ersten zuverlässigen Stromquelle, einen bedeutenden Fortschritt erzielt. Ohm konnte sich die für seine Forschung nötigen Geräte nicht leisten und stellte sie daher selber her, einschließlich der verschiedenen Drähte.

Ohm hatte von wichtigen Entdeckungen auf dem Gebiet der thermischen Energie gehört und spekulierte, daß ähnliches auf die elektrische Energie zutreffen müßte. Er überprüfte seine Hypothese, indem er Strom durch Drähte von unterschiedlicher Stärke und Länge leitete, wobei er die Versuchsdaten sorgfältig registrierte. Er entdeckte, daß bei gleichem Metall und abnehmender Länge und Dicke des Drahts die Stromstärke zunimmt. Aufgrund dieser Entdeckung beschrieb Ohm eine Größe, die er elektrischen Widerstand nannte und für das jeweilige Material einer bestimmten Länge und Dicke definierte.

1827 konnte er durch seine Versuche beweisen, daß es eine einfache Beziehung zwischen Widerstand, Stromstärke und Spannung gibt. Ohms bekanntes Gesetz besagt, daß die Stromstärke zur Stromspannung direkt und zum Widerstand umgekehrt proportional ist. Mit diesem Gesetz konnten Wissenschaftler erstmals Stromstärke, Spannung und Widerstand in einem Stromkreis sowie die wechselseitige Variabilität quantitativ bestimmen. Durch Veränderung von Komponenten eines Stromkreislaufs, z.B. des Widerstands, konnten sie nun Stromkreise für spezifische Funktionen planen. Das Ohmsche Gesetz ermöglichte bedeutende Fortschritte in der Elektrizitätslehre und wurde zu einem Eckpfeiler der Elektrotechnik

Unten: Die Originalgeräte, die Ohm bei seinen Versuchen zwischen 1825 und 1840 verwandte, in denen er bewies, daß die Stromstärke vom Widerstand des leitenden Materials abhängig ist. Ohm benutzte als Energiequelle zunächst keine Batterie, sondern Leidener Flaschen, die durch Messingstangen verbunden waren.

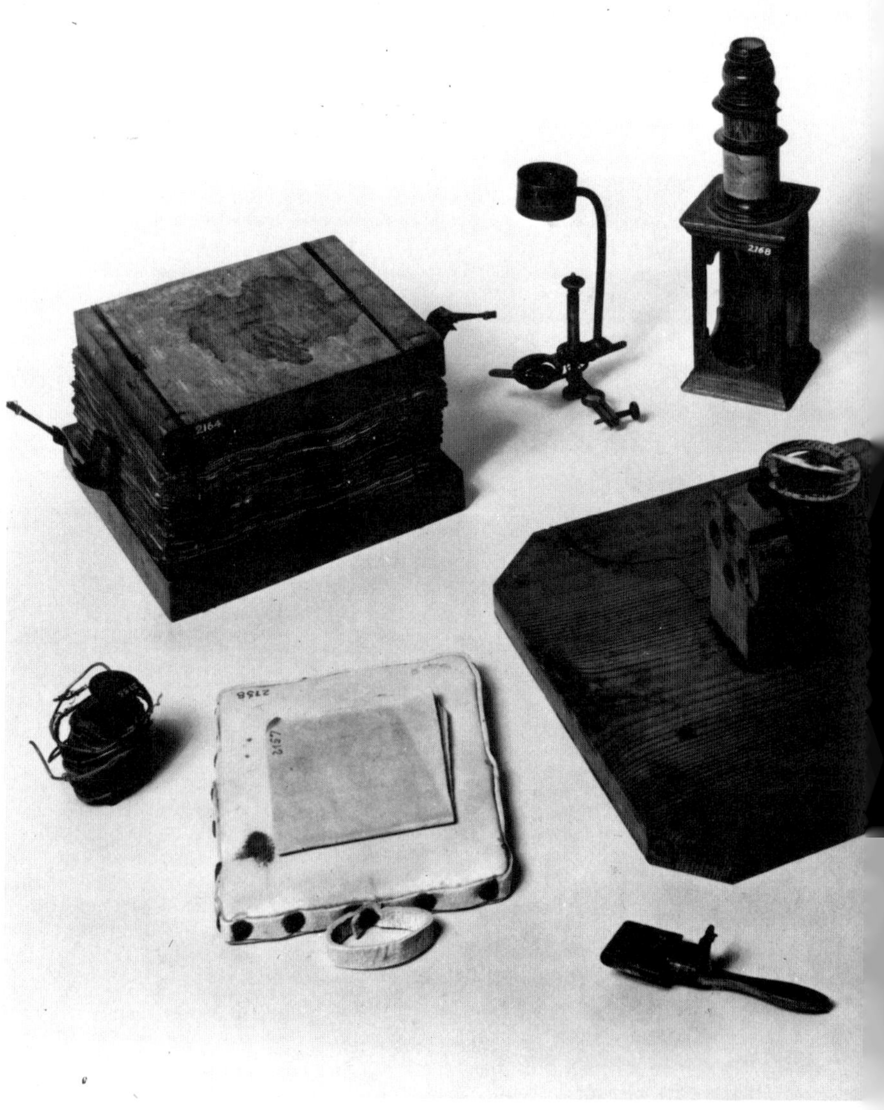

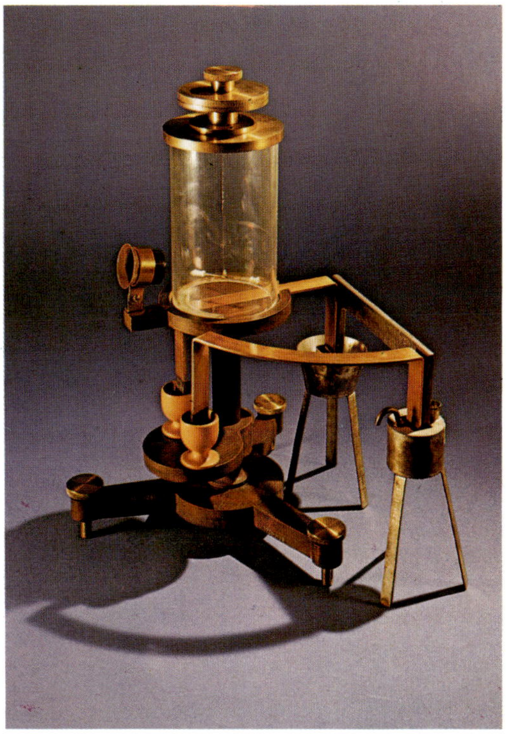

Ohm wußte, daß er eine bedeutende Entdeckung gemacht hatte und war entschlossen, sie zu nutzen, um doch noch eine Anstellung an einer Universität zu erhalten. Aus Angst davor, daß die rein experimentelle Grundlage seiner Arbeit ihre Bedeutung in den Augen der Wissenschaftler abwerten könnte, faßte Ohm den unseligen Entschluß, sein Gesetz theoretisch zu begründen. In der Veröffentlichung seiner Entdeckung erwähnte er seine glänzenden experimentellen Ergebnisse nur kurz und verwandte den größten Teil der Abhandlung darauf, sie mit dubiosen mathematischen Formeln zu belegen. Statt sein wissenschaftliches Ansehen zu begründen, schadete ihm die Veröffentlichung. Die deutschen Wissenschaftler ignorierten die Bedeutung der Entdeckungen Ohms und beschränken sich darauf, seine weitschweifigen mathematischen Ableitungen lächerlich zu machen. Er wurde so scharf kritisiert, daß er sogar gezwungen war, seine Stelle als Lehrer aufzugeben.

Links: Ohms Galvanometer, das er zum Messen extrem schwache Stromstärken verwandte.

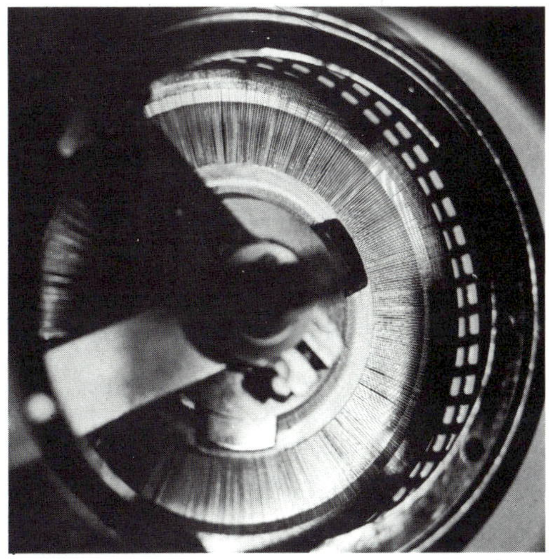

Rechts: Rheostat (Regelwiderstand), ein modernes Beispiel für die praktische Anwendung des Ohmschen Gesetzes. Die Einstellung dieses veränderlichen elektrischen Präzisions-Meßwiderstandes erfolgt durch Drehschalter oder durch Stöpsel. Rheostate werden zum Starten von Elektromotoren verwandt, zur Kontrolle ihrer Leistung, zur Regulierung des von einem Generator erzeugten elektromagnetischen Feldes, in Radios und zur Veränderung der Lichtstärke. Sie werden häufig in Laboratorien benutzt sowie in vielen Bereichen der Industrie, besonders beim Galvanisieren.

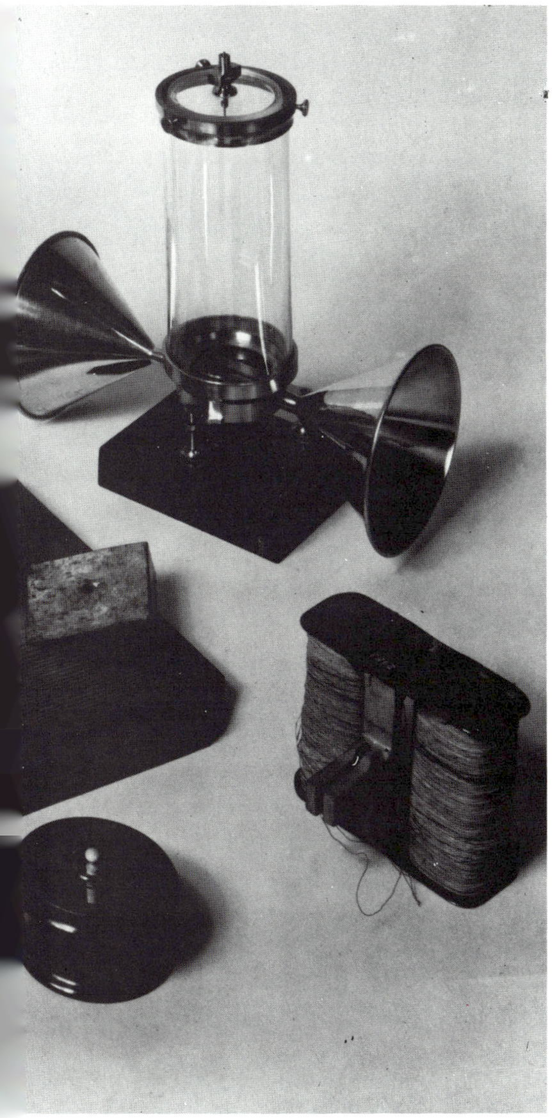

In den folgenden Jahren war Ohm arm und isoliert. Im Ausland hatte sich jedoch seine Entdeckung herumgesprochen und wurde zunehmend als bahnbrechend anerkannt. Ohm erhielt zu seiner übergroßen Freude schließlich Gratulationsbriefe von Gelehrten aus verschiedenen Teilen Europas und wurde 1842 Mitglied der Royal Society in London. Als die öffentliche Meinung in Europa zu Ohms Gunsten umschlug, begannen sich die deutschen Wissenschaftler erneut mit der experimentellen Grundlage seiner Arbeit zu beschäftigen. Allmählich akzeptierten sie, daß die überaus große Bedeutung der Entdeckung die fragwürdige Mathematik bei weitem überwog. 1849, fünf Jahre vor seinem Tod, erfüllte sich Ohms lebenslanger Traum: er erhielt eine Professur an der Universität München.

Sir Edward Sabine

1778 – 1883

Sir Edward Sabine, ein englischer Astronom und Offizier, war der erste Wissenschaftler, der magnetische Erscheinungen aufzeichnete. Er war auch der erste, der die Sonnenflecken mit Störungen im Magnetfeld der Erde in Zusammenhang brachte.

Edward Sabine gelang es, seine wissenschaftliche Arbeit mit einer erfolgreichen militärischen Laufbahn zu verbinden. Seine Ausbildung erhielt er an der Königlichen Militärakademie in Woolwich; 1813 war er in Kanada stationiert und nahm 1814 während des amerikanischen Unabhängigkeitskriegs an der Belagerung von Fort Eric teil. Schon damals war er wissenschaftlich sehr interessiert, besonders an Astronomie und der Erforschung des Erdmagnetismus.

Sabine kehrte 1816 nach England zurück. 1818 und 1819/20 nahm er an zwei Expeditionen in die Arktis teil, um die Nordwestpassage ausfindig zu machen. Er bewies schnell seine bemerkenswerte Fähigkeit, wissenschaftliche Daten zu registrieren und miteinander in Bezug zu setzen, und wurde daher damit beauftragt, die Struktur der Erde festzustellen. Dieses Langzeitforschungsprogramm erforderte den Einsatz eines magnetischen Pendels an 17 ausgewählten Stellen, die über weite Teile der Erdoberfläche verstreut lagen. 1825 veröffentlichte er seine Ergebnisse, die sich jedoch später wegen der unterschiedlichen Erddichte, die Sabine nicht kennen konnte, als ungenau herausstellten.

Erfolgreicher war sein Experiment zur Bestimmung der Entfernung zwischen London und Paris durch die Abfeuerung von Raketensignalen. Seine Ergebnisse waren bis auf die

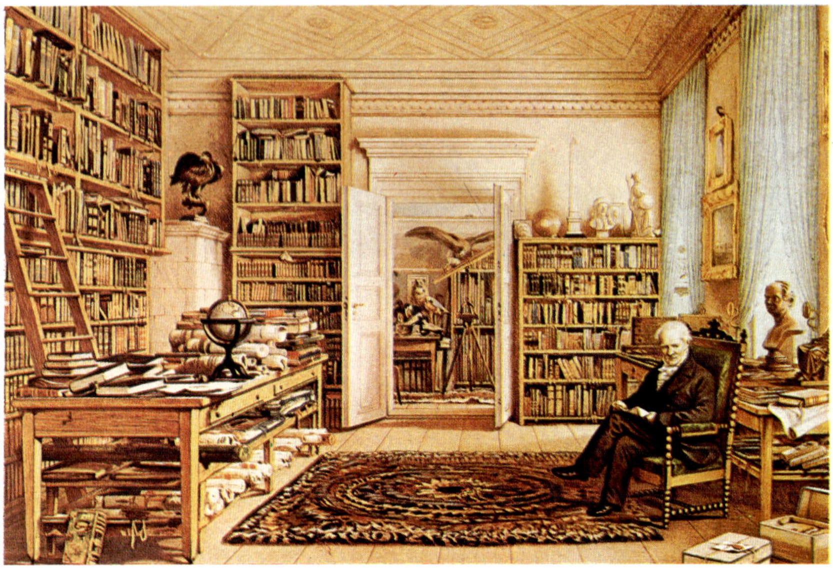

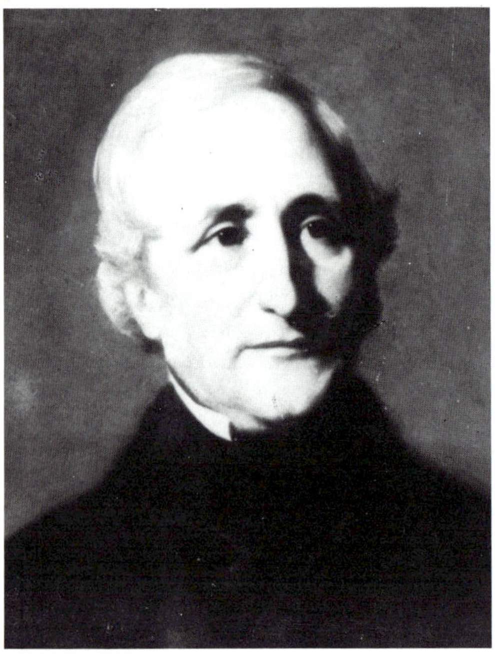

Oben: Alexander von Humboldt, der deutsche Naturforscher und Entdecker, begründete die physikalische Erdbeschreibung und die Geophysik.

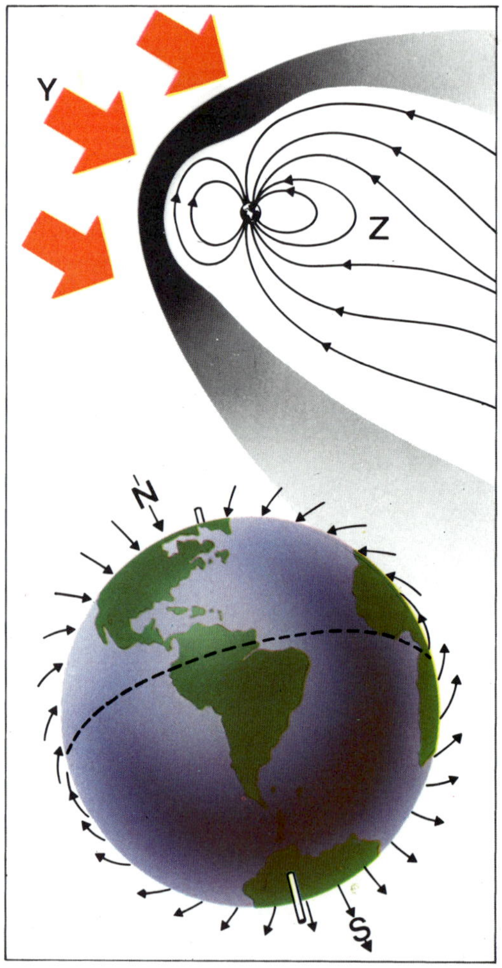

Rechts: Die Magnetosphäre der Erde, nach der heutigen Vorstellung von der Erde als Mittelpunkt eines ausgedehnten Magnetfelds. Die Magnetosphäre stellt eine Schranke gegenüber der Strahlung dar; sie hat eine tränenähnliche Form, deren spitzes Ende von der Sonne wegweist. Wenn der solare Wind, ein Strom von Atomteilchen, auf das Magnetfeld der Erde trifft, bildet sich eine Stoßwelle, deren turbulenter innerer Bereich an die Magnetosphäre angrenzt.

Unten rechts: Der Ursprung des Magnetfelds der Erde ist noch immer ungeklärt, aber seine Richtung und Oberflächenstärke kann man messen.

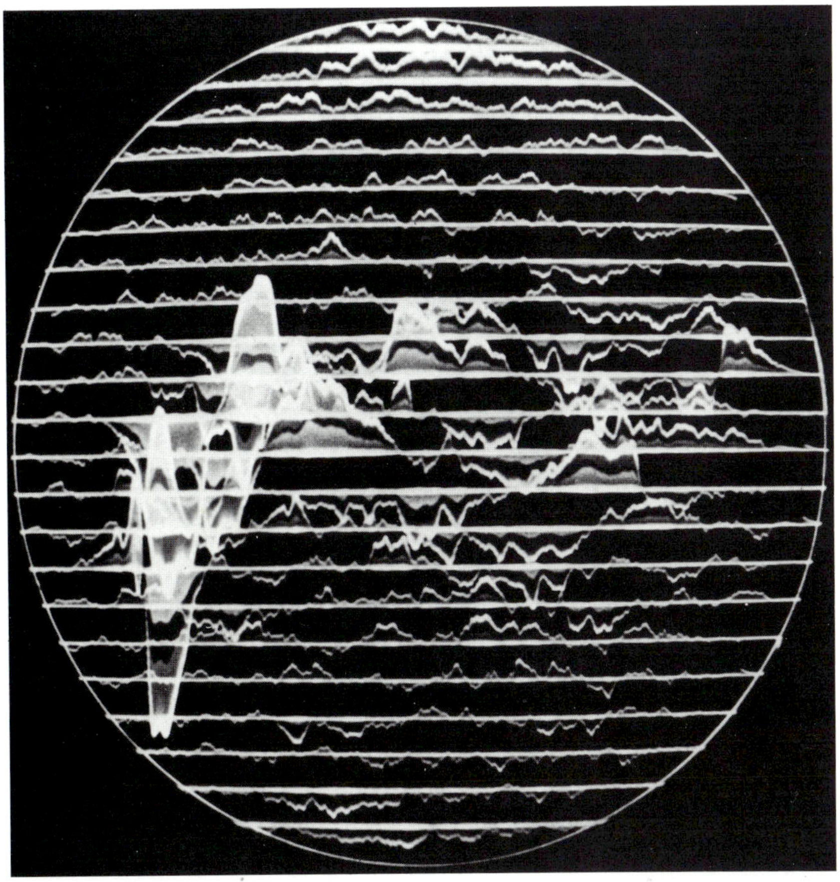

scher Stürme auf und stellte fest, daß sie in einem Zyklus von 10 bis 11 Jahren erfolgen.

In Deutschland hatte in der Zwischenzeit der Chemiker und Amateurastronom Samuel Heinrich Schwabe die Zahl der täglich beobachteten Sonnenflecken seit 1826 peinlich genau registriert. Er entdeckte, daß auch Sonnenflecken in einem Zyklus von 10 bis 11 Jahren besonders häufig auftreten. Als Sabine von Schwabes Ergebnissen erfuhr, erkannte er, daß die Sonnenflecken und die Häufigkeit magnetischer Stürme in Zusammenhang gebracht werden können.

Seine Entdeckung war wissenschaftlich außerordentlich wertvoll und begründete zusammen mit der bedeutenden Aufzeichnung des Erdmagnetismus Sabines Ruhm.

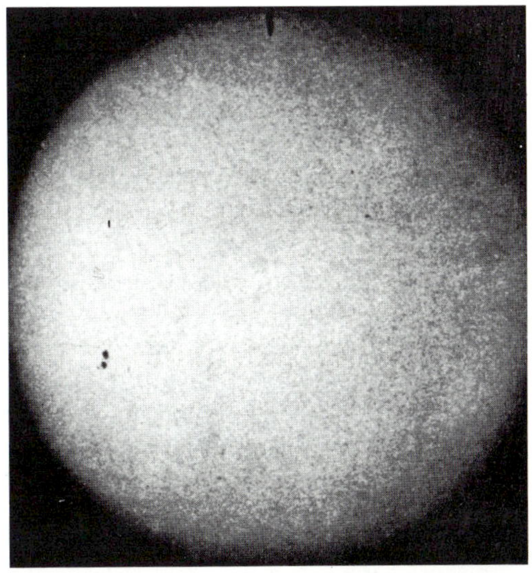

Sechstelsekunde genau. 1834 erarbeitete er die erste Magnetkarte von Großbritannien.

Die Ursache der periodischen Veränderungen im Magnetfeld der Erde beschäftigten den deutschen Entdecker und Wissenschaftler Alexander von Humboldt seit langem. Während dieser „magnetischen Stürme", wie sie genannt wurden, schlugen die Kompaßnadeln abweichend aus und es traten Nord- und Südlichter auf. Humboldt schlug vor, ein Netz von magnetischen Kontrollstationen rund um die Welt zu errichten, und bat England, dessen Kolonialbesitz sich über beide Hemisphären erstreckte, um Mitwirkung. Dank Sabines Fürsprache wurde dieser Vorschlag 1839 angenommen und 1840 arbeitete ein ganzes Netz von Stationen.

Um Sabine die Verwertung der ungeheuren Menge an Informationen aus den Kontrollstationen zu ermöglichen, teilte ihm das Kriegsministerium eine kleine Gruppe von Helfern zu. 20 Jahre lang sichtete und katalogisierte dieser Stab die Daten. Sabine tabellierte und veröffentlichte die Ergebnisse in einer ganzen Reihe von wissenschaftlichen Abhandlungen, beginnend mit *Beobachtungen an Tagen ungewöhnlicher magnetischer Störungen* (1843). Die Anzahl seiner Schriften ist gewaltig und zeigt seinen außerordentlichen Fleiß und seine Fähigkeit zum Sammeln und Ordnen einer Vielzahl von Fakten. Er zeichnete besonders die Abläufe magneti-

Aufzeichnung des Sonnenmagnetismus (oben), vom gleichen Tag wie die Photographie der Sonne (rechts). Die magnetische Aktivität ist um die Punkte am stärksten.

Unten: Aurora Borealis, das Nordlicht.

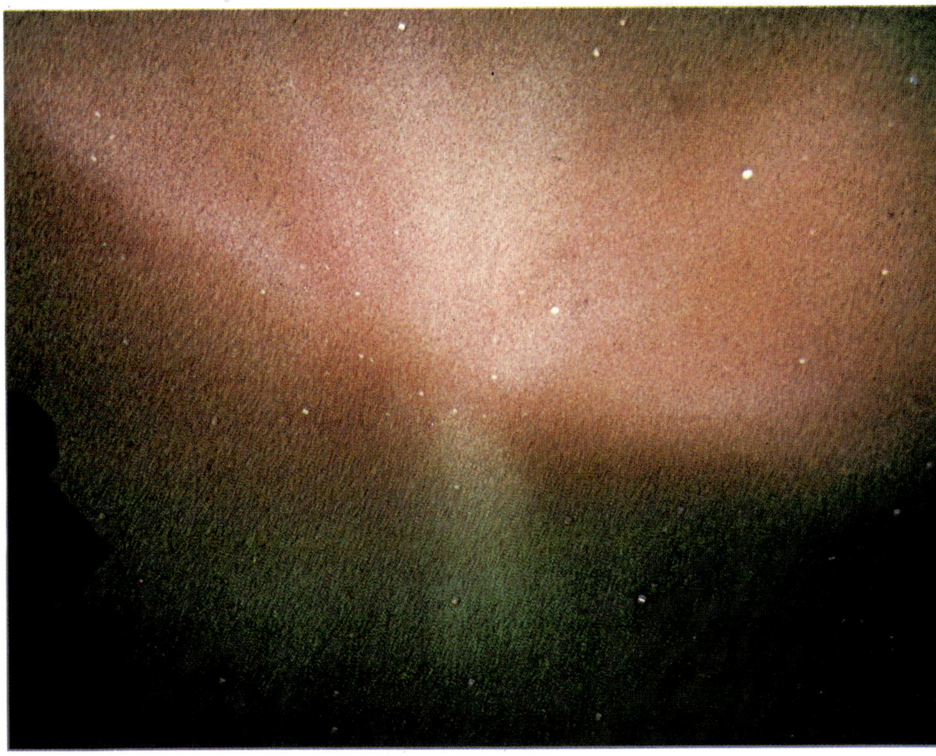

Louis-Jacques-Mandé Daguerre

1787 – 1851

Louis-Jacques-Mandé Daguerre erfand die nach ihm benannte Daguerreotypie. Sie war die erste praktikable Form der Photographie, die durch kürzere Entwicklungsdauer und größere Bildschärfe alle anderen Methoden übertraf. Bis zur Mitte des 19. Jahrhunderts war die Daguerreotypie das gebräuchlichste photographische Verfahren.

Daguerre, ursprünglich Bühnenmaler und -bildner in Paris, setzte sich zum Ziel, das von einer Camera obscura projizierte Bild zu fixieren. Als er hörte, daß es Joseph Niepce gelungen war, die erste Photographie herzustellen, überredete er ihn nach langen Diskussionen zur Zusammenarbeit bei der Entwicklung der Erfindung. Das Hauptproblem war die Verkürzung der Belichtungsdauer, die bei Niepces Methode sieben bis acht Stunden betrug. Ihre Forschungen führten sie bis zu Niepces Tod gemeinsam durch, dann machte Daguerre alleine weiter.

Er benutzte einseitig mit Silber überzogene Kupferplatten, die er auf der silberbeschichteten Seite mit Joddampf behandelte, wodurch ein lichtempfindlicher Jodsilberüberzug entstand. Als er die Platten zum ersten Mal ausprobierte, blieben sie leer. Es kam jedoch ein Bild zum Vorschein, als er einige alte Platten in einem Schrank lagerte, in dem etwas Quecksilber vergossen worden war. Ganz zufällig hatte er entdeckt, daß Quecksilberdampf zum Entwickeln der Bilder benutzt werden konnte. Später stellte er fest, daß sich das Bild mit einer konzentrierten Natriumthiosulfatlösung fixieren ließ, durch die das unbelichtete Jodsilber herausgewaschen wurde.

1837 erzielte Daguerre bemerkenswerte Ergebnisse. Die Daguerreotypie war außerordentlich wirklichkeitsgetreu in der Qualität der Wiedergabe und der Klarheit der Bilder und die Belichtungsdauer auf 20 Minuten reduziert.

1839 gewährte die französische Regierung Daguerre und Niepces Sohn, der den Anteil seines Vaters an der Partnerschaft geerbt

Unten: Place du Château d'Eau in Paris; im Hintergrund das Diorama mit Daguerres auf transparente Leinwand gemalten Schaubildern.

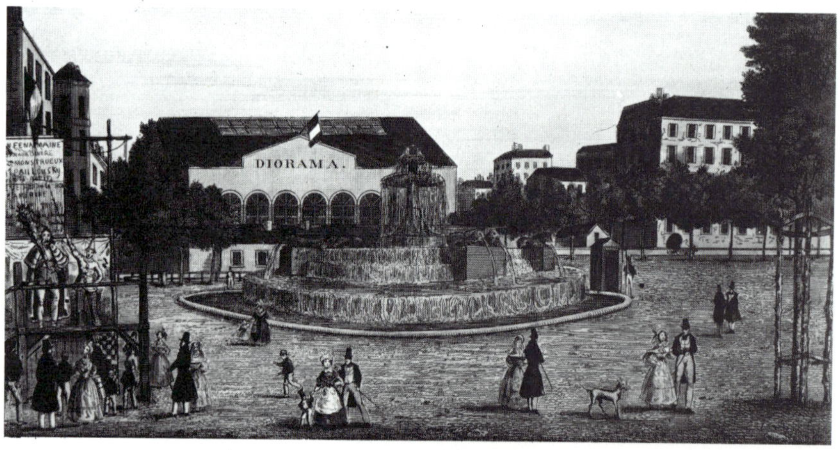

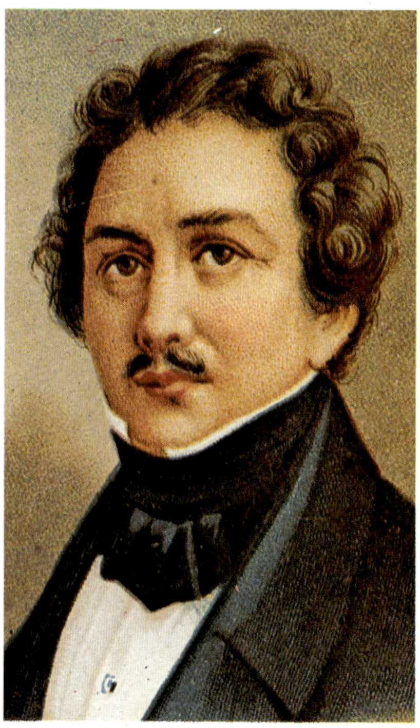

Rechts: Drei frühe Daguerreotypie-Kameras.

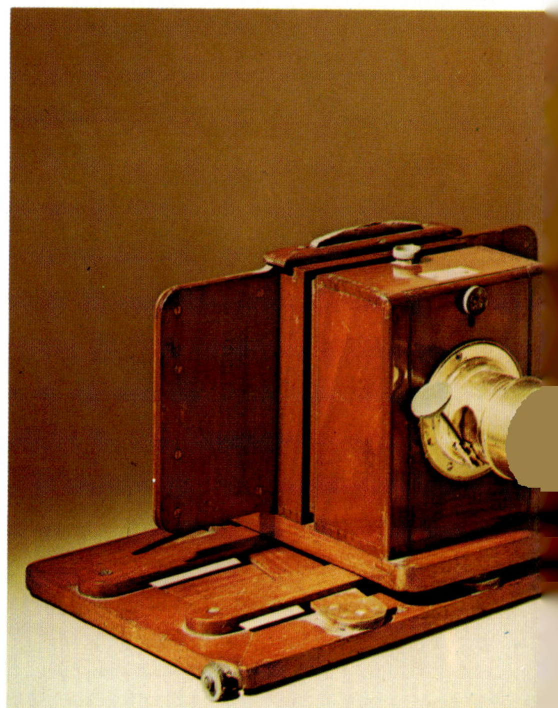

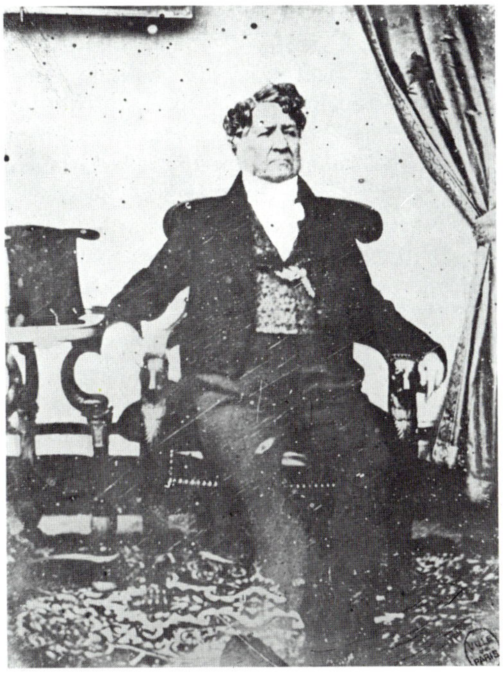

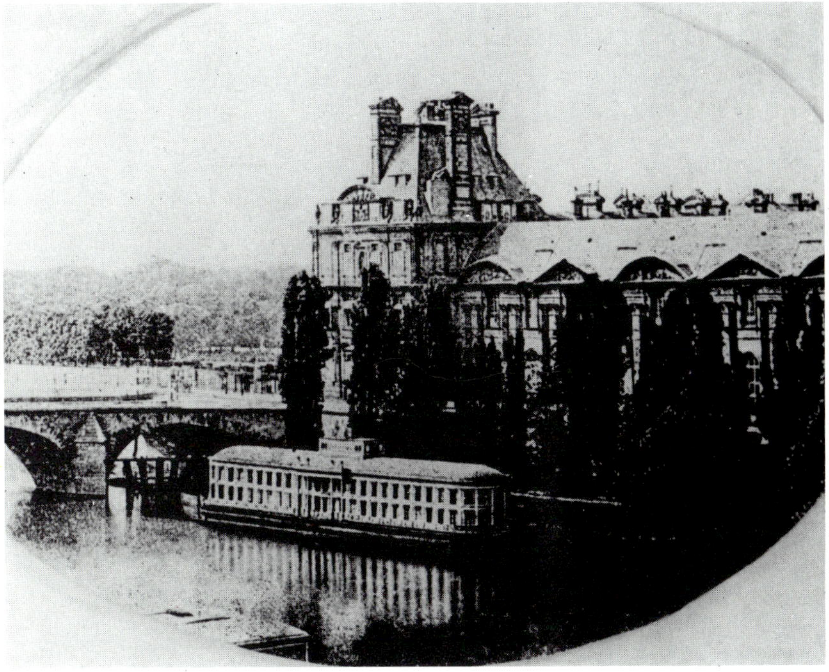

hatte, Leibrenten zum Dank für die Veröffentlichung der Erfindung, die sie allgemein zugänglich machte. Noch im selben Jahr wurden Daguerreotypien von den ägyptischen Pyramiden, von den antiken Baudenkmälern Griechenlands wie auch von amerikanischen Städten gemacht.

In den folgenden Jahren wurde die Erfindung weiterentwickelt durch empfindlichere Lösungen und qualitativ bessere Kameralinsen. Als es gelang, die Belichtungszeit auf weniger als eine halbe Minute zu reduzieren, konnte sie für Porträtaufnahmen verwandt werden. Damit war die Aufnahme beweglicher Objekte in greifbare Nähe gerückt.

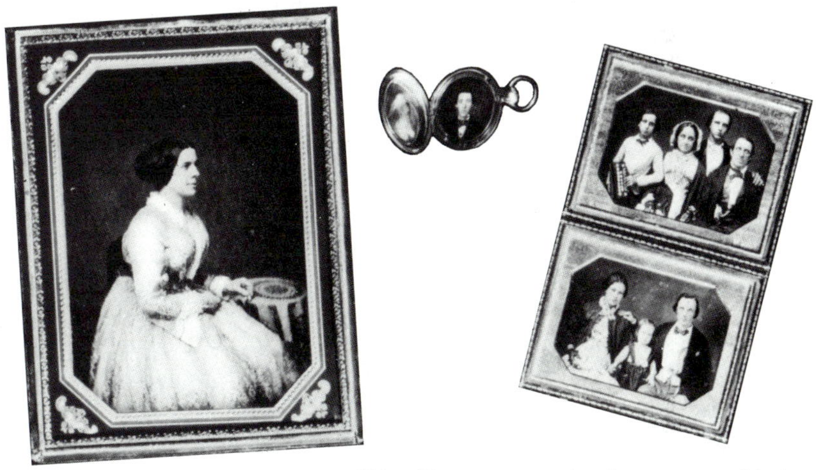

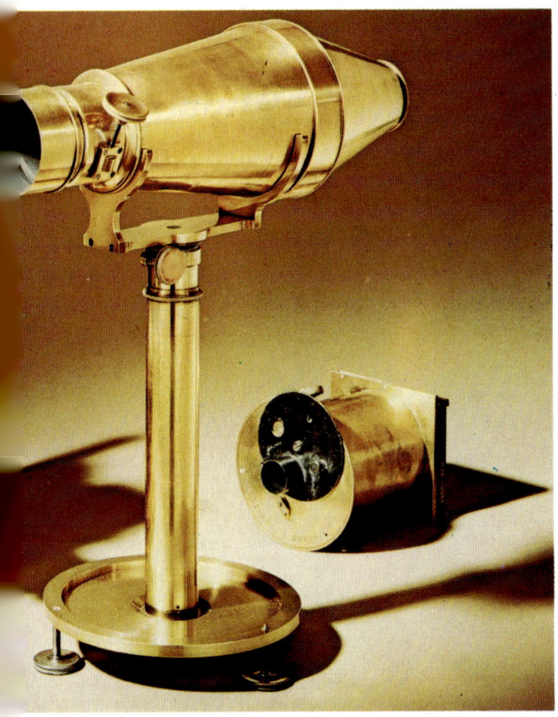

Oben links: Papierabzug einer Daguerreotypie von Louis-Philippe.

Oben rechts: Eine der ersten gelungenen Aufnahmen Daguerres: die Tuilerien um 1839.

Mitte: Frühe Daguerreotypien auf polierten, silberbeschichteten Kupferplatten, die mit Jod- und Bromdämpfen behandelt wurden.

Rechts: Daguerres Garantiezeichen, das vor Nachahmungen warnt.

Die Daguerreotypie hatte verschiedene praktische Nachteile. Da sie für jede Aufnahme eine Metallplatte erforderte, waren die Kosten hoch. Außerdem bedingte die Verfahrenstechnik, daß jedes Bild einmalig und nicht kopierfähig war. Darüber hinaus waren die Daguerreotypien seitenverkehrt wie Spiegelbilder. Um 1860 erreichte die Methode die Grenzen ihrer Entwicklungsmöglichkeiten. Schritt für Schritt wurde sie von der flexibleren Kalotypie verdrängt, die positive Abzüge von negativen Bildern lieferte und in England von William Henry Fox Talbot erfunden wurde.

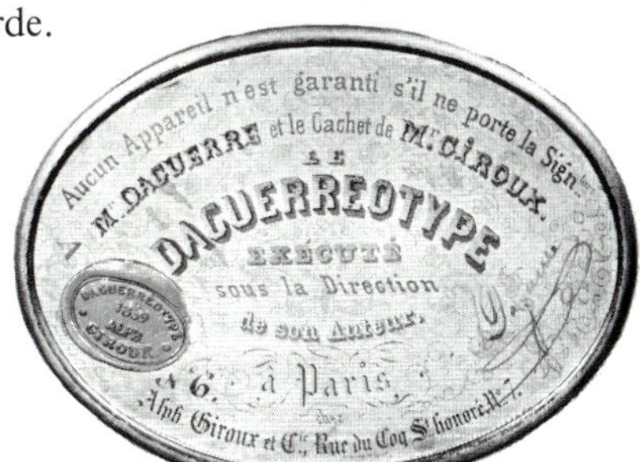
Aucun Appareil n'est garanti s'il ne porte la Signature de M. Daguerre et le Cachet de M. Giroux.
LE
DAGUERREOTYPE
EXÉCUTÉ
sous la Direction
de son Auteur,
à Paris
chez
Alph. Giroux et Cie. Rue du Coq St. honoré N. 7.

Michael Faraday

1791 – 1867

Michael Faraday gilt weithin als der größte Experimentator in der Geschichte der Wissenschaft. Seine fehlende mathematische Ausbildung glich er durch seine große Erfassungsgabe der in der Natur wirkenden physikalischen Gesetze aus. Sein Ruhm beruht hauptsächlich auf seinen Erkenntnissen über die Verbindung zwischen Magnetismus und Elektrizität und auf seiner Formulierung der quantitativen Gesetze der Elektrolyse.

Faraday wurde in der Nähe von London als eines von zehn Kindern einer armen Arbeiterfamilie geboren. Er besaß nur eine elementare Schulbildung, als er mit 14 Jahren zu einem Buchhändler in die Lehre kam, der ihn jedoch zum Studium ermutigte. Faraday besuchte auch die Royal Institution in London, um deren bedeutendsten Dozenten Humphry Davy zu hören. Faraday war außerordentlich beeindruckt und fertigte von jeder Vorlesung sorgfältige Notizen an, die er später mit eigenen Zeichnungen illustrierte. In der Hoffnung auf eine Stelle an der Royal Institution sandte er die Notizen an Davy. Er war überglücklich, als Davy ihm 1813 eine Stelle als persönlicher Assistent anbot.

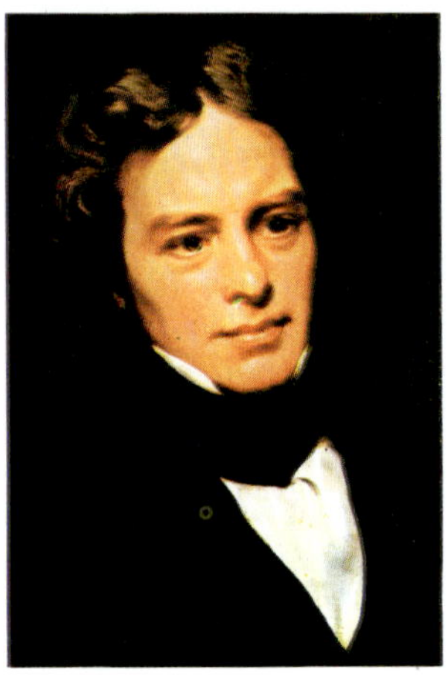

Kurz darauf trat Faraday zusammen mit Davy eine Rundreise durch Europa an. Dabei hatte er Gelegenheit, wissenschaftliche Forschungsarbeit aus erster Hand zu beobachten und an Diskussionen mit den führenden Gelehrten Europas teilzunehmen. Als er nach London zurückkehrte, entschloß er sich, mit eigener Forschungsarbeit an der Royal Institution zu beginnen.

Unten rechts: Faradays Laboratorium.

Gegenüber links: Faradays Elektroskop. Wenn ein negativ geladener Glasstab an den Metallknauf des Elektroskops gebracht wird, stößt es dessen negative Ladung ab nach unten in die Goldblätter, die sich daraufhin gegenseitig abstoßen. Wird der Glasstab weggenommen, verteilt sich die negative Ladung neu, das Gerät wird neutral und die Blätter hängen schlaff herunter. Wird jedoch vor der Wegnahme der Stab neben den Blättern berührt, so wird die negative Ladung teilweise in die Erde geleitet. Nimmt man nun den Glasstab weg, ist das Elektroskop positiv geladen, und die Blätter stoßen sich gegenseitig ab.

Ein Jahr später bewies er mit seiner ersten großen Entdeckung, daß sich elektrische und magnetische Kräfte in mechanische Bewegung umwandeln lassen, wenn man zwischen die Pole eines Hufeisenmagneten einen stromführenden Draht legt. Durch die Wechselwirkung der Kräfte verdreht sich der Draht.

Obwohl diese Entdeckung Faradays wissenschaftlichen Ruf begründete, arbeitete er weiterhin als Assistent Davys, dessen elektrolytische Versuche ihn interessierten, und begann unabhängige Forschungen auf diesem Gebiet. Es war bereits einige Jahre bekannt, daß durch Wasser geleiteter Strom dessen Zersetzung in die konstitutiven Elemente, Sauerstoff und Wasserstoff, bewirkt. Davy zeigte, daß die Elektrolyse auch auf Lösungen verschiedener Verbindungen angewandt werden konnte, und es gelang ihm, aus gewöhnlichen chemischen Salzen eine Reihe von bis dahin unbekannten Metallen zu isolieren. Faraday stützte sich auf die Ergebnisse seiner eigenen sorgfältigen Versuche und faßte die Elektrolyse in quantitative Begriffe. Seine Gesetze der Elektrolyse zeigen, daß die durch sie freigesetzte Menge eines Elements von der Stromstärke und dem Atomgewicht und der chemischen Reaktivität des Elements selbst abhängig ist.

Trotz seines Erfolgs auf dem Gebiet der Elektrolyse interessierte sich Faraday vor

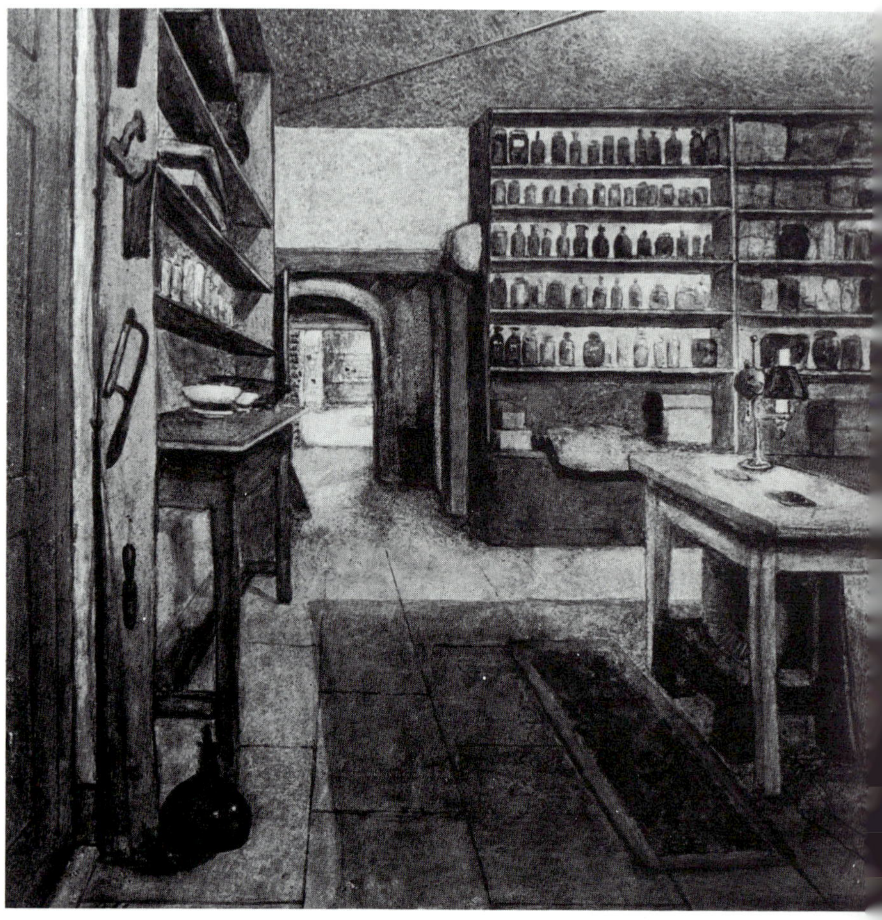

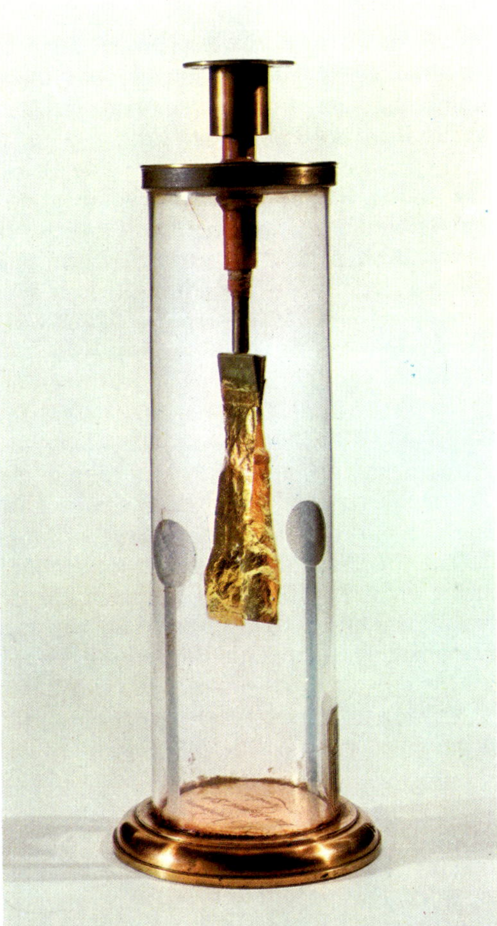

allem für den Zusammenhang von Magnetismus und Elektrizität. Er war davon überzeugt, daß man mit Hilfe des Magnetismus ebenso Elektrizität erzeugen kann wie umgekehrt. 1831 entdeckte er in einer Reihe geschichtlich bedeutsamer Experimente die elektromagnetische Induktion — die Erzeugung von Elektrizität durch relative Bewegung zwischen Leiter und einem Magnetfeld oder durch Änderung eines Magnetfeldes, in dem sich ein Leiter befindet. In seinem berühmtesten Experiment benutzte er einen Weicheisenring mit zwei Wicklungen aus isoliertem Draht. Die Enden der einen Wicklung waren mit einem Galvanometer zur Strommessung verbunden. Wenn der andere Draht mit einer Batterie verbunden wurde, schien nichts zu geschehen, obwohl Faraday wußte, daß das Eisen zeitweise durch den Strom magnetisiert wurde. Aber wenn der Stromkreis geschlossen oder unterbrochen wurde, registrierte der Galvanometer einen elektrischen Impuls. Faraday erkannte, daß mit wachsendem oder abnehmendem Magnetismus des Eisens ein Induktionsstrom erzeugt wurde. Er nutzte seine Entdeckung, um den ersten Dynamo zu bauen, das Vorbild der starken Generatoren, mit denen heute der größte Teil des häuslichen und industriellen Strombedarfs gedeckt wird.

Durch seine Arbeit fand Faraday den Begriff „Kraftlinien", um den Magnetismus zu erklären. Er stellte sich vor, daß sich die magnetische Kraft von den Polen eines Magneten aus in alle Richtungen erstreckt und eine Art „Kraftfeld" bildet. Linien konnten zwischen den Punkten gezogen werden, an denen die magnetische Kraft gleiche Stärke aufwies. Auf diese Weise ließ sich das Magnetfeld aufzeichnen. Nach Faradays Tod wurde seine Idee weiterentwickelt zur ersten vollständigen mathematischen Beschreibung von Wesen und Wirkung von Elektrizität und Magnetismus, der heutigen Theorie des Elektromagnetismus.

Unten rechts: Von Faraday bei seiner Entdeckung der elektromagnetischen Induktion verwandte Wicklung. Wenn sie mit einem Galvanometer verbunden und durch Strom magnetisiert wurde, registrierte das Galvanometer einen elektrischen Impuls. Dies geschah jedoch nur, wenn der Stromkreis geschlossen oder unterbrochen wurde. Auf diese Weise zeigte Faraday, daß ein elektrisches Feld durch ein magnetisches Feld erzeugt werden konnte, sofern das magnetische Feld sich mit der Zeit verändert.

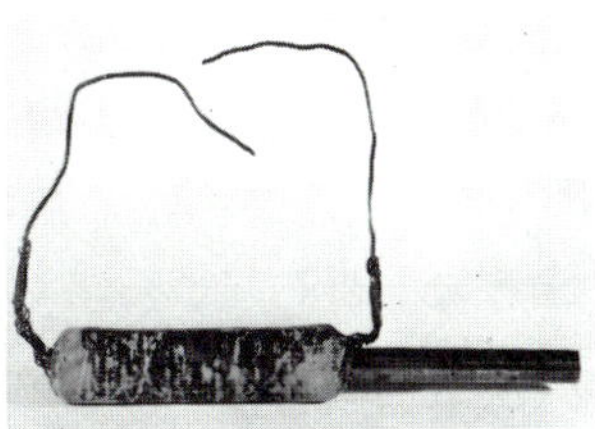

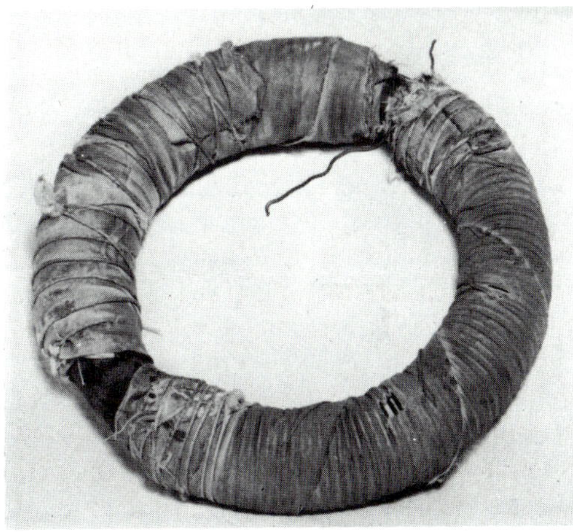

Oben: Faradays Stab und Spule, die er dazu benutzte, die Erzeugung von Elektrizität durch einen Magneten zu demonstrieren. Der Stab war aus Weicheisen und mit seidenüberzogenem Kupferdraht umwickelt. An einem Ende des Drahts befand sich eine Kupferscheibe, und das andere Ende war so umgebogen, daß es sie kaum berührte. Wenn der Stab auf einen starken Magneten gehalten wurde, entfernten sich die beiden Drahtenden zeitweise voneinander und genauso, wenn der Stab wieder weggenommen wurde. Daß ein Induktionsstrom erzeugt wurde, durch den sich die beiden Enden gegenseitig abstießen, konnte man an dem hellen elektrischen Funken beobachten, der entstand, wenn die beiden Drähte auseinanderstrebten.

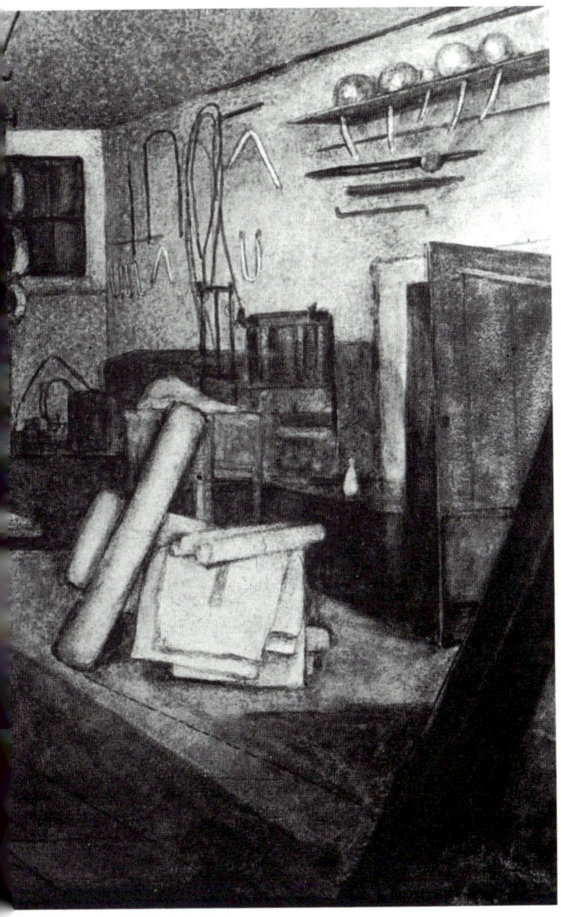

Samuel Morse

1791 – 1872

Das erste praktikable Telegraphensystem, diese bedeutende Entwicklung des Kommunikationswesens in der zweiten Hälfte des 19. Jahrhunderts, schuf ein Berufsmaler und Amateurwissenschaftler: Samuel Morse.

Der Sohn eines calvinistischen Geistlichen und hervorragenden Geographen absolvierte das Yale College und ging 1810 nach England, um dort Kunst zu studieren. Bei seiner Rückkehr im Jahre 1815 wurde er einer der bekanntesten Porträtmaler der frühen amerikanischen Kunstgeschichte.

Von Anfang an entwickelte Morse neben seinen künstlerischen auch wissenschaftliche Interessen, hauptsächlich für Elektrizität. Als er im Jahre 1832 von einem weiteren Europabesuch zurückkehrte, hörte er an Bord des Schiffes zufällig eine Unterhaltung über Joseph Henrys Erfindung des Elektromagneten. Henry war es 1831 als erstem gelungen, einen Impuls über einen eine Meile (1,6093 km) langen Draht zu senden. Der Impuls wurde von einer Batterie erzeugt und läutete am anderen Ende des Drahts eine an einem Magnetanker befestigte Glocke. Morse bekam die Idee, einen Elektromagneten zum Betrieb eines Drahttelegraphiesystems zu verwenden. Er begann, magnetische Sender und Empfänger zu entwerfen, und entwickelte 1835 seine Prototypen. 1837 gab er die Malerei völlig auf, um sich ganz seiner neuen Erfindung zu widmen. Binnen eines Jahres entwickelte er das Morsealphabet, das durch Kombinationen aus Punkten und Strichen Buchstaben und Zahlen darstellt.

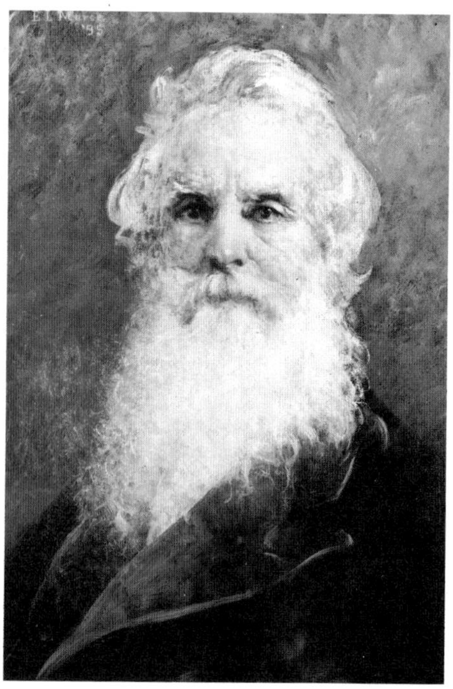

Mitte: Wenn der Funker die Taste drückt, fließt Strom von dem Elektromagneten (A) durch einen Anker (B), der einen Hebel (C) anzieht. Das Ende (E) des längeren Arms wird nach oben gedrückt und die Stahlspitze wird in die flache Rille einer Metallwalze gepreßt. Zwischen der Spitze und der Walze rollt ein Papierband (K) ab, in das die Zeichen gestanzt werden.

Unten: Morsetaste.

Mit zielstrebiger Beharrlichkeit ging Morse nun an den Bau der ersten Telegraphenfernleitung, und es gelang ihm, den Kongreß zur Unterstützung des Projekts zu bewegen. Die Leitung bestand aus Eisendraht, der an Masten mit gläsernen Isolatoren aufgehängt wurde. Sie führte über eine Strecke von fast 60 Kilometer von Baltimore nach Washington.

Die Verbreitung der Telegraphie stieß anfangs auf Widerstand, denn die Menschen befürchteten nachteilige Folgen durch die Überlandleitungen. Eine Gruppe von Farmern im Süden zerstörte eine ganze Leitung, der man die Schuld an Wetterstörungen und mehreren Mißernten gab. Dennoch spielte der Telegraph eine Schlüsselrolle bei der Erschließung des amerikanischen Westen.

Morse wurde in endlose Prozesse verwickelt, in denen er für seine Patente und gegen die Ansprüche von Konkurrenten kämpfte, bis schließlich 1854 der Oberste Gerichtshof der Vereinigten Staaten seine Patentrechte bestätigte. Daß er die Beiträge anderer zu seiner Erfindung nicht anerkannte, wird gewöhnlich als Morses schlechteste

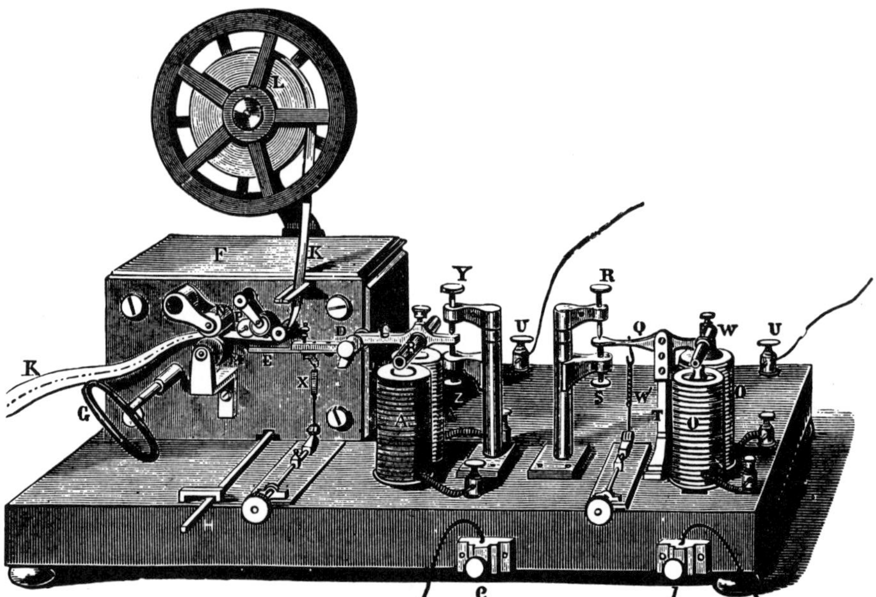

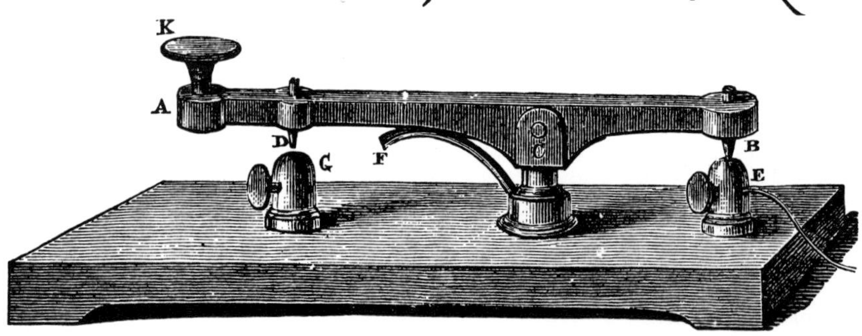

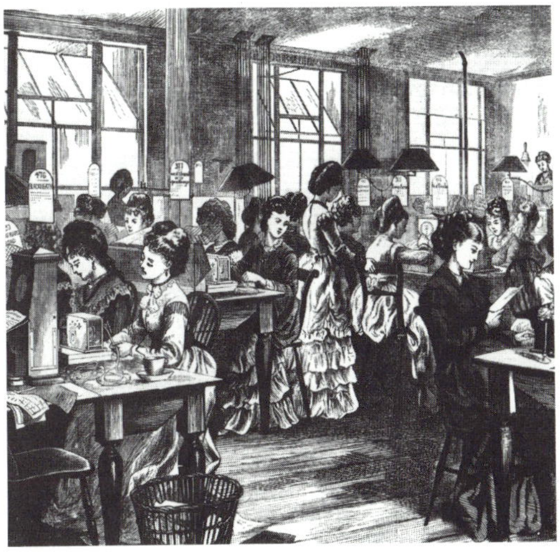

Charaktereigenschaft betrachtet. Besonders ohne das von Joseph Henry erfundene, jedoch nie patentierte Relaissystem, mit dem die Signale in bestimmten Abständen verstärkt wurden, wäre das ganze Projekt nie durchzuführen gewesen.

Die Taste, mit der die Morsezeichen übermittelt wurden, blieb in ihrer ursprünglichen Form weitgehend erhalten, während der Empfänger eine Reihe von Veränderungen erlebte, angefangen bei einer Nadel, mit der die Zeichen auf eine fortlaufende Papierrolle gestanzt wurden. Sie wurde durch eine Farbvorrichtung ersetzt und um 1855 stellte man fest, daß ausgebildete Morsefunker mit einem einfachen Kopfhörer mühelos lernen konnten, die Lautzeichen zu „lesen" und zu notieren. In Europa wurde das Morsealphabet entsprechend abgeändert, um fremdsprachige Übermittlungen im internationalen Rahmen zu ermöglichen.

Links: Das Londoner Telegraphenbüro im Jahre 1871. Innerhalb kurzer Zeit fand Morses Erfindung weite Verbreitung, wodurch Arbeitsplätze für viele Frauen geschaffen wurden.

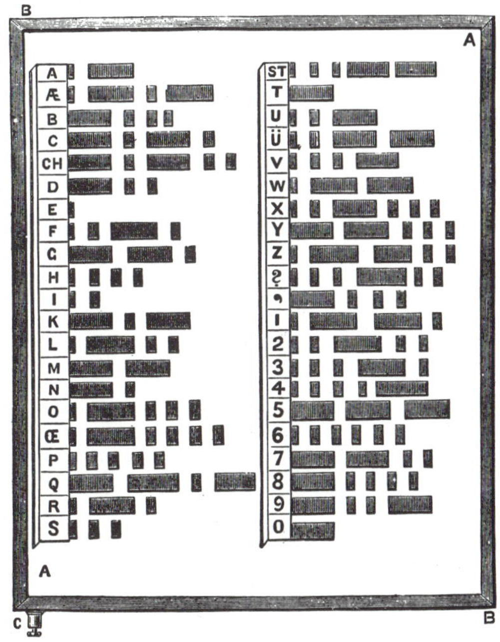

Rechts: Das Morsealphabet. Die Punkte und Striche wurden durch unterschiedlich langes Drücken der Morsetaste übermittelt. Da viele Telegraphisten damit Schwierigkeiten hatten, erfand Morse eine Sendetafel. Sie bestand aus nichtleitendem Elfenbein mit Metallstreifen, deren Länge dem Code entsprach. Sie waren mit einer darunterliegenden Metallplatte verlötet und gleich hoch wie die Elfenbeintafel. Eine Klemmschraube (C) verband das Metall mit einer Batterie. Der Telegraphist ließ einen mit dem Sendegerät verbundenen Stab über die Tafel gleiten, so daß bei jeder Berührung des Metalls ein Stromkreis hergestellt wurde.

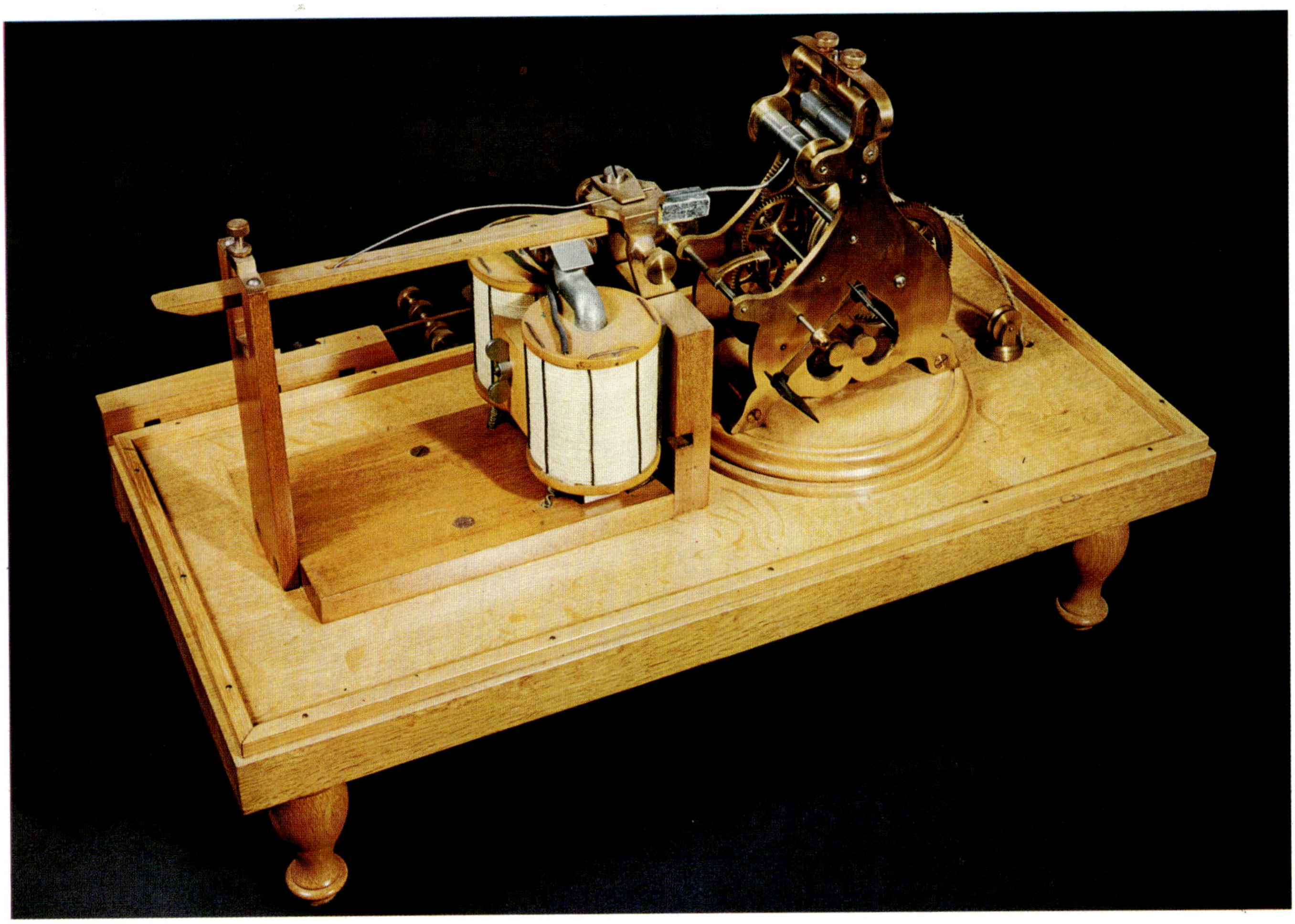

Unten: Kopie des von Morse gebauten Empfängers.

Charles Babbage
1792 – 1871

Der in England geborene Mathematiker Charles Babbage war ein produktiver Erfinder, der unter anderem den Geschwindigkeitsmesser, den Bahnräumer an Lokomotiven und einen Augenspiegel entwickelte. Die bedeutendste Leistung dieses technologischen Visionärs war der Entwurf für den ersten Digitalrechner.

Das früheste geschichtlich bekannte Rechengerät ist der Abakus, in dessen Rahmen mehrere Stangen mit beweglichen Kugeln befestigt sind. Jede Kugelreihe hat einen bestimmten numerischen Wert. Er wurde wahrscheinlich vor 5 000 Jahren in Babylon erfunden und wird noch immer von Händlern und Ladenbesitzern im Nahen und Fernen Osten benutzt. Kenner können mit dem Abakus komplizierte Additionen mit erstaunlicher Geschwindigkeit durchführen.

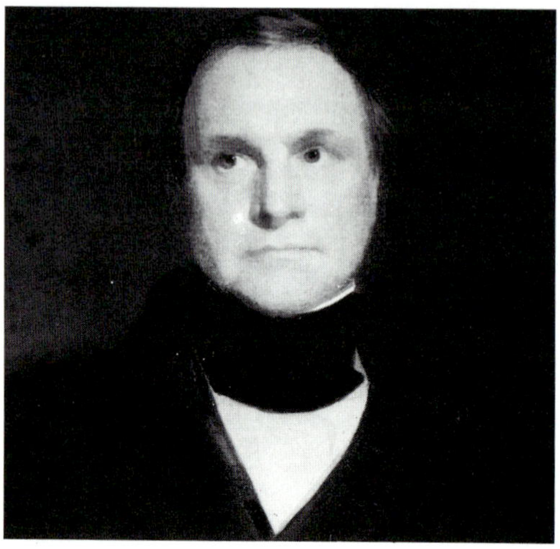

1642 baute der französische Mathematiker und Philosoph Blaise Pascal die erste Additions- und Subtraktionsmaschine. Eine Maschine, die auch multiplizieren und dividieren konnte, wurde 1694 von Gottfried Wilhelm von Leibniz entwickelt. Sie war jedoch für den allgemeinen Gebrauch noch zu unzuverlässig.

Babbage stammte aus einer wohlhabenden Familie und studierte in Cambridge. Er schloß sich einer Gruppe junger Wissenschaftler an, die die Auffassung vertraten, daß die Wissenschaft in England sowohl von der Regierung als auch von den Bildungsinstitutionen vernachlässigt wurde. Mathematik lehrte man an den Universitäten immer noch in strikter Anlehnung an Newton, und die Leistungen der jungen Mathematikergeneration Europas wurden weitgehend ignoriert.

1830 veröffentlichte Babbage seine *Reflexionen über den Niedergang der Wissenschaft in England.* Sie enthielten einen Angriff auf die Royal Society, die er mit ihrer begrenzten Mitgliederzahl für zu selbstzufrieden hielt. Im nächsten Jahr beteiligte er sich an der Gründung der British Association for the Advancement of Science (Britische Gesellschaft zur Förderung der Wissenschaft), die schnell zum Forum fortschrittlicher und kontroverser Debatten auf allen Wissenschaftsgebieten wurde. Sie brachte wesentliche Impulse für die Forschung und förderte den akademischen Status der Wissenschaft.

Babbage widmete sich jahrelang dem Problem der Rechenmaschinen. 1823 begann er eine Rechenmaschine mit einer Kapazität von 20 Dezimalstellen zu bauen und 1834 war seine Idee einer „Analytischen Maschine“ ausgereift. Babbage erkannte, daß sich mit Lochkarten, wie sie von Joseph-Marie Jacquard entwickelt worden waren, um komplizierte Muster in seine Seidenwebstühle einzugeben, auch Anweisungen für komplizierte

Unten: Babbages „Analytische Maschine“, der Vorläufer der modernen Rechner und Computer. Die Daten wurden in säulenförmig angeordneten Rädern gespeichert. Jedes Rad konnte in 10 verschiedene Stellungen gebracht werden. Jede Stellung entsprach einer Dezimalstelle. Die Maschine wurde mit einer Serie von Lochkarten programmiert. Indem ein Hebel vor und zurück bewegt wurde, konnten numerische Probleme von dem Rädersystem gespeichert werden.

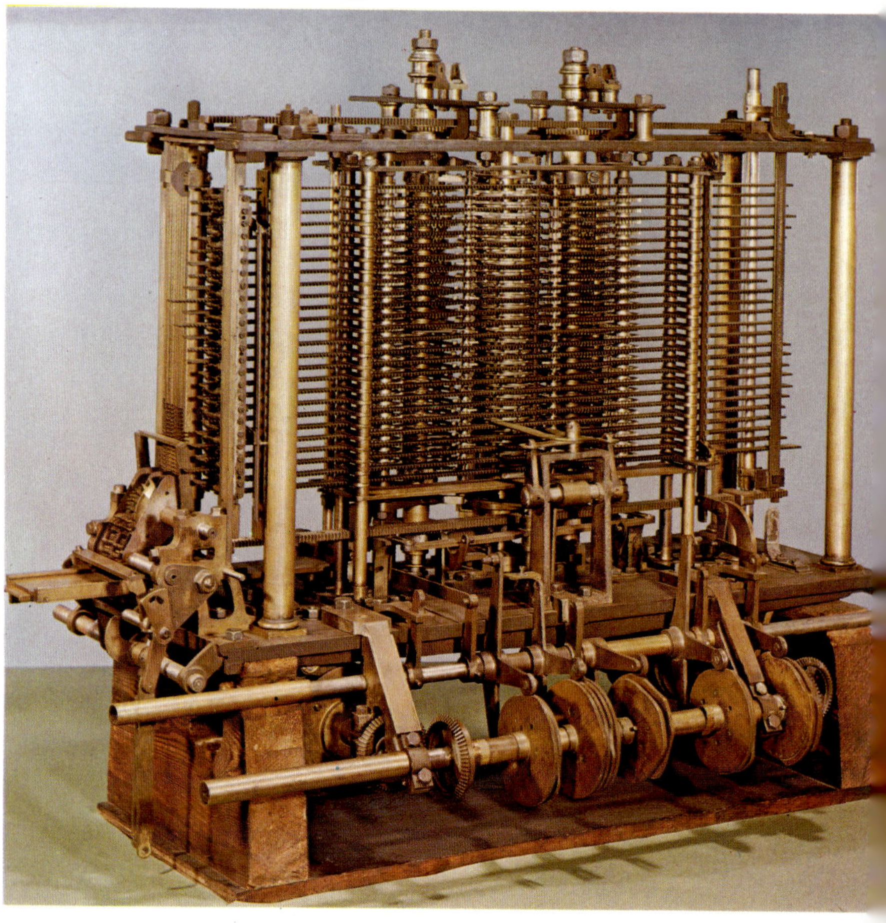

mathematische und algebraische Probleme in eine Rechenmaschine eingeben lassen müßten. Diese konnte dann die Ergebnisse schneller und genauer errechnen als ein nur auf sich selbst gestellter Mensch.

Er hatte eine Rechenmaschine vor Augen, die Daten speicherte, Ergebnisse und Daten ausdruckte, wenn sie abgerufen wurden. Sie sollte auch ihr eigenes Programm und dementsprechend die Lösungsdaten selbst modifizieren können. Babbage widmete die letzten 37 Jahre seines Lebens zum großen Teil der Aufgabe, eine solche Rechenmaschine zu entwickeln. Sie erwies sich als ungeheuer kompliziert und erforderte ein Übermaß an Feinarbeit. Babbages Forschung wurde ursprünglich mit öffentlichen Geldern gefördert, aber die Regierung entzog ihm 1842 die Unterstützung, und er mußte mit eigenen Mitteln nach besten Kräften weitermachen.

Unten: Computer, die dazu benutzt werden, die komplizierte Buchung von Flügen zu vereinfachen. Dieses Bild zeigt das Buchungsbüro der British European Airways, wo Uniset-Maschinen die Buchungen für den Leitcomputer aufzeichnen.

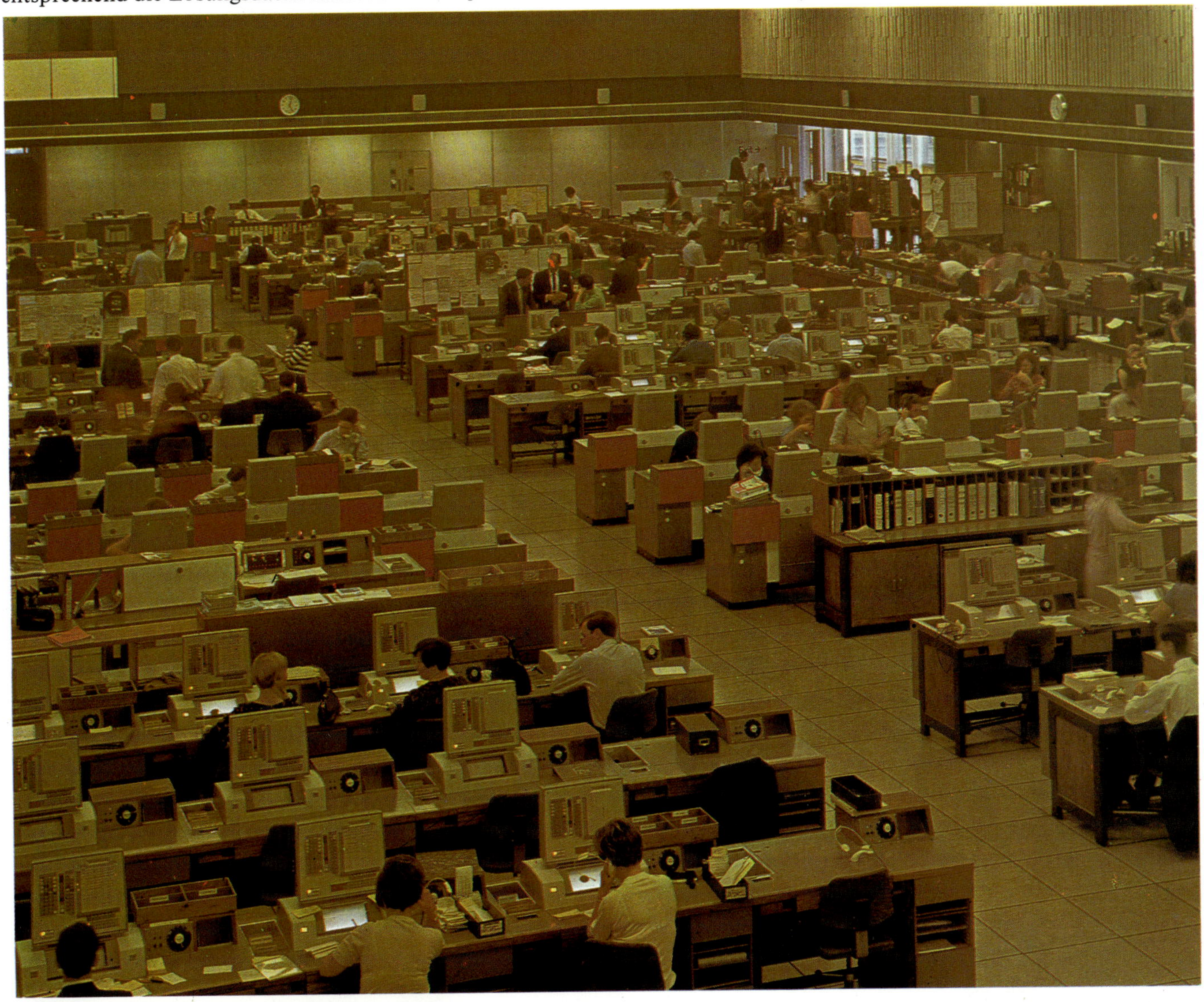

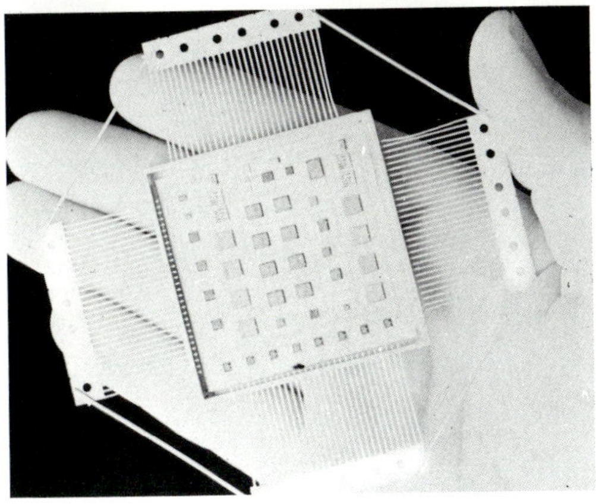

Links: Ein Mikrocomputer. Die heutigen Computer erinnern kaum noch an die sperrige „Analytische Maschine". Die Verkleinerung elektronischer Elemente und Kreise in den frühen sechziger Jahren ermöglichte den Bau von Mikrocomputern. Mit zunehmender Verwendung von winzigen Silikon-Chips hat die Verkleinerung der Schaltkreise einen Grad erreicht, der sogar den abgebildeten Computer vergleichsweise groß erscheinen läßt.

Am Ende seines Lebens war Babbage verbittert über die mangelnde Anerkennung der Bedeutung seiner Arbeit und enttäuscht, daß es ihm nicht gelang, seine Vorstellungen zu verwirklichen. Das mechanische System von Rädern, Zahnrädern, Drähten, Hebeln und Nocken in seinen Versuchsmodellen hätte jedoch niemals die erforderliche Verbindung von Genauigkeit und Flexibilität erreichen können, um die wissenschaftlichen Probleme zu lösen, die Babbage im Auge hatte. Aber die Entwicklung der Elektronik während des II. Weltkriegs, die den Computer möglich machte, gab ihm schließlich recht.

Joseph Henry
1797 – 1878

Das Lebenswerk des produktiven und tatkräftigen amerikanischen Wissenschaftlers Joseph Henry brachte eine Fülle von Erfindungen und Entdeckungen. Seine bedeutendsten Leistungen waren der erste funktionstüchtige Elektromagnet (der zu einem elementaren elektrischen Telegraphen führte), die Konstruktion des ersten Elektromotors und die Entdeckung der „Selbstinduktion“,

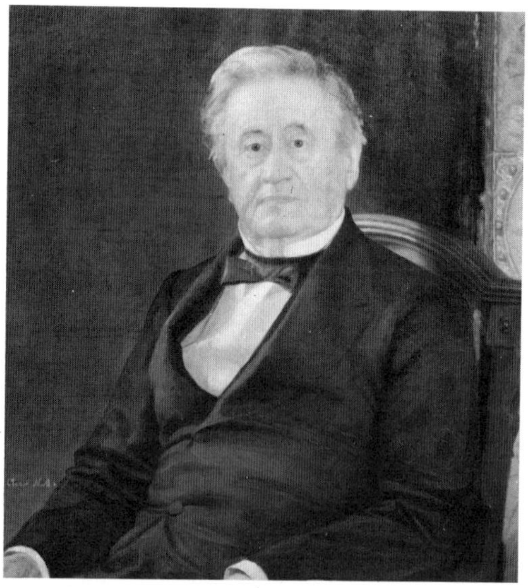

die von überragender Bedeutung bei der Planung elektrischer Stromkreise war.

Henry begann an der Akademie von Albany Medizin zu studieren, wechselte aber zu den Ingenieurwissenschaften über. Kurz nach seinem Examen wurde er an der gleichen Akademie Dozent für Naturwissenschaften und Mathematik. Zu dieser Zeit interessierte sich Henry vor allem für die in Europa gemachten Entdeckungen auf dem Gebiet der Elektrizität und des Magnetismus, besonders für die Bemühungen, Elektromagneten zu bauen, indem man stromführenden Draht um einen Eisenkern wickelte. 1829 machte sich Henry daran, die europäischen Konstruktionen zu verbessern. Er erkannte, daß die Stärke eines Magneten von der Anzahl der Drahtwicklungen abhängig ist. Ihm kam der Gedanke, den Draht mit Fäden aus Seidenunterröcken seiner Frau zu isolieren, um so eine große Zahl von Windungen zu ermöglichen und zugleich einen Kurzschluß zu vermeiden. Die Resultate waren aufsehenerregend. Der stärkste europäische Magnet konnte knapp 9 Pfund anheben, Henrys dagegen über 2 000!

Ihm war klar, daß der praktische Nutzen von Elektromagneten nicht nur in ihrer Kraft lag. und er untersuchte die Möglichkeit, sie zur Nachrichtenübermittlung über große Entfernungen zu verwenden. Sein Plan war, einen kleinen Elektromagneten durch über eine Meile lange Drähte mit einer Batterie zu verbinden, wo dann ein Mann den Stromkreis schließen und unterbrechen und so den Magneten ein- und ausschalten konnte. Damit ließ sich der Rhythmus bestimmen, in dem der Magnet eine Metallstange anzog und abstieß und auf diese Weise Nachrichten in einem Zeichencode übermittelte. Henry machte sich

Unten: Charles Wheatstones Ziffernempfänger. Samuel Morse und Henry führten einen erbitterten Rechtsstreit um die Urheberschaft des elektrischen Telegraphen. Wheatstone wurde auch mit hineingezogen, da er 1837 einen Nadeltelegraphen erfunden hatte.

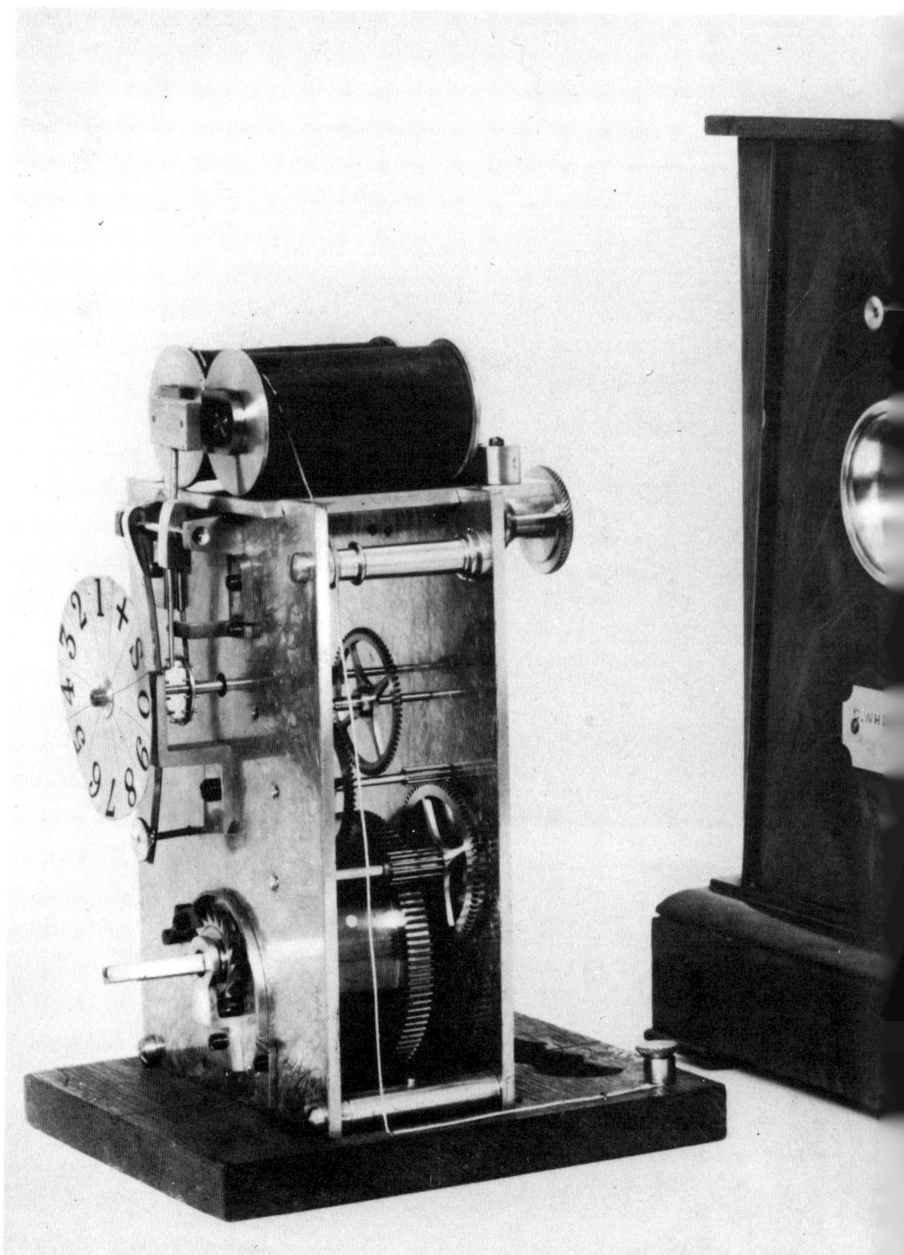

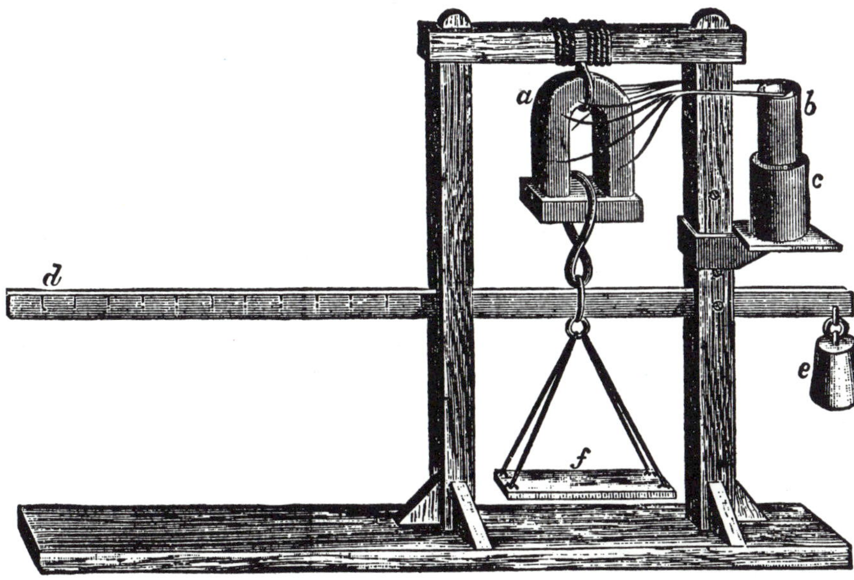

bald daran, seine Idee zu verwirklichen, und hatte 1831 den ersten elektrischen Telegraphen fertiggestellt. Da er jedoch glaubte, daß wissenschaftliche Entdeckungen der ganzen Menschheit gehören, ließ er seine Erfindung nicht patentieren. 1844 baute dann Samuel Morse mit Henrys Hilfe den ersten patentierten Telegraphen.

Eine weitere bedeutende Entdeckung Henrys war die Selbstinduktion. 1830 beschrieb er in einer Abhandlung, wie elektrischer Strom in einer Spule nicht nur Spannung in einer anderen, sondern auch in ihr selbst induzieren kann. Die gesamte Spannung in einer Spule ist daher eine Kombination aus ursprünglicher und selbstinduzierter. Diese Entdeckung war von größter Bedeutung für die Planung elektrischer Stromkreise, besonders für die, bei denen es auf eine bestimmte, konstante Spannung ankommt.

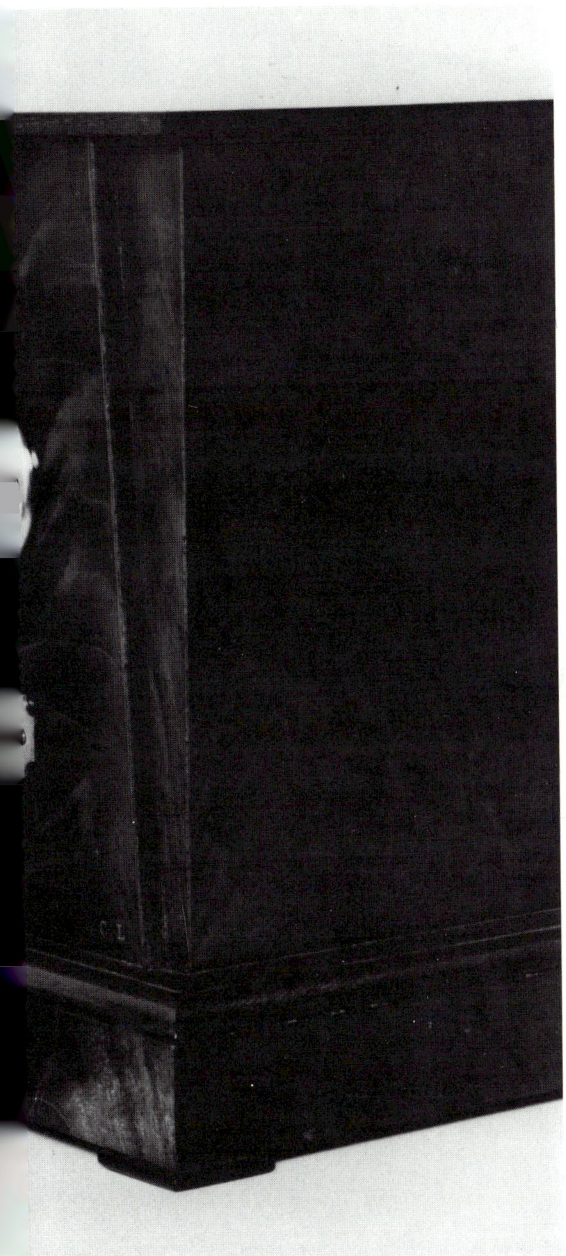

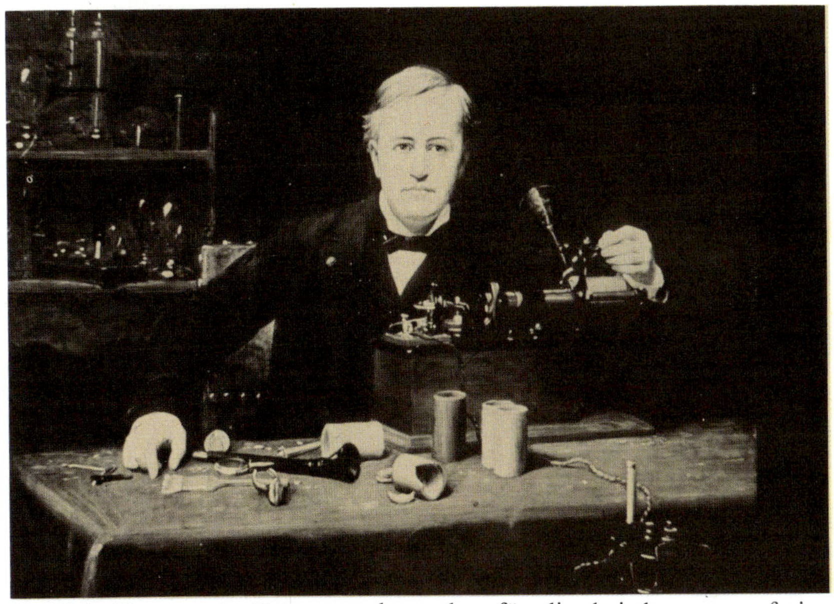

Oben links: Henrys starker Elektromagnet, der ein Gewicht von einer Tonne heben konnte. Der Hufeisenmagnet (a) war mit vielen Lagen von isoliertem Draht umwickelt, dessen Enden mit dem galvanischen Element der Batterie verlötet waren. Diese enthielt auch einen Behälter mit verdünnter Säure (c), der auf einem beweglichen Träger stand. Der Strom der Batterie machte das Hufeisen magnetisch, so daß es eine Vorrichtung tragen konnte, an der eine Waage (f) hing.

Oben rechts: Samuel Morse. Henrys elektromagnetischer Telegraph kam Morse um 6 Jahre zuvor.

Ungefähr zur gleichen Zeit entwarf Henry auf der Grundlage der damaligen Kenntnisse über Elektrizität und Magnetismus den ersten praktisch verwendbaren Elektromotor. Er war das erste Beispiel der Umwandlung elektrischer in mechanische Energie und revolutionierte den Alltag. Henrys Motor wird heute als Antrieb in unzähligen modernen Geräten wie Kühlschränken, Staubsaugern und Elektrorasierern verwandt.

Henry widmete sein ganzes Leben der Wissenschaft und setzte sich dafür ein, sie in den Dienst der Gesellschaft zu stellen. 1846 wurde er zum ersten Sekretär der neugegründeten Smithsonian Institution gewählt und erwies sich als glänzender Administrator. Er nutzte seinen Einfluß, um mit Hilfe des Morsetelegraphen die Wetterberichte aus dem ganzen Land zu erfassen, ein System, auf das sich der heutige Wetterdienst der USA gründet.

William Henry Fox Talbot

1800 – 1877

Von William Fox Talbot stammen die beiden bedeutendsten Weiterentwicklungen der Photographie — die Methode, positive Abzüge von Negativen herzustellen, und die Entwicklung eines „latenten Bildes“ auf einer lichtempfindlichen Oberfläche. Diese Entdeckungen revolutionierten die Photographie. Ein Motiv konnte sofort und exakt abgebildet und beliebig oft reproduziert werden.

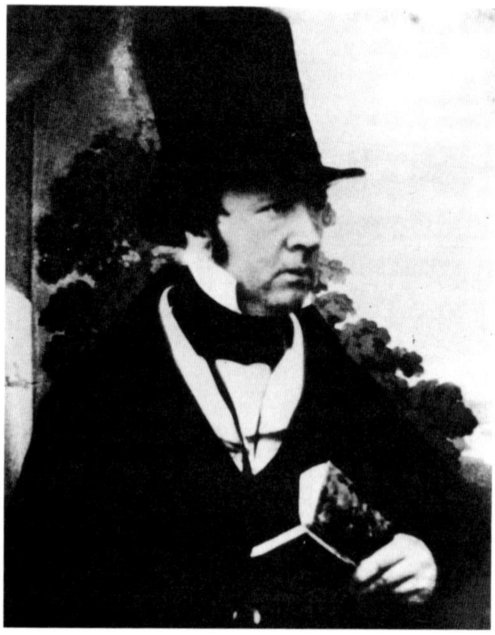

Fox Talbot studierte Naturwissenschaften an der Universität Cambridge. Seine Versuche, Bilder festzuhalten, begann er mit einer Camera obscura. Er benutzte Papier, das er durch abwechselndes Eintauchen in Silbernitrat- und Natriumchlorid-(Kochsalz-)Lösungen lichtempfindlich machte. Das Papier wurde mit Silberchlorid imprägniert, das an den Stellen, die dem Licht ausgesetzt waren, dunkel und hart wurde. Die in die Kamera gelangende Lichtmenge hing von dem Gegenstand ab, auf den die Linse gerichtet wurde. Je dunkler eine Stelle war, desto weniger Licht drang durch und infolgedessen wurde das lichtempfindliche Papier weniger geschwärzt. Wenn das unbelichtete Silberchlorid mit einer konzentrierten Salzlösung abgewaschen wurde, entstand ein negatives Bild. Von dem Negativ konnten nun beliebige Mengen von Abzügen hergestellt werden, indem man es auf anderes lichtempfindliches Papier legte und starkem Licht aussetzte.

Die Resultate waren nicht zufriedenstellend, und die Belichtungsdauer betrug 20 Minuten. Aber 1835 verfügte Fox Talbot über ein funktionierendes System für „photogenisches Zeichnen“, wie er es nannte. 1839 erreichten ihn Gerüchte über Daguerres Versuche, und er beeilte sich, seine Erfindung bekanntzumachen und sie patentieren zu lassen. 1840 entdeckte er das Prinzip des „latenten Bildes“, als er darauf stieß, daß sich ein zunächst unsichtbares Bild mit viel kürzerer Belichtungszeit aufnehmen ließ. Das Negativ konnte dann in einem Bad mit einer chemischen Lösung „entwickelt“ werden.

Rechts: Lacock Abbey, Familiensitz der Fox Talbots, beherbergt heute das Fox Talbot Museum.

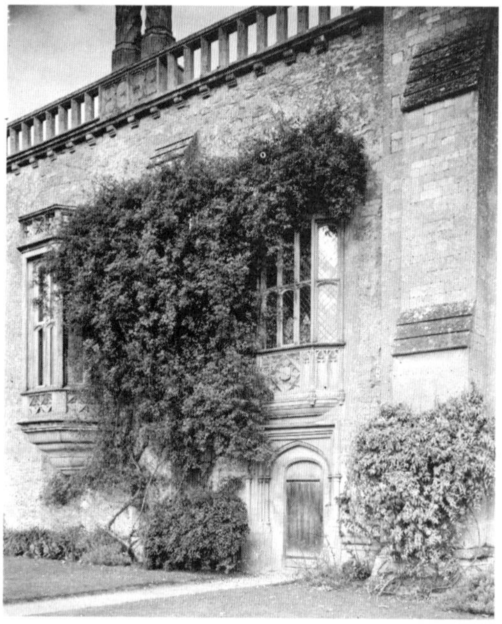

Unten: Das Erkerfenster in Lacock Abbey, von Fox Talbot 1835 photographiert. Dieser Abzug stammt von dem ältesten existierenden Negativ. Das Papier, mit dem das Negativbild aufgenommen wurde, wurde zuerst in Natriumchlorid- und Silbernitratlösungen getaucht, um das Silberchlorid in den Fasern auszufällen. Zwanzig Minuten Belichtungszeit waren erforderlich.

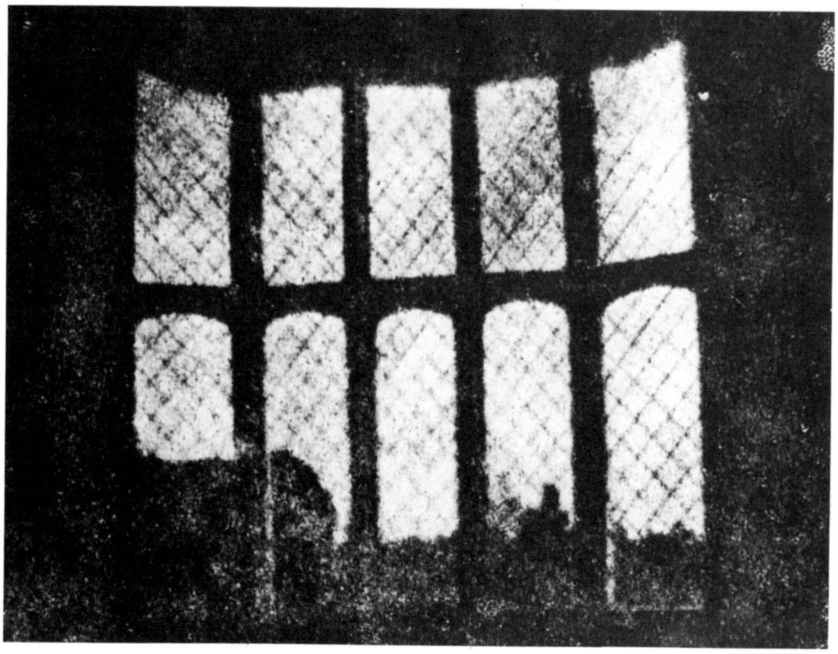

Fox Talbot nannte das Endprodukt seines Verfahrens „Kalotypie". Zwischen 1844 und 1846 veröffentlichte er in sechs Teilen das erste mit Photographien illustrierte Buch. Leider wußte er damals noch nicht, wie wichtig es ist, alle Spuren des Fixierbads abzuwaschen, und daher verblaßten seine Kalotypien binnen weniger Jahre.

Fox Talbot machte 1851 auch die erste Blitzlichtaufnahme, wobei er eine Leidener Flasche benutzte, um einen Funken zu erzeugen.

Die nächste bedeutende Weiterentwicklung der Photographie war das Naß-Kollodium-Verfahren, das bei gutem Licht fast schon Momentaufnahmen ermöglichte. Es stammte von dem englischen Silberschmied und Porträtbildhauer Frederick Scott Archer,

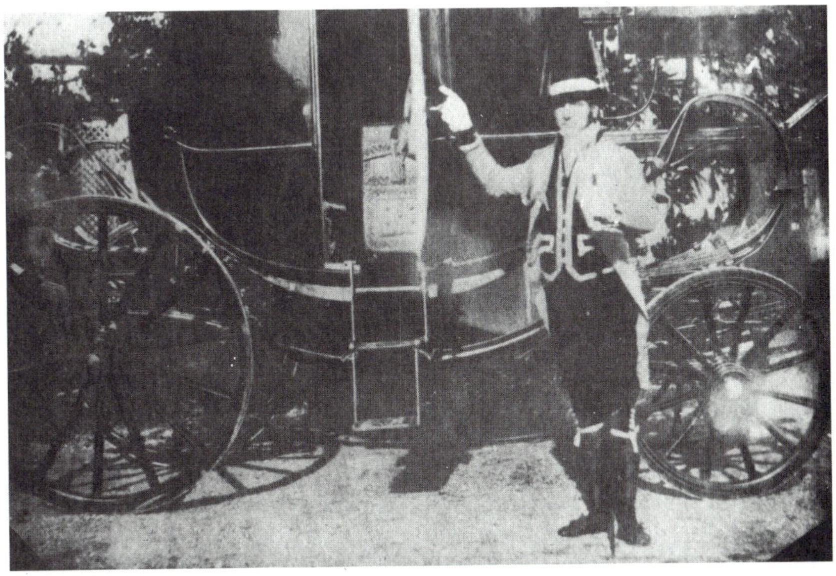

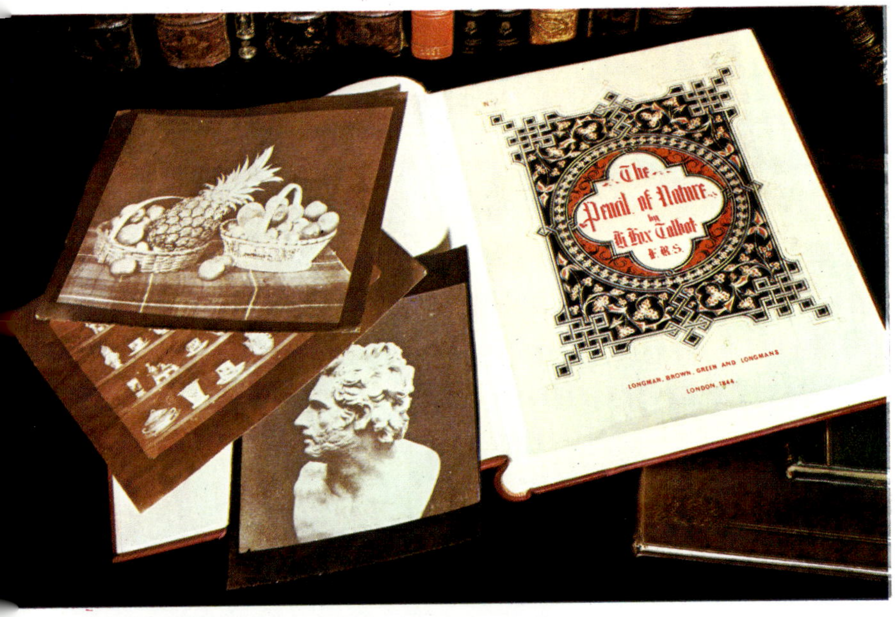

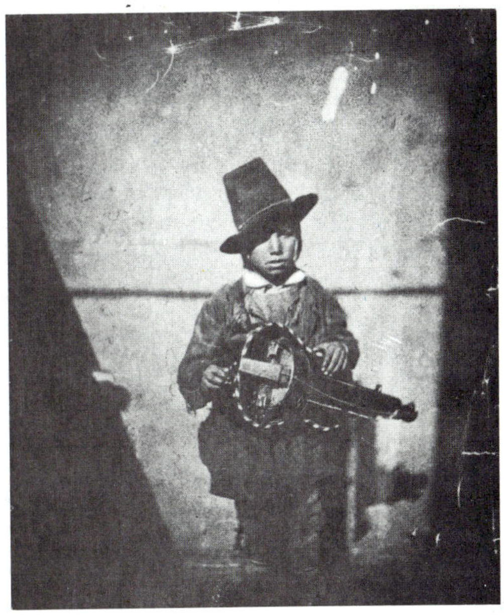

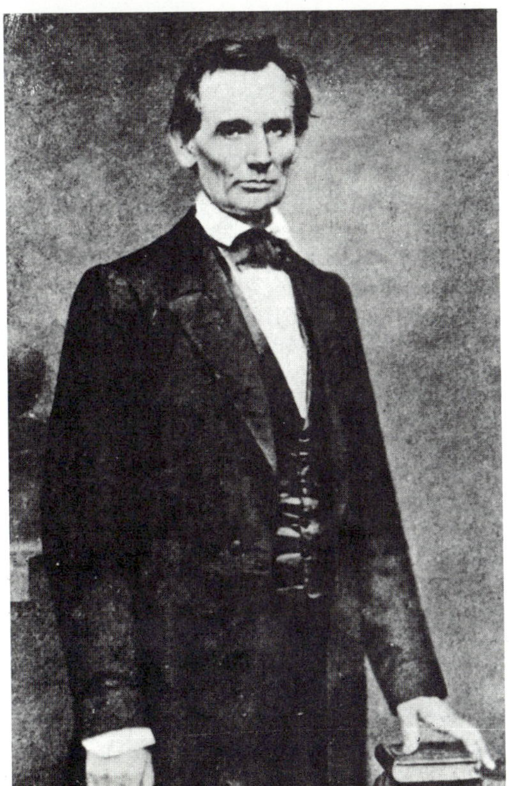

Oben rechts: Kalotypie des Kutschers von Lacock Abbey, von Fox Talbot 1840 aufgenommen. Die Entdeckung des latenten Bildes und des Entwickelns ermöglichte eine drastische Reduzierung der Belichtungszeit — in diesem Fall auf drei Minuten.

Oben links: *Der Pinsel der Natur,* das erste Buch, in dem Photographien als Illustrationen verwandt wurden. Da die Fixierlösung nicht völlig ausgewaschen worden war, verblaßten die Kalotypien bald.

Oben rechts: Kalotypie eines Jungen mit einem Leierkasten.

Links: Naßplattenphotographie von Abraham Lincoln, aufgenommen von Matthew Brady.

der versucht hatte, Fox Talbots Kalotypie in seinem Beruf zu verwenden. Er erkannte schnell, daß ein vollständig transparentes Negativ enorme Vorteile hatte, und es gelang ihm, eine Glasplatte mit einer Kollodium-Lösung lichtempfindlich zu machen. Archer veröffentlichte seine Entdeckung 1851.

Die bei diesem Verfahren hergestellten Abzüge waren qualitativ hervorragend. Der Nachteil war, daß die Platten naß belichtet und entwickelt werden mußten und daher immer eine vollständig eingerichtete Dunkelkammer in der Nähe sein mußte.

Naßplattenphotographie war bis in die erste Hälfte des 20. Jahrhunderts gebräuchlich, sie wurde besonders dann verwandt, wenn es auf hervorragende Druckqualität ankam. Parallel dazu wurde die Trockenplattenphotographie entwickelt, die 1871 aufkam und in den folgenden Jahren beträchtlich verbessert wurde.

Friedrich Wöhler
1800 – 1882

Die eher beiläufige Entdeckung des deutschen Wissenschaftlers Friedrich Wöhler, daß sich Harnstoff, ein organisches Produkt, synthetisch herstellen ließ, war einer der wichtigsten Beiträge zur Revolutionierung der gesamten organischen und anorganischen Chemie.

Friedrich Wöhler wurde in Aschersheim geboren und entschied sich nach abgeschlossenem Medizinstudium in Marburg für die Chemie, der sein Hauptinteresse galt. 1823 ging er nach Stockholm, um dort ein Jahr bei dem schwedischen Chemiker Jöns Jacob Berzelius zu arbeiten.

Berzelius war damals einer der führenden und angesehensten experimentellen Chemiker Europas. Er begründete die Elementaranalyse, führte die chemische „Zeichensprache" ein, entdeckte mehrere Elemente und entwickelte eine Reihe von Laborverfahren und Instrumenten, die heute noch allgemein benutzt werden.

1825 kehrte Wöhler nach Deutschland zurück, wo er einen Lehrauftrag in Berlin annahm. Er befaßte sich auch weiterhin mit Experimenten und machte 1828 eine Entdeckung, die ihn zunächst verwirrte. Nachdem er eine Ammoniumcyanatverbindung im Reagenzröhrchen erhitzt hatte, stellte er fest, daß sich die anorganische chemische Substanz in Harnstoff, die wichtigste organische Verbindung des Urins, verwandelt hatte.

Wie alle Chemiker seiner Generation ging Wöhler von der Lehre des „Vitalismus" aus, die eine physikalische Deutung des Lebens ablehnt und statt dessen ein unstoffliches Prinzip oder eine Grundkraft des Lebens annimmt, die allem Lebendigen innewohnt. Wöhlers Entdeckung stellte diese Lehre grundsätzlich in Frage und gab anderen Wissenschaftlern den Anstoß, eine große Zahl organischer Verbindungen synthetisch herzustellen. Der Vitalismus wurde schließlich ersetzt durch die neue Chemie, nach der grundlegende Gesetze gleichermaßen für organische und anorganische Substanzen gelten.

1832 starb Wöhlers Frau. Danach begann er zusammen mit Justus von Liebig in dessen Gießener Laboratorium zu arbeiten, das für die systematische Ausbildung in den Methoden der Forschung berühmt war. Trotz ihrer gegensätzlichen Charaktere kam es zu einer fruchtbaren Zusammenarbeit zwischen den beiden Wissenschaftlern.

Ihr hauptsächlicher Forschungsgegenstand war die Molekularstruktur und die Atom-

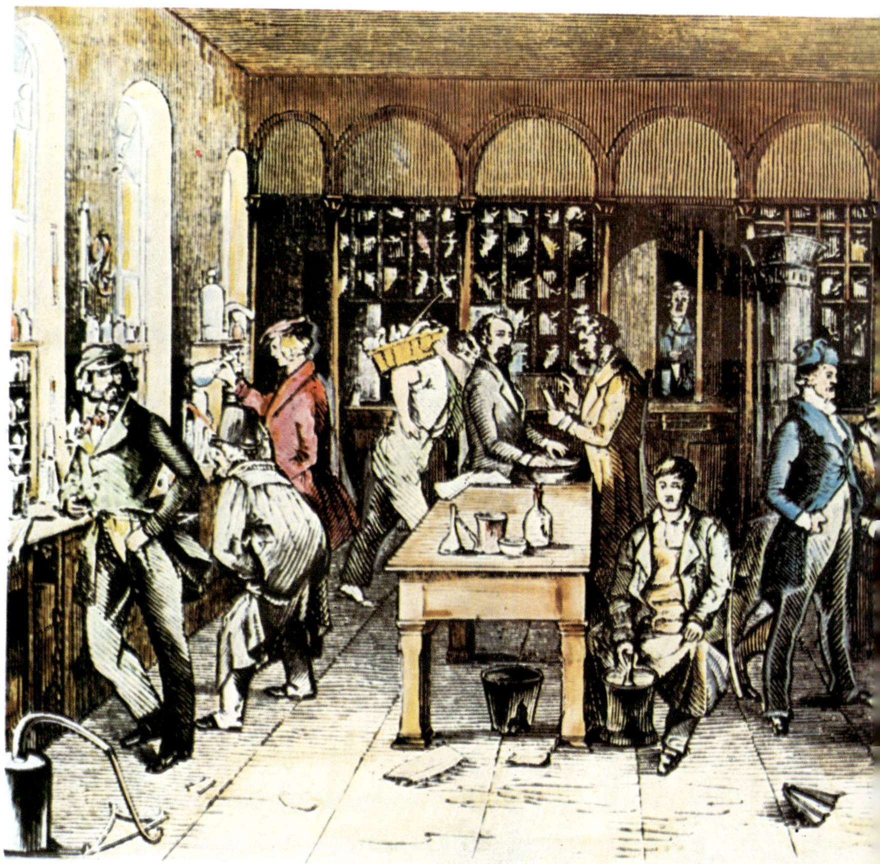

Unten rechts: Justus von Liebig in seinem Laboratorium (1845). Liebig und Friedrich Wöhler arbeiteten zusammen an der Analyse und Synthese vieler organischer chemischer Substanzen.

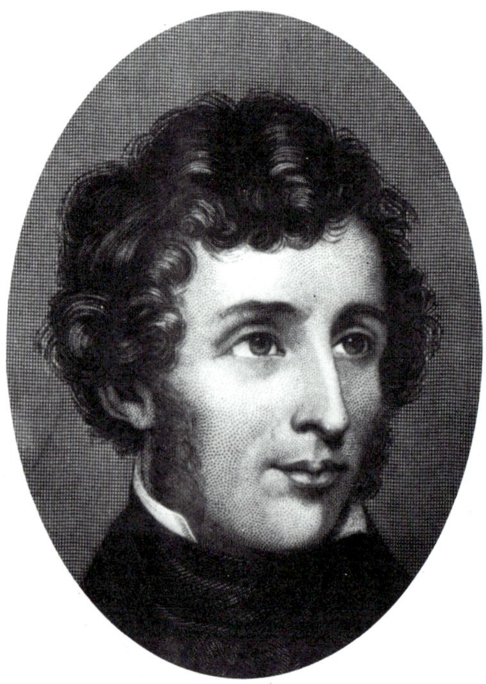

Links: Ein frühes Porträt von Friedrich Wöhler.

kombinationen, aus denen ein Molekül besteht. Sie hatten sich schon früher, im Jahre 1824, kennengelernt, als Liebig über die explosive Verbindung Silberfulminat und Wöhler über die nichtexplosive Verbindung Silbercyanat arbeitete. Diese beiden unterschiedlichen Verbindungen enthielten die gleichen Elemente in gleichen Proportionen. Diese Entdeckung führte zu der Erkenntnis, daß die räumliche Anordnung der Atome in Molekülen ausschlaggebend für die Art der Substanz und ihre Eigenschaften ist. Berzelius entwickelte, ausgehend von dieser Arbeit, den Begriff der Isomerie: verschiedene Verbindungen gleicher Zusammensetzung mit unterschiedlichen chemischen Eigenschaften, die auf die unterschiedliche Anordnung der Atome im Molekül zurückgehen.

Eine andere wichtige Untersuchung Wöhlers und Liebigs betraf das Bittermandelöl (Benzaldehyd). Sie fanden heraus, daß die grundlegende Atomgruppe unverändert erhalten blieb, auch wenn das Öl eine ganze Reihe chemischer Reaktionen durchlief. Solche Atomgruppen nannten sie Radikale. Die Theorie der Radikale stellte den ersten Versuch dar, organische chemische Reaktionen zu erklären.

Von 1836 bis zu seinem Tode war Wöhler Professor für Chemie an der Universität Göttingen. Er fand 1845 ein Verfahren, reines Aluminium zu gewinnen, was den Beginn der Leichtmetalltechnik bedeutete. Die Chemie hat ihm viel zu verdanken, als Forscher wie als Lehrer, der die nachfolgende Wissenschaftlergeneration entscheidend prägte.

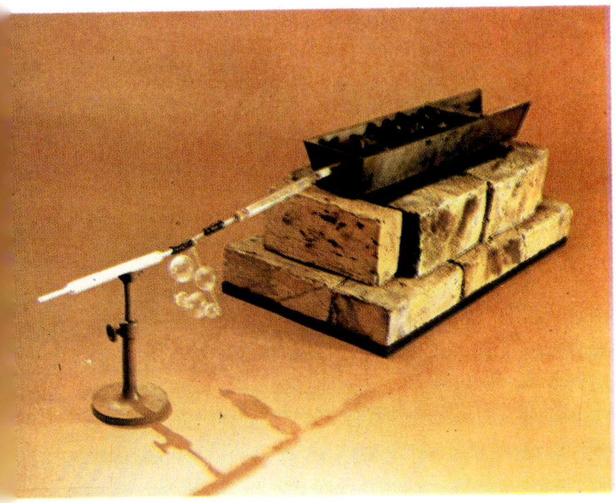

Links: Liebigs Ofen für die Elementaranalyse mit den Absorptionsgefäßen für Wasser und Kohlendioxid.

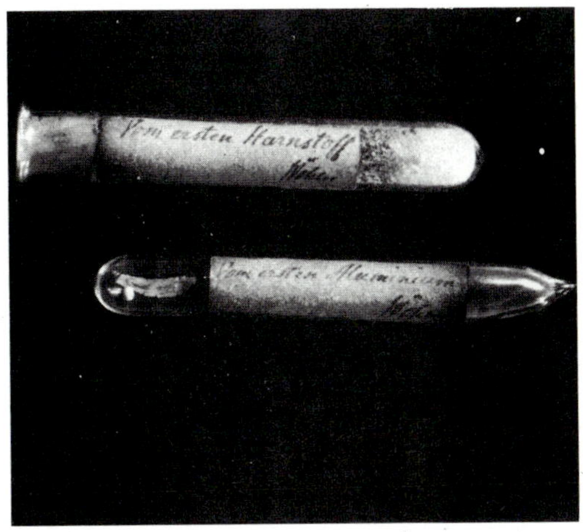

Rechts: Zwei Entdeckungen Wöhlers: synthetisch hergestellter Harnstoff (oben) und reines Aluminium (unten).

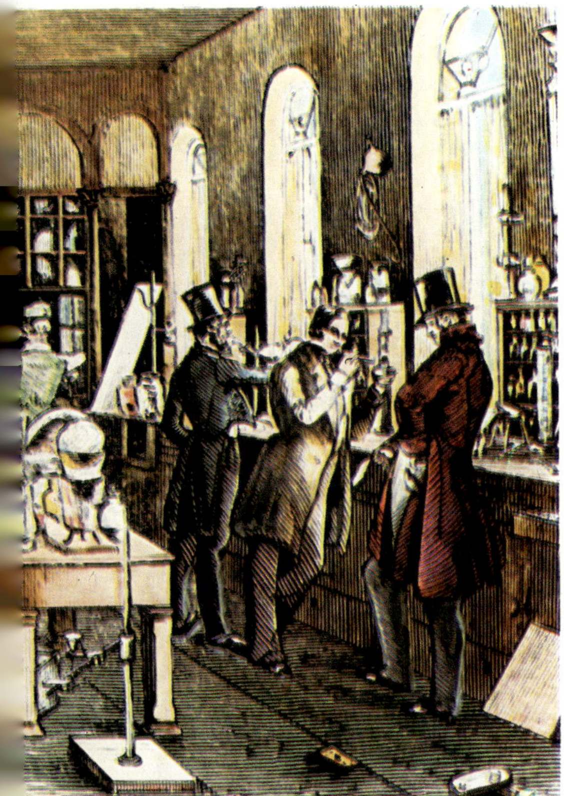

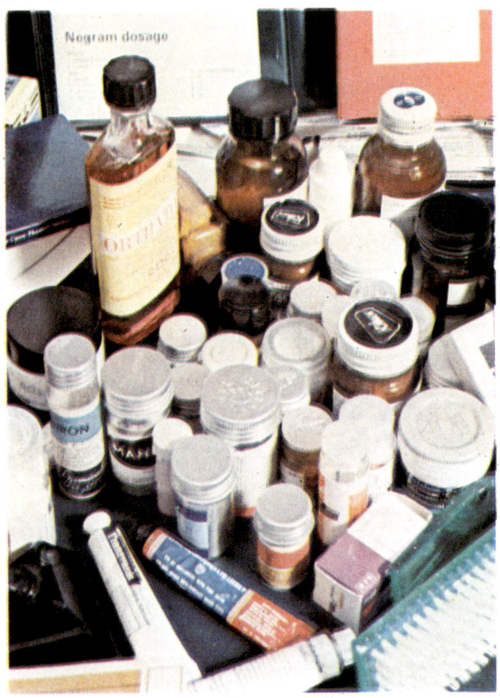

Rechts: Eine Auswahl moderner Arzneimittel — synthetische organische Chemikalien. Die pharmazeutische Industrie war eine von vielen bedeutenden Folgeentwicklungen von Wöhlers Entdeckung, daß eine organische Verbindung in einem Labor synthetisch hergestellt werden kann.

Christian Johann Doppler
1803 – 1853

Der österreichische Mathematiker und Physiker Christian Doppler entdeckte als erster, wie sich durch die Bewegung einer Schallquelle die Tonhöhe eines Geräuschs verändert, die ein Beobachter wahrnimmt.

Doppler wurde in Salzburg geboren. Da er trotz seiner hervorragenden Fähigkeiten keine Anstellung fand, beschloß er, in die Vereinigten Staaten auszuwandern. Wenige Tage vor seiner Abreise wurde ihm ein Lehrstuhl für Mathematik an der Universität Prag angeboten. Er akzeptierte sofort.

In Prag interessierte sich Doppler für die Ursache eines allgemein bekannten, aber rätselhaften Phänomens, das die Schallwellen betraf. Seit vielen Jahren war bekannt, daß ein Beobachter die Tonlage einer Schallquelle als höher empfindet, wenn diese sich ihm nähert, und als tiefer, wenn sie sich von ihm entfernt. Zum Beispiel erscheint der Ton einer Autohupe, wenn sich das Kraftfahrzeug einem stillstehenden Beobachter nähert, höher, als wenn es steht, tiefer, wenn es sich entfernt; im Augenblick des Vorbeifahrens findet ein Umschlag der Tonhöhe statt.

Doppler brachte zuerst eine qualitative Erklärung. Eine stationäre Schallquelle, sagte er, kann man sich als Mittelpunkt einer Folge von kugelförmigen Schallwellen vorstellen, die sich von ihr fortbewegen. Der Abstand zwischen den Wellen bestimmt die Tonhöhe. Wenn sich die Schallquelle bewegt, verdichtet sich die Abfolge der Schallwellen vor ihr, entsprechend ihrer Geschwindigkeit. Bei den Wellen hinter ihr ist es umgekehrt, die Abstände zwischen ihnen nehmen zu, je weiter sie sich entfernt. Da die Schallwellen vor der Schallquelle in kürzeren Abständen das Ohr des Beobachters erreichen, empfindet er die Tonlage höher als bei den dahinter folgenden.

Als Doppler 1842 die theoretische Grundlage für den nach ihm benannten Effekt geliefert hatte, wollte er sie durch holländi-

Unten: Prag im 19. Jahrhundert. Während seiner Zeit als Mathematik-Professor an der Prager Universität stellte Doppler seine bedeutenden Untersuchungen über Schallwellen an und entdeckte den nach ihm benannten Effekt.

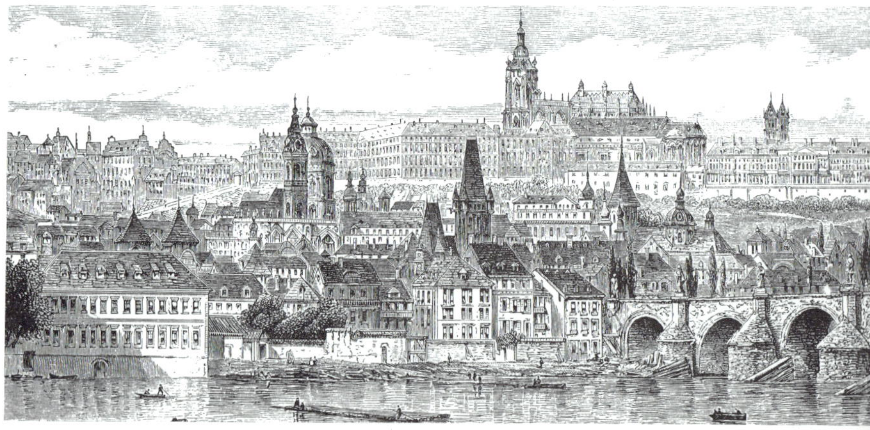

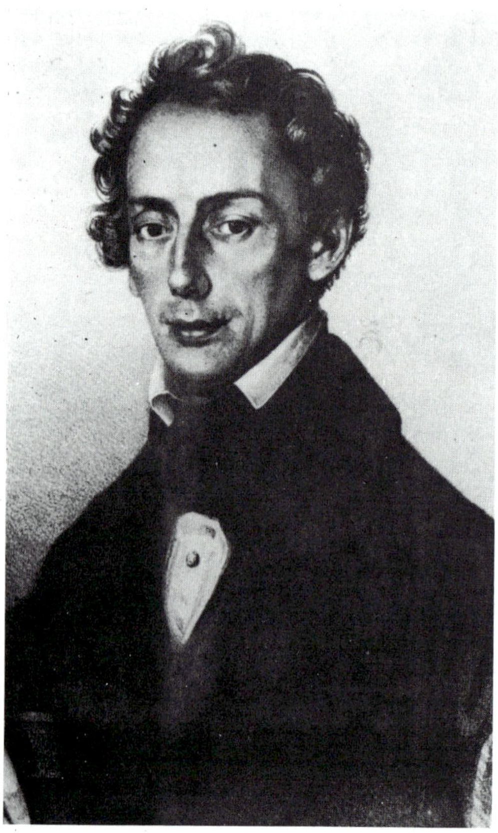

Rechts: Der Dopplereffekt wird dazu benutzt, die Bewegung von Körpern im Weltall im Verhältnis zur Erde zu bestimmen. Die Wellenlänge eines sich bewegenden Lichts wird bei Annäherung verkürzt, bei Entfernung verlängert. Wird das Licht eines Himmelskörpers durch ein Prisma betrachtet und weist es eine Rotverschiebung auf, so bedeutet das, daß die Lichtquelle sich entfernt; bei einer Violettverschiebung nähert sie sich. A: Eine Lichtquelle, die sich mit gleicher Geschwindigkeit wie die Erde bewegt; die Spektrallinien befinden sich in normaler Position. B: Die Lichtquelle nähert sich der Erde; die Spektrallinien weisen eine Violettverschiebung auf. C: Die Lichtquelle entfernt sich von der Erde; die Spektrallinien weisen eine Rotverschiebung auf.

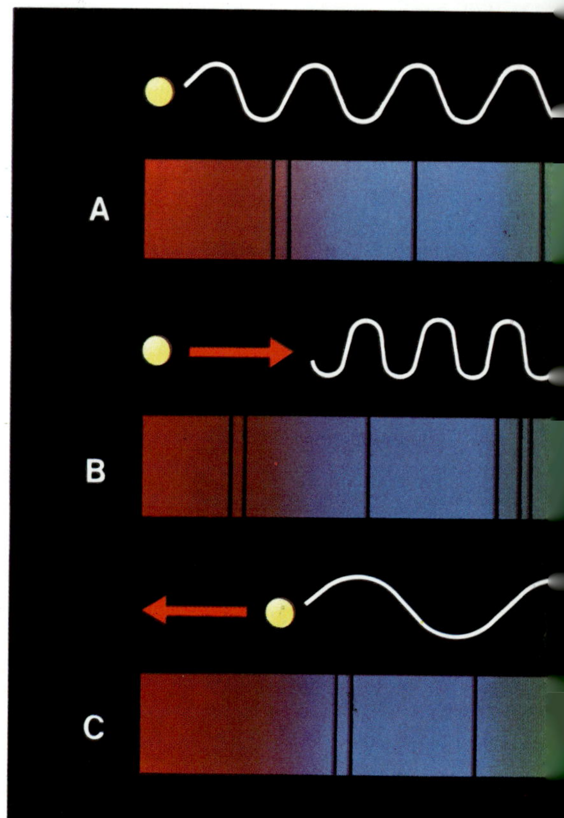

sche Kollegen überprüfen lassen. Sie organisierten eines der bizarrsten wissenschaftlichen Experimente, das je durchgeführt wurde. Eine Gruppe von Trompetern stand auf einem Eisenbahnwagen, der mit verschiedenen Geschwindigkeiten hin und her gezogen wurde, wobei sie unterschiedlich hohe Töne auf ihren Instrumenten spielen mußten. Musiker mit absolutem Gehör, die exakt die Tonlagen der Noten identifizieren konnten, saßen entlang der Stecke und schrieben die Noten auf, die sie hörten, wenn sich der Zug näherte oder entfernte. Das Experiment dauerte zwei Tage. Trotz der primitiven Methoden bestätigten die Ergebnisse Dopplers Theorie eindeutig.

Angespornt durch seinen Erfolg sagte Doppler voraus, daß man einen ähnlichen Effekt bei Lichtwellen finden würde. Obwohl er jahrelang an dem Problem arbeitete, gelang es ihm nicht, seine Annahme zu beweisen. Einige Jahre später wurde der Doppler-Effekt für Lichtwellen entdeckt. Es stellte sich heraus, daß eine Rotverschiebung auftritt, wenn eine Lichtquelle sich schnell von einem Beobachter entfernt und eine Violettverschiebung, wenn sie sich ihm nähert. Bald beobachteten Astronomen bei zahlreichen Sternen und galaktischen Nebeln eine Rotverschiebung, ein Indiz für die Geschwindigkeit, mit der sie sich von der Erde entfernten. Bei weiterer Analyse des Dopplereffekts schloß man auf ein sich ausdehnendes Universum. Diese Erkenntnis führte zu der Theorie vom sogenannten Urknall, wonach der Kosmos entstand, als ein einzelnes gigantischen „Molekül" explodierte, seine Fragmente weggeschleudert wurden und so das expandierende Universum bildeten.

Unten links: Doppler-Radar wird verwandt, um die Bewegung von Regentropfen oder Schneeflocken zu messen. Position, Größe und Bewegung des Radarimpulses auf der breiten grünen Linie zeigt Höhe, Größe und Zahl der Tropfen oder Flocken an und die Geschwindigkeit, mit der sie sich auf- oder abwärts bewegen. Die Geschwindigkeit wird an der Veränderung des Echos gemessen, dessen Frequenz ähnlich variiert wie die Tonhöhe eines fahrenden Zuges.

Rechts: Schallwellen eines Pulsschlags, der durch Schlierenphotographie sichtbar gemacht wurde. Das ist eine optische Methode, die mit Hilfe der Ablenkung eines Lichtstrahls Orte mit wechselnder Brechung anzeigt.

Unten: Graphische Darstellung von Schallwellen, die bei Erforschung des Meeresbodens reflektiert wurden.

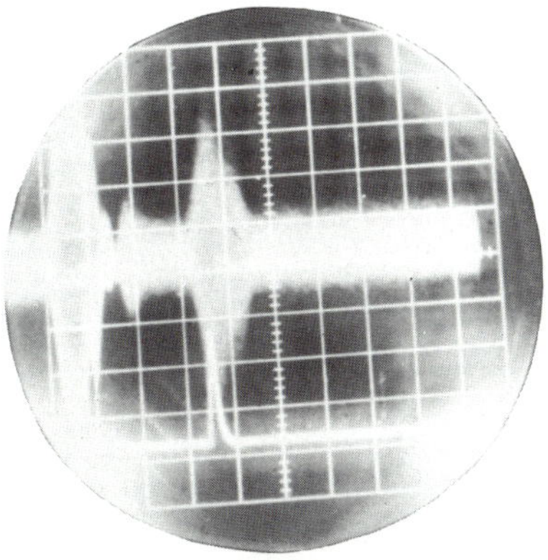

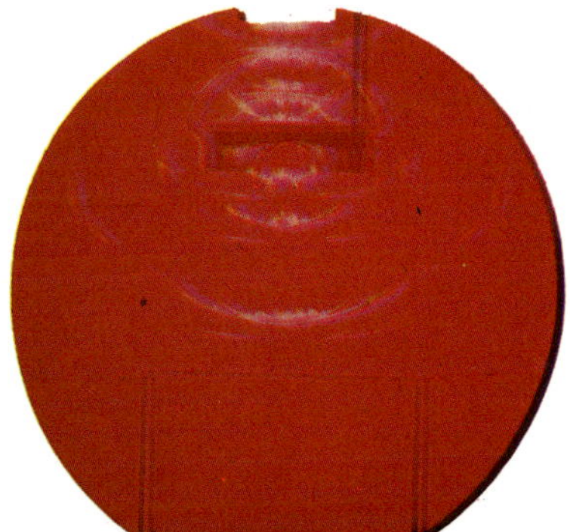

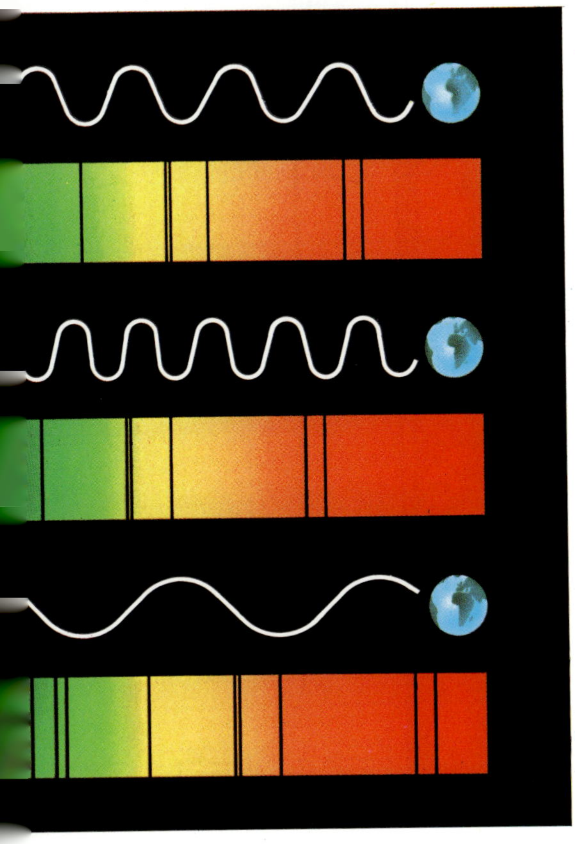

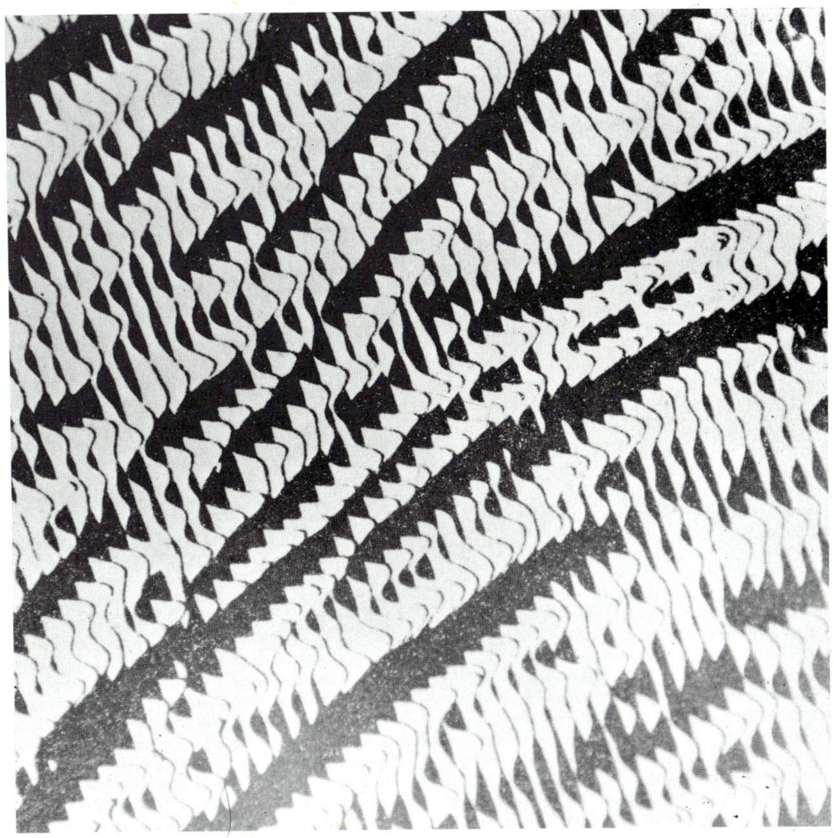

Sir Joseph Whitworth

1803 – 1887

Die Erfindungen Sir Joseph Whitworths stellen eine bedeutende Weiterentwicklung der Werkzeugmaschinen dar. Er war vor allem der erste Ingenieur, dem es gelang, wirklich glatte Metalloberflächen herzustellen, und er führte die Standardisierung von Schraubengewinden ein.

Joseph Whitworth wurde in Stockport geboren und kam mit 14 Jahren zu einem Onkel in die Lehre, der eine Baumwollspinnerei besaß. 1821 ging er nach Manchester, wo er zunächst als Mechaniker arbeitete, und dann 1825 nach London, um sich in Henry Maudslays Werkstätten ausbilden zu lassen. 1833 kehrte er nach Manchester zurück, um seine eigene Maschinenwerkstatt zu gründen.

1850 war Whitworths Unternehmen international bekannt für die Herstellung von Maschinen höchster Qualität und Präzision. Auf der Weltausstellung von 1851 war Whitworth als bedeutendster englischer Produzent von Werkzeugmaschinen vertreten. Präzision war sein Leitgedanke, und er konstruierte in seinen Anfangsjahren eine Maschine, die bis zu einer Genauigkeit von einem Hunderttausendstel Inch (1 Inch = 2,54 cm) messen konnte. Als nächstes entwickelte er einen Plan zur Standardisierung von Schraubengewinden zu einer Zeit, als jede Werkstatt ihre eigene Sorte herstellte. 1860 waren die von ihm aufgestellten Normen in ganz England allgemein gebräuchlich.

Wie so viele Ingenieure seiner Generation war Whitworth auf vielen technologischen Gebieten tätig. Er gehörte zu den ersten in England, die auf die Vorteile des Dezimalsystems hinwiesen. Seine Entwicklung hochstrapazierfähiger Schneidemesser war eine erhebliche Verbesserung der Fräs- und Hobelmaschine. 1835 baute er eine Strickmaschine und 1842 erfand er eine Straßenreinigungsmaschine.

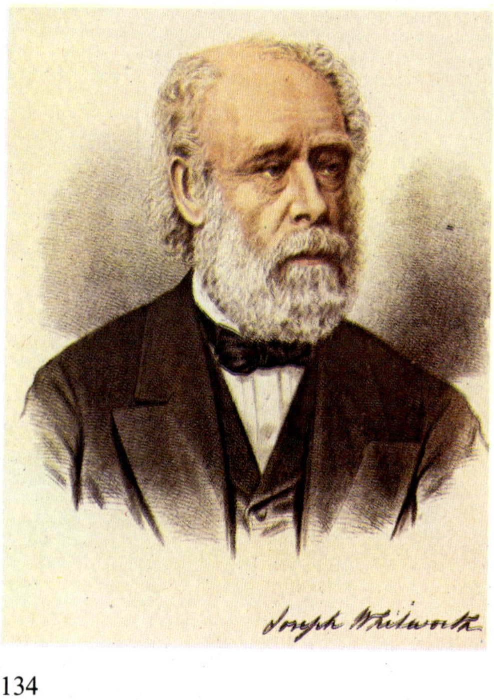

Unten: Whitworths Bohrmaschine, die heute noch gebräuchlich ist. Sie ist billig in der Herstellung, aber wenig effektiv; da Bohrer und Unterlage nur auf und ab bewegt werden können.

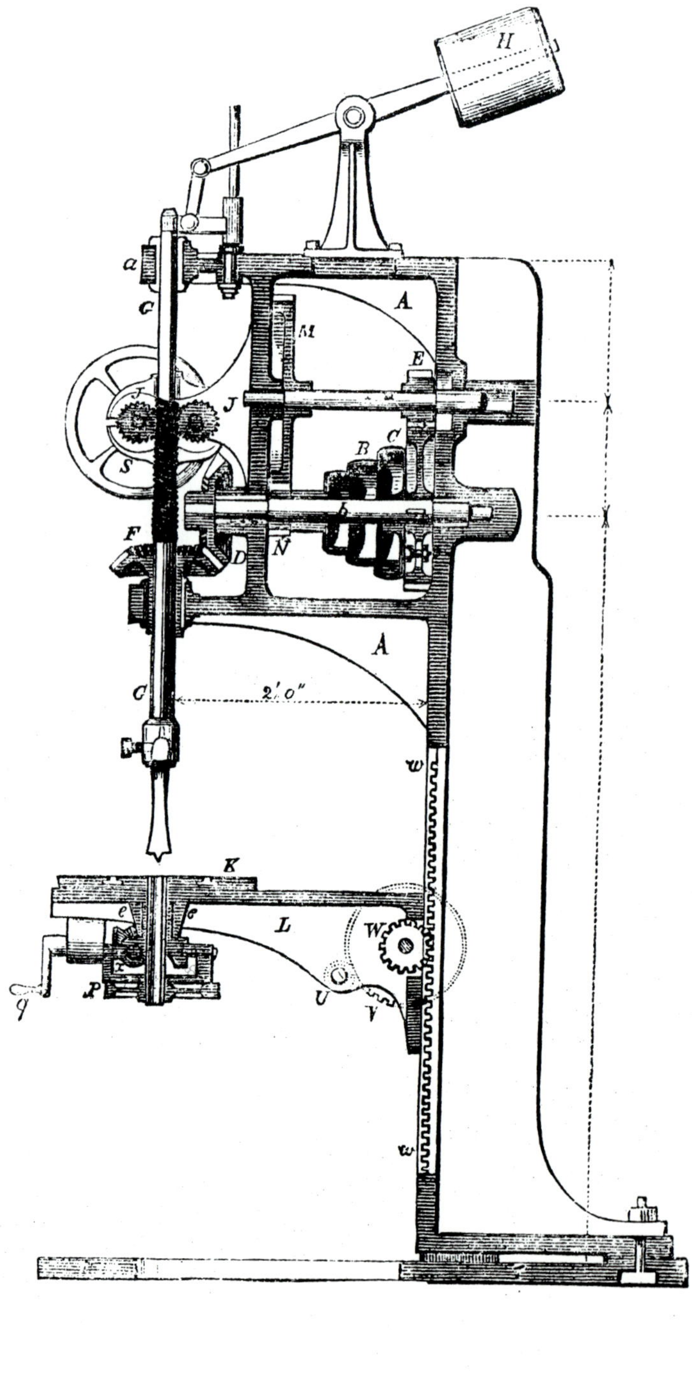

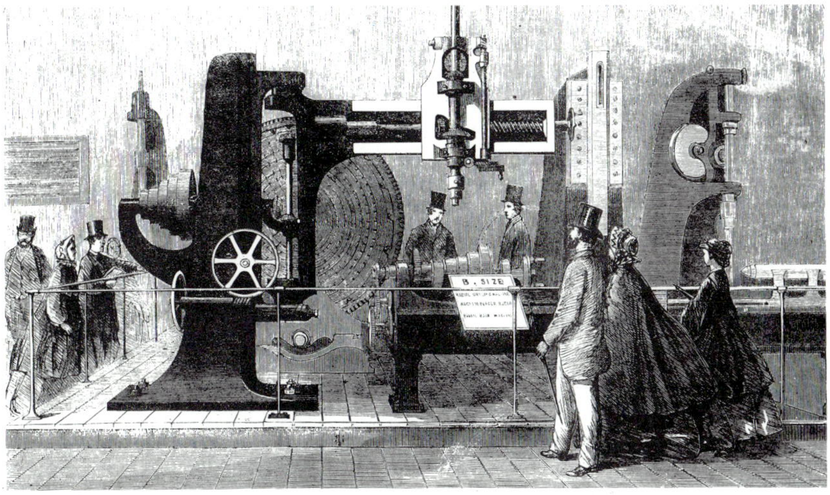

Oben rechts: Whitworths automatische Bohrmaschine. Bohrer und Unterlage konnten horizontal und vertikal in jeder Richtung bewegt werden.

Der Ausbruch des Krimkriegs im Jahre 1854 lenkte seine Aufmerksamkeit auf Waffen und militärische Ausrüstung. Das damals gebräuchliche Enfield-Gewehr war nicht sehr zuverlässig und Whitworth entwickelte Standardkaliber und standardisierte gezogene Läufe. Das Kriegsministerium lehnte sein Modell eines 12mm-Gewehrs mit gezogenem Lauf ab. Dennoch wurde es von der "National Rifle Association" Großbritanniens als zielgenauestes existierendes Gewehr bezeichnet, und die französische Armee verwandte es beim Zielschießen.

Er entwickelte auch ein Feldgeschütz mit gezogenem Lauf, das eine Reichweite von knapp zehn Kilometern hatte, dessen Einsatz aber amtlicherseits ebenfalls blockiert wurde. Erfolg hatte er mit einem neuen Verfahren der Stahlherstellung für schwere Feldgeschütze. Diese Methode errang bedeutenden Einfluß auf die Produktion von Feldwaffen und war nach Ansicht einer amerikanischen Kommission, die Whitworths Fabrik besichtigte, allen anderen Verfahren überlegen.

Seine Erfindungen brachten Whitworth viele Ehrungen ein. Den Hauptteil seines großen Vermögens bestimmte er zur Förderung der Ingenieurwissenschaft durch Stipendien und durch Bereitstellung von Fonds zu Forschungszwecken für technische Hochschulen und Institute.

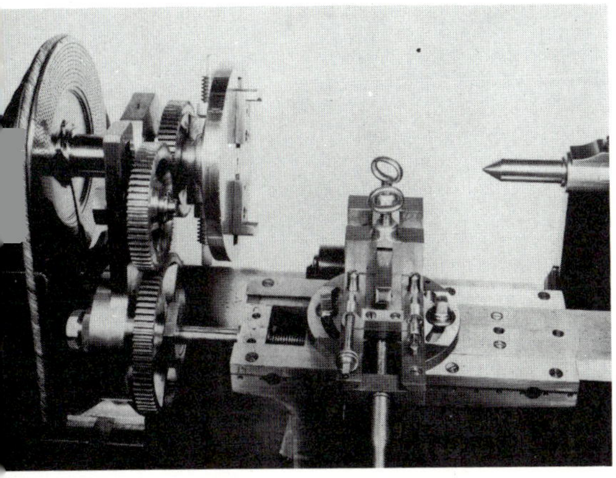

Links: Henry Maudslays Drehbank; sie war der Prototyp für alle späteren Geräte.

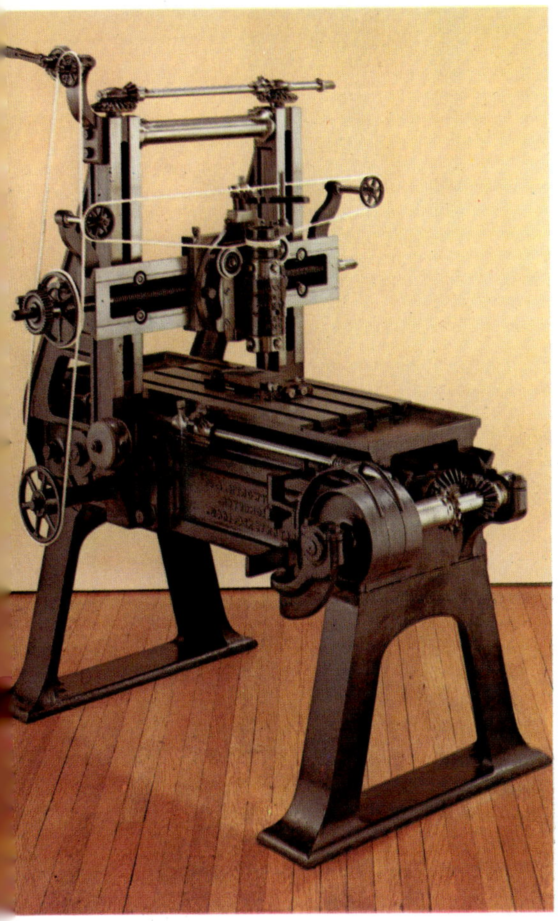

Unten links: Whitworths Spindelstreckvorrichtung, „Jim Crow" genannt.

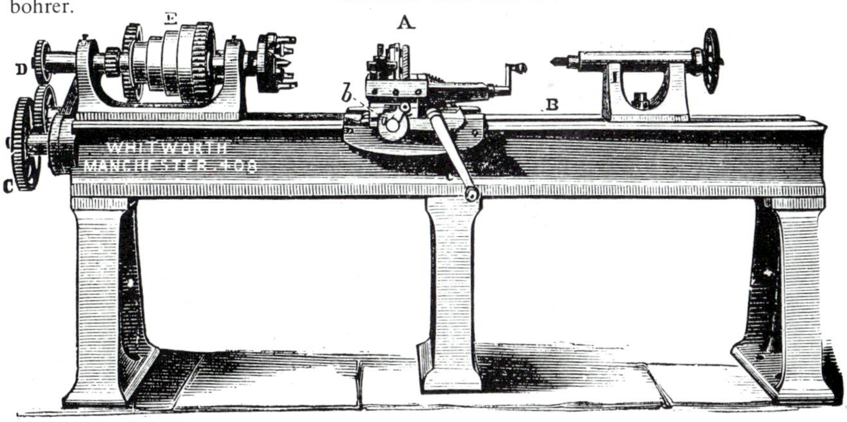

Mitte rechts: Whitworths Schraubenschneidemaschine.

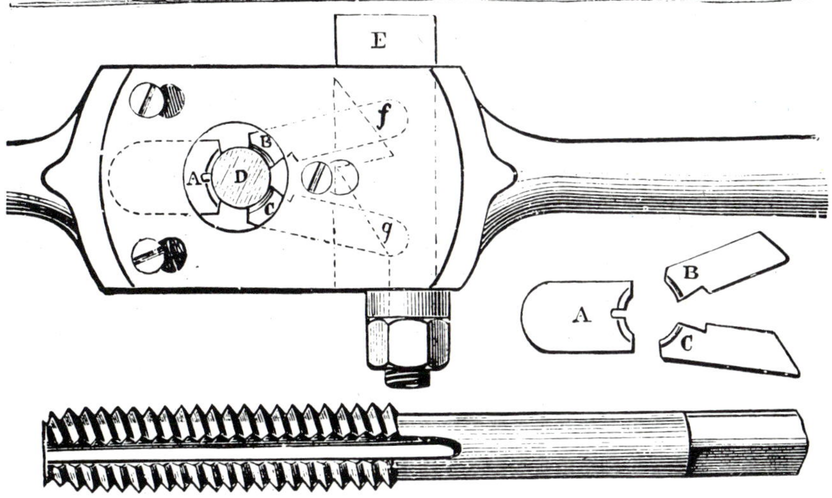

Unten rechts: Whitworths Schneidkluppe und Gewindebohrer.

Isambard Kingdom Brunel

1806 – 1859

Wenige Menschen verkörpern so vollkommen die rastlose Tatkraft und den Erfindungsgeist des 19. Jahrhunderts wie Isambard Kingdom Brunel — der Ingenieur, Konstrukteur, Baumeister und Visionär.

Brunel wurde in Portsmouth als Sohn eines französischen Ingenieurs geboren, dessen royalistische Sympathien ihn zwangen, 1793 Frankreich zu verlassen. 1799 ließ er sich in England nieder, wo er wegen seiner Erfindungen berühmt und für den ersten 1843 vollendeten Tunnel unter der Themse geadelt wurde. Schon früh zeigte Isambard ein leidenschaftliches Interesse an technischen Fragen, und mit 19 Jahren war er Bauleiter bei seines Vaters Themse-Tunnel-Projekt.

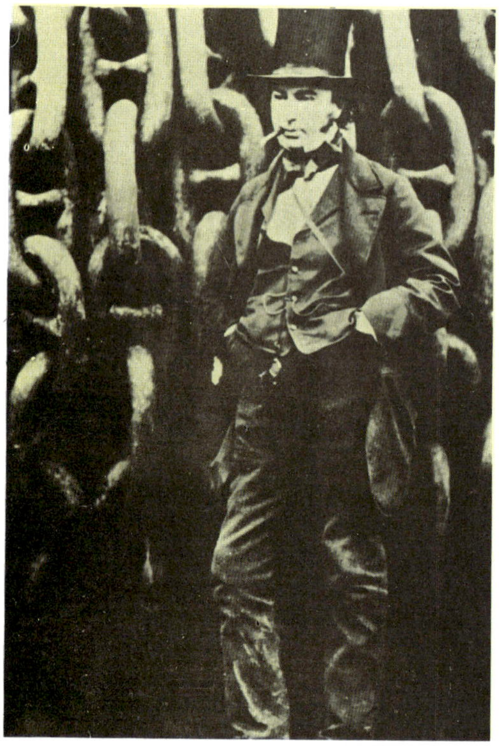

1833 wurde er Ingenieur bei der neugegründeten Eisenbahngesellschaft „Great Western Railway". Seine große Leistung waren Planung und Bau der ersten Eisenbahnlinie von London nach Bristol, einer Strecke mit vielen Brücken, Tunnels und Bahnhöfen.

Brunel vollbrachte seine größten Leistungen im Schiffsbau. Auf diesem Gebiet bescherten ihm in ungewöhlichen Größenordnungen umgesetzte radikale Ideen zwei Erfolge und einen verheerenden Fehlschlag. Zuerst baute er die *Great Western,* den ersten erfolgreichen Atlantikdampfer. Dieser aus Holz gebaute Raddampfer war zur Zeit seines Stapellaufs 1837 das größte Schiff der Welt. Der zweite Gigant, die *Great Britain,* war das

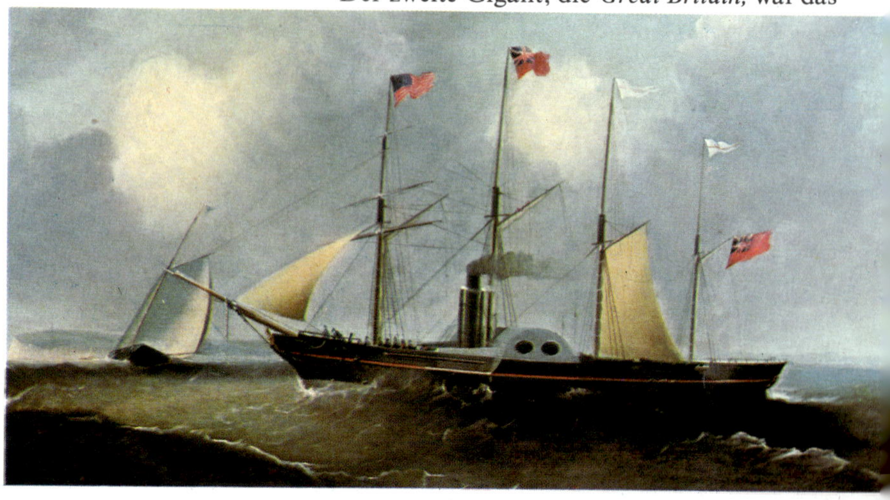

Oben: Die *Great Western,* Brunels erstes großes Dampfschiff, lief 1837 zu ihrer Jungfernfahrt über den Atlantik aus.

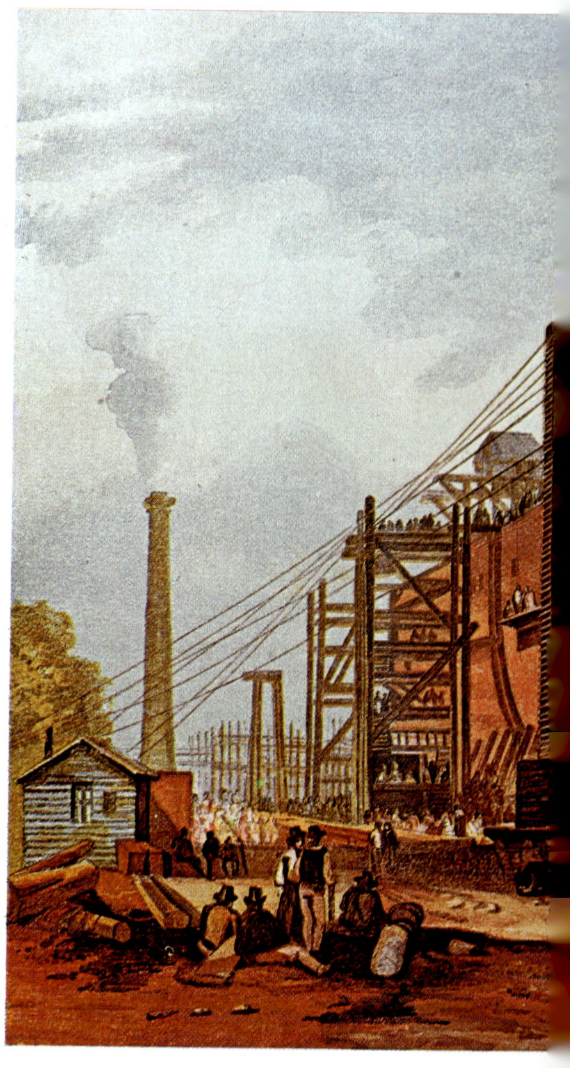

Rechts: Der Bau der *Great Eastern,* die damals wegen ihrer Größe und Stattlichkeit *Leviathan* genannt wurde. Sie war für 4 000 Passagiere oder 10 000 Soldaten geplant; vier Maschinen von bisher unerreichter Größe dienten als Antrieb für Räder und Schraube.

größte aus Eisen gebaute Schiff der Welt und der erste Ozeandampfer, der nicht von Rädern, sondern von einer Schraube angetrieben wurde. Das 3270-Tonnen-Schiff lief 1843 vom Stapel und wurde erfolgreich auf der Atlantik-Route eingesetzt, bis es 1846 an der irischen Küste auf Grund lief. Aber auch das konnte die Fahrgäste nicht abschrecken, denn während ein Holzrumpf auseinandergebrochen wäre, blieb die *Great Britain* mit ihrem Eisenrumpf unversehrt. Die Eisenschiffe hatten sich durchgesetzt.

Brunels drittes Schiff, die *Great Eastern*, war der bombastischste finanzielle Fehlschlag in der Geschichte der Dampfschiffahrt. Das Schiff wurde für 4 000 Passagiere und allen erdenklichen Luxus geplant. Es verfügte über genügend Kohlevorräte, um nach Australien und zurück zu reisen, besaß sowohl Schaufelräder als auch eine Schraube und als revolutionäre Neuerung einen doppelten Eisenrumpf, der für alle zukünftigen Linienschiffe vorbildlich wurde. Hartnäckiges Mißgeschick und die Tatsache, daß das Schiff seiner Zeit weit voraus war, machten die Finanzierung außerordentlich schwierig und verhinderten beinahe den Stapellauf. Zwar war die *Great Eastern* als Passagierschiff ein Mißerfolg, berühmt wurde sie dennoch, weil sie das erste Transatlantikkabel verlegte. 1872 kam sie in Liverpool ins Dock, wo sie vor sich hin rostete, bis sie 1888 verschrottet wurde. Die Ironie des Schicksals wollte es, daß dieses Unglücksschiff zum Vorläufer einer neuen Epoche der Schiffahrt wurde.

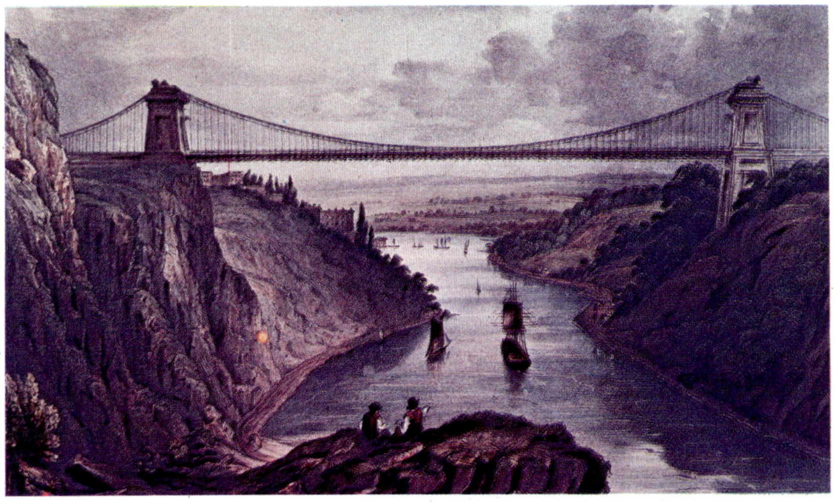

Oben: Farbdruck der Clifton-Hängebrücke mit Brunels ursprünglichem Entwurf für die Türme. Die Brücke wurde nach Brunels Tod fertiggestellt.

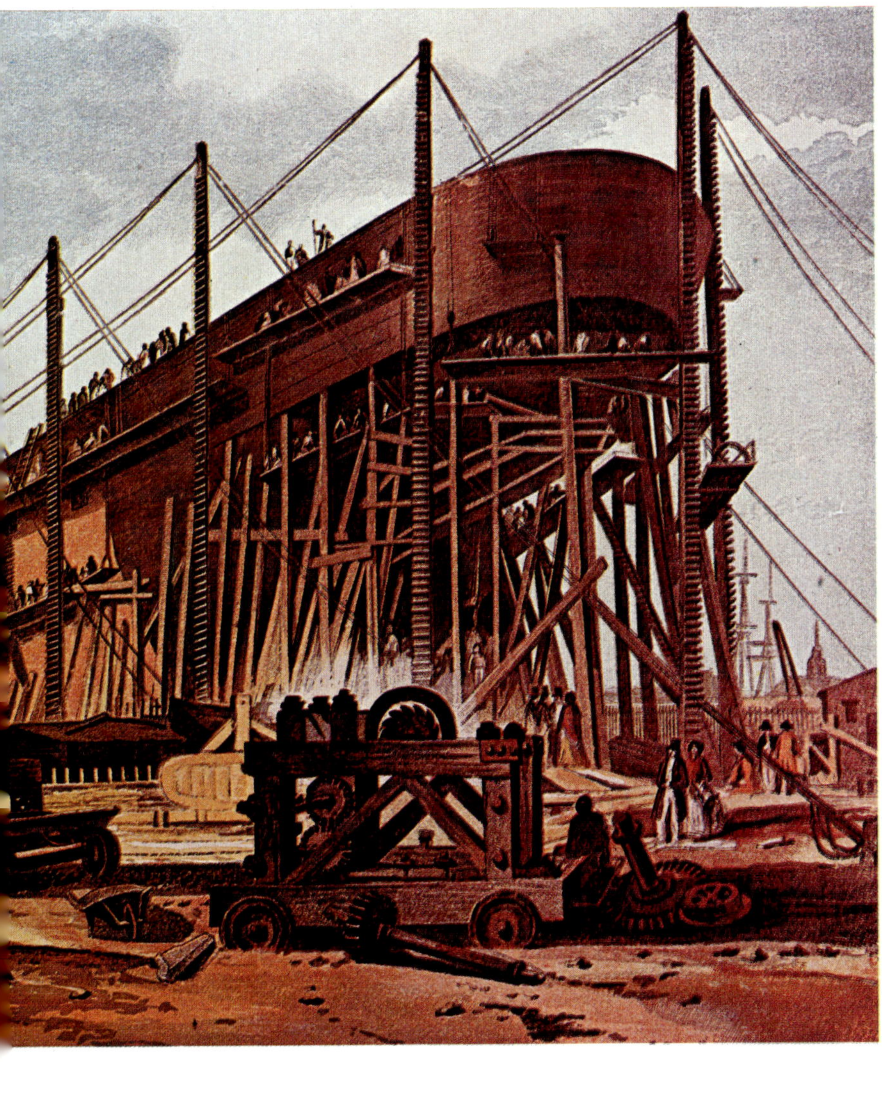

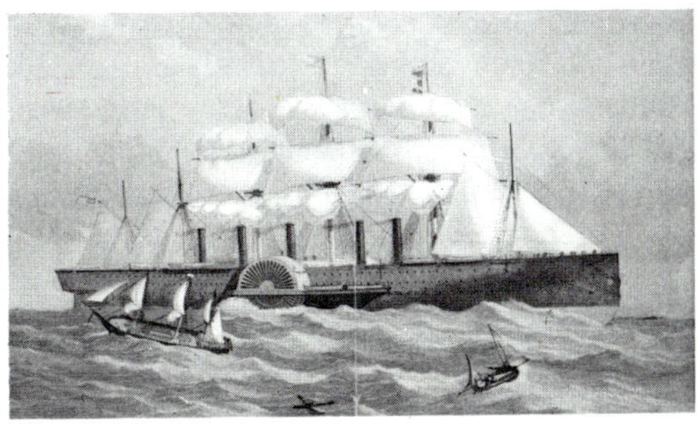

Rechts: Die *Great Eastern* (1857) auf ihrer Jungfernfahrt.

Brunel erlebte das endgültige Scheitern seines letzten großen Traums nicht mehr. Er starb erschöpft und ruiniert, wenige Tage vor der unglückseligen Jungfernfahrt der *Great Eastern,* bei der sich eine Explosion ereignete und die Heizer tötete. Mit ihren soliden und starken Maschinen konnte die *Great Eastern* aber noch selbständig einen Hafen zur Reparatur anlaufen. Der Mißerfolg von Brunels letztem Riesendampfer war das unglückliche Ende einer glänzenden Laufbahn, aber allein das Ausmaß seiner Leistungen setzt ihm ein bleibendes Denkmal. Brunel baute Eisenbahnstrecken mit einer Gesamtlänge von mehr als 1 600 Kilometern, zahlreiche Brücken, einschließlich der herrlichen Clifton-Hängebrücke, und ein vorgefertigtes 1 000-Betten-Hospital zur Verwendung im Krimkrieg. Auf ihn gehen noch zahlreiche weitere technische Neuerungen zurück. Seine Schwächen lagen in seiner absoluten Unfähigkeit, Aufgaben zu delegieren und mit Geld umzugehen.

James Nasmyth

1808 – 1890

Der schottische Ingenieur James Nasmyth war der Erfinder des Dampfhammers, der für die Entwicklung des Maschinenbaus in großem Maßstab von erstrangiger Bedeutung war.

James Nasmyth gehörte zu der Gruppe von hochbegabten jungen Ingenieuren, die ihre Fähigkeiten in den Londoner Werkstätten Henry Maudslays entfalteten, des „Vaters der Werkzeugmaschinenindustrie".

James Nasmyth interessierte sich schon in seiner Jugend in Edinburgh für technische Fragen. Er war der Sohn von Alexander Nasmyth, einem schottischen Porträt- und Landschaftsmaler und Architekten. James Nasmyth wies in späteren Jahren immer darauf hin, daß der künstlerische Einfluß seines Vaters für seine ingenieurtechnischen Entwürfe von unschätzbarem Wert war. Mit 17 Jahren baute James Modelle von Dampfmaschinen, die in Vorlesungen an technischen Instituten als Demonstrationsobjekte benutzt wurden. Mit 19 Jahren baute er einen Dampfwagen, der nach Augenzeugenberichten gut funktionierte. 1829, zwei Jahre vor Maudslays Tod, ging er nach London, um ihm zu assistieren und die neuesten Techniken des Werkzeugmaschinenbaus zu erlernen. 1834 kehrte er nach Edinburgh zurück und führte dort einige Aufträge aus, entschloß sich aber nach drei Jahren, nach Manchester zu ziehen, das damals seine Position als bedeutendes Industriezentrum festigte.

Auf einem rund 2,5 Hektar großen Grundstück am Stadtrand gründete er die spätere Bridgewater-Gießerei. Hier stellte er Dampflokomotiven und Dampfmaschinen, hydraulische Pressen und Pumpen her. Er entwickelte viele vorhandene Maschinen und bekannte Konstruktionsmethoden weiter. Schließlich machte er 1839 seine bekannteste Erfindung — den Dampfhammer. Er wurde in Isambard Kingdom Brunels Auftrag gebaut, um die Antriebswelle für die riesigen Schaufelräder des geplanten Eisenschiffs, *Great Britain*, zu

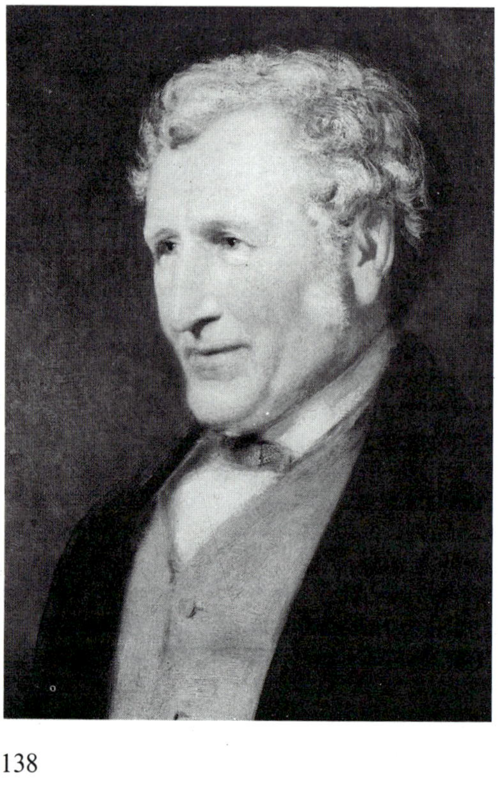

Unten: Nasmyths Dampfhammer im Einsatz. Der vorspringende Amboß ruht auf einem Fundament, das zwei Führungsvorrichtungen für den Hammer trägt. Oben auf diesem Gerüst befindet sich ein Dampfzylinder mit einem Kolben. Der an dem Kolben befestigte Hammer hebt sich, wenn Dampf in den Zylinder strömt und fällt, wenn der Dampf entweicht.

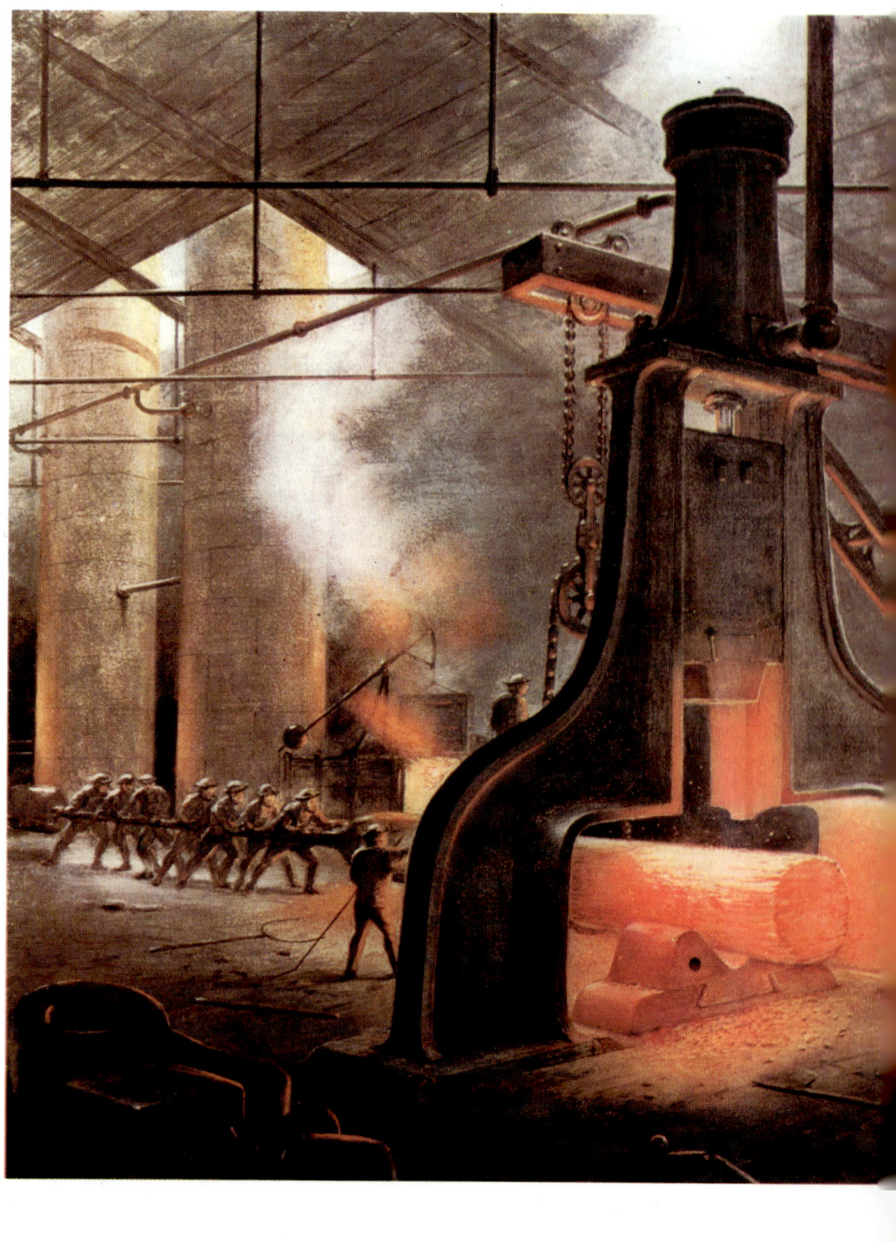

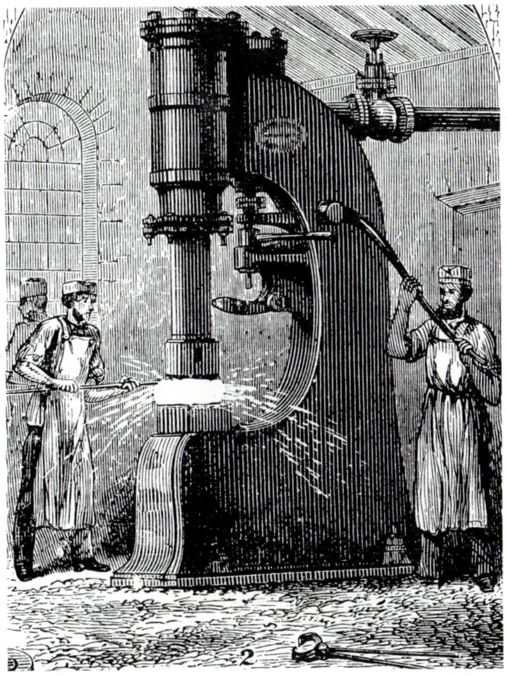

Links: Ein kleineres Modell des Dampfhammers von Nasmyth.

Unten: Nasmyth an seinem Teleskop, das auf jeden Punkt des Himmels gerichtet werden konnte, ohne daß sich der Beobachter bewegen mußte. Es vereinte die Prinzipien eines Newtonschen Spiegel- und eines Cassegrain-Teleskops, das nach dem französischen Astronomen des 17. Jahrhunderts benannt wurde. Nasmyths Fernrohr ist die Grundlage des modernen Coudé-Systems, bei dem sich das Okular am oberen Ende der Polachse leicht der scheinbaren Sternbewegung nachführen läßt. Die Deklinationsachse mit dem flachen Spiegel steht senkrecht dazu.

schmieden. Dieser Teil des Plans wurde allerdings aufgegeben, und Brunel benutzte statt dessen Schrauben. Der Dampfhammer, mit dem sich ungeheure Kräfte kontrolliert einsetzen lassen, fand jedoch sofort eine ganze Reihe von Anwendungsgebieten in der Schwerindustrie.

„Der Dampfhammer ist zu einer bemerkenswerten Kraftregulierung imstande", hieß es in der Beschreibung, die sich im Katalog der Weltausstellung von 1851 findet. „Während er einerseits enorme Stoßkraft entwikkeln kann, läßt diese sich andererseits auch so reduzieren, daß sie gerade genügt, um eine Eierschale zu zerbrechen." Er war auch der direkte Vorläufer der Ramme und wurde mit seinem senkrechten hängenden Zylinder als Standardkonstruktion für Schiffsmaschinen verwandt.

In den letzten dreißig Jahren seines Lebens hatte sich Nasmyth aus dem Geschäftsleben zurückgezogen und widmete sich einem le-

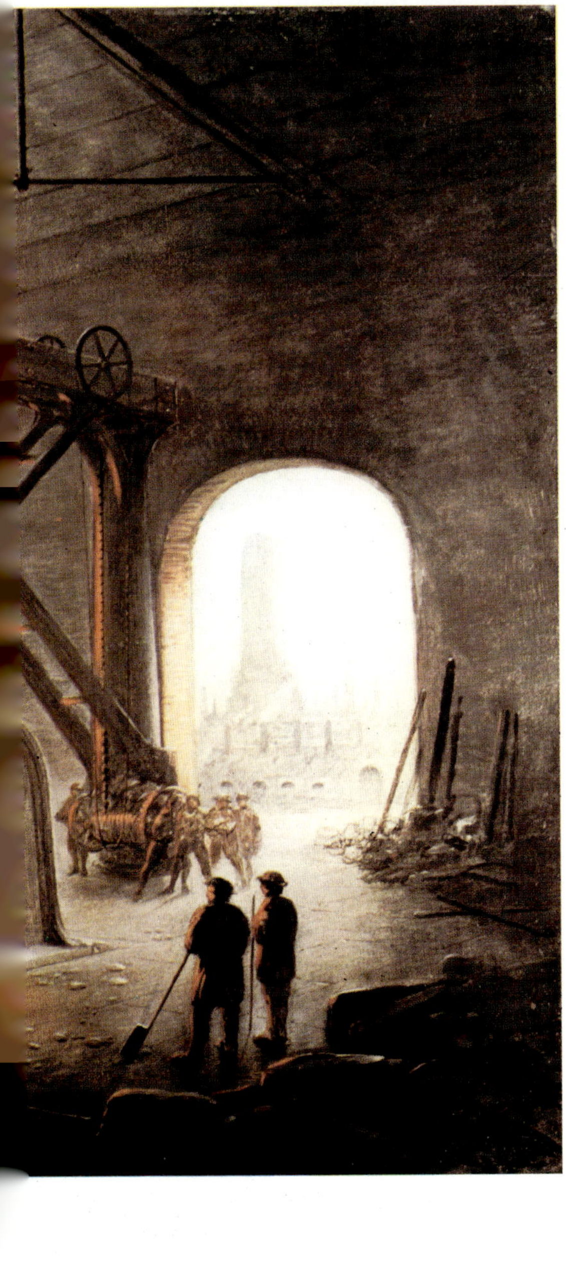

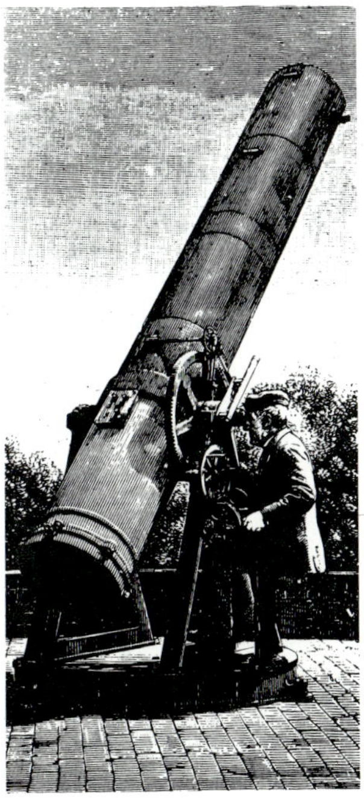

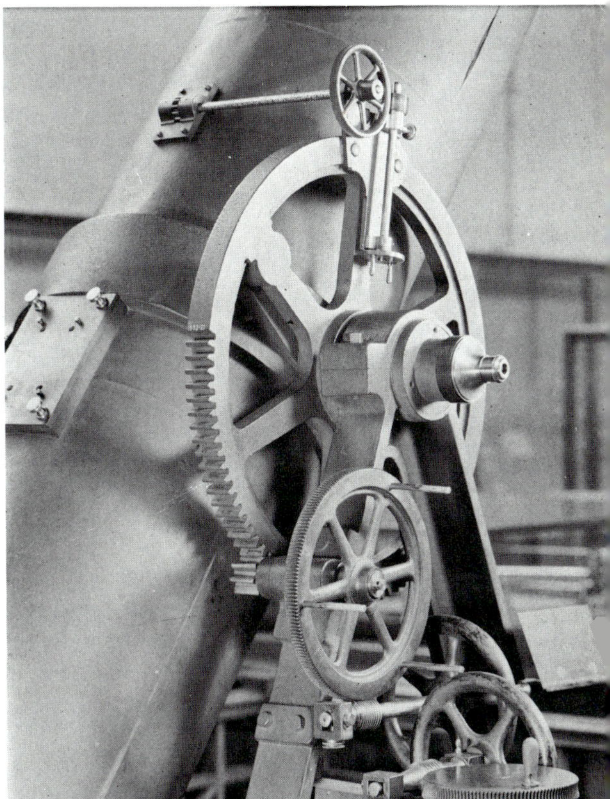

Rechts: Diese Teilansicht von Nasmyths Cassegrain-Newton-Fernrohr zeigt die Position des Okulars im Verhältnis zur Montierung.

benslang gepflegten Interesse, der Astronomie. Er leistete bedeutende Beiträge zur Kartographie des Mondes. Sein Fernrohr, eine Kombination des Newtonschen Spiegel-und des französischen Cassegrainteleskops, baute er selbst. Der Dampfhammer blieb jedoch seine bekannteste Erfindung. Er bewirkte die Entwicklung vieler Massenproduktionsverfahren in der Industrie bis hin zur maschinellen Herstellung von Maschinen.

Louis Braille

1809 – 1852

Der früh erblindete Franzose Louis Braille entwickelte das System, durch das Lesen und Schreiben für Blinde revolutioniert wurde. Es bestand aus Reliefpunkten, insgesamt 63 Schriftzeichen, war schnell und einfach zu lernen und ist heute weltweit verbreitet.

Braille war der Sohn eines Sattlers. Er erblindete im Alter von drei Jahren, als ein Messer, mit dem er in der Werkstatt seines Vaters Leder schnitt, ausglitt und ihn im Gesicht verletzte. In seiner Jugend setzte er seine ganze Intelligenz ein, um sein Gebrechen auszugleichen, und wurde schließlich ein begabter Musiker, der Cello und Orgel spielte. Mit 10 Jahren erhielt er ein Stipendium des Nationalen Instituts für blinde Kinder in Paris. Der Gründer der Schule, Valentin Haüy, hatte ein System entwickelt, mit dem man normale Antiquabuchstaben auf Papier prägte. Es erwies sich jedoch zum Lesen für die Blinden als zu langsam und mühselig und bot zudem keine Möglichkeit, die blinden Schüler schreiben zu lehren.

1819 erfand Charles Barbier, ein Hauptmann der französischen Armee, das sogenannte „Nachtschreiben“, mit dem Nachrichten auch nachts auf Schlachtfeldern gelesen und geschrieben werden konnten. Es bestand aus Variationen eines Grundmusters von 12 Reliefpunkten. Mit 15 Jahren lernte Braille dieses System kennen und begann, es für Blinde zu überarbeiten. Er reduzierte den 12-Punkte-Kode auf 6 Punkte und arbeitete ein Grundalphabet und eine Reihe von Ab-

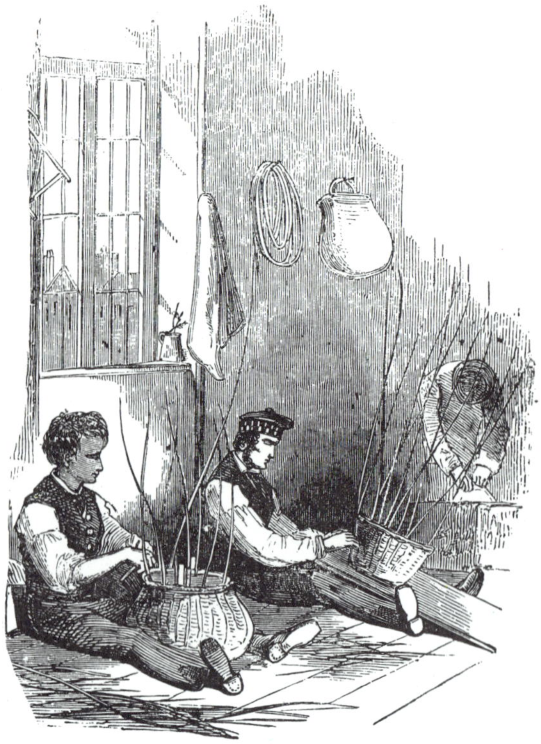

Rechts: Ehe Braille seine Schrift erfand, wurden Blinde gewöhnlich in Asylen untergebracht, wo sie ihren Lebensunterhalt mit Handarbeiten verdienten.

Unten: Die erste Bibel in Blindenschrift. 1840 von dem Schotten James Alston hergestellt.

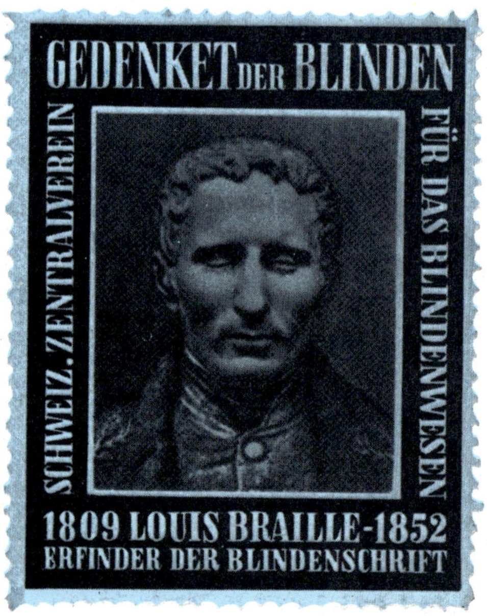
GEDENKET DER BLINDEN
SCHWEIZ. ZENTRALVEREIN
FÜR DAS BLINDENWESEN
1809 LOUIS BRAILLE-1852
ERFINDER DER BLINDENSCHRIFT

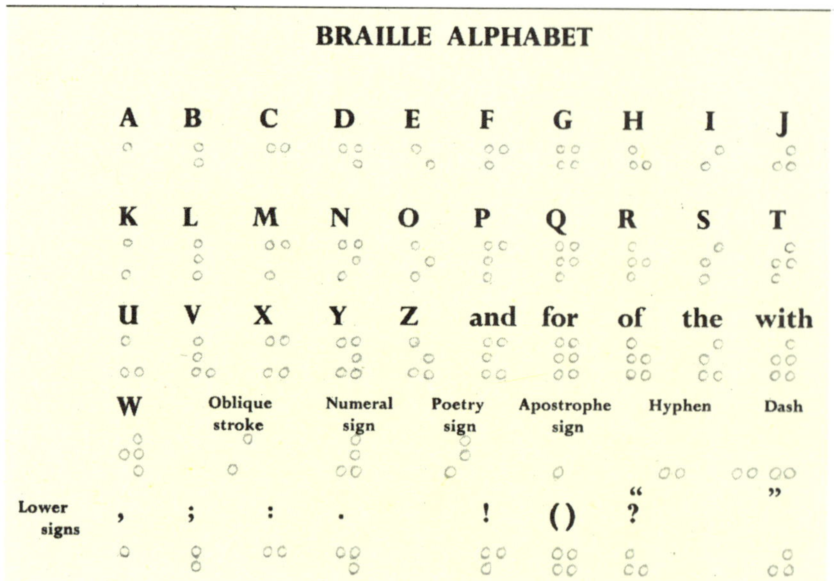

Oben: Das Braille-Alphabet.

Oben links: Briefmarke zu Erinnerung an Brailles Erfindung.

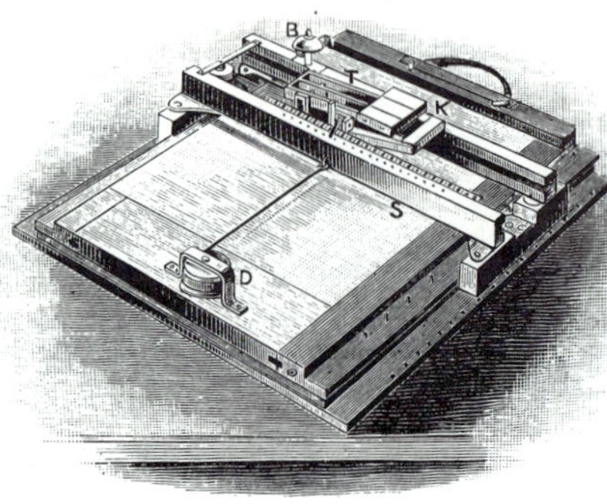

Rechts: Braille-Schreibmaschine.

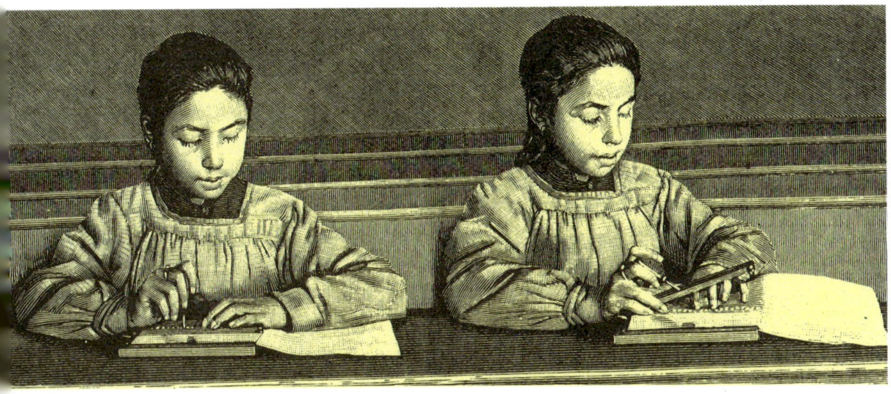

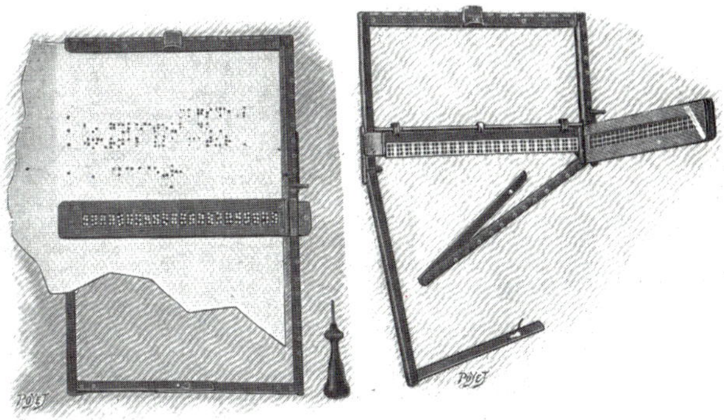

kürzungen aus, um die Lesegeschwindigkeit zu erhöhen.

Brailles System wurde erstmals 1829 veröffentlicht und in den folgenden acht Jahren verbessert und ausgearbeitet. Es wurde im Nationalen Institut, wo Braille Lehrer geworden war, inoffiziell benutzt, aber als er an Tuberkulose starb, war es noch lange nicht allgemein anerkannt.

In der Zwischenzeit wurden andere Blindenschriftsysteme erprobt. Allmählich setzte sich jedoch die Klarheit und Effektivität von Brailles Konzept durch und man kehrte zu seiner Methode zurück. Alle weiteren Änderungen und Verbesserungen erfolgten genau nach seinen Richtlinien, und 1932 wurde das Braille-Alphabet in der englischsprachigen Welt zur Standardmethode erklärt.

Oben: Dussauds Schreibapparat für das Braille-Alphabet.

Unten: Die 1845 erfundene Moon-Schrift für spät Erblindete.

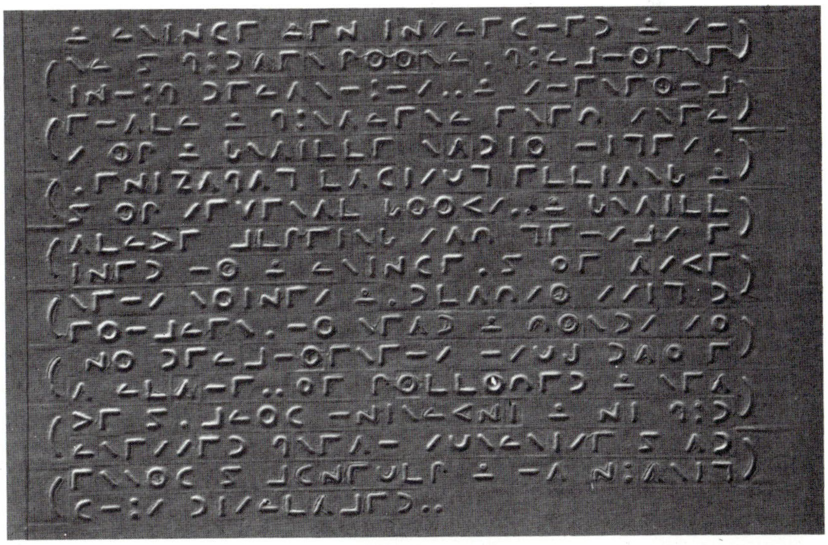

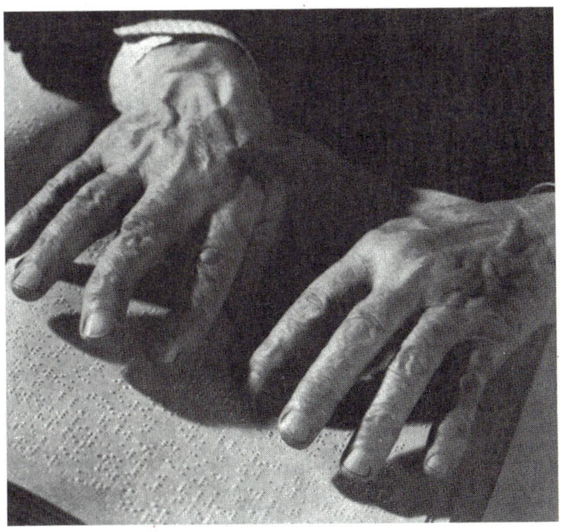

Links: Abtasten der auf Manillapapier geprägten Reliefpunkte der Braille- Schrift.

Rechts: Eine Picasso-Skulptur und die Anordnung eines Platzes in Chikago als Braille-Modell.

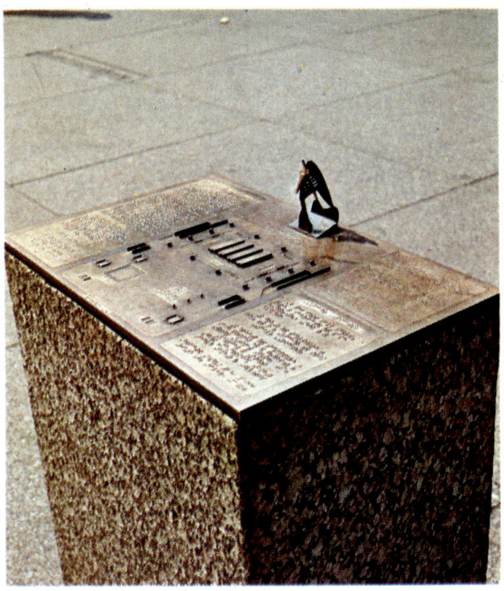

Sein System wurde seither für zahlreiche Sprachen übernommen, für eine Notenschrift, eine Art Kurzschrift sowie für wissenschaftliche und mathematische Zwecke. Beim Schreiben drücken die Blinden mit einem Griffel die Reliefpunkte ins Papier ein, das zwischen zwei Metallplatten mit einer Führungsvorrichtung geklemmt ist. Man schreibt von rechts nach links. Wenn das geprägte Papier umgedreht wird, kann man es von links nach rechts lesen.

Es gibt auch verschiedene Braille-Schreibmaschinen, von denen die erste 1892 erfunden und im Prinzip beibehalten wurde. Texte in Braille-Schrift werden von Stereoplatten aus Zink gedruckt. Ein Nachteil der Braille-Schrift ist, daß sie für spät Erblindete schwer zu erlernen ist. Aus diesem Grund wird eine alternative Methode gelegentlich noch benutzt — die von dem Engländer William Moon 1845 erfundene Moon-Schrift. Sie ist leicht zu lernen, beruht auf den modifizierten Umrissen der Antiquabuchstaben und genügt für einfaches Lesen.

Charles Robert Darwin

1809 – 1882

Als Charles Darwin sein Buch *Über den Ursprung der Arten* veröffentlichte, warf er damit nicht nur einige geläufige biologische Auffassungen über Bord. Die Theorie der Entwicklung durch natürliche Auslese übte nachhaltige Wirkung auf das philosophische und religiöse Denken aus und bahnte den Weg für die modernen Wissenschaften Ökologie, Anthropologie und Genetik.

Die Versuche seines Vaters, ihn zum Medizin- und Theologiestudium zu veranlassen, schlugen fehl. Aber an den Universitäten Edinburgh und Cambridge traf er Lehrer, die sein Interesse an Naturgeschichte förderten. Im Jahre 1831 nahm Darwin ein Angebot an, als Naturforscher an einer Expedition rund um die Welt auf dem Beobachtungsschiff der Regierung, der *Beagle*, teilzunehmen.

Die *Beagle* segelte zuerst zu den Kapverdischen Inseln und von da aus nach Südamerika. In Brasilien durchstreifte er die Regenwälder und fand bei Bahia Blanca sein erstes Fossil, den Schädel des ausgestorbenen Riesenfaultiers, genannt Megatherium. Drei Jahre lang kreuzten sie vor den Küsten Südamerikas, während Darwin geologische und biologische Beobachtungen und Aufzeichnungen machte und die verschiedensten Proben sammelte.

1835 landete die *Beagle* auf den Galapagosinseln. Die dort verbrachten vier Wochen waren die wichtigsten der ganzen Expedition.

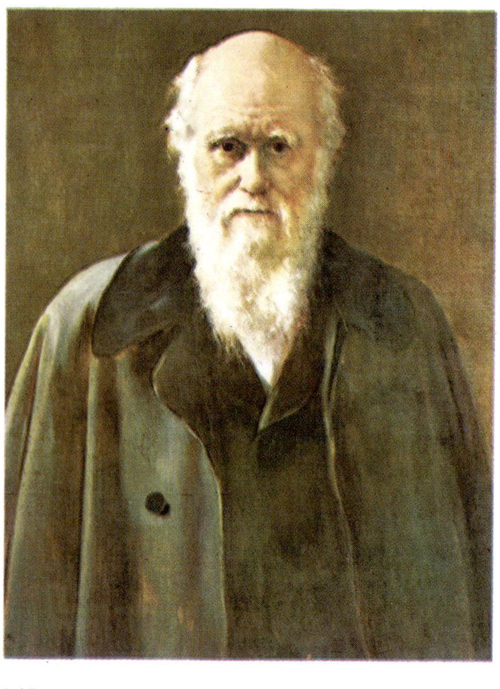

Darwin registrierte dort ungefähr 14 Finkenarten, von denen jede sich einer besonderen Form der Nahrungsaufnahme angepaßt hatte: Die Schnäbel der Samenfresser waren kräftig und papageienähnlich, die der Insektenfresser schärfer und spitzer. Diese wichtigen Unterschiede zwischen offensichtlich verwandten Arten schienen darauf hinzuweisen, daß sich mehrere aus ursprünglich einer entwickelt hatten. Vergleichbare Unterschiede

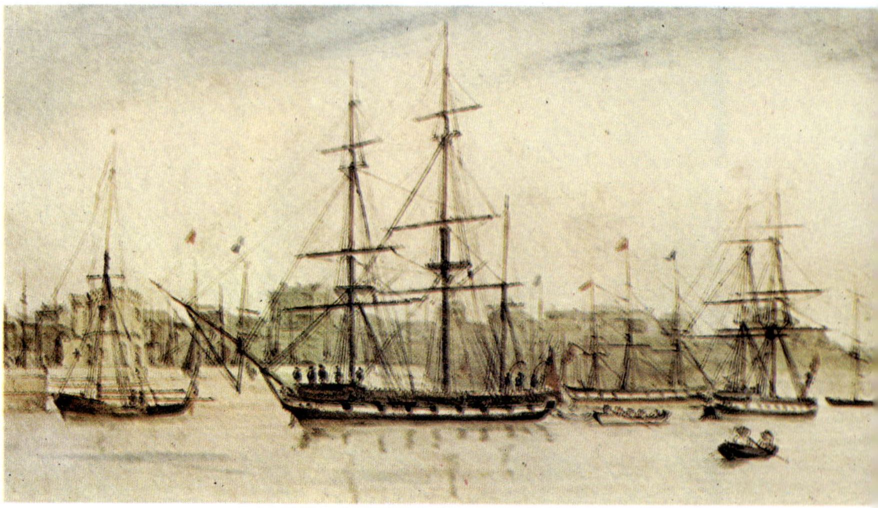

Oben: Die *Beagle* vor Anker im Hafen von Sydney (Australien).

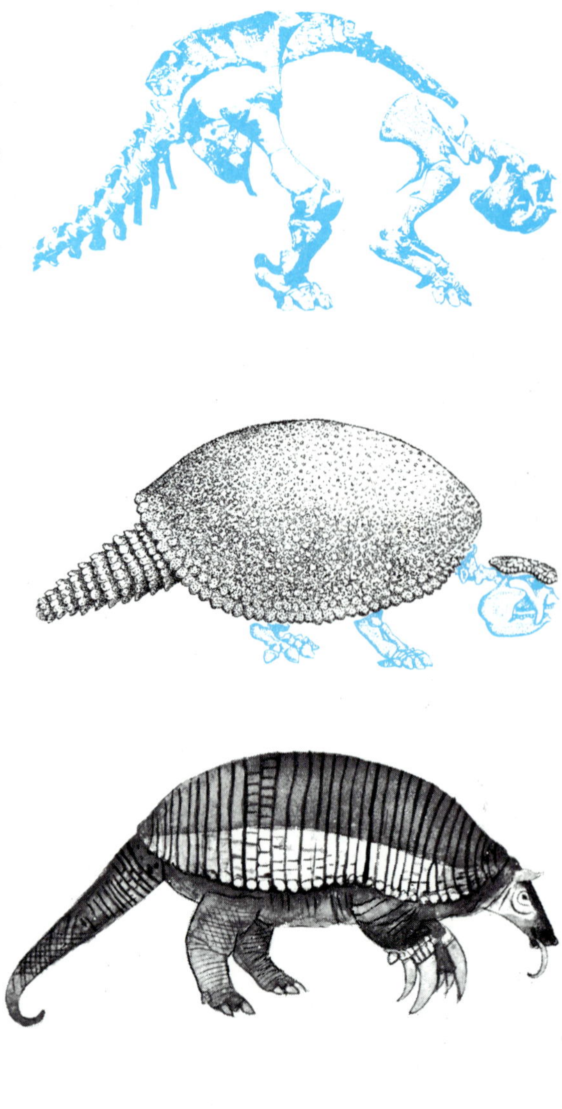

Rechts: Skelett (oben) und Knochenpanzer (Mitte) des ausgestorbenen Glyptodons (Riesenrüsseltier) und des Gürteltiers (unten). Darwin fand die fossilen Reste des Glyptodons in Südamerika und schloß aus ihrer Ähnlichkeit mit dem Gürteltier, daß die beiden Arten verwandt sein müssen. Diese Ähnlichkeit zwischen ausgestorbenen und lebenden Arten war einer der Hinweise auf einen Entwicklungsprozeß.

gab es zwischen den Schildkröten der verschiedenen Inseln.

Bei seiner Rückkehr nach England im Oktober 1836 begann Darwin mit der Ausarbeitung einer Theorie, die erklären sollte, wie eine Art sich zu einer anderen verändern oder entwickeln kann. Evolutionstheorien waren zuvor vor allem von dem französischen Biologen Jean-Baptiste Lamarck aufgestellt worden, der glaubte, daß Tiere und Pflanzen Eigenschaften annehmen und verlieren, je nach den gegebenen Bedingungen. Die vorherrschende Auffassung vertrat jedoch die Unveränderlichkeit der Arten, deren jede direkt auf den Schöpfungsakt zurückgehe.

Darwin begann seine Aufzeichnungen, die er *Die Mutation der Arten* nannte. Er stellte fest, daß in Gebieten, die durch geographische oder physikalische Grenzen getrennt waren, verwandte, aber unterschiedliche Arten existierten. Tiere in verschiedenen geographischen Regionen hatten sich in vergleichbarer Weise angepaßt. Am deutlichsten war das in Ozeanien, wo die Beuteltiere wie der tasmanische Beutelwolf und der Ameisenigel sich ähnlich entwickelt hatten wie höhere Säugetiere in anderen Gebieten. Außerdem glichen die Fossilien, die Darwin gesammelt hatte, existierenden Arten.

All dies verwies auf einen Entwicklungsprozeß, erklärte aber nicht dessen Mechanismus. Darwin löste das Problem nach der Lektüre von Thomas Malthus, der zu dem Schluß kommt, daß die Bevölkerung sich rascher vermehrt, als sie die zu ihrer Erhaltung nötigen Nahrungsmittel produzieren kann. Der grundlegende Irrtum des Buchs war die Annahme, daß der Mensch seine Nahrungsmittelversorgung entsprechend seinen Bedürfnissen steigern könne. Pflanzen und Tiere andererseits könnten das nicht und ihr zahlenmäßiges Wachstum sei daher den natürlichen Bedingungen unterworfen. Darwin dagegen argumentierte, daß die Pflanzen und Tiere mit den günstigsten Eigenschaften für die Nahrungsbeschaffung auch die beste Chance hätten zu überleben und sich fortzupflanzen und daß ihre Abkömmlinge diese Eigenschaften erben. Mit anderen Worten, daß eine natürliche Auslese stattfindet.

In den nächsten 20 Jahren häufte Darwin Beweis auf Beweis, daß die Arten tatsächlich veränderlich sind. Mit der Veröffentlichung seiner Entdeckungen hielt er sich jedoch zurück, bis er 1858 plötzlich aus Malakka eine Abhandlung des Naturforschers Alfred Russel Wallace erhielt, die zu seinem Erstaunen seine eigene Theorie mit bemerkenswerter Klarheit darlegte. Freunde der beiden Forscher sorgten dafür, daß eine gemeinsame Abhandlung in der Linné-Gesellschaft vorgetragen wurde und im Jahre darauf brachte Darwin sein großes Werk *Über den Ursprung der Arten durch natürliche Zuchtwahl* heraus. Die erste Auflage war bereits am Tag des Erscheinens vergriffen. Wenige Bücher haben ein solches Aufsehen erregt. Bedeutende Wissenschaftler, Staatsmänner und führende Persönlichkeiten der Kirche verstrickten sich in erbitterte Debatten.

Darwin setzte seine Arbeit über die Evolutionstheorie fort und untersuchte die damals unakzeptable Möglichkeit, daß der Mensch selbst von affenähnlichen Primaten abstammt. Er studierte Ähnlichkeiten in Körperbau und Verhalten von Mensch und Tier und veröffentlichte 1871 sein Buch *Die Abstammung des Menschen*, das zunächst vielfach auf empörte Ablehnung stieß, bis es wissenschaftlich anerkannt wurde.

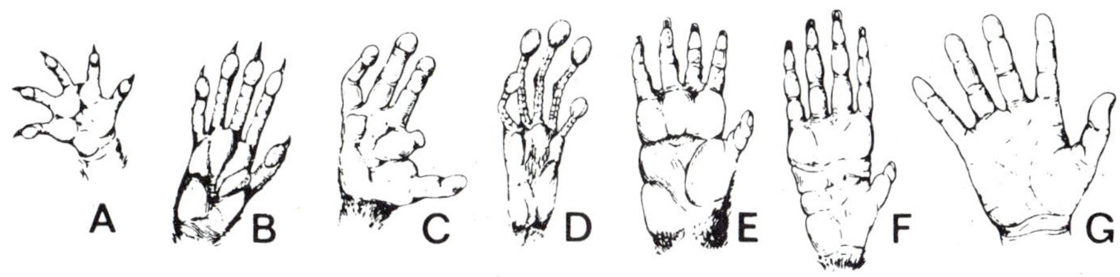

Unten rechts: Die Entwicklung der Hand bei den Säugetieren. A: Opossum; B: Tupaja; C: Galago; D: Koboldmaki; E: Pavian; F: Orang-Utan; G: Mensch. Die Fähigkeit zu greifen — das Unterscheidungsmerkmal der Primaten — ist bei den niederen Säugetieren (A, B, C, D) wenig entwickelt, in zunehmendem Maß jedoch bei den höheren Primaten. Der Mensch hat relativ kurze Finger und einen langen Daumen, was guten Gegengriff ermöglicht.

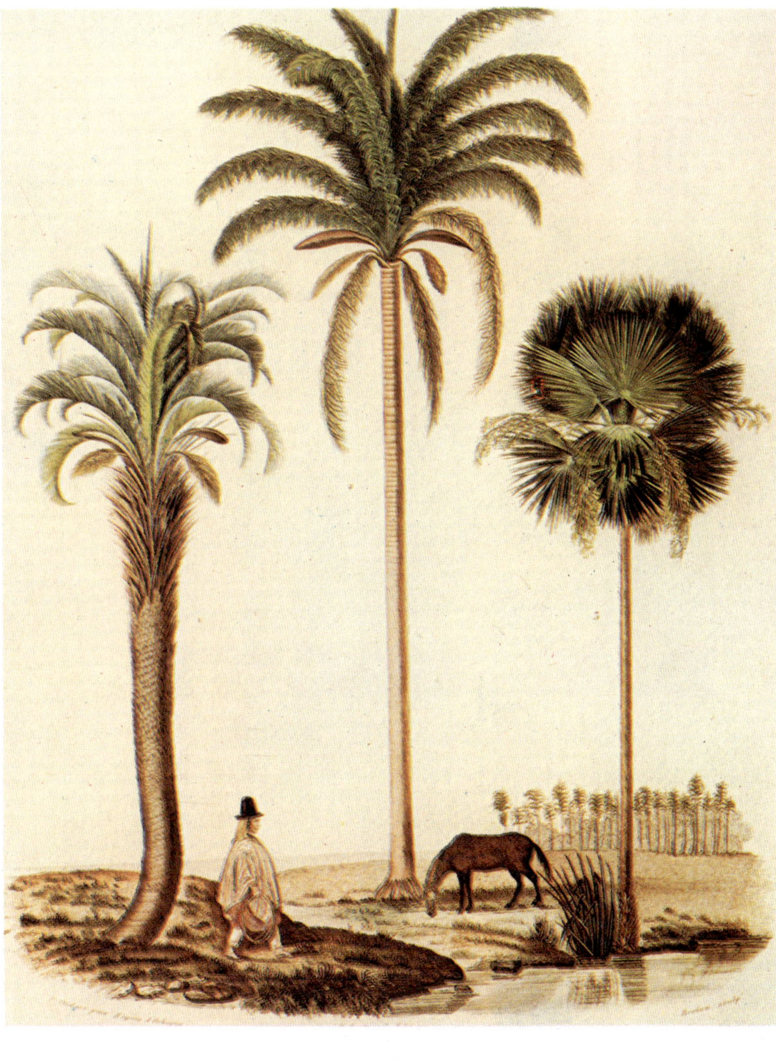

Unten links: Drei Palmarten, die Darwin während seiner Reise entlang der südamerikanischen Küste beobachtete.

Cyrus Hall McCormick

1809 – 1884

Die Mähmaschine war von erstrangiger Bedeutung für die Mechanisierung der Landwirtschaft. Sie ermöglichte die weitgehende Kultivierung der unerschlossenen Gebiete Nordamerikas und Australiens. Erfunden wurde sie von Cyrus McCormick, dem Sohn eines Farmers aus Virginia.

Die industrielle Revolution brachte ein beträchtliches Wachstum der städtischen Bevölkerung mit sich, die mit Nahrung versorgt werden mußte. Die Mechanisierung der Landwirtschaft blieb jedoch weit hinter der der Industrie zurück. In Nordamerika war sie besonders dringend, da neue unbebaute Gebiete für die Landwirtschaft erschlossen wurden. Leistungsfähigere Pflüge und eine Dreschmaschine wurden entwickelt. Die Me-

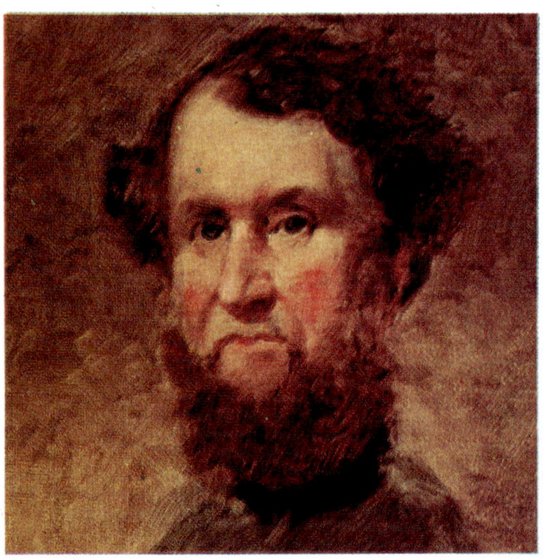

chanisierung war besonders wichtig für die Erntezeit, in der plötzlich viele Saisonarbeiter benötigt wurden, um das Korn mit der Sense zu mähen.

Seit Ende des 18. Jahrhunderts gab es mehrere vergebliche Versuche, eine mechanische Mähmaschine zu konstruieren, darunter auch von Cyrus McCormicks Vater, einem Farmer und Schmied. Cyrus erwarb seine Mechanikerkenntnisse in der Werkstatt des Vaters. 1831 baute er mit 22 Jahren seine erste Mähmaschine. Sie hatte bereits alle Grundzüge späterer Modelle, aber auch noch einige Mängel.

McCormick erhielt 1834 sein erstes Patent, machte jedoch keine Anstalten, die Erfindung geschäftlich zu nutzen, bis der Bankkrach von 1837 die Existenzgrundlage der Familie bedrohte. In den folgenden zehn Jahren nahm er verschiedene Verbesserungen an seiner Mähmaschine vor und baute ein kleines Produktionsunternehmen auf, das etwa 50 Maschinen pro Jahr verkaufte. 1844 erkannte er, daß

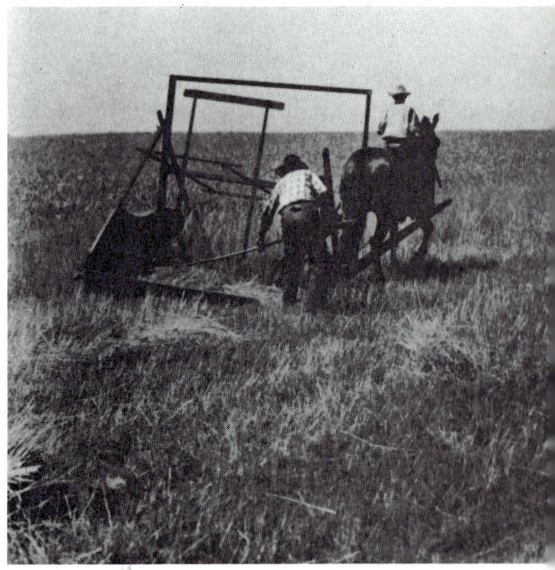

Rechts: Ernte in der Prärie mit einer McCormick-Mähmaschine (Mitte des 19. Jahrhunderts). Bis zur Erfindung der Mähmaschine bauten die Farmer nur soviel Weizen an, wie sie selbst mit einer Sense mähen konnten. Darüber hinaus benötigtes Getreide mußte aus Europa importiert werden. McCormicks Erfindung erschloß die Prärie für die Landwirtschaft und war ein bedeutender Beitrag zur Prosperität der Vereinigten Staaten und Kanadas.

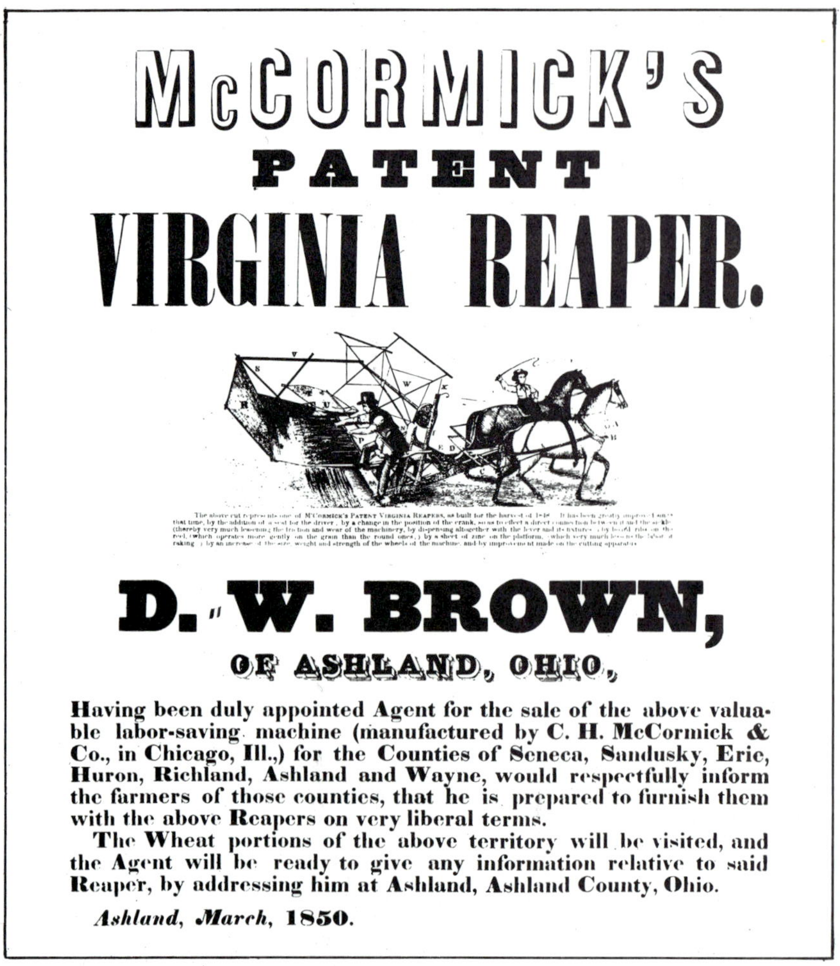

Unten: Anzeige für McCormicks Mähmaschine.

die Zukunft der Mähmaschine in der Erschließung der weiten, flachen Prärien des mittleren Westens lag, mit ihren Möglichkeiten eines großzügig angelegten Weizenanbaus, und er gründete in Chikago eine Fabrik. Im ersten Jahr verkaufte er 800 Maschinen.

Im gleichen Jahr lief McCormicks ursprüngliches Patent jedoch aus und eine konkurrierende Gruppe schloß sich zusammen, um die Verlängerung anzufechten. McCormick zog vor Gericht den kürzeren, und ein scharfer Konkurrenzkampf entwickelte sich zwischen den beiden rivalisierenden Gesellschaften. McCormick war mit seinen energischen Verkaufsmethoden im Vorteil, stellte noch intensiver auf Massenproduktion ab und räumte den Kunden großzügige Kredite ein. Er inszenierte eine großangelegte Werbung mit Vorführmodellen und hatte seine Konkurrenten bald überrundet. Auf der Londoner Weltausstellung von 1851 machte McCormicks Mähmaschine starken Eindruck und auf der Pariser Weltausstellung von 1855 wurde sie mit der Großen Ehrenmedaille ausgezeichnet. Schon vor 1860 wurde McCormicks Mähmaschine allen Bauern in Ländern mit entwickelter oder sich entwickelnder Landwirtschaft bekannt. Seine Chikagoer Fabrik produzierte über 4 000 Maschinen im Jahr, um mit der Nachfrage Schritt zu halten.

In dieser Zeit expandierte Chikago sprunghaft als Geschäftszentrum und als Knotenpunkt des neuen amerikanischen Eisenbahnnetzes. Auf beiden Seiten des Flusses erhoben sich wahllos zusammengewürfelte, aus Holz errichtete Lagerhäuser, Fabriken und Arbeitersiedlungen, die schließlich dem verheerenden Feuer Nahrung gaben, das 1871 die Stadt verwüstete.

McCormicks Fabrik war auch darunter. Unerschrocken machte er sich an den Wiederaufbau der Firma, und bei seinem Tod war die McCormick Harvesting Company eines der größten kommerziellen Unternehmen der Geschichte der Industrie. McCormick war das Musterbeispiel eines Mannes, der Erfindungsgeist mit Geschäftssinn zum Nutzen der Menschheit verband.

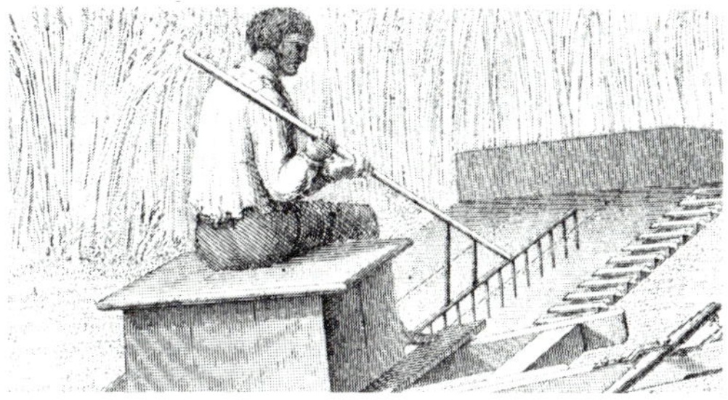

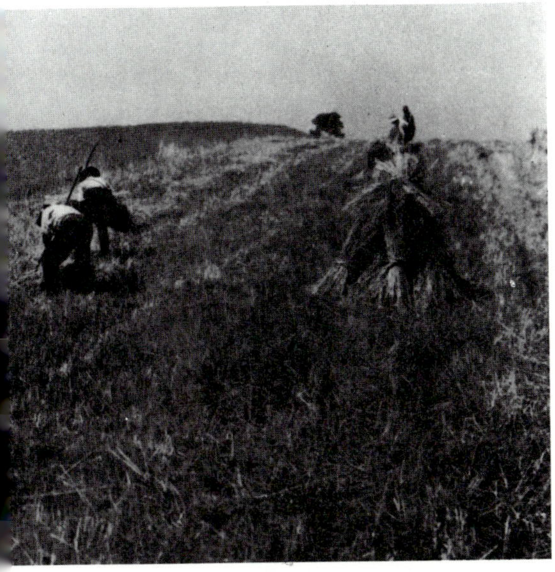

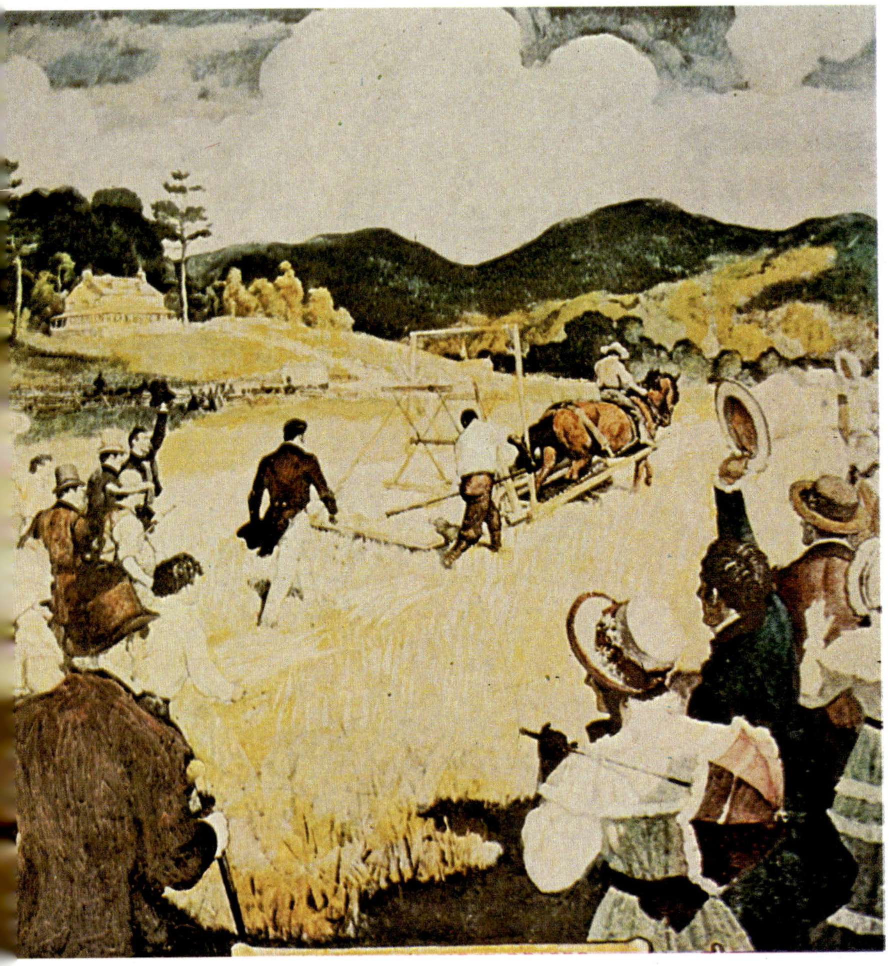

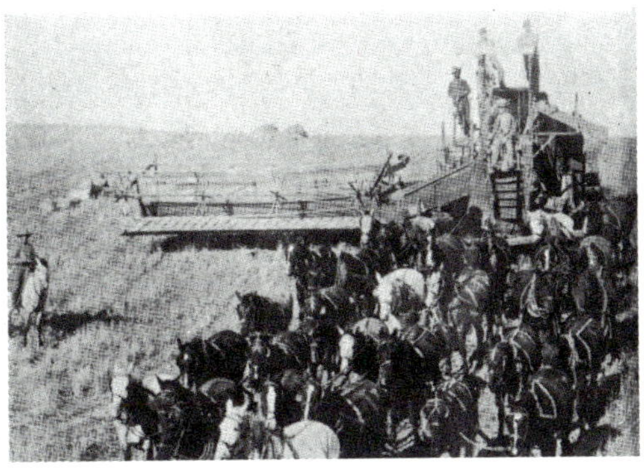

Oben rechts: Obed Husseys Mähmaschine war die erste, die patentiert wurde (1833).

Unten links: Öffentliche Vorführung von McCormicks Mähmaschine in Steele's Tavern, Virginia, im Juli 1831.

Unten rechts: Eine Mehrzweck-Erntemaschine von 1890, die mehrspännig gefahren werden mußte. Diese riesige Maschine war eine Weiterentwicklung von McCormicks ursprünglicher Mähmaschine. Sie mähte und band den Weizen zu Garben.

Sir Isaac Pitman

1813 – 1897

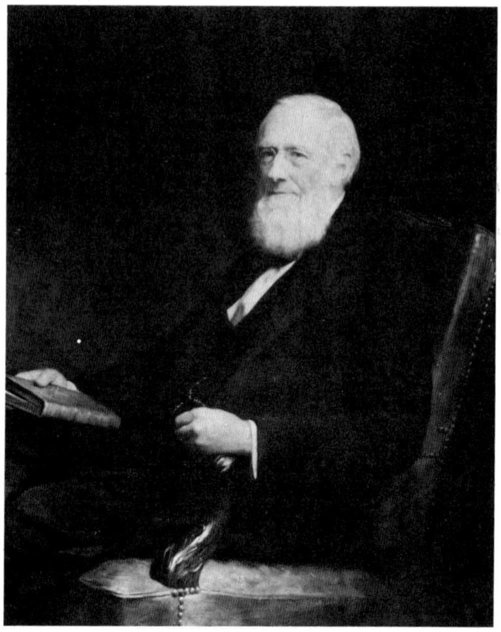

Rechts: Kurzschrift aus dem frühen 19. Jahrhundert. Seit der Mitte des 18. Jahrhunderts wurden viele Kurzschriftsysteme in Europa und in den USA entwickelt, die hauptsächlich zum persönlichen Gebrauch bestimmt waren. Die meisten waren umständlicher als die Normalschrift, die sie ersetzen sollten, und nur wenige hatten länger Bestand.

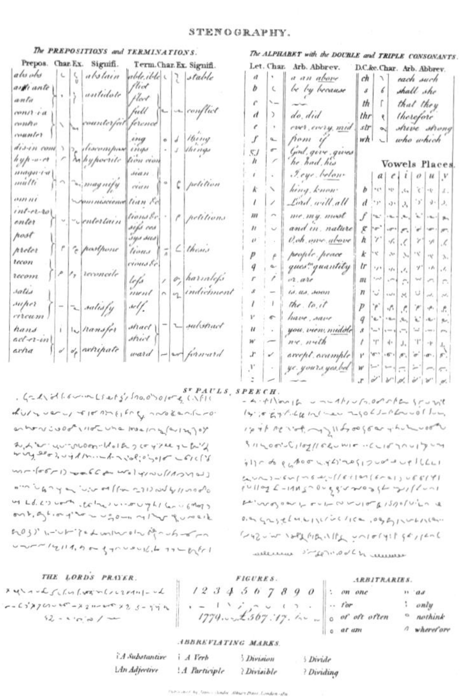

Es hat immer Verwendung für Kurzschriftsysteme gegeben, und sie waren schon im Altertum gebräuchlich. Sir Isaac Pitman kommt jedoch das Verdienst zu, dem Bedarf eines sich rasch entwickelnden Geschäftslebens nachgekommen zu sein, indem er das erste System erfand, das leicht erlernt und fließend geschrieben werden konnte.

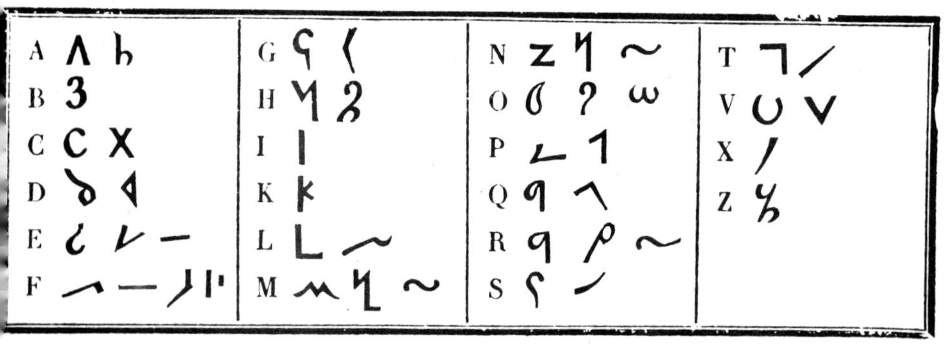

Die Geschichte der Kurzschrift hat ihren Ursprung angeblich in Griechenland, wo Xenophon im vierten Jahrhundert v.Chr. sie zur Niederschrift seiner Erinnerungen an Sokrates verwandte. Es gab auch ein römisches System, „die tironischen Noten", das von dem Freigelassenen Marcus Tullius Tiro 63 v.Chr. erfunden wurde.

Oben: Die „tironischen Noten", die dazu dienten, Reden im römischen Senat aufzuzeichnen. Alle Buchstaben wurden zu Teilzügen verkürzt, die sich später miteinander verbinden ließen.

Seit dem 16. Jahrhundert wurden verschiedene Systeme für öffentliche und private Zwecke benutzt. Im 17. Jahrhundert schrieb Samuel Pepys seine klassischen Tagebücher in einer von Thomas Shelton, dem ersten englischen Übersetzer von Cervantes' *Don Quichotte*, entwickelten Kurzschrift. Die relativ unbekannte Methode gestattete Pepys, viele unterhaltsame Indiskretionen einzubauen. Ein anderes von William Mason zur gleichen Zeit erfundenes System wurde als erstes dazu benutzt, englische Parlamentsdebatten aufzuzeichnen.

Leider bestanden alle frühen Systeme aus zahlreichen, großenteils komplizierten Zeichen, so daß man lange brauchte, um sie zu beherrschen. Das Anwachsen des Geschäftslebens im frühen 19. Jahrhundert ließ ein System, in dem Stenographen schnell ausgebildet werden konnten, immer dringender erscheinen. Der Stenograph Samuel Taylor überarbeitete 1786 eines der älteren Systeme, und diese Methode erlernte der Schulmeister Isaac Pitman aus Trowbridge.

Pitman erkannte die Probleme und Schwächen der Taylor-Schrift und machte sich daran, eine wissenschaftliche Analyse der Grundlaute der gesprochenen und geschriebenen Sprache zu erstellen und dazu passende phonetische Symbole zu entwickeln. Sein System konnte 16 Vokallaute aufzeichnen, 25 einfache und 24 doppelte Konsonanten. Die Konsonanten wurden aus einfachen geometrischen Formen, sowie flachen Kurven und geraden Linien gebildet. Die Vokale

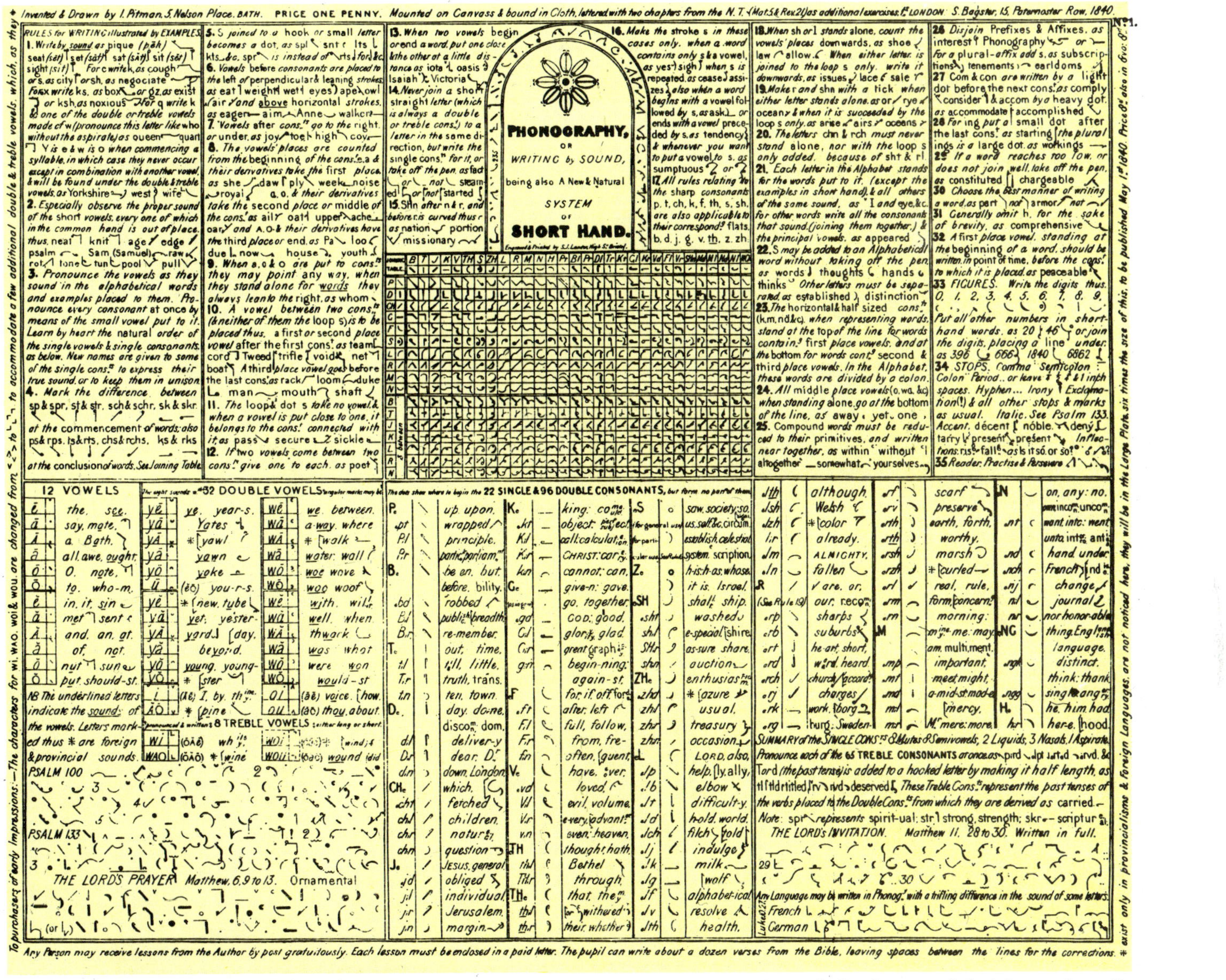
Invented & Drawn by I. Pitman, 5, Nelson Place, BATH. PRICE ONE PENNY. Mounted on Canvass & bound in Cloth, lettered with two chapters from the N. T. (Mat. 5 & Rev. 21) as additional exercises, 1s. LONDON S. Bagster, 15, Paternoster Row. 1840.

PHONOGRAPHY, OR WRITING by SOUND, being also A New & Natural SYSTEM OF SHORT HAND.

RULES for WRITING illustrated by EXAMPLES

12 VOWELS

DOUBLE VOWELS

TREBLE VOWELS

22 SINGLE & 96 DOUBLE CONSONANTS

PSALM 100

PSALM 133

THE LORD'S PRAYER Matthew, 6.9 to 13. Ornamental

THE LORD'S INVITATION. Matthew 11. 28 to 30. Written in full.

Any Person may receive lessons from the Author by post gratuitously. Each lesson must be enclosed in a paid letter. The pupil can write about a dozen verses from the Bible, leaving spaces between the lines for the corrections.

Oben: Die „Penny Plate", die zweite Ausgabe von Pitmans *Phonographie,* die 1840 veröffentlicht wurde. Sie erschien als Ergänzung zur Penny-Briefmarke, die Pitman dem englischen Schatzamt als ersten Vorschlag unterbreitet hatte, um freigemachte Briefe nebst Anlagen zu verschicken. Die „Penny Plate" gab auf einem Raum von 15x20 Zentimetern alle Kurzschriftzeichen Pitmans wieder. Er bot auch Kurzschriftlektionen per Post an: die ersten Fernkurse. Die Schüler sandten mit „Pennypost" Verse aus der Bibel in Kurzschrift an ihn, die er dann korrigierte.

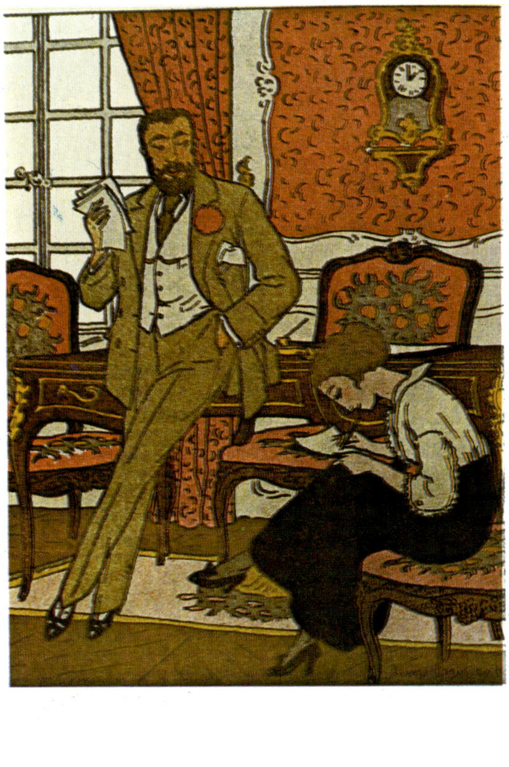

Links: Stenographin, 1922.

wurden mit Punkten und Strichen neben die Konsonanten gestellt.

1837 veröffentlichte Pitman sein Lehrbuch *Stenographische Lautschrift.* Sein Kurzschriftsystem verbreitete sich schnell in England, und er ließ seiner ersten Veröffentlichung weitere folgen. Ferner gründete ein Kurzschrift-Institut. 1852 führte sein Bruder Benn die Methode in Nordamerika ein, wo sie einigen Veränderungen unterzogen wurde. 1889 zeigte eine Untersuchung, daß über 95 % aller Personen, die ein Kurzschriftsystem verwandten, eine an Pitman orientierte Schreibweise benutzten. Sie wurde auch für die romanischen Sprachen sowie für einige orientalische überarbeitet.

Die einzige moderne Kurzschrift, die mit der Pitmanschen konkurrieren kann, ist die von John Robert Gregg. Sein System verwendet abgerundetere Symbole und ist heute das gebräuchlichste in den USA. Die Erfindung Isaac Pitmans hat dennoch nichts von ihrem Wert und Nutzen eingebüßt.

Sir Henry Bessemer

1813 – 1898

Der englische Erfinder und Ingenieur Sir Henry Bessemer erwarb das Patent für die erste erfolgreiche Methode der Massenproduktion von Stahl. Der Bessemer-Konverter entsprach den Bedürfnissen einer sich rasch entwickelnden Technologie nach billigem Stahl von hoher Qualität.

Die Kunst, Eisen in den härteren und dauerhafteren Stahl zu verwandeln, war seit dem Altertum bekannt. Eisenhüttenbesitzer und Stahlarbeiter konnten im frühen 19. Jahrhundert eine große Zahl verschiedener Stahlarten für verschiedene Zwecke produzieren, aber nur in begrenzter Menge.

Bessemers Erfindung wurde eigentlich von einem Pittsburger Eisenhüttenbesitzer namens William Kelly vorweggenommen, der sechs Jahre zuvor ein ähnliches Verfahren entwickelt hatte. Es bestand darin, kalte Luft von unten durch einen Konverter mit flüssigem Roheisen zu blasen. Die heftige Flammenentwicklung bewirkte den Auswurf von Schlacken und dann die Verbrennung der Begleitelemente des Roheisens.

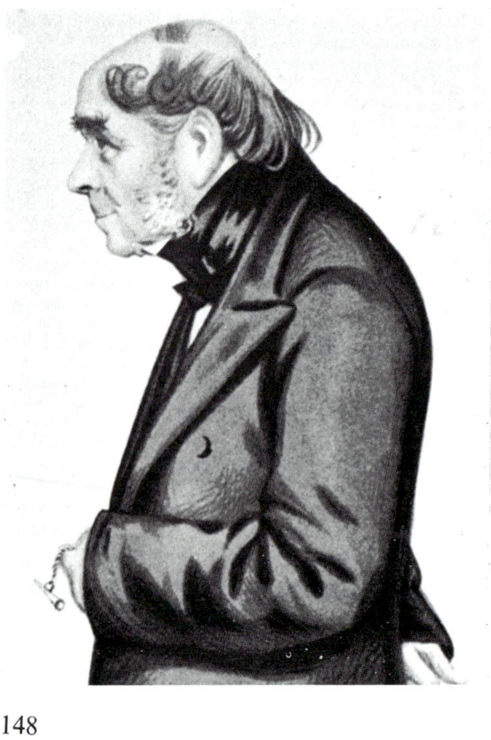

Unten: Eine Bessemerbirne beim Schlackenauswurf in den Bessemer Stahlwerken in Sheffield Ende des 19. Jahrhunderts.

Bessemer, der von Kellys Arbeit nichts wußte, stieß auf das Problem, als er für den Krimkrieg einen neuen Typ einer drehbaren Granate erfand. Die Rohre der damaligen gußeisernen Kanonen waren nicht stark genug für diese Granate. Daher wandte er sich der Produktion von stärkerem Gußeisen zu. Seine Versuche führten direkt zu dem Stahlherstellungsverfahren, das seinen Namen trägt. Die Bessemer-Birne produzierte einen Stahl mit geringem Kohlenstoffgehalt, der Schmiedeeisen überlegen war, und die englischen Hüttenbesitzer erwarben bereitwillig die ihnen angebotenen Lizenzen.

Unglücklicherweise arbeitete Bessemer mit Eisenerzproben, die wenig Phosphor und Schwefel enthielten. In England und Westeuropa besitzt das Erz einen hohen Phosphor- und Schwefelgehalt, der auf dem damaligen Entwicklungsstand des Verfahrens nicht beseitigt werden konnte. Angesichts der Entrüstung der Hüttenbesitzer war Bessemer ge-

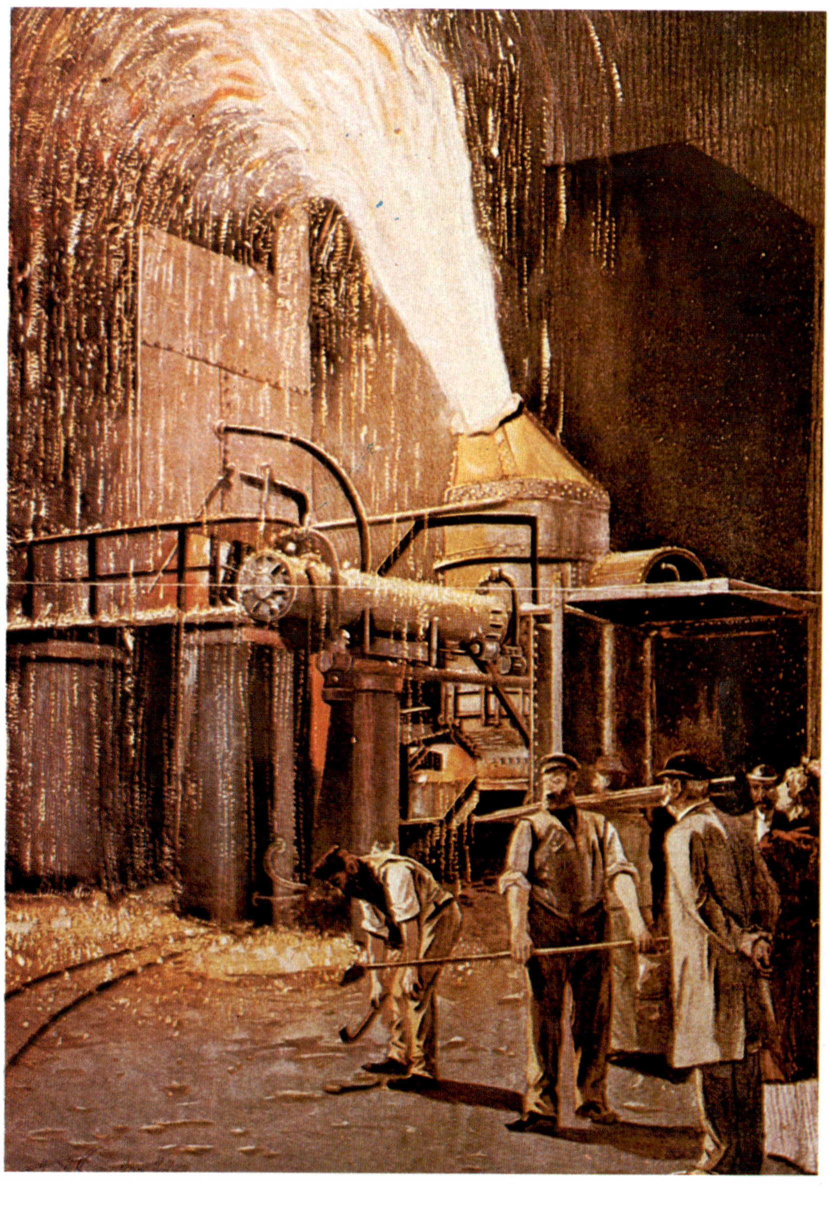

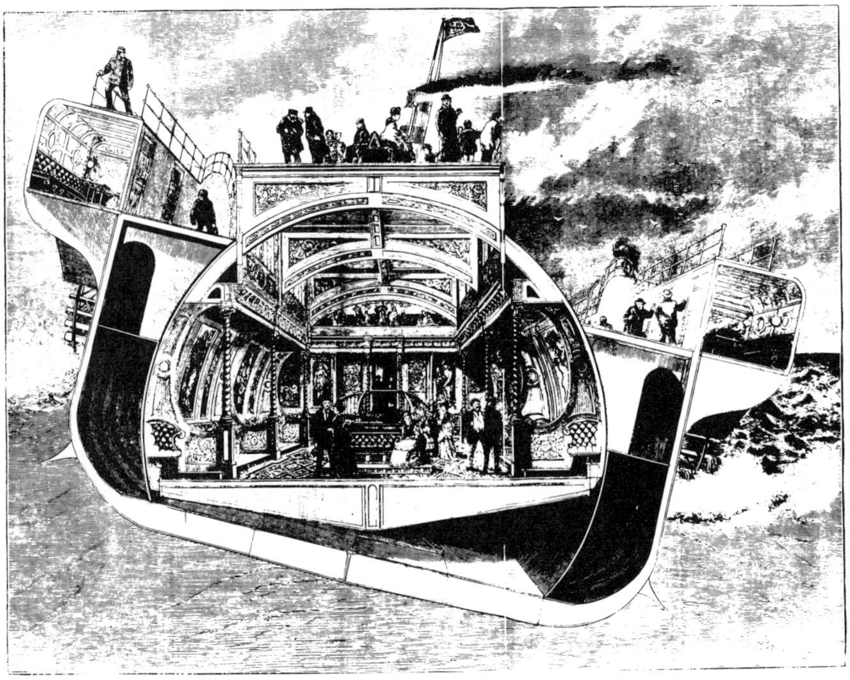

zwungen, die Lizenzen zurückzunehmen. Er eröffnete jedoch seine eigene Stahlfabrik, in der er phosphorfreies Erz aus Schweden verarbeitete und Stahl zu konkurrenzfähigen Preisen produzierte.

Das Phosphor-Problem wurde scnließlich 1878 gelöst, als der junge englische Metallurg Sidney Gilchrist Thomas entdeckte, daß sich Schwefel und Phosphor aus dem flüssigen Roheisen entfernen lassen, wenn man es in einem mit Kalkstein und Magnesium ausgekleideten Ofen erhitzt. Diese Methode wurde Thomas-Verfahren genannt.

In den Vereinigten Staaten arbeitete William Kelly in der Zwischenzeit an seinem Verfahren weiter. Er ließ es sich jedoch erst 1857 patentieren, als er von Bessemers Arbeit hörte. 1862 begann er, seine eigene Stahlfabrik aufzubauen und nahm zwei Jahre später die kommerzielle Stahlproduktion auf. 1866 fusionierte die Kelly Pneumatic Process Company mit einem Konkurrenzunternehmen, das mit Bessemers Patenten arbeitete, und revolutionierte die Stahlproduktion in den Vereinigten Staaten.

Obwohl sie gegenüber dem Siemens-Martin-Verfahren zunehmend an Boden verlor, wird die Bessemer-Birne noch immer benutzt, vor allem in den Vorbereitungsstadien der Erzverhüttung. Statt Luft wird heute Sauerstoff eingeblasen. Dadurch wird der Stickstoff entfernt, und man erhält einen biegsameren und geschmeidigeren Stahl.

Oben: Der von Bessemer erfundene stabilisierte Passagierdampfer.

Rechts: William Kelly, amerikanischer Zeitgenosse Bessemers, erfand ebenfalls einen Stahlkonverter.

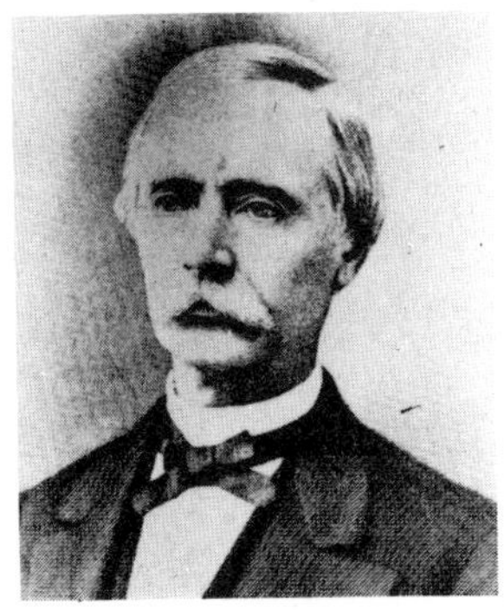

Unten: Modell der von Bessemer entwickelten Stahlproduktionsanlage. Flüssiges Roheisen wird durch eine Mulde zu einem Konverter befördert; die Mulde ist mit Schamotte ausgekleidet.

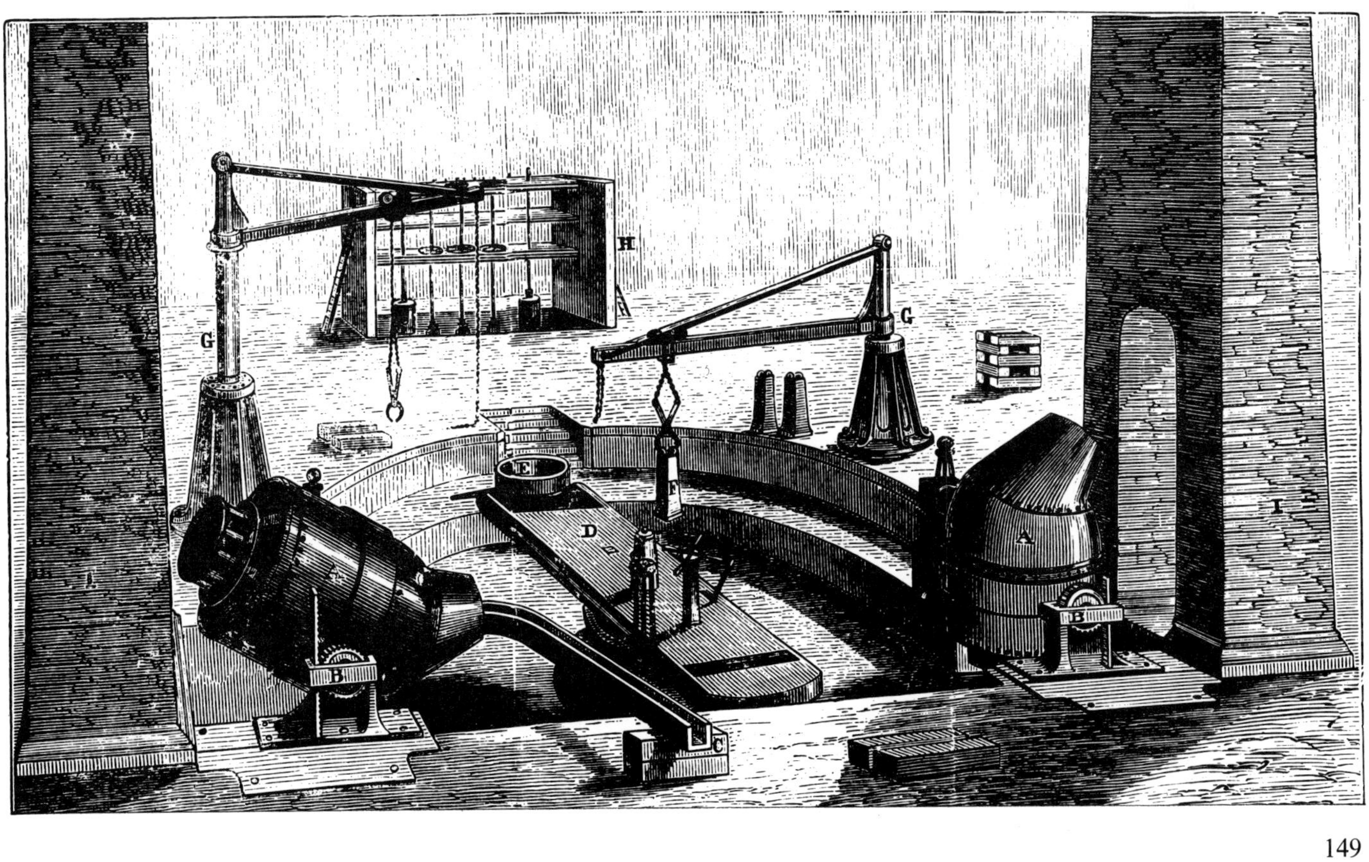

Carl Zeiss

1816 – 1888

Carl Zeiss, Optiker und Feinmechaniker, hat zusammen mit dem Physiker Ernst Abbe in der zweiten Hälfte des 19. Jahrhunderts die moderne optische Technik begründet.

Carl Zeiss wurde in Weimar geboren. 1846 gründete er in Jena ein Unternehmen zum Bau von optischen Geräten. Er war einer der fortschrittlichsten Hersteller von Mikroskopen und Linsen der damaligen Zeit und erkannte, daß wissenschaftliche Forschungsarbeit unerläßlich war, wenn er seine Geräte vervollkommnen und ihnen den Ruf von Spitzenerzeugnissen verschaffen wollten. Aus diesem Grund stellte er 1866 den Physiker

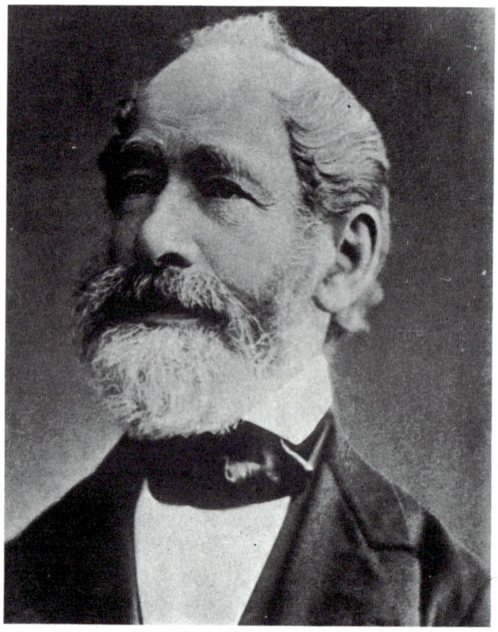

Ernst Abbe ein, der rasch zum führenden Fachmann auf optischem Gebiet wurde.

Die Entwicklung der Mikroskopie ging nach der Pionierarbeit des Niederländers Leeuwenhoek Ende des 17. Jahrhunderts nur langsam voran. Besonders das Problem der chromatischen Aberration (Farbabweichung) machten den Linsenherstellern nach wie vor zu schaffen. Achromatische Linsen wurden zuerst in den Niederlanden entwickelt, die sich aber für starke Vergrößerung kaum verwenden ließen. Der englische Weinhändler und Amateurforscher Joseph Jackson Lister arbeitete eine wissenschaftliche Grundlage für die Herstellung achromatischer Linsen aus. Er stellte fest, daß die chromatische Abweichung und die Verzerrungen, die durch die Krümmung der Linsen hervorgerufen werden, sich weitgehend durch Kombination mit Linsen entgegengesetzter Abweichungen kompensieren lassen.

Das war der Stand der optischen Wissenschaft, als Ernst Abbe seine Forschungen begann. Er schaffte die traditionellen und oft ungenauen Fertigungsmethoden ab und führte statt dessen in den Zeiss-Werken das Prin-

Rechts: Ernst Abbe.

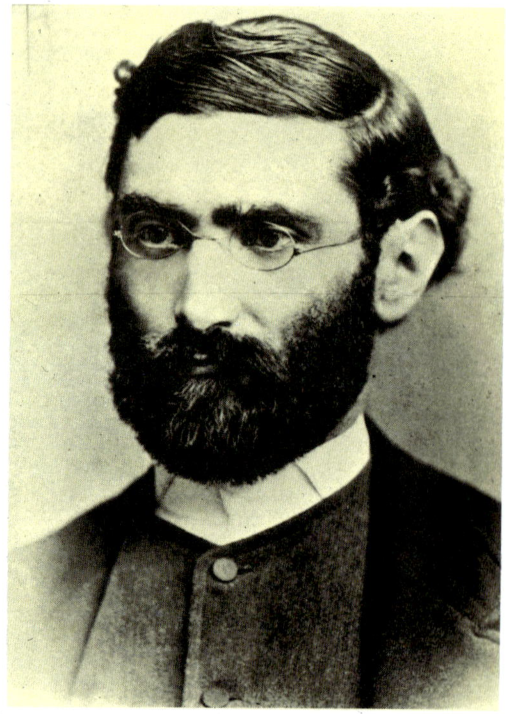

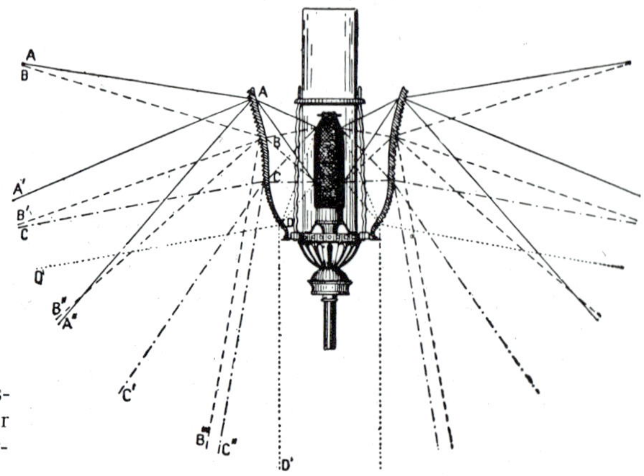

Rechts: Querschnitt durch eine Holophan-Kugel und einen Welsbach-Mantel, zwei Geräte, die für gleichmäßige Lichtverteilung sorgen sollten. Holophan-Glas hat eine linsenartige Oberfläche. Der Welsbach-Mantel enthält ein Gemisch aus Thoriumnitrat und Ceriumnitrat, das unter Gaszufuhr hell glüht und die Lichtabgabe von Gaslampen erhöht.

zip ein, daß alle optischen Geräte theoretisch sorgfältig geplant nach einem exakten Entwurf angefertigt werden, der die neuesten wissenschaftlichen und empirischen Erkenntnisse voll berücksichtigt.

Die Arbeit Otto Schotts, eines Chemikers, der für den Glasbereich des Unternehmens verantwortlich war, hatte ebenfalls bedeutenden Anteil am Erfolg der Firma. Schott entwickelte nahezu 100 Glassorten für optische Zwecke sowie ein hitzebeständiges Glas.

Abbe, der auch weiterhin eine bedeutende Rolle im akademischen Leben spielte, wurde

1878 Direktor der astronomischen und meteorologischen Observatorien der Universität. Diese Tätigkeit verband er mit seiner Arbeit bei Zeiss, was zu einigen der wichtigsten Weiterentwicklungen der Mikroskopie führte und weitreichende Neuerungen bei der Herstellung von Linsen für Fernrohre, Kameras und verschiedene andere optische Geräte mit sich brachte.

Unten: Arbeiter der Zeiss-Werke in Jena holen einen Behälter mit geschmolzenem Glas aus dem Ofen. Das Glas läßt man langsam abkühlen, so daß es dabei zu dem verlangten optischen Glas verarbeitet werden kann.

schen das Objekt und die Linse gebracht wird, um die Bildqualität zu verbessern und zugleich noch stärker zu vergrößern. Die ersten apochromatischen Mikroskope (Mikroskope, deren Linsen keine Farbverzerrungen mehr aufweisen) wurden von den Zeiss-Werken in Jena hergestellt.

Nach Zeiss' Tod wurde Abbe Besitzer der Werke, aber drei Jahre später brachte er sein

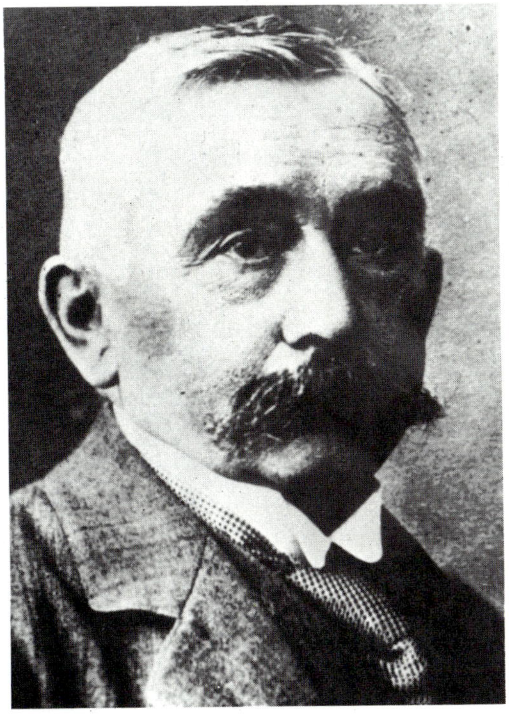

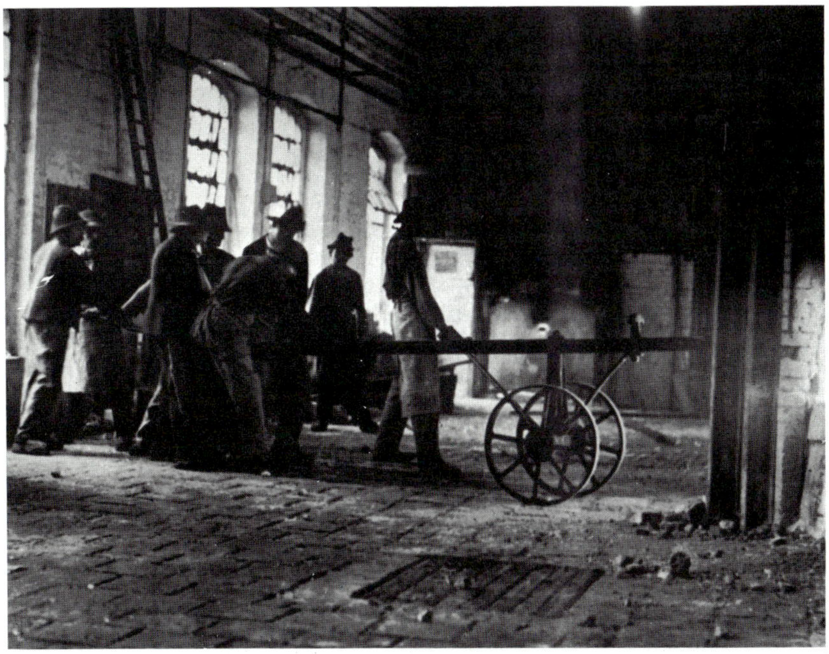

Eigentum in die Carl-Zeiss-Stiftung ein, die sich wissenschaftliche Untersuchungen und soziale Verbesserungen zum Ziel gesetzt hat. Das Unternehmen wurde später auf der Basis der Gewinnaufteilung als Genossenschaftsbetrieb von Universität, Geschäftsleitung und Arbeitern weitergeführt. Seit dem II. Weltkrieg gibt es neben dem Werk in Jena auch ein westdeutsches mit Sitz in Stuttgart; die Zeiss-Stiftung befindet sich seit 1949 in Heidenheim an der Brenz.

Zu Abbes Leistungen gehören auch die Ausarbeitung einer umfassenden Theorie der Entstehung des Bildes im Mikroskop und die Definition der sogenannten Abbeschen Zahl, nach der die Änderung der materialabhängigen Brechzahl durch Farbzerstreuung bei der Brechung gemessen wird. Er erfand ferner die Öl-Immersion, bei der ein Tropfen Öl zwi-

Oben links: Dr. Otto Schott.

Unten links: Ansicht der Zeiss-Hauptverwaltung mit dem Zeiss-Observatorium.

Unten rechts: Modernes optisches Glas: photochromatisches Glas mit einer von Sonnenstrahlen hervorgerufenen Blattzeichnung.

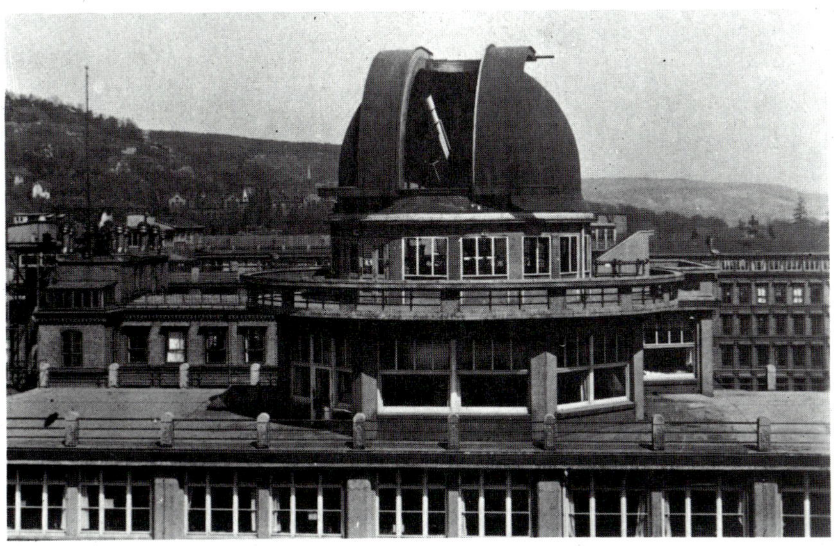

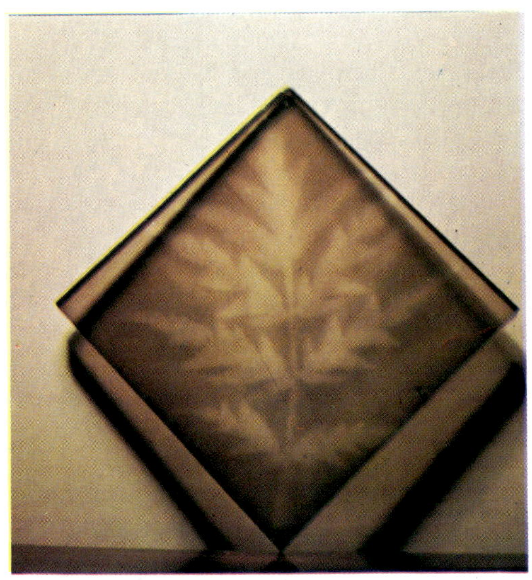

James Prescott Joule

1818 – 1889

Der englische Pysiker James Joule gilt als einer der leidenschaftlichsten Wissenschaftler, obwohl er keine akademische Laufbahn aufzuweisen hatte, sondern sein Leben lang ein Amateur blieb. Seine sorgfältige Forschungsarbeit wurde durch die wichtige Entdeckung des mechanischen Wärmeäquivalents belohnt, das heute eine bedeutende Rolle in der Thermodynamik und vielen Zweigen der Technik spielt. Er stellte auch das Gesetz auf, das später dazu benutzt wurde, extrem niedrige Temperaturen herzustellen, und bahnte den Weg für die moderne Wissenschaft der Kältephysik.

Joule war der Sohn eines erfolgreichen Brauers aus Salford. Da sein Vater reich war, konnte sich Joule seinem Hauptinteresse widmen, der experimentellen Wissenschaft. Nachdem er mit 17 Jahren kurze Zeit bei dem englischen Chemiker und Pysiker John Dalton an der Universität von Manchester studiert hatte, begann er bald selbst zu unterrichten. Er entwickelte rasch ein starkes Interesse an der Wärmelehre, das zu einer lebenslangen Besessenheit führte.

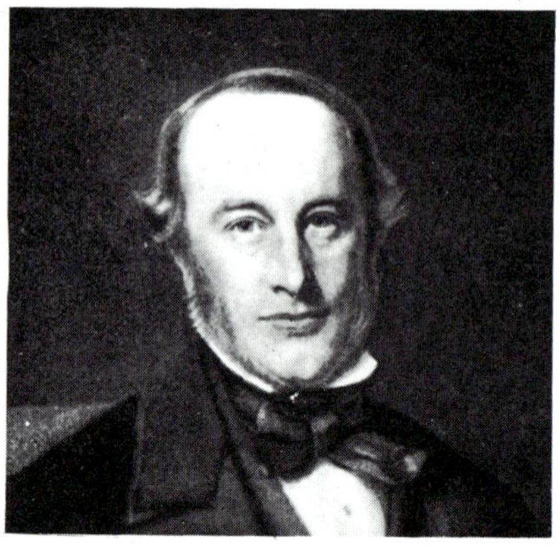

Joule verwandte Jahre darauf, Wärmeveränderungen zu messen, die durch alle nur erdenklichen mechanischen Prozesse hervorgerufen wurden. In seinen Versuchen mit Wasser benutzte er Holzruder, um das Wasser heftig aufzuwühlen. Die Wassertemperatur maß er jeweils davor und danach. Er ließ das Wasser durch kleine Löcher fließen, um es durch Reibung zu erhitzen. Bei jedem Versuch errechnete er die so erzeugte Wärme.

1843 veröffentlichte er die Ergebnisse seiner Versuche. Er stellte fest, daß eine bestimmte Menge Arbeit immer eine bestimmte gleichbleibende Wärmemenge erzeugt. Er nannte die Arbeitsmenge, die nötig ist, um eine Kalorie genannte Wärmeeinheit zu erzeugen, das „mechanische Wärmeäquivalent" und berechnete, daß sie 41 800 000 erg beträgt (ein erg ist die Arbeit, die notwendig ist, eine

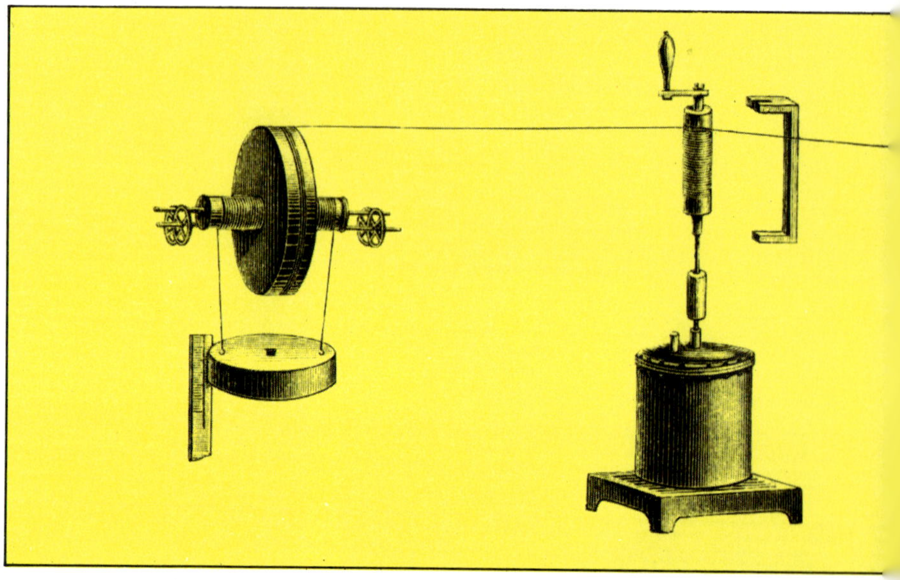

Oben: Der von Joule benutzte Apparat zur Bestimmung des mechanischen Wärmeäquivalents. Zwei neben Meßskalen aufgehängte Gewichte trieben ein Schaufelrad in einem Kessel an; die ansteigende Temperatur war auf diese Weise meßbar.

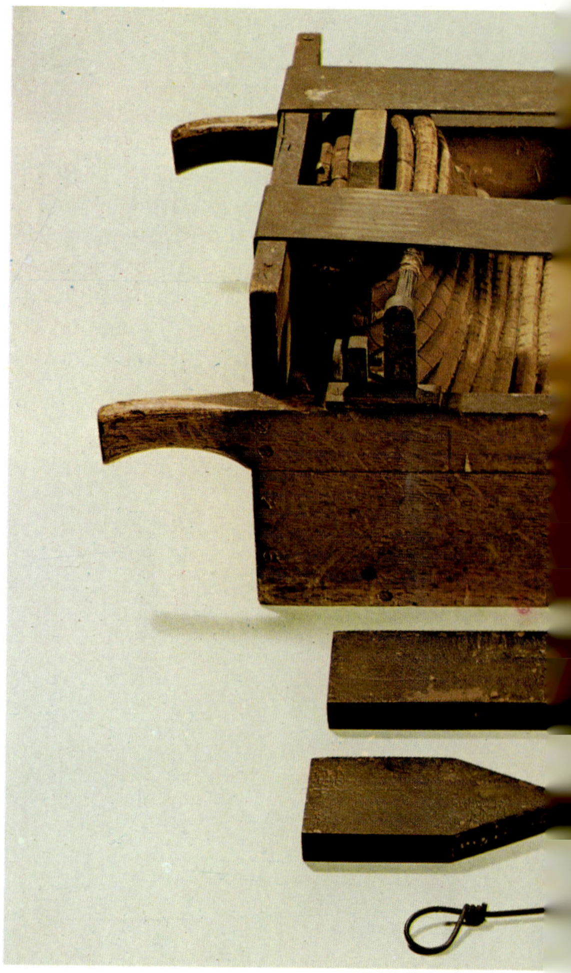

Rechts: Joules Elektromagnet. Er benutzte ihn in seinem ersten Experiment zur Bestimmung des mechanischen Wärmeäquivalents, indem er ihn in Wasser zwischen die Pole eines anderen Magneten hängte und an seiner Drehung den Temperaturanstieg, die Stromstärke sowie die erzeugte mechanische Energie maß.

Masse von einem Gramm einen Zentimeter zu bewegen). Das war eine bedeutende Leistung, aber zu Joules Enttäuschung nahmen nur wenige Wissenschaftler überhaupt Notiz davon. Seine Abhandlung wurde sogar von verschiedenen Fachzeitschriften abgelehnt, und Joule mußte seine Entdeckung in einer schwach besuchten Vorlesung in Manchester bekanntgeben und danach eine Lokalzeitung dazu bewegen, über seinen Vortrag zu berichten. Joule hatte jedoch das Glück, daß ein junger, aber hochangesehener Physiker mit Namen William Thomson, der spätere Lord Kelvin, an seiner Arbeit interessiert war. Er überprüfte Joules Methoden und Ergebnisse und erklärte sie für beeindruckend und außerordentlich fundiert. Daraufhin begann man in wissenschaftlichen Kreisen Joule ernst zu nehmen. Bald wurde seine Leistung allgemein anerkannt und eine neue Maßeinheit (gleich 10 000 000 erg), nach ihm benannt. Das mechanische Wärmeäquivalent beträgt nun 4,18 Joule.

Thomsons Interesse an Joules Arbeit führte zu einer fruchtbaren Zusammenarbeit zwischen ihnen. Sie zeigten, daß die Temperatur eines Gases, das sich frei ausdehnen kann, etwas sinkt. Diese Erscheinung, der Joule-Thomson-Effekt, erklärt sich aus der geringen Anziehungskraft, die Gasmoleküle aufeinander ausüben. Während der Expansion wird eine geringe Wärmemenge von den auseinanderstrebenden Molekülen aufgenommen, die diese Anziehungskraft überwinden. Joule und Thomson gaben ihre Entdeckung 1852 bekannt, die Ende des Jahrhunderts die Grundlage bildete für eine neue Industrie, die Kältetechnik. Durch Anwendung des Joule-Thomson-Effekts wurden Gase wie Wasserstoff und schließlich Helium verflüssigt; die dabei erzeugten extrem niedrigen Temperaturen stellten den Ausgangspunkt dar für einen neuen Wissenschaftszweig, die Kältelehre.

Joule nahm nie eine Dozentur an einer akademischen Institution an. Aber obwohl ihm zunächst die Anerkennung für seine Arbeit versagt blieb, genoß er die Bewunderung einiger der bedeutendsten Wissenschaftler seiner Zeit. In seinen späteren Jahren wurde er zum Mitglied der Londoner Royal Society gewählt und Präsident der Gesellschaft zur Förderung der Wissenschaft. Joule hatte als engagierter Amateur die Genugtuung, einen größeren Beitrag zur Physik geleistet zu haben als die meisten Wissenschaftler seiner Zeit.

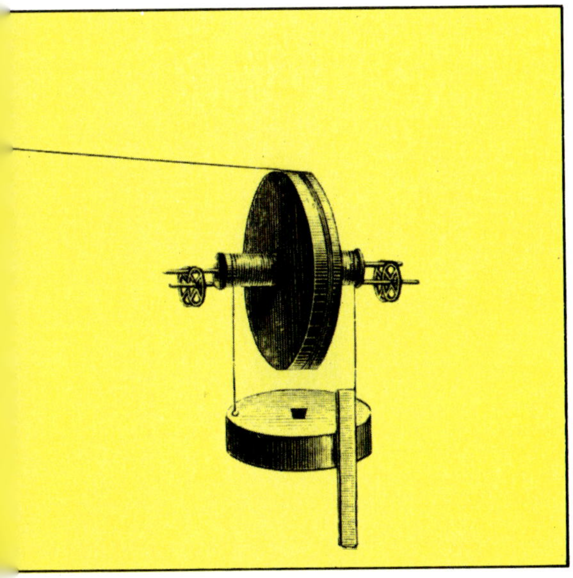

Unten: Von Joule benutzter Apparat zur Bestimmung des Verhältnisses von Energie und Wärme. Er bestand aus einer Schaufelradachse in einem isolierten Wasserbehälter. Ein Fallgewicht drehte die Kurbel; die Reibung der Schaufeln erzeugte Wärme und verursachte einen Anstieg der Wassertemperatur, der gemessen werden konnte. Die erzeugte mechanische Energie wurde dann in Beziehung gesetzt zur erzeugten Wärme.

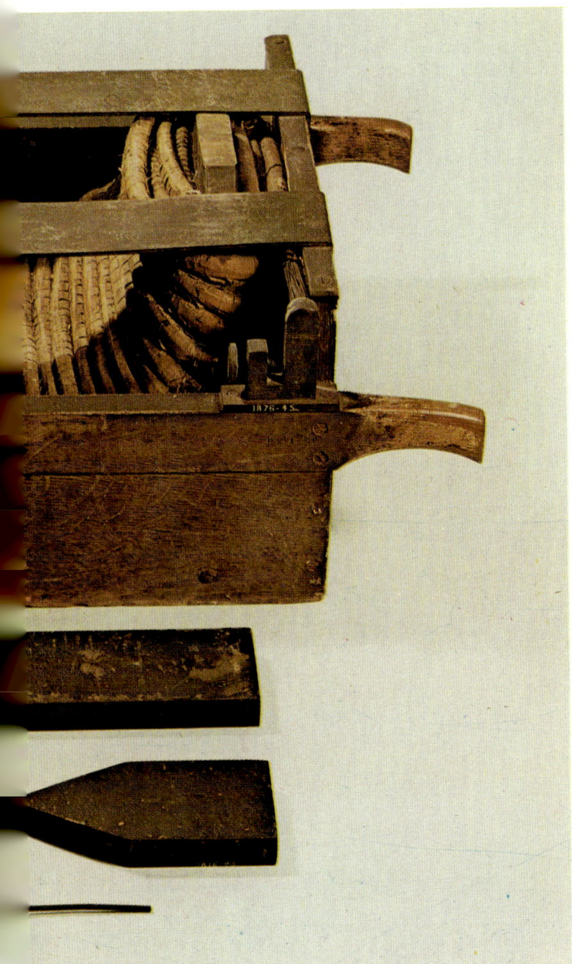

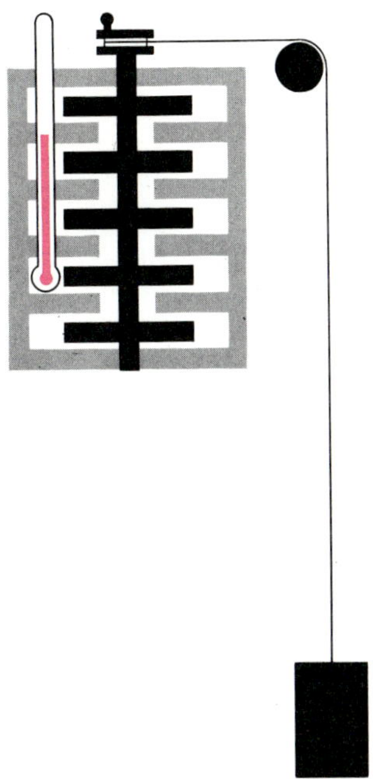

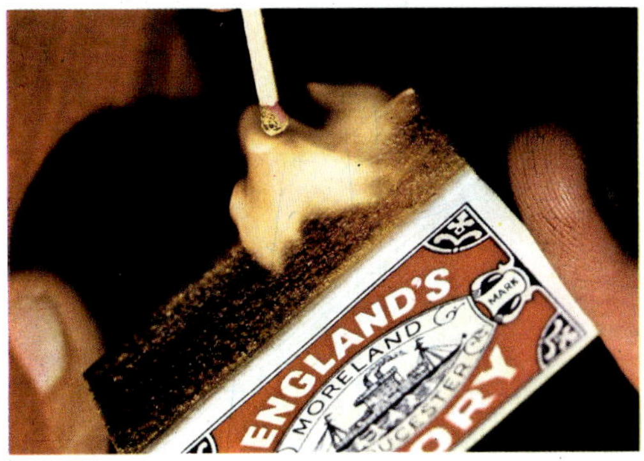

Oben rechts: Ein Beispiel für Entstehung von Wärme bei einer chemischen Reaktion. Sicherheitszündhölzer enthalten gewöhnlich Schwefel und verschiedene oxydierende Stoffe wie Kaliumchlorat. Die Reibfläche enthält roten Phosphor. Allzweckhölzer enthalten Phosphorsulfid und benötigen keine spezielle Reibfläche.

Elias Howe

1819 – 1867

Die Nähmaschine war das erste Massenprodukt, das sowohl im Haushalt wie in der Industrie breite Verwendung fand. Der Erfinder des ersten entwicklungsfähigen Modells war Elias Howe, ein amerikanischer Maschinenbauingenieur.

Obwohl ein großer Teil der Spinn- und Webprozesse am Ende des 18. Jahrhunderts mechanisiert wurde, nähte man Kleidung nach wie vor vollständig mit der Hand. Einer der ersten Versuche, eine funktionierende Nähmaschine zu bauen, war das Ein-Faden-Stepp-Modell, das sich der Pariser Schneider Berthélemy Thimonnier 1830 patentieren ließ. Er gründete eine Werkstatt mit 80 Maschinen, um einen Liefervertrag über die Produktion von Uniformen für die Armee zu erfüllen, aber Schneider und Näherinnen, die um ihren Lebensunterhalt fürchteten, zerstörten alle Maschinen.

Sechzehn Jahre später verwirklichte in den USA der Ingenieur Elias Howe, der in einer Baumwollmaschinenfabrik arbeitete, seinen Plan einer verbesserten Nähmaschine. Sie nähte Kettenstich und benutzte zwei Fäden, einen in einem Schiffchen und einen, der durch eine Nadel geführt wurde. Er ließ sie patentieren, konnte aber keinen Schneider überzeugen, in die neue Maschine zu investieren. Deshalb reiste er mit seiner Familie nach England, wo er die englischen Patentrechte für 250 Pfund verkaufte.

Trotzdem wurde seine finanzelle Situation immer katastrophaler, während er versuchte, seine Maschine zu vervollkommnen. Als er am Rande des Ruins in die USA zurückkehrte, wurde seine Erfindung von anderen ausgebeutet. Der Widerstand der Kleiderfabrikanten war allerdings überwunden.

In der folgenden Zeit brachte Howe eine Prozeßwelle in Gang, um seine Rechte zu verteidigen. Unter Howes Prozeßgegnern befand sich auch Merrit Singer, dessen Name

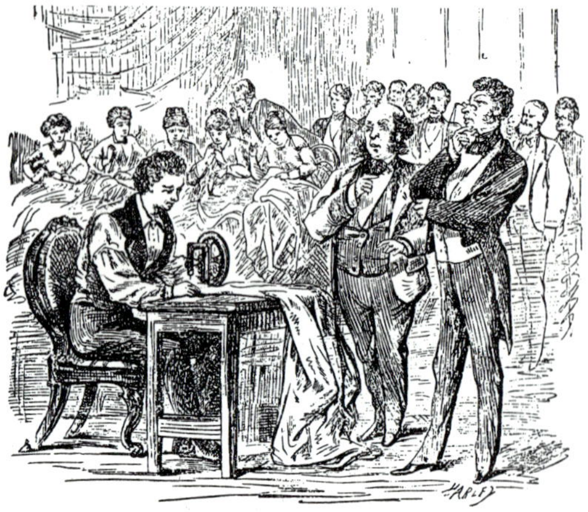

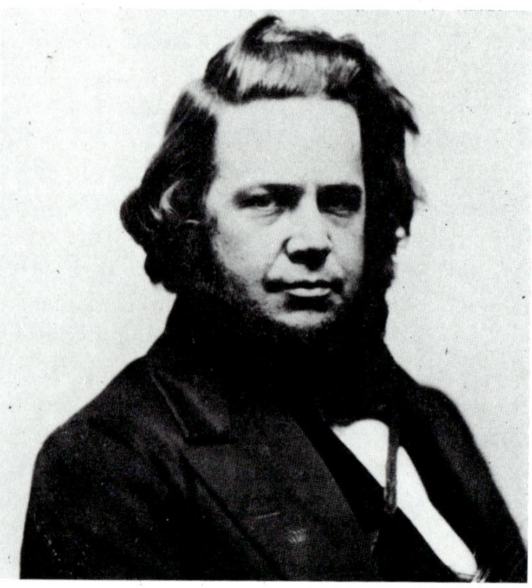

Rechts: 1845 trat Howe bei einer Konkurrenz in der Quincy Hall Manufacturing Company in Boston gegen fünf der besten Näherinnen an. Howe war mit seinen fünf Nähten vor den Frauen fertig, und seine Arbeit wurde höher bewertet. Die Fabrikbesitzer kauften jedoch keine Maschinen.

Unten: Die Kettenstichnähmaschine des Amerikaners James Gibbs aus dem Jahre 1856.

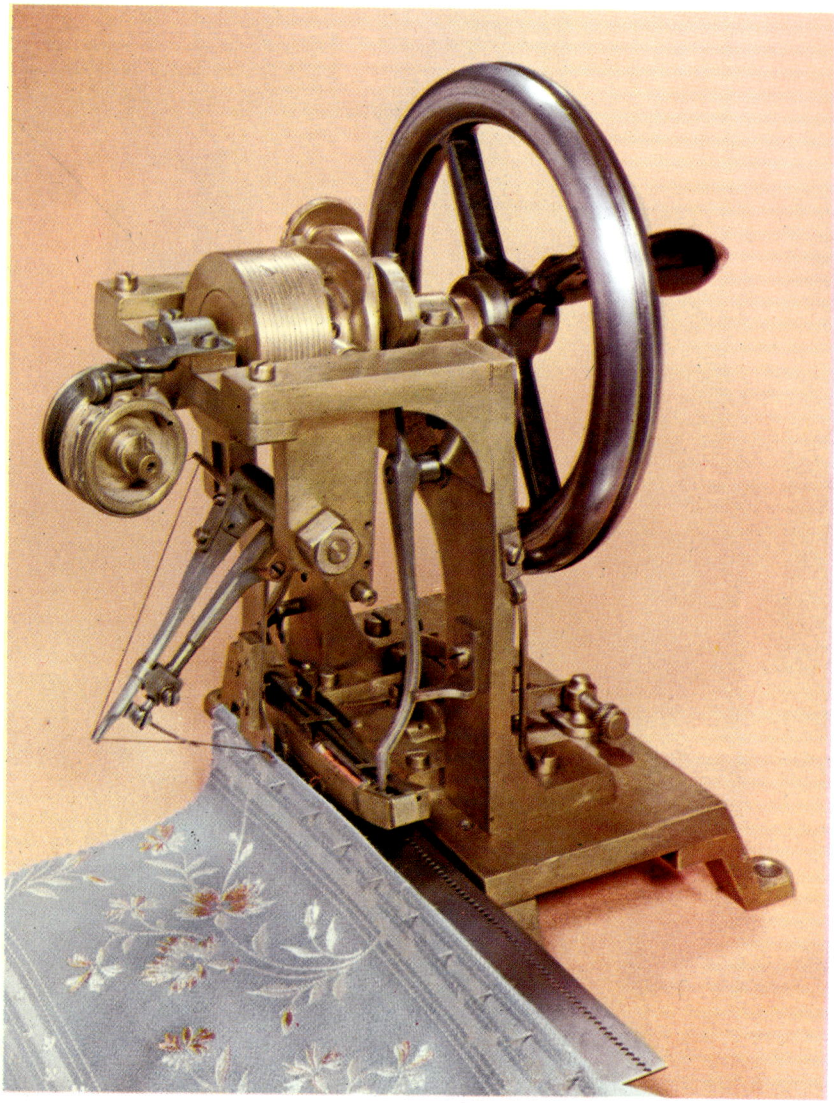

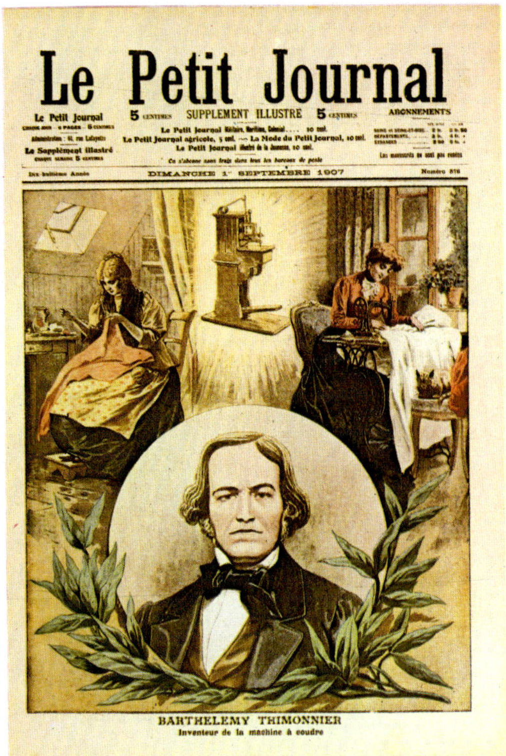

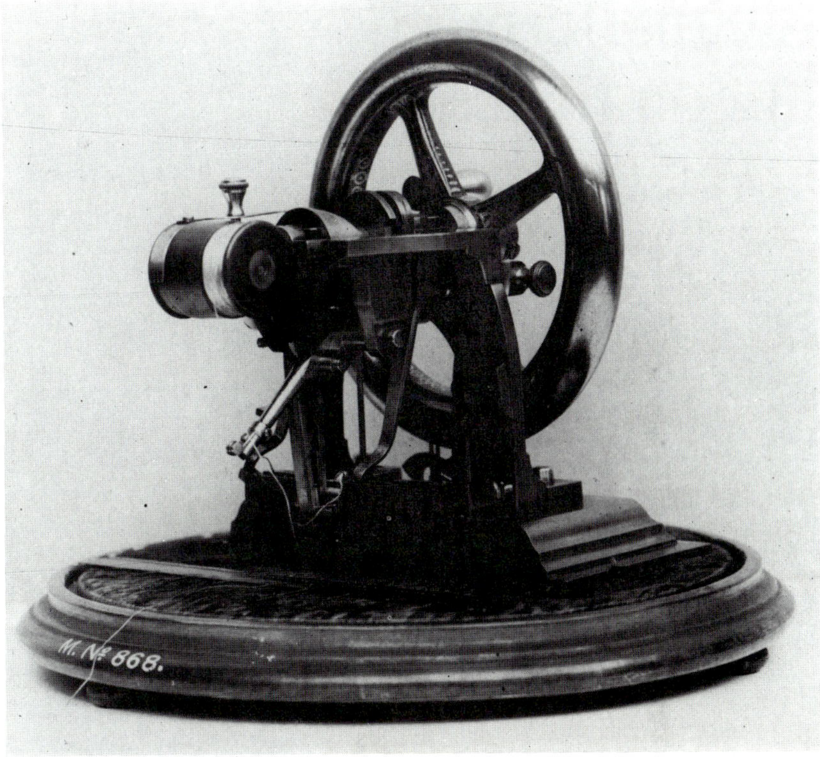

zum Synonym der Haushaltsnähmaschine wurde. Singer, ein Ingenieur, ging eine Partnerschaft mit Edward Clark ein. Er konstruierte und verkaufte ein verbessertes Modell der Nähmaschine, das zum Prototyp für alle späteren wurde.

In der endgültigen Fassung der Singer und Clark Nähmaschine steckte ein Dutzend neuer Patente und 1860 war das Unternehmen zum größten Nähmaschinenhersteller der Welt geworden. Singer und Clark führten auch die Ratenzahlung ein, die großen Einfluß auf moderne Verkaufstechniken ausübte.

Elias Howe wurde schließlich doch noch entschädigt. 1854 gewann er den Prozeß, den er wegen der Verletzung seiner Patentrechte gegen Singer geführt hatte. Zwar konnte er nicht verhindern, daß weiter Nähmaschinen auf den Markt kamen, aber er erhielt bis zu seinem Tod im Jahre 1867 einen Gewinnanteil von jeder in den Vereinigten Staaten verkauften Maschine.

Die gesellschaftlichen Folgen der Verbreitung der Nähmaschine waren beträchtlich. Schneider und Näherinnen, die vorher individuell mit Lehrlingen arbeiteten, begannen nun Werkstätten und Fabriken zu gründen, in denen sie angelernte Arbeiter beschäftigten.

Um die Jahrhundertwende war die Textilindustrie für ihre Hungerlöhne berüchtigt. Besonders in den USA wurde sie zum Brennpunkt radikaler Reformen und gewerkschaftlichen Zusammenschlusses, um Löhne und Arbeitsbedingungen zu verbessern. Im Haushalt war die Nähmaschine eines der ersten arbeitsparenden Geräte.

Oben links: Die Titelseite von *Le Petit Journal,* die Barthélemy Thimonniers Nähmaschine, ein Einzelfadenmodell, zeigt.

Oben rechts: Howes erste erfolgreiche Kettenstichmaschine von 1845. Die Nadel bewegte sich horizontal und die Maschine wurde mit einer Handkurbel betätigt.

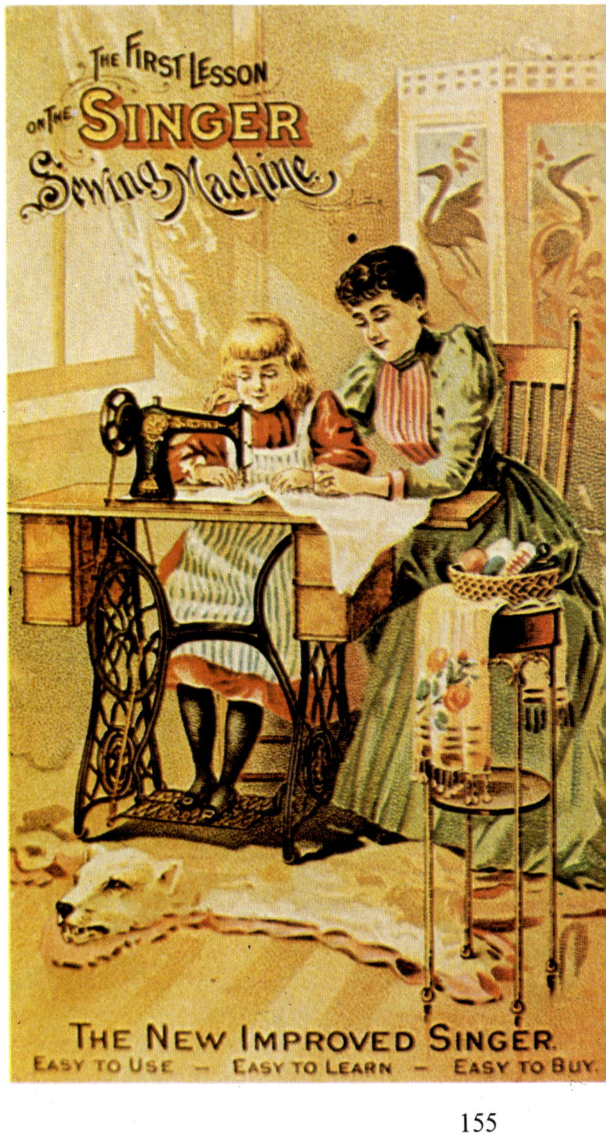

Rechts: Titelblatt der Betriebsanleitung einer Singer-Nähmaschine. Das Fußpedal war eine der von Singer eingeführten Neuerungen.

Unten: Die erste 1854 konstruierte Singer-Nähmaschine. Im Unterschied zu Howes Maschine bewegte sich ihre Nadel auf und ab, wodurch sich der Stoff besser hantieren ließ und vielseitigere Nähvorgänge ermöglicht wurden.

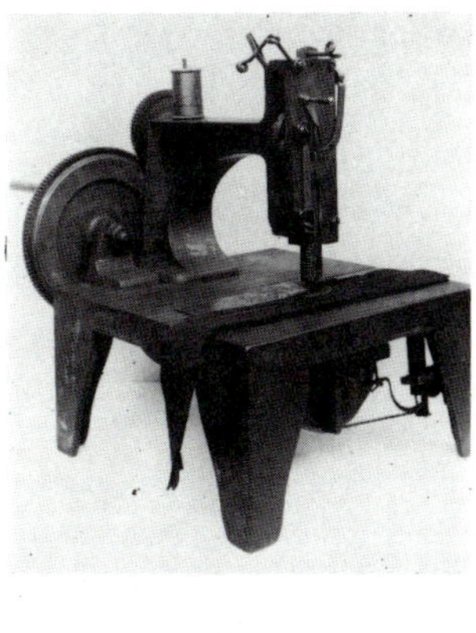

Jean-Bernard-Leon Foucault

1819 – 1868

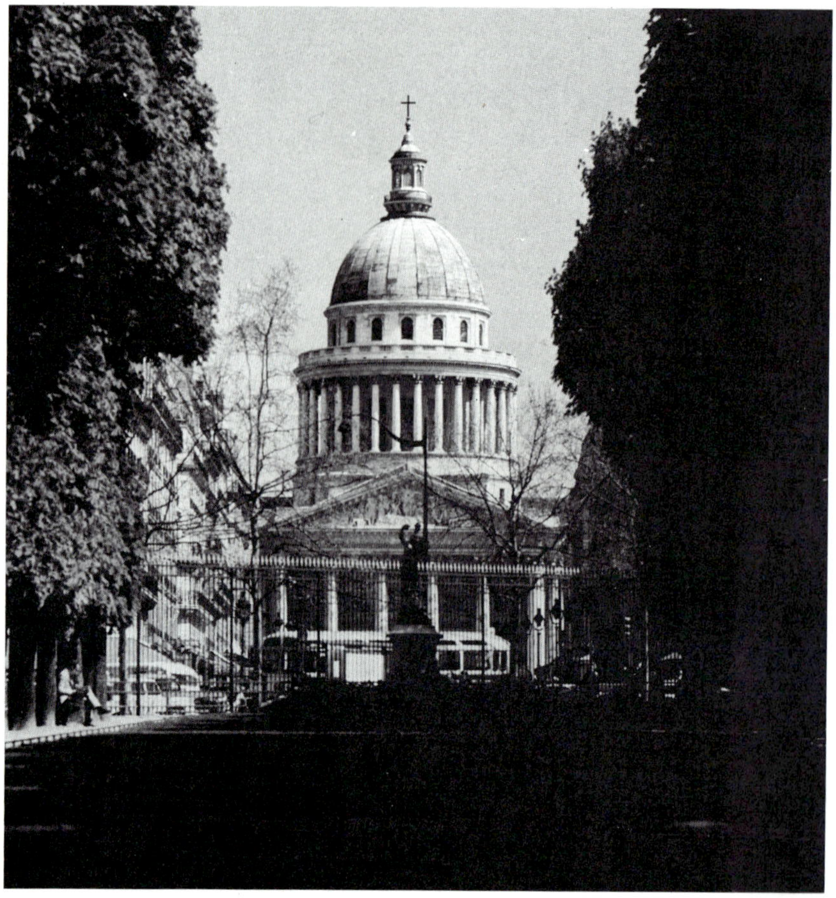

Der französische Physiker Jean Foucault war der erste, der experimentell nachwies, daß sich die Erde um ihre Achse dreht. Er führte auch die ersten genauen Messungen der Lichtgeschwindigkeit durch und bewies, daß sie unterschiedlich und von dem Medium abhängig ist, durch das Licht hindurchgeht.

Foucault wuchs in einem wohlhabenden Elternhaus in Paris auf und studierte Medizin. Als frischgebackener Arzt befreundete er sich mit Armand Fizeau, einem hervorragenden jungen Physiker, dessen Begeisterung für die Wissenschaft Foucault mitriß. Von Fizeau ermutigt, begann er seine eigenen wissenschaftlichen Untersuchungen, zuerst zögernd, aber dann mit wachsendem Selbstvertrauen.

Anfang der vierziger Jahre hatte Foucault als Assistent Fizeaus an dessen Versuchen zur

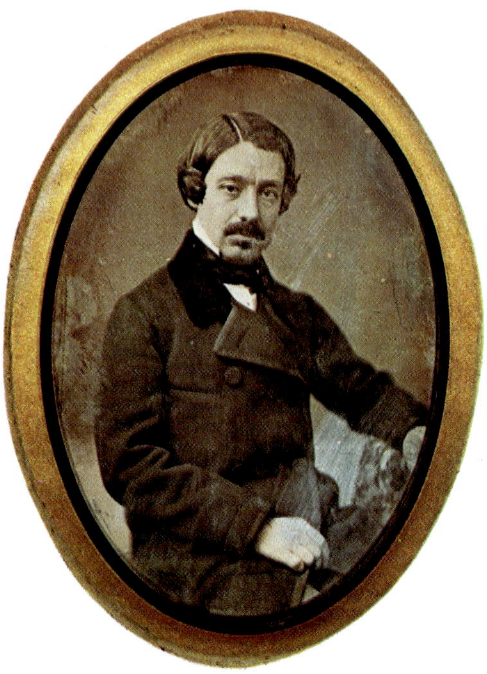

Bestimmung der Lichtgeschwindigkeit teilgenommen. Fizeaus Resultate waren nur annäherungsweise genau, so daß Foucault beschloß, eine eigene Methode zur Messung der Lichtgeschwindigkeit zu entwickeln. Er erkannte, daß man die Zeit genauer messen konnte, wenn man sehr große Lichtstrecken erfaßte, da die Lichtgeschwindigkeit so ungeheuer groß ist. Um ein solches Experiment durchführen zu können, setzte er zwei Spiegel ein, von denen einer befestigt war und der andere drehbar. Seine Idee war, einen Lichtstrahl zwischen den zwei Spiegeln hin und her zu reflektieren und auf diese Weise eine lange Strecke zu simulieren. Foucaults Methode war ein glänzender Erfolg. Seine Bestimmung der Lichtgeschwindigkeit in Luft weicht nur um 1 Prozent von den genauesten heutigen Resultaten ab.

Foucault entwickelte seine Forschungen noch weiter. Er benutzte die im wesentlichen unveränderte Methode, um die Lichtgeschwindigkeit auch in anderen Medien als Luft zu bestimmen. Insbesondere zeigte er, daß sie sich in Wasser reduziert. Dieses Ergebnis bedeutete einen Durchbruch in den Debatten über die Natur des Lichts. Der Geschwindigkeitsunterschied war ein eindrucksvoller Beweis für die Wellentheorie des Lichts und widerlegte diejenigen Physiker, die seit Newton behauptet hatten, daß Licht aus einem Strom leuchtender Partikel bestehe.

Foucaults bekannteste Forschungsarbeit begann nach 1851, als er in einem dramatischen Experiment den sichtbaren Beweis dafür vorführte, daß sich die Erde um ihre eigene Achse dreht. Aus der Beobachtung,

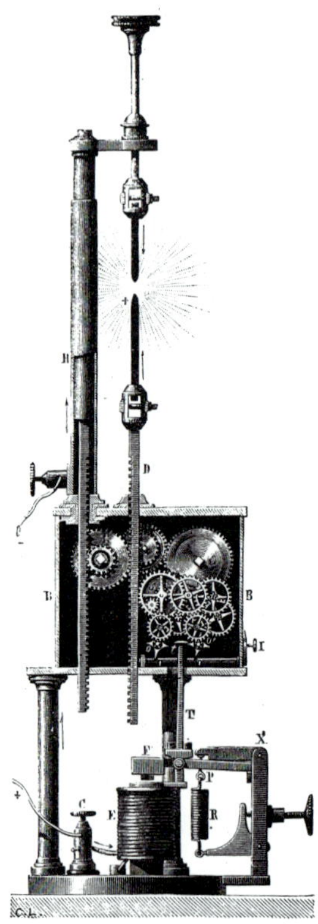

Oben rechts: Das Panthéon.

Oben Mitte: Foucaults Regler, der Gas als Lichtquelle durch Elektrizität ersetzte.

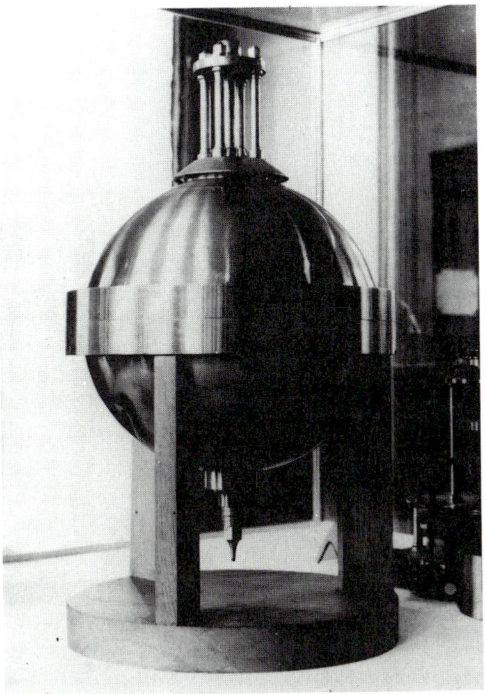

Links: Foucaults Pendel, das er 1851 benutzte, um zu beweisen, daß sich die Erde um ihre Achse dreht. Es wog 11 Pfund und wurde an einem rund 60 Meter langen Stahlkabel aufgehängt.

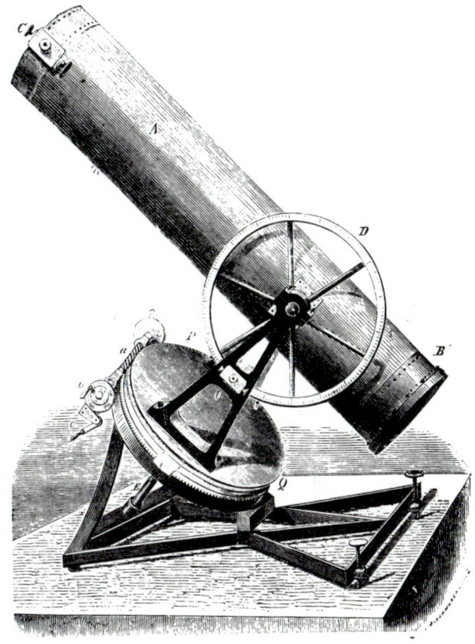

Rechts: Foucaults Fernrohr. 1857 führte Foucault das moderne Verfahren ein, Glas mit Silberbelag für Spiegelteleskope zu benutzen. Diese Glasspiegel erwiesen sich als den Metallspiegeln überlegen, weil sie leichter hergestellt werden konnten und sich der Silberbelag erneuern ließ, wenn Trübungen oder Kratzer auftraten.

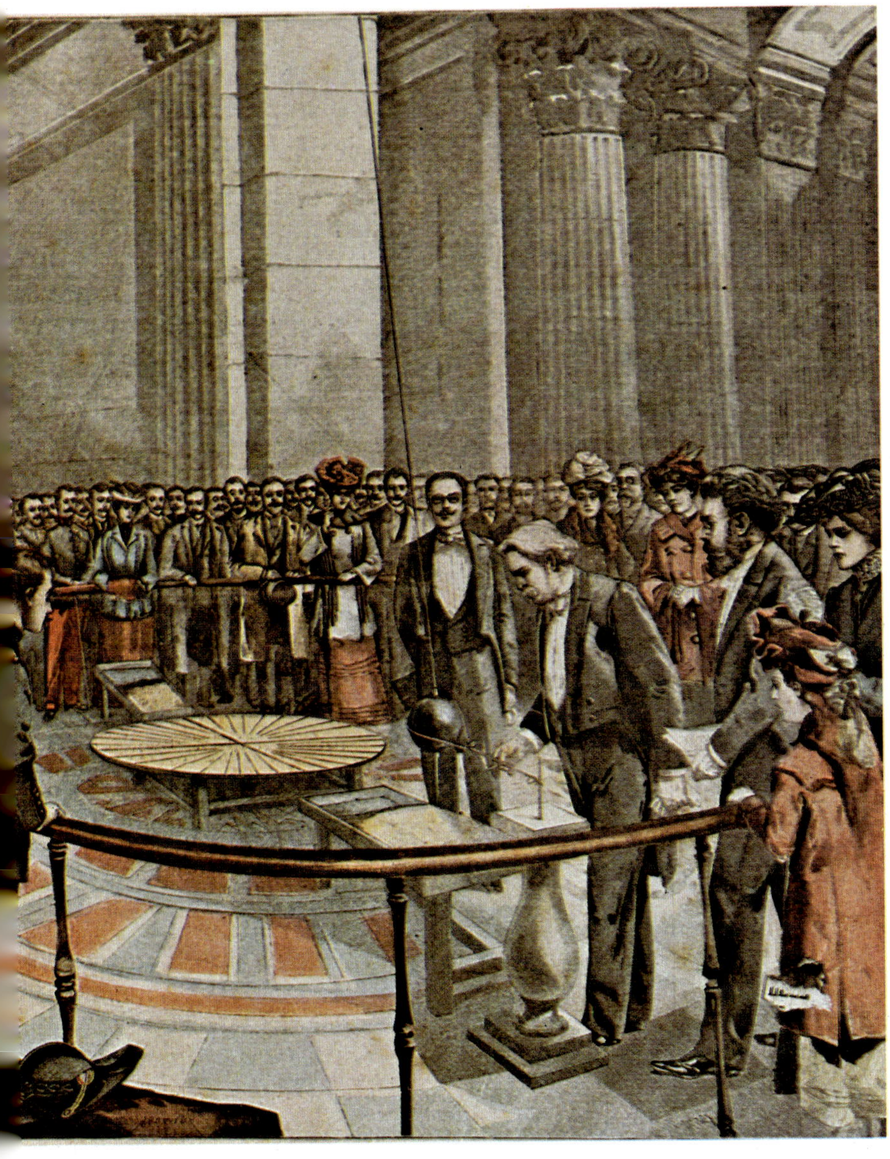

Unten: Titelblatt von *Le Petit Parisien*, das Foucaults Pendelexperiment im Panthéon zeigt.

daß jedes Pendel dazu tendiert, in der gleichen Ebene weiterzuschwingen, unabhängig davon, wie sein Aufhängungspunkt bewegt wird, hatte Foucault theoretisch gefolgert, daß ein sehr langes Pendel in der gleichen Ebene weiterschwingen muß, während sich die Erde unter ihm dreht und eine Methode ersonnen, die dies direkt nachwies. Wenn sich die Erde dreht, so dachte er, werden sich alle Zuschauer eines Pendelexperiments ebenfalls drehen und nur die Schwingungsebene des Pendels wird sich nicht verändern. Den Beobachtern würde es daher so erscheinen, als veränderte sich die Schwingungsebene des Pendels. Tatsächlich würden sie jedoch den Effekt der Erdbewegung selbst beobachten.

Foucaults Idee bewegte die Gemüter. Napoleon III. erlaubte ihm, das Experiment im Panthéon durchzuführen, wegen dessen hoher Kuppel. Foucault hängte eine große Eisenkugel an einem rund 60 Meter langen Stahlkabel in der Mitte der Kuppel auf, befestigte an der untersten Stelle der Kugel eine Eisenspitze, die gerade den leicht mit Sand bestreuten Boden berührte. Jede Änderung der Schwingungsebene des Pendels würde so im Sand markiert werden.

Eine große Menschenmenge versammelte sich, um das Experiment zu sehen, und verharrte eine Stunde, bevor Foucault das Pendel in Bewegung setzte, schweigend und regungslos, um Vibrationen und Luftbewegungen auszuschließen. Dann brachte Foucault das große Pendel zum Schwingen. Eine Zeitlang konnte man keine Veränderung der Schwingungsebene erkennen. Dann, sehr langsam, bemerkte die schweigende Menge, wie die Spur im Sand sich änderte. Die Bewegungsebene des Pendels drehte sich sichtbar. Zum ersten Mal war damit die Bewegung der Erde um ihre Achse bewiesen.

Christopher Latham Sholes
1819 – 1890

Die erste funktionierende und kommerziell entwicklungsfähige Schreibmaschine wurde von dem amerikanischen Drucker und Zeitungsherausgeber Christopher Latham Sholes erfunden. Sie hatte beträchtliche gesellschaftliche Auswirkungen, da sie den Büro- und Verwaltungsalltag revolutionierte und den Frauen die Geschäftswelt eröffnete.

Sholes übernahm nach seiner Lehre eine Druckerei, ließ sich dann in Wisconsin nieder, wo er Herausgeber des *Wisconsin Enquirer* wurde. Während der frühen sechziger Jahre war er zuerst Herausgeber der *Milwaukee News*, dann des *Milwaukee Sentinel* und befaßte sich in dieser Zeit auch mit Lokalpolitik. Er nahm dann eine Stelle als Hafenbeamter an und nutzte seine Freizeit, um seine erfinderischen Fähigkeiten zu erproben.

Zusammen mit seinem Freund Samuel W. Soulé ließ er 1864 eine automatische Rechenmaschine patentieren. Sein Erfinderkollege Carlos Glidden schlug ihm daraufhin vor, nach dem gleichen Prinzip eine Schreibmaschine zu konstruieren. Er machte ihn auf einen Artikel aufmerksam, in dem eine in London von John Pratt entworfene Schreibmaschine beschrieben wurde.

Sholes war sich offenbar sicher, daß er die Konstruktion verbessern könne, und machte sich daran, eine kompakte, effiziente und schnelle Maschine zu bauen. Er beantragte zusammen mit Soulé und Glidden 1868 sein erstes Patent auf eine Schreibmaschine. Mit seinem damaligen Modell konnte man schneller als mit einer Feder schreiben. Während der nächsten fünf Jahre arbeitete er an der Ver-

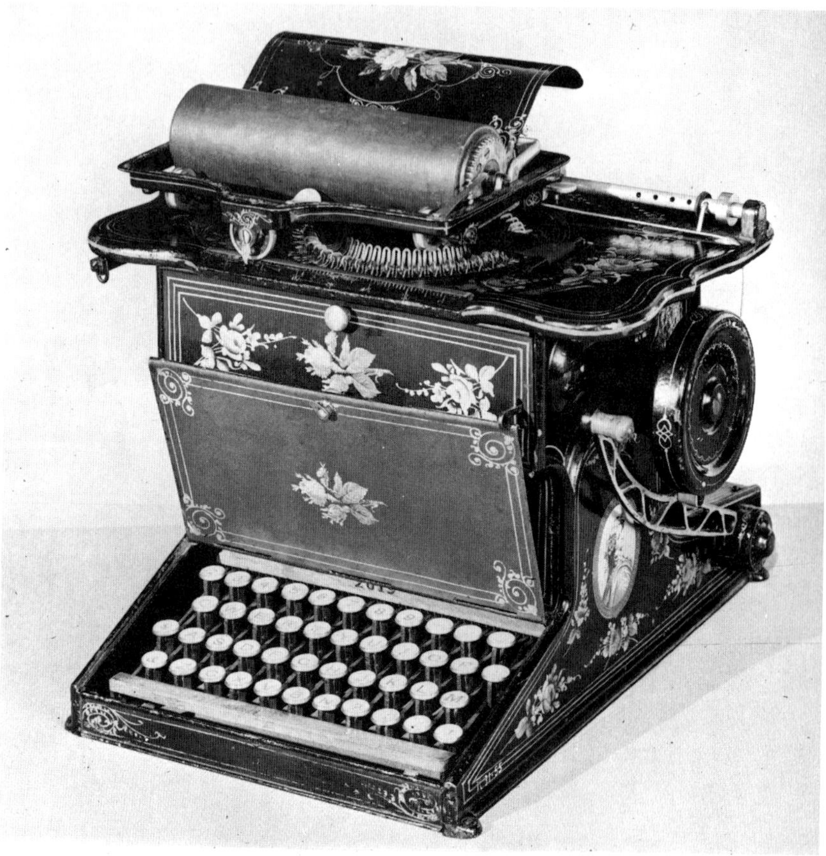

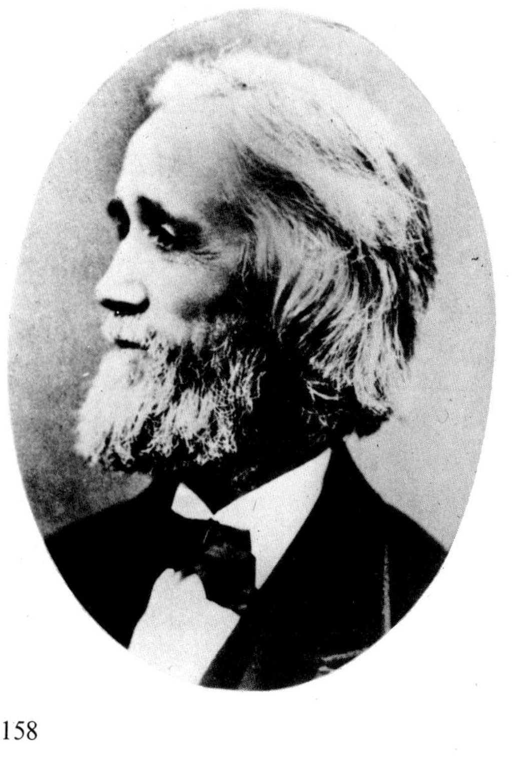

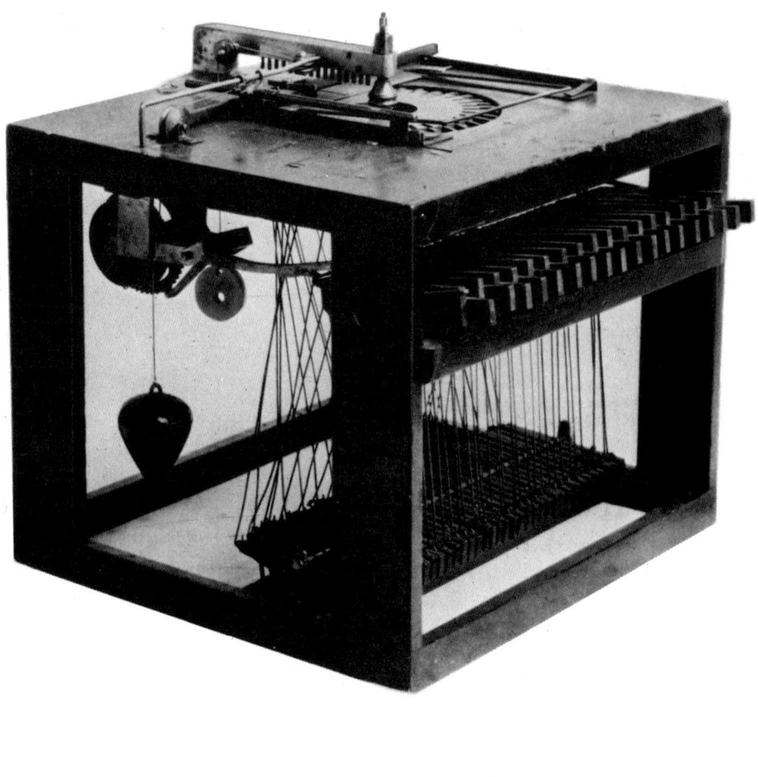

besserung der Maschine, fügte weitere Elemente zu seinem ursprünglichen Entwurf hinzu und erwarb zwei weitere Patente.

Als es dann daran ging, die Erfindung geschäftlich zu nutzen, sah sich Sholes nicht in der Lage, das notwendige Kapital aufzubringen. 1873 entschloß er sich daher, die Patente an eine Gewehrfabrik im Staat New York zu verkaufen, die Firma E. Remington

Rechts: Eine Burt-Schreibmaschine von 1830. Austin Burt erwarb das erste amerikanische Schreibmaschinenpatent. Bei seinem Typographen waren die Typen auf Kolben montiert, die in Federn auf einem runden Wagen gehalten wurden. Dieser wurde mit der Hand gedreht und nach unten gegen das Papier gedrückt.

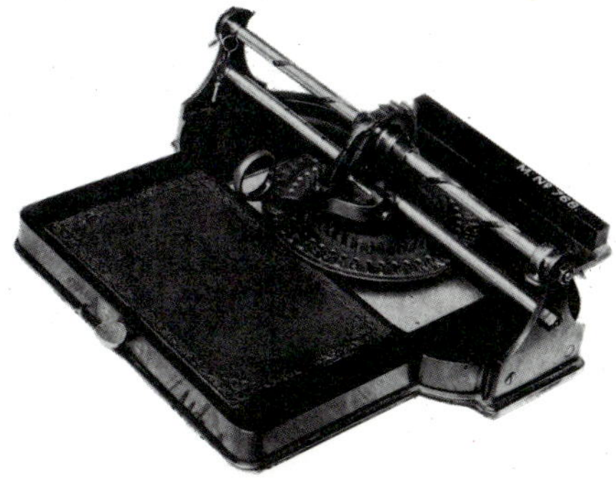

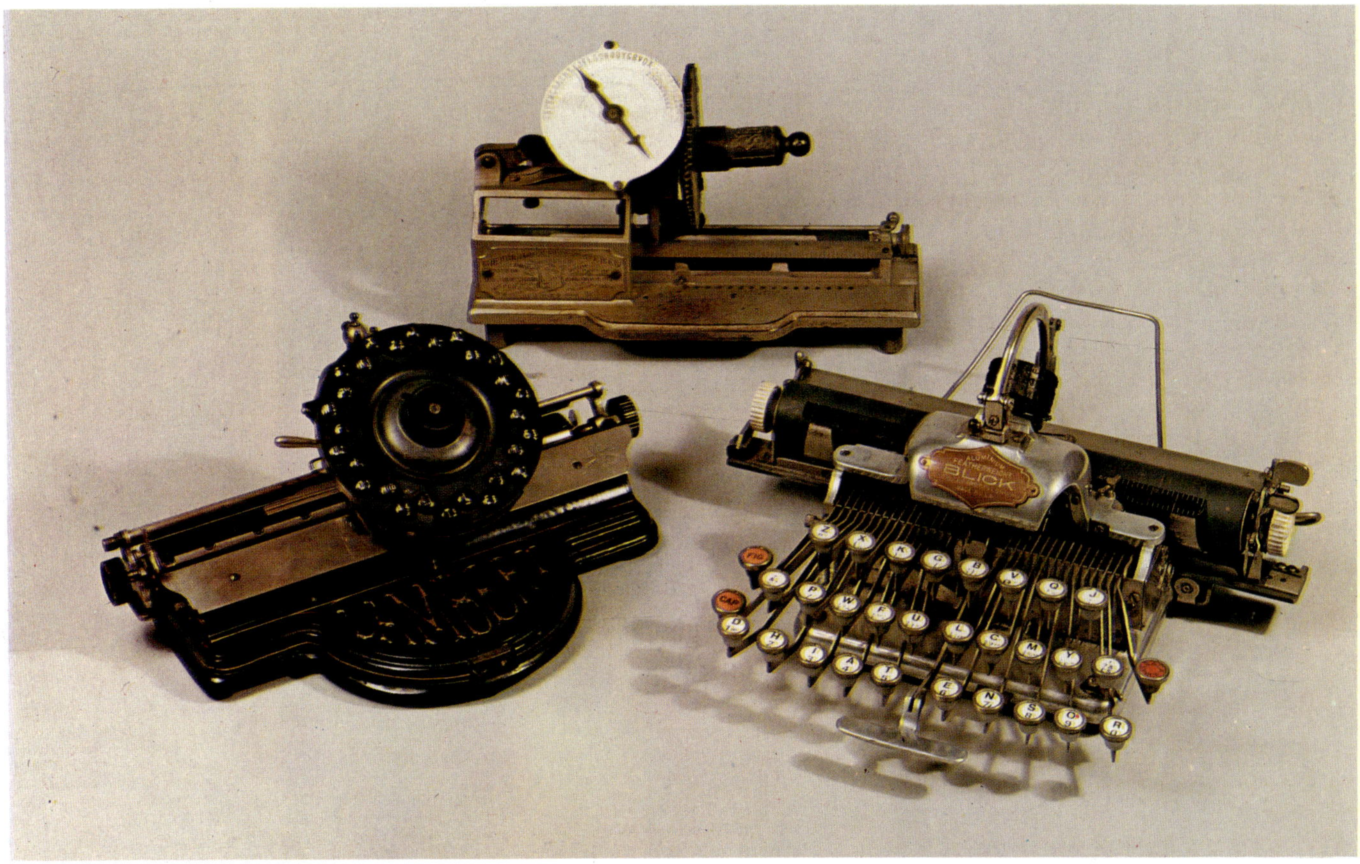

und Söhne. Die erste kommerziell produzierte Schreibmaschine, die 1874 auf den Markt kam, war daher die *Remington* — ein Name, der Generationen von Maschinenschreibern geläufig ist. Sie besaß bereits die meisten Grundzüge der modernen Schreibmaschine, und die Anordnung der Buchstaben auf der Tastatur ist zum größten Teil unverändert geblieben. Beim Anschlag einer Taste schlug der Typenhebelkopf gegen ein Farbband, das die erhabene Form der Type auf das um die Schreibwalze geführte Papier übertrug. Der Zeilen- und Buchstabenabstand war gleichmäßig, die Schreibwalze transportierte das Papier und hielt es in Position.

Der hauptsächliche Mangel der damaligen Remington-Maschine bestand darin, daß sie nur Großbuchstaben tippen konnte. Ein anderer Nachteil war, daß die Typen gegen die Unterseite der Walze schlugen und es daher unmöglich war, in der getippten Zeile zurückzugehen, ohne den Wagen anzuheben. Dennoch war die Maschine dank des ungeheuren

Oben: Frühe Schreibmaschinen. Links: *Lambert,* 1900; Mitte: *Columbia,* 1886; rechts: *Blickensderfer,* 1893—1910. Die *Columbia* hatte statt Tasten eine Typenscheibe und eine Abstandsregulierung je nach Typenbreite.

Gegenseite oben: Eine verzierte Sholes und Glidden Schreibmaschine, deren Tastatur ähnlich wie die eines Klaviers funktionierte.

Gegenseite unten: Eine Sholes-Schreibmaschine von 1868.

wirtschaftlichen Aufschwungs gegen Ende des 19. Jahrhunderts sofort ein kommerzieller Erfolg. Unter den Schriftstellern war Mark Twain der erste, der eine Schreibmaschine kaufte und einem Verleger ein getipptes Manuskript vorlegte.

Solange er arbeiten konnte, beschäftigte Sholes sich mit seiner Erfindung und ihrer Vervollkommnung. Durch die Entwicklung einer doppelten Tastatur versuchte er, Groß- und Kleinbuchstaben in einer Maschine zu vereinigen. Erst die Umschalttaste, die 1878 eingeführt wurde, konnte jedoch das Problem lösen und ermöglichte auch die Entwicklung des Blindschreibens im Zehnfingersystem.

1890 entwarf John N. Williams, ein anderer amerikanischer Erfinder, eine Schreibmaschine mit Frontanschlag, wodurch man den getippten Text während des Schreibens lesen konnte. Dieses Prinzip wurde von allen führenden Marken übernommen und damit war die mechanische Schreibmaschine in allen wesentlichen Einzelheiten entwickelt.

Gregor Johann Mendel

1822 – 1884

Ursprung der Genetik war ein Forschungsprogramm, das zwischen 1858 und 1866 im Gemüsegarten eines österreichischen Klosters von dem Mönch Gregor Mendel durchgeführt wurde.

Der als Johann Mendel geborene Bauernsohn zeigte schon als Kind starkes Interesse für Naturwissenschaft. Sein Wissensdrang bewog ihn vermutlich dazu, in den Augustiner-Orden einzutreten, wo er den Namen Gregor annahm. Die Augustiner waren als Lehrer geschätzt, und auch Mendel sollte ein Pädagogikstudium absolvieren.

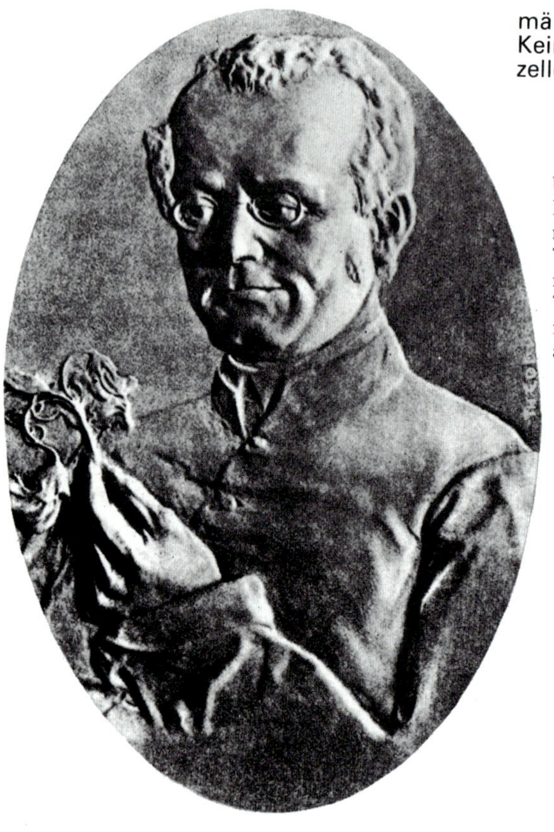

Das Examen schaffte er nicht, studierte aber weiter an der Universität Wien Naturwissenschaften, bevor er 1854 ins Kloster nach Brünn zurückkehrte. Zwei Jahre später begann er im Klostergarten mit der methodischen Erforschung der Vererbung, die er nach acht Jahren abschloß. Mendel war vor allem daran interessiert, Pflanzen zu kreuzen. Ihm war klar, daß alle bisherigen Experimente keine ausreichenden Ergebnisse für statistische Analysen erbracht hatten. Zum Untersuchungsgegenstand wählte er die Zuchterbse und bestimmte sieben charakteristische Variationen, die mit großer Wahrscheinlichkeit auftraten.

Die Variationen bezogen sich zum Beispiel auf die Farbe der Erbse (grün oder gelb), ihr Äußeres (glatt oder runzlig) und die Länge der Stiele (lang oder kurz). Mendel führte seine Versuche sorgfältig durch, nahm die Bestäubung der Blüten selbst vor und schützte sie vor Fremdbefruchtungen. Über die

Mitte: Die zweite Mendelsche Regel, die Spaltungsregel, illustriert durch Gene von glatten (R), runzligen (r), gelben (T) und grünen (y) Samen. Jedes Gen wird unabhängig von den anderen vererbt.

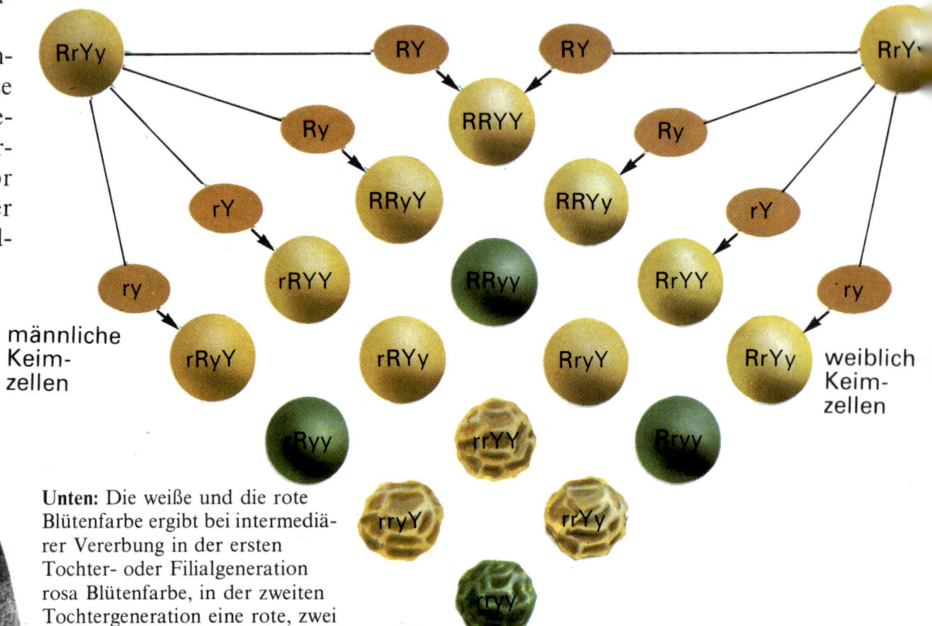

Unten: Die weiße und die rote Blütenfarbe ergibt bei intermediärer Vererbung in der ersten Tochter- oder Filialgeneration rosa Blütenfarbe, in der zweiten Tochtergeneration eine rote, zwei rosafarbene und eine weiße Blüte, also ein Verhältnis 1 : 2 : 1.

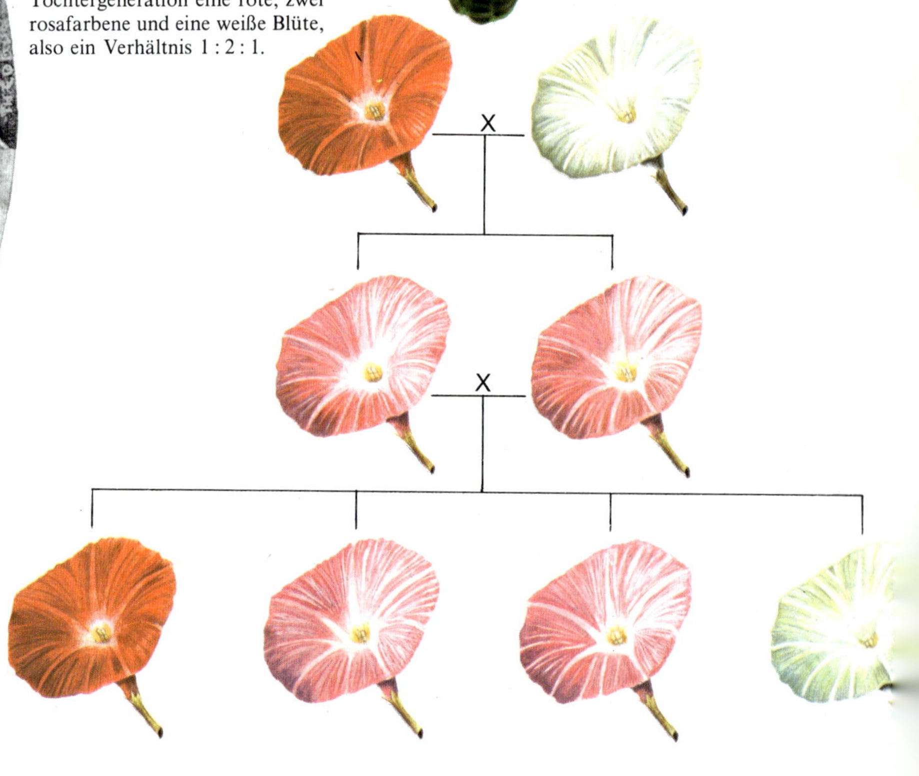

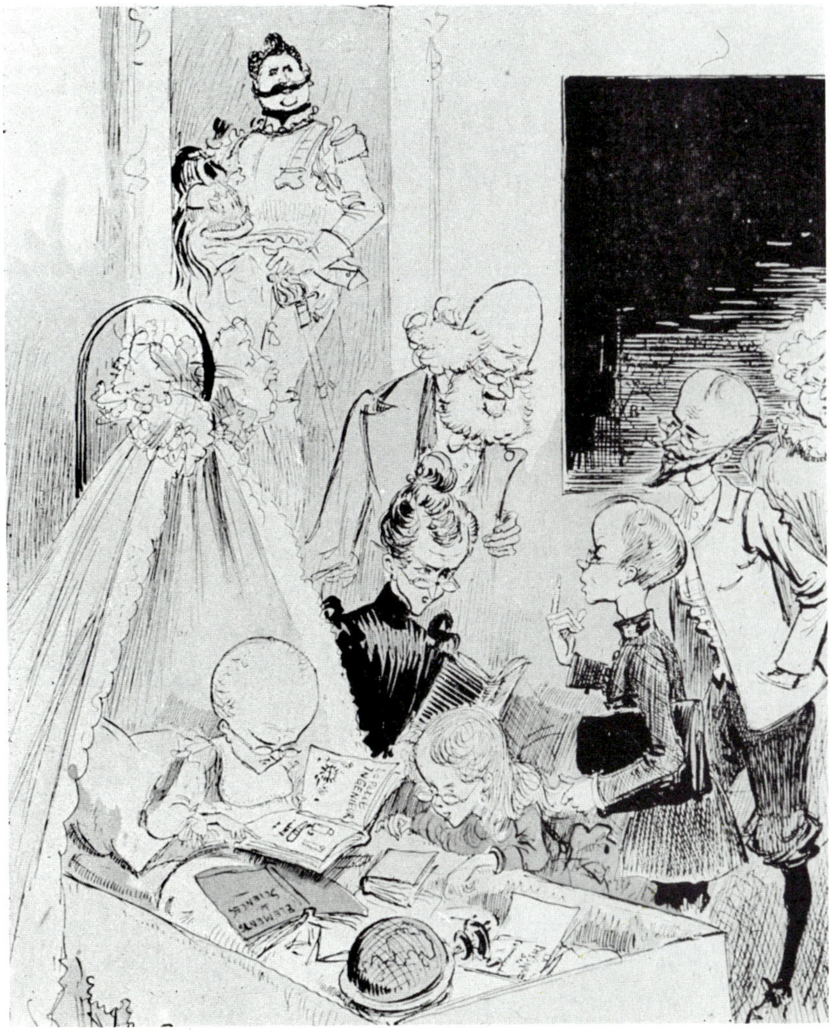

Oben: Zukunftsvision — Folgen der Zuchtwahl beim Menschen.

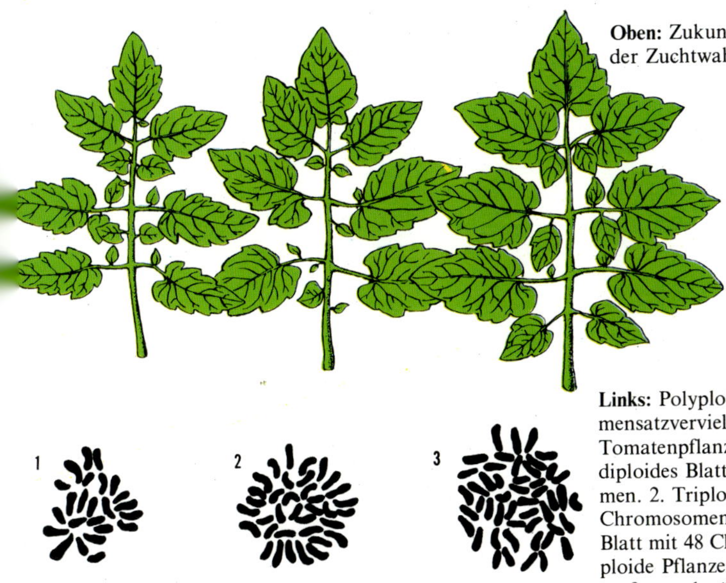

Links: Polyploidie (Chromosomensatzvervielfachung) bei Tomatenpflanzen: 1. Normales diploides Blatt mit 24 Chromosomen. 2. Triploides Blatt mit 36 Chromosomen. 3. Tetraploides Blatt mit 48 Chromosomen. Polyploide Pflanzen sind gewöhnlich größer und stärker als diploide.

Resultate führte er peinlich genau Buch. Die geschlechtliche Fortpflanzung von Pflanzen war seit dem 17. Jahrhundert bekannt, aber man dachte, daß bei Kreuzungen verschiedener Sorten die Ergebnisse in der Mitte lägen. Mendel widerlegte das bald. Er fand heraus, daß sich bei Kreuzungen von kurzstieligen und langstieligen Erbsen in der ersten Generation keine mittellangen, sondern ausschließlich lange Stiele einstellen. In diesem Fall war, um Mendels Bezeichnung zu verwenden, die Langstieligkeit *dominant* und die Kurzstieligkeit *rezessiv*. Wenn diese Hybriden, die Mendel F nannte, sich untereinander kreuzten, setzten sich die unterdrückten Erbmerkmale in der folgenden Generation durch und brachten wieder eine gewisse Anzahl von kurzen Stielen zum Vorschein. Mendel stellte fest, daß das Verhältnis zwischen kurzstieligen und langstieligen Pflanzen immer eins zu drei war. Das Verhältnis der Spielarten war auch über mehrere Generationen hinweg kalkulierbar, da sie sich nach einfachen statistischen Regeln entwickelten.

Daraus entwickelte Mendel die Theorie, die heute als erste Mendelsche Regel bekannt ist, daß die Nachkommen von Eltern, die in einem Merkmal verschieden sind, in bezug auf dieses Merkmal untereinander alle gleich sind; sie stehen dabei entweder zwischen den beiden Eltern, oder sie gleichen mehr oder weniger einem der beiden Eltern. Jedem Merkmal entspricht ein bestimmtes Gen, und jedes Gen beeinflußt ein oder mehrere Merkmale. Mendel veröffentlichte seine Entdekkungen 1865 in zwei wissenschaftlichen Abhandlungen, die jedoch kaum Resonanz fanden. Dennoch kommen sie in ihrer Bedeutung der Entdeckung der natürlichen Auslese gleich.

1869 wurde Mendel zum Abt seines Klosters gewählt und befaßte sich seitdem zum größten Teil mit dessen Verwaltung und offiziellen Pflichten. Daß er einmal wissenschaftliche Forschungen betrieben hatte, fiel bis 1900 der Vergessenheit anheim, als Botaniker aus Deutschland, Österreich und den Niederlanden, die unabhängig voneinander arbeiteten, fast gleichzeitig auf seine Artikel stießen. Die drei betreffenden Wissenschaftler befaßten sich alle mit Pflanzenzuchtversuchen und stellten erstaunt fest, daß ihre Resultate von einem unbekannten österreichischen Geistlichen 30 Jahre zuvor bereits vorweggenommen worden waren.

Es zeigte sich, daß Mendels Arbeiten außerordentlich genau waren und daß die gleichen Prinzipien auch für die Vererbung tierischer Eigenschaften gelten. Daß der Begriff „Mendelsche Regeln" zum Synonym für die Vererbungslehre geworden ist, zeigt, welche Anerkennung Mendels wissenschaftliche Leistung nach seinem Tod gefunden hat. Seine Entdekkungen wurden zum Fundament aller späteren Entwicklungen auf dem Gebiet der Genetik und übten auf alle Zweige der modernen Biologie bedeutenden Einfluß aus, besonders auf die Biochemie, die Physiologie, die Medizin und die Entwicklungslehre.

Louis Pasteur

1822 – 1895

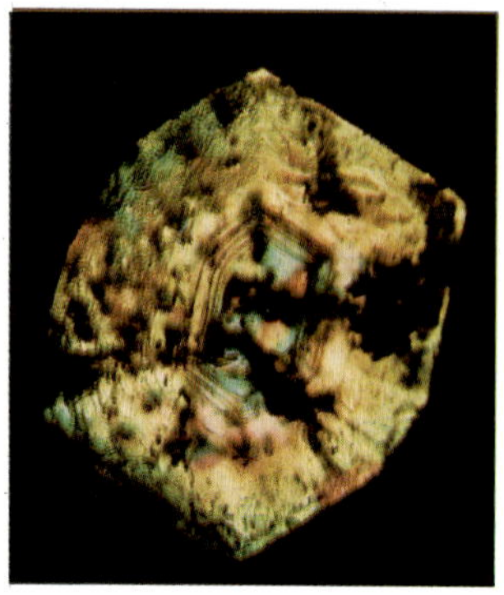

Unten: Salzkristall der Weinsäure, rechtsdrehend und optisch aktiv.

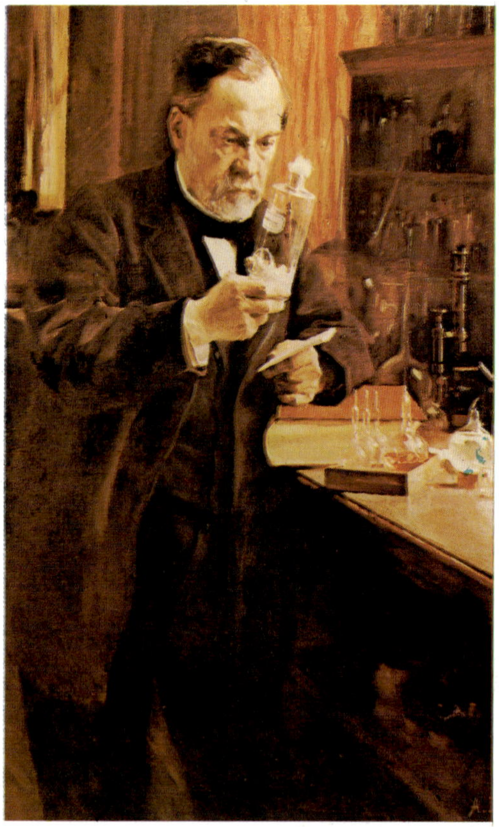

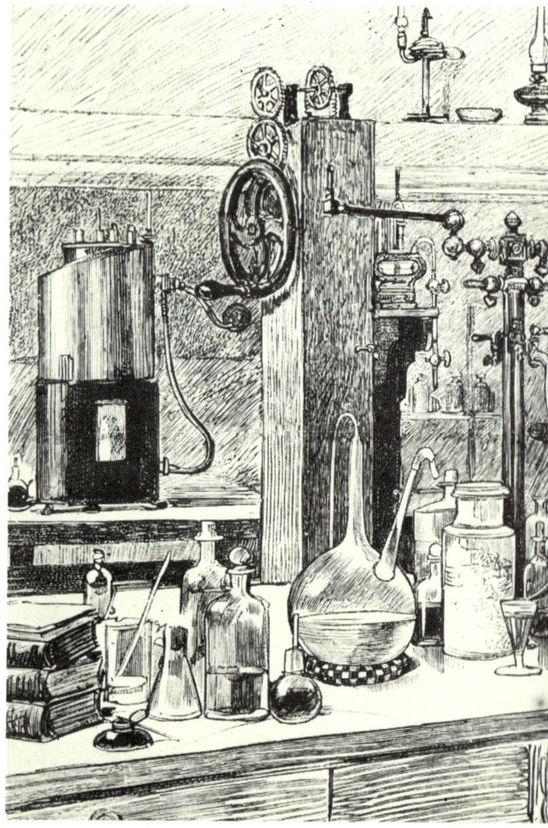

Unten: Das Gerät, mit dem Pasteur nachwies, daß in der Luft befindliche Mikroben dafür verantwortlich sein können, wenn Nahrung verdirbt. Sterile Brühe in den Schwanenhalsflaschen, deren gebogene Hälse Bakterien einschlossen, wurde schlecht, sobald die Mikroben hineingelangten. Pasteur fand später heraus, daß Bakterien, die Wein verderben, vor Abschluß des Gärungsprozesses durch Erhitzen des Weins auf Temperaturen zwischen 55 und 60 Grad Celsius abgetötet werden können. Ein ähnliches Verfahren, die Pasteurisierung, wird heute dazu verwandt, keimfreie Milch herzustellen.

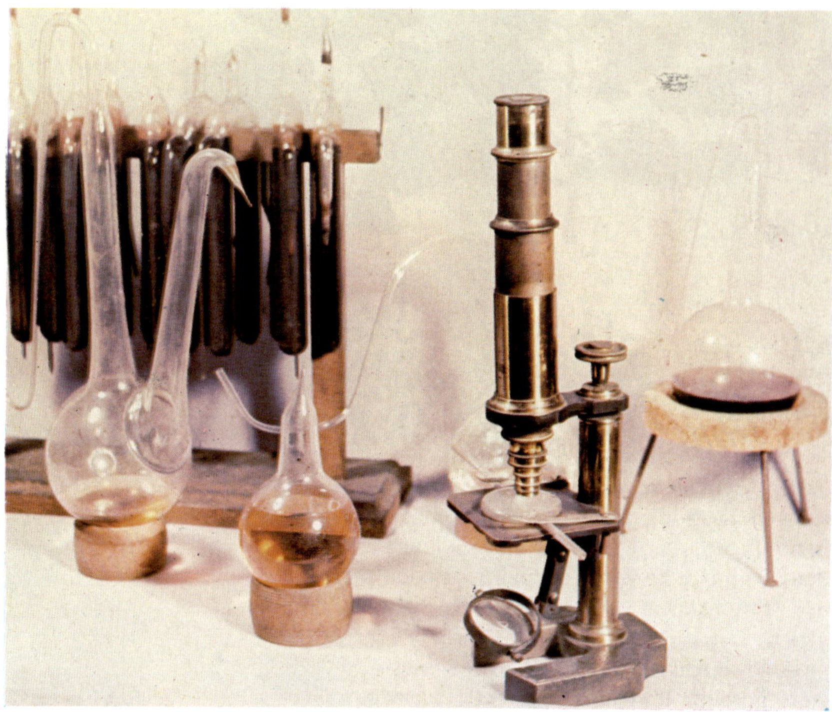

Der französische Chemiker Louis Pasteur begründete durch seine Pionierarbeit, mit der er die Existenz von Keimen als Erreger von Gärung und Krankheiten nachwies, die moderne Mikrobiologie. Am bekanntesten ist er vielleicht für seine Entdeckung eines Mittels gegen eine der schrecklichsten Krankheiten — die Tollwut.

Pasteur wurde in Dôle geboren. 1844 begann er an einer pädagogischen Hochschule in Paris Chemie zu studieren. Auf der Suche nach einem passenden Dissertationsthema wandte sich Pasteur der Kristallographie zu. Nach bestandenem Examen nahm er eine Stelle als Physiklehrer an, sein Interesse konzentrierte sich auf die kristallographische Forschung, besonders auf das Verhalten zweier Substanzen: Weinsäure, die sich in den Fässern mit gärendem Wein entwickelt und Traubensäure, ein industrielles Nebenprodukt. Sie waren in der chemischen Zusammensetzung und im Aufbau identisch, aber wenn sie in Wasser gelöst wurden, unterschieden sie sich auffallend. Wenn ein gebündelter Lichtstrahl durch Weinsäure fiel, drehte sich das Licht. Bei Traubensäure trat dieser Effekt nicht auf. Pasteur führte diesen Unterschied auf die kristalline Struktur beider Substanzen zurück. Sie sind *Stereoisomere*, wie man heute sagt.

Pasteurs Arbeit über die Stereoisomere begründete sein wissenschaftliches Ansehen. Danach widmete er sich Gärungs- und Fäulnisvorgängen auf Anregung eines Brenners, der Probleme hatte, Alkohol aus Zuckerrüben zu destillieren. Damals war die Ursache von Gärungsprozessen noch unbekannt. Es

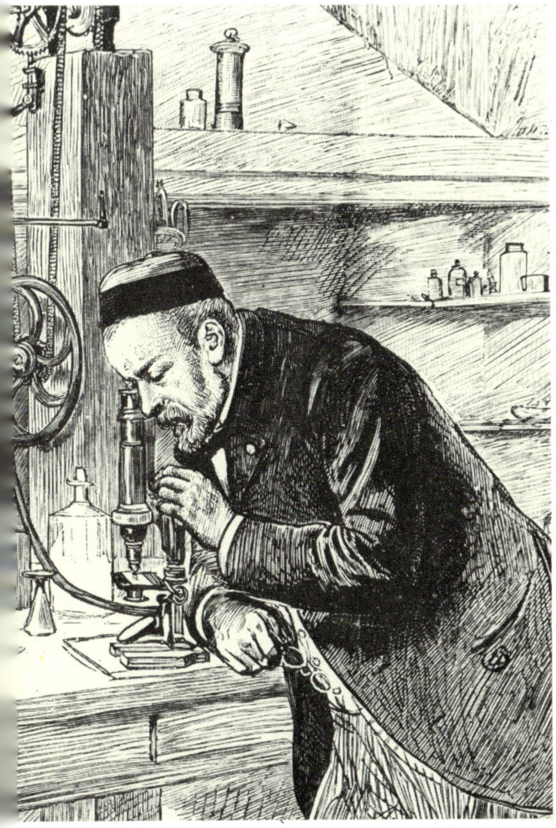

Links: Pasteur bei der Arbeit in seinem Laboratorium.

wurde nur zwischen „gut", zum Beispiel in der Produktion von Wein und Bier, und „schlecht" unterschieden, etwa wenn die Milch sauer wurde. Pasteur entdeckte, daß bei „guter" Gärung nur Hefezellen, bei „schlechter" dagegen zusätzlich noch stabförmige Organismen vorhanden waren.

Pasteurs Arbeit hatte verschiedene wichtige Konsequenzen. Durch Erhitzen der Flüssigkeit, sei es Bier, Wein oder Milch, auf eine genügend hohe Temperatur tötete er die Organismen und verbesserte die Haltbarkeit. Dieser Vorgang heißt heute pasteurisieren.

Danach bewies er, daß diese Organismen in der Luft vorkommen und nicht spontan erzeugt wurden. Er kochte verschiedene Flüssigkeiten in Retorten mit Schwanenhals ab, so daß die Luft durch den Dampf hinausgedrückt wurde, und versiegelte dann die Hälse. Die Flüssigkeit blieb unbegrenzte Zeit klar. Wenn die Hälse aufgebrochen wurden und Luft eindringen konnte, wurde sie trübe und begann zu gären.

Seine Arbeit über Gärungsprozesse führte Pasteur auch zu der Vermutung, daß Mikroben Krankheitserreger sind. 1865 untersuchte er im Auftrag der Regierung zwei Seidenraupenkrankheiten, die damals die französische Seidenindustrie zu zerstören drohten. Er stellte Keime als Ursache fest und leitete vorbeugende Maßnahmen ein.

Pasteur stellte Impfstoffe gegen Milzbrand und Hühnerpest her. Seine berühmteste Arbeit diente der Bekämpfung der Tollwut. Er glaubte, daß Impfung helfen könnte, auch wenn der Körper bereits infiziert war, und bewies seine These in einem dramatischen Experiment an dem neunjährigen Joseph Meister, der von einem tollwütigen Hund vierzehnmal gebissen worden war. Sechzig Stunden danach injizierte ihm Pasteur das aufgelöste Rückenmark eines an Tollwut verendeten Kaninchens. Nach einer Reihe von Injektionen wurde der Junge wieder gesund.

Die Arbeit Louis Pasteurs stieß während seines ganzen Lebens auf viel Widerstand. Besonders seine bahnbrechenden Leistungen in der Mikrobiologie wurden von konservativen Wissenschaftlern befehdet, die ihre Theorien für unangreifbar hielten. Pasteur konnte seine Ergebnisse erhärten, weil er immer daran festhielt, daß jede wissenschaftliche Tatsache auf der Beobachtung begründet sein muß und nicht auf bloßen Hypothesen und vorgefaßten Meinungen. Ihm wurden viele Ehrungen zuteil, die größte war wahrscheinlich die Gründung des Pasteur-Instituts 1888, das er bis zu seinem Tod leitete.

Unten: Pasteur (in der Mitte sitzend), sein Pflegepersonal und einige Kinder, die er mit Erfolg gegen Tollwut impfte.

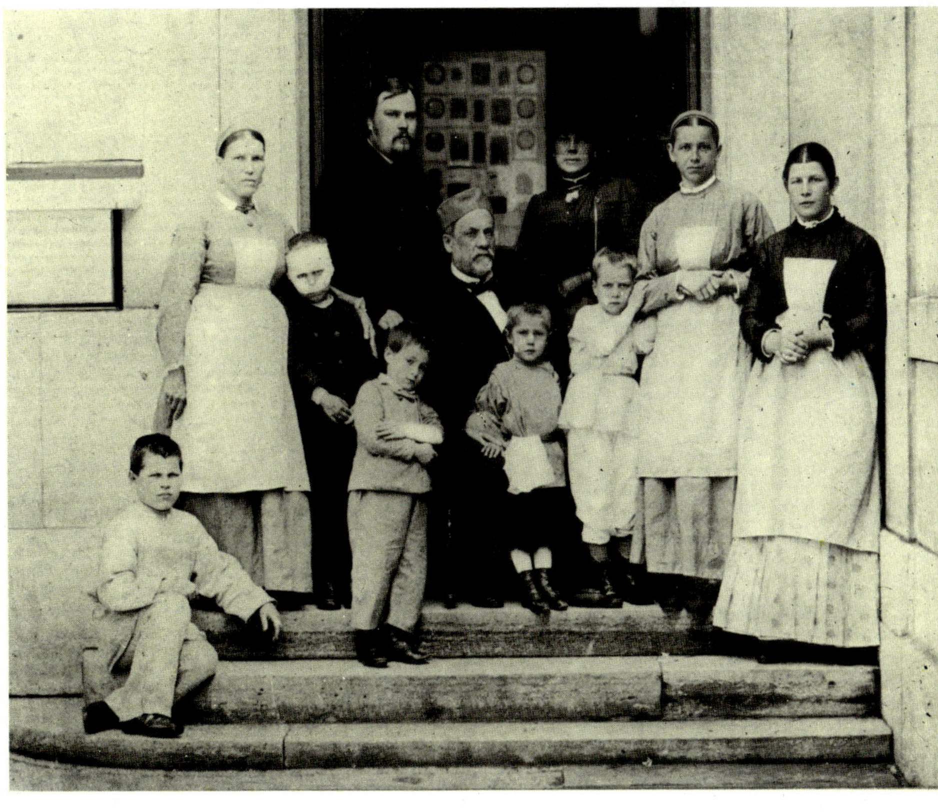

Etienne Lenoir
1822 – 1900

Der französische Ingenieur Etienne Lenoir konstruierte den ersten Verbrennungsmotor. Er soll auch das erste Fahrzeug gebaut haben, das von einem Verbrennungsmotor angetrieben wurde — den direkten Vorläufer des modernen Automobils.

Eine Ironie in der Frühgeschichte des motorisierten Straßenverkehrs ist die Tatsache, daß England, das Land mit dem entwickeltsten technologischen Geschick und Sachver-

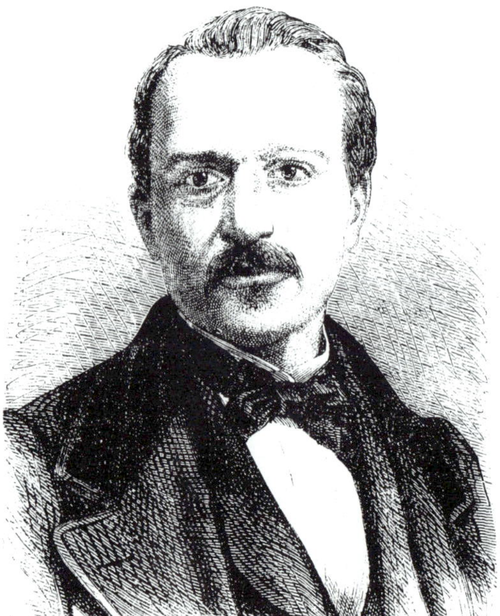

stand der damaligen Zeit, mehr als jedes andere seinen eigenen Fortschritt behinderte, eine direkte Folge des Gesetzes aus dem Jahre 1865. Während es in Kraft war — und es wurde erst 1896 vollständig aufgehoben —, mußte jedes Fahrzeug mit Selbstantrieb auf englischen Straßen von einer Dreiermannschaft geführt werden; einer hatte mit einer roten Flagge voranzumarschieren, um vor allem die Pferdekutschen zu warnen. Die Höchstgeschwindigkeit betrug 2 Stundenmeilen innerhalb städtischer Gebiete und 4 Stundenmeilen auf Landstraßen. Infolge dieser gesetzlichen Beschränkung wurden fast alle Arbeiten zur Entwicklung des Verbrennungsmotors in Frankreich, Deutschland und Österreich durchgeführt.

Das erste wirkliche Automobil war der dreirädrige Rollwagen, der 1769 von dem französischen Artillerieoffizier Nicholas-Joseph Cugnot erfunden worden war. Er erreichte eine Geschwindigkeit von 3,5 Stundenkilometern, mußte aber wegen seines kleinen Kessels mehrfach anhalten, um Wasser nachzufüllen. Mit dem Bau leichterer und besserer Dampfmaschinen wurden Dampfkutschen effektivere Transportmittel. Zwar erreichten sie Geschwindigkeiten bis zu 48 Stundenkilometern, waren aber laut und verursachten viel Schmutz. Außerdem zerstörten sie die Straßenoberfläche.

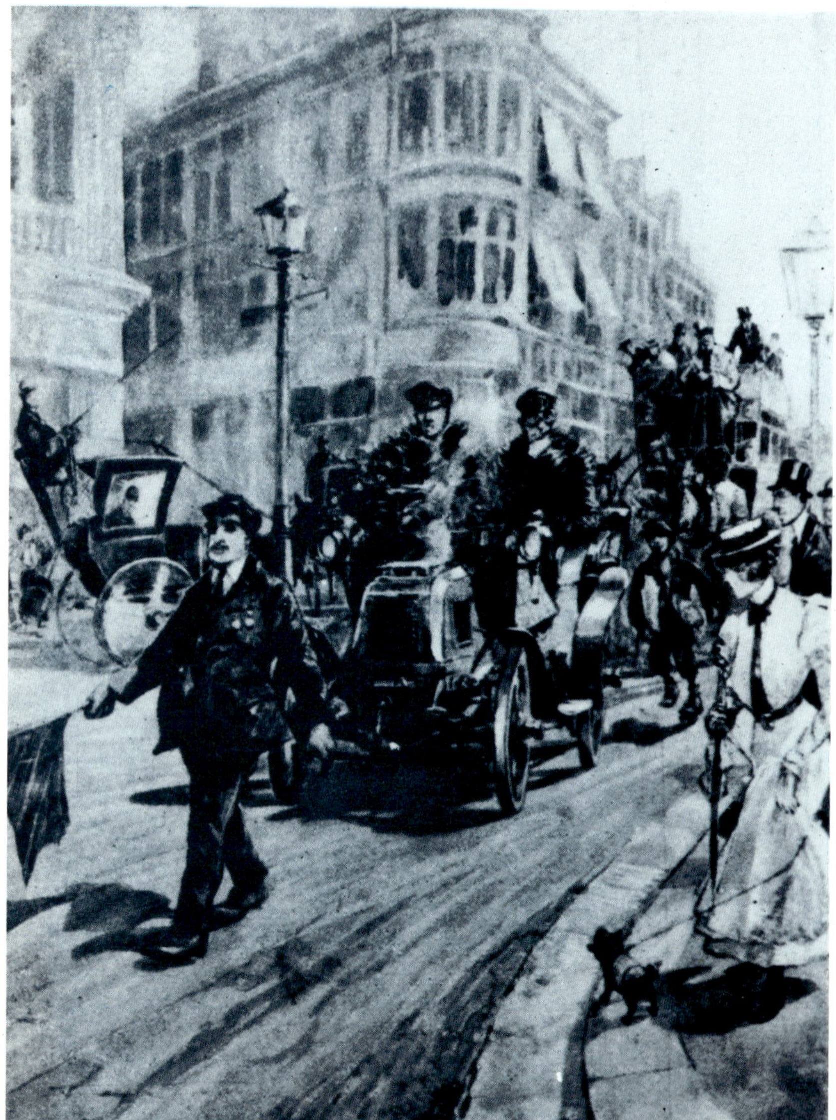

Oben: Das Gesetz von 1865 in Funktion. Ein Mann geht mit einer roten Flagge vor einem Auto her, um Pferdekutschen und andere Verkehrsteilnehmer zu warnen. Das Gesetz war in England 31 Jahre lang in Kraft und ein Hindernis für die Entwicklung englischer Autos.

Die Energieverschwendung der Dampfmaschine und die erforderlichen Rohre, Zylinder und Kessel ermutigten Erfinder, eine Maschine zu konstruieren, die den Treibstoff direkt nutzte. Sie sollte ihn nicht wie die

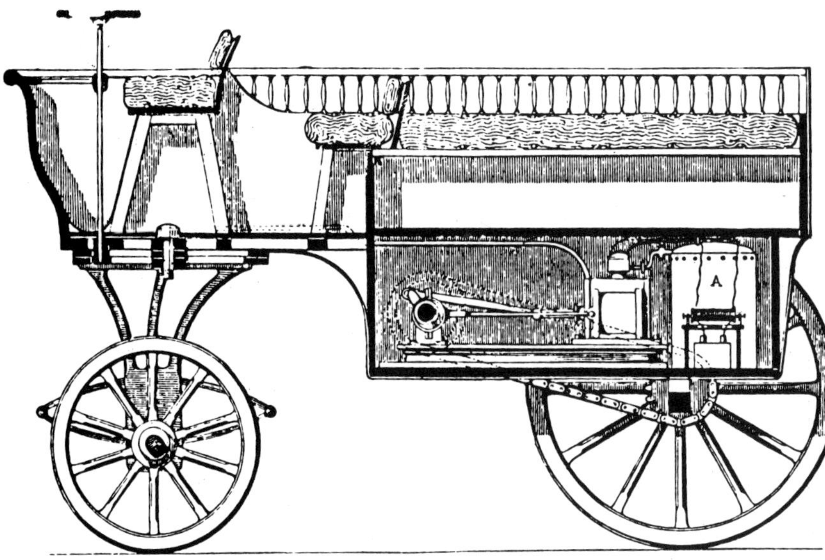

Dampfmaschine in einem besonderen Behälter verbrennen, sondern im Zylinder selbst. Der Treibstoff wurde in Form von Gas oder Dampf in die Maschine eingeführt, verbrannte dann explosionsartig und versetzte den Kolben im Zylinder in Bewegung. Der erste Vorläufer des modernen Automobils war jedoch das Auto, das 1862 in Frankreich von Etienne Lenoir gebaut wurde.

Oben: Lenoirs erster Gas- und Benzinmotor, gebaut zwischen 1860 und 1863.

Unten: Die Bestandteile des ersten Verbrennungsmotors von Lenoir (1860). Er entwickelte wenig Energie, und sein Wärmewirkungsgrad betrug nur 4 Prozent.

Lenoir, ein ideenreicher Erfinder, wurde in Belgien geboren. Ihm gelang es zum ersten Mal, einen Motor nach dem Verbrennungsprinzip zu bauen. Lenoirs Motor war im wesentlichen eine umgewandelte Dampfmaschine und ein Zweitakter. Eine Mischung aus Luft und Leuchtgas wurde durch den von einem Schwungrad angetriebenen Kolben eingesogen. Wenn der Kolben den halben Weg zurückgelegt hatte, wurde die Gaszufuhr unterbunden, und ein elektrischer Funke entzündete das Treibstoffgemisch. Der Kolben wurde durch die Explosion gezwungen, seinen Hub zu vollenden und danach durch das Schwungrad wieder in den Zylinder gedrückt.

Der Motor wurde in großem Stil auf den Markt gebracht. Lenoir stellte ihn dann auf flüssigen Treibstoff um, z.B. Terpentin, und baute ihn in ein Fahrzeug ein. Damit brauchte man ungefähr drei Stunden für eine zehn Kilometer lange Strecke. Lenoir scheint der weiteren Verwendung des Motors keine großen Chancen eingeräumt zu haben, obwohl er ihn später für Motorboote umbaute.

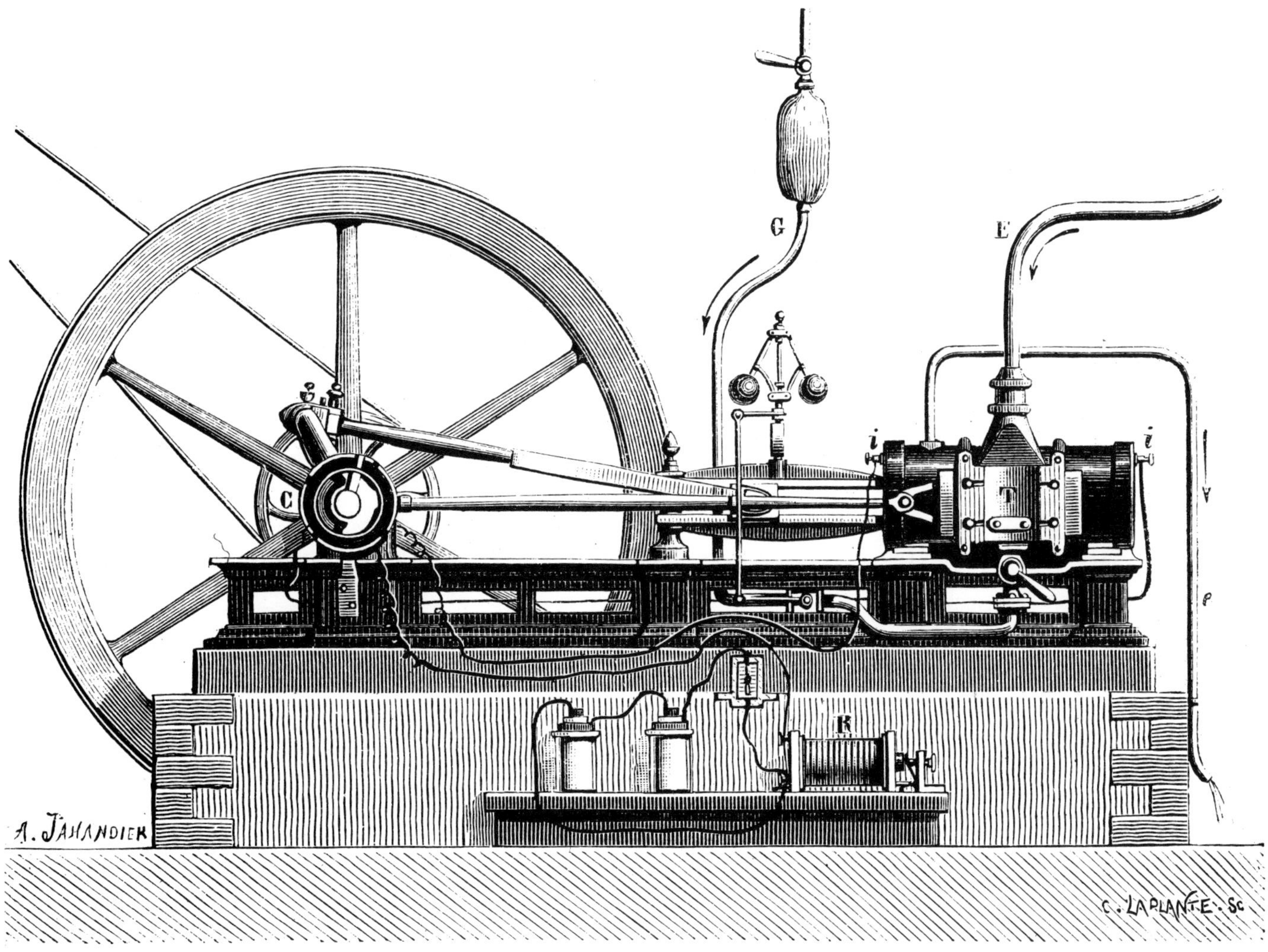

Sir William Siemens

1823 – 1883

Der deutschstämmige Ingenieur Sir William Siemens war der Begründer des Siemens-Martin-Verfahrens zur Stahlherstellung. Da es dem Bessemer-Konverter sowohl in der Effizienz wie in der Stahlqualität überlegen war, wurde es im späten 19. und frühen 20. Jahrhundert vorwiegend angewandt.

William Siemens wurde als Karl Wilhelm Siemens bei Hannover geboren. Er war der zweite von vier Brüdern, die ausnahmslos hervorragende Wissenschaftler und Erfinder

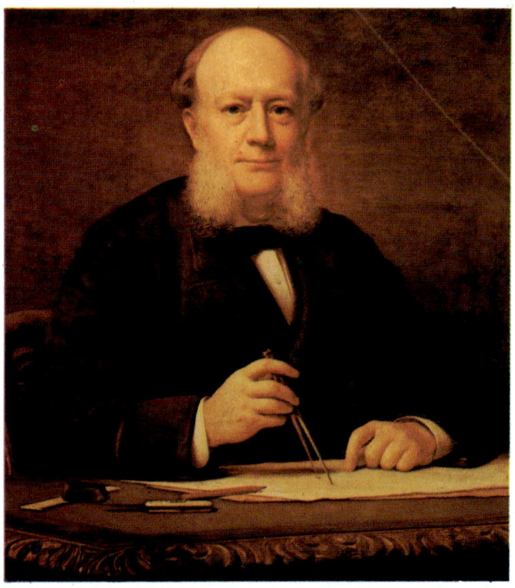

waren. Der älteste Bruder Werner war ein in der preußischen Artillerie ausgebildeter Ingenieur und Fachmann auf dem Gebiet des Telegraphenbaus. Er setzte die Verwendung von Guttapercha als Isoliermaterial für Erd- und Unterwasserkabel durch und baute die erste deutsche Telegraphenlinie von Berlin nach Frankfurt am Main.

Nach Absolvierung des Technikums in Magdeburg reiste Wilhelm 1843 nach London, um ein Galvanisierverfahren zu verkaufen, das Werner erfunden hatte. Er hatte Erfolg und beschloß, sich als Erfinder in England niederzulassen.

Es folgte eine Zeit harter Arbeit und finanzieller Schwierigkeiten, bis er 1851 einen Wasserzähler erfand, der sich gut verkaufte. Ab 1847 half ihm sein jüngerer Bruder Friedrich, und zusammen überlegten sie, wie man

Rechts: Von Siemens entwickelter elektrischer Hochofen in London. Er bestand aus einem auf einer Seite mit einem Kupferdraht an Strom angeschlossenen Kohlenkasten. Der Strom floß durch eine wassergekühlte Metallelektrode, wurde durch locker geschichtetes Material mit hohem Widerstand und geringen Leitereigenschaften geführt und entwickelte so eine genügend hohe Temperatur, um ein Pfund Eisen in einer Stunde zu schmelzen.

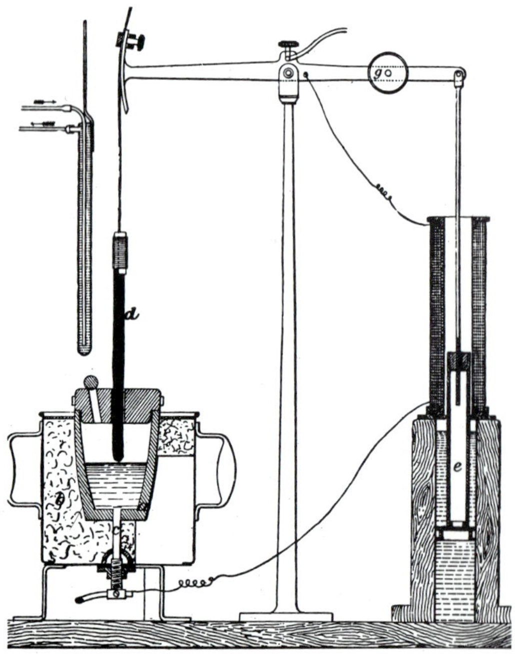

Rechts: Ein Siemens-Martin-Ofen im Martinstahlwerk III.

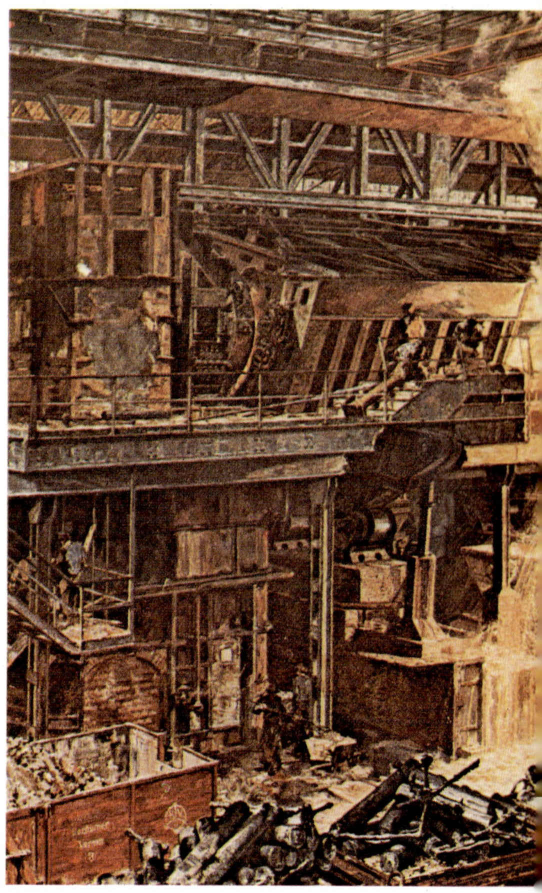

das sogenannte „Regenerativprinzip" anwenden könnte. Die Idee bestand darin, die Hitze zu speichern und zu nutzen, die normalerweise in industriellen Prozessen mit den Abgasen entwich. Die heißen Gase wurden durch eine offene Backsteinkammer geleitet. Die zur Verbrennung erforderliche Luft strömte nach und wurde erhitzt. Damit wurde die Temperatur der Schmelzöfen und ihre Leistungsfähigkeit enorm gesteigert.

1856, im gleichen Jahr, in dem sich Henry Bessemer sein Stahlproduktionsverfahren patentieren ließ, erwarben auch die Brüder Siemens ihr erstes Patent für die in der Metallerzeugung und -veredelung einsetzbare Regenerativkammer. Zwei Jahre später wandten sie das Regenerativprinzip auf einen Herdofen zur Stahlherstellung an, den sich William patentieren ließ. In seiner damaligen Form hatte das Verfahren einige Mängel. Sein Leistungssystem, durch das die Abgase vom Ofen in die Regenerativkammer und dann heiße Luft zurück zum Ofen geführt wurden, war kompliziert und nur teilweise effektiv.

Eine Lösung wurde 1864 von dem französischen Ingenieur Pierre-Emile Martin gefunden, der den Ofen mit Gas beheizte und je eine Regenerativkammer auf beiden Seiten des Ofens installierte. In der einen Kammer wurde die Luft, in der anderen das Gas erhitzt. Das Siemens-Martin-Verfahren ersetzte die Bessemer-Birne in der Industrie. Es war billiger, produzierte bessere Qualität und war in der Lage, die riesigen Schrottmengen zu verarbeiten, die in der wachsenden Stahlindustrie anfielen.

William Siemens wurde 1859 englischer Staatsbürger. Ab 1850 leitete er die Londoner Filiale von Siemens & Halske, ein Unternehmen, das sein Bruder Werner in Berlin gegründet hatte. Die Firma spezialisierte sich auf elektrische Geräte und Telegraphenbau und errang Weltruf. Sie verlegte 1875 das erste Transatlantikkabel. William benutzte 1878 als erster einen Lichtbogen, um Stahl zu schmelzen.

In seinen letzten Lebensjahren führte er verschiedene Verbesserungen auf dem Gebiet der elektrischen Beleuchtung ein und trug durch den Bau der elektrischen Eisenbahn von Portrush in Nordirland zur beginnenden Elektrifizierung des Streckennetzes bei.

Unten: Siemens' elektrische Eisenbahn von 1879. Die Wagen wurden von einer Lokomotive mit einem kleinen Elektromotor gezogen. Die Stromzufuhr erfolgte über die zwei nicht isolierten Außengleise und eine isolierte Mittelschiene. Damit war die Feuergefahr für die Wagen beseitigt, da weder ein Kessel noch entzündbare Treibstoffe erforderlich waren. Wenn der Zug entgleiste, kam er sofort zum Stillstand, da die Stromzufuhr unterbrochen wurde.

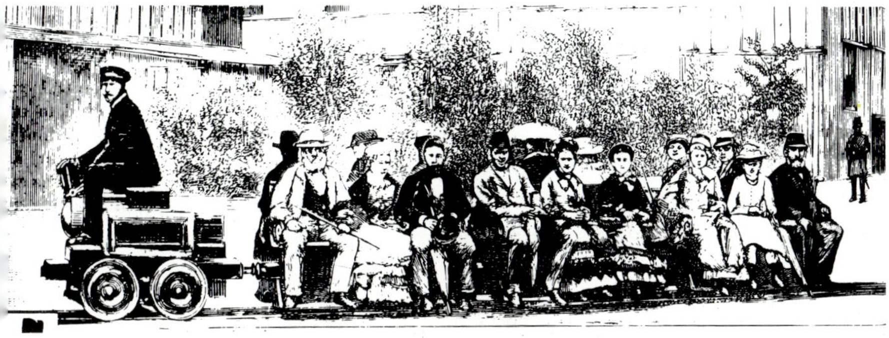

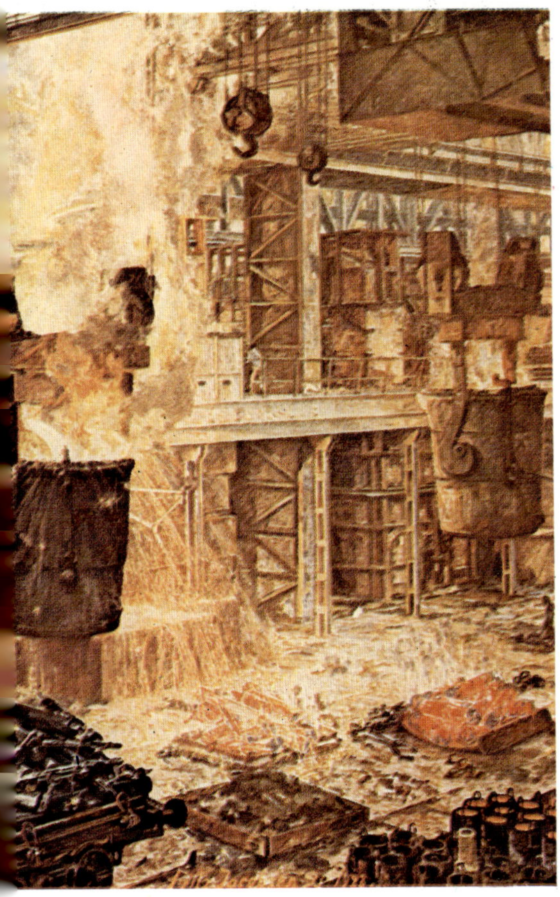

Rechts: Turbinen an der elektrischen Eisenbahn von Portrush, der ersten, die durch Hydroelektrizität angetrieben wurde. Die Eisenbahn wurde 1883 fertiggestellt, die Arbeit an den Elektroanlagen leitete Siemens. Die Wasserturbinen trieben einen Siemens-Dynamo an, der einen Elektromotor in der Zugmaschine mit Energie versorgte.

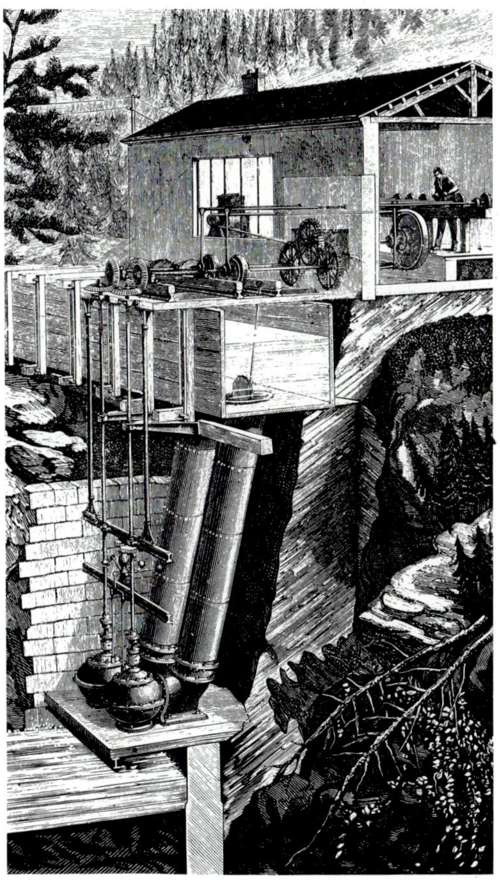

Gustav Kirchhoff

1824 – 1887

Der deutsche Physiker Gustav Kirchhoff begründete die Wissenschaft der Spektroskopie. Seine Erfindung des Spektroskops und seine Erklärung der Bedeutung der Spektrallinien schufen eine bedeutende neue Technik zur Analyse chemischer Verbindungen. Kirchhoff zeigte auch, wie man mit seiner neuen Methode das Licht der Sterne untersuchen konnte, um ihre Zusammensetzung festzustellen.

Kirchhoff wurde in Königsberg geboren. Kurz vor dem Examen erbrachte er seine erste große Leistung auf physikalischem Gebiet, als er nachwies, daß elektrische Impulse sich

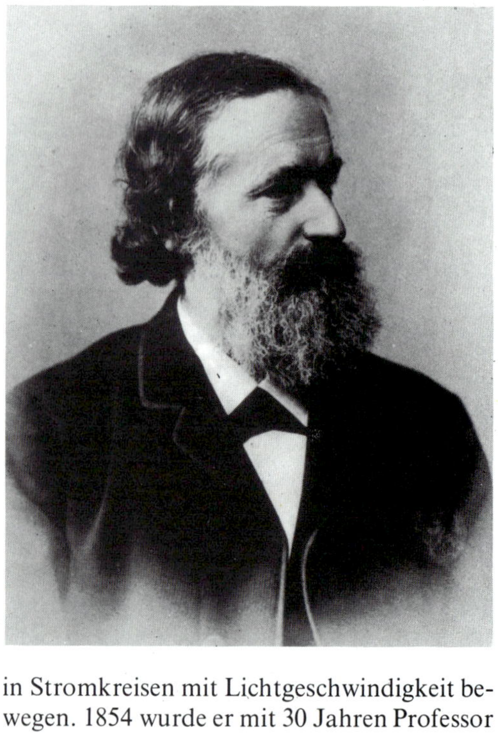

in Stromkreisen mit Lichtgeschwindigkeit bewegen. 1854 wurde er mit 30 Jahren Professor für Physik an der Universität Heidelberg. Damals interessierte sich Kirchhoff vor allem für das Verhalten von bis zur Weißglut erhitzten Substanzen. Zusammen mit dem hervorragenden Chemiker Robert Bunsen begann Kirchhoff eine bedeutende Versuchsreihe zur Analyse des Lichts, das von den erhitzten Stoffen ausgestrahlt wurde. Kirchhoff wollte das Licht mit einem Prisma in ein Spektrum zerlegen, indem er es zunächst durch einen schmalen Spalt leitete. Das so entstandene Spektrum war nichts anderes als eine große Anzahl verschiedenfarbiger Abbilder des Spalts. Sie traten als leicht zu identifizierende Linien in Erscheinung, von denen jede eine andere Wellenlänge des zerlegten Lichts darstellte. Kirchhoffs einfache Technik führte zum ersten Spektroskop und damit zu zahlreichen bedeutenden Entdeckungen.

Bunsen erfand seinerseits 1857 den berühmten nach ihm benannten Brenner, der zur Grundausstattung in jedem chemischen Labor gehört. Seine Bedeutung für Kirchhoff bestand darin, daß er sehr wenig Licht ausstrahlte und gleichzeitig ein effektives Mittel zum Erhitzen von Chemikalien war. Die blasse Flamme ergab fast kein Hintergrundlicht, das die Spektrallinien der glühenden Stoffe hätte beeinträchtigen können.

Kirchhoff fand schnell heraus, daß jede chemische Substanz, die er mit dem Spektroskop untersuchte, ihr eigenes Muster von farbigen Linien hatte. Das Alkalimetall Natrium z.B. erzeugte eine doppelte gelbe Linie, und jede Natriumverbindung wies sie in ihrem Spektrum auf. Kirchhoff erkannte dadurch, daß er auf eine bedeutende neue Me-

Unten: Ein frühes Spektroskop, bestehend aus einem Kollimator — ein Rohr mit einem Spalt, durch den das Licht fällt —, einem Teleskop und einem Rohr mit einem Mikrometer zur Messung der Spektrallinien.

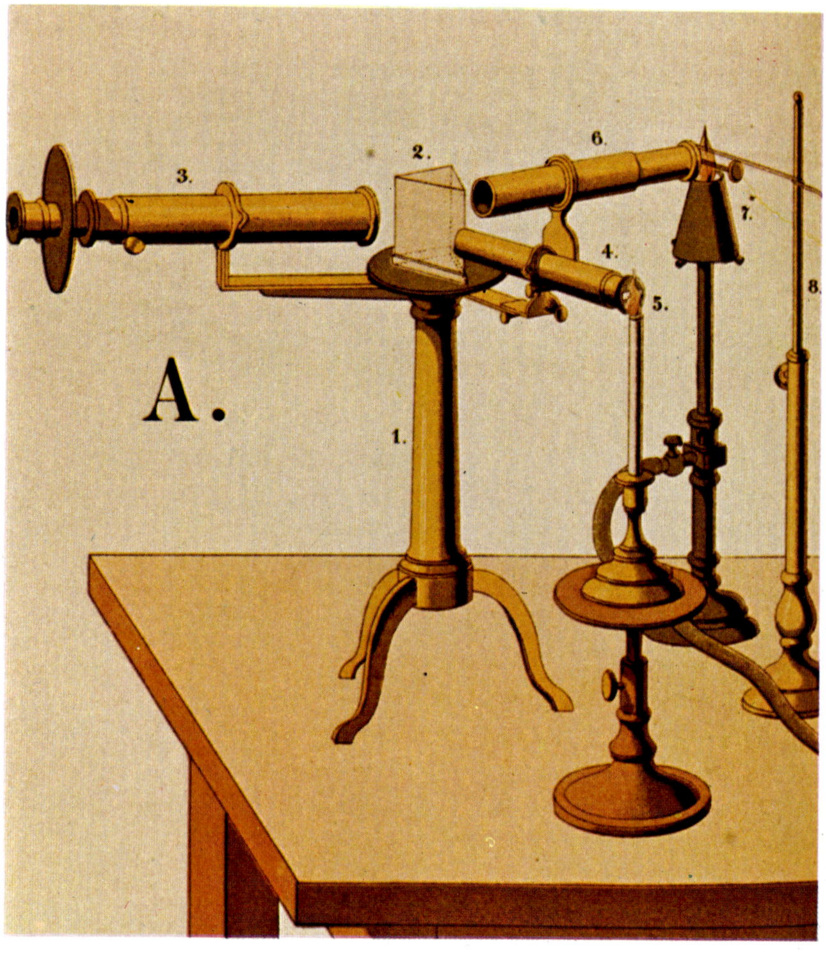

thode gestoßen war, mit der die Zusammensetzung unbekannter Substanzen bestimmt werden konnte, indem man sie einfach erhitzte und ihre Spektren analysierte.

Kirchhoff arbeitete an der Verbesserung seiner Methode, als er 1859 zufällig ein Mineral fand, das ganz andere Spektrallinien aufwies als alle bekannten Elemente. Es handelte sich um ein völlig neues Element, das erste, das durch Spektralanalyse entdeckt wurde.

Mitte: Kirchhoffs und Bunsens Spektroskop von 1860.
Unten links: Ein C_2-Spektroskop und seine Anordnung von Lichtquelle und Prisma. Das moderne Spektroskop ist ein hochempfindliches Instrument, das jeweils darauf spezialisiert ist, eine besondere Form der Strahlung zu untersuchen. Das C_2-Spektroskop analysiert sichtbares Licht.
Unten rechts: Robert Bunsen.

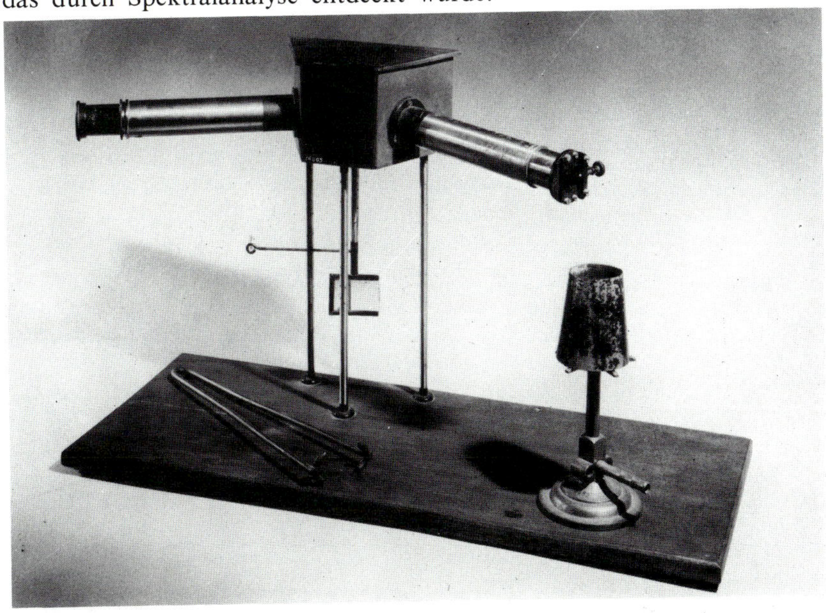

Kirchhoff gab die Entdeckung 1860 bekannt und nannte das neue Element Cäsium, nach der Farbe seiner ausgeprägtesten Spektrallinie. Bald darauf entdeckte er ein weiteres neues Element, das Rubidium. Mit bemerkenswertem Scharfsinn begann Kirchhoff darüber nachzudenken, ob er mit seiner Technik auch das Licht der Sterne würde analysieren können. Er begann die Arbeit von Joseph von Fraunhofer zu studieren, der die Spektrallinien des Lichts von Sonne und Sternen klassifiziert hatte. Fraunhofer hatte ihre Bedeutung nicht erfaßt, aber Kirchhoff erkannte, daß die Linien exakt denen der Elemente entsprachen, die er durch sein Spektroskop zerlegt hatte. Dieselben Mittel, die im Laboratorium zur Analyse von Verbindungen dienten, konnten also dazu verwandt werden, die Zusammensetzung der Sterne zu erforschen. Kirchhoff machte sich sofort daran, das Sonnenspektrum zu untersuchen, und identifizierte bald eine ganze Reihe von Elementen, darunter Gold.

Nach Kirchhoffs Pionierleistungen wurde die Spektroskopie zur Standardmethode der analytischen Chemie und ermöglichte überdies den Astronomen, nicht nur die Zusammensetzung der Sterne, sondern auch weit entfernte Galaxien zu erforschen. Zu den aufregendsten Entdeckungen der Gegenwart

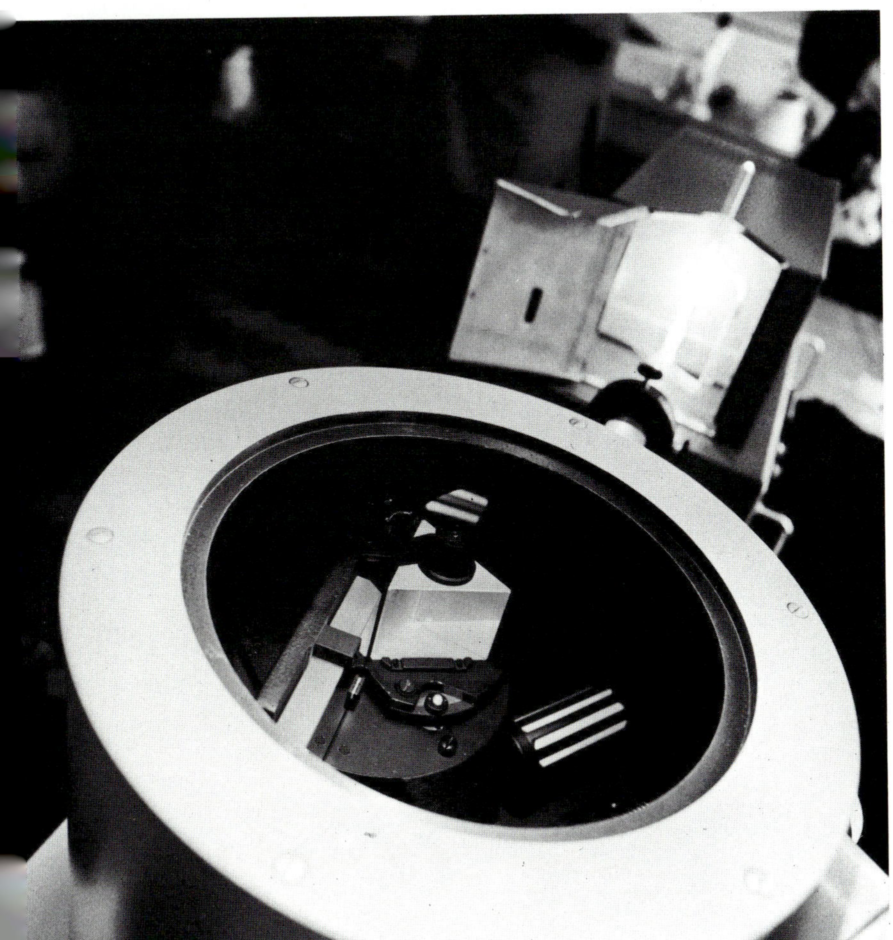

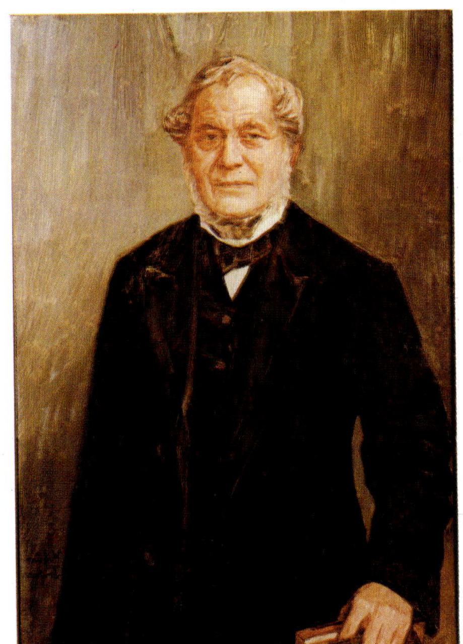

gehörten die durch Spektralanalyse gefundenen Hinweise auf komplexe organische lebenswichtige Moleküle in den leuchtenden Gaswolken, aus denen sich die Sternennebel zusammensetzen. Die Spektralanalyse hat uns damit der Lösung eines der faszinierendsten Rätsel des Universums einen Schritt näher gebracht: Gibt es außerirdisches Leben?

William Thomson, Lord Kelvin

1824 – 1907

William Thomson war ein erstaunliches wissenschaftliches Genie. 1892 wurde er in Anerkennung seiner vielseitigen Leistungen geadelt und hieß nun Lord Kelvin. Am bekanntesten ist die Erfindung einer neuen Temperaturskala, der das Konzept des absoluten Nullpunkts bei —273 Grad Celsius zugrunde lag. Die Kelvin-Skala ermöglichte den Wissenschaftlern bedeutende Fortschritte in der Erforschung der Wärme und förderte das Verständnis physikalischer Vorgänge bei sehr niedrigen Temperaturen.

Thomson wurde in Belfast geboren. Er war so begabt, daß er sich, als die Familie nach Schottland zog, mit 10 Jahren an der Universität Glasgow einschrieb. Noch als Kind legte er gute Examen ab und begann sofort mit weiterführenden Studien in Frankreich. 1846, kaum 22 Jahre alt, wurde er Professor für Mathematik an der Universität Glasgow, wo er bis zum Ende seiner Laufbahn blieb.

Thomsons unablässiger Wissensdurst trieb ihn zu Studien auf vielen Gebieten der Wissenschaft und des Ingenieurwesens. In der Geologie lieferte er kontroverse Schätzungen des Erdalters. Als leidenschaftlicher Segler erfand er viele nautische Instrumente, darunter neuartige Kompasse, Echolote und Gezeitenrechner. Geadelt wurde er für seine Arbeit über Seekabel, wobei er einen Unterwassertelegraphenempfänger patentieren ließ. Seine bedeutendsten Entdeckungen betrafen jedoch Wärme und Temperatur.

Thomson gehörte zu den ersten Wissenschaftlern, die die Bedeutung der Arbeit von James Joules bei der Berechnung des mechanischen Wärmeäquivalents erkannten. In den folgenden Jahren wurde Thomsons Interesse an der Natur der Wärme durch seine Zusammenarbeit mit Joule gefördert. Gemeinsam entdeckten sie die Temperaturänderung eines Gases bei Expansion ohne äußere Arbeitsleistung, wie etwa Austritt aus einer Düse, den Joule-Thomson-Effekt. Er führte direkt zur ersten Verflüssigung von Gasen wie Wasserstoff und Helium und in späteren Jahren zur modernen Kältetechnik.

Thomson war besonders an einem Gesetz interessiert, das der französische Physiker Jacques Charles 1787 entdeckt hatte. Charles

Unten: Verlegung des ersten Transatlantikkabels im Jahre 1866 durch die *Great Eastern.* Kelvin leistete viele Beiträge zur Unterwassertelegraphie und war der verantwortliche Elektroingenieur des Projekts. Oben: Splissen des Kabels nach dem ersten Riß. Unten: Abrollen des Kabels beim Verlegen auf See.

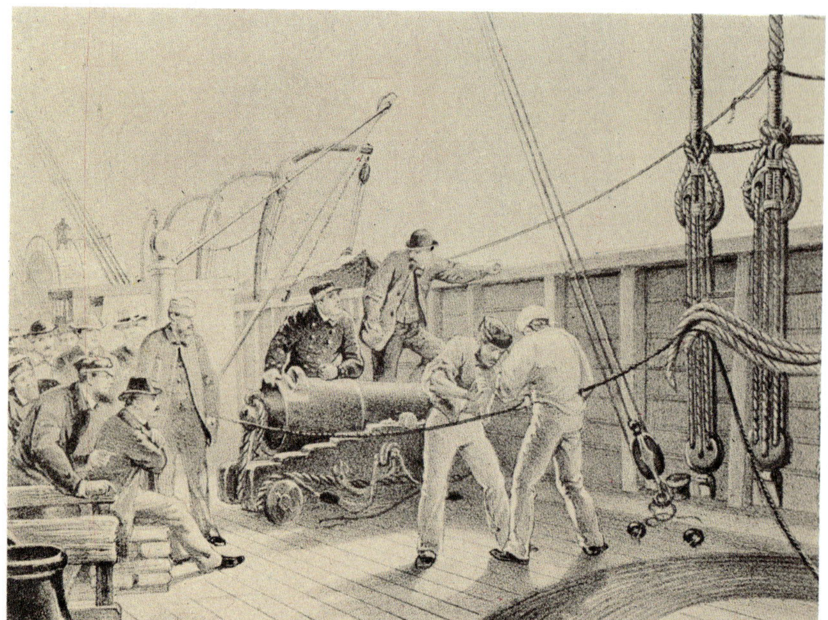

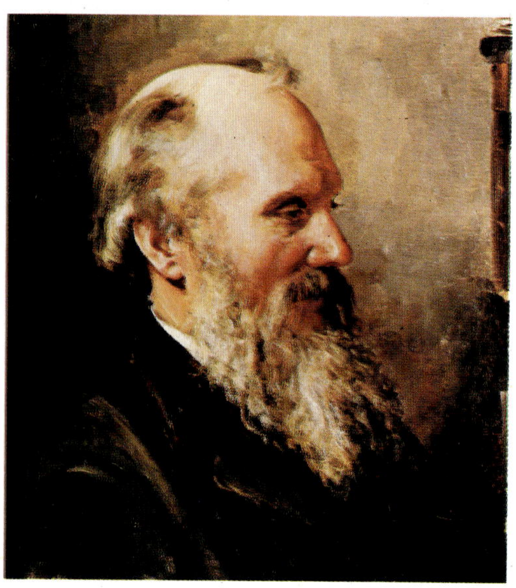

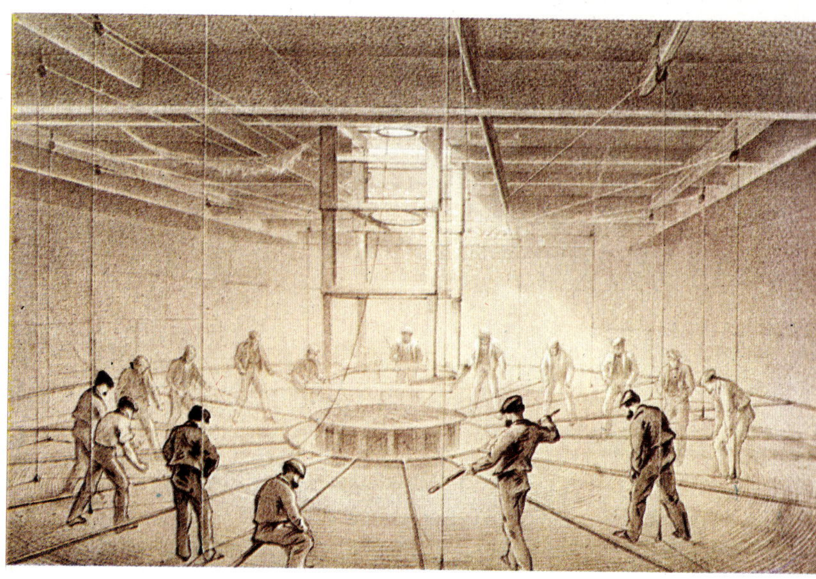

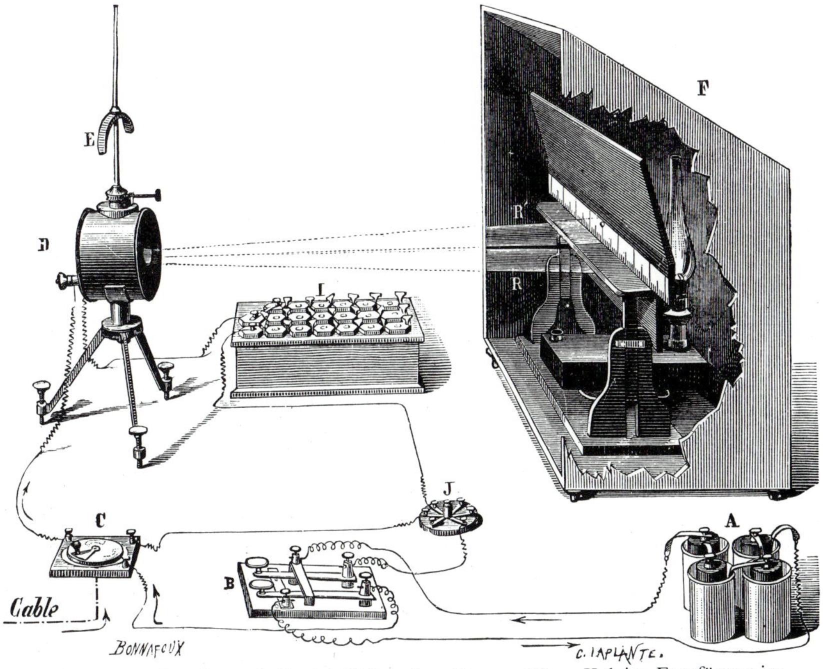

Oben: Kelvins Empfänger im Hafen von Brest, durch den Telegraphie über lange Strecken möglich wurde. Er bestand aus einem Spiegel-Galvanometer, einem winzigen Magneten, der hinten an einem konvexen Spiegel befestigt und in einer Spule aus sehr feinem Draht aufgehängt war. Eine auf den Spiegel gerichtete Lampe reflektierte einen Lichtstrahl auf eine Skala, der sich von links nach rechts bewegte, wenn der elektrische Strom den Magneten ablenkte. Die telegraphisch im Morsealphabet übermittelte Nachricht konnte so aufgezeichnet werden. Später wurde er durch einen Heberschreiber ersetzt, der das Kabel direkt übertrug.

hatte herausgefunden, daß abkühlendes Gas mit jedem Temperaturrückgang um 1 Grad 1/273 des Volumens verliert, das es bei 0 Grad Celsius hat. Die Wissenschaftler hatten jahrelang darüber gerätselt, welche Implikationen dieses Gesetz hat. Bedeutete es, daß das Gas bei —273 Grad Celsius überhaupt kein Volumen mehr besitzt? 1848 löste Thomson das Problem durch die These, daß nicht das Volumen, wohl aber die Bewegungsenergie der Gasmoleküle bei —273 Grad Celsius den Nullpunkt erreicht. Laut Thomson galt dies für alle Substanzen; da nun die Temperatur jeder Substanz durch die Bewegung ihrer Moleküle bestimmt wird, kann also kein weiterer Temperaturabfall stattfinden, wenn diese Bewegung aufhört. Er folgerte daher, daß der absolute Nullpunkt der Temperatur bei —273 Grad Celsius liegt.

Ausgehend von dieser Idee entwickelte er eine neue Temperaturskala mit dem absoluten Nullpunkt, deren Gradeinteilung der üblichen plus 273 Grad entsprach. Man nannte sie absolute Temperaturskala oder Kelvin-Skala. Nach der Kelvin-Skala gemessene Temperaturen werden mit dem Buchstaben K bezeichnet und „Grad Kelvin" genannt.

Das Konzept einer absoluten Temperaturskala erwies sich als bedeutender Fortschritt in der Erforschung der Wärme. Es verschaffte dem schottischen Mathematiker James Clerk Maxwell die Grundlage für seine kinetische Gastheorie, die eine genaue Berechnung der Geschwindigkeitsverteilung in einer großen Menge von Gasmolekülen gestattet.

Thomson errang durch seine Leistungen internationales Ansehen, wurde aber mit zunehmendem Alter immer reaktionärer und zum Führer einer Denkschule der viktorianischen Wissenschaft, die glaubte, daß die grundlegende Arbeit in der Physik bereits abgeschlossen und kaum noch Neues zu entdecken sei. Die bahnbrechenden Forschungen über die Radioaktivität zu Beginn des 20. Jahrhunderts und die Hoffnung auf eine neue Ära der Wissenschaft konnten diese Auffassung nicht erschüttern. Einer der größten wissenschaftlichen Entdecker des 19. Jahrhunderts, starb Thomson als entschiedener Widersacher einer der bedeutendsten Umwälzungen in der Geschichte der Wissenschaft.

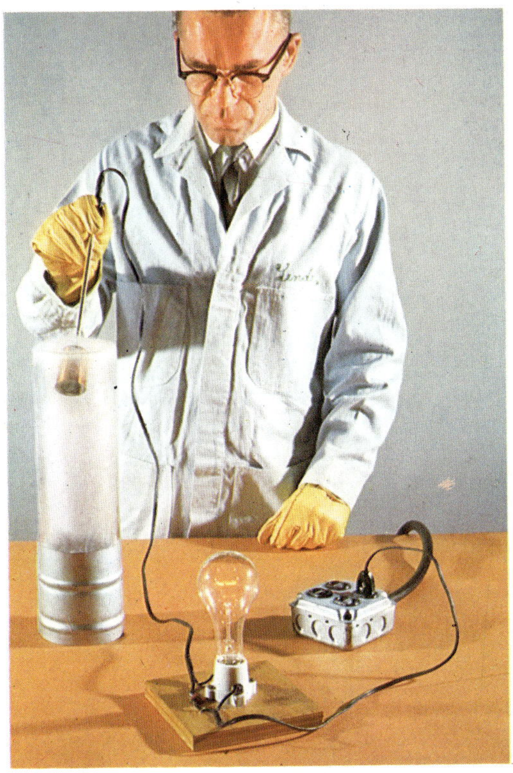

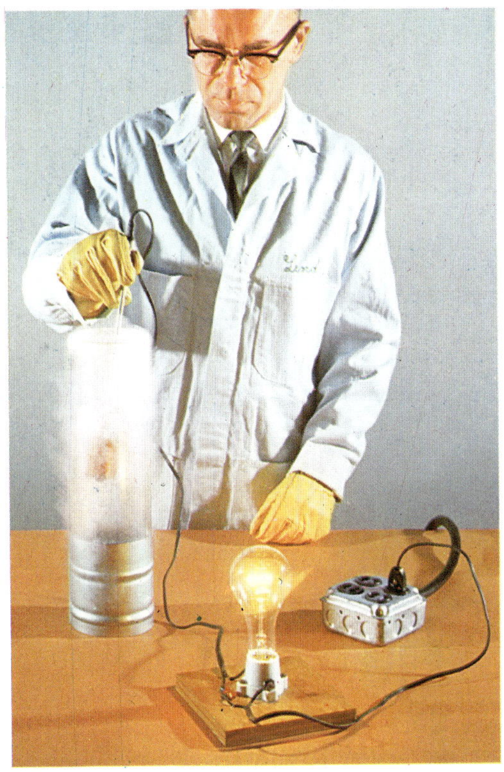

Supraleitfähigkeit, eine durch Kelvins absolute Temperaturskala ermöglichte Entdeckung. **Links:** In dieser Spule ist der elektrische Widerstand bei Zimmertemperatur groß. Durch den Stromkreis fließt nur eine geringe Menge Elektrizität, und die Birne brennt schwach. **Rechts:** Die Spule wird in ein Gefäß mit verflüssigtem Stickstoff getaucht und auf eine Temperatur weit unter 100 Grad K abgekühlt. Der elektrische Widerstand sinkt, und eine erheblich größere Strommenge fließt durch den Stromkreis mit dem Ergebnis, daß die Birne hell brennt.

Joseph Lister

1827 – 1912

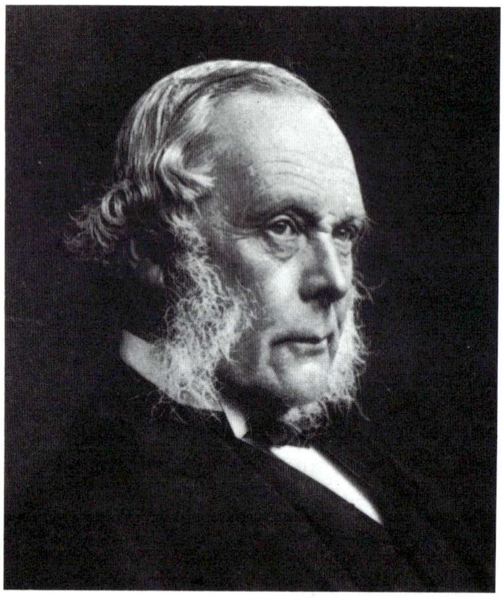

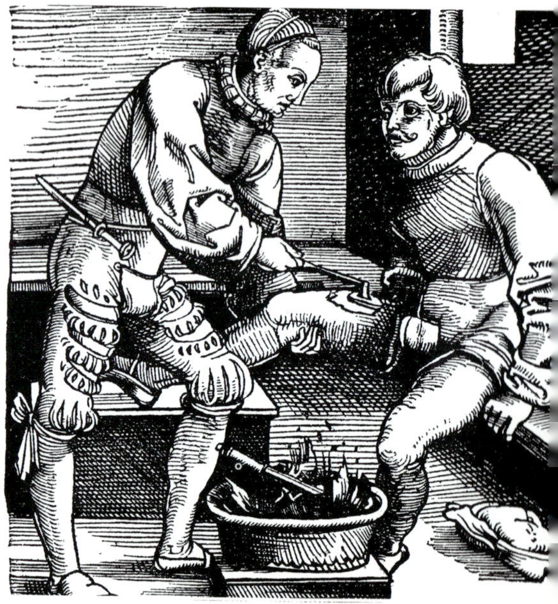

Rechts: Deutscher Holzschnitt von 1528. Eine Wunde wird ausgebrannt. Vor Lister war die Chirurgie eine primitive Technik mit hohen Sterblichkeitsraten. Es fehlte an antiseptischen Methoden und elementaren hygienischen Maßnahmen, so daß unvermeidlich Wundbrand auftrat. Auch Schocks während der Operation verursachten Todesfälle.

Der englische Chirurg Joseph Lister führte die Antisepsis in die Krankenhauspraxis ein. Das war einer der bedeutendsten Fortschritte in der Medizin: Die Chirurgie, die vorher eine hohe Rate von Todesfällen aufwies, wurde zu einer Methode der Lebensrettung.

Joseph Lister wurde in Essex geboren. 1848 begann er an der Londoner Universität Medizin zu studieren, promovierte 1852 und wurde Mitglied der Königlichen Akademie für Chirurgie. Ein Jahr später siedelte er nach Edinburgh um, wo er eine Stelle als Assistent bei James Syme antrat, dem berühmtesten Chirurgen seiner Zeit.

Lister machte schnell Karriere und wurde 1861 Chirurg am Glasgower Krankenhaus. Er zeigte sich als allen Neuerungen gegenüber aufgeschlossen und entwickelte viele neue Behandlungsmethoden und Operationstechniken. Ihn erschreckte jedoch die hohe Sterblichkeitsquote bei Operationen durch Blutvergiftung und Wundbrand. Dementsprechend wurden stets nur einfache Operationen erwogen. Zwar hatte jeder Chirurg seine Lieblingsmethode, um Infektionen zu vermeiden, aber nur wenige erkannten den Zusammenhang zwischen Krankheit und Hygiene.

Eine bemerkenswerte Ausnahme war Ignaz Semmelweis, ein österreich-ungarischer Gynäkologe, der als „Retter der Mütter“ bekannt wurde. Semmelweis führte die Häufigkeit des Kindbettfiebers in den Entbindungsstationen auf die mangelnde Hygiene bei Ärzten und Studenten zurück, die gewöhnlich den Vormittag über Leichen sezierten. 1846 führte er ein gründliches Waschprogramm mit gechlortem Wasser ein und die Fälle von Kindbettfieber nahmen drastisch ab. Semmelweis' heftige Anklagen gegen diejenigen Kollegen, die seine Methoden mißachteten, machten

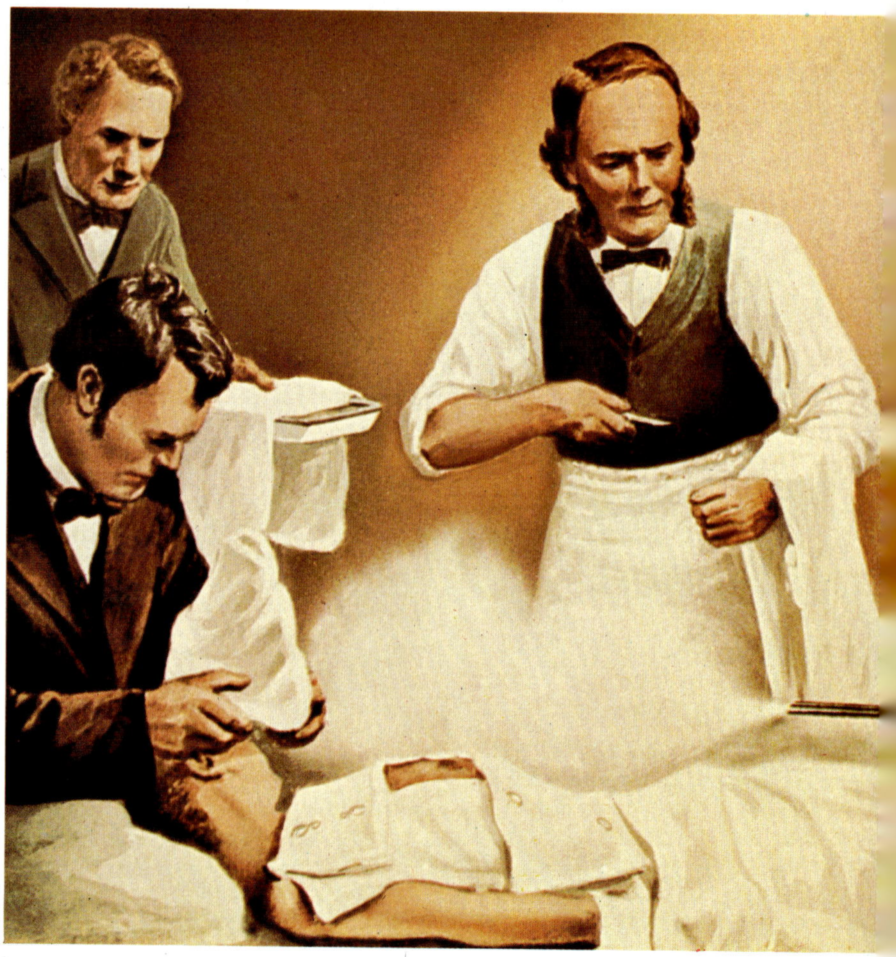

ihm viele Feinde. Seine Arbeit wurde weitgehend ignoriert; Semmelweis starb in einer Irrenanstalt, ironischerweise an Blutvergiftung.

Die Idee der Antisepsis kam Lister 1865, als er über die Arbeit des französischen Chemikers und Pioniers der Mikrobiologie Louis Pasteur las. Lange Zeit hatte Lister darüber gerätselt, daß einfache Brüche immer schnell und sauber verheilten, während komplizierte, bei denen der Knochen die Haut durchbohrte und verletzte, unweigerlich eiterten. Pasteur hatte nachgewiesen, daß Gärungen von Mikroben verursacht werden, die in der Luft reichlich vorkommen. Lister wurde klar, daß Gärung und Fäulnis dem Eitern von Wunden vergleichbar sind. Es kam also darauf an, die Wunden vor Luft zu schützen und die in ihr vorhandenen Mikroben zu vernichten.

Zu diesem Zweck benutzte Lister Karbolsäure, die sich beim Reinigen von Abwässerkanälen bewährt hatte.Im August 1865 führte Lister seine erste antiseptische Operation durch. Alles, was in Kontakt mit der Wunde kommen konnte, wurde mit Karbolsäure sterilisiert. Diese Methode wurde schließlich in der gesamten chirurgischen Männerstation verwandt, die Lister leitete, auch beim Verbinden und Reinigen der Wunden. Vereiterungen, Blutvergiftungen und Wundbrand

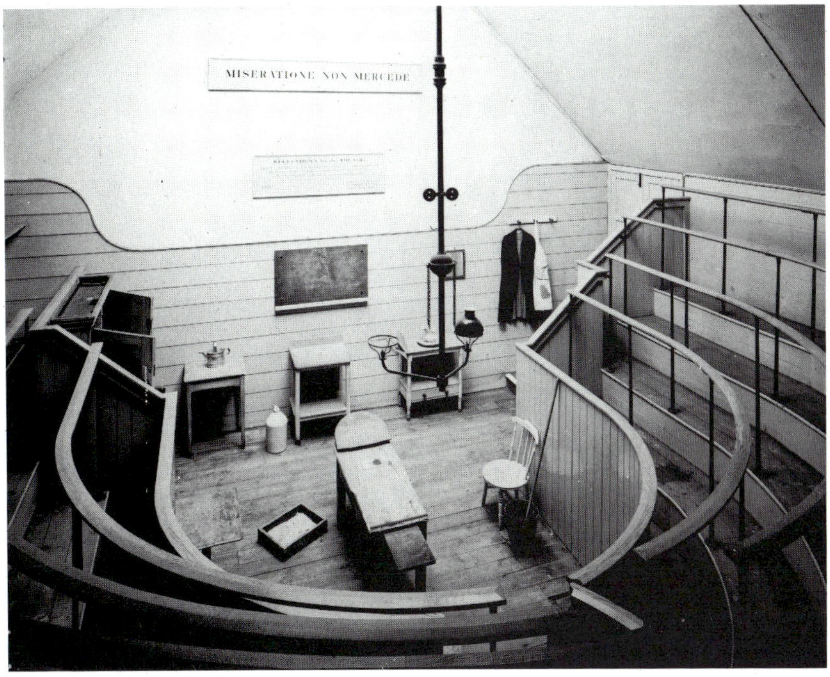

Oben: Ein Operationssaal aus dem frühen 19. Jahrhundert im St. Thomas Hospital, London. Die Chirurgen erschienen im Gehrock und operierten vor einem Publikum von Medizinstudenten.

gingen erheblich zurück. 1867 veröffentlichte Lister seine Resultate. Die Abhandlung, die auch auf den Heilprozeß von Wunden und Geweben einging, legte dar, wie eine der ungesündesten und verseuchtesten Krankenstationen zum Vorbild geworden war.

Ein großer Teil der Ärzte ließ sich davon nicht beeindrucken. Viele Chirurgen fanden Listers Methode zu umständlich, während sich die Schwestern in ihrer gewohnten Arbeitsweise behindert fühlten. Außerdem waren viele davon überzeugt, daß Infektionen nicht durch Erreger verursacht werden, und führten Eiterungen auf den Kontakt mit Miasma zurück — mit „schlechter" Luft. Leider hatte Karbolsäure auch eine Reizwirkung, insbesondere in den hohen Dosen, die Lister benutzte.

Lister ließ sich jedoch nicht entmutigen. Er hielt im In- und Ausland Vorlesungen über seine Methoden und trat dabei für die Theorien Pasteurs ein. Zwischen den beiden entwickelte sich eine enge Freundschaft. 1877, als Lister Chefarzt für Chirurgie am Kings College Hospital in London geworden war, ergab sich die Gelegenheit, seine Methode auf dramatische Weise zu demonstrieren. Er erfand die Technik, eine gebrochene Kniescheibe mit Draht zu schienen, was bedeutete, daß ein einfacher Bruch zu einem komplizierten wurde. Dank Listers Erfahrung auf dem Gebiet der antiseptischen Wundbehandlung verheilte der Bruch sauber.

Lister wurde für seine Arbeit vielfach geehrt. Es spricht für ihn, daß er trotz seiner Verdienste um die Verbreitung antiseptischer Behandlungsmethoden immer die Pionierarbeit anderer, besonders die von Ignaz Semmelweis, anerkannt hat.

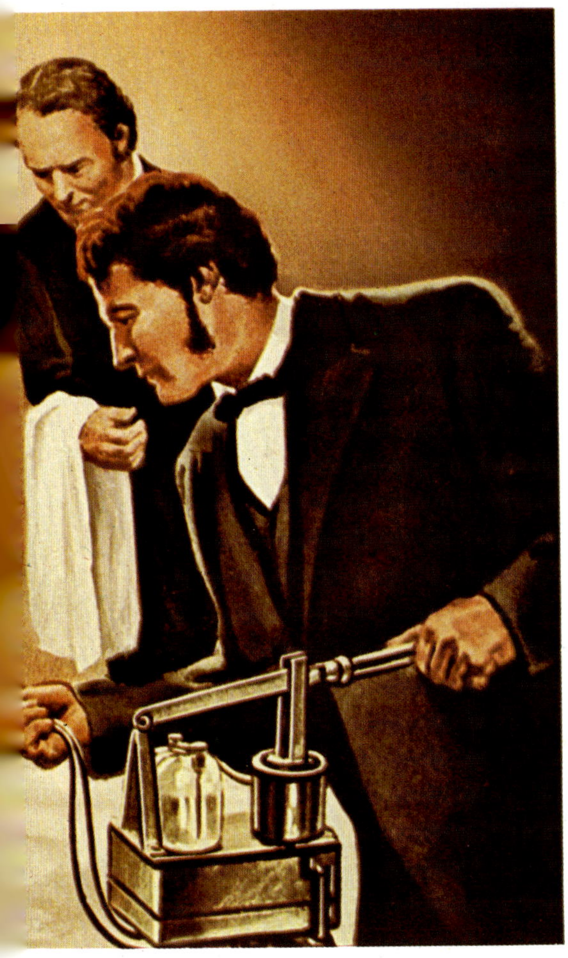

Links: Lister gibt Anweisungen zum Gebrauch des Karbolsäurezerstäubers, der ersten weitverbreiteten antiseptischen Wundbehandlung.

Sir Joseph Wilson Swan

1828 – 1914

Der englische Chemiker Sir Joseph Swan leistete mit seiner Erfindung der Trockenplatte einen bedeutenden Beitrag zur Entwicklung der Photographie. Er leistete Vorarbeit in der industriellen Fertigung synthetischer Fasern, ist aber vor allem als Pionier in der Entwicklung der Glühbirne bekannt.

Die Entwicklung von Generatoren in der Mitte des 19. Jahrhunderts bewirkte die Suche nach verschiedenen Nutzungsmöglichkeiten der elektrischen Energie, beispielsweise für die Haushaltsbeleuchtung. Die Kohleelektrodenbogenlampe existierte bereits, benötigte aber ständige sachkundige Wartung.

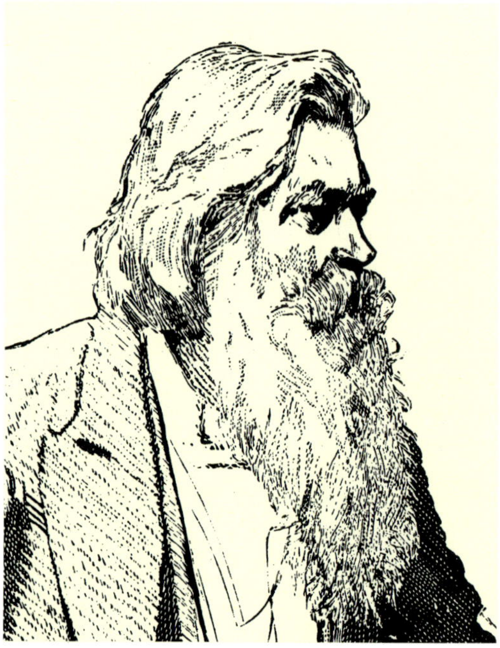

Sie war zudem außerordentlich groß und gab ein flackerndes Licht, das weit über den normalen Helligkeitsbedarf hinausging. Die Glühlampe, die als Lichtquelle einen glühenden Draht benutzte, war die Vorläuferin der modernen Glühbirne. Vor allem in Frankreich und Rußland forschte man nach einem Material mit längerer Lebensdauer. Mit die ersten und wichtigsten Experimente unternahm der englische Physiker und Chemiker Joseph Swan.

Rechts: Swans Glühlampe mit einem Kohlefaden in einem Glasbehälter, in dem ein Vakuum erzeugt wurde.

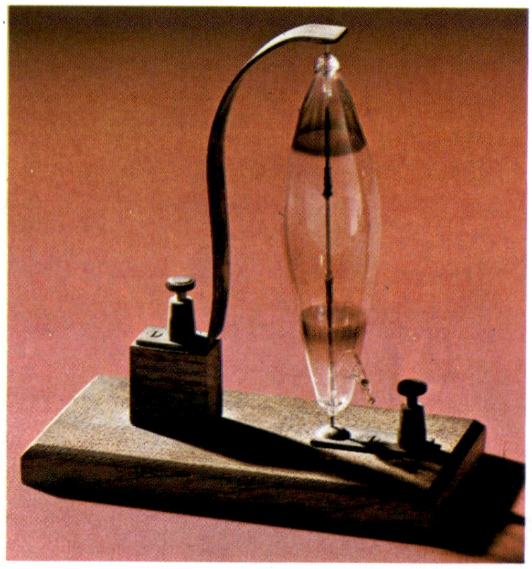

Unten: Eine Privatwohnung, die von Swans elektrischen Lampen beleuchtet wird. Links: Die Bibliothek; Mitte: Das Erkerfenster in der Bibliothek; rechts: Das Treppenhaus

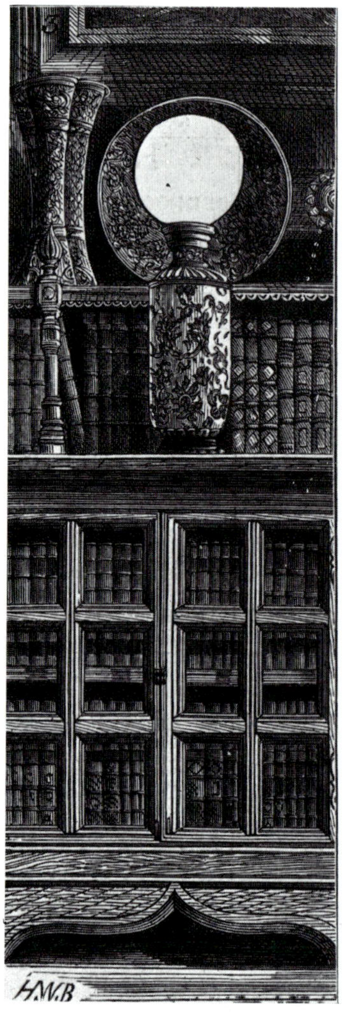

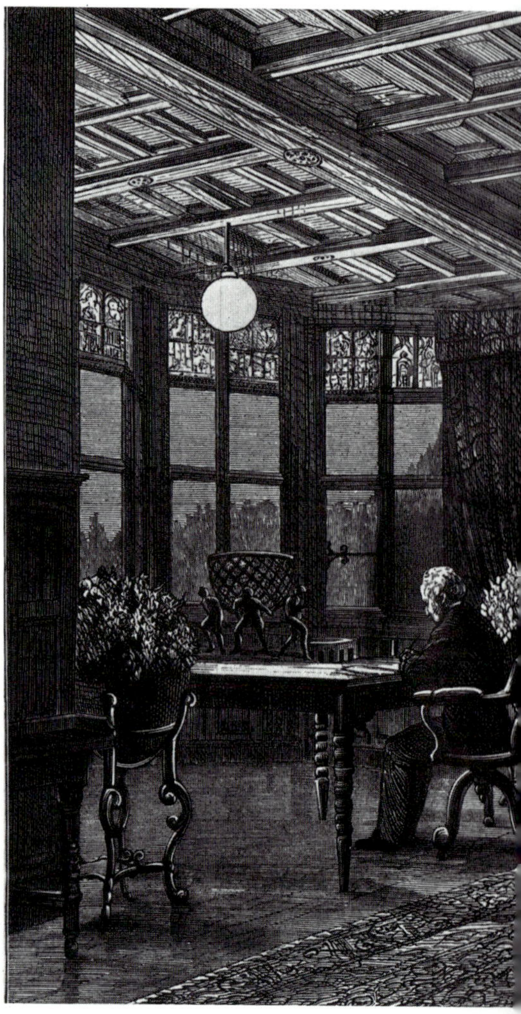

Seine ersten Versuche, eine Glühbirne herzustellen, begann er um 1860, dabei benutzte er einen Kohlefaden. Er legte ein verbranntes Blatt Papier zwischen zwei Elektroden in der Glasbirne, in der ein Vakuum erzeugt worden war. Es sollte verhindern, daß der Faden schnell oxydierte.

Er stieß sofort auf praktische Schwierigkeiten, vor allem in bezug auf das Vakuum. Auch das Fehlen einer Stromquelle, die gleichmä-

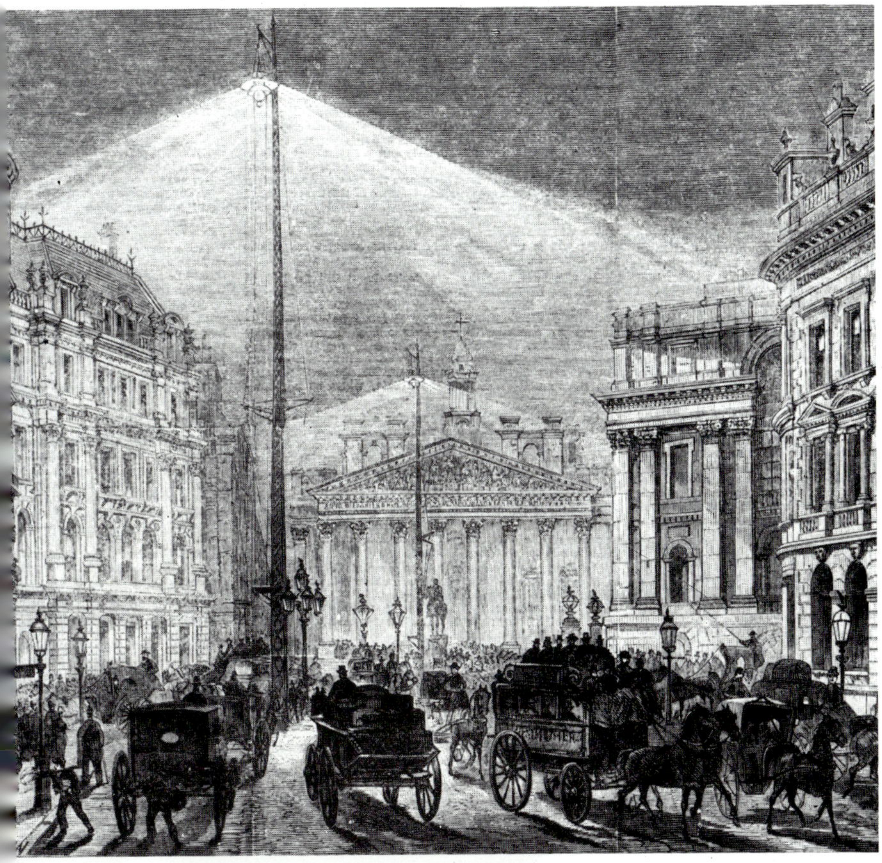

Oben: Elektrische Straßenbeleuchtung 1881 am Mansion House in London

ßig und zuverlässig Elektrizität lieferte, trug zur Kurzlebigkeit der Birnen bei. Dennoch machte Swan Fortschritte. 1878 war seine Kohlefadenlampe funktionstüchtig und brauchbar, so daß er sie am 18. Dezember auf einer Veranstaltung der Chemischen Gesellschaft in Newcastle-upon-Tyne vorführen konnte.

Seine Fortschritte verliefen auf dieser Entwicklungsstufe fast parallel zu der Arbeit von Thomas Alva Edison, dessen erste Glühbirne am 21. Oktober 1879 aufleuchtete. Im Unterschied zu Edison wertete Swan seine Erfindung kommerziell erst ab 1881 aus. Von Swan und Edison wurde die Grundform der Glühbirne eingeführt. Späteren Erfindern blieb es nur noch überlassen, die Glühbirne durch Verwendung von Wolframfaden und von Edelgas statt eines Vakuums auf den heutigen Stand zu bringen.

Auf der Suche nach einem besseren Faden stieß Swan auf die unbeständige Substanz Nitrozellulose, die um 1845 herum entdeckt worden war und in der folgenden Zeit Grundlage der Sprengstoffproduktion wurde. Sie konnte in starken Fasern hergestellt werden, war aber außerordentlich leicht entzündlich. Swan entwickelte eine Methode, mit Hilfe eines Lochgitters Nitrozelluloselösung zu Fäden zu verarbeiten, die dann chemisch in träge Zellulose zurückverwandelt wurden. Swan wertete das Verfahren jedoch nur begrenzt aus. Später wurde es für die Herstellung von Kunstseide genutzt, die erste synthetische Faser, die fabrikmäßig produziert wurde.

Eine andere Erfindung Swans betraf die Photographie. Swan stellte fest, daß die Erhitzung einer Bromsilberlösung ihre Lichtempfindlichkeit steigerte. 1871 gelang es ihm, eine funktionierende Trockenplatte herzustellen. Das war der Beginn einer neuen Ära. 1878 ließ er sich die Erfindung von Bromsilberpapier patentieren, das heute noch das gebräuchlichste Material für Abzüge ist.

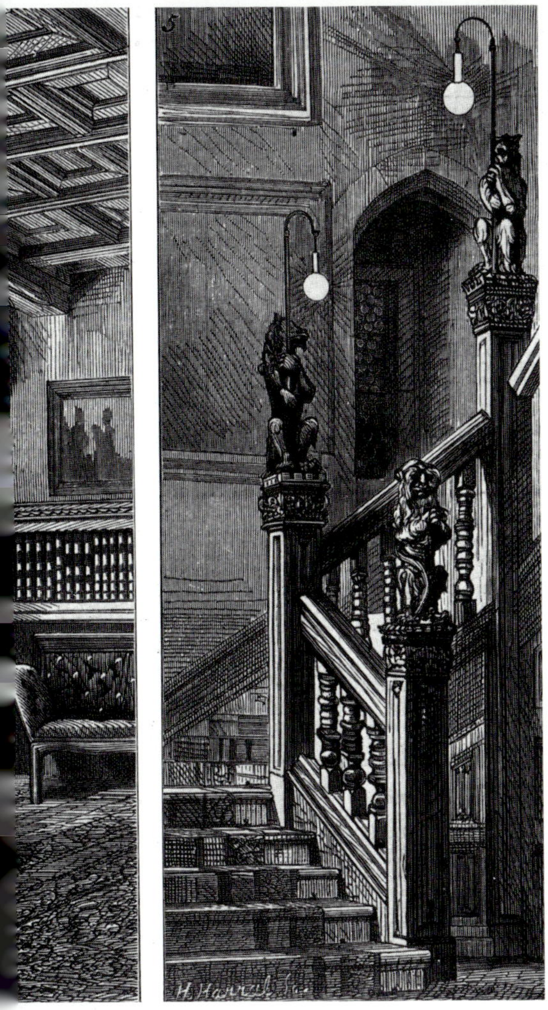

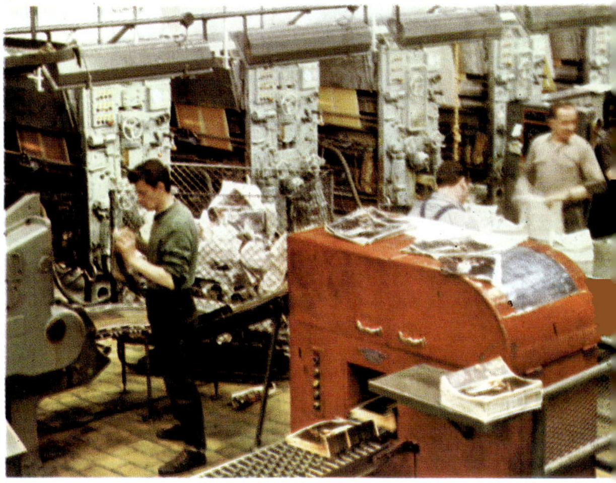

Unten rechts: Druckerei des *Paris Match,* der im Rakeltiefdruck hergestellt wird. Bei diesem Rotationsverfahren wird das Bild mit Säure in Kupferzylinder eingeätzt. Wenn sich die Zylinder drehen, wird Farbe aufgetragen, die das eingeätzte Muster auf eine „endlose" Papierrolle überträgt. Das Papier wird nacheinander von vier Zylindern bedruckt, die jeweils anders eingefärbt sind. Das Tiefdruckverfahren ist besonders geeignet für illustrierte Zeitschriften in großen Auflagen. Es verdankt seine Entwicklung einer anderen Erfindung Swans — dem Kohlepapier. Dieses Gelatinemittel ist mit einer lichtempfindlichen Schicht überzogen und wird durch das Positiv des zu druckenden Bildes belichtet. Der Härtegrad der Gelatine entwickelt sich proportional zur Lichtmenge. Das Pigmentpapier kann dann um den Zylinder gelegt, die unbelichtete Gelatine weggewaschen und das Ätzmittel aufgetragen werden.

August Kekulé

1829 – 1896

Der deutsche Chemiker August Kekulé von Stradonitz begründete die moderne Strukturtheorie der organischen Chemie. Seine berühmteste Entdeckung war die einzigartige Struktur des Benzolmoleküls, einer der wichtigsten Verbindungen in der Farbenindustrie, und auch in der Chemie zur Synthese anderer, komplizierterer Verbindungen häufig verwandt. Zwar wurde Kekulés scharfsinnige Erklärung chemischer Strukturen im Laufe der Jahre verbessert und modifiziert, dennoch wird sie auch heute noch benutzt, um organische Moleküle darzustellen.

Nachdem er 1852 promoviert hatte, unternahm er ausgedehnte Reisen durch England und Frankreich, traf mit Wissenschaftlern zusammen und lernte einige der neuesten chemischen Forschungsobjekte kennen. Als er 1856 nach Deutschland zurückkehrte, wurde er Dozent an der Heidelberger Universität und richtete sich sein eigenes, privates Laboratorium ein. Kekulés Reisen und Diskussionen hatten sein Interesse am Begriff der Wertigkeit geweckt, durch die einzelne Atome und Moleküle sich zu chemischen Bindungen aufbauen. Bis etwa 1855 hatten Chemiker die atomare Zusammensetzung der Moleküle dadurch gekennzeichnet, daß sie einfach die Zahl der Atome jedes Elements in einer bestimmten überlieferten Anordnung auflisteten. Diese Methode stellte Wasser als H_2O dar, d. h. zwei Atome Wasserstoff (H) sind mit einem Atom Sauerstoff (O) verbunden. Kekulé überlegte jedoch, ob sich diese festen Atomkombinationen nicht sinnvoller als miteinander verbundene Atomstrukturen darstellen ließen. Das würde den Chemikern mehr Aufschluß über die einzelnen Moleküle und sogar über den Zusammenschluß zu neuen Verbindungen geben.

Zur Überprüfung dieser Idee begann er die chemische Struktur des Kohlenstoffs, des fundamentalen Elements der organischen Chemie, zu analysieren. 1858 veröffentlichte er seine epochemachende Abhandlung über

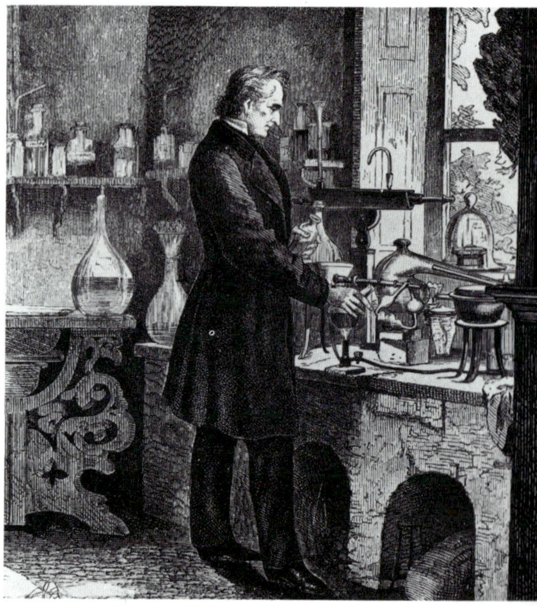

Rechts: Justus von Liebig in seinem Laboratorium. Liebig, einer der Begründer der modernen organischen Chemie, überredete Kekulé dazu, sein Architekturstudium zugunsten der Chemie aufzugeben.

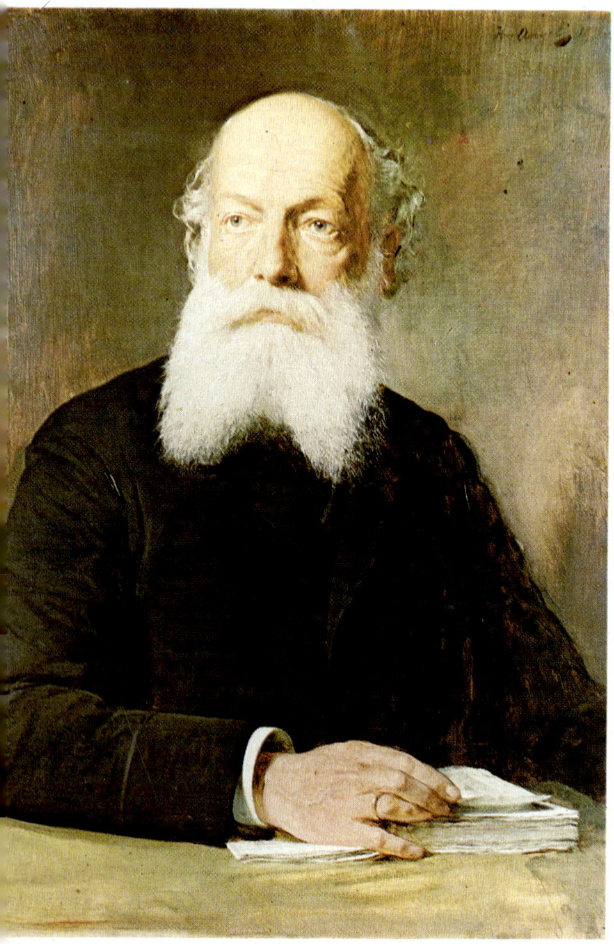

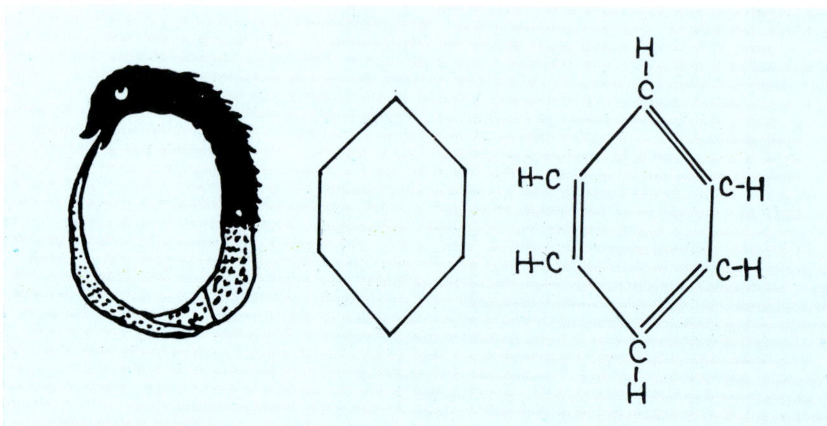

Unten: Die Schlange, die sich in den Schwanz biß, soll Kekulé inspiriert haben, die ringförmige Benzolformel aufzustellen. Um es mit Kekulés eigenen Worten zu sagen: „Ich . . . fiel in einen Halbschlaf. Die Atome huschten vor meinen Augen hin und her . . . sich drehend und ringelnd wie Schlangen. Plötzlich sah ich, wie sich eine der Schlangen in den Schwanz biß, wobei sich dieses Bild wie zum Hohn vor meinen Augen drehte. Wie vom Blitz getroffen wachte ich auf. Die ganze Nacht über arbeitete ich die Konsequenzen dieser Hypothese aus.“ Kekulé schloß seinen Bericht mit einer Empfehlung an seine Kollegen: „Meine Herren, lernen wir zu träumen, vielleicht finden wir dann die Wahrheit.“

die Wertigkeit des Kohlenstoffatoms. Es war, wie er darlegte, vierwertig. Mit anderen Worten: ein Atom Kohlenstoff kann sich mit vier Atomen anderer Elemente verbinden. Noch bedeutender war Kekulés Nachweis, daß bis zu drei von vier Kohlenstoffbindungen mit anderen Kohlenstoffatomen eingegangen werden können und dadurch lange Ketten dieses Atoms möglich sind. Der schottische

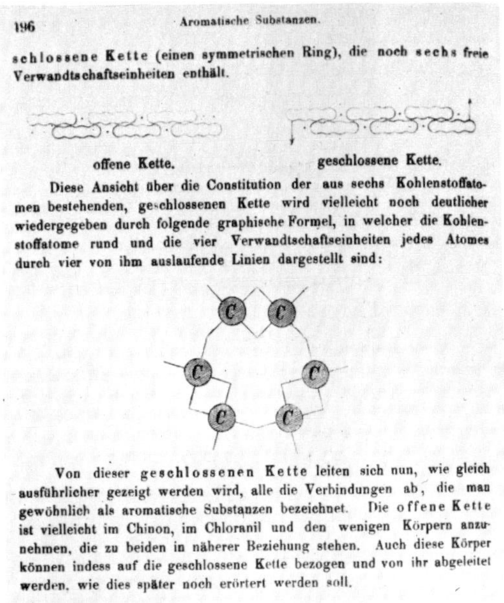

196 Aromatische Substanzen.

schlossene Kette (einen symmetrischen Ring), die noch sechs freie Verwandtschaftseinheiten enthält.

offene Kette. geschlossene Kette.

Diese Ansicht über die Constitution der aus sechs Kohlenstoffatomen bestehenden, geschlossenen Kette wird vielleicht noch deutlicher wiedergegeben durch folgende graphische Formel, in welcher die Kohlenstoffatome rund und die vier Verwandtschaftseinheiten jedes Atomes durch vier von ihm auslaufende Linien dargestellt sind:

Von dieser geschlossenen Kette leiten sich nun, wie gleich ausführlicher gezeigt werden wird, alle die Verbindungen ab, die man gewöhnlich als aromatische Substanzen bezeichnet. Die offene Kette ist vielleicht im Chinon, im Chloranil und den wenigen Körpern anzunehmen, die zu beiden in näherer Beziehung stehen. Auch diese Körper können indess auf die geschlossene Kette bezogen und von ihr abgeleitet werden, wie dies später noch erörtert werden soll.

Oben links: Eine Darstellung des Benzolmoleküls aus Kekulés *Lehrbuch der organischen Chemie* (1861).

Chemiker Archibald Couper regte an, die Bindungen als kurze Striche darzustellen.

Damit konnte die Struktur von Verbindungen auf einfache Weise dargestellt werden. Aus der wenig informativen Formel H_2O für Wasser wurde z.B. eine Darstellung, die zeigt, daß jeweils eine chemische Bindung die beiden Wasserstoffatome an das Sauerstoffatom kettet. Ein Wassermolekül wird daher in der Form H—O—H dargestellt. Bei komplizierteren Strukturen werden Doppel-und Dreifachbindungen durch doppelte und dreifache Striche gekennzeichnet. Nehmen wir als Beispiel die Essigsäure (CH_3COOH): bei dem einen Kohlenstoffatom werden von den vier Bindungen des Kohlenstoffs nur zwei als einfache eingegangen, bei dem anderen jedoch eine zweifache (zusammen also vier Bindungen). Die Struktur der Essigsäure wird daher folgendermaßen dargestellt:

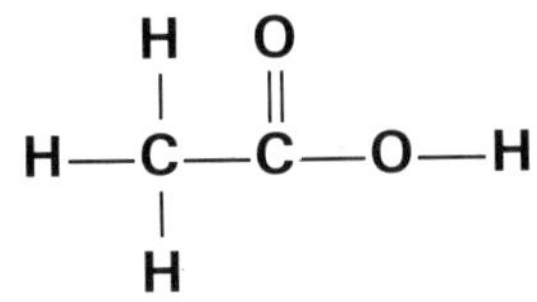

Trotz des enormen Fortschritts durch die „Kekulé-Strukturen" blieb die Struktur eines wichtigen Kohlenwasserstoffs, des Benzols, den Chemikern rätselhaft. Seine Bedeutung für die Entwicklung der ersten synthetischen Farben machte die Lösung dringend erforderlich. Die Chemiker kannten die Formel, nämlich C_6H_6, wußten aber nicht, wie die 12 Atome miteinander verbunden waren.

Erneut gelang Kekulé der Durchbruch. 1865 sah er im Halbschlaf die Atome wie Schlangen herumwirbeln und einen Ring bilden. Schlagartig erkannte Kekulé, daß er die Lösung gefunden hatte. Das Entscheidende war die Idee eines Rings aus sechs Kohlenstoffatomen, die jeweils mit einem Wasserstoffatom verbunden waren. Kekulé stellte das Molekül so dar:

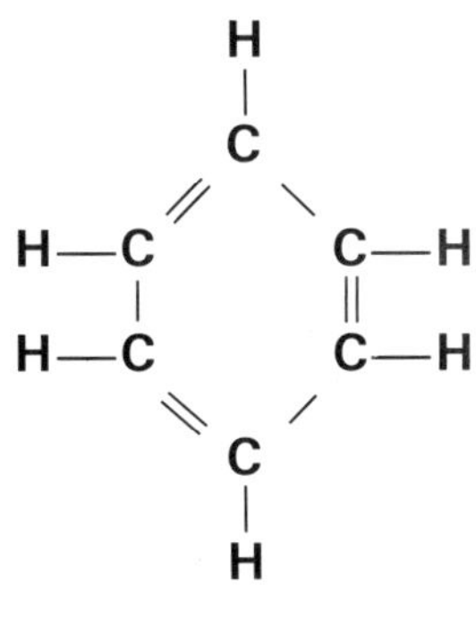

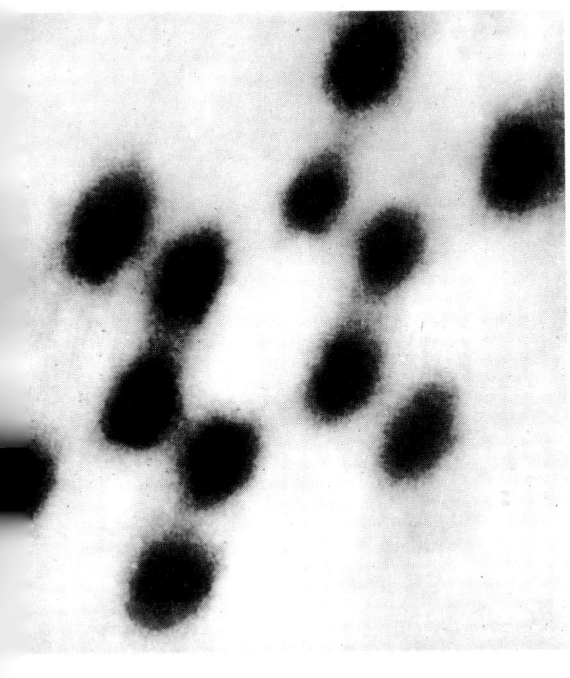

Unten links: Die mit modernen Verfahren dargestellte sechseckige Struktur des Benzolmoleküls. Diese Röntgenaufnahme zeigt Hexamethylbenzol, das aus sechs Kohlenstoffatomen besteht, die miteinander in Form eines Sechsecks verbunden sind, wobei jedes Kohlenstoffatom mit einem anderen Kohlenstoffatom und dieses wiederum mit drei Wasserstoffatomen verbunden ist. Die Wasserstoffatome sind zu klein, um im Bild zu erscheinen.

Seit der Veröffentlichung von Kekulés Ideen sind weitaus differenzierte Valenztheorien entwickelt worden. Dennoch wird Kekulés Methode auch heute noch von den Chemikern benutzt, da sie eine einfache, aber klare Darstellung von Molekülen bietet. Die zusätzlichen Erkenntnisse, die Kekulés Formeln vermitteln, ermöglichte den Chemikern, neue Verfahren zur synthetischen Herstellung von Substanzen mit spezifischen Eigenschaften zu entwickeln.

James Clerk Maxwell
1831 – 1879

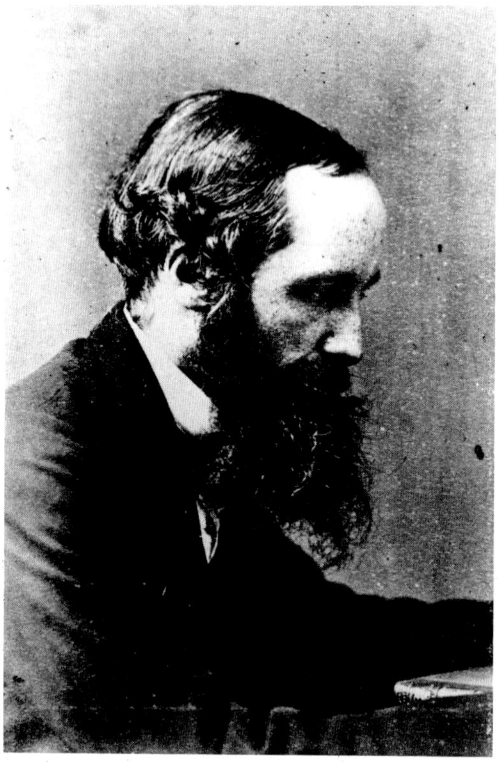

Unten: Schaubild von Kraftlinien in einem gestörten Feld aus Maxwells *Abhandlung über Elektrizität und Magnetismus.* Maxwell zeigte, daß das elektrische und das magnetische Feld die Größen sind, die in einer Lichtwelle schwingen. Das elektrische Feld (sich bewegende elektrische Ladung) und das magnetische Feld (wechselnde magnetische Stärke) sind untrennbar verknüpft und können nicht unabhängig voneinander auftreten. Die elektrische und die magnetische Feldstärke ändern sich in zueinander senkrechten Ebenen transversal. Maxwells Gleichung widerlegte die Theorie, daß die Schwingung der Lichtwellen durch Verschiebung von Partikeln in der Luft erzeugt wird.

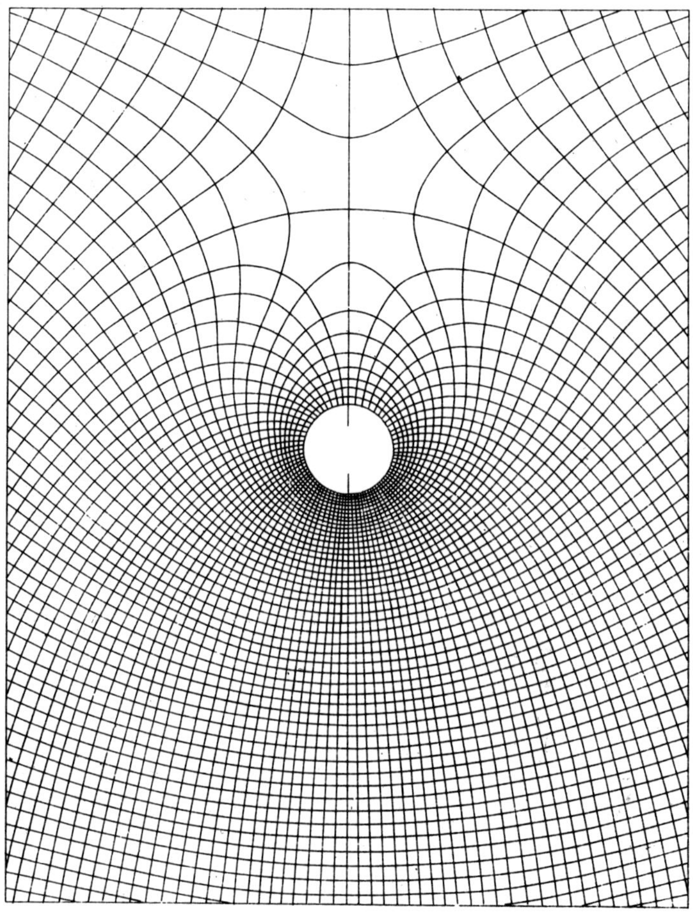

James Clerk Maxwell gilt als einer der hervorragendsten Mathematiker der Geschichte, ist jedoch bekannter durch seine Beiträge zur Physik. Die bedeutendste seiner vielen Leistungen war die mathematische Formulierung der elektromagnetischen Feldtheorie mit der Maxwellschen Gleichung. Bedeutende Beiträge leistete er auch zur kinetischen Gastheorie.

Maxwell studierte Mathematik an der Universität Cambridge und erzielte in allen Prüfungen die besten Ergebnisse. Dank seines Rufs als mathematisches Genie erhielt er schon wenige Jahre nach seinem Examen einen Lehrstuhl, zunächst an der Universität Aberdeen und danach am Londoner Kings College. Trotz seiner Jugend war Maxwell schon auf der Höhe seines Könnens. Während der 10 Jahre, die seiner Berufung nach Aberdeen im Jahre 1856 folgten, gelangen ihm seine bedeutendsten Leistungen in der Physik.

Zuerst befaßte er sich mit dem Verhalten der Gase. Es war seit langem bekannt, daß Gase aus winzigen Partikeln — Atomen oder Molekülen — bestanden, die sich beständig in Bewegung befanden. Maxwell nahm an, daß ihre Bewegung dem Zufall folgte, und bewies die Idee schlagend mit statistischen Methoden. Er stellte eine heute berühmte Gleichung für die Verteilung der Geschwindigkeit unter den einzelnen Partikeln auf, die zeigte, wie eine „durchschnittliche“ Geschwindigkeit für das Gas als Ganzes festgestellt werden kann. Ein Temperaturanstieg, so erklärte Maxwell, kann als Erhöhung dieser Durchschnittsgeschwindigkeit und ein Temperaturabfall umgekehrt als Senkung interpretiert werden.

Durch Maxwells Arbeit wurde die alte Vorstellung von Wärme als einer Art Flüssigkeit als endgültig überholt bewiesen und die kinetische Theorie der sich bewegenden Moleküle auf eine feste Grundlage gestellt. Darüber hinaus hatte sie bedeutende philosophische Implikationen. Maxwell hatte nachgewiesen, daß das Verhalten der Gase vom statistisch berechneten Verhalten der Gasmoleküle bestimmt wurde. Da Statistik auf dem Zufallsprinzip basiert, war damit der Beweis erbracht, daß die Gesetze und Vorstellungen über das Wärmeverhalten in Gasen nicht absolut sein können. Obwohl es immer sehr wahrscheinlich ist, daß sich die Gesetze bestätigen, gibt es doch eine kleine, aber signifikante Wahrscheinlichkeit für das Gegenteil. Das war ein bedeutender Schritt über die deterministische Logik der klassischen Physik hinaus, hin zu einer wahrscheinlichkeitstheoretischen Fundierung weiter Bereiche der modernen Physik.

Bald nach der Ausarbeitung der kinetischen Theorie gelang Maxwell seine größte Leistung. Mit ihr entwickelte er die Vorstellungen des Physikers Michael Faraday weiter und gab ihnen ihre endgültige mathematische Gestalt. Mit diesen Maxwellschen Gleichungen bewies er unwiderlegbar die wechselseitige Verknüpfung von elektrischen und magnetischen Feldern und führte den Begriff „Elektromagnetismus“ in den wissenschaftlichen Wortschatz ein.

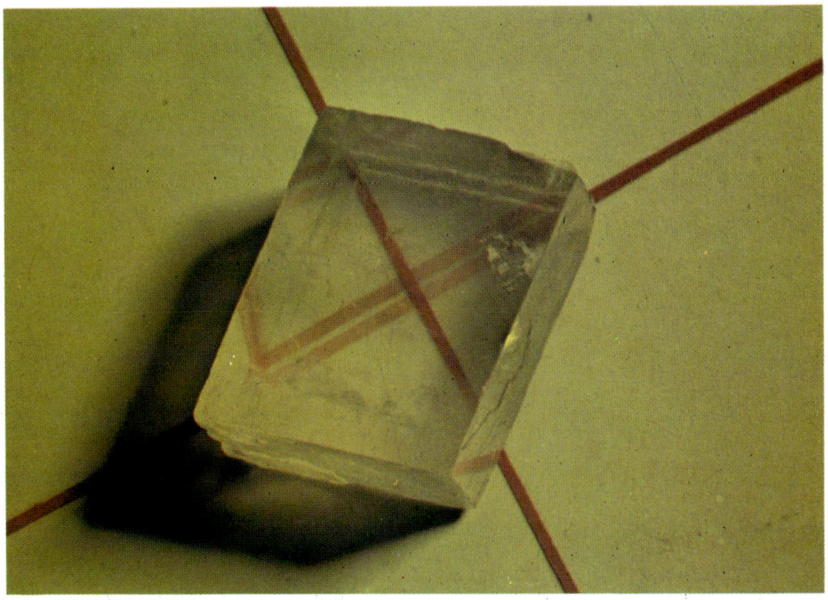

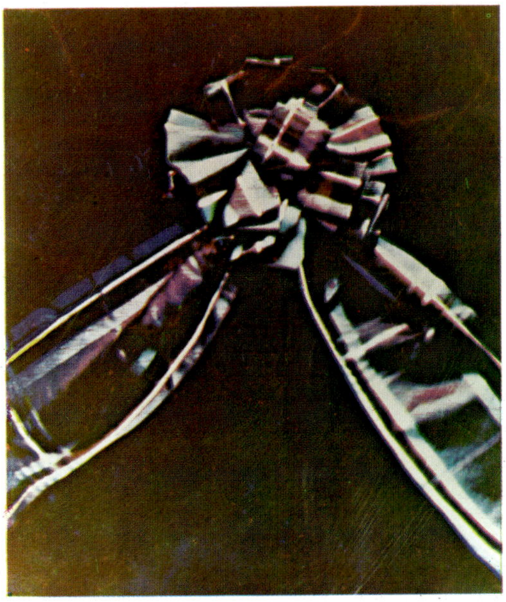

Oben: Die doppelte Brechung durch ein Kristall des isländischen Doppelspats illustriert die Theorie, daß die Schwingungsebenen des Lichts sich dauernd ändern.
Links: Erste Farbphotographie, 1861 von Maxwell aufgenommen, um die trichromatische Theorie des Sehens zu illustrieren — d.h. daß das Auge unterschiedliche rezeptorische Nerven für rotes, blaues und grünes Licht hat.

Mit Hilfe der Gleichungen bewies Maxwell, daß durch elektrische Ströme ein elektromagnetisches Feld hervorgerufen wird, das von seiner Quelle aus mit konstanter Geschwindigkeit elektromagnetische Wellen aussendet. Er errechnete, daß die Geschwindigkeit dieser Wellen 299756 Stundenkilometer betrug, also in etwa der Lichtgeschwindigkeit entsprach. Maxwell schloß daraus sofort, daß auch das Licht zu den elektromagnetischen Wellen zählte, und daß sichtbares Licht nur ein kleiner Teil eines viel größeren elektromagnetischen Spektrums war. Heute wird Maxwells bedeutende Leistung dadurch bestätigt, daß von dem von ihm beschriebenen Spektrum vielfach Gebrauch gemacht wird. Von den langen Wellen des Radars und des Radios bis zu den ultrakurzen Wellen der Röntgenstrahlen sind die für das Verhalten von elektromagnetischen Wellen gültigen Gesetze mit brillanter Einfachheit in Maxwells Gleichungen der elektromagnetischen Feldtheorie niedergelegt.

Wenige Jahre vor seinem tragischen frühen Tod wurde Maxwell auf den ersten Lehrstuhl für Physik am Cavendish-Laboratorium der Universität Cambridge berufen. Er beteiligte sich am Aufbau des heute weltberühmten Cavendish-Laboratoriums und stellte den ersten Mitarbeiterstab zusammen. Trotz einer qualvollen Krankheit und der Gewißheit, daran sterben zu müssen, setzte Maxwell seine Arbeit ruhig und unermüdlich fort. Obwohl er schon zu Lebzeiten hohes Ansehen genoß, wurde seine wahre Größe doch erst nach seinem Tod erkannt. Was sein Werk für die Wissenschaft bedeutete, zeigten spätere Entdeckungen und Entwicklungen dann in vollem Umfang. Heute rangiert er für viele gleich hinter Isaac Newton und Albert Einstein.

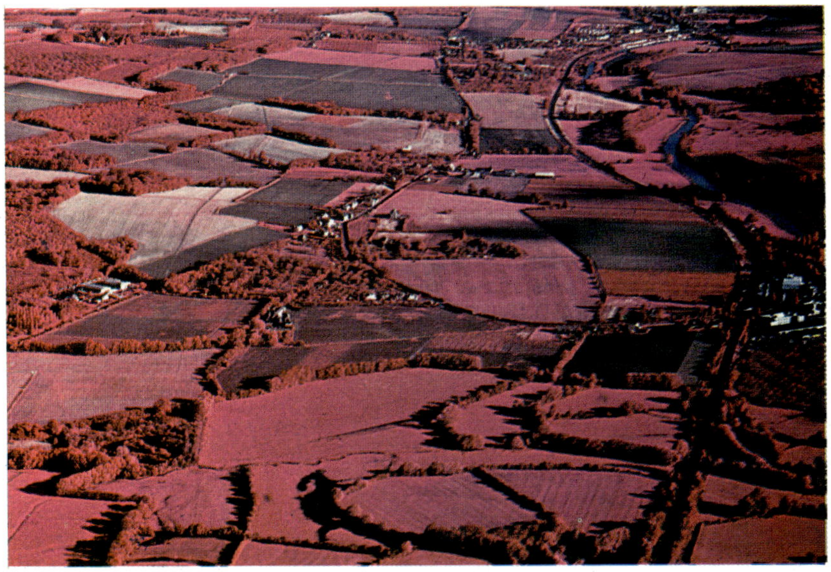

Oben: Photographie einer englischen Landschaft, aufgenommen mit infrarotem Licht, einem Teil des elektromagnetischen Spektralgebiets, von dessen Existenz Maxwell als erster ausging. Bei Luftaufnahmen durchdringt es atmosphärische Trübungen, unterscheidet zwischen gesunder und kranker Vegetation und macht verborgene Gegenstände sichtbar. Es ist für das menschliche Auge nicht wahrnehmbar und kann auch für Nachtaufnahmen benutzt werden.

Nikolaus Otto

1832 – 1891

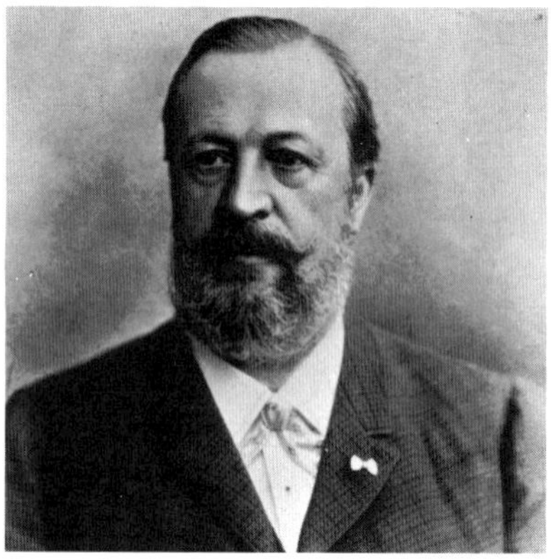

Unten: Otto und Langen Zweitakt-Gasmotor. Ein Luft-Gas-Gemisch wurde in einen vertikalen Zylinder angesaugt, wenn sich der Kolben nach oben bewegte. Das Gemisch wurde dann gezündet und der Kolben dadurch ganz nach oben gedrückt. Durch den Luftdruck bewegte er sich dann wieder nach unten, wobei eine Pleuelstange die Schubkraft über eine Kurbel auf die Kurbelwelle übertrug.

Die erste Viertakt-Verbrennungsmaschine führte die Funktionsprinzipien ein, auf denen alle späteren Automotoren basieren. Er wurde von dem deutschen Ingenieur Nikolaus August Otto gebaut und nach ihm „Ottomotor“ genannt.

Die Bezeichnung „Verbrennungsmotor“ rührt daher, daß der Treibstoff in den Zylindern verbrennt, im Unterschied zur Dampfmaschine, bei der dies in einer besonderen Kammer, der Brennkammer, geschieht.

Beim Viertaktmotor entfällt auf je 2 Umdrehungen, die 4 Takten entsprechen, nur eine Zündung. Unter einem Takt versteht man einen Auf- *oder* Abgang des Kolben. Der 1. Takt: Ansaugen des Brennstoff-Luft-Gemisches; 2. Takt: Kompression; 3. Takt: Zündung und Verbrennung (Arbeitshub); 4. Takt: Ausstoßen der Verbrennungsgase.

Das Prinzip des Viertaktmotors wurde zuerst von dem französischen Ingenieur Alphonse-Eugène Beau de Rochas definiert, der erkannte, daß die Kompression des gas-

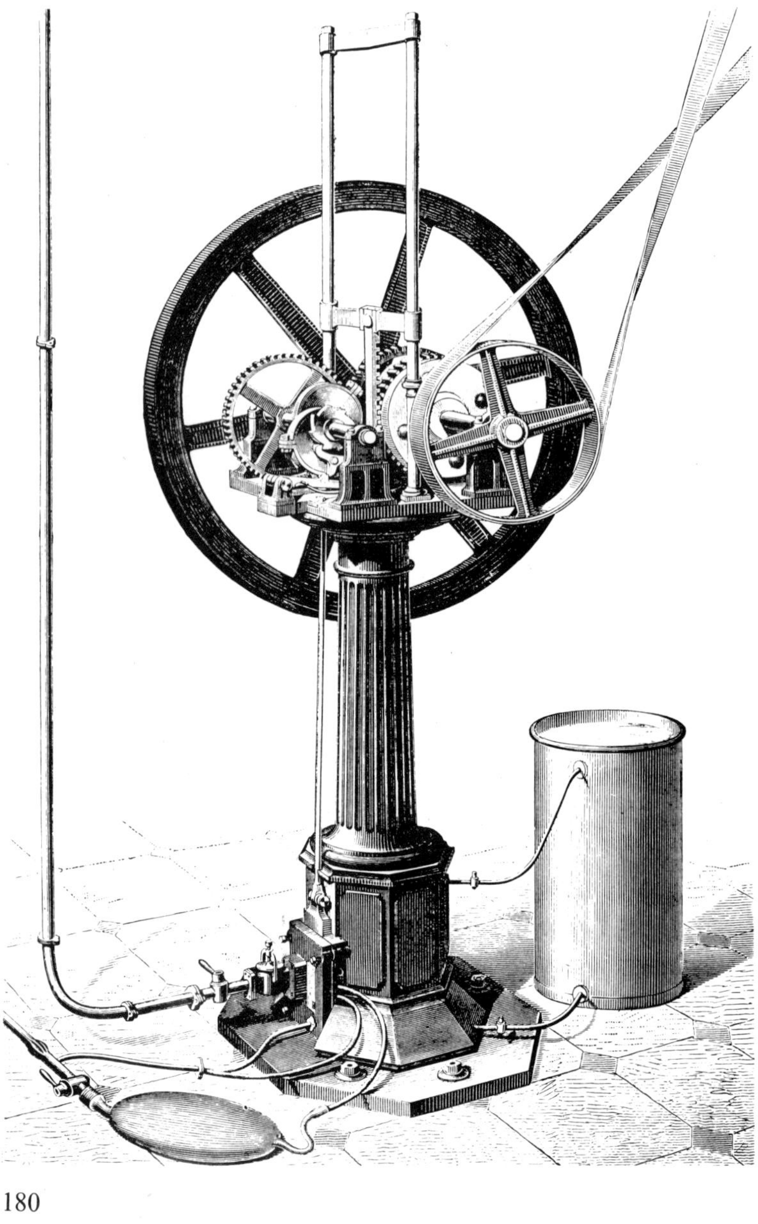

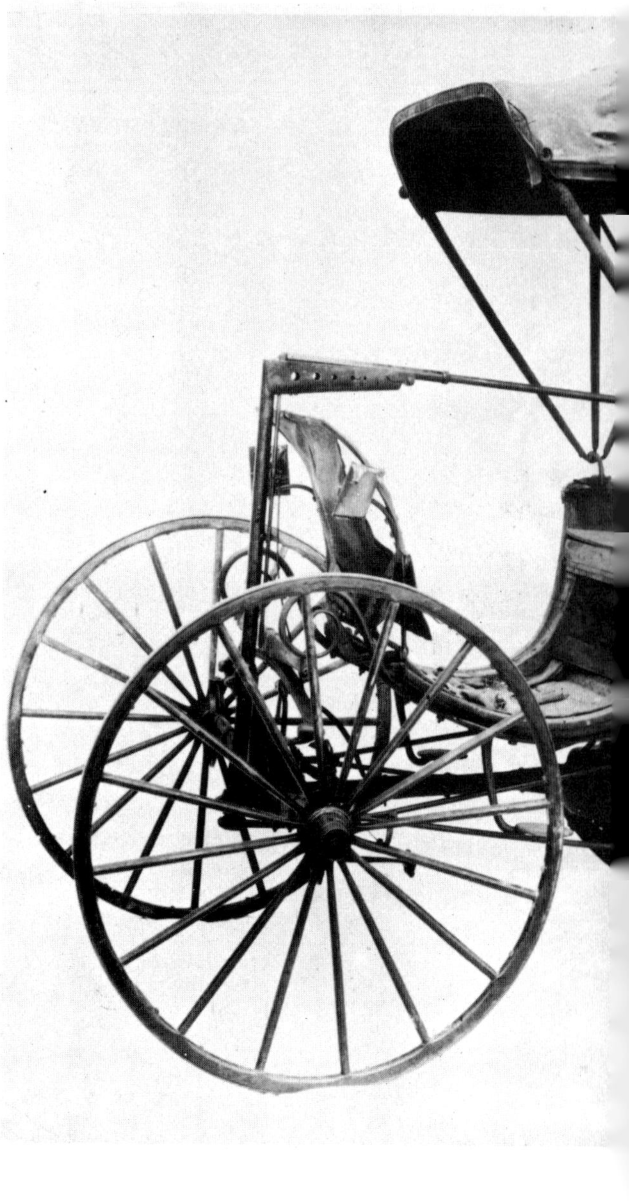

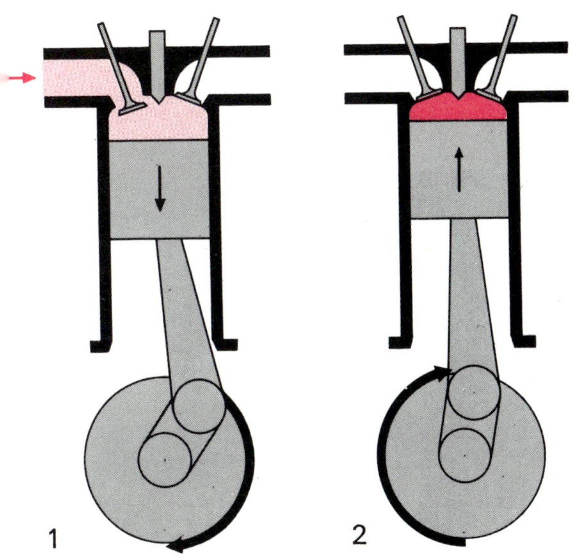

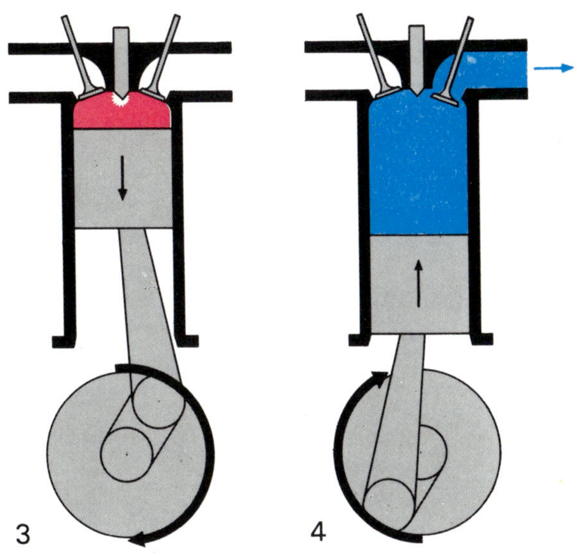

Oben: Der Viertaktzyklus in einem Dieselmotor. 1. Das Ansaugen: Der Kolben saugt durch das geöffnete Einlaßventil Luft in den Zylinder. Hat der Kolben seine Bewegung vollendet, schließt sich das Einlaßventil. 2. Die Kompression: Der Kolben bewegt sich nach oben, verdichtet die Luft und erhitzt sie. 3. Die Zündung: Im Moment der maximalen Kompression wird Treibstoff eingespritzt und das Gemisch entzündet, die Explosion drückt den Kolben nach unten. 4. Das Ausstoßen: Sobald der Kolben ganz unten angelangt ist, öffnet sich das Auslaßventil, so daß er beim nächsten Aufwärtsgang das verbrauchte Gemisch aus dem Zylinder drückt.

förmigen Treibstoffs von entscheidender Bedeutung ist. Er selbst baute jedoch nie einen Motor, obwohl er mehrere Patente erwarb. Nikolaus August Otto, Autodidakt und Sohn eines Gastwirts aus Holzhausen, scheint unabhängig davon mit eigenen Versuchen begonnen zu haben. Er baute 1861 einen einfachen Zweitaktgasmotor und verbesserte ihn im Laufe der nächsten Jahre. 1867 zeigte er einen Motor auf der Pariser Weltausstellung, der die Goldmedaille erhielt.

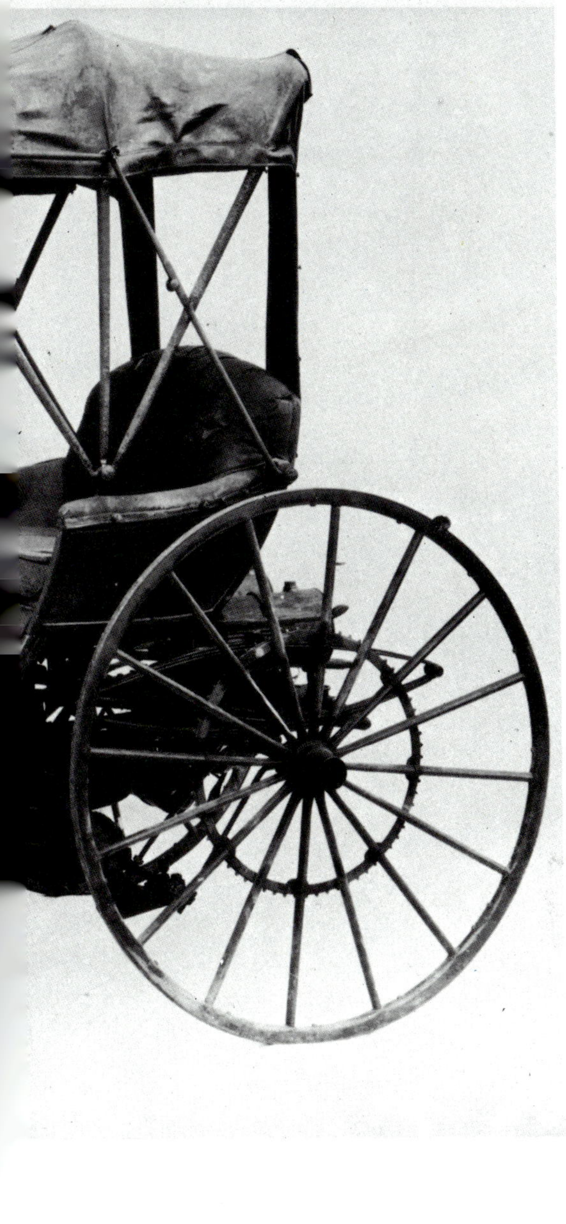

Links: Duryea-Automobil, ein Viertakter von 1893. Sein 4-PS-Motor hatte Friktionsantrieb und nur einen Zylinder.

Fünf Jahre danach, 1871, gründete Otto zusammen mit einem anderen Ingenieur, Eugen Langen, in Deutz eine Gasmotorenfabrik. Langen entwickelte später die Idee einer Seilschwebebahn. Als technischen Leiter stellten sie den Ingenieur Gottlieb Daimler ein. Otto und Langen widmeten sich der Aufgabe, den Viertaktmotor funktionsfähig und praktisch nutzbar zu machen.

Der erste Ottomotor wurde 1876 gebaut und im folgenden Jahr in Deutschland patentiert. Zwar war er nach heutigen Maßstäben laut und sehr hoch im Treibstoffverbrauch, was jedoch seinen raschen Erfolg nicht beeinträchtigte. Im Verlauf von 17 Jahren wurden fast 50000 Ottomotoren verkauft, hauptsächlich zum Einsatz in Kleinbetrieben der Leichtindustrie. Natürlich wurde er weiter verbessert und die Verwendung anderer Zylinder, die im Verbund arbeiteten, bewirkten ein gleichmäßigeres Laufen. Später versuchte man, ihn auf Benzin umzustellen.

Unterdessen begann Beau de Rochas Prozesse vor französischen Gerichten anzustrengen, um seine eigenen Patentrechte aufrechtzuerhalten. 1886 fällte der deutsche Reichsgerichthof ein Urteil, das Ottos Patentschutz aufhob. Die Entwicklungsmöglichkeiten des Ottomotors wurden dadurch auch anderen Erfindern zugänglich gemacht. Seine Verwendung im Auto war nur eine Frage der Zeit, und die Funktionsweise des Ottomotors bildete die Grundlage des Automotors in fast allen Einzelheiten. Unter den Ingenieuren, die den Ottomotor weiterentwickelten, waren Gottlieb Daimler, der nicht mehr bei Otto und Langen arbeitete, und Carl Benz die bedeutendsten.

Sir William Crookes

1832 – 1919

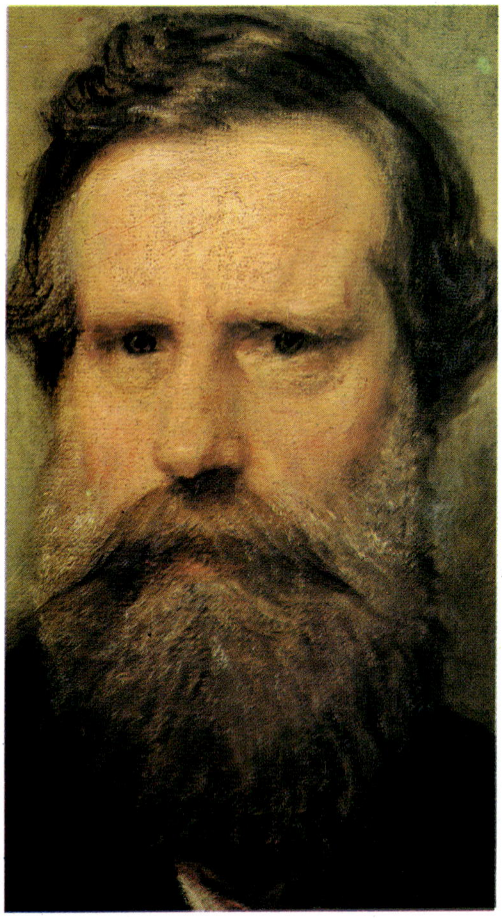

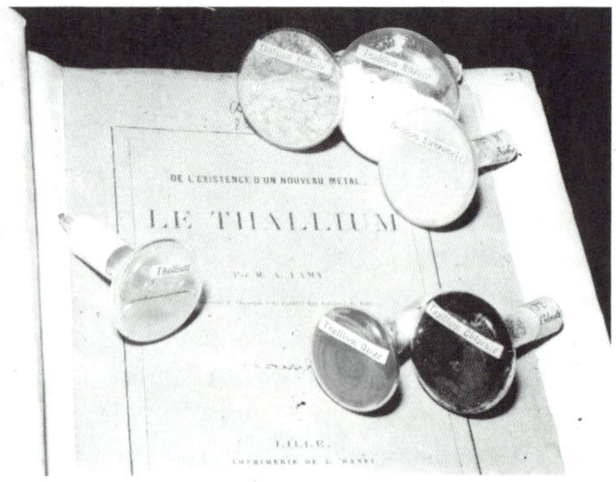

Rechts: Das Thallium und seine Salze.

Unten: Crookes' Radiometer. Es besteht aus einer schaufelradähnlichen Konstruktion, bei der jede Scheibe auf der einen Seite geschwärzt und auf der anderen poliert ist. Sie befinden sich in einer Quartz- oder Glasbirne. Durch Strahlen, die von einer Wärmequelle ausgehen, dreht sie sich in der Richtung, in die die polierten Oberflächen zeigen.

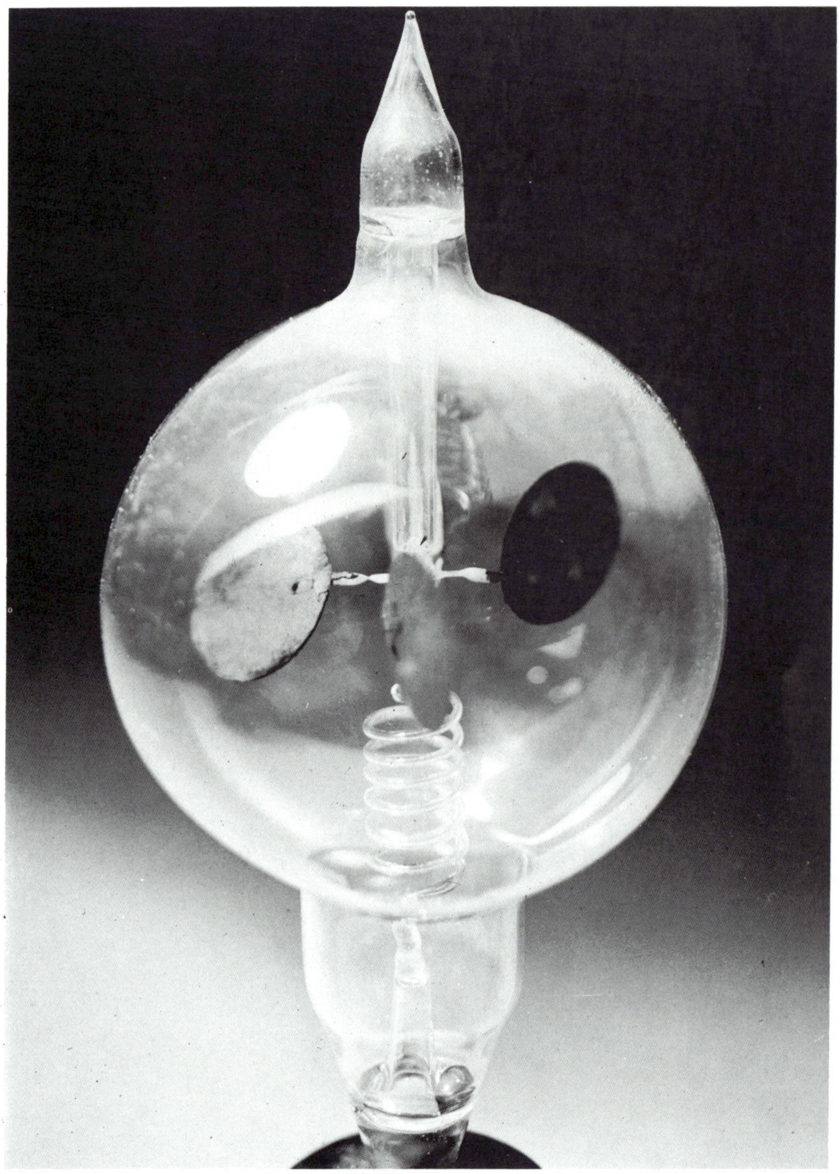

Die Crookessche Röhre diente als Grundlage bei der Entdeckung der Röntgenstrahlen und des Elektrons. Ihre Verwendung bei der Untersuchung von Kathodenstrahlen geht auf den englischen Chemiker und Physiker Sir William Crookes zurück, der auch das Element Thallium entdeckte und das Radiometer erfand.

William Crookes wurde in London geboren und studierte am Königlichen Institut für Chemie. In der Royal Institution lernte er den Physiker Michael Faraday kennen, der ihn überredete, seine Forschungen auf das Gebiet der physikalischen Chemie zu verlegen, die sich damals hauptsächlich mit Optik und Spektralanalyse befaßte.

Wie Faraday ihm geraten hatte, wandte sich Crookes der Spektralanalyse zu und begann Selenverbindungen und Mineralien zu untersuchen. Das Ergebnis dieser Forschungsarbeit war 1861 die Entdeckung eines neuen, bleiähnlichen Metalls, des Thalliums. Mit ihm und seinen Eigenschaften befaßte er sich nun eingehend. Ein Nebenprodukt seiner Forschungen war die Erfindung des Radiometers, einer schaufelradähnlichen Konstruktion, bei der jede Scheibe auf der einen Seite geschwärzt und auf der anderen Seite poliert ist. Die geschwärzte Seite absorbiert mehr Licht als die polierte, und die Moleküle geraten in Bewegung. Die Scheiben beginnen sich dann zu drehen. Auf diese Weise kann mit dem Instrument die Intensität des einfallenden Lichts gemessen werden.

Eine andere Erfindung Crookes' war das Spinthariskop, ein Gerät zur Beobachtung der Szintillation durch Alpha-Teilchen. Eine großformatige Weiterentwicklung dieses Geräts wird heute dazu benutzt, die Ausstrahlung von Alpha-Teilchen aus radioaktiven Substanzen zu messen.

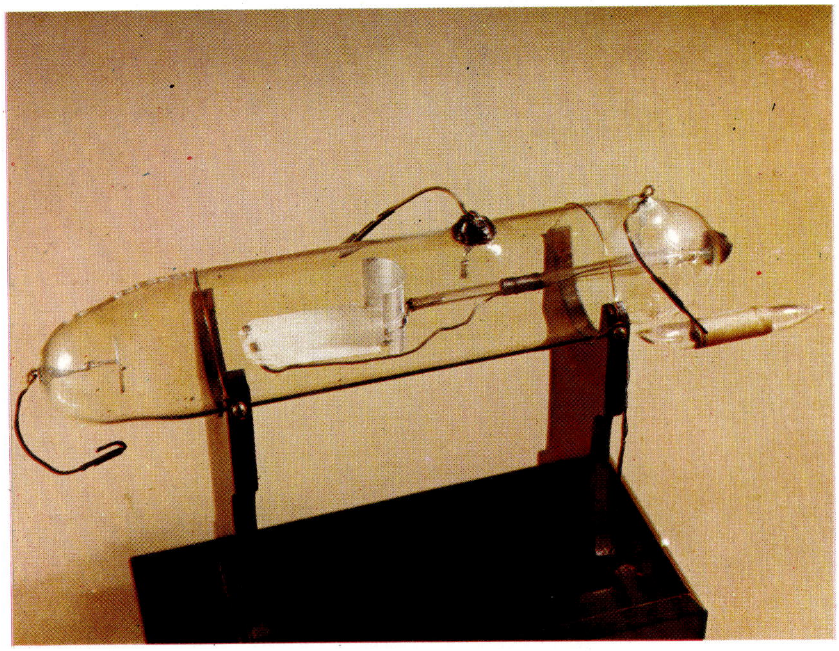

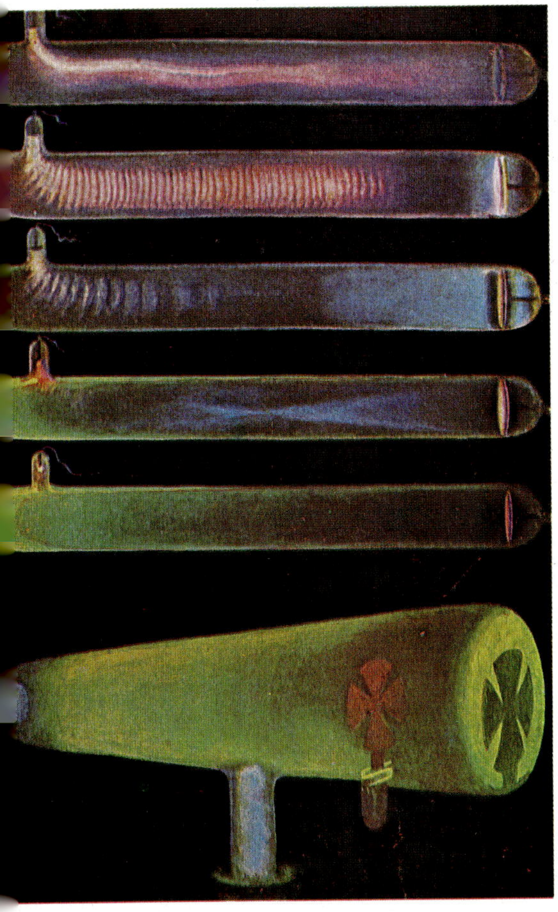

Oben: Crookessche Röhre. Eine konkave Kathode konzentriert den Elektronenstrahl auf eine Elektrode in der Röhre.

Links: Wenn der Druck in der Röhre gesenkt wird, ändert sich die Farbe des Gases und es bilden sich unterschiedlich glühende Streifen. Das Metallkreuz in der unteren Röhre fängt die Kathodenstrahlen auf und wirft einen Schatten.

Crookes' größte Leistung war jedoch seine Arbeit über die Kathodenstrahlen. 1887 begann er das Verhalten von Elektrizität zu untersuchen, die von zwei Elektroden in der dafür eigens konstruierten Crookesschen Röhre erzeugt wurde, die weitgehend luftleer war. Er benutzte eine hohe Stromspannung und eine Absaugepumpe. Als der Druck im Innern sank, wurde ein grünes Glühen in der Röhre sichtbar und elektrischer Strom begann zu fließen. Das glühende Gas teilte sich in Streifen und in der Nähe der Kathode (der negativen Elektrode) bildete sich ein Raum, „Crookesscher Dunkelraum" genannt. In der Röhre begann sich ein kleiner Flügel zu drehen, der offensichtlich von Teilchen bewegt wurde, die von der negativen zur positiven Elektrode wanderten.

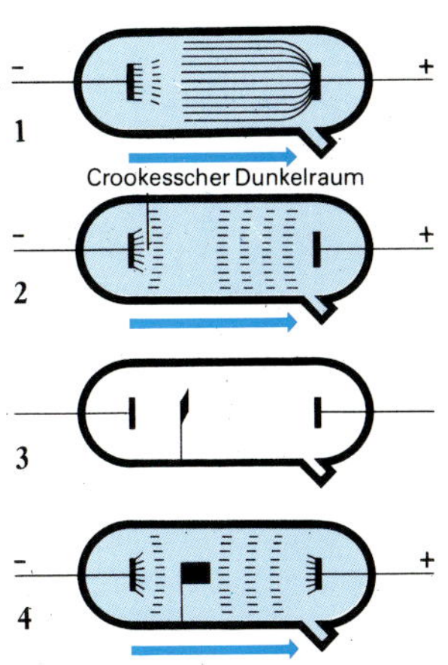

Oben: Durch das Vakuum in der unter Strom stehenden Röhre verschwindet das Glühen (1) und hinterläßt einen Dunkelraum (2). Ein Flügel in diesem Raum (3), wird durch Teilchen, die von der Kathode ausgehen, getroffen und beginnt sich zu drehen (4).

Aufgrund dieser Ergebnisse postulierte Crookes einen vierten Aggregatzustand, der nicht fest, nicht flüssig und auch nicht gasförmig, sondern ultragasförmig ist und unter den Bedingungen eines Hochvakuums entsteht. Er ging davon aus, daß die Teilchen ebenso groß und schwer wie Gasmoleküle, aber elektrisch geladen sind. Tatsächlich entdeckte 1897 der englische Physiker J. J. Thomson, daß diese Teilchen Elektronen, d.h. winzige Partikel mit 1/1800 des Gewichts eines Wasserstoffatoms sind. Auch der deutsche Physiker Wilhelm Röntgen machte seine Entdeckung der Röntgenstrahlen während einer Untersuchung der Kathodenstrahlen mit Hilfe einer Crookesschen Röhre.

Crookes' experimentelle Untersuchungen der Kathodenstrahlen und die Konstruktion der Crookesschen Röhre waren seine bedeutendsten wissenschaftlichen Leistungen. Er wurde allgemein als glänzender Experimentator angesehen, obwohl er sich gegen Ende seiner Laufbahn mehr mit theoretischen Arbeiten befaßte. Er gab viele Publikationen heraus und hielt Vorlesungen über die drohende Hungersnot, die er durch das Bevölkerungswachstum weltweit voraussah.

Bedauerlicherweise wurde seine Arbeit durch seinen Hang zum Spiritismus beeinträchtigt. Er verbrachte viel Zeit damit, Medien und okkulte Erscheinungen zu untersuchen. Am Ende seines Lebens galt er als exzentrischer viktorianischer Weiser. Dennoch sind einige der von ihm entwickelten Geräte bis heute in Gebrauch. Vor allem die Crookessche Röhre bildete die Grundlage für die Bildröhre.

Gottlieb Daimler
1834 – 1900

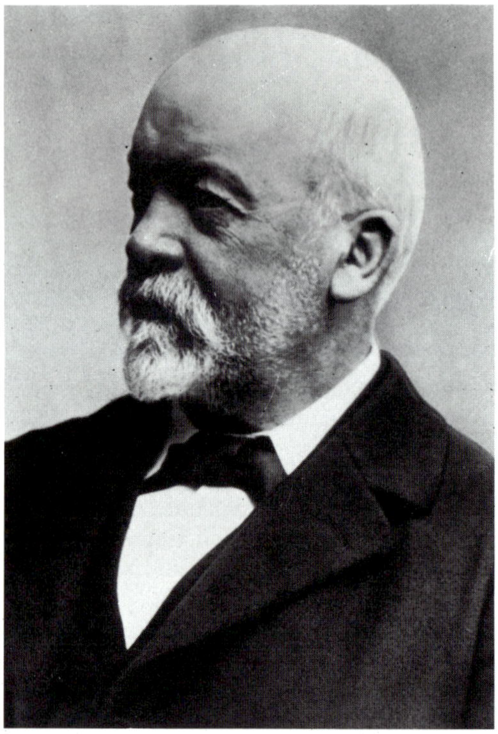

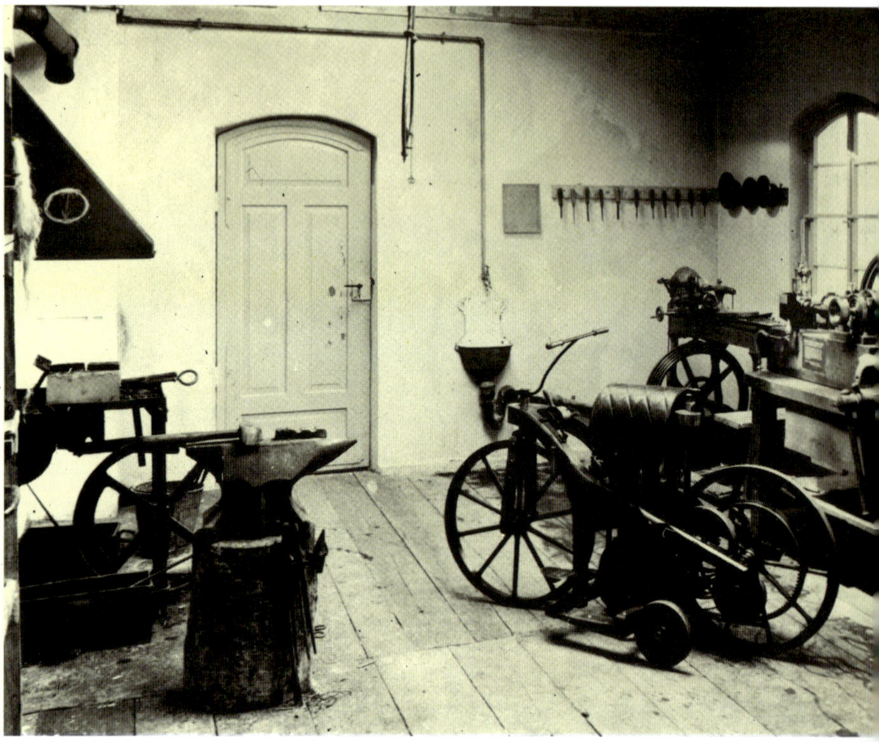

Oben: Daimlers und Maybachs Werkstatt in Bad Cannstatt.

Neben Carl Benz gehört Daimler zu den Vätern des Automobilzeitalters. Er erfand den Vergaser und ermöglichte damit den ersten schnellaufenden Benzinmotor. In der gesamten Frühphase der Entwicklung des Automobils leistete er bedeutende Beiträge.

Gottlieb Daimler wurde in Schorndorf geboren. Nach einer Lehre als Büchsenmacher entschloß er sich, Ingenieur zu werden. Er studierte in England, Frankreich und Belgien. Mit 38 Jahren wurde er technischer Direktor der Gasmotorenfabrik, die Nikolaus Otto in Deutz gegründet hatte. Einer seiner Forschungsassistenten war ein junger Ingenieur namens Wilhelm Maybach. Daimler und Maybach erkannten die Möglichkeiten, die im Verbrennungsmotor als Antrieb für Straßenfahrzeuge steckten, während Otto einer solchen Entwicklung skeptisch gegenüberstand. Ihre Meinungsverschiedenheiten spitzten sich 1882 zu. Daimler und Maybach kündigten und Otto erklärte, daß mit einem so „unbeschreiblich dickköpfigen" Mann wie Daimler nichts anzufangen sei.

Daimler und Maybach gründeten eine Werkstatt in Bad Cannstatt. Sie konzentrierten sich darauf, den ersten leichten, schnellaufenden Verbrennungsmotor zu entwickeln, einen Viertakter, der mit Benzin betrieben wurde. Die Benzinmotoren, die Daimler vorher für Otto gebaut hatte, erreichten nur 130 Umdrehungen in der Minute. Der neue Motor mit seiner gut funktionierenden Zündung und dem Vergaser, durch den das Kraftstoff-Luft-Gemisch hergestellt und der Kraftstoff teilweise verdampft wurde, erreichte 900 Umdrehungen in der Minute. Im Jahre 1885 montierten sie den neuen Motor auf ein Holzfahrrad und probierten dieses erste motorisierte Zweirad aus.

Im Herbst des folgenden Jahres bauten Daimler und Maybach einen Motor in eine Pferdekutsche ein und fuhren mit diesem ersten Daimler von Cannstatt nach Esslingen. Sie erreichten eine Geschwindigkeit von knapp 18 Stundenkilometern. Das Daimler-Modell von 1889 war das erste vierrädrige Auto und wies einige Neuerungen auf: einen Riemenantrieb für die Räder, einen Lenkgriff

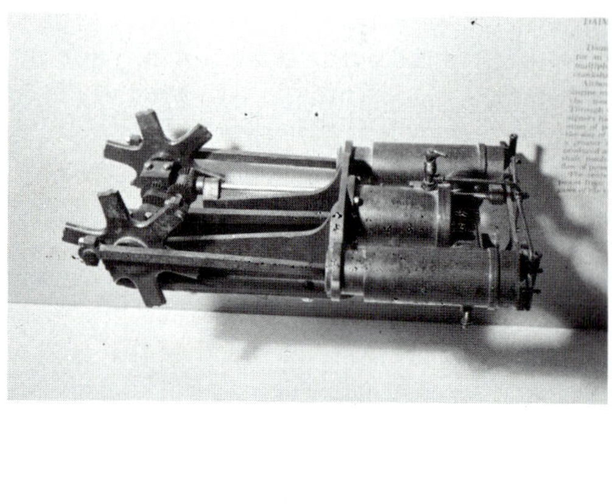

Rechts: Von Daimler 1879 in Nikolaus Ottos Gasmotorfabrik entwickelter Benzinmotor.

und ein Vierganggetriebe. Aufgebaut war es auf einem Stahlrohrrahmen.

Damit war das Automobil kommerziell nutzbar geworden, und man konnte endlich an Herstellung und Verkauf der neuen Erfindung gehen. 1890 wurde die Daimler-Motoren-Gesellschaft gegründet. Die Qualität und die Leistungsfähigkeit ihrer Erzeugnisse war bald allgemein bekannt. 1894 fand auf der

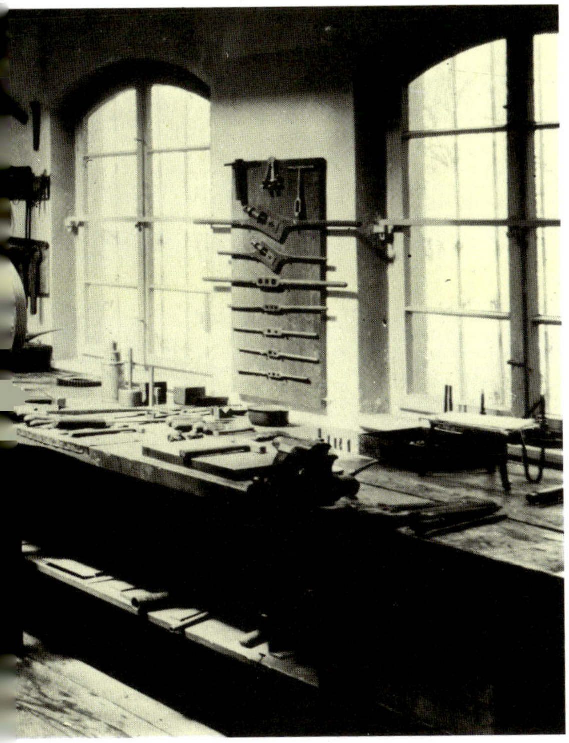

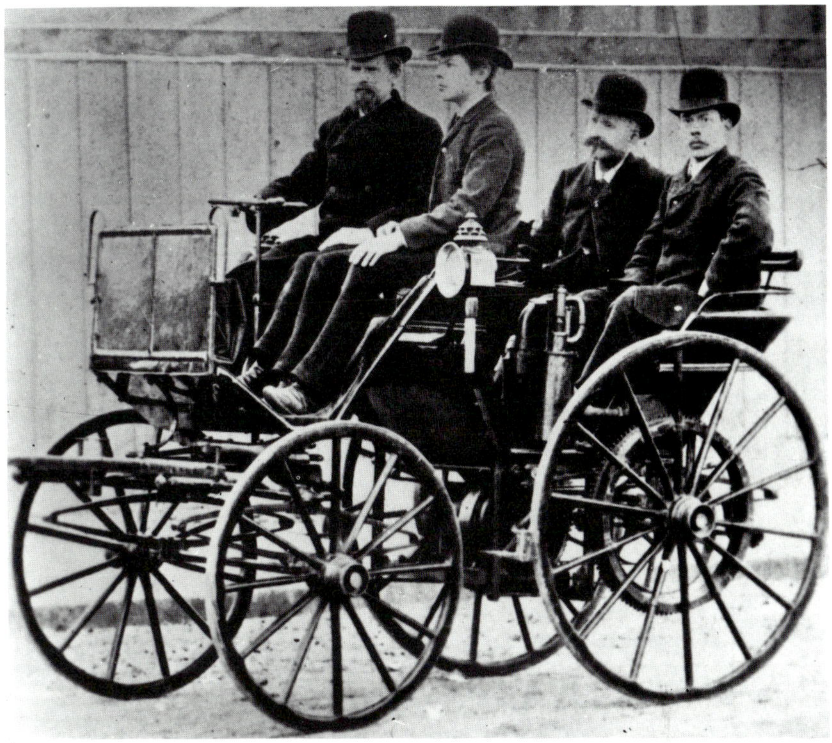

Oben: Daimler und Maybach im ersten vierrädrigen Automobil.

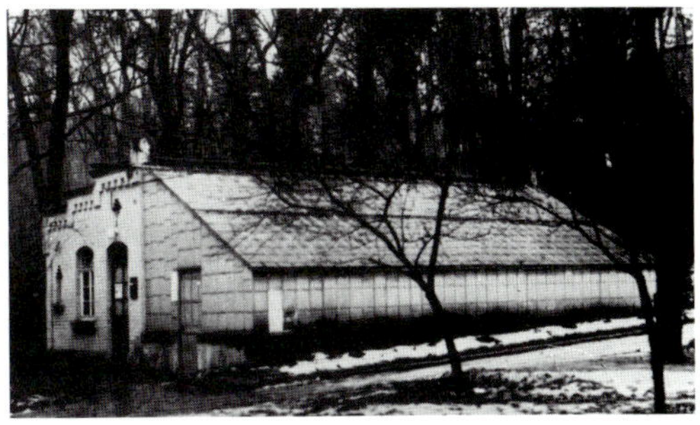

Rechts: Daimlers Autofabrik in Bad Cannstatt.

Unten: Daimler-Automobil von 1899.

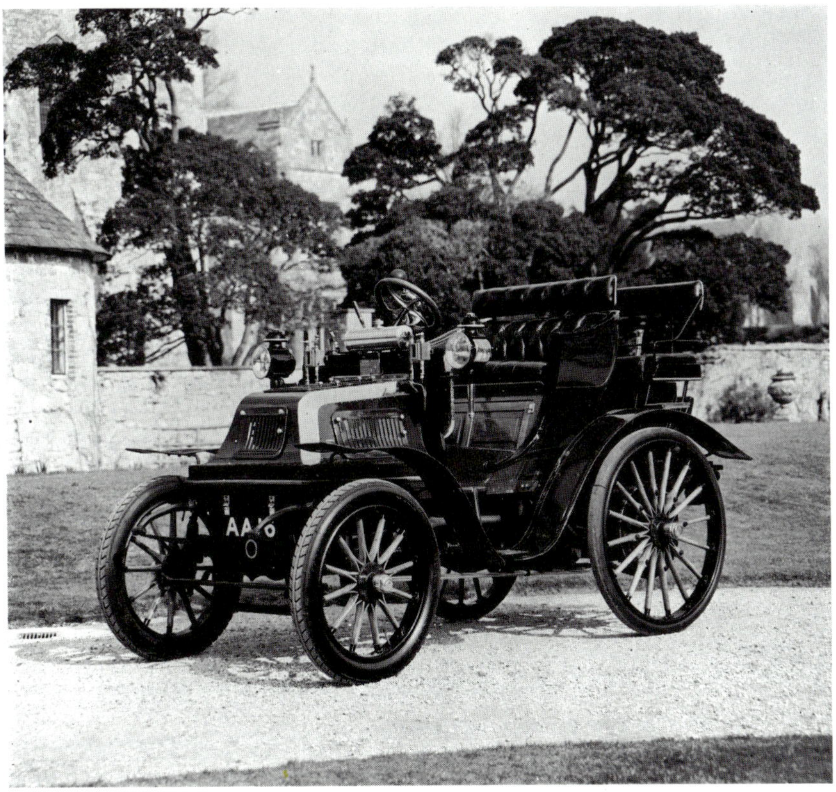

Strecke Paris—Rouen das erste internationale „Rennen für Kutschen ohne Pferde" statt. Von 102 gestarteten Autos gelangten nur 15 ans Ziel, aber es war bezeichnend, daß sie ausnahmslos von Daimler-Motoren angetrieben wurden. Auch Graf Zeppelin benützte sie in den neunziger Jahren für seine ersten Versuche mit Starrluftschiffen.

1896 produzierte das Unternehmen den ersten Lastwagen. Den Höhepunkt bildete jedoch 1900, in Daimlers Todesjahr, die anlaufende Fabrikation des Wagens, der allgemein als das erste moderne Automobil gilt — des Mercedes. Seine Konstruktion war bestechend; er besaß einen 24-PS-Motor, für die damalige Entwicklung optimal.

Daimlers Gesellschaft eröffnete verschiedene Tochterfirmen in anderen Ländern, darunter auch in England. 1926 fusionierte sie schließlich mit dem Unternehmen von Carl Benz, seither heißt das Produkt Mercedes-Benz. Maybach blieb ein einflußreicher Ingenieur und Konstrukteur, gründete 1909 zusammen mit seinem Sohn eine Fabrik zur Produktion von Flugzeugmotoren und wurde Zulieferer der Zeppelin-Werft.

Dimitrij Mendelejew

1834 – 1907

Der russische Chemiker Dimitrij Mendelejew entdeckte eine fundamentale, auf ihrem Atomgewicht beruhende Wechselbeziehung zwischen den chemischen Elementen. Er stellte danach das Periodensystem der Elemente auf, das heute als Rückgrat der modernen Chemie gilt. Seine Arbeit ermöglichte es den Chemikern, Hauptgruppen von Elementen mit ähnlichen chemischen und physikalischen Eigenschaften festzustellen und die Existenz von bis dahin unentdeckten Elementen vorherzusagen. Die fundamentale Bedeutung des Atomgewichts, die von Mendelejew dargelegt wurde, führte die Physik zu einem neuen Verständnis der nuklearen Struktur und ihrer Bedeutung für die Bestimmung des Verhaltens und der Eigenschaften der Materie.

Mendelejew wuchs im sibirischen Tobolsk auf und studierte in Petersburg, dem heutigen Leningrad, Naturwissenschaften. Er absolvierte die Prüfungen als Bester seines Jahrgangs und setzte seine Studien in Frankreich und Deutschland fort. 1866 kehrte er als angesehener Chemiker nach Rußland zurück und wurde Professor an seiner alten Universität. Weil er unzufrieden mit den existierenden Lehrbüchern war, schrieb er ein eigenes, *Die Grundsätze der Chemie*, das 1870 veröffentlicht wurde, und heute ein Klassiker der Chemie ist. Während der Vorarbeiten für das Buch erforschte er die Beziehungen zwischen verschiedenen chemischen Elementen und suchte nach gemeinsamen Kennzeichen ihrer Eigenschaften. Vor Mendelejew hatten schon andere Chemiker diesen Versuch unternommen, und seit der englische Chemiker John Dalton den Begriff des Atomgewichts eingeführt hatte, wurde immer wieder nach arithmetischen Verbindungen zwischen den Atomgewichten der Elemente gefahndet in der Hoffnung, auf diese Weise einige Grundmuster zu entdecken. Doch erst Mendelejew fand die Lösung und stellte nun das Periodensystem der Elemente auf.

Indem er die zu seiner Zeit bekannten 63 Elemente nach ihrem Atomgewicht geordnet auflistete, tat Mendelejew nicht mehr als verschiedene seiner Vorgänger. Seine historische Leistung bestand darin zu erkennen, daß bestimmte Eigenschaften der Elemente periodisch immer wieder auftreten. Insbesondere registrierte er ein regelmäßiges Auf und Ab in der Wertigkeit der Elemente, d.h. in der Zahl der wirkenden elektrischen Ladung bei der chemischen Bindung. Er entdeckte, daß die chemischen und physikalischen Eigenschaften der Elemente sich von Glied zu Glied gesetzmäßig ändern und dabei periodisch

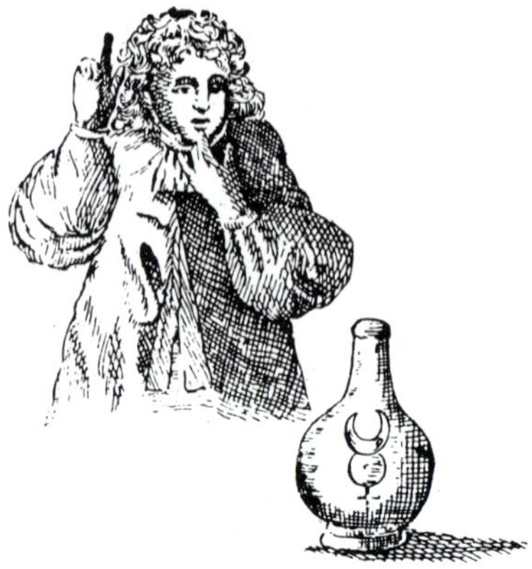

Oben: Die Alchimisten versuchten aus Quecksilber Gold zu gewinnen. Das Symbol des Quecksilbers steht auf der Retorte. Bevor der Begriff des Atoms und seiner Unteilbarkeit aufkam, glaubte man, daß sich eine Substanz durch Magie und Mystizismus in eine andere verwandeln lasse. Die Suche nach dem Stein der Weisen, mit dem man Stoffe wie Quecksilber in Gold verwandeln können sollte, beschäftigte die Alchimisten 600 Jahre lang.

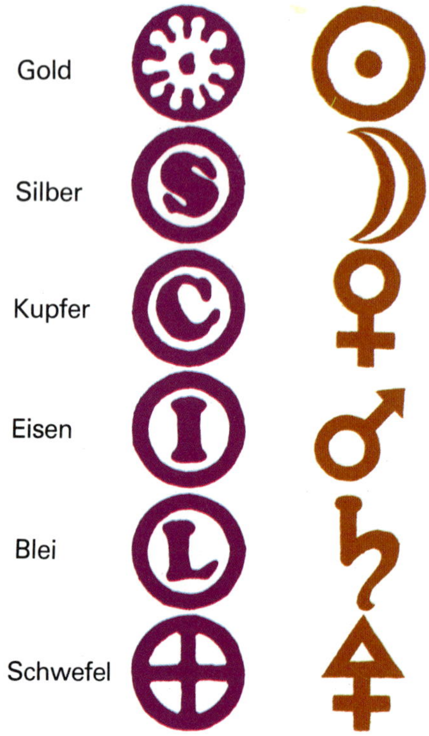

Oben rechts: Die Alchimisten benutzten Zeichnungen als Symbole für die Substanzen, die sie für Elemente hielten (rechts). Die Symbole stammen aus der Astrologie und beziehen sich auf Planeten. Sie waren Teil des geheimen Wissens der Alchimisten und nur den Eingeweihten zugänglich. Sie wurden von John Dalton durch die Symbole auf der linken Seite ersetzt, als er die Atomtheorie formulierte. Aber auch sie erwiesen sich als zu schwerfällig und wurden schließlich durch die heute üblichen chemischen Formelzeichen aus den Buchstaben des Alphabets ersetzt.

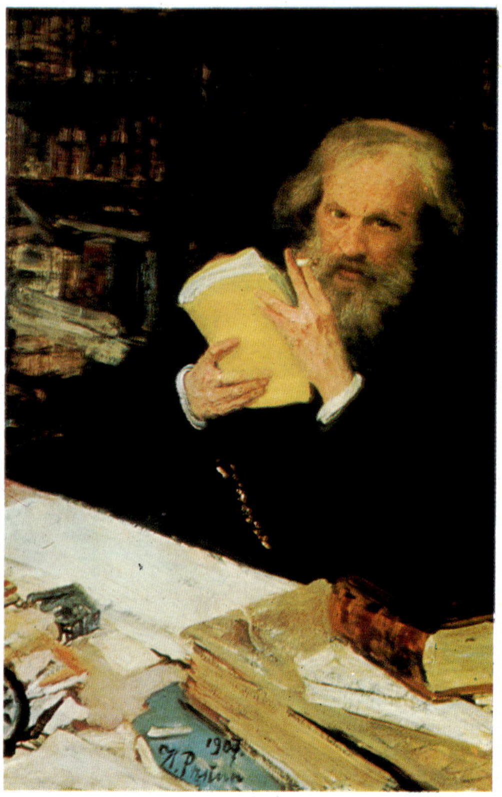

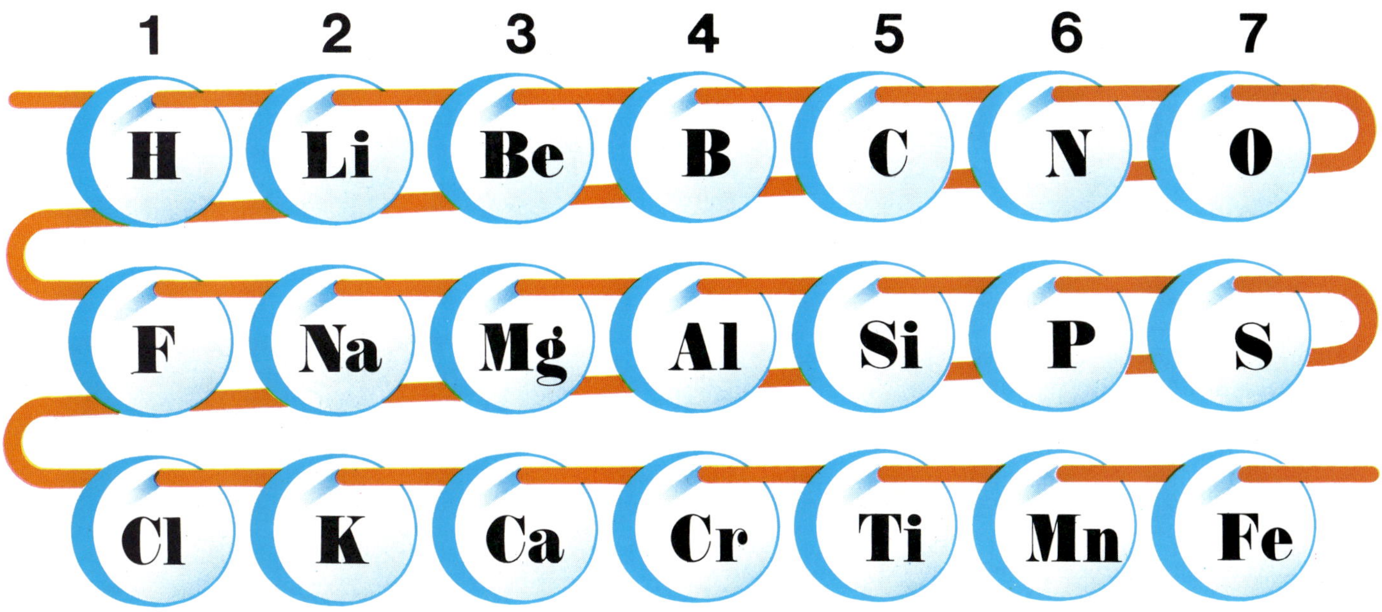

wiederkehren. Wegen des periodischen Auftretens dieser Eigenschaften nannte Mendelejew seine Klassifizierung *Periodensystem der Elemente*. Diese Bezeichnung wird auch heute noch benutzt.

Trotz Mendelejews Ansehen in akademischen Kreisen wurde sein Periodensystem skeptisch aufgenommen. Aber 1871 gelang Mendelejew der entscheidende Beweis, durch den seine Arbeit bald allgemein anerkannt wurde. In einer historisch bedeutsamen Abhandlung in der *Zeitschrift der russischen chemischen Gesellschaft* identifizierte er Lücken im Periodensystem, die seiner Meinung nach noch zu entdeckende Elemente bedeuteten. Weiter erklärte er, die Position der Lücken weise darauf hin, daß die neuen Elemente ähnliche Eigenschaften wie ihre Nachbarn in der Tabelle haben würden. Er gab sogar ziemlich detaillierte Beschreibungen der neuen Elemente. Vier Jahre später wurde das erste von ihnen, das Gallium, entdeckt, und andere folgten bald. Mendelejews Voraussagen wurden bestätigt. Auf diese Weise bestand sein Periodensystem die Prüfung, die bei jeder wissenschaftlichen Theorie ansteht — es hatte erfolgreich neue verifizierbare Tatsachen vorausgesagt.

Plötzlich wurde Mendelejew weltweit berühmt. Er wurde mit Ehrungen überhäuft und reiste oft nach Übersee. Im Ausland war er eine populäre Persönlichkeit, in Rußland dagegen weniger beliebt, besonders bei der Regierung, die seinem Eintreten für Freiheit und Gleichheit mißtraute.

Mendelejew starb zehn Jahre vor der russischen Revolution. 1955 wurde ein neu entdecktes Element, das Mendelevium, nach ihm benannt.

Oben: Das „Gesetz der Achtergruppen", das der englische Chemiker J. A. R. Newlands 1865 aufstellte. Elemente mit ähnlichen Eigenschaften kehrten regelmäßig an achter Stelle wieder, wenn sie in einer Tafel nach dem Atomgewicht angeordnet wurden.

			Ti = 50	Zr = 90	? = 180.
			V = 51	Nb = 94	Ta = 182.
			Cr = 52	Mo = 96	W = 186.
			Mn = 55	Rh = 104,4	Pt = 197,4
			Fe = 56	Bu = 104,4	Ir = 198.
			Ni = Co = 59	Pl = 106,6	Os = 199.
H = 1			Cu = 63,4	Ag = 108	Hg = 200.
	Be = 9,4	Mg = 24	Zn = 65,2	Cd = 112	
	B = 11	Al = 27,4	? = 68	Ur = 116	Au = 197?
	C = 12	Si = 28	? = 70	Sn = 118	
	N = 14	P = 31	As = 75	Sb = 122	Bi = 210
	O = 16	S = 32	Se = 79,4	Te = 128?	
	F = 19	Cl = 35,5	Br = 80	I = 127	
Li = 7	Na = 23	K = 39	Rb = 85,4	Cs = 133	Tl = 204
		Ca = 40	Sr = 87,6	Ba = 137	Pb = 207.
		? = 45	Ce = 92		
		?Er = 56	La = 94		
		?Yt = 60	Di = 95		
		?In = 75,6	Th = 118?		

Unten links: Mendelejews Tabelle, in der die Elemente nach dem Atomgewicht angeordnet sind. Nebeneinanderstehende Elemente in den einzelnen Spalten verhalten sich gleichartig. Die bis dahin unbekannten Elemente sind mit Fragezeichen versehen.

Ekasilicium	Es	**Germanium**	Ge
(1871 von Mendelejew vorausgesagt)		1886 entdeckt	
Atomgewicht	72		72,3
Atomvolumen	13		13,2
Spezifisches Gewicht	5,5		5,47
Schmutziggraues Element, bildet weißes Oxyd	EsO_2	Grauweißes Element, bildet weißes Oxyd	GeO_2

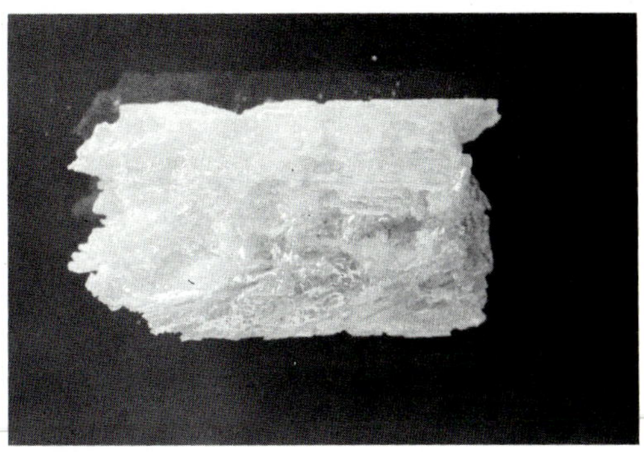

Oben rechts: Die Eigenschaften des Elements Germanium, das 1886 entdeckt wurde, im Vergleich mit den vorhergesagten von Mendelejews Ekasilizium.
Rechts: Kristallines Galliumphosphid. Gallium ist ein silbriges metallisches Element. Es wurde als erstes der Elemente entdeckt (1875), die in die Lücken von Mendelejews Periodensystem paßten, und besaß genau die von ihm vorausgesagten Eigenschaften.

Johannes Diderik van der Waals

1837 – 1923

Der niederländische Physiker Johannes van der Waals war ein Autodidakt. Er erhielt 1910 den Nobelpreis für seine Arbeit über das Verhalten realer Gase. Die nach ihm benannte Zustandsgleichung, die Druck, Volumen und Temperatur berücksichtigt, ermöglichte den Physikern erstmals detallierte Voraussagen über das Verhalten von Gasen unter unterschiedlichen Bedingungen. Sie wird heute auf fast allen ingenieurtechnischen Gebieten praktisch angewandt, bei denen Gase eine bedeutsame Rolle spielen. Bekannte Beispiele dafür sind das Kühlen und Einfrieren von Lebensmitteln.

Van der Waals entstammte einer armen Leidener Familie. Er brachte sich selbst die erforderlichen Kenntnisse in Mathematik, Physik und Chemie bei, um 1862 zur Leidener Universität zugelassen zu werden. Van der Waals hatte die seltene Gabe, die physikalischen zu erfassen, die wissenschaftlichen Phänomenen zugrunde liegen, wobei ihm auch seine hervorragenden mathematischen Fähigkeiten zugute kamen. Seine Forschungsarbeit in Leiden über das Verhalten von Gasen und Flüssigkeiten verursachte durch ihre überzeugende und eigenständige Erkenntnis eine kleine Sensation. Sie war ein Vorgeschmack auf die bahnbrechende Entdeckung, die später van der Waals' Ruf begründete.

Die günstige Aufnahme seiner Forschungsergebnisse beflügelte van der Waals, sich an der Verbesserung der damals in der Wissenschaft gängigen unzulänglichen Beschreibungen des Gasverhaltens zu untersuchen. Die gesamten Kenntnisse beruhten letztlich auf einem einzigen Lehrsatz, dem Boyle-Mariot-

Unten links: Johannes van der Waals (rechts) und Heike Kamerlingh-Onnes (links).

Rechts: Die Van-der-Waals-Zustandsgleichung kann dazu benutzt werden, die physikalische Struktur der Gase auf riesigen Planeten wie dem Jupiter zu bestimmen.

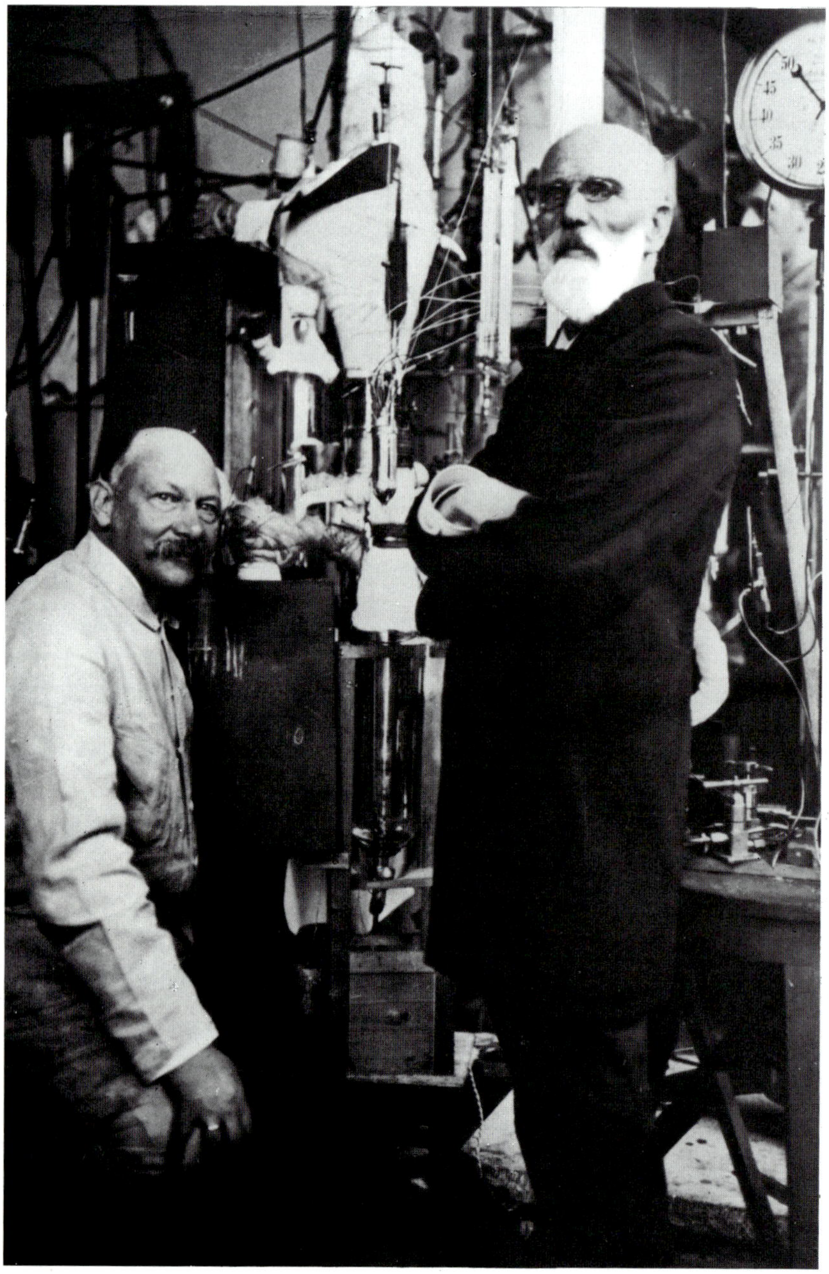

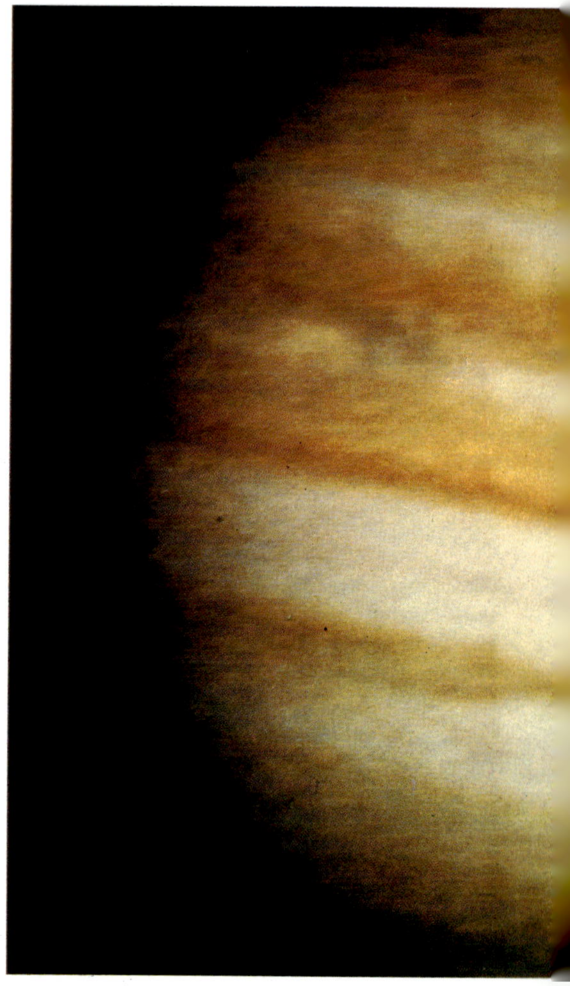

teschen Gesetz, das den Zusammenhang von Veränderungen in Druck, Volumen und Temperatur eines Gases darlegte. Es wurde 1662 von dem englischen Physiker Robert Boyle formuliert (und unabhängig davon von dem französischen Physiker Mariotte) und lieferte gute Annäherungswerte, aber es war nicht in jedem Fall präzise. Die Wissenschaftler waren sich dieser Grenzen bewußt, wobei sie allerdings sogenannte „ideale Gase" ausklammerten und darüber hinwegsahen, daß es ein solches Gas nicht gibt.

Van der Waals machte sich daran, herauszufinden, warum sich dieses Gesetz bei realen Gasen als nicht völlig exakt erweist. Er wußte, daß es sich hauptsächlich auf die kinetische Gastheorie gründet, die von zwei wichtigen Voraussetzungen ausgeht: daß erstens zwischen den Gasmolekülen keine Anziehungskraft wirkt, und daß zweitens die Moleküle zwar lokalisierbar sind, aber keine fest umrissene Form haben. Beides leuchtete van der Waals nicht recht ein, da er wußte, daß geringe Anziehungskräfte zwischen Molekülen existieren und daß sie zwar extrem klein sind, aber eine bestimmte Form haben.

Nach mehreren Jahren sorgfältiger Arbeit formulierte van der Waals 1873 seine Zustandsgleichung, die weitgehend das Verhalten realer Gase erfaßt. Mit ihr lassen sich Veränderungen des Drucks, des Volumens und der Temperatur der Gase verblüffend genau bestimmen.

Eine unmittelbare Folge dieser bahnbrechenden Leistung war die Entdeckung des niederländischen Physikers Heike Kamerlingh-Onnes, daß Wasserstoff und Helium sich nicht mit Hilfe des Joule-Thomson-Effekts verflüssigen lassen, sondern zuerst mit anderen Mitteln unter eine bestimmte Temperatur abgekühlt werden müssen.

Unten: Blättrige Graphitmasse. Die Schichten aus Kohlenstoffatomen werden durch schwache Van-der-Waals-Kräfte zusammengehalten. Das bewirkt die fettige Beschaffenheit des Graphits.

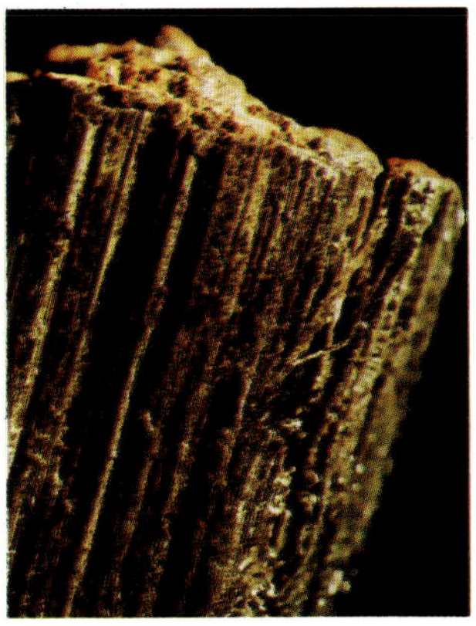

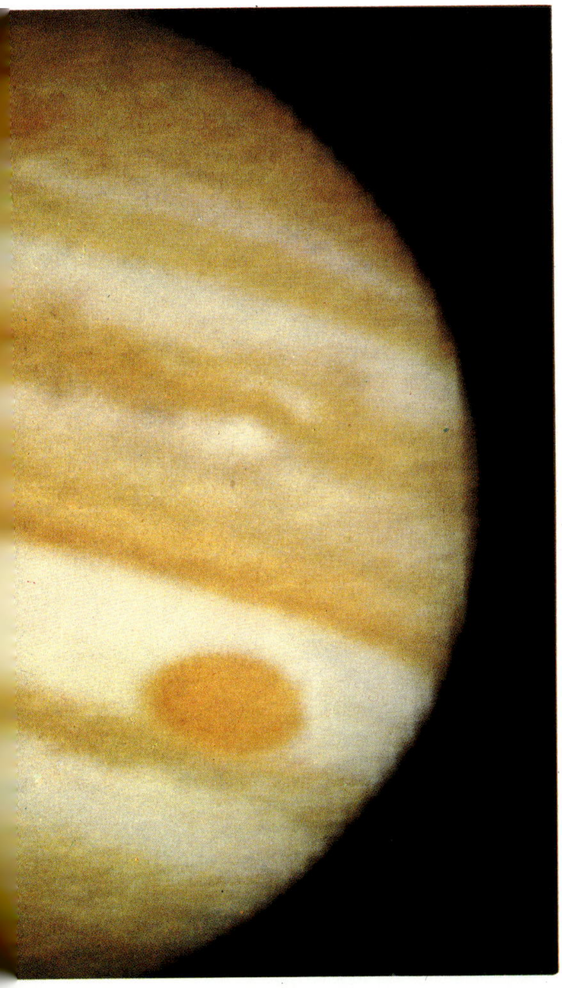

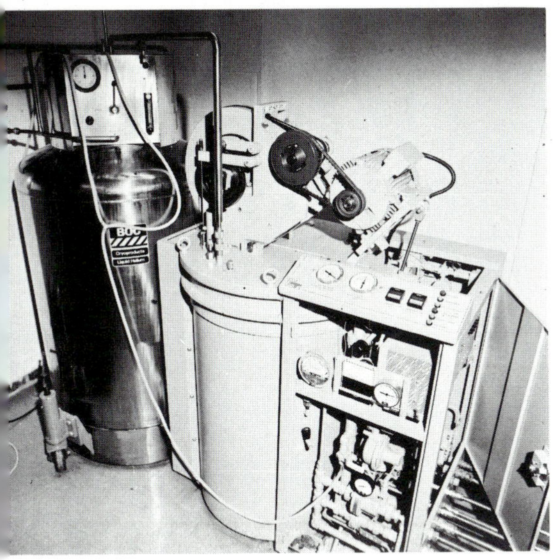

Unten links: Helium-Verflüssiger im Cavendish-Laboratorium in Cambridge. Kamerlingh-Onnes benutzte die Van-der-Waals-Zustandsgleichung, um die notwendigen Daten zur Verflüssigung von Wasserstoff und Helium festzustellen, und begründete die Wissenschaft der Kälteerzeugung. Sie findet auch in der Chirurgie, im Umweltschutz, bei der Suche nach Strahlungsquellen und der Energieversorgung Verwendung.

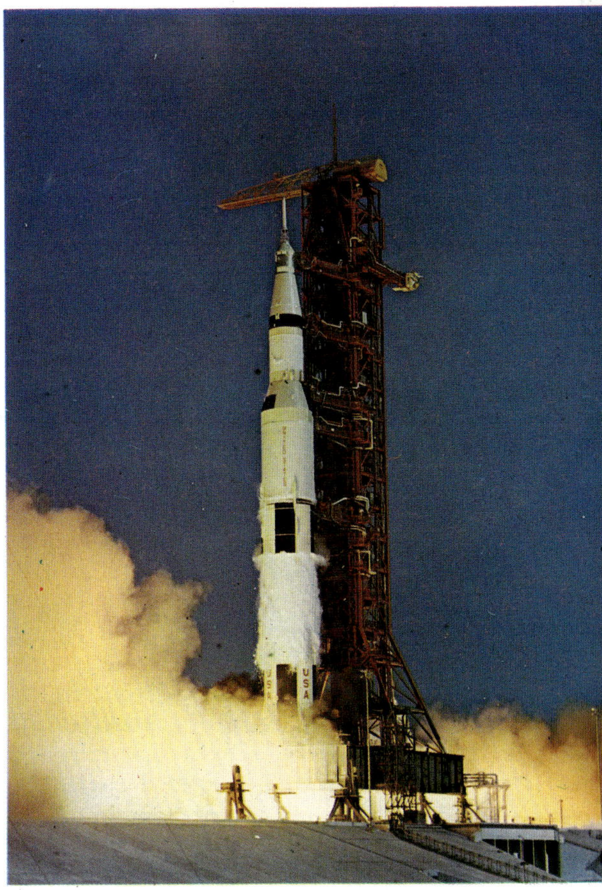

Rechts: Start von Apollo II, die mit verflüssigtem Wasserstoff angetrieben wurde. Die Raumfahrttechnologie basiert wesentlich auf der Kälteerzeugung, verflüssigter Sauerstoff und Wasserstoff werden kombiniert als Raketentreibstoff benutzt. Sie erreichen eine größere Schubkraft als fester Treibstoff und benötigen weniger Platz. In der Raumfahrtmedizin kann man mit Hilfe von verflüssigtem Wasserstoff aus dem ausgeatmeten Kohlendioxyd Sauerstoff wiedergewinnen

Sir William Henry Perkin

1838 – 1907

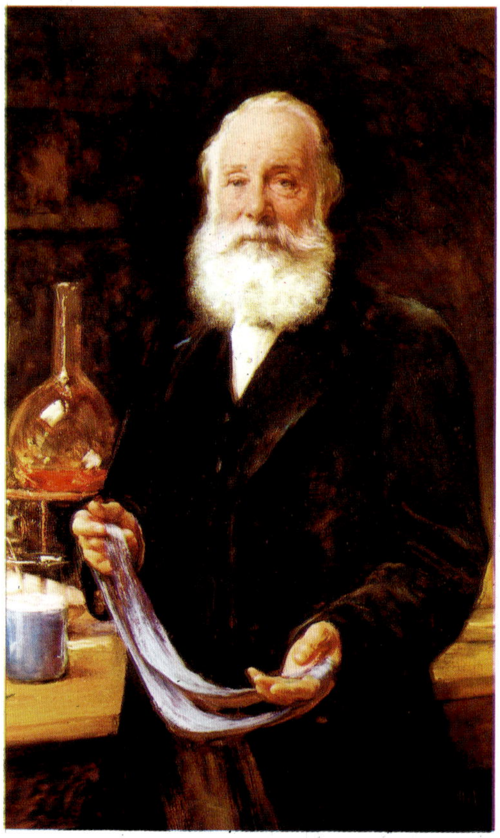

Das Einfärben von Tuch mit pflanzlichen oder anderen natürlichen Farbstoffen, wie Indigo, war schon im alten China und in Ägypten bekannt. Die Entwicklung vielfältiger synthetischer Farben, wie sie in der modernen Textilindustrie verwandt werden, geht auf die Entdeckung des synthetischen Teerfarbstoffs Mauvein im Jahre 1856 durch den jungen englischen Chemiker William Henry Perkin zurück.

Als das Königliche Institut für Chemie 1845 in London gegründet wurde, berief man August Wilhelm von Hofmann als ersten Leiter, einen Experten auf dem Gebiet der organischen Chemie, zu dessen Entdeckungen der Formaldehyd gehörte. Er befaßte sich vor allem mit ausgedehnten Forschungen über die Natur und die Produkte des Steinkohlenteers, unter denen sich auch die als Anilin bekannte Verbindung befand.

Als siebzehnjähriger Student kam William Perkin 1853 an das Institut, und Hofmann machte ihn bald zu seinem Laborassistenten. Ein Jahr später begann Perkin auf Hofmanns Vorschlag ein Forschungsvorhaben, das die Möglichkeiten untersuchte, aus den Nebenprodukten von Steinkohlenteer synthetisches Chinin herzustellen.

Damals war die Zusammensetzung des Chinins zwar bekannt, nicht aber seine

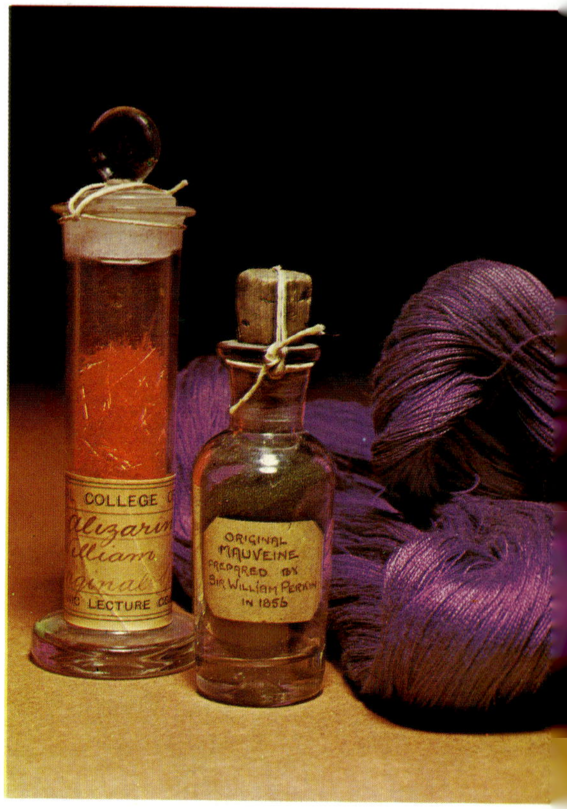
COLLEGE
LECTURE
ORIGINAL MAUVEINE PREPARED BY SIR WILLIAM PERKIN IN 1856

Rechts: Die von Perkin hergestellten Originalfarben. **Links im Bild:** die Flasche mit Alizarin, das die rote Farbe ersetzte, die aus der Krappwurzel gewonnen wurde. **Bildmitte:** Mauvein, die erste synthetisch hergestellte Farbe. **Rechts im Bild:** mit Mauvein gefärbtes Garn.

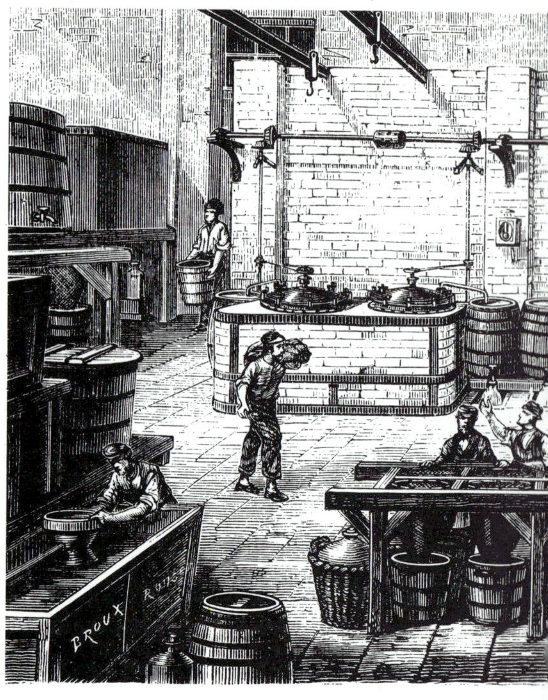

Rechts: Produktion von blauer Anilinfarbe 1870. Perkins Entdeckung des Mauveins im Jahre 1856 regte andere Chemiker zur Untersuchung von Anilin an. Die Fortschritte der organischen Chemie ermöglichten die Entdeckung vieler neuer Farben und bildeten die Grundlage einer neuen chemischen Industrie.

komplizierte molekulare Struktur. Perkins Ehrgeiz, es synthetisch herzustellen, war noch nicht zu verwirklichen. Bei seinen Versuchen unterwarf er Anilin einer Reihe von chemischen Reaktionen und erhielt eine dunkle, nicht klassifizierbare, zähe Flüssigkeit, die purpurfarben schimmerte. Er setzte ihr etwas Alkohol zu, worauf sie sich violett verfärbte.

Perkin verschickte sofort eine Probe, um sie auf ihre Eignung als Farbstoff untersuchen zu lassen, und als die Antwort positiv ausfiel, beantragte er ein Patent. Er erhielt es, obwohl er erst 18 Jahre alt war. 1857, ein Jahr nach seiner Entdeckung, verließ er das Institut und gründete zusammen mit seinem Vater und seinem Bruder Thomas eine Chemiefabrik in Harrow, in der Anilin hergestellt wurde.

Die begeisterte Reaktion der französischen Färber führte zu einer raschen Expansion des Unternehmens. Die Farbe nannte man „Mauve", und der Teerfarbstoff Mauvein war aus der damaligen Mode nicht mehr wegzudenken. Mit 23 Jahren war Perkin nicht nur recht begütert, sondern galt auch als Kapazität für synthetische Farben. Sein Erfolg eröffnete die Ära der kommerziellen Forschung, und viele Chemiker, besonders in Frankreich und Deutschland, eiferten seinem Beispiel nach. Sogar sein alter Lehrer Hofmann beteiligte sich daran und entwickelte einen rötlichen Farbstoff, „Magenta" genannt, zur Feier des französischen Sieges über die Österreicher 1859 bei der gleichnamigen Stadt.

Die industrielle Auswertung der Forschung war den konservativen englischen Unternehmern suspekt, und so wurde Deutschland zum Weltzentrum der angewandten Chemie. Ein großer Teil der heutigen deutschen Chemiekonzerne verdankt seine Bedeutung Perkins Entdeckung. Perkin selbst konnte sich im Alter von 35 Jahren aus dem Geschäftsleben zurückziehen und den Rest seines seines Lebens der Forschung widmen.

Binnen eines Jahres gelang es Perkin, Kumarin, einen Duftstoff, der angenehm nach frischgemähtem Heu riecht, synthetisch herzustellen. Diese Entdeckung gab den Anstoß für die industrielle Herstellung synthetischen Parfüms; abermals wurde Perkins Arbeit auf dem europäischen Kontinent beachtet und weiterentwickelt und nicht in seinem Heimatland. 1906, ein Jahr vor seinem Tod, als sich seine erste Entdeckung zum fünfzigsten Mal jährte, wurde er geadelt.

Unten: Dieser Ausschnitt aus einem Teppich des französischen Künstlers Jean Lurçat aus dem Jahre 1961 zeigt die farblichen Nuancen, die sich mit synthetischen Farben erzielen lassen.

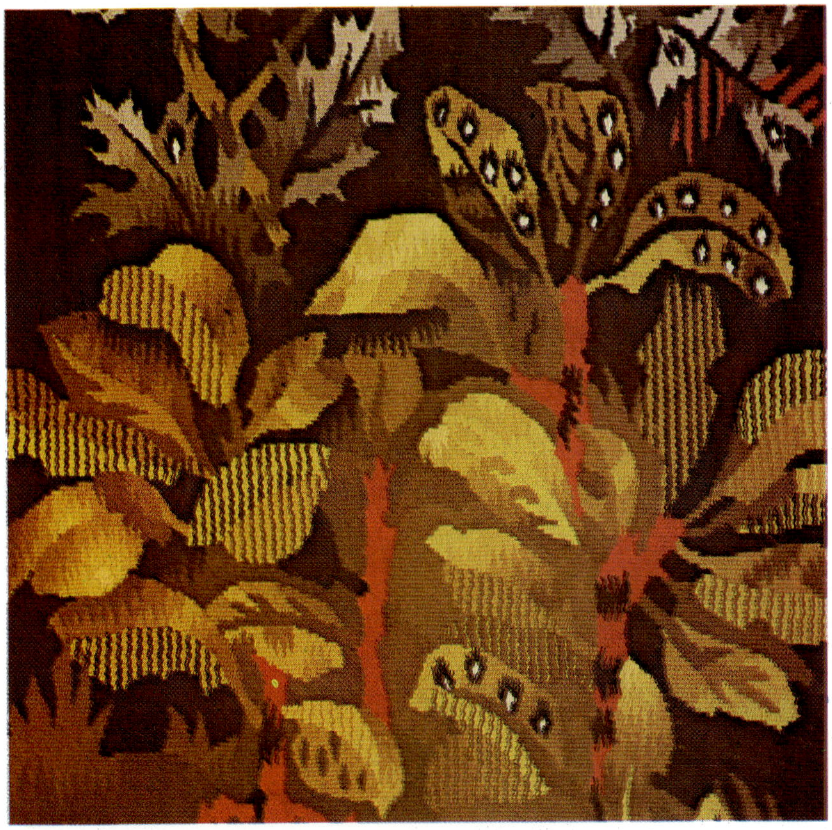

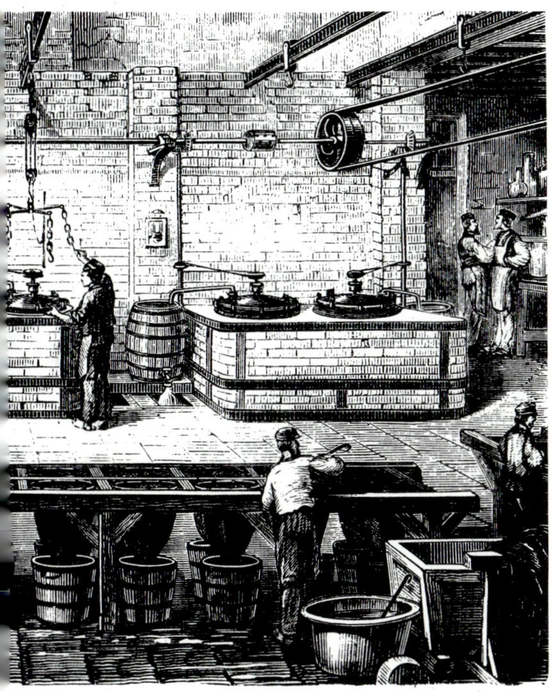

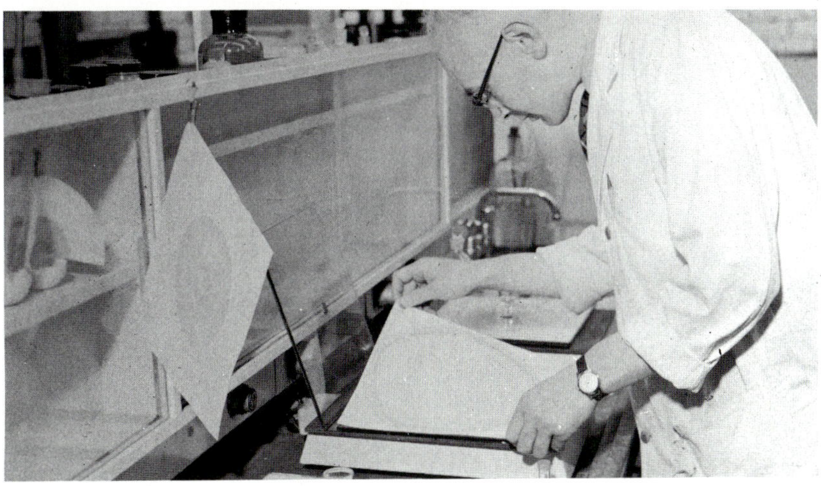

Oben: Chromatographische Überprüfung einer Farbmischung mit einem Blatt Papier. Durch Zusatz eines Lösungsmittels verteilen sich die Farben unterschiedlich schnell und können so analysiert werden.

Ernst Mach

1838 – 1916

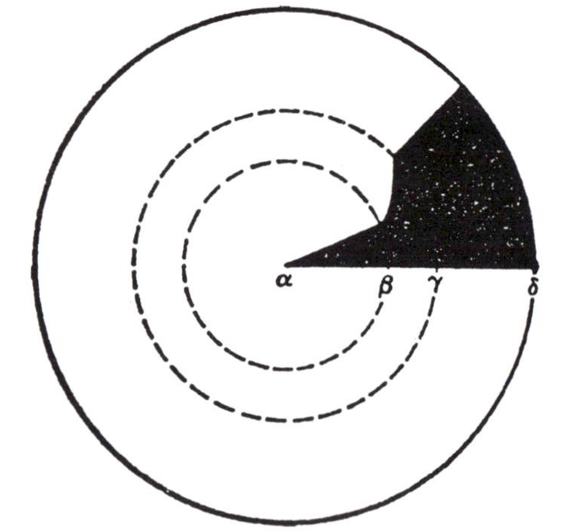

Der österreichische Physiker und Philosoph Ernst Mach war einer der Pioniere der Aerodynamik. Seine Arbeit hatte bedeutende Auswirkungen auf die Entwicklung der Luftfahrttechnik und der Überschallflugzeuge. Seine größte Leistung auf wissenschaftlichem Gebiet ist die Wiederbelebung und Weiterentwicklung des Positivismus.

Mach wurde 1864 Professor für Mathematik an der Universität Graz. 1867 ging er als Professor für Physik nach Prag und blieb dort 28 Jahre. Sein einflußreichstes Buch, *Die Wissenschaft der Mechanik: Eine kritische und historische Darstellung ihrer Entwicklung,* wurde 1882 veröffentlicht. Er vertrat die These, daß die Begriffe der Mechanik nur insoweit haltbar seien, als sie durch empirische Beobachtungen verifiziert werden könnten. Auf imaginative oder intuitive Argumente zurückzugreifen, hieß für Mach, in Metaphysik zu verfallen. Er entwickelte seinen Gedankengang weiter in dem Werk *Beiträge zur Analyse der Empfindungen* (1886), wo er behauptete, daß die aus Experimenten gewonnenen Daten, aus denen wir Ideen ableiten und Theorien entwickeln, in sich neutral sind. Daher könne in der Wahrnehmungspsychologie das untersuchte Phänomen nur in den Begriffen erforscht und verstanden werden, die auf der Erfahrung des Beobachters beruhen.

Oben rechts: Als Mach eine weiße Scheibe mit einer unregelmäßigen schwarzen Kerbe drehte, wurden zwei farbige Streifen sichtbar. Er folgerte daraus, daß diese „Machschen-Streifen" auf neurologische Hemmungen des Beobachters zurückzuführen sind und nicht auf physikalische Phänomene, da photometrische Instrumente sie nicht feststellen konnten. Sie waren subjektiv, nicht objektiv bedingt.
Unten: Machs Photographien von Stoßwellen. Links: Pappdeckel, rechts: Kugel.

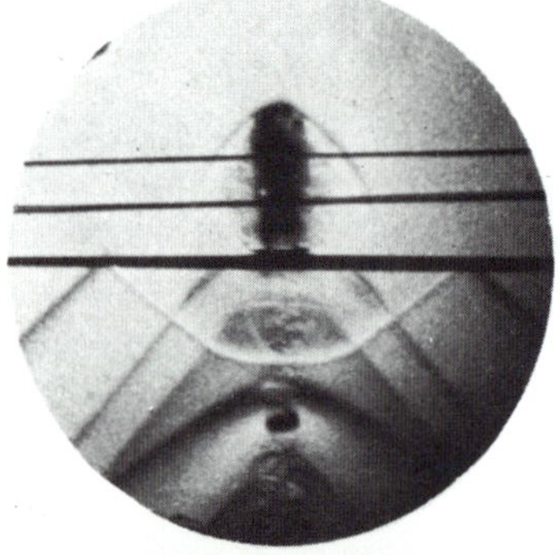

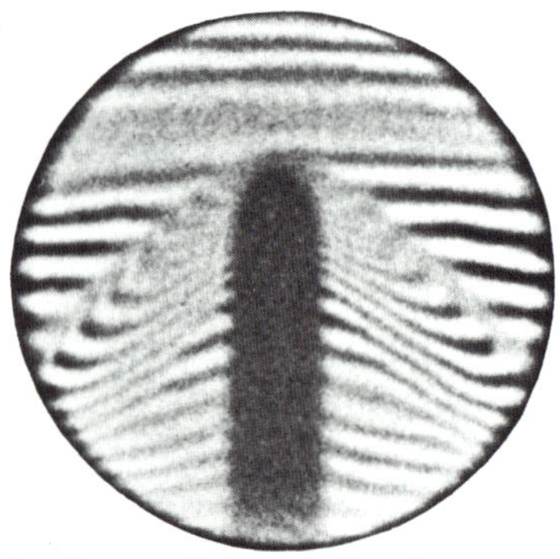

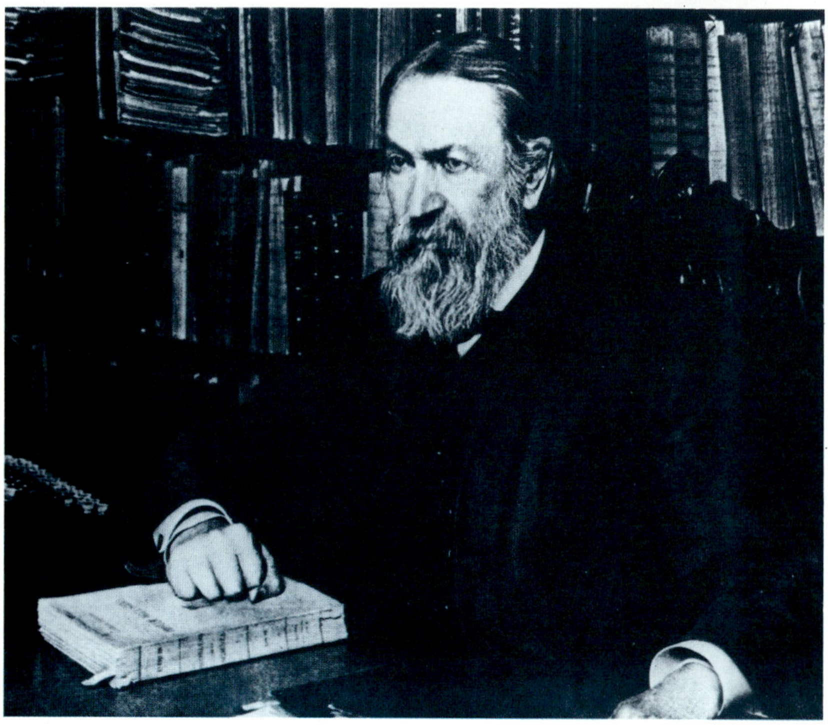

In der positivistischen Tradition sind Hypothesen und Theorien nur „Spekulationen", die sich als nützlich zur Gewinnung objektiver Erkenntnisse erweisen können oder auch nicht. Damals hatte noch niemand ein einzelnes Atom gesehen. Für die Positivisten war daher die Atomtheorie nur eine „Spekulation". Mach selbst wurde einer ihrer entschiedensten Gegner. Solange die Existenz der Atome nicht empirisch bewiesen war, durften sie seiner Meinung nach nicht als objektiv existent betrachtet werden. Aus ähnlichen Gründen lehnte er den Begriff der absoluten Zeit und des absoluten Raumes in der Newtonschen Physik ab. Er hielt solche Spekulationen nicht für die eigentliche Aufgabe der Wissenschaft.

Machs geistiges Format und sein kritischer, kompromißloser Standpunkt gegenüber allen theoretischen Konstruktionen waren wegweisend für spätere Entwicklungen der Physik und der Psychologie sowie für die moderne empiristische philosophische Schule. Seine Kritiker dagegen meinen, daß der Positivismus letztendlich eine Flucht vor der Wirklichkeit darstellt und keine Annäherung an sie,

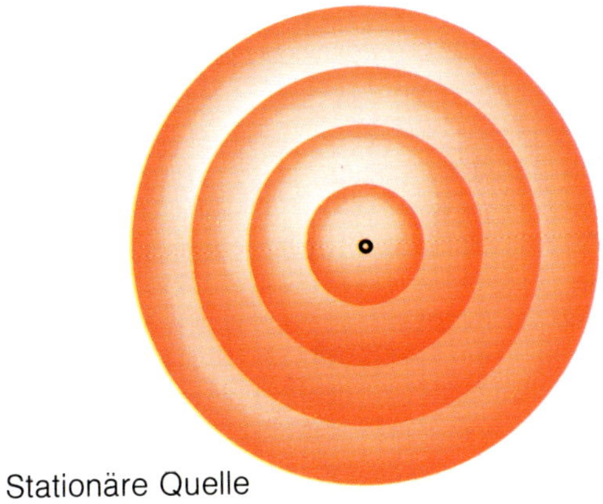

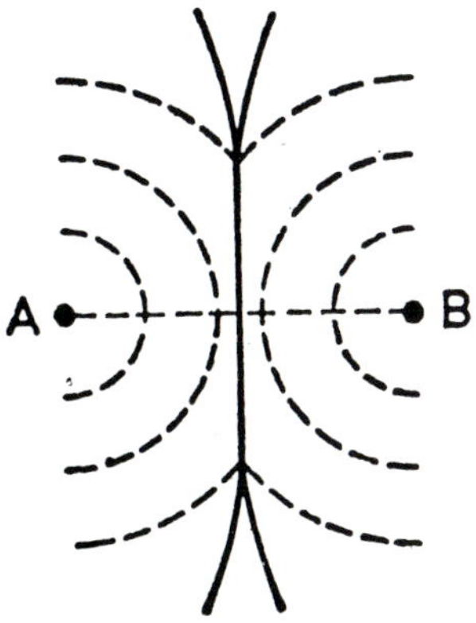

denn schließlich hätten Beobachtungen objektiver Vorgänge ja nur Bedeutung und Beweiskraft als gedankliche Phänomene.

Der Begriff der „Machschen Zahl" wurde geprägt in Anerkennung seiner bahnbrechenden Untersuchungen über das Verhalten von Gegenständen in Windkanälen; sie gibt an, um das Wievielfache die Geschoß- bzw. Flugzeug- oder Raketengeschwindigkeit die Schallgeschwindigkeit im gasförmigen Raum (in der Regel Luft) übertrifft. Bei Mach 1 wird die Schallmauer durchbrochen; was darüber liegt, Überschallgeschwindigkeit. Mach 2 entspricht der doppelten Schallgeschwindigkeit und so weiter. Der charakteristische „Überschallknall" entsteht beim Übergang von Unterschallgeschwindigkeit zu Überschallgeschwindigkeit mit Durchbrechung der Schallmauer.

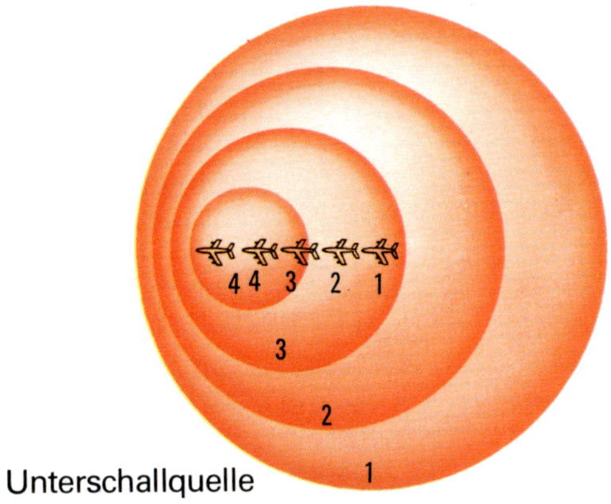

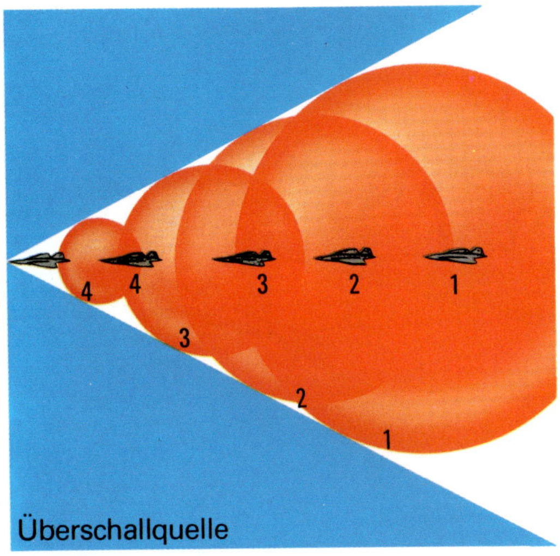

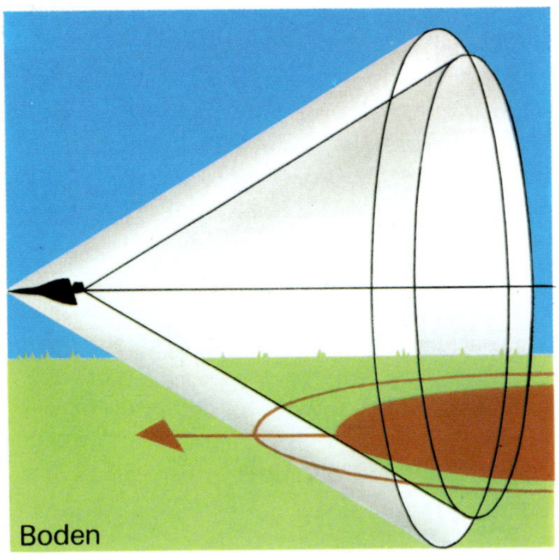

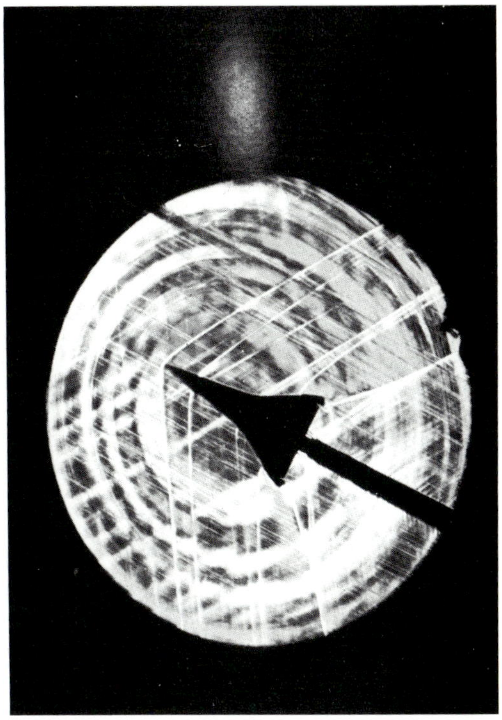

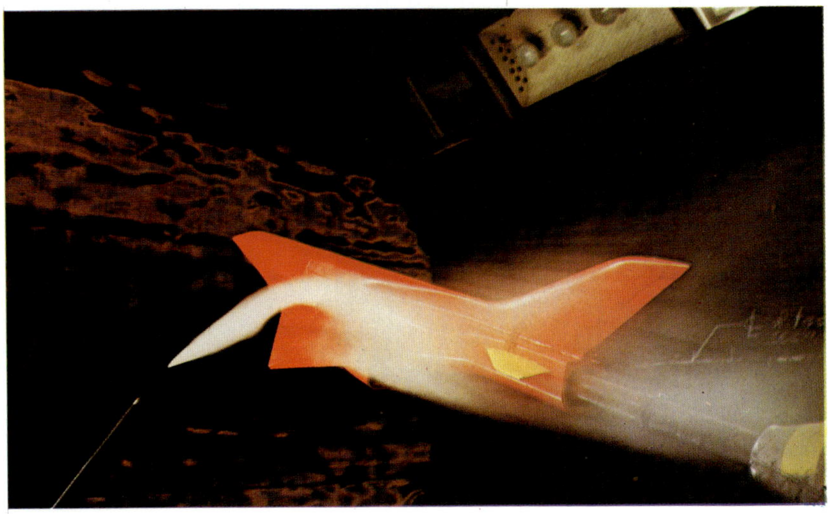

Oben: Stoßwelle von zwei elektrischen Funken (A, B) ausgelöst, die gleichzeitig explodieren.

Links: Eine statische Quelle strahlt Schallwellen als konzentrische Kreise aus. Bei Unterschallgeschwindigkeit verschieben sich die ausgestrahlten kreisförmigen Schallwellen mit der Bewegung des auslösenden Objekts. Dabei wird Kreis 1 von der Quelle auf Position 1 ausgestrahlt. (Das Flugzeug im Schema fliegt mit 0,8 Mach und wird deshalb die Grenzen seines Kreises nie durchbrechen). Das Überschallflugzeug jedoch läßt alle seine Kreise hinter sich.

Rechts: Schlieren-Photographie der von einem Flugzeug ausgestrahlten Wellen.

Unten links: Bug und Heck eines Flugzeugs wirken als Luftschallquellen, die kegelförmige Stoßwellen erzeugen. Im farbigen Bereich ist zweimal ein Überschallknall zu hören, der erste auf der Außenlinie.

Unten rechts: Aerodynamischer Test mit einem Überschallflugzeug in einem Windkanal.

Ferdinand Graf von Zeppelin

1838 – 1917

Das Starrluftschiff, das den lenkbaren Ballon zum gängigen Beförderungsmittel im Langstreckenverkehr machte, verdankt seine Existenz großenteils dem Grafen von Zeppelin, einem deutschen Offizier aus Konstanz.

Nach der Entwicklung von Freiballons durch die Brüder Montgolfier und J.A.C. Charles gegen Ende des 18. Jahrhunderts suchte man lange Zeit nach einem lenkbaren Modell — einem Modell, das gesteuert und dirigiert werden konnte und nicht vom Wind und anderen klimatischen Faktoren abhängig war. Es gab viele mehr oder weniger praktikable Vorschläge; der weitsichtigste der frühen Entwürfe stammte von dem französischen General Jean-Baptiste-Marie Meusnier, einem Militäringenieur. Sein Entwurf aus dem Jahre 1785 wies bereits alle wesentlichen Elemente eines lenkbaren Luftschiffs auf — die Stromlinienform, die Gondel mit den Haltetauen und ein Ruder. Ihm fehlte nur noch die Antriebskraft.

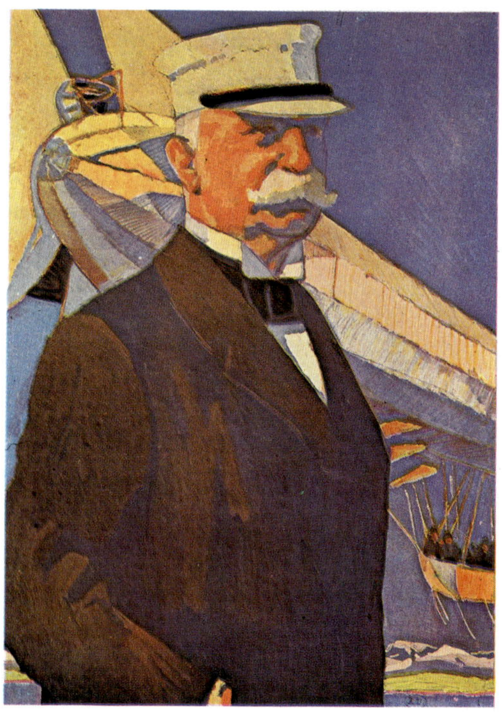

Im Pariser Hippodrom führte 1850 ein französischer Uhrmacher ein Modell vor, dessen zwei Propeller von einem Uhrwerk angetrieben wurden. Das erste Luftschiff, das sich durch mechanische Energie vom Boden erhob, war das des französischen Ingenieurs Henri Giffard. Er benutzte eine leichtgewichtige, koksbefeuerte Dampfmaschine zum Antrieb der Propeller. Er startete am 24. September 1852 vom Hippodrom, flog gut 27 Kilometer und landete sicher in Trappe. Giffards Luftschiff war jedoch nur für ruhigste Wetterbedingungen geeignet.

Die Erfindung des Viertaktbenzinmotors durch Gottlieb Daimler brachte die nächste Versuchsreihe mit verschiedenen Luftschifftypen. Der brasilianische Ingenieur Alberto Santos-Dumont baute in relativ kleinem Umfang Prall-Luftschiffe und hatte damit beträchtlichen Erfolg. Im Oktober 1901 gewann er mit seiner „Nr. 6“ einen Preis von 100000 Francs, weil er als erster Luftschiffer vom Aero Club in Saint-Cloud zum Eiffelturm flog, ihn umkreiste und binnen 30 Minuten wieder nach Saint-Cloud zurückkehrte.

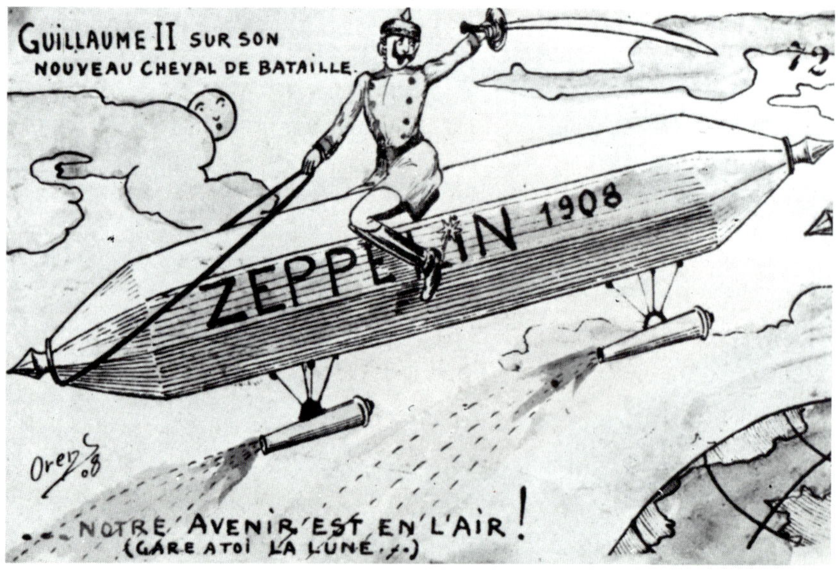
GUILLAUME II SUR SON
NOUVEAU CHEVAL DE BATAILLE
72
ZEPPELIN 1908
Orens 08
...NOTRE AVENIR EST EN L'AIR!
(GARE A TOI LA LUNE..)

Oben: Französische Karikatur von 1908 über die wachsende deutsche Luftmacht. Der Text lautet: „Wilhelm II. auf seinem neuen Schlachtroß ... unsere Zukunft liegt in der Luft! (Paß auf den Mond auf!)“

Seine „Nr. 9“ war so klein, daß er sie als privates Transportmittel benutzte und einmal sogar in einer Pariser Straße parkte.

Die Zukunft lag jedoch in der Serienherstellung von Starrluftschiffen. Ihre Konstruktion wurde durch die wachsende Produktion von Aluminium ermöglicht, das für das Gerüst erforderlich war. Dies erhielt dann eine Stoffbespannung. Im Innern befanden sich die Gaszellen für das Füllgas. Zeppelin hatte während des Amerikanischen Bürgerkriegs den Einsatz von Ballons in der Abwehr studiert. 1898 ließ er sich seinen ersten Entwurf für ein Luftschiff patentieren. In den folgenden zwei Jahren baute er den ersten Zeppelin in einem schwimmenden Hangar auf dem Bo-

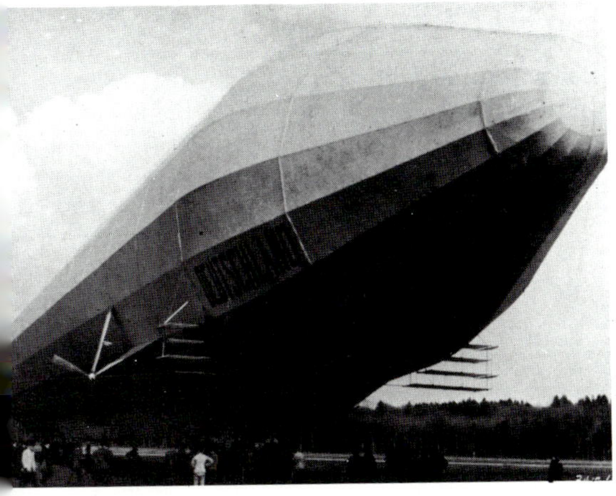

Links: Die *Deutschland*, einer der ersten Zeppeline.

Unten links: *Leutnant Warnefords Heldentat.* Das Gemälde zeigt den ersten Abschuß eines Zeppelins durch ein Flugzeug der Alliierten 1915. Sechs Bomben ließen das Luftschiff brennend über Belgien abstürzen.

Mitte rechts: Die *Graf Zeppelin.*

Unten rechts: Reklameluftschiff der Firma Goodyear. Das amerikanische Unternehmen erwarb 1924 die deutschen Zeppelin-Patente.

densee. Sein Name wurde zum Synonym für Luftschiffe. Der Jungfernflug am 2. Juli 1900 war ein historisches Ereignis, aber es blieben noch viele Probleme im folgenden Jahrzehnt zu lösen.

Der 1. Weltkrieg beschleunigte die Entwicklung der Zeppeline. Rund 100 Exemplare wurden gebaut, von denen viele Bombenangriffe auf Ostengland flogen, einige erreichten sogar London. Sie verursachten erhebliche Zerstörungen und Verluste an Menschenleben, wurden aber zunehmend abgeschossen, als sich die Luftabwehr verbesserte. Ihr Erfinder erlebte den Bau von Starrluftschiffen in großem Maßstab und die Aufnahme des

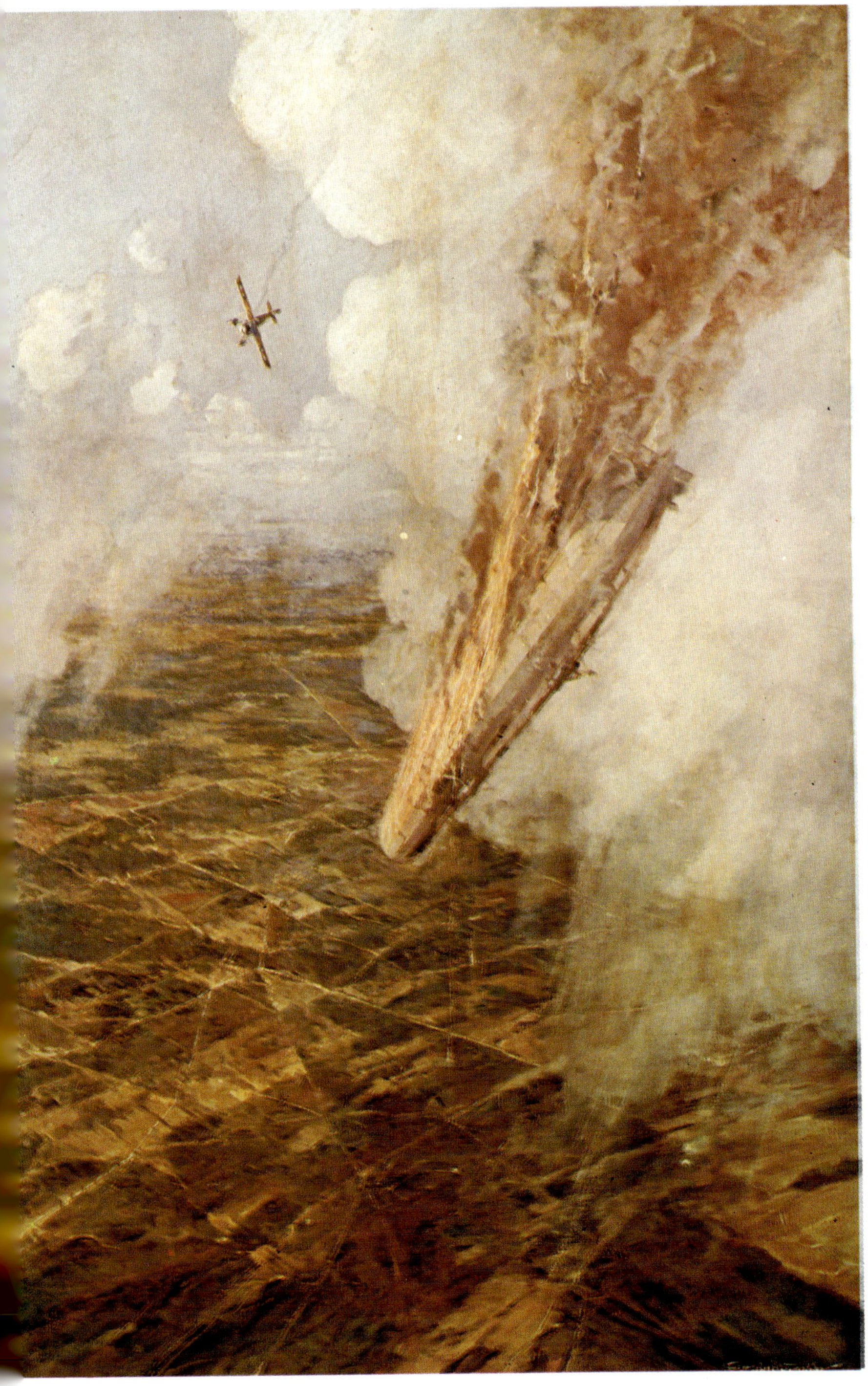

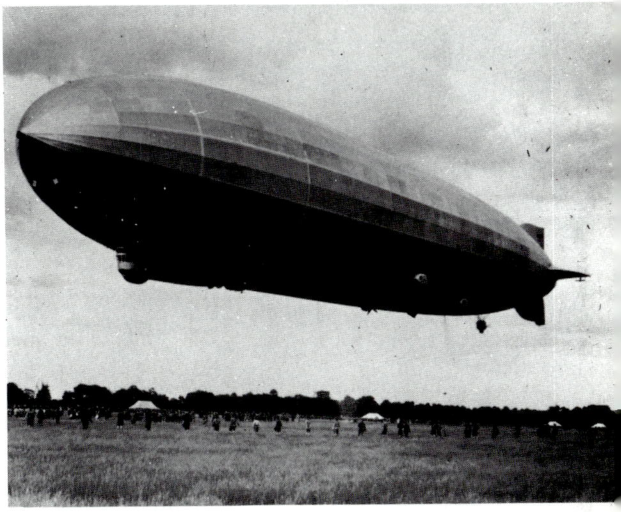

Langstrecken-Passagierverkehrs nach 1918 nicht mehr.

Das berühmteste der großen Passagierluftschiffe war zwischen 1918 und 1937 die *Graf Zeppelin*, die 144 Mal den Atlantik überquerte und mehr als 1600000 Kilometer unfallfrei zurücklegte. Es gab jedoch Abstürze in diesen Jahren, teils zu Lande, teils auf See. Das aufsehenerregendste Unglück war das der *Hindenburg*. Sie war das größte Luftschiff aller Zeiten, 245 Meter lang, und konnte 70 Passagiere und beträchtliche Fracht aufnehmen. Im Mai 1937 fing sie nach erst einjährigem Dienst in Lakehurst Feuer. Von den an Bord befindlichen Personen kamen 35 ums Leben. Dies war das Ende der Luftschiff-Ära. Die *Graf Zeppelin* selbst wurde in aller Stille aus dem Verkehr gezogen.

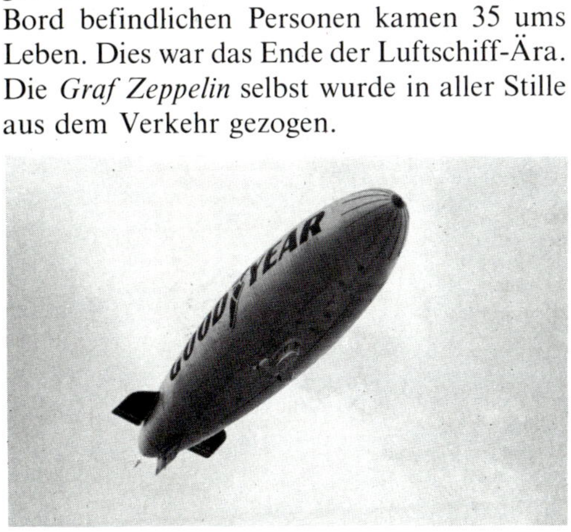

John Boyd Dunlop
1840 – 1921

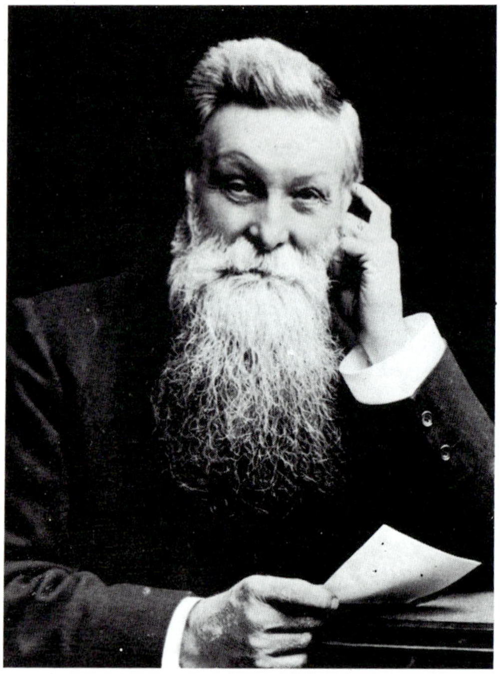

Der in Schottland geborene Tierarzt John Boyd Dunlop erfand den pneumatischen Gummireifen, der u.a. das Fahrradfahren zum Volkssport machte und die Motorisierung enorm vorantrieb.

Als die spanischen Konquistadoren in Südamerika landeten, sahen sie im Amazonasbecken, wie Indianer die Rinde der *Hevea brasiliensis,* des Echten Federharzbaums, einkerbten, den herausfließenden Milchsaft sammelten und daraus springende Bälle herstellten, ihn in Umhänge bürsteten, um sie wetterfest zu machen, oder ihn zu Schuhwerk verarbeiteten. Bald wurde Kautschuk auch in Europa ein vielbegehrter Naturstoff. Der erste wegweisende Fortschritt in seiner Verwendung stammt vom schottischen Chemiker Charles Mackintosh, der Anfang des 19. Jahrhunderts entdeckte, daß sich Kautschuk mit einer Lösung aus Steinkohlenteer wasserdicht machen läßt: der Mackintosh (Regenmantel) war erfunden.

Die Schwierigkeit lag jedoch darin, daß Kautschuk bei Kälte hart und brüchig und bei Hitze weich wurde. Charles Goodyear aus Connecticut bemühte sich, die klebrigen und witterungsabhängigen Eigenschaften zu beseitigen. 1839 ließ er zufällig eine Mischung aus Schwefel und Kautschuk auf eine heiße Ofenplatte tropfen. Als er sie hastig abkratzte, bemerkte er erstaunt, daß sie nicht mehr klebrig war. Er prüfte dann, wie die Masse auf Hitze und Kälte reagierte; sie blieb fest.

Die Erhitzung von Kautschuk unter Zusatz von Schwefel wurde „Vulkanisieren" genannt. Damit begann die Entwicklung der modernen Gummi-Industrie, und Goodyear ließ sich seine Erfindung 1844 in den Vereinigten Staaten patentieren. Dort wurden seine Patentrechte jedoch ständig verletzt, so daß er langwierige Prozesse führen mußte. Die gleichen Schwierigkeiten hatte er auch in Europa. Im Ergebnis häuften andere dank seiner Entdeckung beträchtliche Vermögen an, während Goodyear selbst hochverschuldet starb, da sein gesamtes Geld für die Prozesse draufgegangen war. Seine Methode ist jedoch bis heute im wesentlichen unverändert geblieben und gestattet die Produktion vielfältiger Gummisorten, von überaus harten, strapazierfähigen bis zu den weichsten, geschmeidigsten Qualitäten.

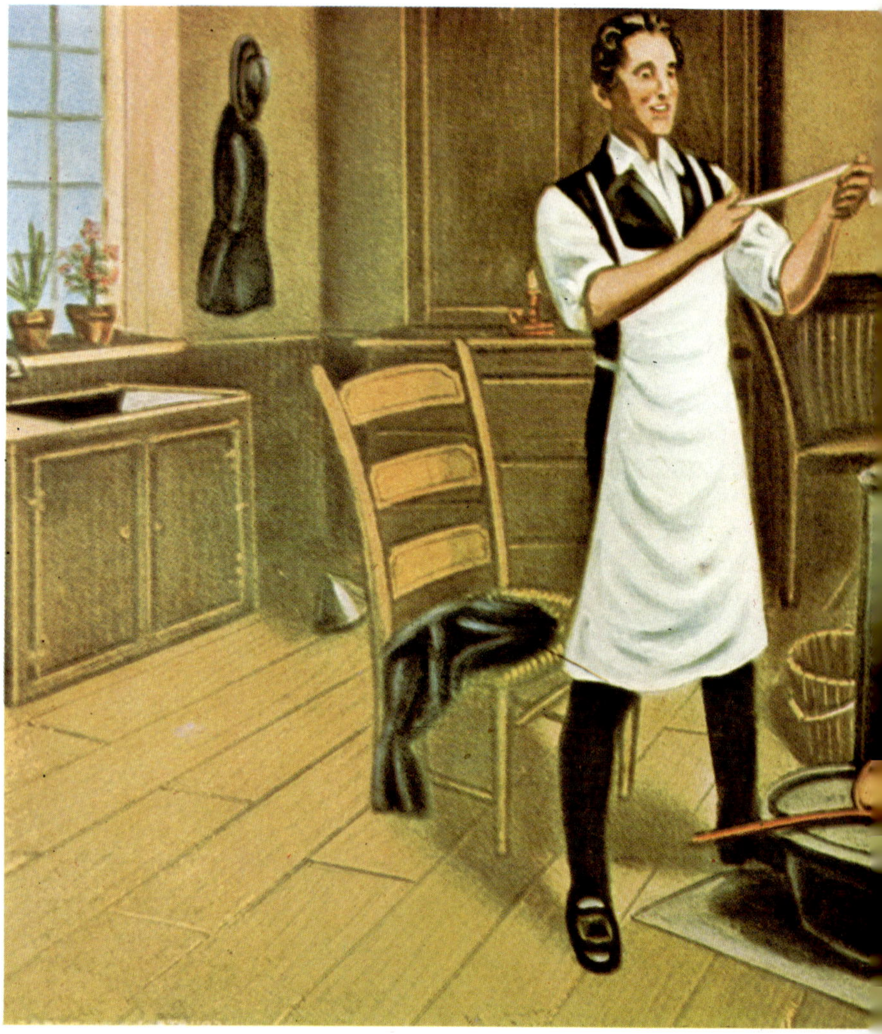

Oben: Goodyear läßt zufällig mit Schwefel versetzten Kautschuk auf eine heiße Ofenplatte tropfen und stellte fest, daß es nicht mehr klebrig ist. Da Goodyear keine wissenschaftliche Ausbildung hatte, experimentierte er meist aufs Gradewohl. Seine fixe Idee, daß man aus Gummi nahezu alles machen könne, brachte ihn mehrfach an den Rand des Ruins.

Bald darauf erhielten die ersten Fahrräder Hartgummireifen, und Anfang 1845 wurde in London ein luftgefüllter Reifen patentiert, der den Radler sanfter über die Unebenheiten der Straßendecke rollen lassen sollte. Er wurde nie produziert, und erst 1887 fertigte der Schotte John Boyd Dunlop, der sich später in Belfast niederließ, für das Fahrrad seines Sohnes einen pneumatischen Reifen. Ein Jahr darauf ließ er ihn patentieren: einen festen

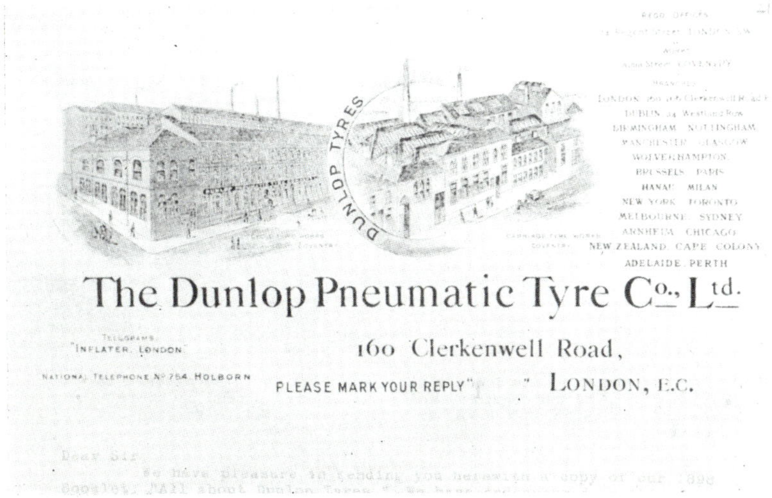
DUNLOP TYRES
BIRMINGHAM NOTTINGHAM
WOLVERHAMPTON
BRUSSELS PARIS
HANAU MILAN
NEW YORK TORONTO
MELBOURNE SYDNEY
ARNHEIM CHICAGO
NEW ZEALAND CAPE COLONY
ADELAIDE PERTH

The Dunlop Pneumatic Tyre C^o.^, L^td.

"INFLATER, LONDON"
NATIONAL TELEPHONE N° 754 HOLBORN
160 Clerkenwell Road,
PLEASE MARK YOUR REPLY"
LONDON, E.C.

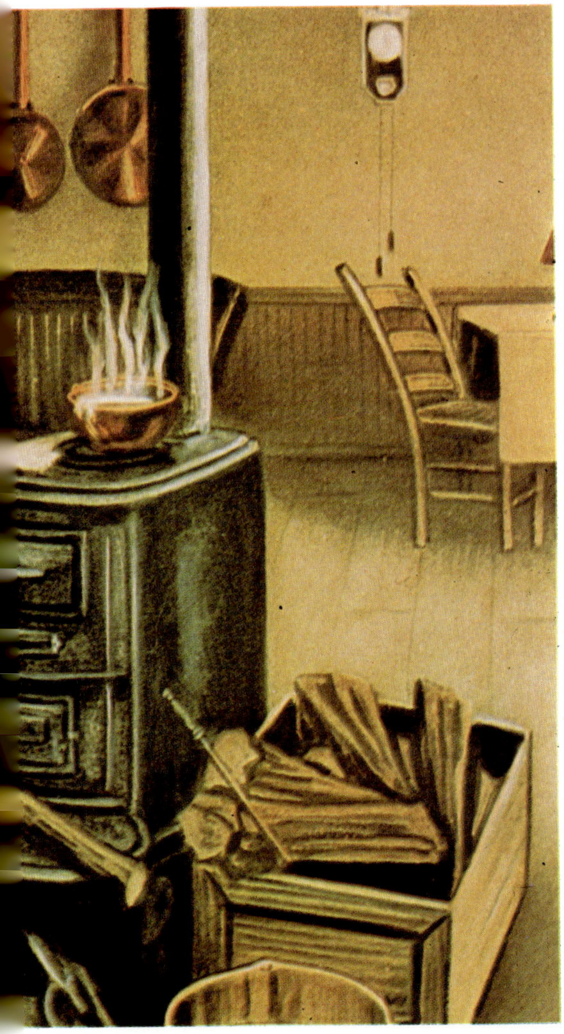

Oben: Dunlop Reifenwerbung 1898. Der pneumatische Reifen gehörte bald zur Standardausrüstung von Autos.

Rechts: Dunlop mit seinem mit pneumatischen Reifen ausgerüsteten Fahrrad.

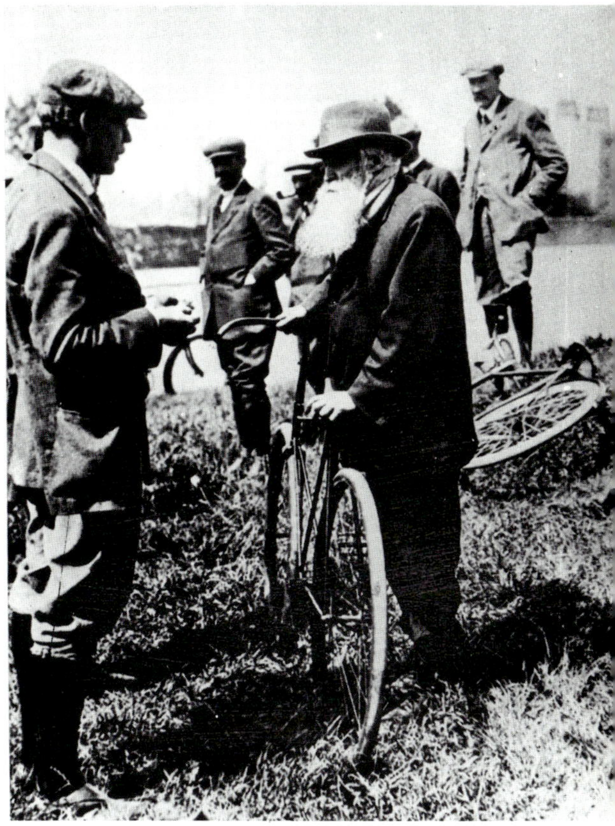

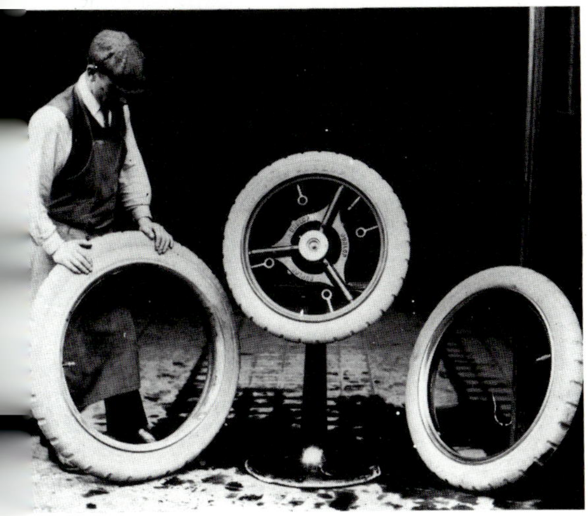

Links: Ein Dunlop-Reifen wird auf eine Autofelge aufgezogen, 1910.

Mantel, in dem ein weicher, aufblasbarer Schlauch steckte. 1890 lief die Produktion des pneumatischen Reifens in einer Belfaster Fabrik bereits auf vollen Touren.

Der pneumatische Reifen brachte das Fahrradfahren sofort in Mode und führte zu einem Modell mit gleich großen Vorder- und Hinterrädern, bis heute die Standardausführung. Pneumatische Reifen wurden bald auch für die neuen Automobile verwandt, was wiederum die Forderung nach einem verbesserten Verkehrsnetz und besseren Straßendecken zur Folge hatte. Die Ära des Automobils geht nicht zuletzt auf Dunlops Erfindung zurück. Die „Dunlop Rubber Company" wurde — und ist auch heute noch — einer der bekanntesten Gummihersteller.

Robert Koch
1843 – 1910

Mit dem Nachweis, daß Infektionskrankheiten nicht von unsichtbaren Kräften, sondern von parasitären Organismen hervorgerufen werden, wurde der deutsche Arzt Robert Koch zum Mitbegründer der Bakteriologie.

Der in Clausthal geborene Koch studierte in Göttingen Medizin. In den damaligen medizinischen Fakultäten wurde Bakteriologie nicht gelehrt, aber die Entdeckungen Louis Pasteurs riefen großes Interesse und viele Diskussionen hervor. Nach seinem Examen 1866 eröffnete Koch in Wollstein eine Praxis, richtete sich daneben ein kleines Laboratorium ein und begann mit den Forschungen, die für die medizinische Wissenschaft revolutionierende Ergebnisse brachten.

Rechts: Kochs Laboratorium im Institut für Infektionskrankheiten in Berlin.

Unten rechts: Wenn diese Schafe auf Land grasen würden, das von Milzbranderregern verseucht ist, wären sie in ein bis zwei Tagen tot. Die Bakterien vermehren sich rasch im Blut der infizierten Schafe und entwickeln resistente Sporen. Wenn ein verseuchter Kadaver begraben wird, können die Sporen mehrere Jahre überleben und dann andere Tiere infizieren. Daher ist die einzig sichere Methode, solche Kadaver zu verbrennen.

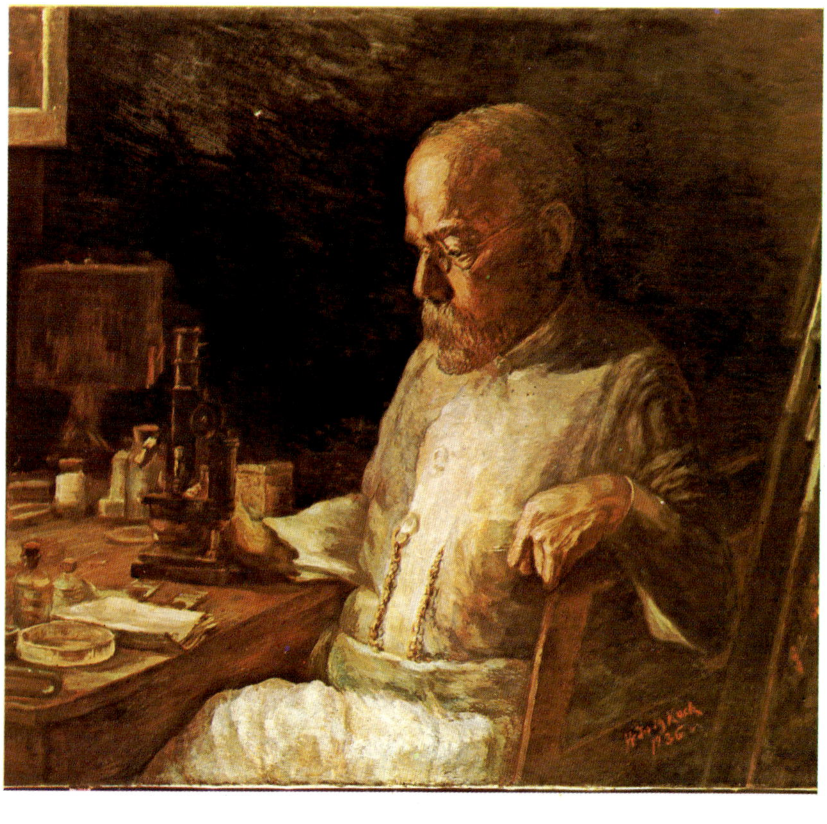

Koch konzentrierte sich auf den Milzbrand, eine Krankheit, die jedes Jahr die Schaf- und Viehbestände dezimierte. Daß sie vermutlich durch stabförmige Mikroorganismen ausgelöst wurde, wußte man bereits, während das jahreszeitlich bedingte und plötzliche Auftreten rätselhaft blieb. Koch entwickelte Kulturen dieser Organismen und studierte sie unter dem Mikroskop. Er entdeckte, daß der Milzbrand-Bazillus Sporen

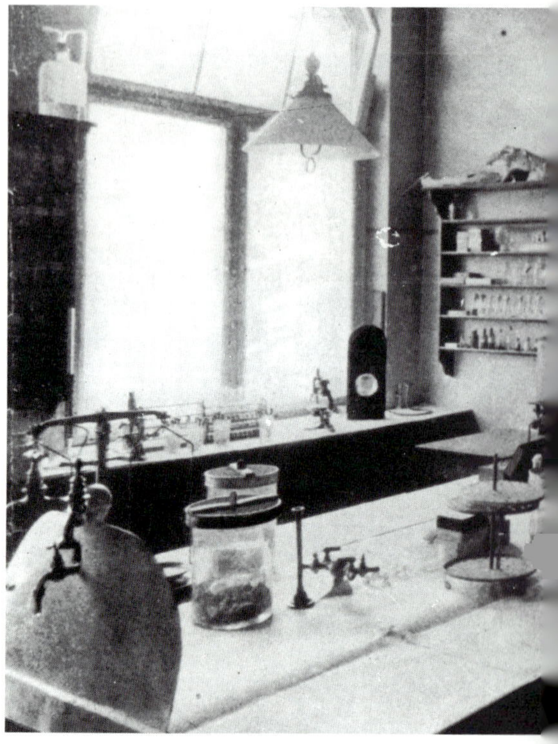

bildete, die in ungenutzten Weiden mehrere Jahre überdauern konnten und dann die weidenden Viehherden infizierten. Er infizierte daraufhin auch Mäuse, sowohl mit dem Blut von Schafen, die an Milzbrand erkrankt waren, als auch mit reinen Bazilluskulturen, und zwar reihenweise. Jedesmal konnte er die Präsenz dieser stabförmigen Organismen im Blut der infizierten Mäuse nachweisen, während sie bei gesunden Tieren nicht vorhanden waren.

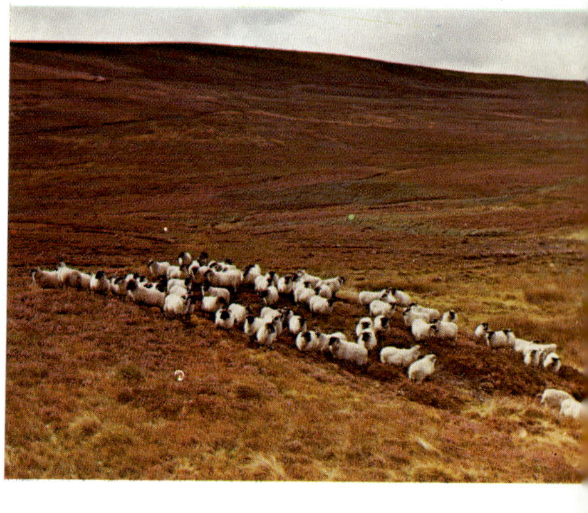

Die Ergebnisse, die den Ausbruch des Milzbrands mit der Präsenz und dem Lebenszyklus der Mikrobe in Zusammenhang brachten, wurden 1876 veröffentlicht und beeindruckten die Fachkreise. Aus diesen und späteren Arbeiten über die Übertragung von Krankheiten durch Wundinfektion konnte Koch die Kriterien zur Identifizierung einer Mikrobe als Krankheitserreger ableiten. Sie setzten voraus, daß der Erreger in jedem einzelnen Fall nachweisbar sein mußte, daß er über mehrere Generationen hinweg in Kulturen gezüchtet werden konnte und daß er im gesunden Organismus die gleiche Krankheit hervorrief. Bis auf wenige Ausnahmen bilden diese Forderungen noch heute die Grundlage der bakteriologischen Diagnose.

Dank seines wachsenden Ansehens wurde Koch ins Deutsche Gesundheitsamt berufen. Er richtete sich ein Laboratorium in Berlin ein, und zusammen mit seiner Frau und seiner Tochter, die ihm assistierten, entwickelte er viele mikrobiologische Arbeitsmethoden, etwa für die Züchtung von Kulturen und für das Sterilisieren der Instrumente durch Wasserdampf. Hier gelang ihm auch die Entdeckung des Tuberkelbazillus.

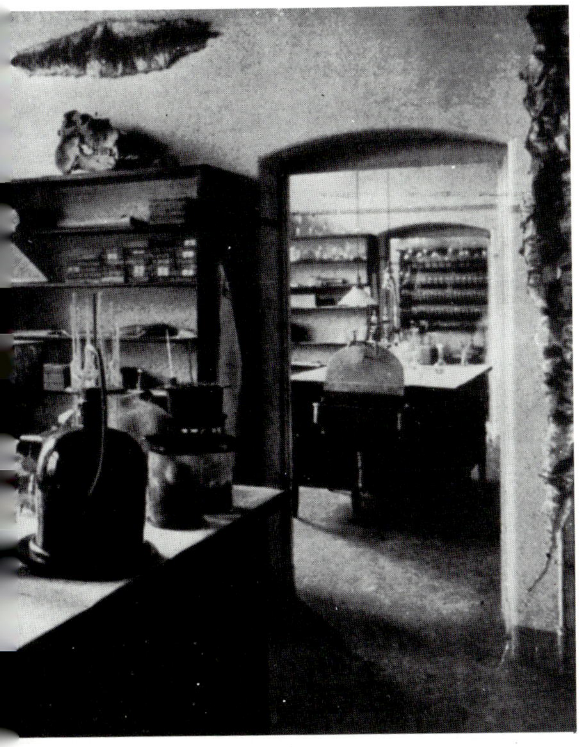

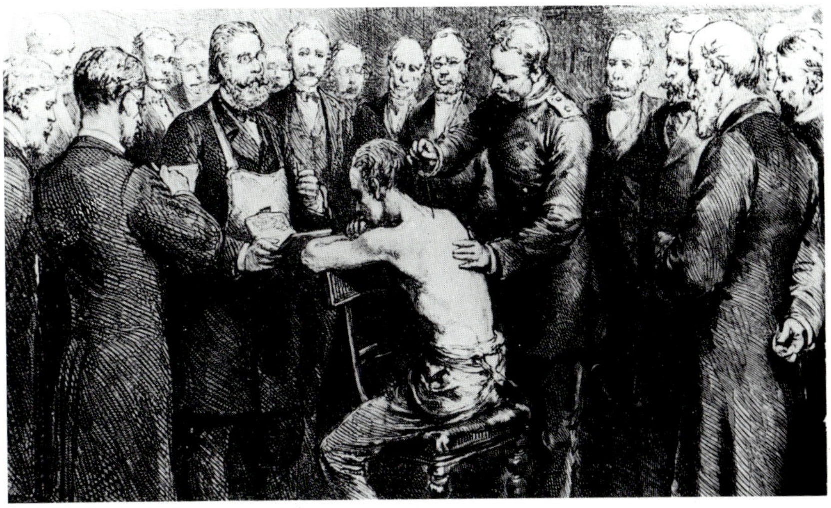

Oben: Koch beaufsichtigt eine Impfung gegen Tuberkulose. Er entdeckte 1882 den Tuberkelbazillus und erhielt dafür den Nobelpreis für Medizin.

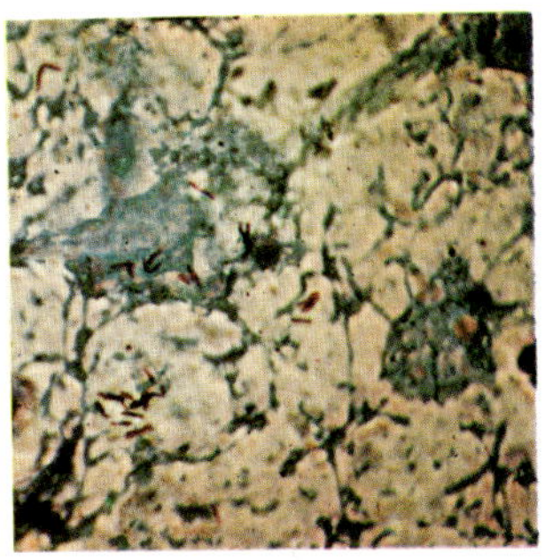

Oben: Mikrophotographie des Tuberkelbazillus.

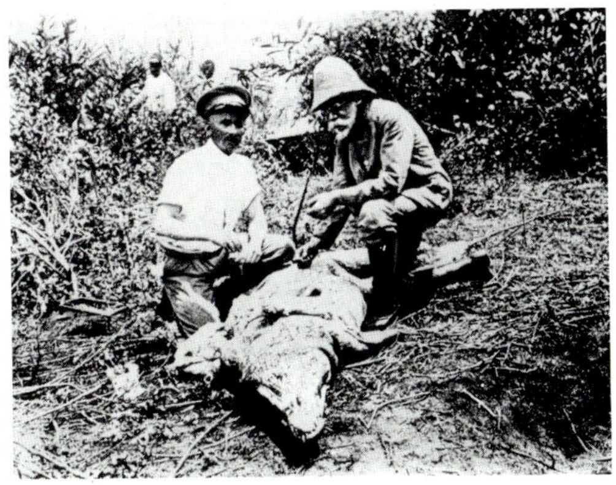

Rechts: Koch während einer medizinischen Expedition in Afrika 1907. Das Bild zeigt ihn beim Sezieren eines Krokodils, dessen Blut das Gegengift gegen die Schlafkrankheit enthält.

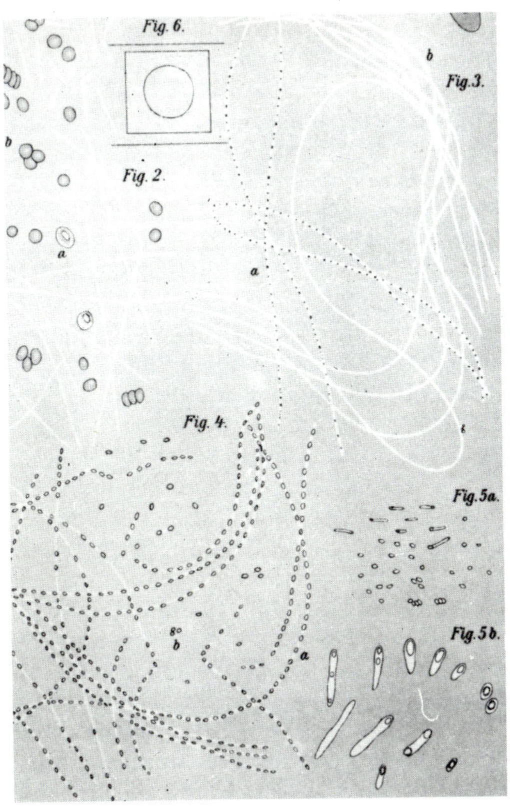

Links: Zeichnungen Kochs, die den Milzbrand-Bazillus in verschiedenen Entwicklungsstadien zeigen. 2. In Fäden wachsende Bakterien. 3. Die Fäden werden länger und entwickeln winzige Sporen. 5a. Entwicklungsstadien neuer Bakterien. 5b. Der gleiche Vorgang vergrößert.

Das Ausland begann sich ebenfalls für Kochs Werk zu interessieren. Er wurde von den Regierungen zahlreicher Länder gebeten, sich mit den jeweils endemischen Krankheiten zu befassen. In Ägypten entdeckte er die Ursache der Amöbenruhr, in Indien den Cholerabazillus sowie die Ursachen für Entstehung und Ausbreitung der Seuche. Ferner entdeckte er die Erreger der Rinderpest, der Schlafkrankheit und der Beulenpest. 1905 erhielt er für seinen Kampf um die Vernichtung dieser Geißeln der Menschheit den Nobelpreis für Medizin.

Carl Benz

1844 – 1929

Das erste Auto, das eine Probefahrt meisterte, war ein 1885 in der Fabrik das deutschen Ingenieurs Carl Benz gebautes Dreirad.

Benz wurde in Karlsruhe geboren, studierte am dortigen Polytechnikum und arbeitete dann als technischer Zeichner. Als er begann, das erste Fahrzeug mit Selbstantrieb zu bauen, war er davon überzeugt, daß die Zukunft in solchen Erfindungen und im Verbrennungsmotor lag.

1883 gründete er in Mannheim eine Fabrik für Zweitakt-Gasmotoren, die er selbst entwarf, zum Antrieb von Fahrzeugen weiterzuentwickeln und auf Benzin umzustellen versuchte, was ihm heftige Kritik eintrug und ihn fast ruinierte. Das schließlich konstruierte Fahrzeug bestand aus einem hufeisenförmigen Stahlgestell, das auf zwei großen Rädern mit Kettenantrieb montiert war, und vorn einem kleinen Steuerrad.

Rechts: Das erste 1885 von Benz gebaute Dreirad.

Unten: Benz auf dem ersten vierrädrigen Automobil.

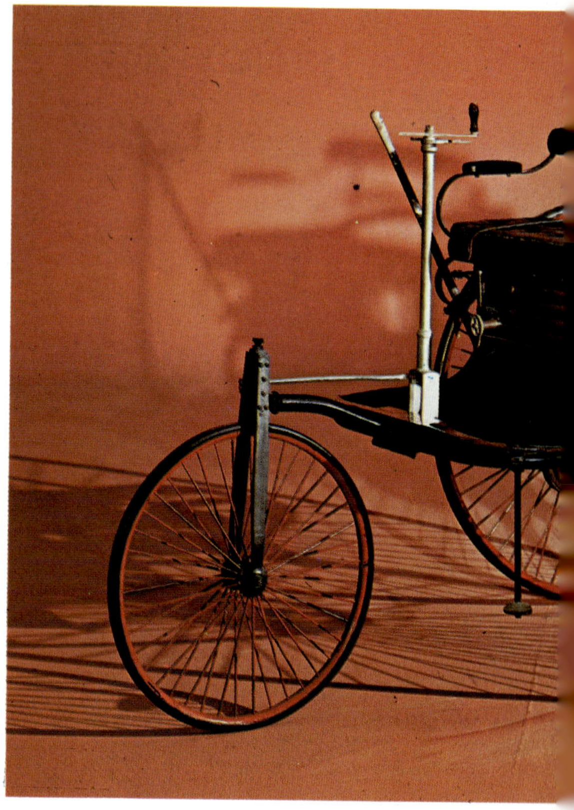

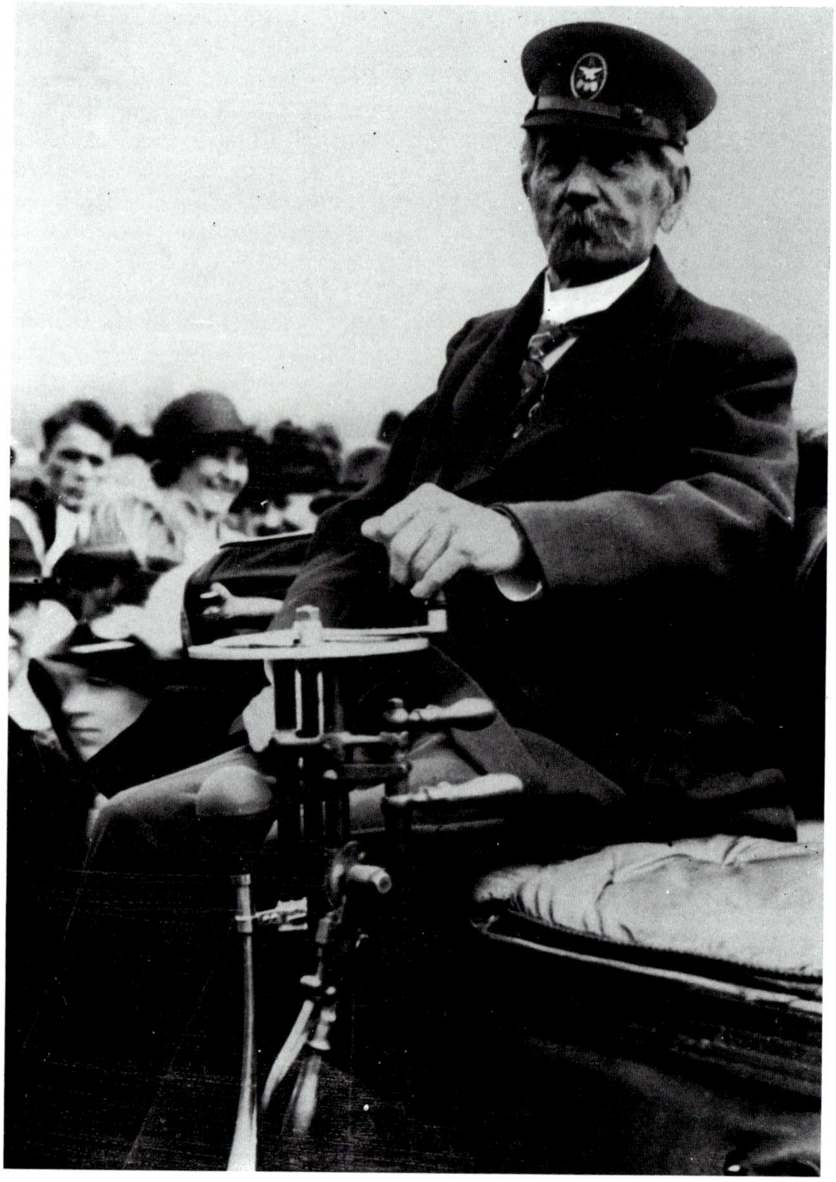

Anfang 1885 umkreiste er mit dieser seltsamen Konstruktion, die mehr einem riesigen Kinderwagen glich, viermal das Fabrikgelände, bis eine der beiden Ketten riß und den Wagen zum Stehen brachte. Im gleichen Jahr verursachte Benz den ersten Autounfall, als er vor Aufregung zu steuern vergaß und sein verbessertes Modell bei einer öffentlichen Vorführung gegen eine Mauer fuhr.

Im Großherzogtum Baden gab es eine Vorschrift, die „mit Zündkraftstoff getriebene Beförderungsmittel“ vom Straßenverkehr ausschloß. Benz mußte daher eine behördliche Genehmigung für sein Automobil beantragen. Als sie schließlich vorlag, fuhr er mit rund 15 Stundenkilometer durch die Stadt, was eine Sensation auslöste. Damals wußte er noch nichts von Gottlieb Daimlers Experimenten in Bad Cannstadt und Daimler nichts von den seinen, bis er Ende 1885 ein Benz-Auto in Paris sah. Bis an ihr Lebensende herrschte zwischen ihnen ein erbitterter Wettstreit über die Urheberschaft am Automobil.

Dennoch schlossen sich die beiden Unternehmen 1926 zu den Mercedes-Benz-Werken zusammen.

Faktisch schwebte Daimler wohl eine Art motorisierter Pferdekutsche vor, Benz dagegen ein völlig neuer Fahrzeugtyp. Andererseits war es Daimlers Motor, der schließlich als Antriebskraft diente. Fachleute beurteilen die Verdienste beider gleichwertig. Benz ver-

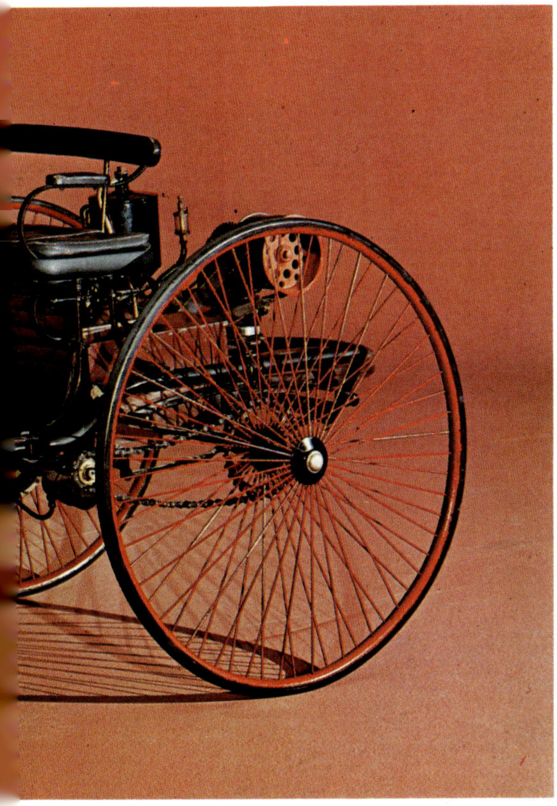

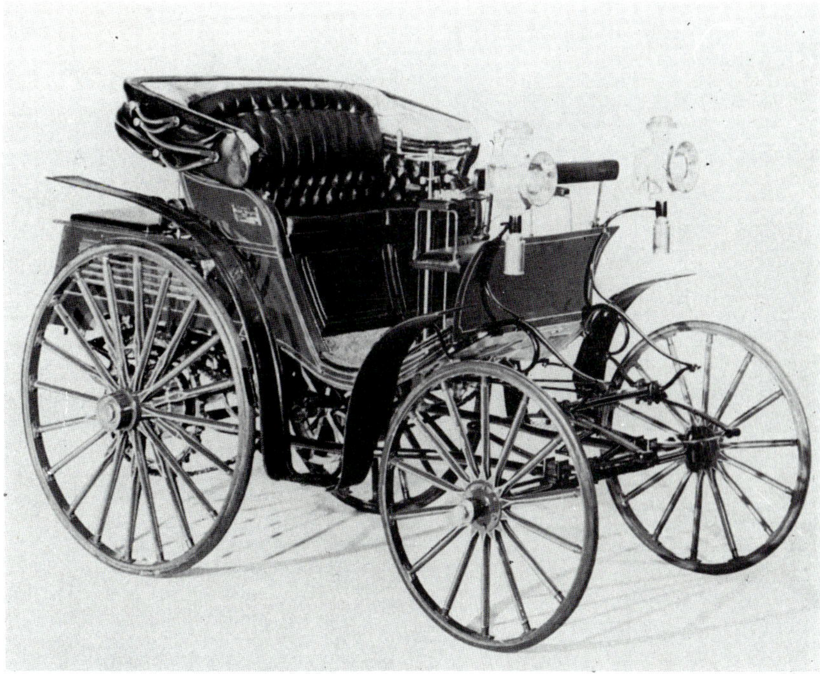

Oben: Benz' erstes 1893 gebautes vierrädriges Automobil.

Unten rechts: Titelseite der französischen Zeitschrift *La Locomotion Automobile* von 1896. Die Bilder zeigen, von links nach rechts, ein dreirädriges Elektroauto, ein vierrädriges Benzinmodell und ein vierrädriges Fahrzeug mit Schornstein, das Passagierwagen zieht.

kaufte 1887 in Paris sein erstes Auto. Ein Jahr später waren in seiner Fabrik 50 Arbeiter mit dem Bau des dreirädrigen Modells beschäftigt. Sein erstes Vierrad-Modell baute er 1893.

In den Jahren zwischen 1885 und 1895 wurden in Europa viele der berühmten Automobilwerke gegründet. In den Vereinigten Staaten war seit 1879 ein Patent für ein Automobil anhängig, das der Rechtsanwalt und Erfinder George Baldwin Seddon beantragt hatte, ohne je ein Fahrzeug zu bauen. Das erste in Amerika gebaute, benzingetriebene Auto war wahrscheinlich das der Brüder Charles Edgar und James Frank Duryea, das 1893 durch die Straßen von Springfield in Massachusetts gefahren wurde. Aber dieser Anspruch ist umstritten.

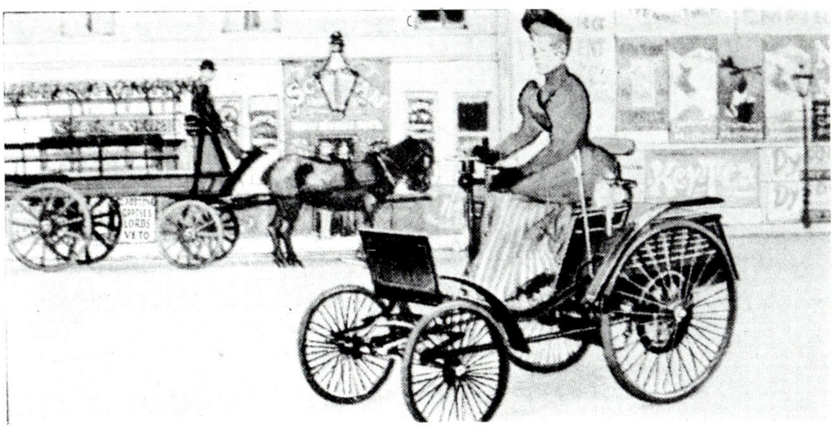

Unten: Vierrädriges Auto mit einer Frau am Steuer.

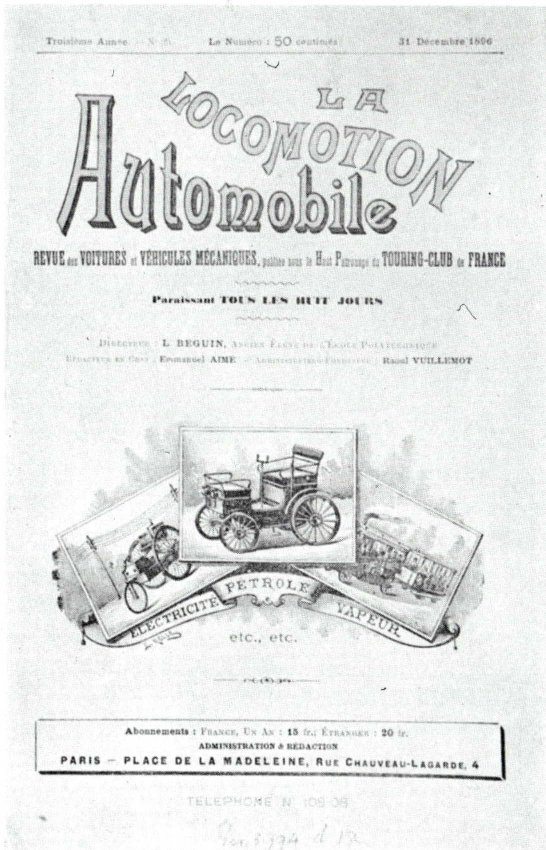

Wilhelm Röntgen
1845 – 1923

Die Entdeckung der X- oder Röntgen-Strahlen durch den deutschen Physiker Wilhelm Conrad Röntgen revolutionierte die medizinische Therapie und Diagnose. Außerdem erwiesen sie sich für viele Bereiche von Wissenschaft und Industrie als wichtiges Hilfsmittel.

Röntgen wurde von der Schule verwiesen und konnte seine Ausbildung nicht abschließen. Daher wurde er an keiner Universität angenommen und studierte statt dessen Ingenieurwissenschaften am Polytechnikum Zürich. Als er Assistent bei dem angesehenen deutschen Physiker August Kundt wurde, gab er seine Absicht, Ingenieur zu werden, jedoch bald auf. Röntgen lernte viele Teilgebiete der Physik kennen und entschloß sich, Grundlagenforschung statt angewandter Wissenschaft zu betreiben. Später erhielt er eine

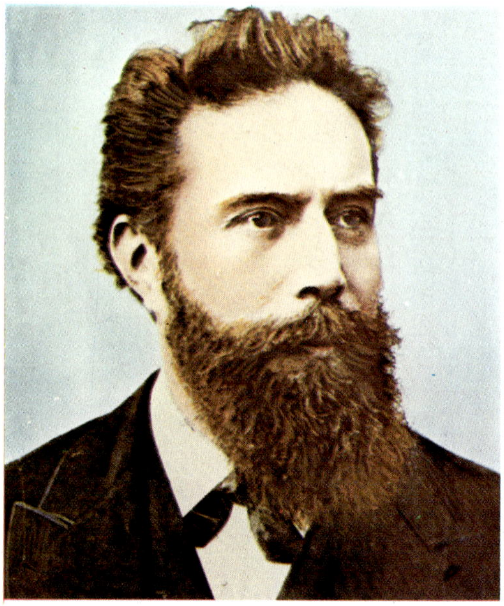

Stelle an der Universität Würzburg. Dort machte er 1895 als Leiter des Instituts für Physik seine historische Entdeckung.

Er untersuchte das Verhalten der Kathodenstrahlen. Sie entstehen an der negativen Elektrode einer Entladungsröhre, wenn eine hohe Stromspannung zwischen den beiden Elektroden erzeugt wird. Röntgen interessierte sich besonders für das schwache Glühen, das die Strahlen in bestimmten chemischen Substanzen hervorrufen. Um es besser beobachten zu können, verdunkelte er das Laboratorium und umhüllte die Kathodenstrahlenröhre mit schwarzer Pappe. Als er die Röhre einschaltete, stellte er überrascht fest, daß dadurch ein Glühen in der am anderen Ende des Raums stehenden Bariumverbindung hervorgerufen wurde. Zwar war bekannt, daß sie fluoreszierte, wenn sie Kathodenstrahlen ausgesetzt wurde, aber Röntgen wußte, daß diese die Pappumhüllung der

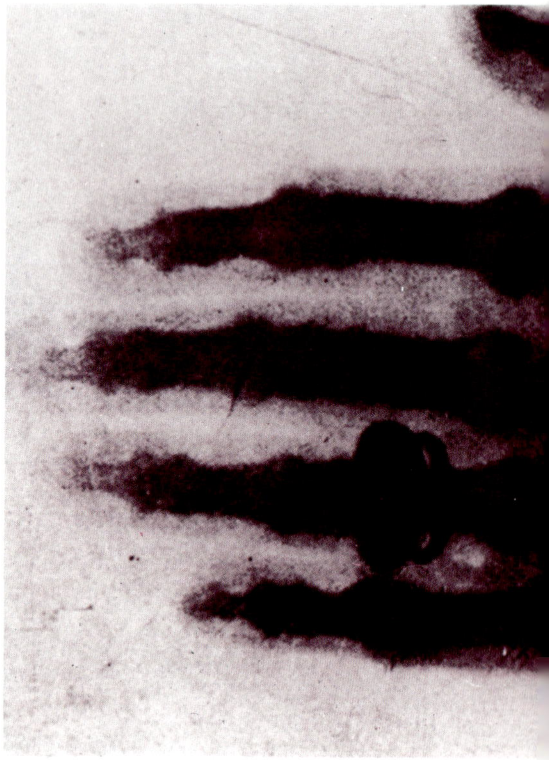

Rechts: Eines der ersten Röntgen-Bilder zeigt die Hand von Röntgens Frau. Die Strahlen dringen durch die Haut, aber werden von Knochen und Metallringen absorbiert. Röntgens Aufnahmen verwiesen auf einen der wichtigsten Anwendungsbereiche der Röntgenstrahlen — die medizinische Diagnose. Schon wenige Monate nach ihrer Entdeckung wurden Röntgenstrahlen in der Zahnmedizin und bei Knochenbrüchen oder zur Lokalisierung von Fremdkörpern, z.B. Kugeln, verwandt. Mit Hilfe von Kontrastmitteln konnte man auch Aufnahmen von inneren Organen machen und Tumore feststellen.

Entladungsröhre keinesfall durchdringen konnten.

Die weitere Untersuchung ergab, daß die Substanz sogar in einem benachbarten Raum zu glühen begann, sobald die Röhre eingeschaltet wurde. Röntgen war klar, daß außer den bekannten Kathodenstrahlen noch andere von der Entladungsröhre ausgehen mußten. Sie drangen offenbar durch die meisten Stoffe und konnten vom menschlichen Auge nicht wahrgenommen werden. Durch Experimente fand er heraus, daß die geheimnisvollen Strahlen durch relativ dicke Pappdeckel

Unten: Postkarte aus den letzten Jahren des 19. Jahrhunderts. Die Röntengenstrahlen beschäftigten die Vorstellungskraft weiter Bevölkerungskreise; man schrieb ihnen geheimnisvolle Fähigkeiten zu, wie z.B. Rohmetall in Gold zu verwandeln oder Studenten als Lernhilfe Schaubilder ins Gehirn zu prägen.

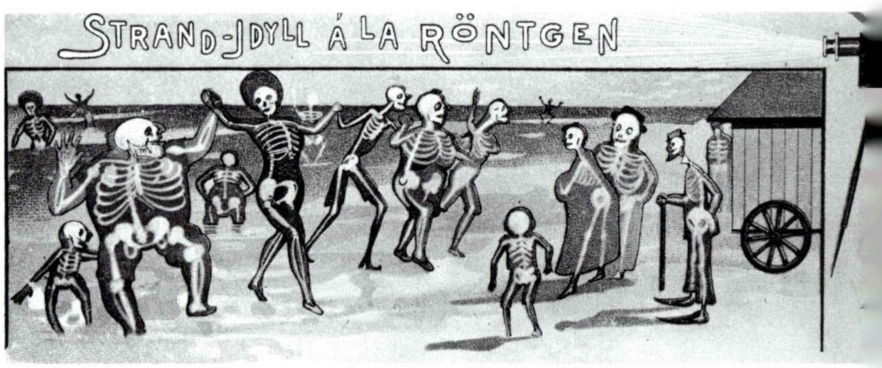

und selbst dünne Metallplatten dringen konnten. Da er ihre Herkunft nicht kannte, nannte er sie X-Strahlen.

Röntgen entdeckte, daß mit X-Strahlen erstaunliche Photographien möglich waren. Diese Erkenntnis stand im Mittelpunkt seiner ersten öffentlichen Vorlesung über die X-Strahlen im Jahre 1896. Nachdem er seine Versuche beschrieben hatte, bat er einen Hörer nach vorn und photographierte dessen

Hand mit X-Strahlen. Die entwickelte Aufnahme zeigte klar und deutlich die Handknochen. Röntgens Demonstration war ein riesiger Erfolg; wenige Tage später wurden X-Strahlen in Amerika dazu benutzt, eine Kugel im Bein eines Mannes zu lokalisieren.

Die Bedeutung der Röntgen-Strahlen war jedoch nicht auf die medizinische Diagnose beschränkt. Wissenschaftliche Untersuchungen ihres Verhaltens führten direkt zur Entdeckung der Radioaktivität. Röntgens Arbeit begründete daher nicht nur eine bedeutende neue medizinische Technik, sondern spielte auch eine wichtige Rolle für die Erforschung des Atoms und seines Kerns.

Röntgen nahm zwar wissenschaftliche Ehrungen an, einschließlich des Physik-Nobelpreises. Er weigerte sich jedoch standhaft, auch nur einen Teilaspekt des Röntgen-Verfahrens patentieren zu lassen, dessen Bedeutung für die Menschheit er als ausreichende Belohnung ansah. Sein Idealismus wurde ihm schlecht gedankt: er starb völlig verarmt während der Inflation.

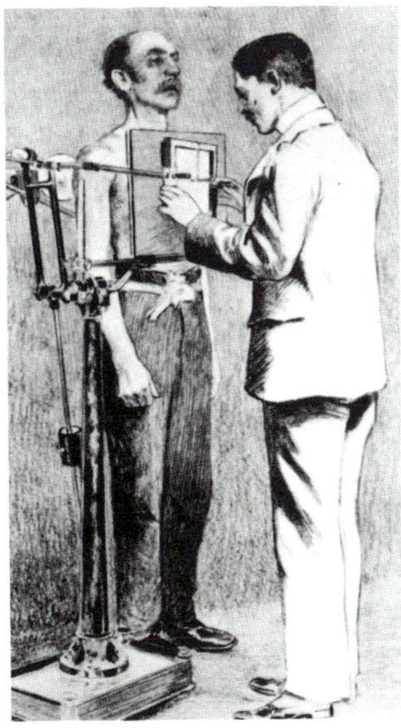

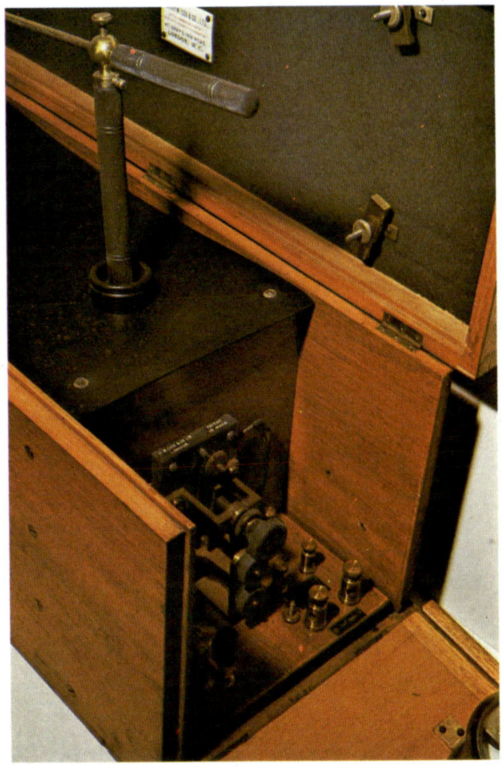

Oben: Röntgen-Apparat von 1903. Er benutzte parallele X-Strahlen zur Darstellung der inneren Organe und ihrer realen Größe.

Rechts: Röntgens erster X-Strahlen-Apparat.

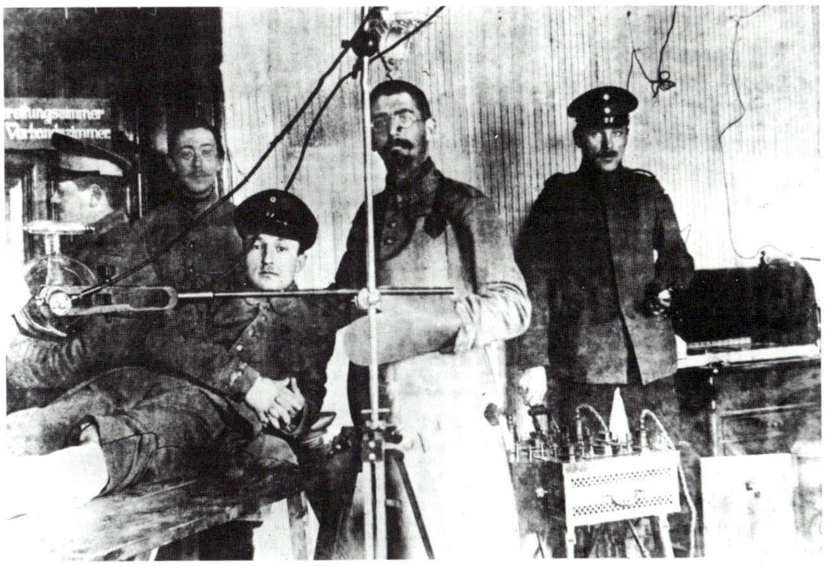

Oben: Deutscher Soldat bei einer Durchleuchtung im ersten Weltkriegs.

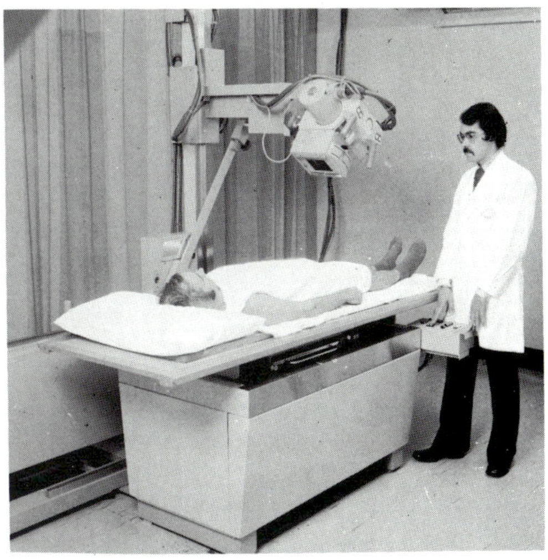

Rechts: Schichtröntgen, ein Röntgenverfahren zur Untersuchung des ganzen Körpers. Der Apparat ist so konstruiert, daß Aufnahmen des Patienten aus verschiedenen Winkeln gemacht werden können.

Alexander Graham Bell

1847 – 1922

Die Entwicklung des Telefons ist die bekannteste Leistung des begabten, einfallsreichen Erfinders Alexander Graham Bell, der damit wohl die bedeutendste Revolutionierung im Kommunikationswesen geschaffen hat.

Bell wurde in Edinburgh geboren. Sein Vater entschloß sich 1870, nach Nordamerika auszuwandern. Der junge Alexander erwies sich bald als bemerkenswert guter Sprachlehrer für Gehörlose. Mit 25 Jahren eröffnete er in Boston seine eigene Schule zur Ausbildung von Lehrern für Gehörlose. Schon ein Jahr später erhielt er eine Professur für Stimmphysiologie an der Universität Boston.

Rechts: Das von Bell auf den Markt gebrachte Telefon. 1877 ersetzte Bell die Hautmembrane des Hör- und Sprechteils durch eine Stahlmembrane. Eine weitere Verbesserung stammt von seinem Assistenten Thomas Watson, der entdeckte, daß ein Dauermagnet die Schwingungen der Membrane weit besser wiedergeben konnte, als das zunächst verwandte elektromagnetische System. Er wurde von einer Hartgummiröhre ummantelt und bildete so die Standardform des Hörers, bis das französische Telefon aufkam.
Unten links: Bell erprobt 1892 die Telefonverbindung zwischen New York und Chikago.

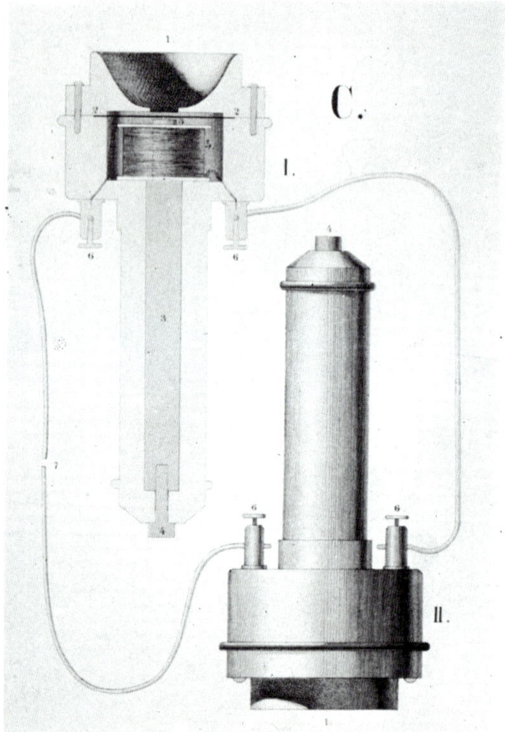

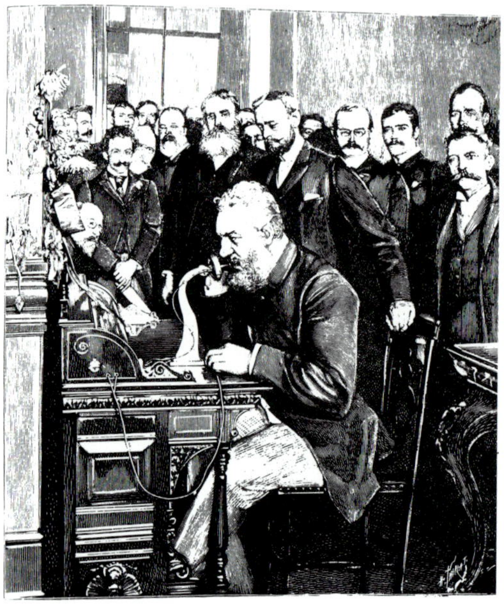

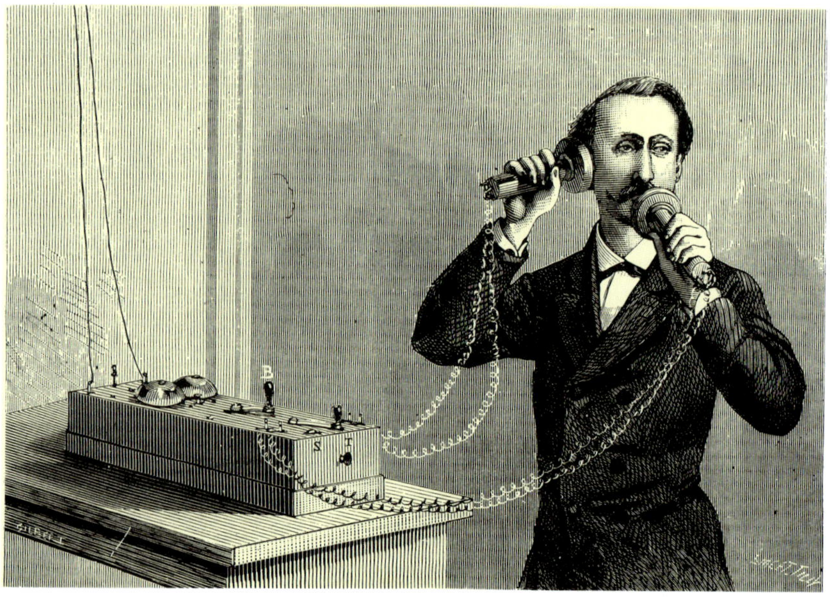

Oben: Erprobung eines Bell-Telefons. Hör- und Sprechteil waren ähnlich in der Konstruktion.

Bells Interesse an Sprache und Kommunikation brachte ihn offenbar auf die Frage, wie man die menschliche Stimme übertragen könne. Er war jedoch nicht der einzige Wissenschaftler, der auf diesem Gebiet forschte. Einer der ersten war der deutsche Erfinder Philipp Reis, der einen Sender-Empfänger baute, der aber noch keine verständliche Tonübertragung ermöglichte.

Elisha Gray arbeitete in ähnlicher Richtung wie Bell und baute auf den gleichen technischen Grundlagen auf, so daß sie um die Patentrechte stritten. Beiden kam der Gedanke an ein Telefon bei einem Versuch, mehrere telegraphische Botschaften gleichzeitig über eine Leitung zu übermitteln. Trotz technischer Unzulänglichkeiten folgerten sie, daß sich auf diesem Wege auch die menschliche Stimme übertragen lassen müßte.

Das Grundproblem war, die Schwingungen der menschlichen Stimme in elektrische

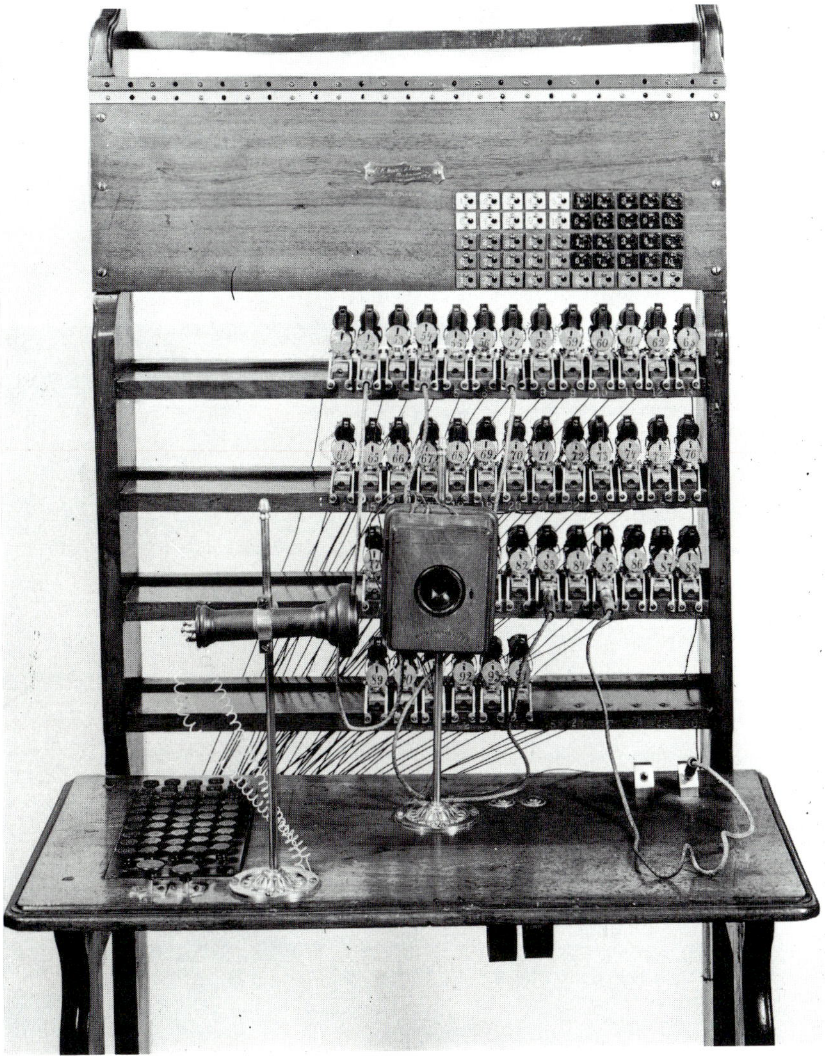

Signale zu verwandeln, diese von einem Sender über eine Leitung zum Empfänger zu übertragen und dort als Schall wahrnehmbar zu machen. Bell und sein Mitarbeiter Walson, ein Elektroingenieur, experimentierten mit einer Hautmembrane, in deren Mitte ein Eisenstück befestigt war. Schallwellen ließen die Membrane vibrieren und versetzten so das Eisenstück in Schwingungen, was dann elektrischen Strom in einer Magnetspule induzierte. Am Empfängerende versetzte ein Elektromagnet ebenfalls eine Membrane in Schwingungen, die diese auf die Luft übertrug und als Schall wahrnehmbar machte.

Anfangs hatten sie keinen Erfolg, aber sie waren überzeugt, auf dem richtigen Weg zu sein. Anfang 1876 war sich Bell seiner Sache sicher und meldete am 14. Februar ein Patent an, das 7. März bestätigt wurde. Drei Tage später konnte Bell seinem Assistenten die erste telefonische Mitteilung zukommen lassen: „Watson, kommen Sie bitte sofort, ich brauche Sie". Er hatte sich die Säure einer Batterie über die Hose gegossen.

Ebenfalls am 14. Februar, jedoch zwei Stunden später, meldete Elisha Gray seine Erfindung beim Patentamt an. Gray war Bell in einer Beziehung voraus. Sein Patent sah eine Metallmembrane vor, die der von Bell überlegen war. Bell war sich jedoch weit mehr über die Möglichkeiten eines funktionierenden Telefonsystems und seinen kommerziellen Wert im klaren als Gray.

Nach mehrmonatiger Arbeit konnten Bell und Watson ihre Erfindung in Betrieb nehmen. Die Hautmembrane hatten sie durch eine Stahlmembrane ersetzt. Nur der Sender machte noch Schwierigkeiten, die schließlich durch die Erfindung des Kohlemikrophons beseitigt werden konnten, für das Thomas Alva Edison die Patentrechte besaß. Es besteht aus Kohlekörnern zwischen einer Membrane und einer festen Elektrode, deren Widerstand sich durch mehr oder weniger starkes Zusammendrücken der Kohlekörner im Takt der Beschallung der Membrane ändert und dadurch einen relativ starken, von einer Stromquelle gelieferten Strom steuert.

Der außerordentlich erfinderische Bell befaßte sich auch mit Fragen der Flugforschung. Er baute große tetraedrische Drachen und beteiligte sich an der Gründung der Flugversuchsgesellschaft der Vereinigten Staaten. Er konstruierte ein Tragflügelboot, das 1918 einen Geschwindigkeitsweltrekord aufstellte. Er erfand auch das Graphophon, eines der ersten Geräte, mit dem Töne aufgezeichnet werden konnten. Seine Arbeit mit Gehörlosen blieb für ihn auch in den Jahren des Erfolgs von vorrangiger Bedeutung. Mit den Gewinnanteilen, die das Graphophon abwarf, gründete er die Amerikanische Gesellschaft zur Förderung des Sprachunterrichts für Gehörlose, die heute nach ihm benannt ist. Er sagte einmal, es sei ihm lieber, als Lehrer der Gehörlosen in Erinnerung zu bleiben statt als Erfinder des Telefons.

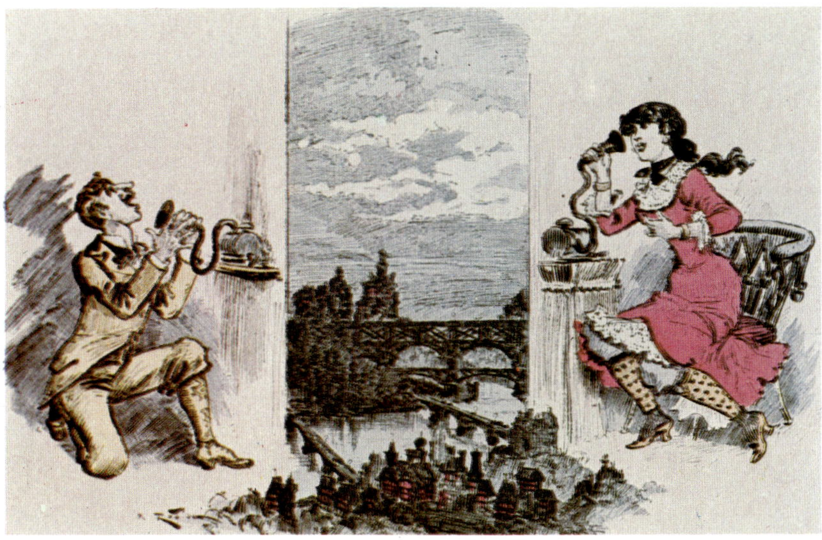

Oben links: Telefonvermittlungsanlage mit wenigen Anschlüssen.

Oben rechts: Das Telefon, eine Erfindung für Verliebte.

Thomas Alva Edison

1847 – 1931

Der Name von Thomas Alva Edison ist geradezu gleichbedeutend mit Erfindung. Am Ende seines Lebens besaß er 1093 Patente, darunter für die Glühbirne, das Kohlemikrophon, den Phonographen, den Kinetographen, den ersten funktionierenden Apparat zur Aufnahme von Bewegungsphasen. Er baute auch die erste Einrichtung, die der Erfindung gewidmet war — das Industrieforschungslabor.

Edisons Schulzeit endete nach drei Monaten abrupt damit, daß er als zurückgeblieben vom Unterricht ausgeschlossen wurde. In Wirklichkeit war er durch Scharlach schwerhörig geworden. Danach wurde er von seiner Mutter unterrichtet, und sie weckte in ihm den grenzenlosen Wissensdurst, der ein Grundzug seines Wesens wurde. Schon mit 10 Jahren richtete er sein erstes Laboratorium im Keller des elterlichen Hauses ein und brachte sich selbst die Grundkenntnisse in Chemie und Elektrizität bei.

Sein erstes Geld verdiente er mit 12 Jahren durch den Verkauf von Zeitungen auf der Eisenbahnstrecke nach Detroit. Mit 16 hatte er sich selbst das Telegraphieren beigebracht und betätigte sich jahrelang als Gelegenheitsarbeiter auf diesem Gebiet. Außerdem experimentierte er und hielt sich technisch auf dem laufenden. Man sagte ihm magische Fähigkeiten im Reparieren von defekten Geräten nach. 1869 wurde er zur Goldbörse in der Wall Street geholt, um den neuen telegraphischen Goldpreisanzeiger zu reparieren, worauf man ihm sofort die Wartung des Gerätes übertrug.

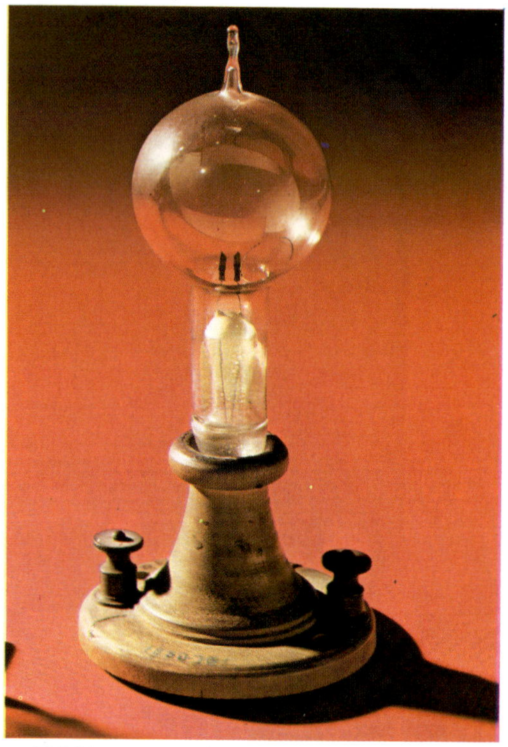

Rechts: Edisons Glühlampe von 1879. Vierzig Jahre hatte man experimentiert, um eine funktionstüchtige Kohlefadenlampe zu konstruieren. Die Entwicklung einer speziellen Absaugpumpe war hierfür ebenso wichtig wie ein zuverlässiger Kohlenfaden. Andernfalls wäre der Faden oxydiert und verbrannt. Luftdichte Fassungen mußten ebenfalls entwickelt werden.

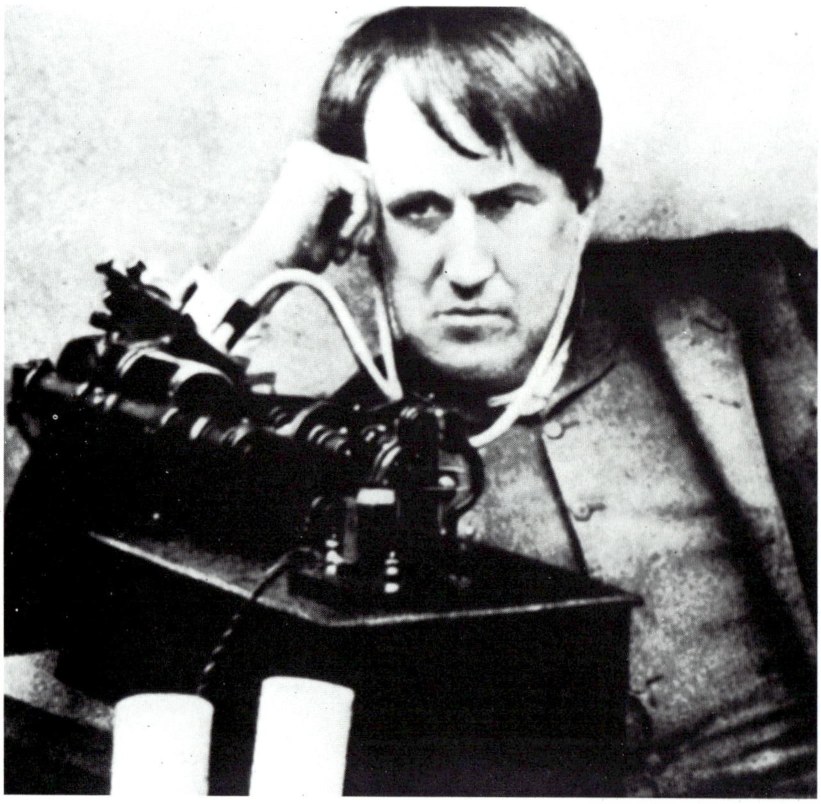

1876 konnte Edison sein eigenes Laboratorium oder seine „Erfindungsfabrik", wie er es nannte, einrichten. Hier führte er Auftragsforschungen durch und solche, die ihn selbst interessierten. Das Labor wurde in dem Dorf Menlo Park in New Jersey errichtet, und hier, im ersten Industrieforschungslabor der Welt, machte er seine berühmtesten Erfindungen. Die erste war 1876 das Kohlemikrophon, eine wesentliche Verbesserung des Telefons, das im gleichen Jahr von Alexander Graham Bell erfunden worden war. Der Phonograph — das erste funktionierende Grammophongerät — folgte 1877. Er zeichnete die Töne mit Hilfe einer Stahlnadel und einer Membrane auf einer mit Stanniol überzogenen Walze auf. Wachswalzen und -scheiben wurden später von anderen erfunden.

Edison wandte sich dann der Entwicklung der Glühlampe zu. Auf diesem Gebiet hatte der englische Erfinder Sir Joseph Swan seine Forschungen um 20 Jahre früher begonnen. Mehr als ein Jahr lang suchte Edison systematisch nach einem geeigneten Faden mit ausreichender Brenndauer. Schließlich verwandte er getrocknete Baumwollfäden. Swan stellte als erster eine funktionierende Birne her, aber

Edison erkannte die Notwendigkeit paralleler Leitungen, da sonst der Stromkreis unterbrochen wurde, wenn man eine Birne ausschaltete. Vor allem aber war er sich über die Notwendigkeit eines entwickelten Stromnetzes klar. Dem ersten Kraftwerk der Welt, das in der New Yorker Pearl Street errichtet wurde, liegen Entwürfe Edisons zugrunde.

1887 baute Edison in West Orange in New Jersey das Edison Laboratorium. In diesem

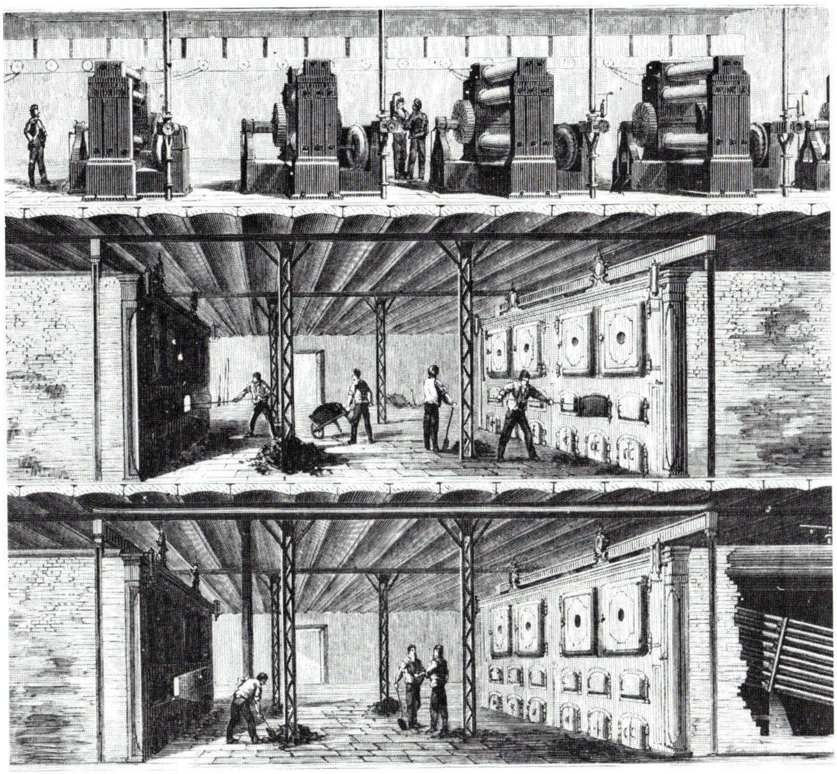

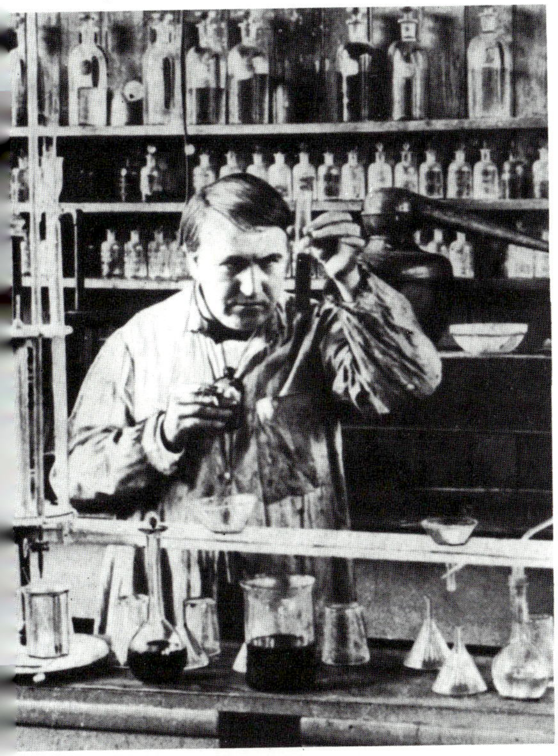

Oben rechts: Das Kraftwerk in der New Yorker Pearl Street, 1884. Es basierte auf Edisons Gleichstromversorgungssystem.

Links: Edison bei der Arbeit.

Unten: Edisons Heimphonograph von 1896. Er war zugleich Aufnahme- und Wiedergabegerät.

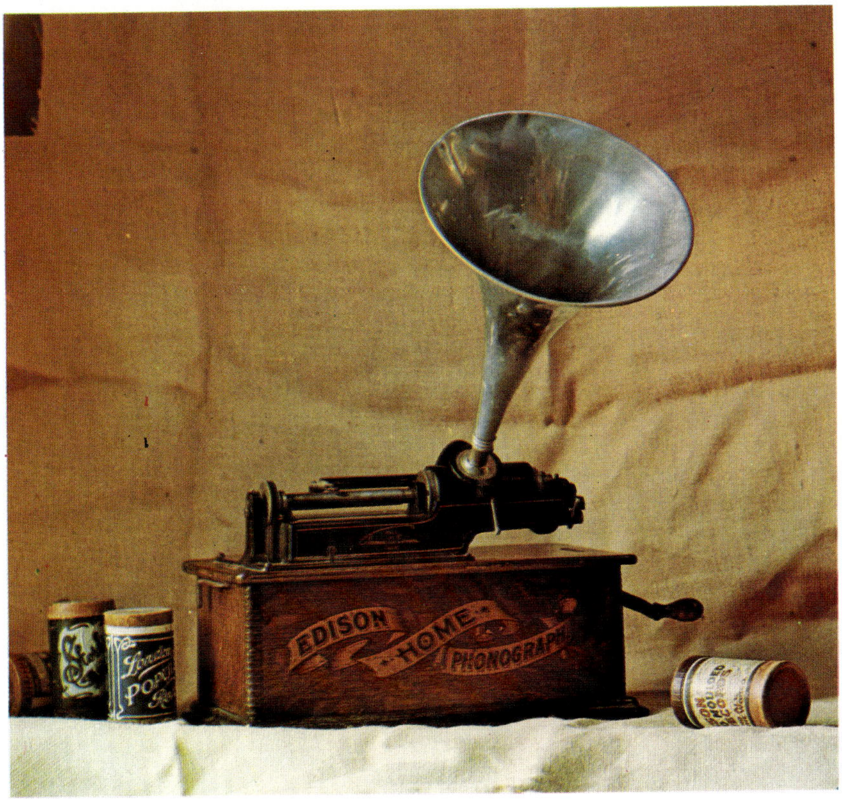

technologischen Zentrum, das zehnmal größer war als das Dorflabor in Menlo Park, verbesserte er seine früheren Entdeckungen und machte neue. Hier vervollkommnete er den Kinetographen, den ersten einsatzfähigen Apparat zur Aufnahme bewegter Bilder, der 1891 patentiert wurde. Er arbeitete mit dem von George Eastman entwickelten perforierten Rollfilm, der horizontal durch den Kinetographen lief, entwickelt wurde und im Kinetoskop — einem Wiedergabegerät nach dem Prinzip des Guckkastens — betrachtet werden konnte. Der Kinetograph wurde jedoch bald durch den Kinematographen der Brüder Lumière in Paris überholt, der mit Projektion arbeitete.

Im Laufe seines Lebens erwarb und verlor Edison gewaltige Reichtümer. Er gründete viele Tochterfirmen, die sowohl seine Erfindungen, aber auch die anderer auf den Markt brachten. In einigen Fällen wurde er beschuldigt, sich fremde Ideen angeeignet, ihnen den letzten Schliff gegeben und so die Patentrechte erworben zu haben.

Im wesentlichen war Edison ein ganz auf die Praxis ausgerichteter Erfinder, der für zuverlässige Resultate bekannt war. Trotz seiner Abneigung gegen Wissenschaftstheoretiker trägt eine abstrakte Entdeckung seinen Namen: der Edison-Effekt. Bei diesem glühelektrischen Effekt handelt es sich um die Emission freier Elektronen aus einer erhitzten Kathode (Glühdraht); er wurde später zur Grundlage für die Entwicklung der Elektronenröhre.

Iwan Petrowitsch Pawlow

1849 – 1936

Der russische Physiologe Iwan Petrowitsch Pawlow trug viel zur Entwicklung der Medizin bei, besonders zur Erforschung der Verdauung. Am bekanntesten wurde er durch seine Entdeckung der bedingten Reflexe, wodurch die Verhaltensforschung und die Lerntheorie nachhaltig beeinflußt wurden.

Pawlow wurde in dem kleinen Dorf Rjasan in Zentralrußland geboren. Er studierte Chemie und Physiologie und promovierte 1879. Danach verbrachte er zwei Jahre in Deutschland, wo er den Blutkreislauf und die Physiologie der Verdauung studierte.

Nach seiner Rückkehr begann Pawlow mit eigenen Forschungen, zuerst über die Herzkranzgefäße. Seine Arbeit erregte große Aufmerksamkeit, und 1890 wurde er Professor für Physiologie an der Kaiserlichen Medizinischen Akademie. Hier begann Pawlow seine berühmte Versuchsreihe mit Hunden. Er führte Schläuche in die Speiseröhre und den Magen des Hundes ein. Wenn Futter durch den Schlauch in die Speiseröhre gelangte, wurden trotzdem Magensäfte abgesondert, die dort durch den Schlauch entnommen werden konnten. Ohne Wissen des Hundes in den Magen gelangtes Futter wurde viel langsamer verdaut als das normal verzehrte.

Wurde nun die Futtergabe durch ein akustisches Signal wie Glockenläuten eingeleitet oder begleitet, so zeigte sich nach mehreren Wiederholungen, daß der Speichelfluß auch ohne Futtergabe einsetzte. Pawlow nannte diese Erscheinung den „konditionierten" Reflex und den Lernvorgang „Konditionierung". Der konditionierte Reflex unter-

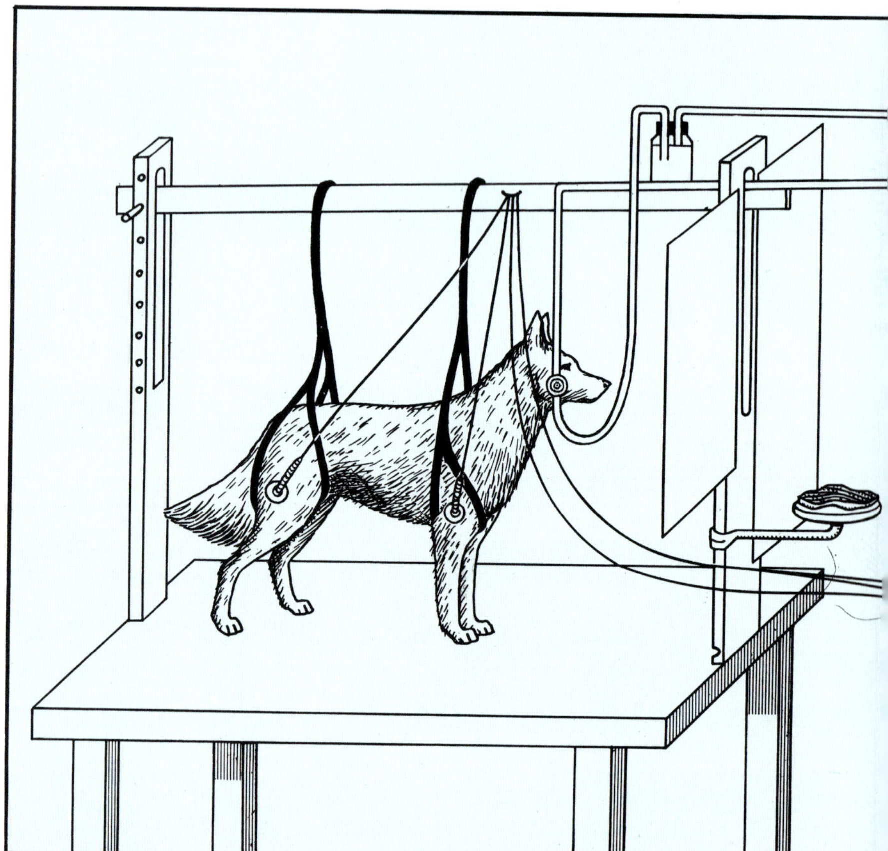

scheidet sich vom natürlichen, z.B. dem schnellen Zurückziehen der Gliedmaßen bei einem schmerzhaften Reiz, dadurch, daß er erlernt werden muß. Wenn ein Hund beim Fleischfressen Speichel absondert, ist dies ein unkonditionierter Reflex. Geschieht das

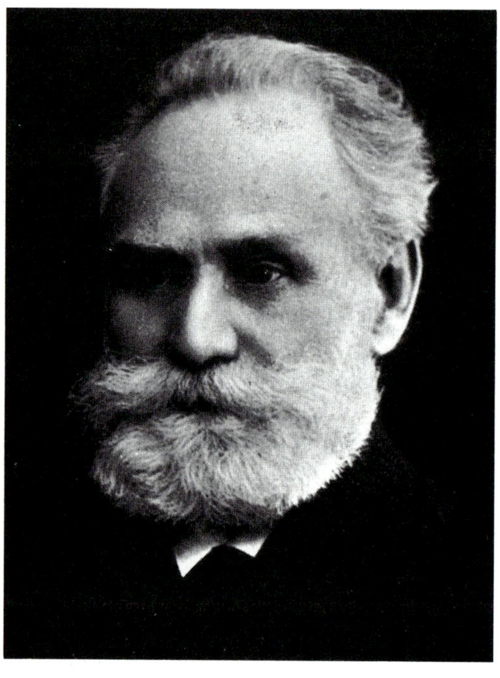

Unten rechtes: Pawlow (Mitte) zusammen mit seinen Laborassistenten und einem Hund.

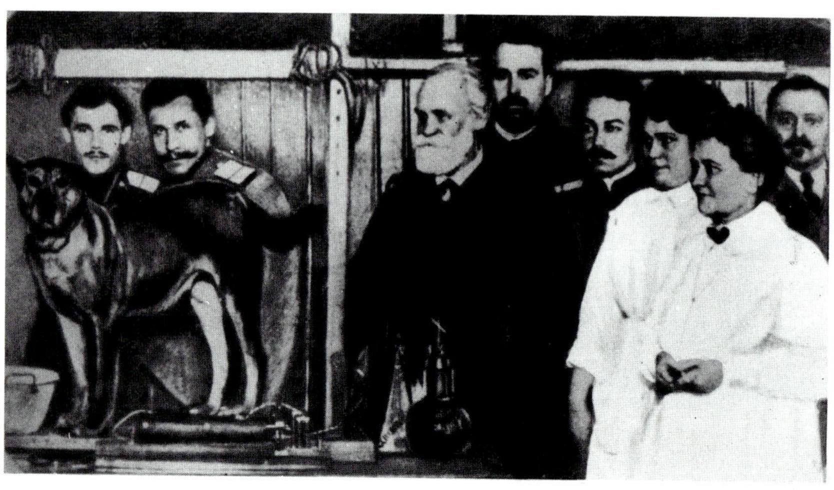

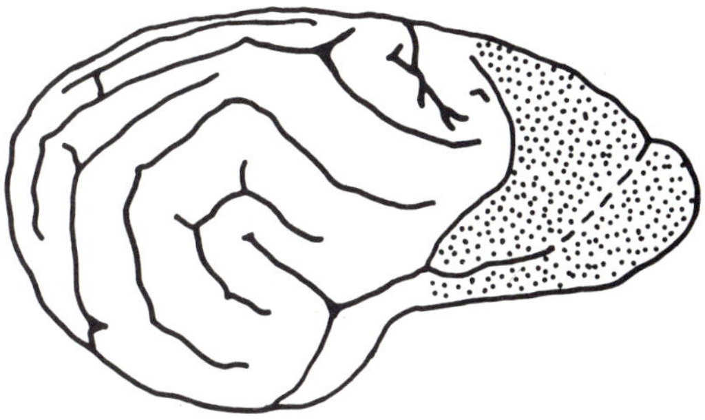

Links: Pawlow benutzte den konditionierten Reflex der Speichelsekretion, um die steuernden Nervenzentren im Gehirn aufzuzeichnen. Nach Entfernung der Stirnlappen (gepunktet) verschwanden die durch Tastreize konditionierten Reflexe und konnten nicht wieder erzeugt werden. Andererseits kehrten die Sicht- und Gehörreflexe, die vorher bestanden hatten, schon bald nach der Operation zurück, und es gelang sogar, neue zu erzeugen.

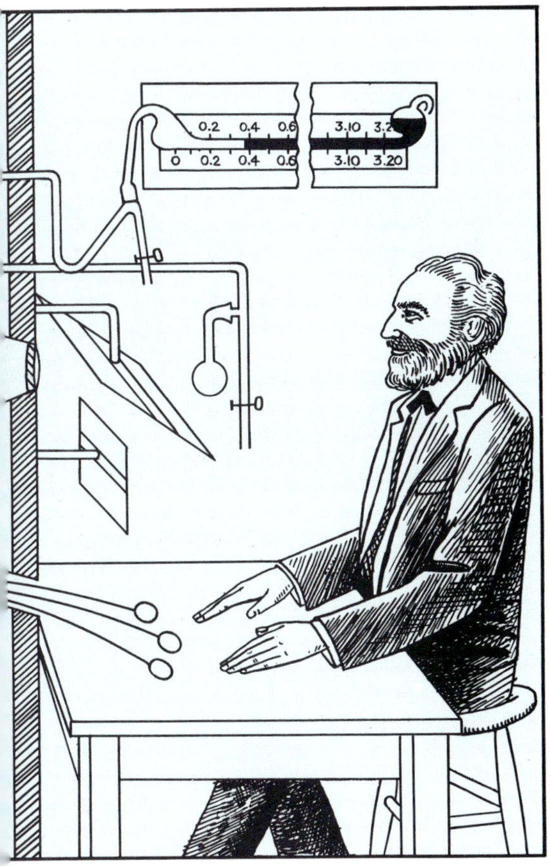

Links: Pawlows Versuchsanordnung zur Messung der Speichelmenge, die während des konditionierten Reflexes entstand. Der Apparat besteht im wesentlichen aus zwei Teilen: dem Hundekäfig, wo der Reflex erzeugt wird, und dem Beobachtungsstand, in dem der Speichel des Hundes herausgepumpt, gesammelt und gemessen wird.

gleiche beim Anblick von Fleisch, handelt es sich um einen konditionierten Reflex. Pawlow zeigte, daß ein Hund, der ohne jedes Fleisch aufgezogen wird, überhaupt nicht darauf reagiert, da er es nicht als Futter identifiziert.

Weitere Forschungen über die Lernpsychologie führten Pawlow zu der Erkenntnis, daß Unterbrechungen das Erlernen des Reflexes behindern. Die „äußere Hemmung“, wie sie heute genannt wird, entspricht der Notwendigkeit von Ruhe und Stille, die in jedem Studien- oder Lernprozeß erforderlich ist. Er entdeckte auch die „innere Hemmung“. Sie tritt auf, wenn ein konditionierter Reflex wie die Reaktion auf ein Glockenzeichen erlernt wurde und dann die Futtergabe ausbleibt. Der Speichelfluß des Hundes hört schließlich auf. Die Reaktion wird nicht vergessen, sondern unterdrückt.

Eine der bedeutendsten Entdeckungen Pawlows war, daß die für diesen Reflex verantwortlichen Hirnteile nur bei höher entwickelten Tieren vorhanden sind. Er versuchte daher, seine Theorien auch auf menschliche Verhaltensweisen anzuwenden. Nach seiner Auffassung kapseln sich psychisch Kranke vor der Welt ab, weil sie alle auf sie einwirkenden Reize als schädlich oder bedrohlich empfinden.

Pawlows Arbeit wurde oft mit Gehirnwäsche verwechselt. Tatsächlich steht fest, daß viele alltägliche Reaktionen konditionierte Reflexe sind, angefangen beim durch Überraschung hervorgerufenen Augenblinzeln bis zum Bremsen vor einer roten Ampel.

Pawlow setzte seine Laborforschungen bis an sein Lebensende fort. Er war ein offener und heftiger Kritiker des Marxismus und des sowjetischen Systems, jedoch so angesehen, daß er unbehelligt blieb. Ihm wurden in Rußland sämtliche wissenschaftlichen Ehrungen zuteil, und 1904 erhielt er den Nobelpreis für Medizin für seine Arbeit über die Physiologie der Verdauung.

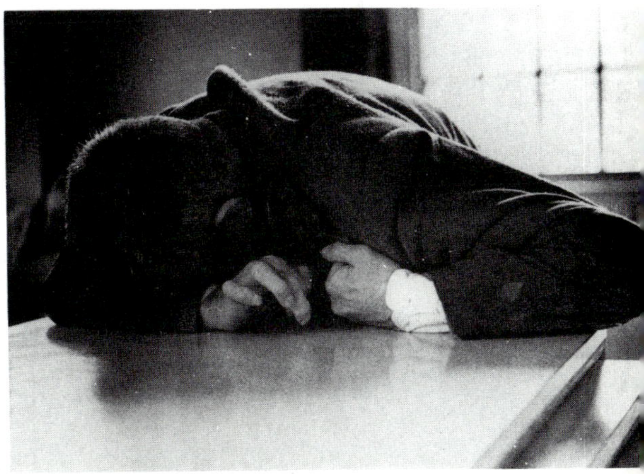

Rechts: Isolation und Verzweiflung eines depressiven Patienten. Pawlow glaubte, daß Psychosen dadurch hervorgerufen werden, daß sich Abwehrreaktionen gegen eine Welt voll schädlicher Reize herausbilden, die zuvor Erregung ausgelöst hatten. Das russische System der Behandlung von psychisch kranken Menschen unter Bedingungen, die äußere Reizeinflüsse ausschließen, basiert auf Pawlows Ideen.

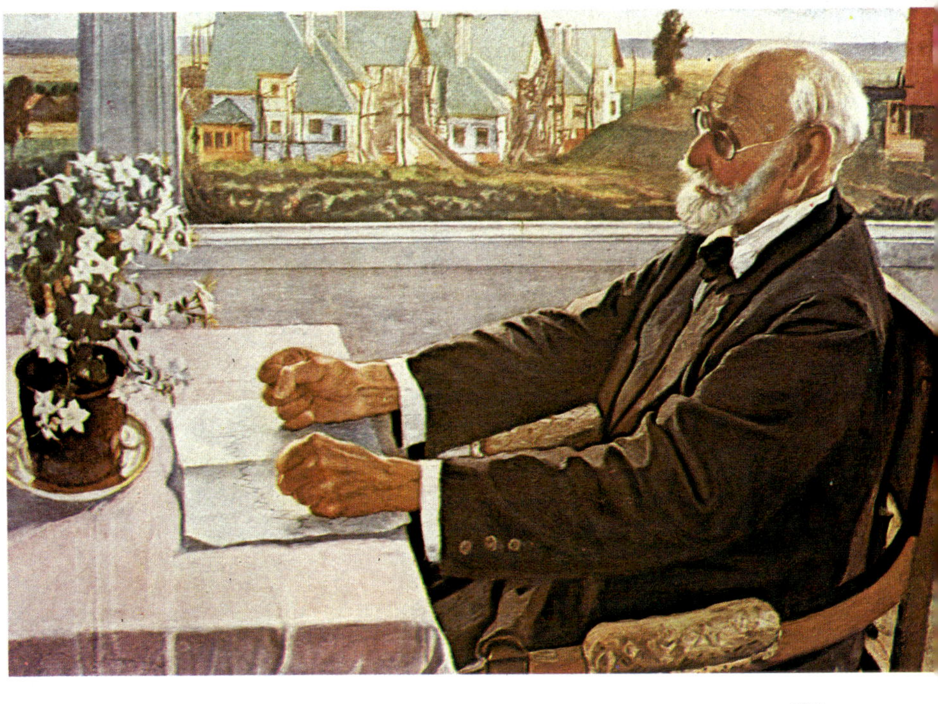

Unten: In seinen späteren Jahren stand Pawlow in Opposition zur Sowjetregierung.

Henri Antoine Becquerel

1852 – 1908

Mit der Entdeckung des heute als Radioaktivität bekannten Phänomens leitete der französische Physiker Henri Antoine Becquerel das Atomzeitalter ein. Seine historischen Experimente mit Uranverbindungen gaben der Menschheit einen ersten Hinweis auf den riesigen unentdeckten Vorrat an Energie, der im Atom selbst liegt.

Becquerels Entdeckung der Radioaktivität und seine späteren Forschungen zeigten, daß die Strahlung des Uranatoms winzige geladene Teilchen enthielt, und begründeten damit die moderne Atomtheorie.

Becquerel wurde in Paris geboren; schon sein Vater und sein Großvater waren bekannte Physiker, und so studierte auch er Physik. Nach dem Abschlußexamen begann er mit

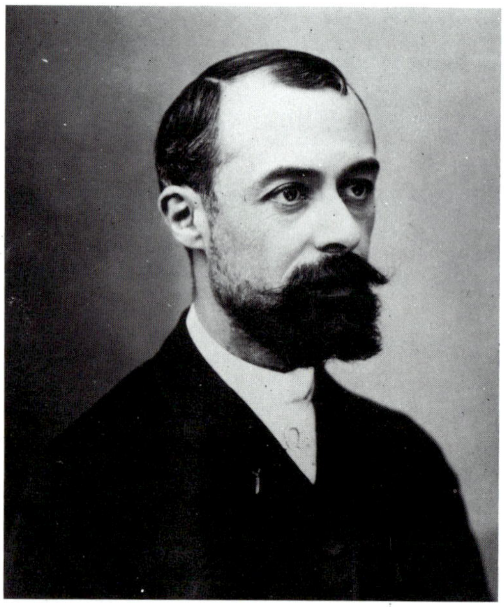

eigenen Forschungsarbeiten, die sich wie die seines Vaters mit Fluoreszenz beschäftigten. 1896 stieß er beinahe zufällig auf ein Phänomen, das die bedeutendsten Konsequenzen für die Wissenschaft und die Zukunft der Menschheit haben sollte.

Ein paar Jahre zuvor hatte der deutsche Physiker Wilhelm Conrad Röntgen eine neue Art von Strahlen entdeckt, die offenbar durch Pappe und Metallfolie zu dringen vermochten. Da ihm kein passender Name für sie einfiel, nannte er sie X-Strahlen. Röntgens Entdeckung machte Becquerel neugierig, ob die von ihm studierte Fluoreszenz sowohl X-Strahlen als auch sichtbares Licht enthalten könnte. Damals untersuchte er eine Uranverbindung, das Kaliumuranylsulfat. Um seinen Gedanken zu überprüfen, setzte Becquerel ein Quantum dem Sonnenlicht aus und wickelte es dann in Metallfolie. Danach legte er es in eine Dunkelkammer neben eine photographische Platte. Falls die Substanz neben dem sichtbaren Licht auch einige

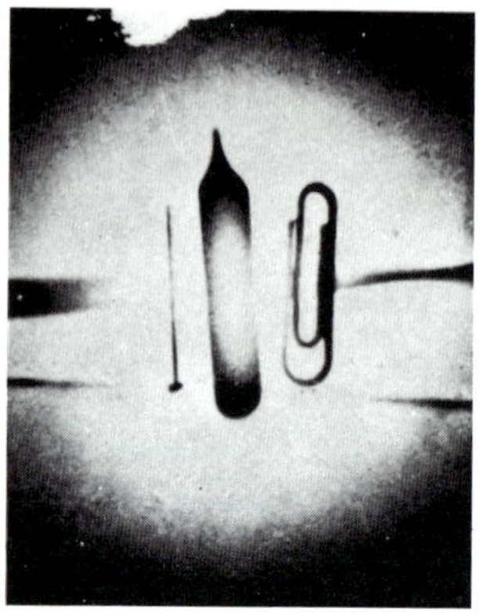

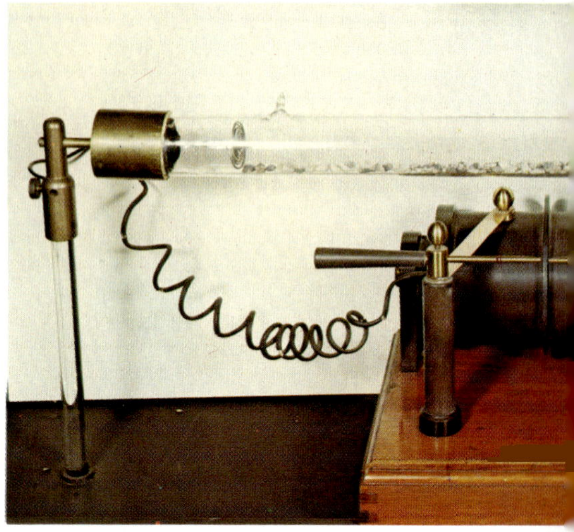

Oben: Schattenbild, mit Becquerel-Strahlen aus Radium aufgenommen. In den helleren Partien sind die Strahlen am intensivsten.

Oben rechts: Entladungsröhrenexperiment, 1857 von Becquerels Vater durchgeführt, der viel Zeit auf die Erforschung der Fluoreszenz verwandte. Zwischen den beiden Elektroden an den Enden der Röhre wurde eine Stromspannung hergestellt, die hoch genug war, das im Innern befindliche Gas zu ionisieren. Sobald der Druck in der Röhre reduziert wurde, begann das Gas zu glühen. Fluoreszierende Röhren, wie die Neon- und Quecksilberdampflampen sind moderne Beispiele von Entladungsröhren.

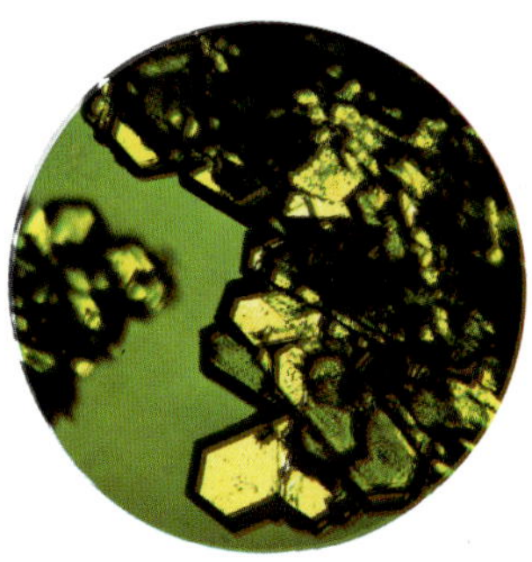

Unten: Kaliumuranylsulfat-Kristalle.

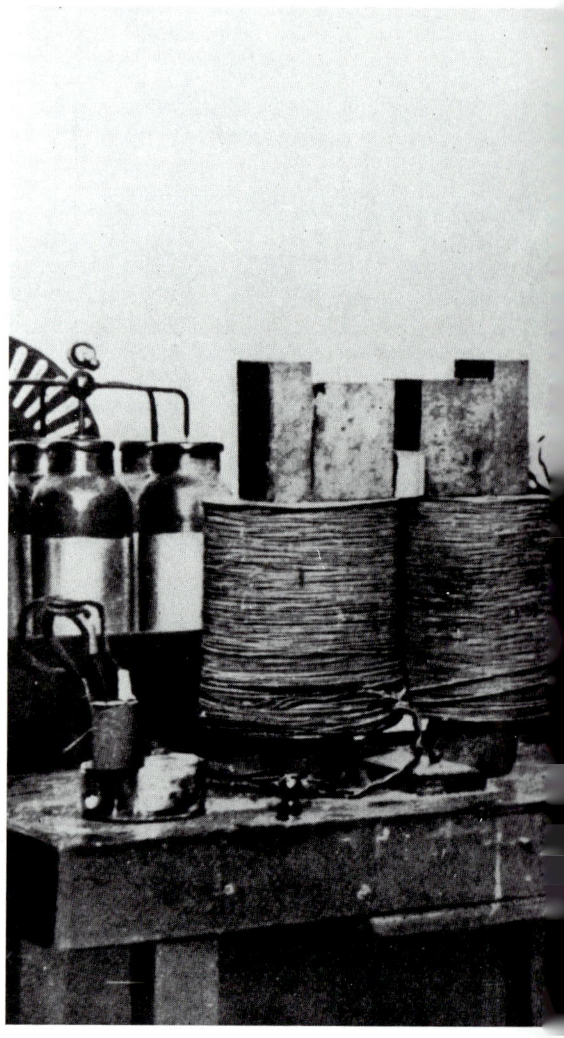

X-Strahlen aussandte, mußten diese nach Becquerels Meinung die Metallfolie durchdringen und sich auf der photographischen Platte abzeichnen.

Zu Becquerels Entzücken erwies sich die Platte, nachdem sie entwickelt worden war, als erheblich eingeschwärzt. Obwohl es tagelang bedeckt war, wiederholte er das Experiment und stellte erstaunt fest, daß die Platte genauso stark eingeschwärzt worden war wie beim ersten Mal. Daraufhin legte er die Uranverbindung in einen fest verschlossenen Kasten, so daß absolut kein Licht sie erreichen und Fluoreszenz hervorrufen konnte, deponierte in der Nähe eine photographische Platte, die abermals vollständig eingeschwärzt wurde. Becquerel war klar, daß die Strahlen unabhängig von der Fluoreszenz von der Substanz ausgingen. Weitere Untersuchungen zeigten, daß offensichtlich nur chemische Substanzen, die Uran enthielten, natürliche Strahlenquellen waren.

1899 bewies Becquerel, daß die Strahlung durch ein magnetisches Feld abgelenkt werden konnte und daher, zumindest partiell, aus winzigen geladenen Teilchen bestand, also nicht mit Röntgens X-Strahlen identisch war. In den folgenden Jahren wurden weitere Elemente entdeckt, von denen die gleiche Strahlung ausging. Das wichtigste war das Radium, das 1898 von Marie und Pierre Curie entdeckt wurde. Marie Curie nannte die Strahlung „Radioaktivität".

Becquerels Arbeit stand am Beginn einer erregenden Folge von Entdeckungen. Da es sich bei ihm einwandfrei nicht um X-Strahlen handelte, konzentrierten sich die Physiker und er selbst darauf, der Sache auf den Grund zu gehen. Es stand bald außer Zweifel, daß sie zwei Arten von winzigen geladenen Teilchen zusammen mit elektromagnetischer Strahlung enthielten, ähnlich wie die Röntgenstrahlen, aber stärker als diese. Heute bezeichnen wir sie als Gamma-Strahlen. Diese Entdeckung bedeutete, daß die Atome radioaktiver Substanzen selbst Energie in Form verschiedener Strahlen aussenden und daß sie daher eine Art innerer Struktur besitzen müssen. Dies war die Initialzündung für den unaufhaltsamen wissenschaftlichen Fortschritt, der bis in die Gegenwart reicht, und damit auch der Beginn des Atomzeitalters.

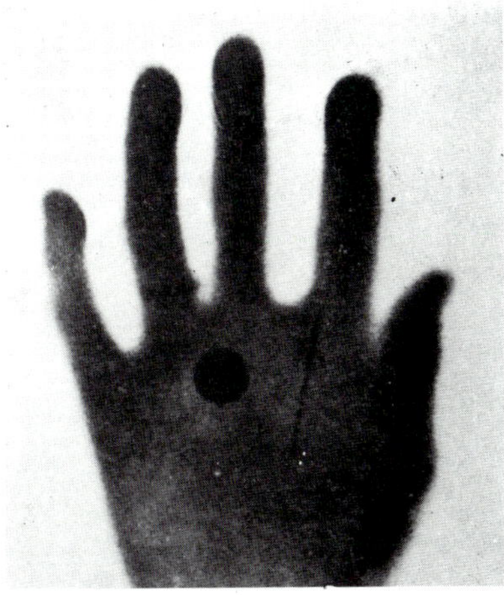

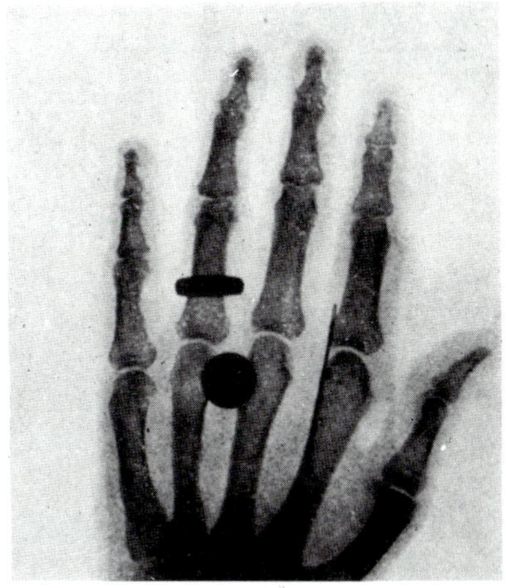

Oben: Röntgenbilder der Hand. Das linke Bild ist mit Becquerels Gammastrahlen aufgenommen, das rechte mit Röntgens X-Strahlen. Ursprünglich glaubte man, die inneren Körperstrukturen mit Gammastrahlen, statt mit Röntgenstrahlen untersuchen zu können, die einen komplizierten Apparat erfordern, während Gammastrahlen von einer kleinen Radiummenge erzeugt werden. Doch wie das Bild zeigt, dringen die Gammastrahlen fast ebenso leicht durch Knochen wie durch Fleisch.

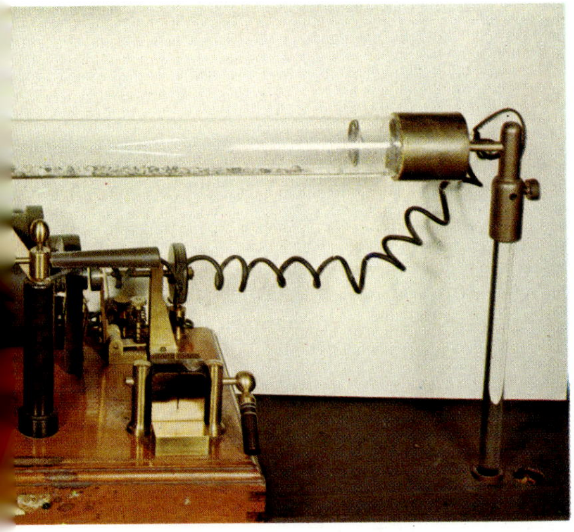

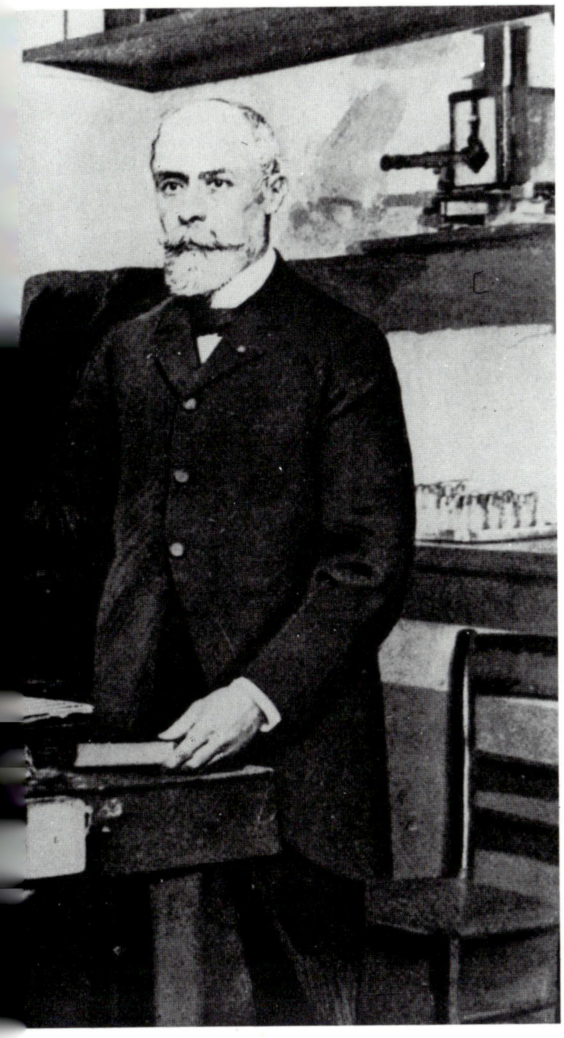

Unten: Ablenkung von Radiumstrahlen durch einen Magneten. A: Radiumstrahlen treten aus den Öffnungen an beiden Seiten der Röhre aus, in der sich die Strahlungsquelle befindet. Es ist kein Magnet in der Nähe. B: Ein Elektromagnet befindet sich direkt unter der Röhre. C: Der gleiche Vorgang mit einem stärkeren Magneten.

Links: Becquerel im Alter.

A

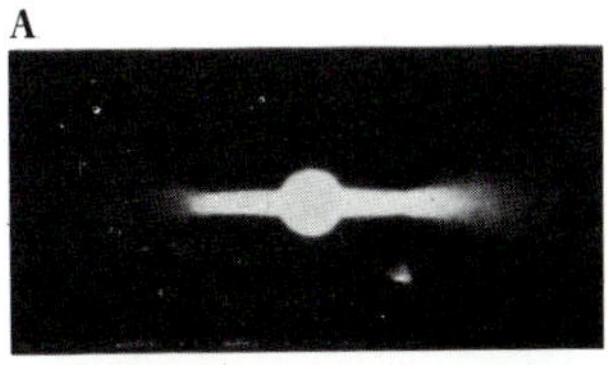

B

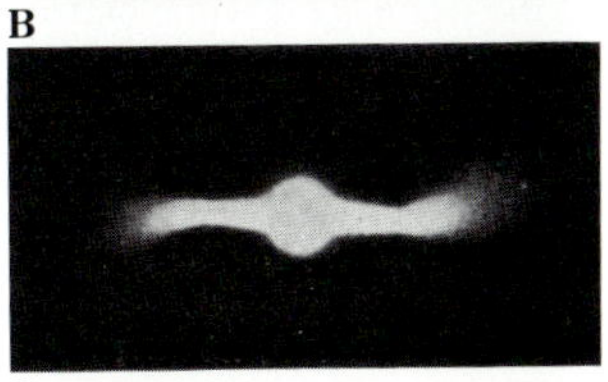

C

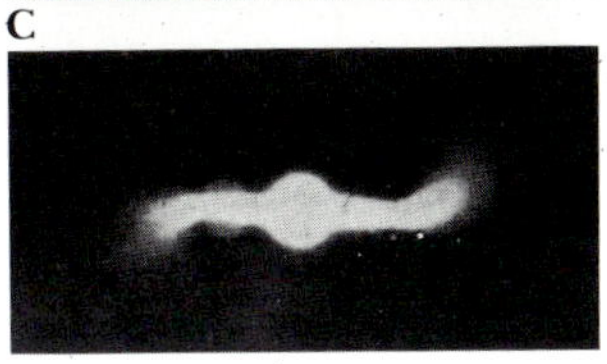

Albert Abraham Michelson

1852 – 1931

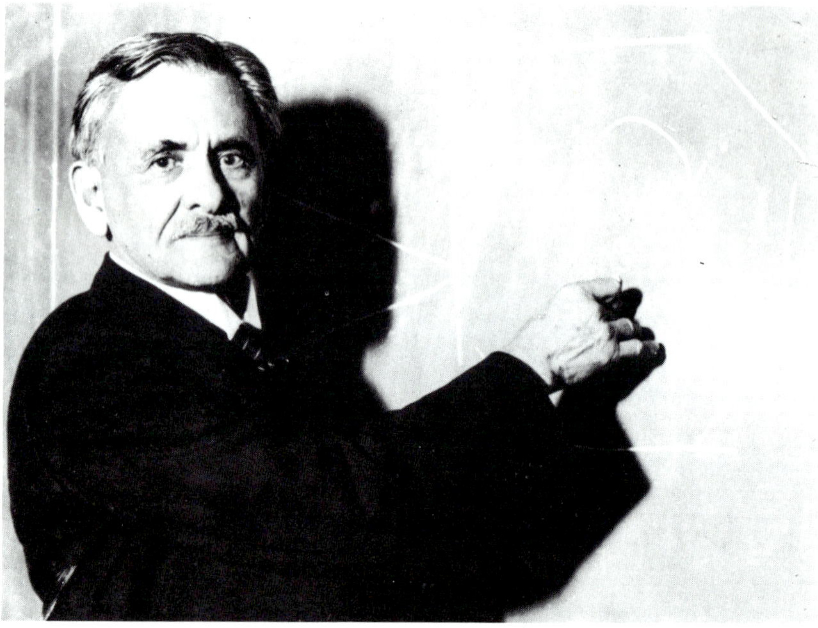

Oben: Albert Abraham Michelson.

Dem amerikanischen Physiker deutscher Abstammung Albert Abraham Michelson verdankt die Physik die Präzisionsmessung der Lichtgeschwindigkeit. Er widerlegte auch die Annahme eines ruhenden „Weltäthers". Sein berühmtes, zusammen mit Edward W. Morley 1887 durchgeführtes Experiment schuf eine Erfahrungsgrundlage für Einsteins Relativitätstheorie.

Mit 17 Jahren trat Michelson in die Marine-Akademie der Vereinigten Staaten ein und wurde nach seinem Examen Dozent für Naturwissenschaften. Bald faszinierte ihn das Problem der Messung der Lichtgeschwindigkeit, und er beschloß, die Akademie zu verlassen und sich mit den neuesten Ergebnissen der Optik zu befassen. Nach ausgedehnten Studien in Europa, besonders in Frankreich und Deutschland, kehrte er in die USA zurück und begann seine Experimente.

Bereits in seiner ersten Versuchsreihe 1882 erwies sich Michelsons Messung der Lichtgeschwindigkeit mit 299 789 Kilometer pro Sekunde als so präzise, daß sie erst nach 50 Jahren von ihm selbst korrigiert wurde.

Für seine Experimente entwickelte Michelson den sogenannten Interferometer, mit dem sich ein Lichtstrahl in zwei Teile spalten, in verschiedene Richtungen lenken und dann wieder vereinigen ließ. Michelson glaubte, daß die beiden wieder zusammengeführten Teile des Strahls, wenn sie unterschiedlich lange Strecken gleich schnell zurückgelegt haben, in der Phase verschoben sein und eine Reihe von hellen und dunklen Streifen aufweisen müßten, die Interferenzstreifen. Auch wenn beide Teile des Strahls gleiche Strecken unterschiedlich schnell zurückgelegt haben, müßten Interferenzstreifen auftreten. Michelson beschloß, diese Idee zur Messung der Erdgeschwindigkeit im Vergleich zum nach damaliger Auffassung ruhenden „Weltäther" zu nutzen.

Wenn er den einen Teil des Lichtstrahls in Richtung der Erddrehung und den anderen

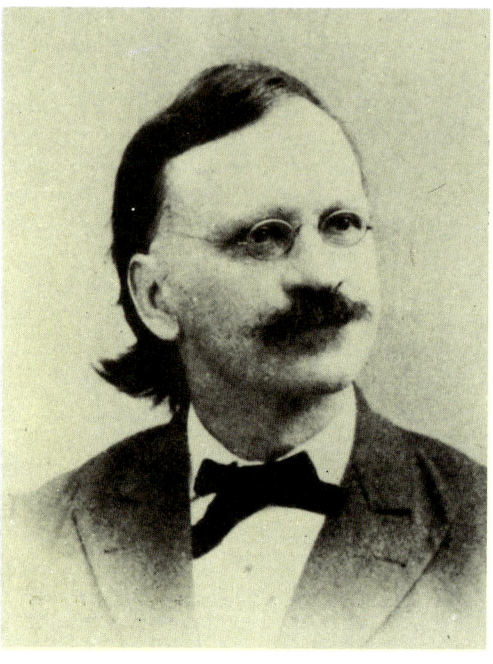

Links: Edward Morley, der amerikanische Chemiker und Physiker, der mit Michelson das Experiment zur Bestimmung der Erdbewegung im Verhältnis zum Äther durchführte.

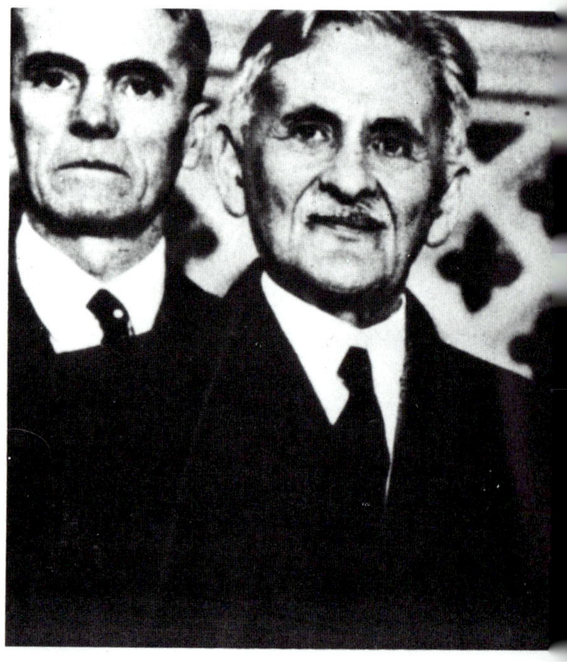

Rechts: Michelson (zweiter von links) und Albert Einstein (rechts). Einstein wußte, was er Michelson verdankte, dessen Experiment bedeutenden Einfluß auf die Relativitätstheorie hatte.

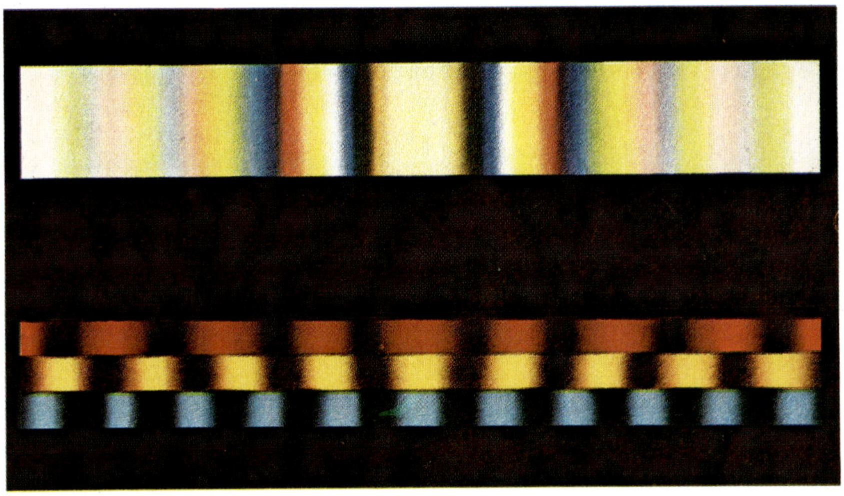

im rechten Winkel dazu durch den Äther lenkte, müßte der eine schneller sein als der andere. Wenn er die beiden Teile wieder zusammenführte, nachdem sie die gleiche Strecke zurückgelegt haben, ließe sich der Grad der Phasenverschiebung an den Interferenzstreifen ablesen. Daran könnte man dann wiederum die Geschwindigkeit der Erddrehung im Äther messen.

Bei Michelsons ersten Experimenten entstanden keine Interferenzstreifen. Nach wiederholten Fehlschlägen tat er sich 1887 mit seinem Freund und Kollegen Edward Morley zusammen. Sie trafen strenge Vorsichtsmaßnahmen, um Versuchsfehler auszuschließen. Verwirrt und bestürzt mußte Michelson erkennen, daß auch dieser Versuch restlos gescheitert war. Aber das berühmte Experiment wurde zu einem Beispiel dafür, daß negative Ergebnisse sich manchmal als ebenso wertvoll wie positive erweisen können. Als plausibelste Erklärung für das Mißlingen galt in Fachkreisen bald die radikale These, daß es gar keinen Äther gab, was freilich wieder neue Probleme aufwarf. Licht wurde als Schwingung im Äther definiert. Konnte es aber eine Schwingung außerhalb eines Mediums geben? Michelson hatte Gedanken über die Natur des Lichts und des Raums ausgelöst, die 18 Jahre später in Einsteins Relativitätstheorie gipfelten. Einstein nahm die Ergebnisse von Michelsons Versuchen als Erfahrungsgrundlage und ging davon aus, daß die Lichtgeschwindigkeit konstant ist.

In den Jahren nach seinem berühmten Experiment widmete sich Michelson erneut seinem lebenslangen Interesse und erarbeitete noch genauere Methoden zur Messung der Lichtgeschwindigkeit. Doch er starb, bevor er den entscheidenden Versuch durchführen konnte, der seinen Assistenten überlassen blieb. 1933 gaben sie das Ergebnis bekannt: 299 748 Kilometer pro Sekunde. Dies bedeutete eine so geringfügige Abweichung vom heutigen Präzisionsmeßwert, daß man sich für einen stets um Exaktheit bemühten Wissenschaftler keine bessere Bestätigung wünschen könnte.

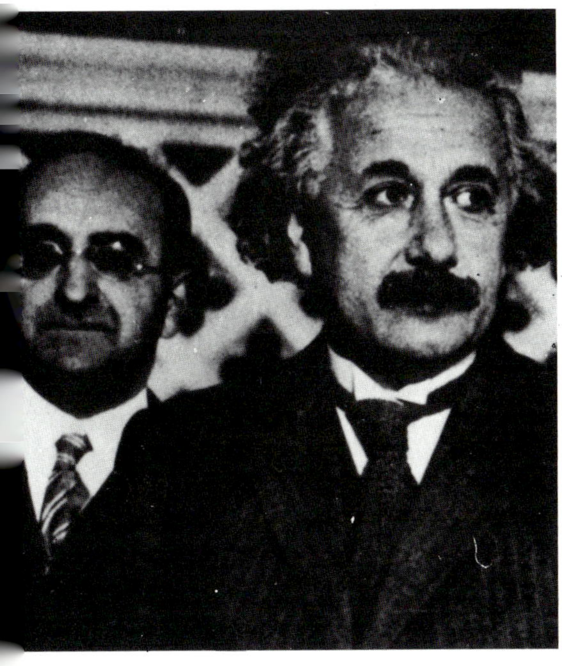

Oben: Da sich die Erde im Äther dreht, würde sich das Licht einmal mit dem Äther, einmal in Gegenrichtung bewegen. Die daraus entstehenden Geschwindigkeitsunterschiede müßte man dann an den Interferenzverschiebungen erkennen. Als sich bei seinem Versuch keine Interferenzverschiebung zeigte, war Michelson überzeugt, daß seine Vorrichtungen unzureichend waren.

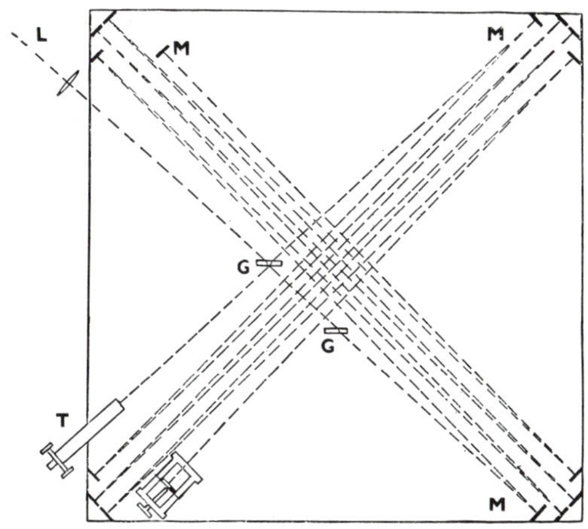

Oben rechts: Das Schaubild zeigt, wie von L ausgehendes Licht teilweise reflektiert und teilweise in sich kreuzenden Strahlen (in M und G) weitergeleitet wird. leitet wird. An T konnte abgelesen werden, daß die Lichtgeschwindigkeit sich nicht erkennbar veränderte, und zwar unabhängig von der Position des Beobachters.

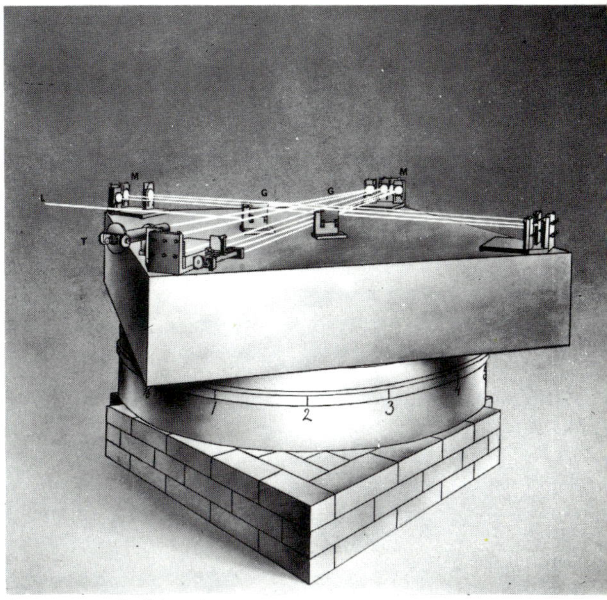

Rechts: Zeichnung des Drehtisches mit Spiegeln, der von Michelson und Morley für ihr Experiment zur Messung der Lichtgeschwindigkeit aufgebaut wurde.

Alphonse Bertillon

1853 – 1914

Der französische Polizeibeamte Alphonse Bertillon entwickelte die erste, allgemein angewandte systematische Methode zur Identifizierung von Verbrechern.

Alphonse Bertillon wurde in Paris als Sohn eines Arztes geboren. Sein Vater war technisch interessiert und entwarf viele Geräte, mit denen er genaue Körpermessungen vornehmen konnte. Sein Großvater war Bevölkerungsstatistiker und Autor eines einschlägigen Buches.

1879 nahm Bertillon ohne spezielle Ausbildung die einzige Stelle an, die sich ihm bot. Als Bürogehilfe in der Polizeipräfektur mußte er Formulare ausfüllen und abschreiben. Damals gab es noch keine systematische Methode zur Verbrechensaufklärung und Personenfeststellung. Man behalf sich mit vagen Angaben und neuerdings auch mit Photographien, die aber dank ihrer unzureichenden Qualität erkennungsdienstlich nichts brachten.

Bertillon empörten solche unwissenschaftlichen Methoden. Sie liefen allem zuwider, was er bei seinem Vater und Großvater gelernt hatte. Mit Hilfe dieser Kenntnisse entwickelte er ein eigenes Körpermeßverfahren. Es umfaßte Länge und Breite des Kopfes und

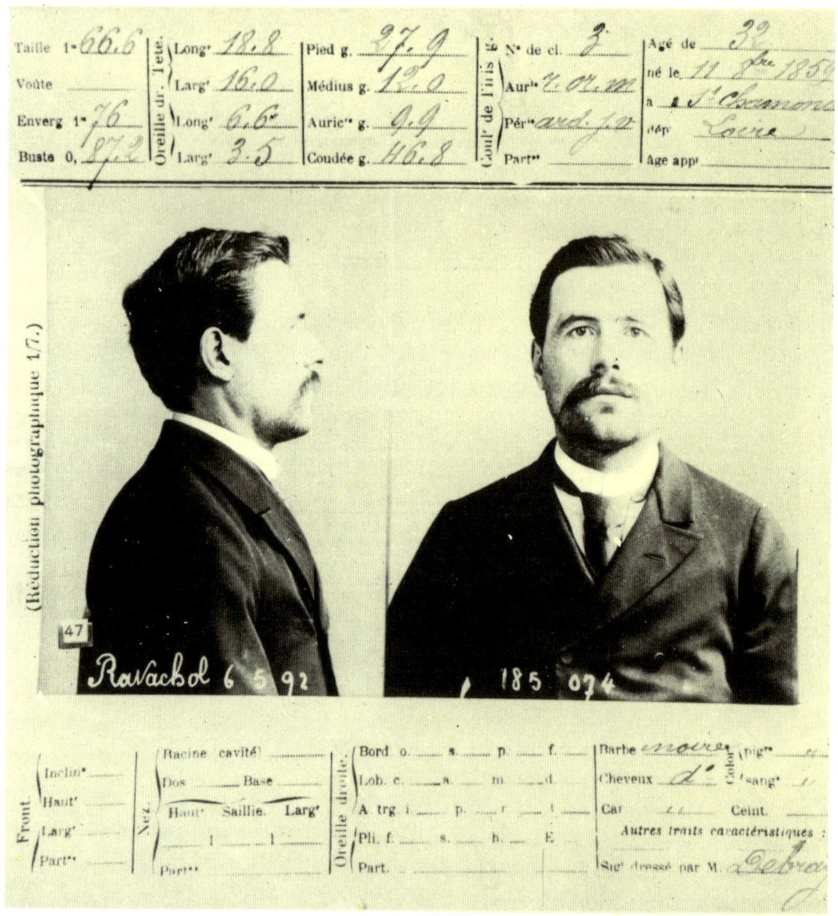

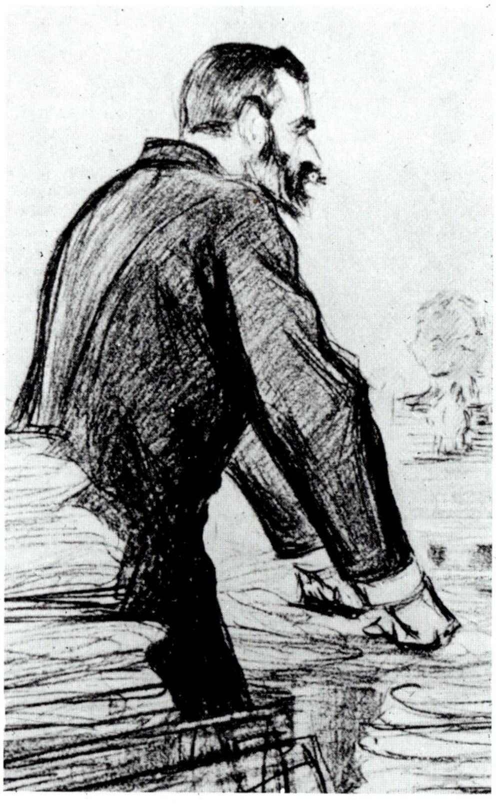

Oben: Illustrierte Personenbeschreibung. Bertillon wollte mit dem Profilbild Entstellungen durch Grimassen neutralisieren.

Links: Bertillon bei einer Vorlesung über sein Körpermeßverfahren, umgeben von bergeweise aufgehäuften Beweisstücken.

des rechten Ohrs; Abstand zwischen Ellbogen und Mittelfinger; Länge des linken Fußes; Länge der Mittel- und Zeigefinger; gesamte Körperlänge; Länge des Rumpfes; Abstand zwischen den Mittelfingerspitzen bei ausgestreckten Armen.

Zur Ergänzung entwickelte Bertillon die illustrierte Personenbeschreibung. Sie bestand aus zwei Aufnahmen, *en face* und Profil, die mit Bemerkungen über besondere Kennzeichen, wie Farbe der Augen, der Haare und Haarwuchs versehen wurden. Die Profilaufnahme war deshalb wichtig, weil sie durch Grimassen weniger verändert wurde.

Bertillon unterbreitete seine Methode dem Polizeipräfekten. Die Antwort darauf war ein Brief an Dr. Bertillon, daß sein Sohn vermutlich verrückt sei. Sein Vater riet ihm, die Ernennung eines neuen Präfekten abzuwarten, der ihm dann auch Gelegenheit bot, die

Vorteile seines Systems zu demonstrieren. Er hatte drei Monate Zeit, eine korrekte Identifizierung durchzuführen. Bertillon baute ein Karteisystem auf, das seine Aufzeichnungen übersichtlich machte. Im Februar 1883 gelang ihm seine erste Identifizierung.

Das Körpermeßverfahren, auch *Bertillonage* genannt, wurde bald in ganz Europa und in den Vereinigten Staaten angewandt. 1888 wurde die Abteilung für gerichtliche Personenfeststellung unter Bertillons Leitung aufgebaut. Er wurde zum Pionier im Gebrauch wissenschaftlicher Methoden anstelle von Spekulationen bei der Verbrechensaufklärung. Er entwickelte die metrische Photographie zur Tatortrekonstruktion, auf der sich durch Meßskalen an bestimmten Punkten die Größenverhältnisse und Entfernungen von Leichen, Fußabdrücken, Blutflecken und anderen Anhaltspunkten genau festlegen ließen. Vorher hatte man nur mit Skizzen gearbeitet. Er führte auch die Kontaktphotographie zur Analyse von Dokumenten ein. Eine photographische Platte wurde auf ein Dokument gelegt, und beide wurden einige Sekunden lang von einer Gaslampe belichtet. Die entwickelte Platte zeigte die ausradierten und sonstwie veränderten Stellen des Dokumentes.

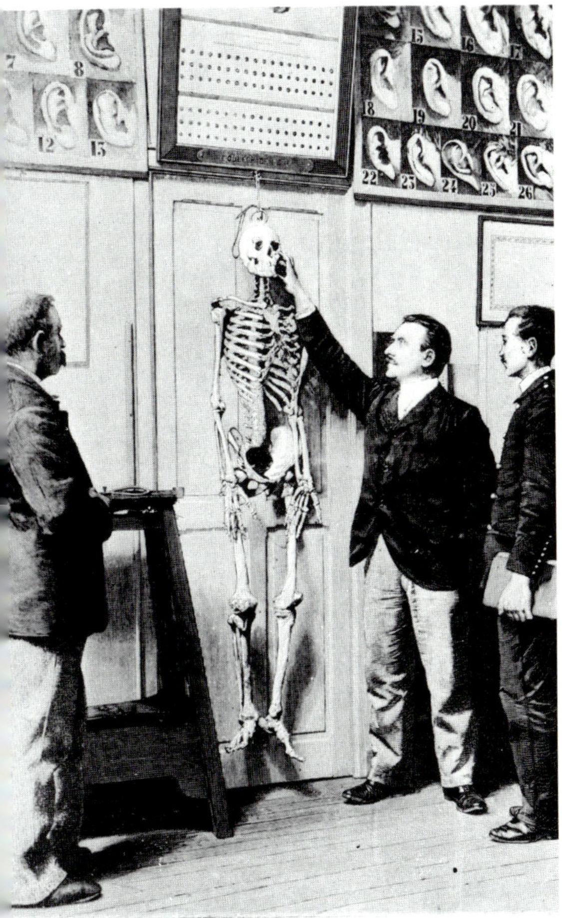

Links: Unterweisung im Körpermeßverfahren in der Pariser Polizei-Präfektur 1899.

Ein dunkler Punkt in Bertillons Laufbahn war seine Rolle in der berüchtigten Dreyfus-Affäre. Bertillon versuchte, das Körpermeßverfahren auf die Handschrift anzuwenden, und wurde als Sachverständiger vorgeladen. Seine Beweisführung, daß das belastende Schriftstück von Dreyfus stammte, war zwar höchst fragwürdig, trug aber maßgeblich zu dessen Verurteilung bei. Später stellte es sich dann als Fälschung heraus.

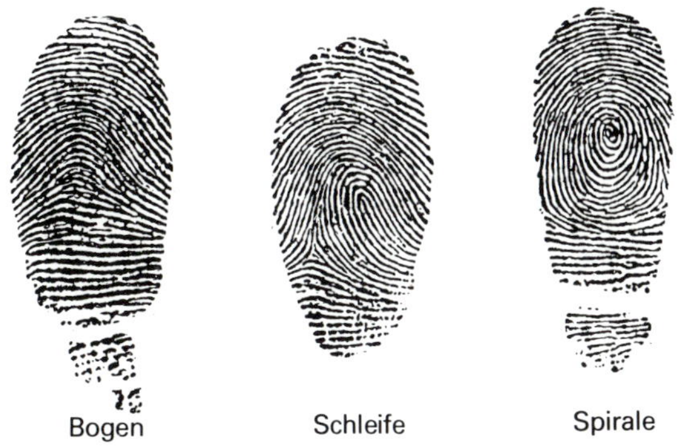

Rechts: Fingerabdrücke werden nach ihren Mustern in Bögen, Schleifen und Spiralen klassifiziert. Das System wurde von Sir Francis Galton eingeführt.

Bertillons Körpermeßverfahren wurde schließlich durch das Fingerabdruckverfahren ersetzt, das Sir William Herschel vom British Indian Civil Service 14 Jahre vor ihm entdeckt hatte. Es machte die umständlichen Messungen überflüssig, erforderte aber, bevor es allgemein angewandt werden konnte, ein Klassifizierungssystem.

Obwohl Bertillon das Fingerabdruckverfahren nie recht begriff und es ablehnte aus Angst, es könnte sein System verdrängen, benutzte er es für seine Personenbeschreibungen. So konnte er als erster Kriminalbeamter Europas einen Verdächtigen allein aufgrund von Fingerabdrücken überführen.

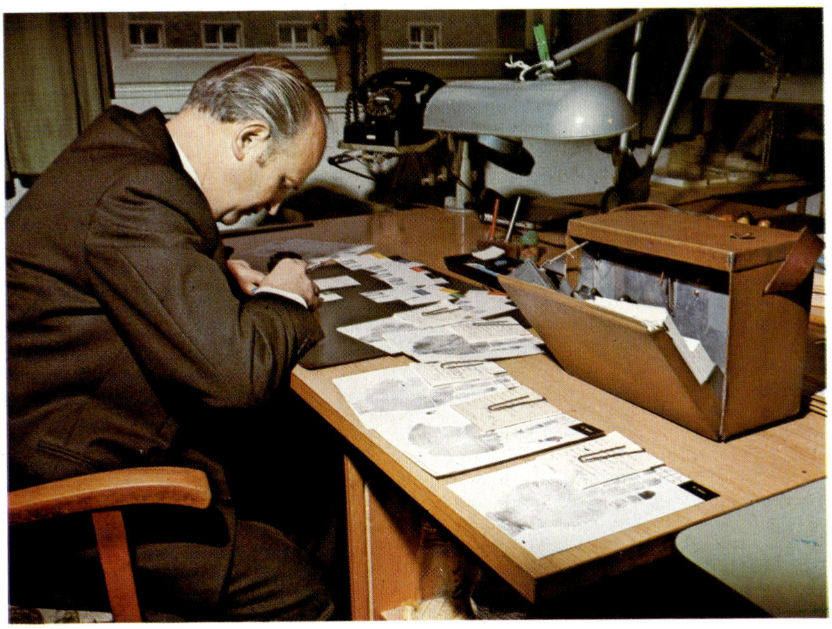

Unten: Fingerabdruck-Experte der Düsseldorfer Polizei. Fingerabdrücke waren zuverlässiger und weniger umständlich als das Körpermeßverfahren und ersetzen es heute im Erkennungsdienst.

Ottmar Mergenthaler
1854 – 1899

Die Linotype-Zeilengieß-Maschine war die Erfindung des deutsch-amerikanischen Ingenieurs Ottmar Mergenthaler. Sie war die erste mechanische Setzmaschine. Ihre Einführung revolutionierte die Zeitungsherstellung und die Druckindustrie.

Mehrere praktische Schwierigkeiten gab es bei der Konstruktion einer vollautomatischen Setzmaschine zu überwinden. Es mußten nicht nur einzelne Buchstaben gegossen werden, sondern auch ganze Zeilen, und zwar auf Spaltenbreite gebracht und mit gleichen Abständen zwischen den einzelnen Wörtern. Außerdem war eine wesentliche Beschleunigung gegenüber dem Handsatz erforderlich, wenn das Ganze rentabel sein sollte.

Der in Deutschland geborene Ottmar Mergenthaler ging bei einem Uhrmacher in die Lehre und studierte gleichzeitig Ingenieurwissenschaften in der Abendschule. Nachdem er mit 18 Jahren in die Vereinigten Staaten ausgewandert war, begann er sich für die technischen Probleme der Konstruktion von mechanischen Setzmaschinen zu interessieren. Damals arbeitete er in dem Maschinenbauunternehmen eines Verwandten in Baltimore. Nach einem mißglückten Versuch, die Buchstaben aus Pappmaché-Matrizen zu gie-

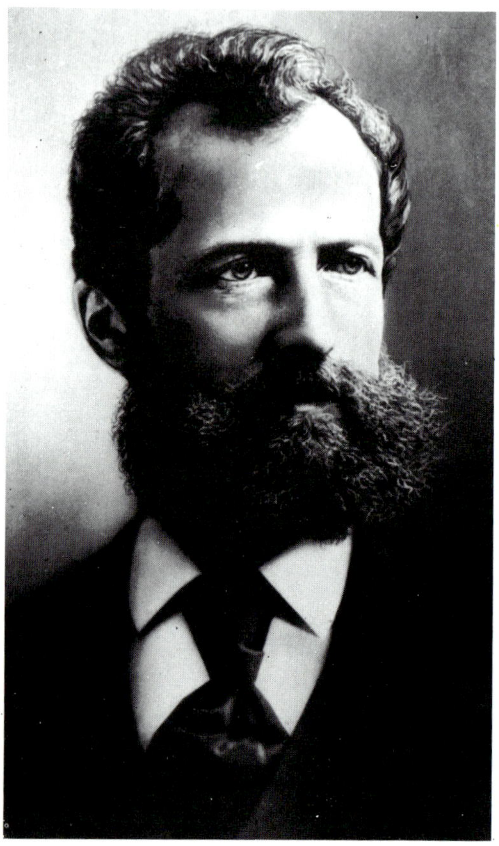

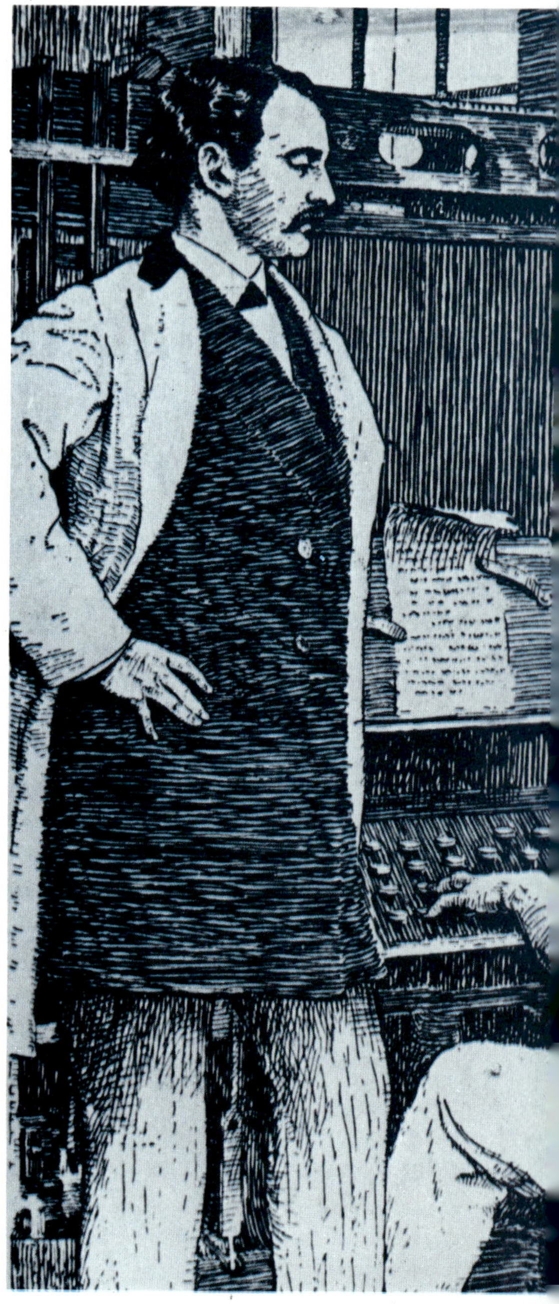

Rechts: Mergenthaler bei einer Vorführung seiner Linotype-Maschine in den Räumen der *New York Tribune.* Als das Linotype-Verfahren erfunden wurde, erschien eine Karikatur in einer britischen Fachzeitung, die einen Roboter beim Setzen zeigte. Viele Drucker fürchteten um ihre Existenz. Heute droht dasselbe durch Computersatz.

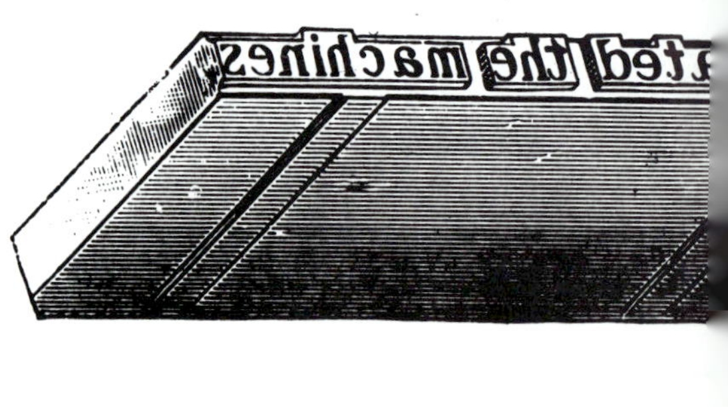

Rechts: Ein im Linotype-Verfahren hergestellter Zeilenguß.

ßen, konstruierte er 1886 die Linotype-Maschine.

. Durch das Sammeln von Matrizen zu einer Zeile wurde eine Bleizeile auf einmal gegossen. Das Sammeln erfolgte dadurch, daß der Schriftsetzer die einzelnen Buchstabenmatrizen durch eine Tastatur auslöste. Eine Keilvorrichtung sorgte für gleichen Wortabstand und richtige Spaltenbreite. Nach dem Guß wanderten die einzelnen Buchstabenmatrizen zurück ins Magazin bis zur neuerlichen Verwendung.

Mergenthalers Erfindung hatte sofort Erfolg. Seine Maschine konnte 5 000 Buchstaben in der Stunde setzen, während der traditionelle Handsatz auf höchstens 1 500 kam. Ihr einziger nennenswerter Konkurrent war die Monotype-Maschine, die der amerikanische Erfinder Tolbert Lanston 1887 patentieren ließ. Bis heute haben sich beide Systeme als führende und gebräuchlichste Setzverfahren gehalten.

Die Monotype-Maschine gießt jeden Buchstaben einzeln, wobei ein vorgestanztes Papierband eine Gießmaschine steuert. Mit einer Buchstabentastatur werden Lochkombinationen, entsprechend den Buchstaben, auf das Papierband gestanzt. In der Gießmaschine bewegt sich ein Gießrahmen mit den entsprechenden Matrizen vor einem Gußmund. Mit der Monotype-Maschine konnten schließlich über 10 000 Buchstaben in der Stunde gesetzt werden. Die Flexibilität und die vielfältigen Anwendungsmöglichkeiten der beiden Maschinensatzsysteme sicherten ihr Überleben bis in die zweite Hälfte des 20. Jahrhunderts, in der eine neue hochentwickelte Drucktechnologie zunehmend auf Computer-Programme und elektronische Steuerung zurückgreift.

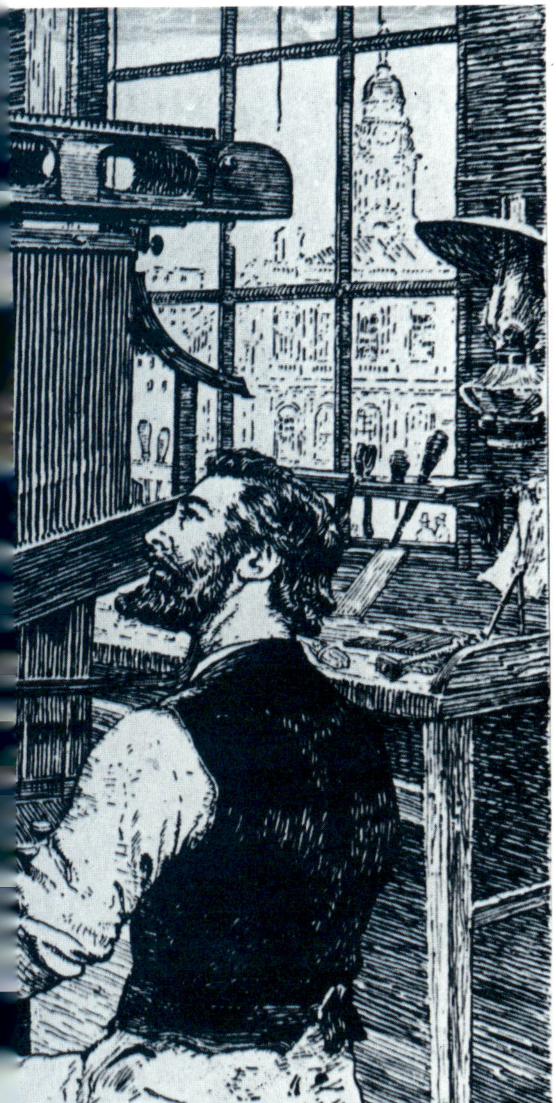

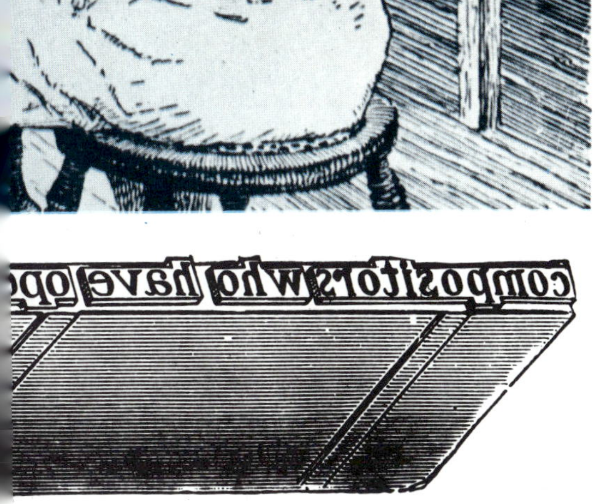

Rechts: Eine Linotype-Maschine von 1911 mit vier Magazinen für Buchstabenmatrizen unterschiedlicher Größe.

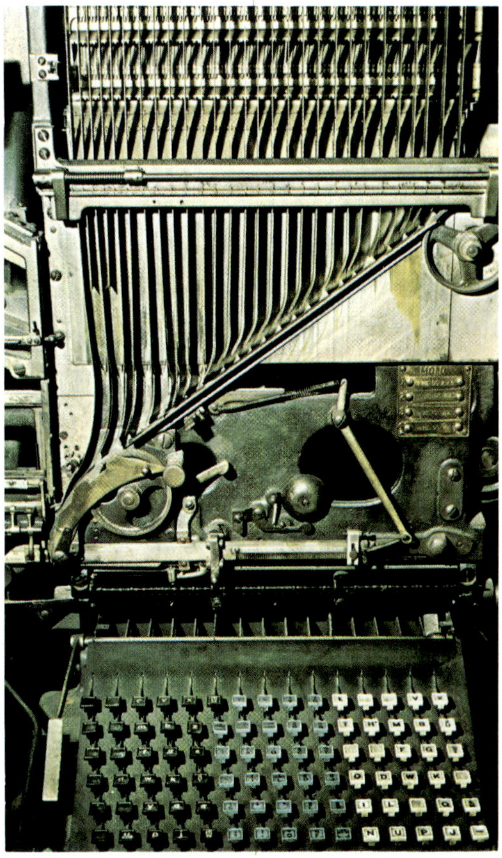

Unten: Neben der Revolutionierung der Druckindustrie hatte der Maschinensatz bedeutende soziale Konsequenzen. Erstmals wurden Zeitungen breiten Bevölkerungskreisen zugänglich.

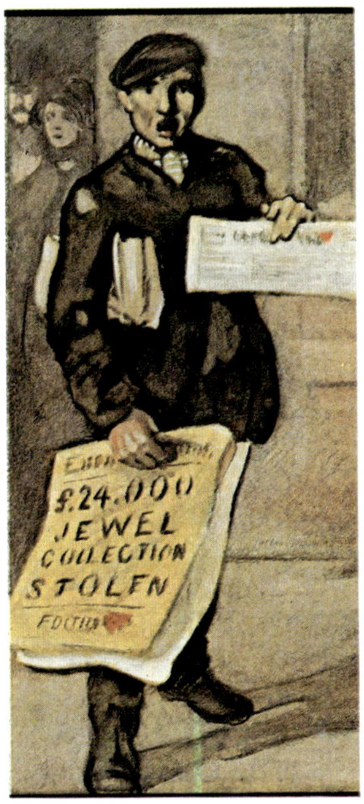

Paul Ehrlich

1854 – 1915

Der deutsche Arzt und Chemiker Paul Ehrlich war der Pionier der medizinischen Chemotherapie. Aus seiner Entdeckung, daß bestimmte Gewebe eine spezifische Affinität zu chemischen Substanzen haben, leitete er ab, daß diese Krankheitserreger gezielt vernichten können. Dies führte ihn zur Herstellung des Salvarsans, des ersten synthetischen hochwirksamen Präparates gegen Syphilis.

Paul Ehrlich, ein gebürtiger Ostpreuße, studierte in Leipzig Medizin, und als er 1878 promovierte, hatte er bereits mit Forschungen über die Wirkung von chemischen Substanzen auf Körperzellen begonnen.

Unten rechts: Mikrophotographie von *Treponema pallidum,* dem Erreger der Syphilis. In den späteren Stadien der Krankheit treten Geschwüre an verschiedenen Stellen des Körpers auf und zerstören gesundes Gewebe. Es kommt zu Organerkrankungen von Herz, Aorta, Knochen, Leber, zum Befall des Nervensystems mit Persönlichkeitsveränderungen und progressiver Paralyse. Der Erreger kann auch durch den Plazentakreislauf der Mutter auf das Kind übertragen werden.

Dadurch wurde Ehrlich leitender Arzt an der Berliner Charité, wo er vorrangig seine bakteriologischen Forschungen fortsetzte. Seine Arbeit beeindruckte den deutschen Mikrobiologen Robert Koch, der ihm eine Stelle an seinem Institut für Infektionskrankheiten anbot. Ehrlich konnte nun im Laboratorium arbeiten und wandte sich der Erforschung der Diphtherie zu.

Ein anderer deutscher Arzt, Emil von Behring, hatte nachgewiesen, daß Tetanus- und Diphtherietoxine die Körperzellen zur Erzeugung von Gegengiften, den Antitoxinen, anregen. Dank seiner Endeckung konnte man große Mengen von Antitoxinen in Tieren erzeugen und das Serum zu therapeutischen Zwecken verwenden. Ehrlich war an diesen Forschungen beteiligt und für die erste Massenerzeugung von Diphtherie-Antitoxinen in Pferden verantwortlich.

Diese Erfolge trugen Ehrlich die Leitung des Königlichen Instituts für experimentelle Therapie in Frankfurt am Main ein, wo er völlig freie Hand hatte. Seine Kollegen, die Serum-Banken für lukrativ hielten, waren enttäuscht, als Ehrlich ankündigte, daß er sich nicht auf Serologie spezialisieren wolle. Ihm war klar, daß Antitoxine nur begrenzt

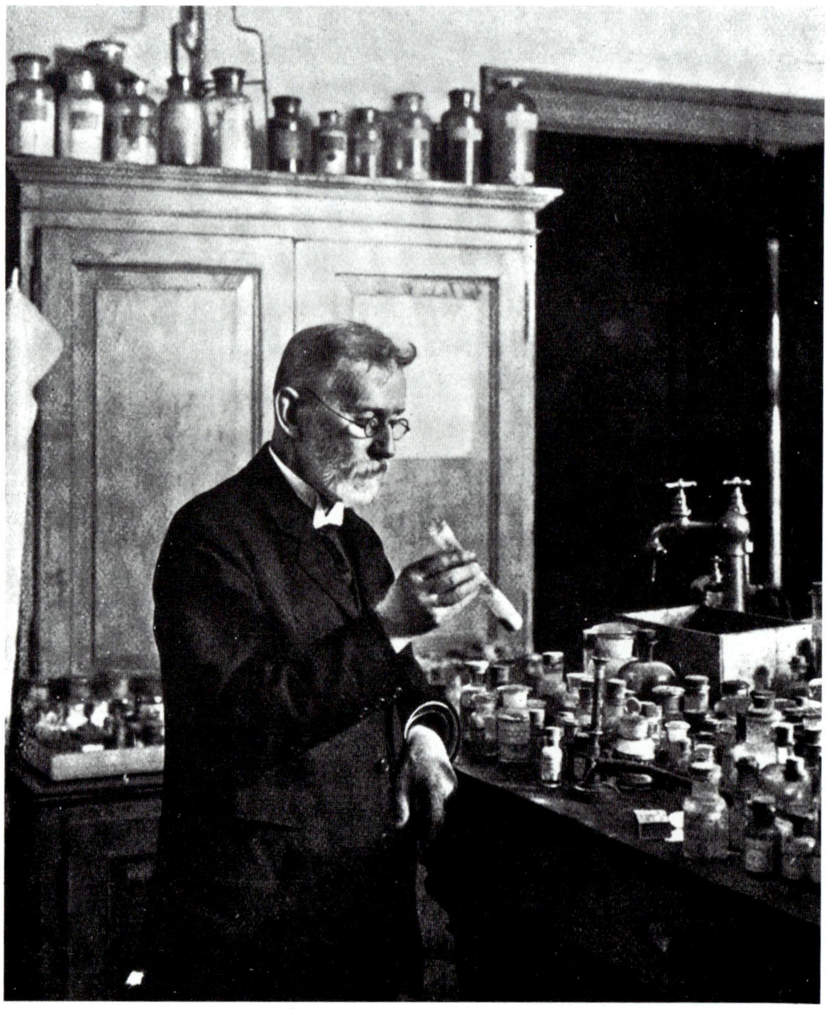

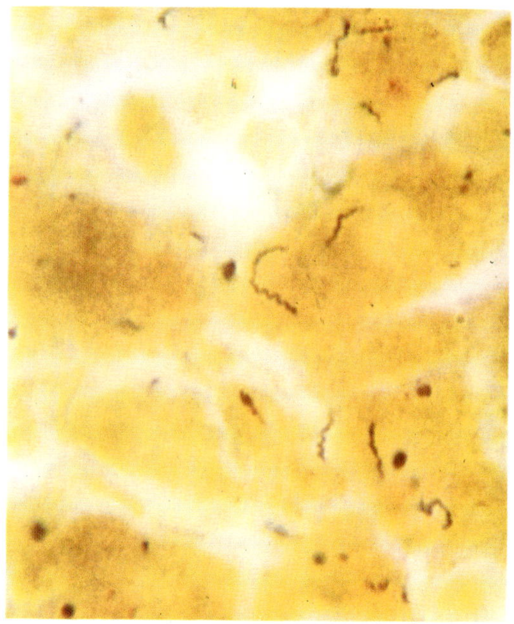

anwendbar und gegen Syphilis oder gegen von Protozoen verursachte Krankheiten, wie z.B. die Schlafkrankheit, so gut wie wirkungslos sind.

Wenn eine organische Substanz wie die Antitoxine prophylaktisch eingesetzt werden konnte, mußte sich nach Ehrlichs Meinung auch ein Präparat mit ähnlicher Wirkung synthetisch herstellen lassen, zumal wenn die Mikroben eine Affinität zu dieser chemischen Substanz zeigten. Besonders interessierte ihn

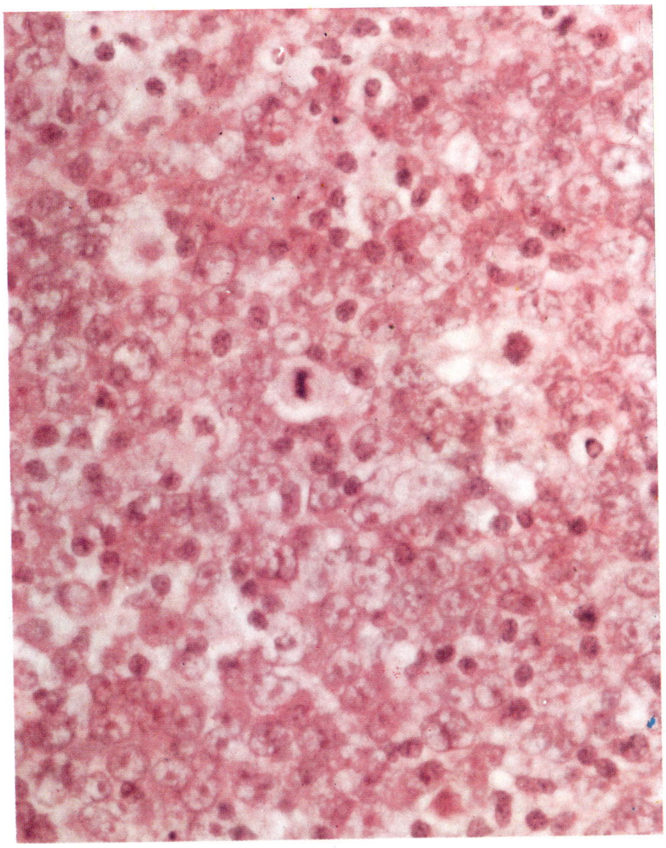

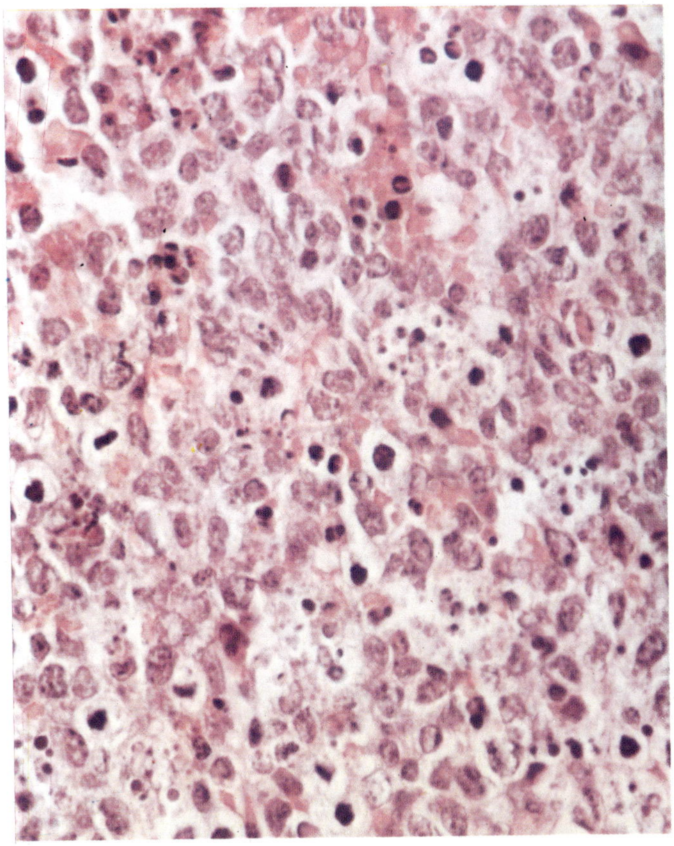

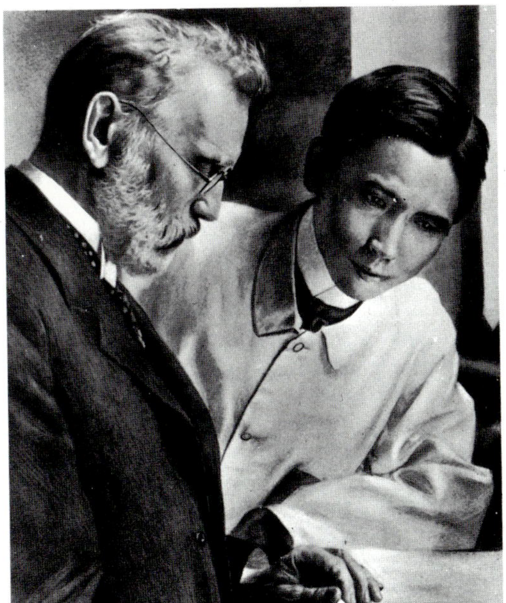

Oben: Anwendung der Chemotherapie in der Krebsbehandlung. Die Mikrophotographie links zeigt die Zellen bösartiger Lymphome (von den Lymphknoten ausgehende Geschwulst) vor der Behandlung. Das rechte Bild zeigt die Zellen des gleichen Tumors nach einer chemotherapeutischen Behandlung.

Links: Ehrlich und Sahatschiro Hata arbeiteten gemeinsam an der Entwicklung von Salvarsan 606.

Rechts: Für die Herstellung und Verpackung von Arzneimitteln gelten strikte Hygienevorschriften. In dieser modernen pharmazeutischen Fabrik erfolgt jeder Arbeitsgang unter weitgehend sterilen Bedingungen.

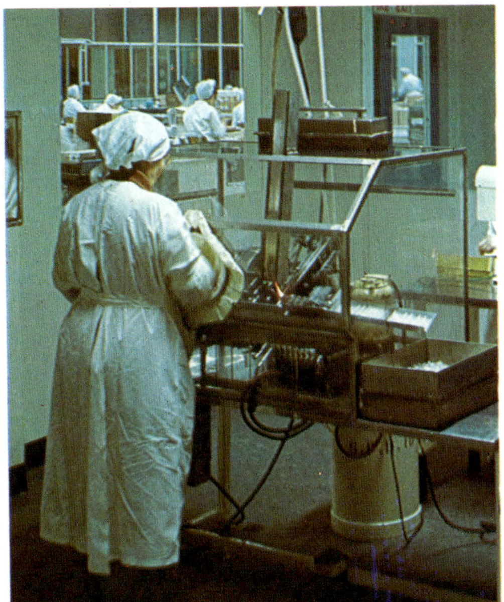

die Entwicklung eines Präparates gegen Syphilis, damals eine weitverbreitete, gefährliche Krankheit. Ehrlich las Berichte über die erfolgreiche Verwendung von Arsenverbindungen gegen den Erreger der Schlafkrankheit, der der Spirochäte der Syphilis gleicht. Weil Arsenverbindungen bei Menschen Vergiftungen hervorrufen, begann Ehrlich nach einem unschädlichen Mittel gegen den Syphiliserreger zu forschen. Nachdem er mehr als 600 Verbindungen geprüft hatte, fand er eine, die den Anforderungen entsprach und sich hervorragend bewährte. Das Präparat eroberte unter dem Namen „Salvarsan" den Weltmarkt; Ehrlich verdiente ein Vermögen damit, was ihn jedoch gleichgültig ließ.

Ehrlich wurden zahlreiche Ehrungen aus allen Industrieländern zuteil. Zwei Jahre vor der Entdeckung des Salvarsans hatte er bereits für seine Immunitätsforschung den Nobelpreis für Medizin erhalten.

Sir Charles Algernon Parsons
1854 – 1931

Sir Charles Algernon Parsons ist der letzte der großen Ingenieure des 19. Jahrhunderts. Sein Beitrag zur technologischen Entwicklung war die Erfindung der Dampfturbine. Sie erzeugte bedeutende Energiemengen und war die wirkungsvollste Maschine zur Nutzung der Wärmeenergie des Dampfes.

Charles Parsons studierte in Dublin und Cambridge Mathematik. Danach verbrachte er eine vierjährige Lehrzeit in einem Maschinenbauunternehmen. 1884 trat er als Juniorpartner in eine Fabrik in Gateshead ein. Das Unternehmen war auf die Produktion von Dynamos spezialisiert, die damals immer noch vom Schwungrad einer traditionellen Dampfmaschine über einen Riemen angetrieben wurden.

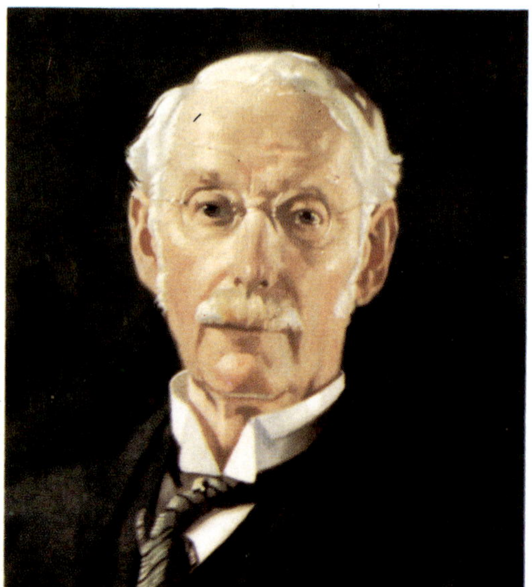

Parsons erkannte, daß sich die Leistungsfähigkeit beträchtlich steigern ließ, wenn die durch den Dampf erzeugte Energie direkt im Dynamo genutzt wird. Er beschloß, eine auf dem Turbinenprinzip beruhende Maschine zu kontruieren, die Strömungsenergie mittels eines Schaufelrades unmittelbar in Rotationsenergie umsetzt. Während die Strömungsenergie von Wasser (Wasserrad) und Luft (Windmühlen) seit Jahrhunderten genutzt wurde, konnte man die des Dampfes erst Ende des 19. Jahrhunderts praktisch einsetzen, da für die von Parsons geplante Dampfturbine hitzebeständige Stahllegierungen unerläßlich waren.

Die 1884 gebaute Turbine bestand aus einem Druckgefäß, aus dem der Dampf mit hoher Geschwingkeit über die Leiträder auf

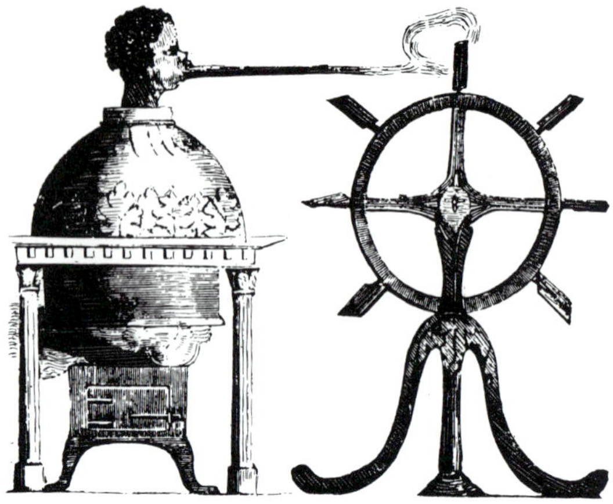

Rechts: Die erste Gleichdruckturbine, die 1629 von dem Italiener Giovanni Branca erfunden wurde. Sie war dazu gedacht, eine Stampfmaschine über ein Holzgetriebe anzutreiben. Wenn der runde Kessel von unten erhitzt wurde, strömte aus dem Mundstück des geschnitzten Verschlusses ein Dampfstrahl durch ein Rohr. Der Druck wurde in der im Verschluß befindlichen Düse abgebaut, so daß der Dampf eine hohe Geschwindigkeit erreichte, die sich verringerte, sobald er die am Rad befestigten Schaufeln traf. Diese begannen sich durch den Antrieb zu drehen. Strömungsenergie hatte sich in Rotationsenergie umgesetzt.

die Schaufeln der Laufräder strömte, die sich zu drehen begannen. Weil sich der Dampf beim Durchgang durch die Turbine erhitzt, war die Auslaßöffnung größer als der Einlaß, und dementsprechend waren auch die Räder größer. Dies war ein weiteres Mittel, um die Dampfenergie weitestgehend auszunutzen.

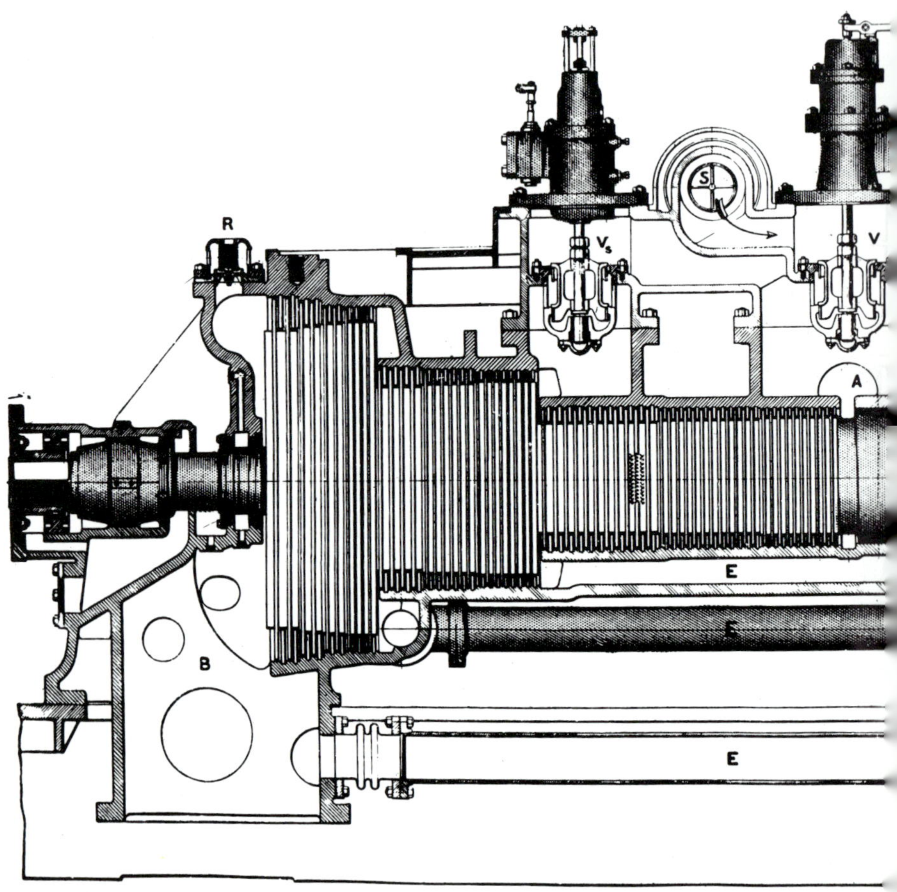

Die Dampfturbine erreichte, gegenüber bisher maximal 1 500 Umdrehungen pro Minute, bis zu 18 000 Umdrehungen und eine Leistung von 7,5 Kilowatt bei 100 Volt. Parsons war sich über ihre Möglichkeiten der Stromerzeugung völlig im klaren. 1889 gründete er eine eigene Gesellschaft, um zukünftige Entwicklungen im Griff behalten zu können. Zwei seiner Turbogeneratoren wurden

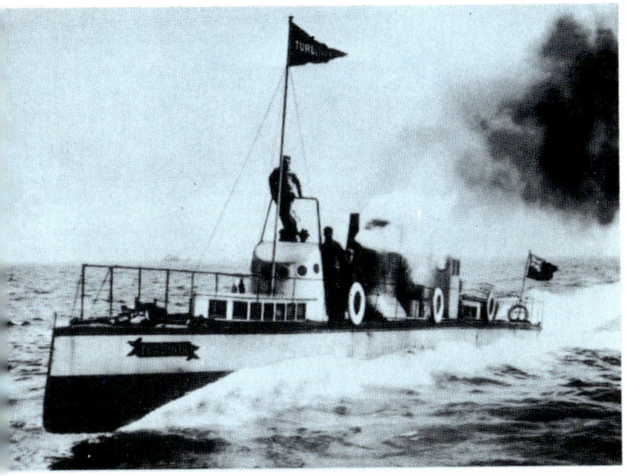

im Forth-Banks-Kraftwerk in Newcastle installiert. Es war das erste Kraftwerk, das mit Dampfturbinen ausgerüstet war, als es 1900 in Betrieb genommen wurde. Die städtischen Elektrizitätswerke gingen zunehmend zu Parsons Maschinen über. Größere, stärkere und leistungsfähigere Turbogeneratoren wurden gebaut und zum verbreitetsten Stromerzeuger für alle Großverbraucher.

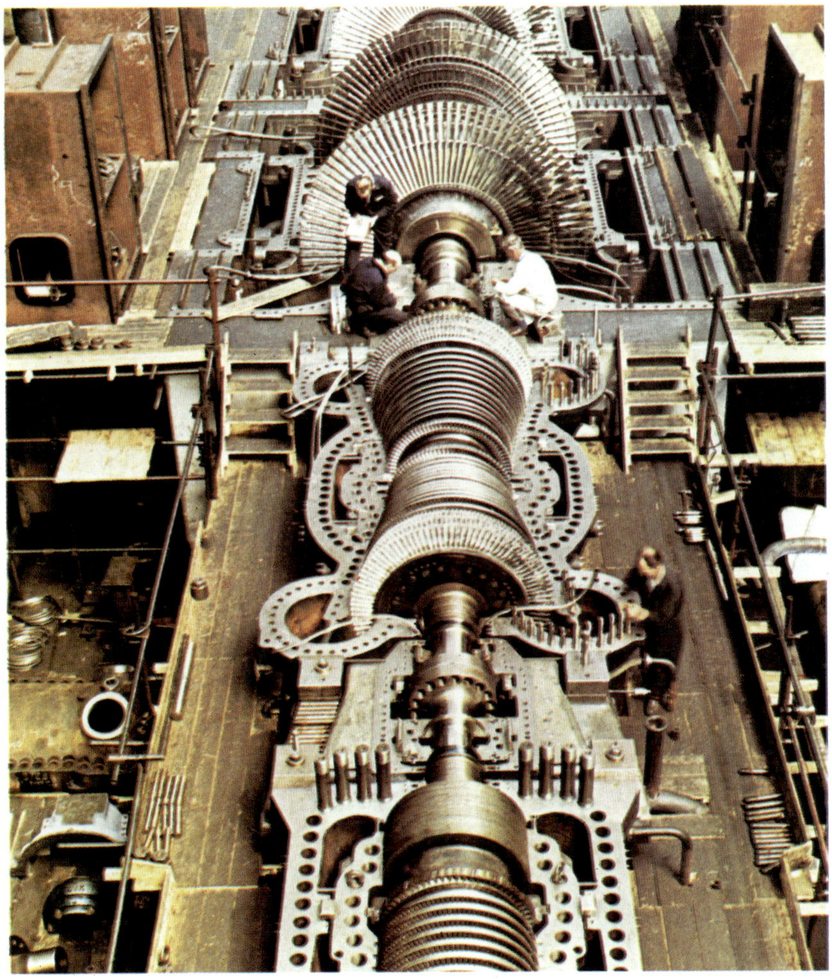

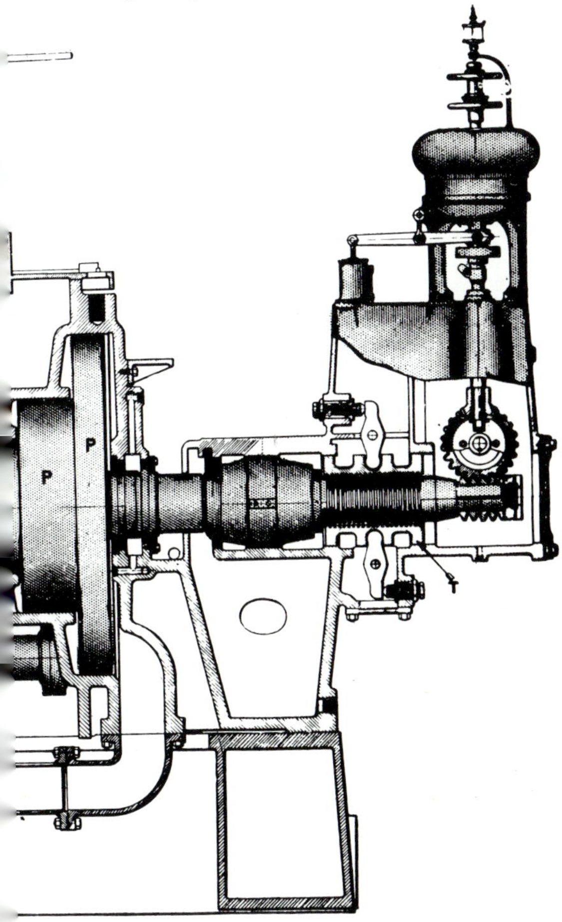

Oben links: Die *Turbinia,* das damals schnellste Schiff der Welt. Sie wurde von einer Dampfturbine angetrieben.

Oben rechts: Einer von vier 500 Megawatt Turbogeneratoren, die in einem Kernkraftwerk aufgebaut werden. Turbogeneratoren sind heute eine wichtige Grundlage der Energieerzeugung.

Links: Die Westinghouse-Parsons-Überdruckdampfturbine. A,S: Dampfeintritt; B: Dampfaustritt; P: Entlastungskolben; T: Einstellvorrichtung; R: Überdruckventil; V: Haupteinlaßventil; Vs: Nebeneinlaßventil.

Von Anfang an wußte Parsons auch, daß die Dampfturbine als Schiffsantrieb geeignet war. Er gründete eine darauf spezialisierte Firma in Wallsend und baute die *Turbinia*, ein rund dreißig Meter langes Versuchsschiff. Nach vielen Experimenten fand er die richtige Kombination von Schraubenwellen, die direkt von der Dampfturbine angetrieben werden konnten. 1887 führte er sein Schiff bei der Flottenparade aus Anlaß des diamantenen Thronjubiläums von Königin Viktoria vor. Die *Turbinia* zog, mit 34,5 Knoten an der Flotte vorbei und übertraf damit jedes andere Schiff um sieben Knoten.

1905 hatte sich die Dampfturbine als Schiffsantrieb sowohl für Kriegs- als auch für Passagierschiffe durchgesetzt und konnte mit einigen technischen Abänderungen auch für kleinere Frachtschiffe verwendet werden.

Parsons besaß insgesamt 300 Patente. Er interessierte sich auch für Optik und baute Unternehmen auf, die auf die Herstellung von Linsen für wissenschaftliche Instrumente spezialisiert waren. Die Dampfturbine war jedoch sein bedeutendster Beitrag zur Entwicklung der Industrie und die Erfindung, die mit seinem Namen verbunden bleibt.

George Eastman

1854 – 1932

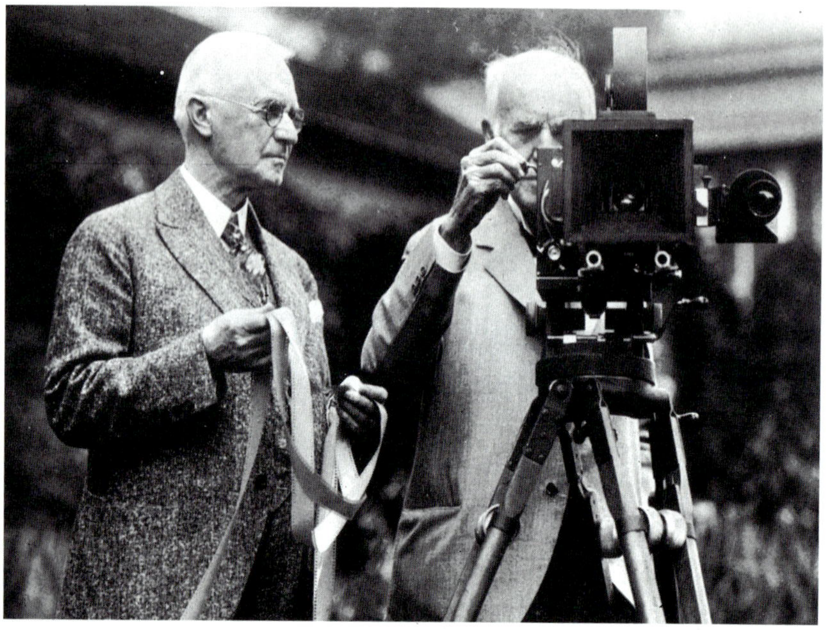

Mit seiner Erfindung des Rollfilms und der Kodak-Kamera machte der amerikanische Industrielle George Eastman das Photographieren jedermann zugänglich. Der Zelluloid-Rollfilm spielte auch eine wesentliche Rolle in der Entwicklung des Kinos.

Als junger Mann arbeitete Eastman im Bank- und Versicherungswesen, bevor er 1880 in die Photobranche überwechselte. Damals war die Photographie noch eine Beschäftigung für Spezialisten, die entsprechende Ausrüstung, Geschick und Erfahrung erforderte, um selber Platten zu entwickeln und Abzüge herzustellen. Wenn man dies nun als Dienstleistung anbot, ließe sich ein breiteres Publikum nach Eastmans Meinung für die Photographie gewinnen. Seine erste vereinfachende Neuerung war der flexible Film. Ursprünglich bestand er aus einem Papierstreifen, der mit einer photographischen Emulsion auf Gelatinebasis überzogen war. Die lichtempfindlichen Filme wurden auf Spulen aufgezogen, die in die Kamera eingelegt und abgedreht werden konnten, so daß eine ganze Reihe von Belichtungen ermöglicht wurde.

„Sie drücken auf den Knopf, wir besorgen den Rest“ war der Werbeslogan von Eastmans Firma, als er 1888 eine Kodak Box-Kamera auf den Markt brachte. Dieser einfache und zu Recht berühmte Apparat wurde mit einem eingelegten Rollfilm gebrauchsfertig verkauft. Jede Filmrolle ergab 100 Aufnahmen; sobald sie belichtet war, schickte man die ganze Kamera an die Eastman-Fabrik. Dort wurde der Film herausgenommen und die Negative entwickelt. Der Gelatinefilm wurde dann von dem Papierstreifen abgenommen, und die Negative wurden auf transparente Unterlagen neu aufgezogen.

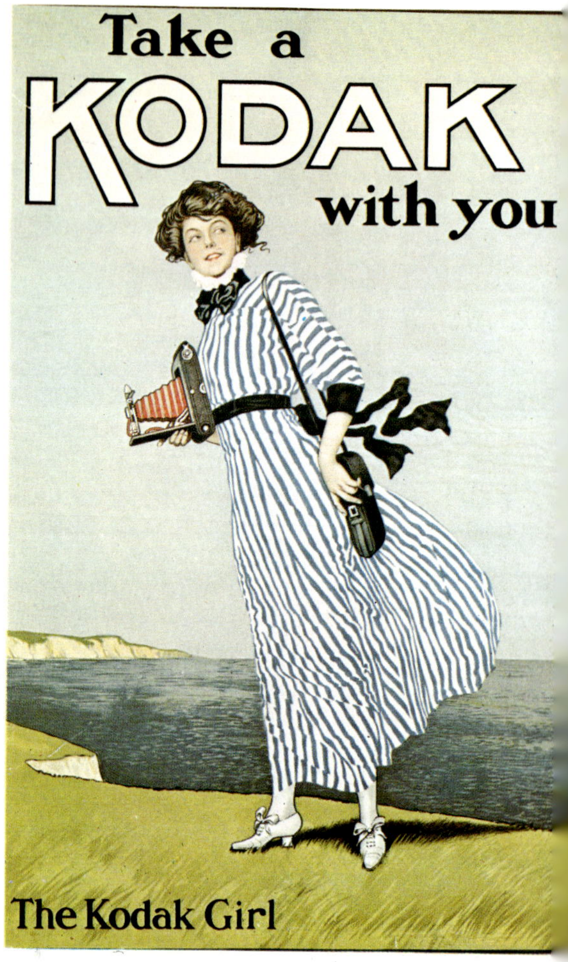

Oben: George Eastman (links) und Thomas Alva Edison 1928. Edison verwandte Eastmans flexiblen Film in seiner Filmkamera. Kinofilme wurden dadurch in greifbare Nähe gerückt.

Rechts: Frühe Werbung für die Kodak-Kamera mit dem „Kodak-Mädchen“.

Unten: Die Kodak Nr. 1, Eastmans erste Kamera.

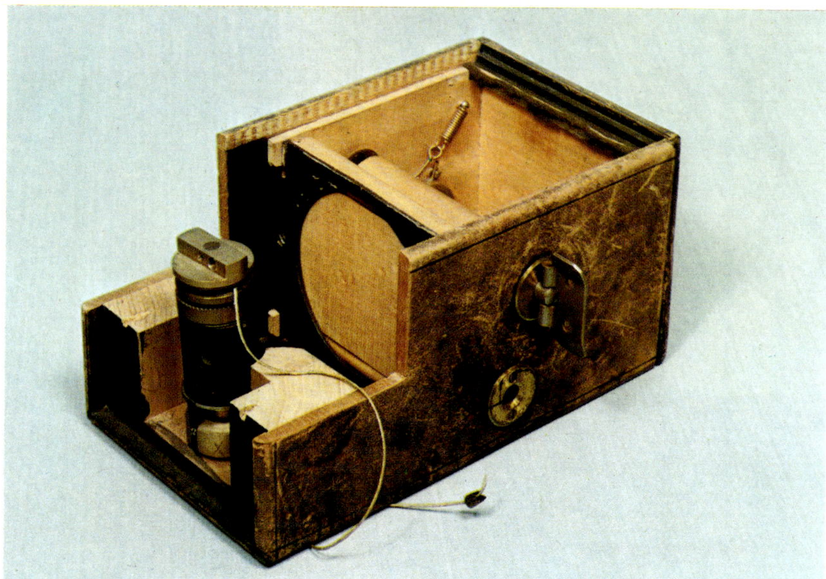

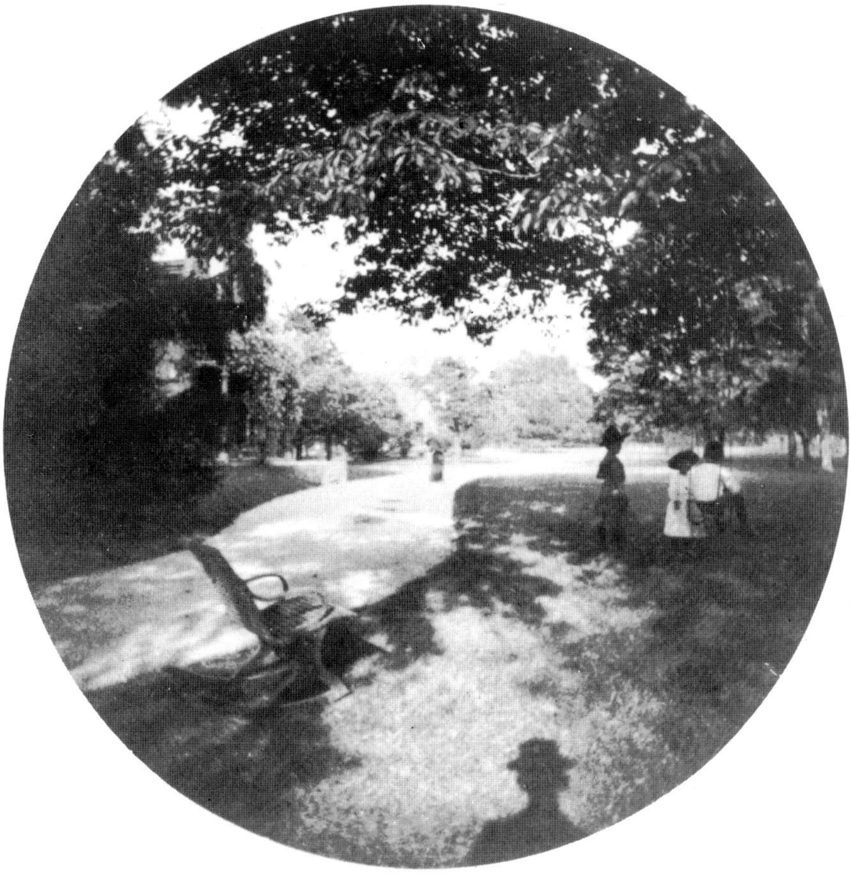

Ein Jahr später brachte Eastman eine verbesserte Version des flexiblen Films heraus, bei dem der Papierstreifen durch eine transparente Unterlage aus Nitrozellulose ersetzt wurde, wodurch die Montage der Gelatinenegative entfiel. Damit war es für jedermann möglich geworden, mit etwas gesundem Menschenverstand klare Photographien zu machen. Eastmans Fabrik mußte rasch ausgebaut werden, um mit der Nachfrage Schritt zu halten. Er benutzte nach Möglichkeit moderne Massenproduktionsverfahren und führte das Fließband vor Henry Ford ein.

Edisons Kinetograph, die erste funktionierende Filmkamera, verwandte Eastmans Rollfilm. Auf diese Weise leistete Eastman nebenbei einen wichtigen Beitrag zur Filmgeschichte. Die „Eastman Kodak Company" blieb einer der bedeutendsten Filmlieferanten und wurde zu einem der führenden Unternehmen der Photoindustrie. Die Brownie, eine einfache Box-Kamera für Kinder, kam 1900 auf den Markt.

Eastman stiftete die Hälfte seines erworbenen Vermögens für Bildungseinrichtungen wie das Massachusetts Institute of Technology und die Universität Rochester im Staat New York. Nach seinem Tod — Eastman verübte mit 77 Jahren Selbstmord — wurde sein Haus in Rochester zum Filmarchiv und Museum für Photographie umgestaltet. Sein Nitrozellulosefilm wurde bis 1951 in Kinos verwandt. Die Aufbewahrung stellte die Filmarchivare allerdings vor beträchtliche Probleme, weil er plötzlich an Qualität verliert und eine große Feuergefahr darstellt. Der einzig sichere Weg, alte Filme aufzubewahren, ist daher, sie auf feuerfestes Filmmaterial zu kopieren.

Eastman Color, das heute gebräuchlichste Farbfilmverfahren, wurde 1952 in den Labors der Eastman Kodak Company entwickelt.

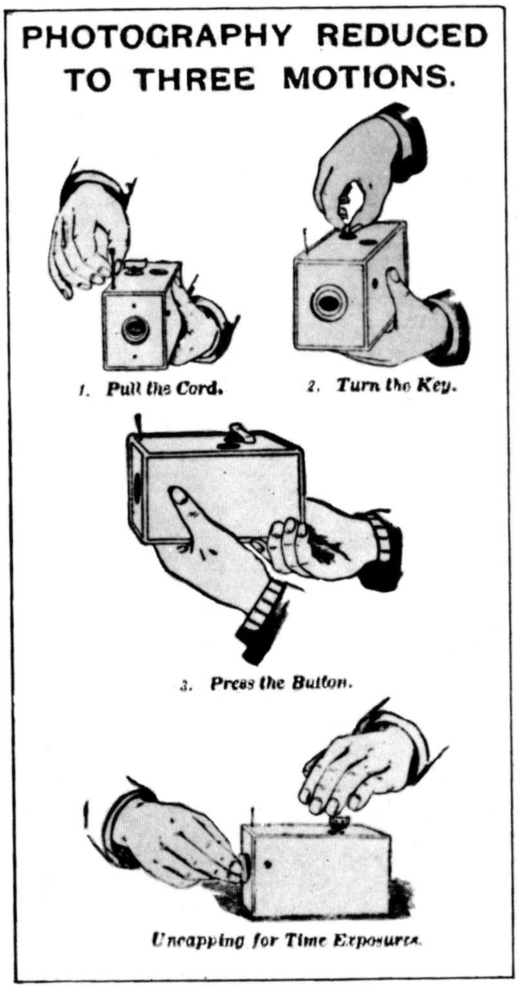

Oben: Eine mit der ersten Kodak-Kamera 1888 aufgenommene Photographie. Unten im Bild der Schatten des Photographen.

Links: Ausschnitt aus einer Anzeige mit Gebrauchsanweisung für eine Kodak, 1889.

Unten rechts: Rund 60 Meter lange und einen Meter breite Glastische, auf denen Nitrozellulose-Film hergestellt wurde.

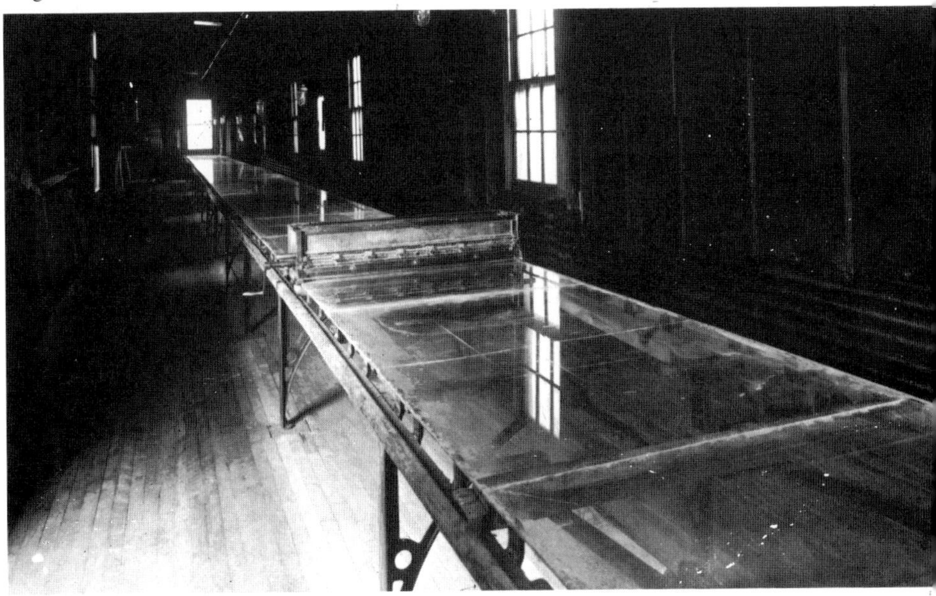

Nicola Tesla

1856 – 1943

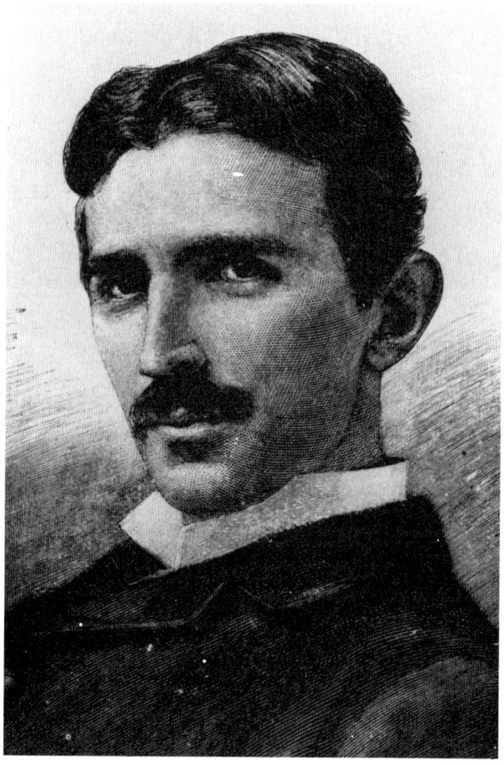

Rechts: Tesla liest bei einer Demonstration von künstlich erzeugten Blitzen.

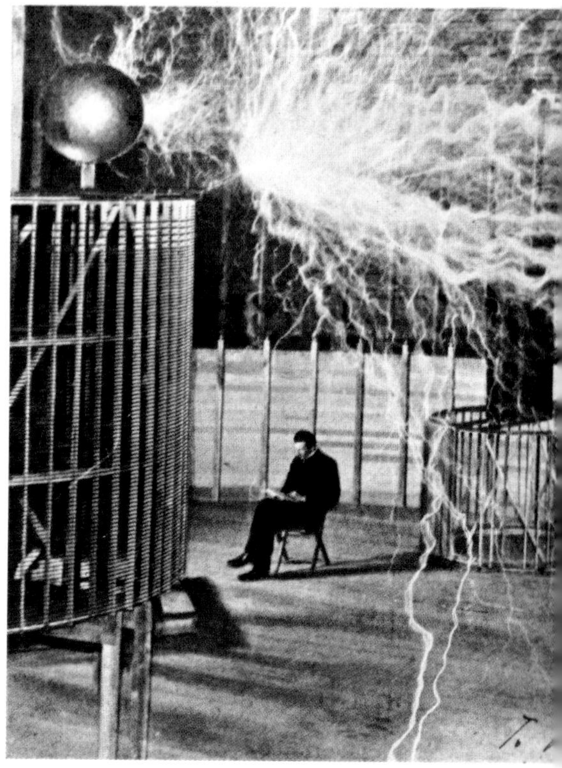

Unten: Eine Vorführung von Teslas „Licht der Zukunft“ 1895 in der Berliner Urania-Sternwarte in Anwesenheit des Hofes. Der Stich zeigt Prinz Heinrich, der einen unterbrochenen Stromkreis schließt und dadurch die Geißlerschen Röhren in seinen Händen zum Leuchten bringt.

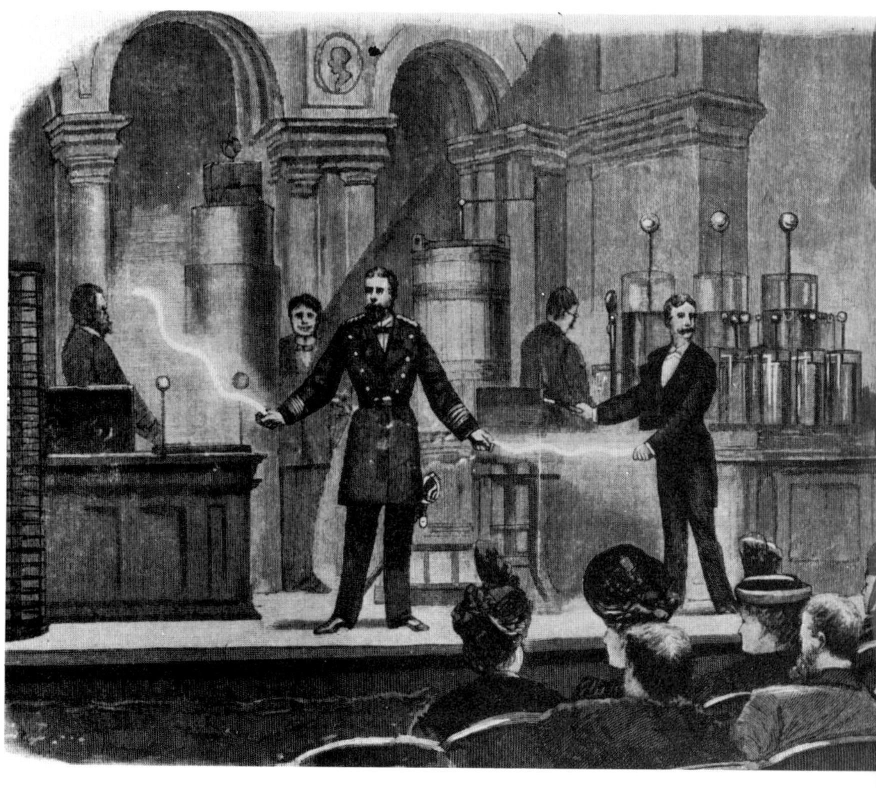

Der exzentrische, hochbegabte Elekroingenieur Nicola Tesla, ein gebürtiger Kroate, trug viel zu unserem Verständnis für Magnetismus und Elektrizität bei und war ein einfallsreicher Erfinder. Am bekanntesten wurde er durch die Konstruktion des ersten Induktionsmotors, der auf der Entdeckung des Drehfeldprinzips basiert.

Wissenschaftliche Fragen faszinierten Tesla schon in seiner Jugend. Er studierte Ingenieurwissenschaften an der Technischen Hochschule Graz. Als junger Student erlebte er einen Gramme-Dynamo in Funktion, von dem man wußte, daß er auch als Motor arbeiten konnte, obwohl er dann heftig Funken sprühte. Für Tesla war das der Anstoß, einen verbesserten Motor zu bauen.

Tesla dachte daran, mit Wechselstrom — dessen Richtung sich periodisch ändert — ein magnetisches Drehfeld zu erzeugen, das einen Motor dann antreiben konnte. Damals wurde der Wechselstrom von vielen für gefährlich gehalten, weil er Spannung erzeugt. Tesla dagegen sah darin enorme Entwicklungsmöglichkeiten für die Elektrotechnik, die sich nur mit dem vielseitigeren Wechselstrom verwirklichen ließen.

1882 ging Tesla als Ingenieur zur Continental Edison Company nach Paris. Ein Jahr später konstruierte er den ersten Induktionsmotor. Er stand am Anfang eines Wechselstromsystems mit Generatoren, Dynamos und Transformatoren, die Stromspannung ohne Änderung der Frequenz umwandeln.

1884 ging Tesla in die Vereinigten Staaten. Edison stellte ihn als Forschungsassistenten in seinem Industrieforschungslabor an, aber ihre Zusammenarbeit dauerte nicht lange. Edison war ein entschiedener Verfechter des Gleichstromsystems, und als Tesla ein Jahr später sein gesamtes Wechselstromsystem an den amerikanischen Industriellen George Westinghouse verkaufte, führte das zu einem schweren Konflikt zwischen Edison und Westinghouse.

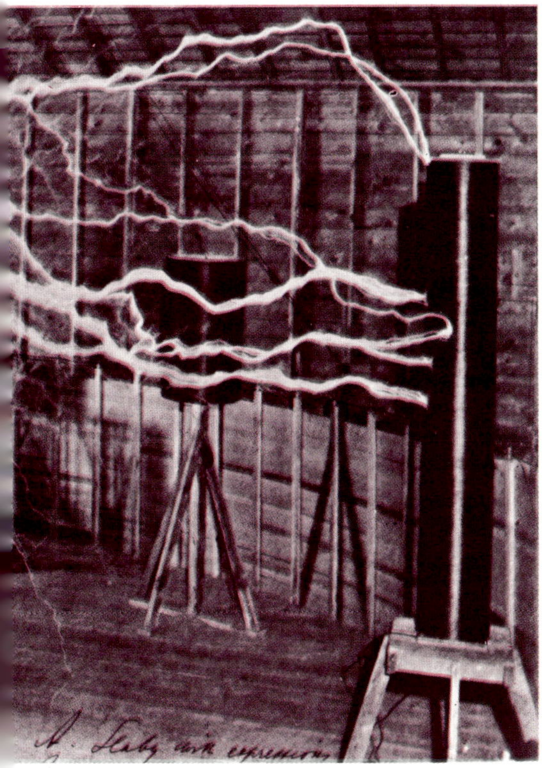

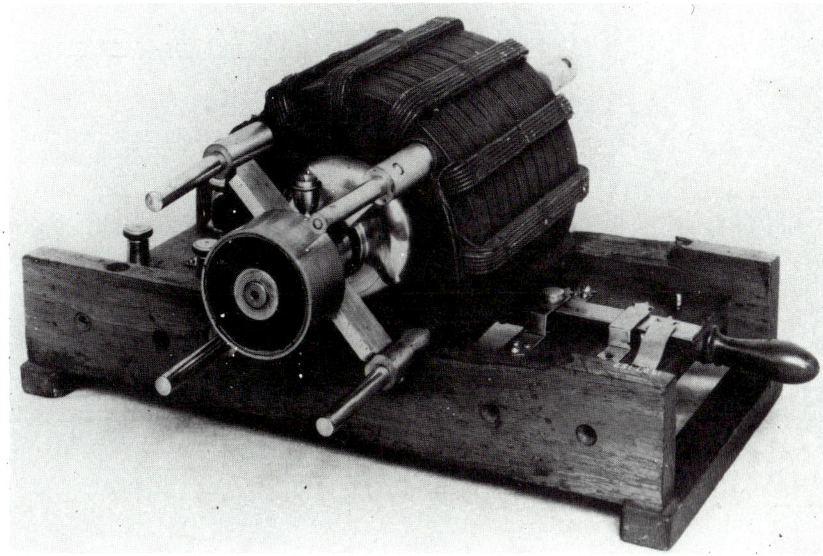

Oben: Ein zu Versuchszwecken konstruierter Tesla-Induktionsmotor. In Unterschied zum Gleichstrom-Motor besitzt er keine elektrische Verbindung zum Anker. Statt dessen wird durch Wechselstrom ein magnetisches Drehfeld im Ständer erzeugt, das im Anker Strom induziert.

Unten: Ein moderner linearer Induktionsmotor, mit dem ein tragbarer Kompressor angetrieben wird. Im wesentlichen ist er Teslas Konstruktion sehr ähnlich.

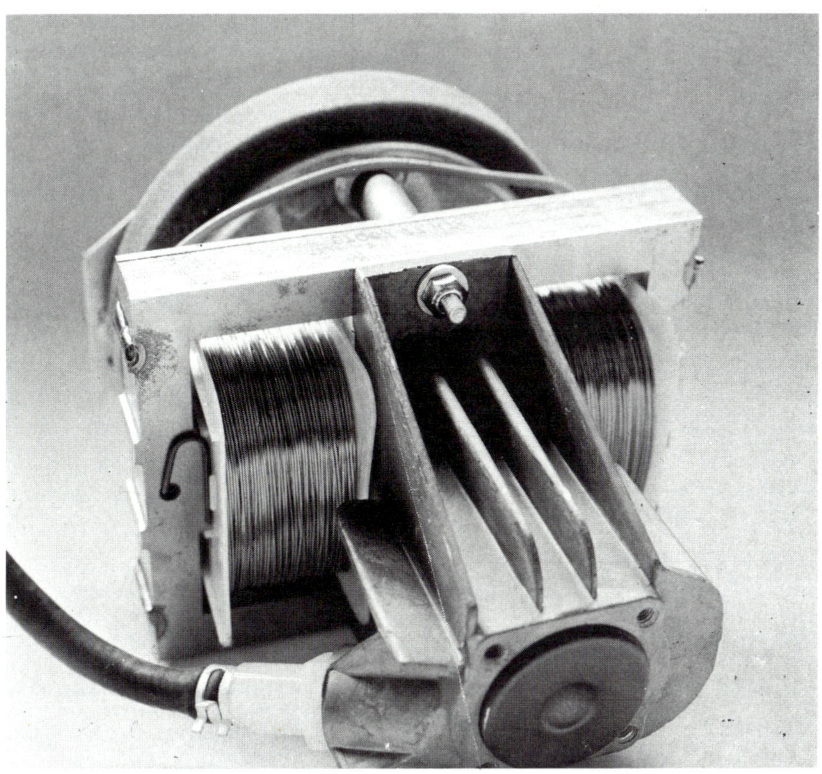

Daß das Tesla-Westinghause-System besser geeignet war, große Strommengen zu erzeugen, erwies sich 1893, als Wechselstromgeneratoren zur Beleuchtung einer Ausstellung in Chikago benutzt wurden. Es wurde daraufhin auch im Wasserkraftwerk an den Niagara-Fällen verwendet.

Tesla richtete sich ein eigenes Laboratorium ein, wo er unter anderem ein ferngesteuertes Boot, eine drahtlose Bogenbeleuchtung und die Tesla-Spule erfand, eine Hochfrequenz-Induktionsspule, die heute noch für Radio- und Fernsehübertragungen über große Entfernungen verwandt wird. Nicht alle seine Projekte waren erfolgreich. Teslas ehrgeizigstes Unternehmen, ein 1900 begonnenes weltumspannendes Kommunikationssystem, mit dem er weltweite Ton- und Bildübertragungen durchführen wollte, mußte er aufgeben, als die Geldgeber ihre Unterstützung zurückzogen.

Tesla verdiente wenig mit seinen Erfindungen und bemühte sich in vielen Fällen noch nicht einmal um die Patentrechte. Er war mehr an Publizität interessiert und wurde durch sein exzentrisches Verhalten, seine widersprüchlichen Voraussagen und seine spektakulären Demonstrationen zum Liebling der Zeitungsreporter.

1917 erhielt er die Edison-Medaille für seine Arbeit auf dem Gebiet der Elektrizität, die höchste amerikanische Auszeichnung. Tesla wird immer als Visionär und physikalisches Genie gelten. In seinen Notizbüchern suchen heute noch Wissenschaftler nach Anregungen für neue Entdeckungen und Erfindungen.

Sir Joseph John Thomson

1856 – 1940

Der englische Physiker Joseph John Thomson revolutionierte die bisherigen Vorstellungen über Elektrizität und Atome, indem er die Natur des Elektrons erklärte. Diese Grundeinheit des elektrischen Stroms spielt auch eine wesentliche Rolle in der Struktur des Atoms und daher in allen Eigenschaften der Materie.

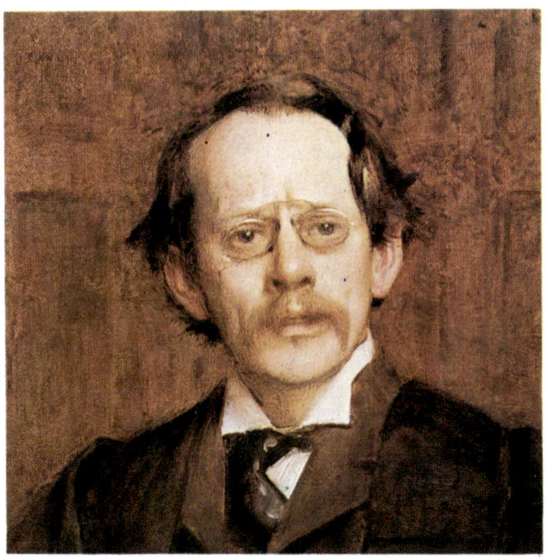

Thomson wurde in Manchester geboren. 1876 erhielt er ein Stipendium für ein naturwissenschaftliches Studium an der Universität Cambridge, wo er bis ans Ende seines Lebens blieb und eine steile Karriere machte. Mit knapp 27 Jahren übernahm er den Lehrstuhl des hervorragenden Physikers John Rayleigh und zugleich die Leitung des berühmten Cavendish-Laboratoriums, das dank seiner Weitsicht zu einem der angesehensten internationalen Zentren der Atomphysik wurde.

Der Ausgangspunkt für Thomsons große Entdeckung war sein Interesse an Kathodenstrahlen. Es war seit einigen Jahren bekannt, daß in einer Vakuumröhre mit zwei Elektroden, zwischen denen Strom fließt, eine Strahlung um die Kathode (die negative Elektrode) entsteht, die nach Thomsons Vermutung nicht elektromagnetischen Ursprungs war wie Licht- oder Röntgenstrahlen. 1897 teilte er in einer Veröffentlichung mit, daß Kathodenstrahlen unzweifelhaft aus winzigen negativ geladenen Teilchen bestehen, die er als „Korpuskeln" bezeichnete. Später wurden sie „Elektronen" genannt.

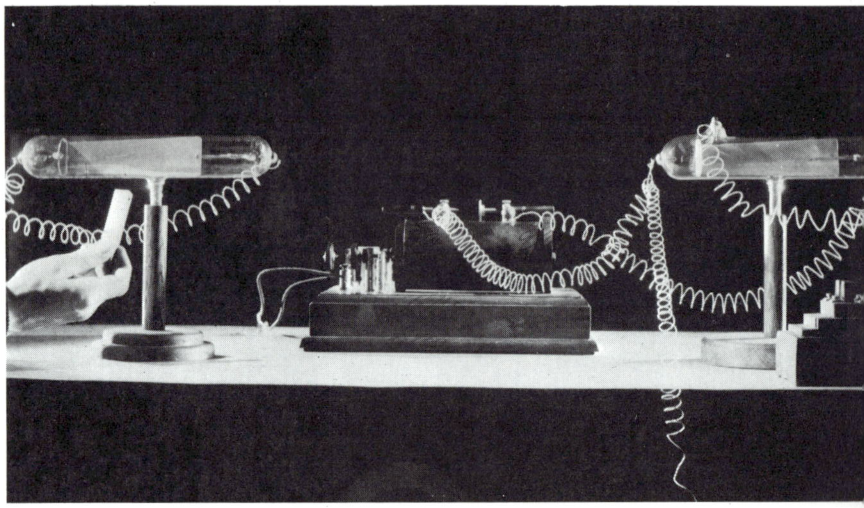

Oben: Eine von Thomson konstruierte Entladungsröhre, in der Kathodenstrahlen Anoden passieren konnten. Die Ablenkung der Strahlen durch elektrische und magnetische Felder überzeugte Thomson, daß sie aus Teilchen bestehen, die man heute als Elektronen kennt.

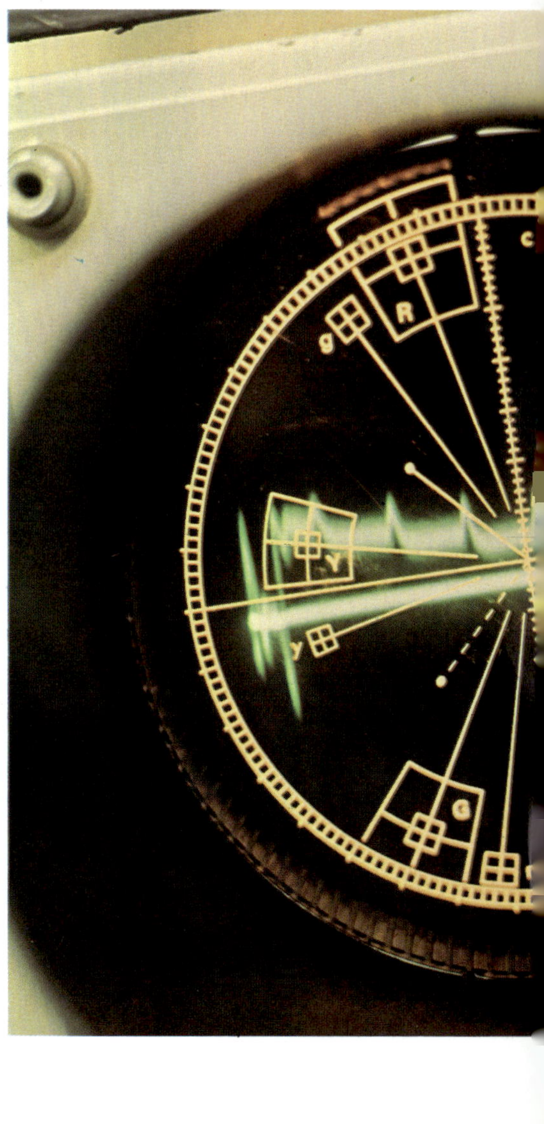

Rechts: Ein Polarkoordinatensystem in einem Fernsehübertragungstest. Thomsons Arbeit ermöglichte die vielseitige Verwendung der Kathodenröhre in der heutigen Technik wie z.B. Fernsehen, Radardschirme und Computerbilder.

Durch das ermittelte Verhältnis zwischen elektrischer Ladung und Masse bewies er, daß die Elektronen viel kleiner waren als einzelne Atome. Wenn sie aber von subatomarer Größe waren, könnten sie sehr wohl Bestandteile von Atomen sein. Daraus folgerte er, daß das Atom aus einer positiv geladenen Masse besteht, in der überall zahlreiche Elektronen verstreut sind. Seine Vorstellung wurde zwar bald durch die exaktere eines Planeten-Sonnen-Systems abgelöst, war aber immerhin der erste moderne Versuch, Atome in den Begriffen positiver und negativer Elektrizität darzustellen, und wurde damit zum Wegbereiter für die komplexen mathematischen Theorien der Gegenwart.

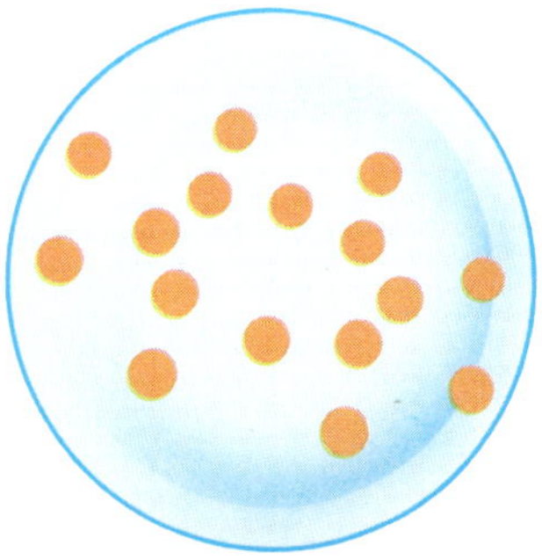

Eine Bestätigung seiner Vorstellungen über das Elektron und dessen Rolle in der Atomstruktur erhielt Thomson wenige Jahre nach seiner Entdeckung. Der deutsche Chemiker Eugen Goldstein bewies, daß in einer aufgeladenen Vakuumröhre neben Kathodenstrahlen andere Strahlen existieren, die sich in die entgegengesetzte Richtung bewegen und die er Kanalstrahlen nannte. Bald darauf wurde der Beweis erbracht, daß es sich um positiv geladene atomare Teilchen, die Überreste von Atomen handelte, denen die Elektronen fehlten, was Thomsons Auffassung vom Elektron als einem „subatomaren Teilchen" bestätigte.

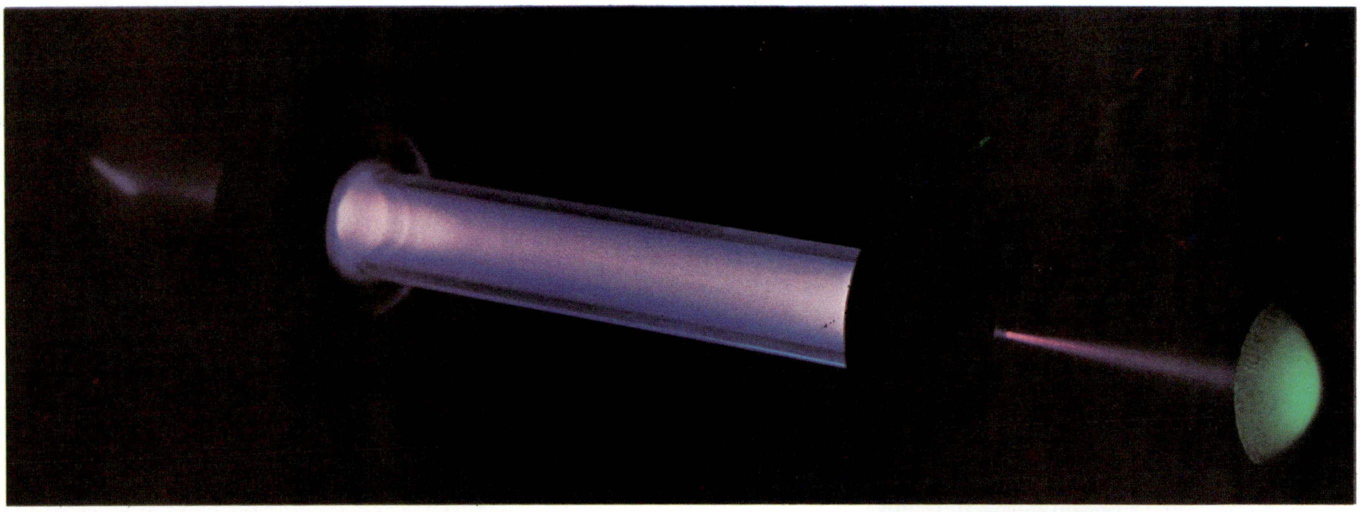

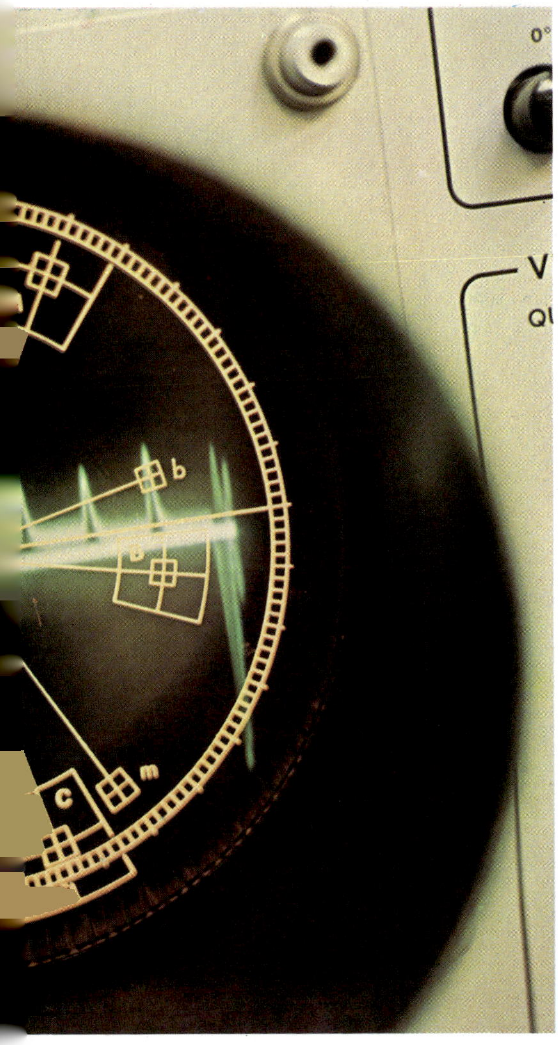

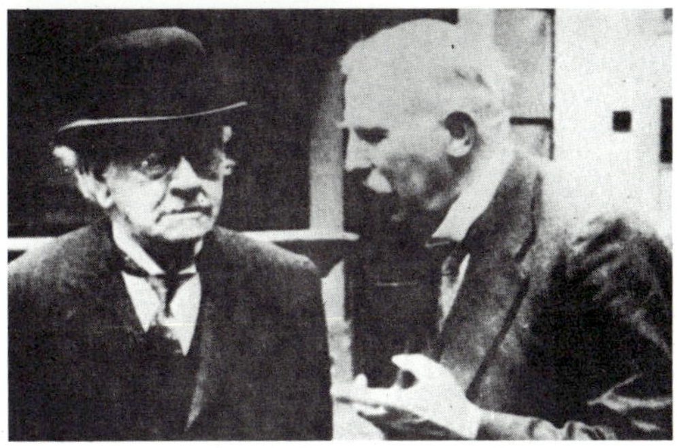

Oben Mitte: Thomsons Atom-Modell. Es bestand aus negativ geladenen „Korpuskeln" (Elektronen), die in einer positiv geladenen Kugel verstreut waren.

Mitte: Das Innere einer Entladungsröhre. Die hellste Entladung ist der Elektronenstrom, der sich von der Kathode zur Anode bewegt. 1886 entdeckte Eugen Goldstein, daß bei einer durchbohrten Kathode Strahlen durch diese Bohrungen auf einen Schirm hinter der Kathode gelangen und dort einen leuchtenden Fleck bilden. Diese Strahlen bewegen sich entgegengesetzt zu den Kathodenstrahlen. Er nannte sie „Kanalstrahlen". Wie sich herausstellte, sind es die positiv geladenen Atome der Gase, die ursprünglich in der Röhre waren — Atome, denen die Elektronen fehlen.

Oben rechts: Thomson (links) und Sir Ernest Rutherford, der aus Neuseeland stammende Kernphysiker, dem die erste künstliche Atomumwandlung gelang. Rutherford war ein Schüler Thomsons am Cavendish-Laboratorium.

Thomsons Bedeutung für die Wissenschaft liegt ebenso sehr in seinem Einfluß auf andere, wie in der eigenen Forschung begründet. Er war ein glänzender Lehrer und versammelte am Cavendish-Laboratorium einige der besten Köpfe der jüngeren Generation um sich. Die meisten, die unter seiner Leitung arbeiteten, erhielten Professuren an den bedeutendsten Universitäten der Welt, und sieben seiner Schüler bekamen den Nobelpreis, mit dem er selbst 1906 ausgezeichnet wurde.

Heinrich Rudolf Hertz

1857 – 1894

In seinem kurzen Leben schuf der deutsche Physiker und Ingenieur Heinrich Hertz die Grundlagen für die bedeutendste Revolutionierung des Kommunikationswesens. In einer glänzenden Versuchsreihe entdeckte er die Radiowellen und zeigte, wie sie gesendet und empfangen werden können. Innerhalb der nächsten fünfzig Jahre war das Radio zum ersten direkten weltumspannenden Kommunikationsmittel ohne Zeitverzögerung geworden.

Hertz wurde in Hamburg geboren und zum Ingenieur ausgebildet. Der bedeutende Physiker Hermann von Helmholtz ermutigte ihn, statt dessen Physik zu studieren, und wurde sein Mentor. 1883 bekam Hertz eine Anstellung an der Universität Kiel, wo er sich ganz auf Forschungsaufgaben konzentrierte. Er interessierte sich besonders für die elektromagnetische Lichttheorie von James Clerk Maxwell.

Um diese Zeit stiftete die Berliner Akademie der Wissenschaften einen Preis für eine spezialisierte Arbeit über Elektromagnetismus, und Helmholtz drängte Hertz, sich darum zu bewerben. Diese Entscheidung war folgenreich, denn sie führte Hertz zufällig zur Entdeckung der Radiowellen und ihrer Übertragungsmöglichkeit.

Zu dieser Arbeit gehörte das Studium von pulsierendem Strom. 1888 hatte er die glänzende Eingebung, die Idee von der oszillierenden elektrischen Ladung mit der Voraussage in Maxwells berühmten elektromagnetischen

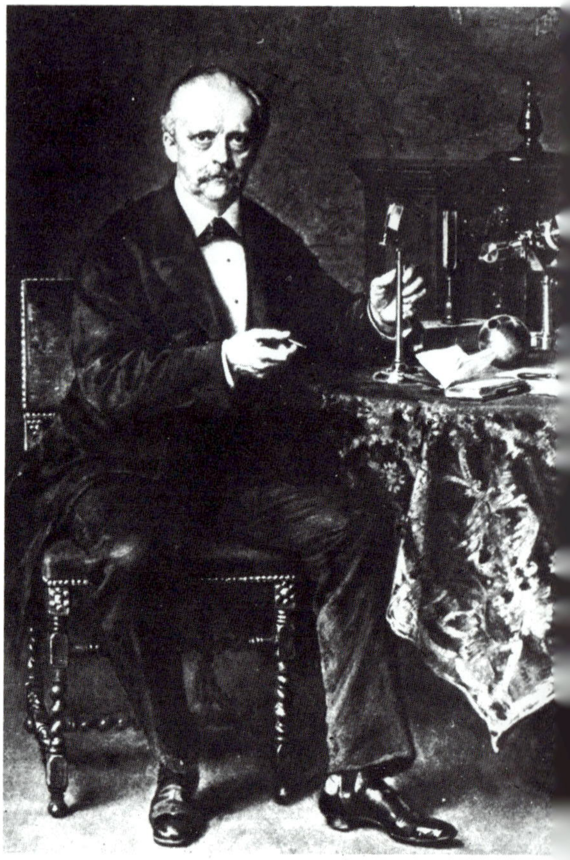

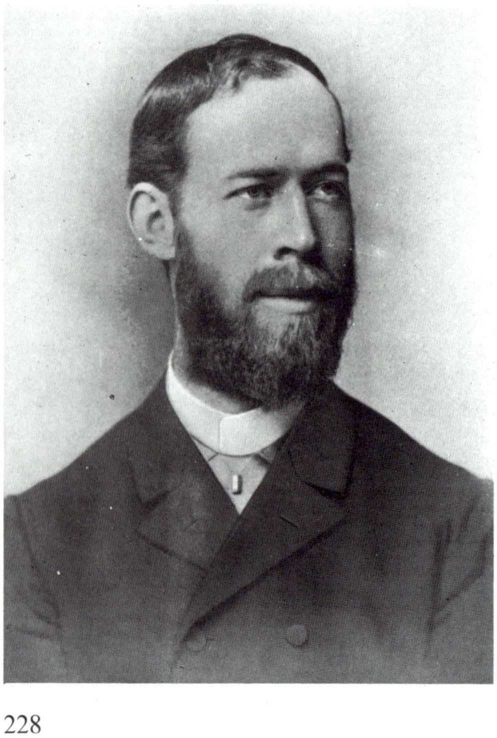

Rechts: Der deutsche Naturwissenschaftler Hermann von Helmholtz arbeitete auf dem Gebiet der Optik, Akustik, Thermodynamik und Elektrizitätslehre. Für einen Wettbewerb über Elektromagnetismus konstruierte sein Schüler Hertz den Oszillator, mit dem er die von James Clerk Maxwell vorausgesagten elektromagnetischen Wellen nachweisen konnte.

Unten rechts: Das Grundprinzip des Radios. Ein zwischen zwei Kugeln des Senders (unten) überspringender Funke erzeugt Wellen, die wiederum einen Funken im Empfänger (oben) überspringen lassen.

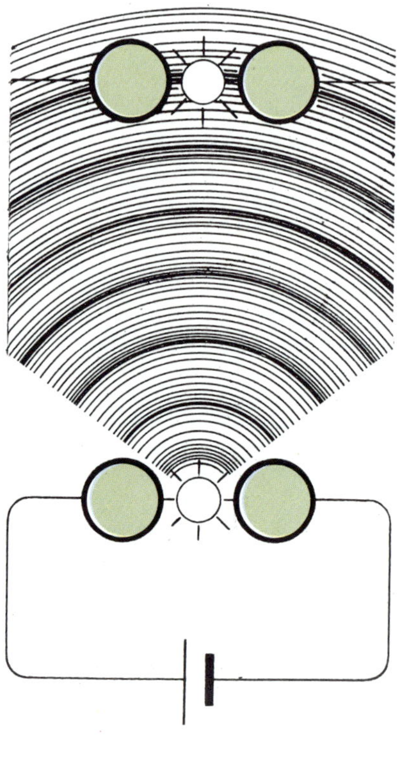

Gleichungen zu verknüpfen. Der Apparat, den Hertz gebaut hatte, bestand aus einem Stromkreis, der zwei Metallkugeln miteinander verband. Durch den hin und her fließenden Strom wurden die beiden Kugeln abwechselnd geladen. Hertz beobachtete, daß ein Funke zwischen den beiden Kugeln übersprang, wenn die Ladung ein Maximum erreichte. Er dachte sofort an Maxwells Gleichungen, die voraussagten, daß eine pulsierende Ladung elektromagnetische Strahlen aussendet. Ihm war klar, daß er zufällig einen Stromkreis konstruiert hatte, mit dem eine konstant oszillierende Ladung erzeugt werden konnte, und er fragte sich, ob unsichtbare Wellen durch das Labor pulsierten, wenn der Funke überspang.

Zur Überprüfung seiner Idee verwandte Hertz eine einfache Drahtschleife, die an einer Stelle unterbrochen war. Er wählte die verschiedensten Standorte und konnte jedesmal nicht nur die Strahlen an dem überspringenden Funken feststellen, sondern auch Intensität und Form der Strahlen anhand der je nach Position unterschiedlichen Stärke des Funkens „aufzeichnen". Er bestimmte die Wellenlänge der Strahlen mit gut 60 Zentimetern — eine Million Mal größer als die Wellenlänge des sichtbaren Lichts.

Die spektakulärste Anwendung fanden die Hertzschen Wellen durch den italienischen Physiker Guglielmo Marconi, der sie 1894, acht Jahre später, zur Nachrichtenübermittlung über große Entfernungen benutzte. Am 12. Dezember 1901 stellte er mit ihnen die erste drahtlose Verbindung von England nach Neufundland über den Atlantik her. Doch Hertz erlebte diese Geburtsstunde des Radios nicht mehr, er war bereits sieben Jahre zuvor gestorben.

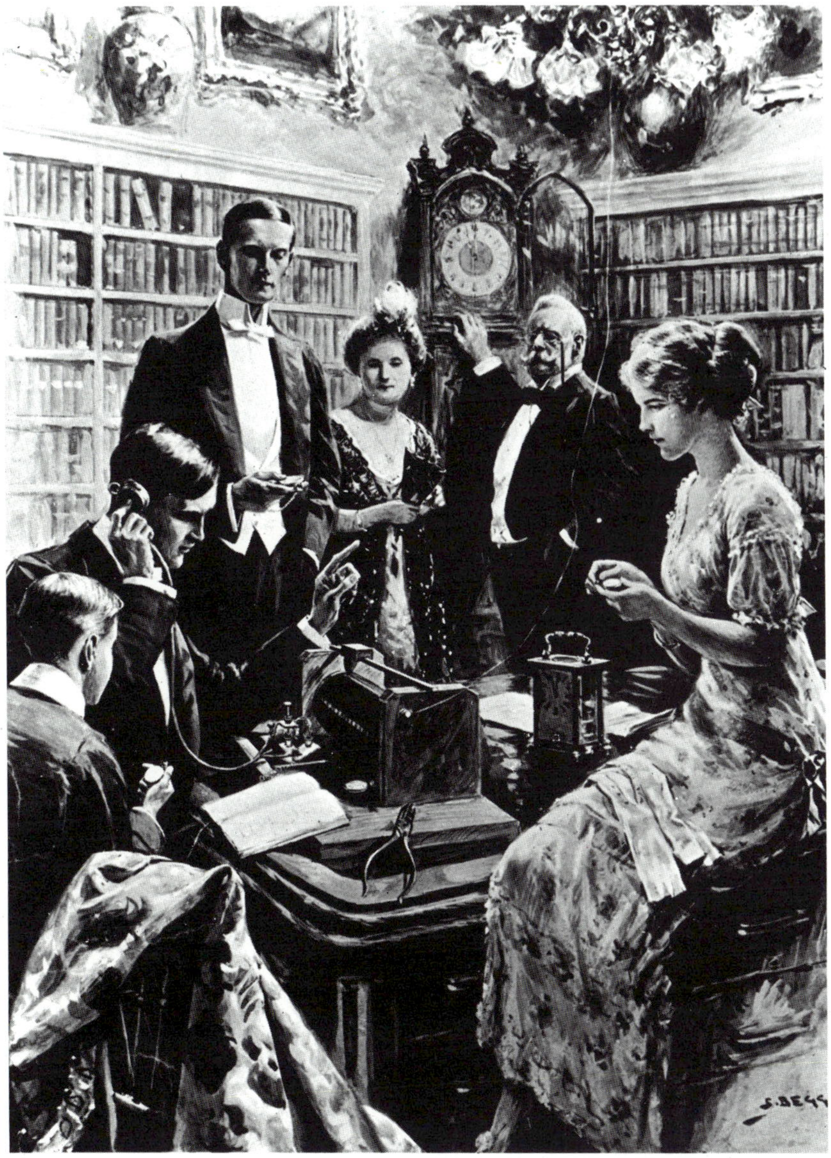

Oben: Beim Abhören der drahtlosen Zeitzeichen, 1913. Die Signale wurden im Sekundenrhythmus vom Eiffelturm im Morsealphabet ausgestrahlt.

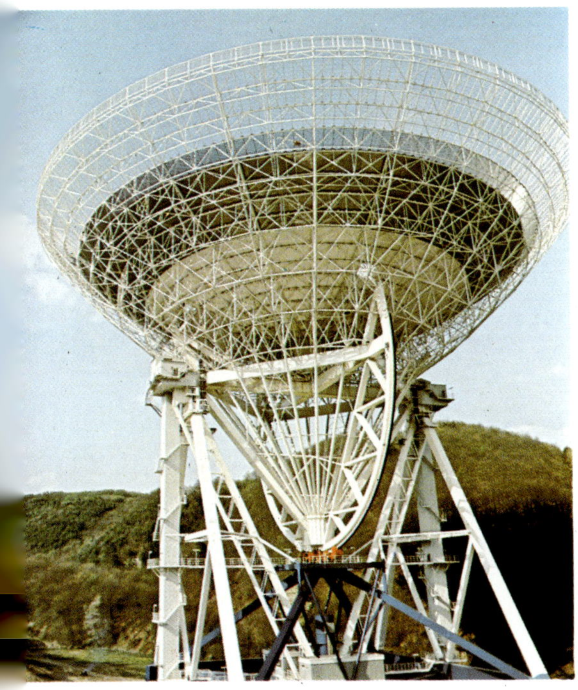

Links: Modernes Gerät zum Empfang von Radiowellen — ein westdeutsches Radioteleskop.

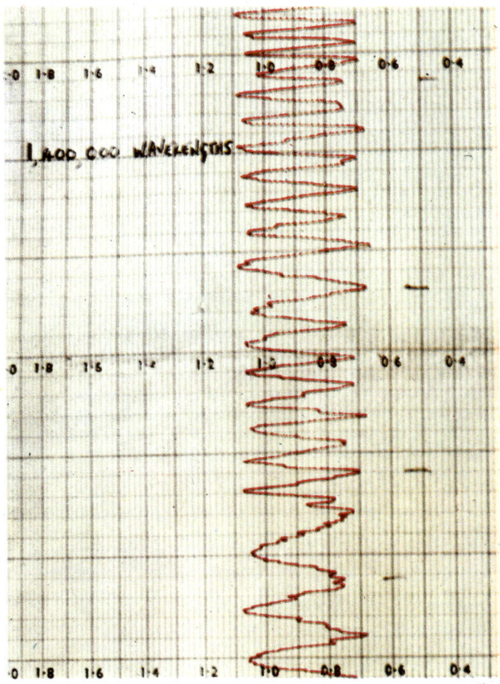

Rechts: Radiostrahlen von Quasar 3C273, aufgezeichnet vom Radioteleskop in Jodrell Bank in England. Quasare sind sternähnliche Objekte im Kosmos mit extrem starker Radiofrequenzstrahlung. Die Strahlungsintensität dieses speziellen Quasars scheint im Verhältnis zu seiner Entfernung zur Erde darauf hinzudeuten, daß er so hell ist wie 200 Galaxien zusammengenommen.

Rudolf Diesel

1858 – 1913

Der Dieselmotor ist eine Weiterentwicklung des normalen Verbrennungsmotors. Er benötigt keine eigene Zündanlage und wird mit billigem Rohöl angetrieben, weshalb er in Industrie und Transportwesen weitverbreitet ist. Er wurde nach seinem Erfinder, dem Ingenieur Rudolf Diesel, benannt.

Diesel wurde in Paris als Sohn eines emigrierten deutschen Lederarbeiters geboren. Als 1870 der Französisch-Deutsche Krieg ausbrach, wurde die Familie nach London abgeschoben. Dank der Hilfe eines Vetters konnte Diesel seine Ausbildung an der Technischen Hochschule München abschließen. Er kehrte nach Paris zurück, wo er in einem Unternehmen für Kühlanlagen arbeitete. Neben seiner Begabung als Ingenieur entwickelte er vielfältige kulturelle Interessen und ein tiefes soziales Bewußtsein.

Um 1885 begann er über einen Motor nachzudenken, der keine Zündanlage benötigte. Seine Idee war, das Luft-Treibstoff-Gemisch im Zylinder durch hohe Verdich-

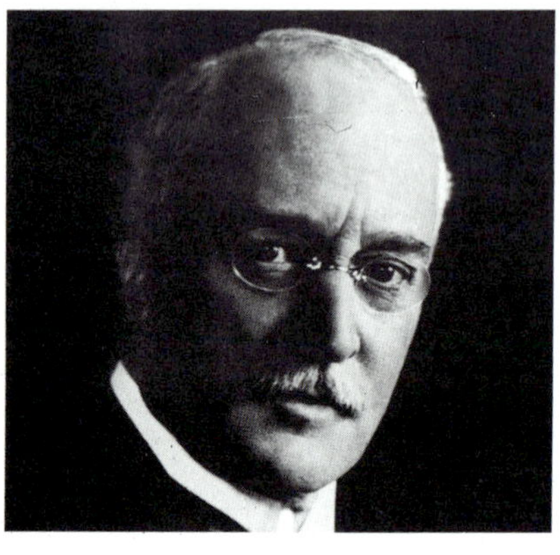

tung derart zu erhitzen, daß es sich selbst entzündete. Er nahm ein Forschungsprogramm auf, das 12 Jahre dauerte. Seine Motivation war jedoch nicht nur technische Neugier. Er hatte auch klare soziale Ziele.

Eine solche Maschine würde den arbeitenden Menschen eine Unabhängigkeit verschaffen, die sie seit Beginn der industriellen Revolution nicht mehr besessen hatten. Durch ihre Vielseitigkeit und die Verwendbarkeit verschiedener billiger Treibstoffe ließen sich zahlreiche Arbeitsprozesse in Industrie und Handwerk rationalisieren. Die Menschen müßten sich nicht mehr den Kapitalinteressen unterordnen, und die Entfremdung würde aufgehoben.

Erst 1892 konnte Diesel ein vorläufiges Patent anmelden. Ein Jahr später baute er seinen ersten Prototyp. Der gewaltige Druck im Zylinder verursachte eine Explosion, die ihn beinahe getötet hätte. Er mußte also einige Veränderungen vornehmen. Das nächste Modell erwies sich als funktionstüchtig und lief eine Minute lang. In diesem Stadium begannen sich verschiedene Industrielle dafür zu interessieren. Durch weitere

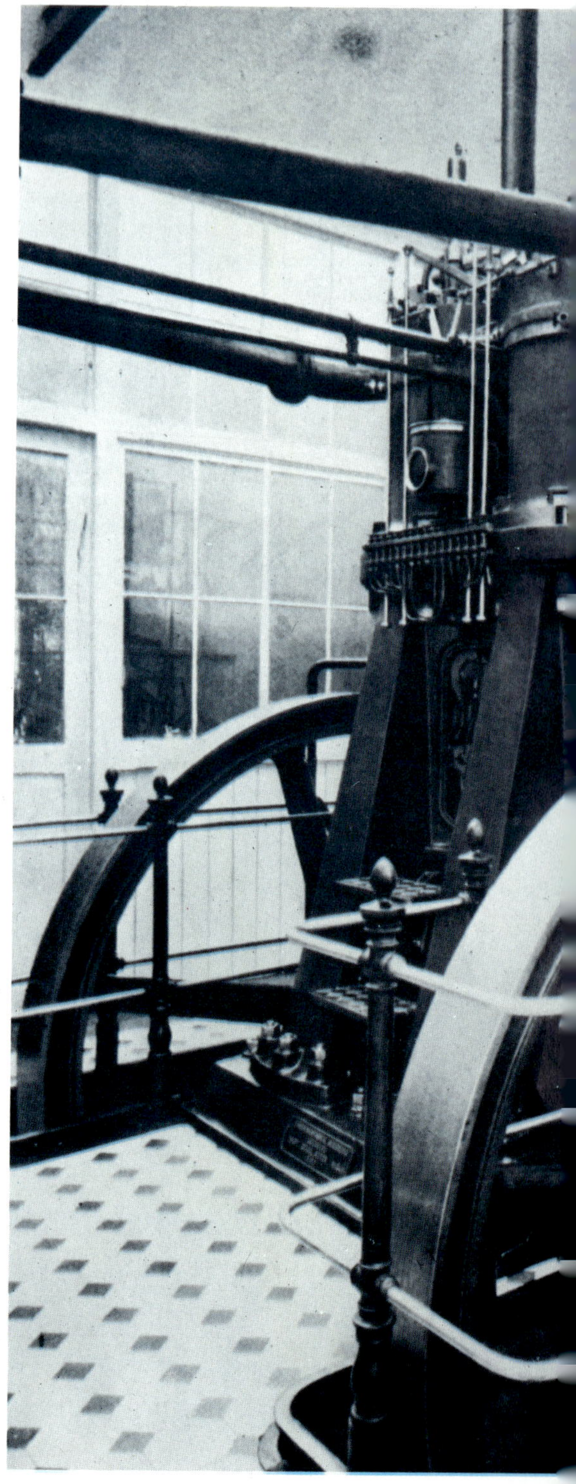

Rechts: Zweizylinder-Dieselmotor von 1897. Dieser war der erste in einer Fabrik betriebene Dieselmotor. Gebaut wurde er in Kempten im Allgäu.

Verbesserungen entstand ein Motor, der die Dampfmaschine in bezug auf Treibstoffverbrauch und Leistung weit übertraf.

Der Dieselmotor entwickelte sich schnell zur führenden Kraftmaschine in der Industrie und bildete die Grundlage für viele spätere Hochleistungsmotoren. Er wurde in Schiffen, Bussen, Lastwagen, Traktoren, anderen landwirtschaftlichen Maschinen verwendet und löste im Eisenbahnbetrieb die Dampflokomotive ab. Da Dieselmotoren mit billigem Rohöl betrieben werden, blieben sie lange Zeit wirtschaftlicher als Benzinmotoren. Sie sind andererseits viel schwerer, lauter und durch die Abgase umweltgefährdender. Auch Diesels Hoffnung auf die positiven sozialen Auswirkungen erfüllte sich nicht.

Bis ans Ende seines Lebens grübelte er darüber nach, wie die Selbstbestimmung des Individuums in einer Industriegesellschaft wiederhergestellt werden könnte. Er wurde durch seine Erfindung Millionär, aber weil ihn materieller Reichtum nicht interessierte, kümmerte er sich nicht um die Verwaltung seines Vermögens und geriet in finanzielle Schwierigkeiten.

Schließlich wurde seine wirtschaftliche Lage aussichtslos. Außerdem rief die wachsende Kriegsgefahr in Europa bei ihm schwere Depressionen hervor. Während einer Überquerung des Ärmelkanals mit der Nachtfähre verschwand er spurlos. Er befand sich auf dem Weg zu einem Ingenieur-Kongreß in London, zu dem er als Ehrengast eingeladen worden war.

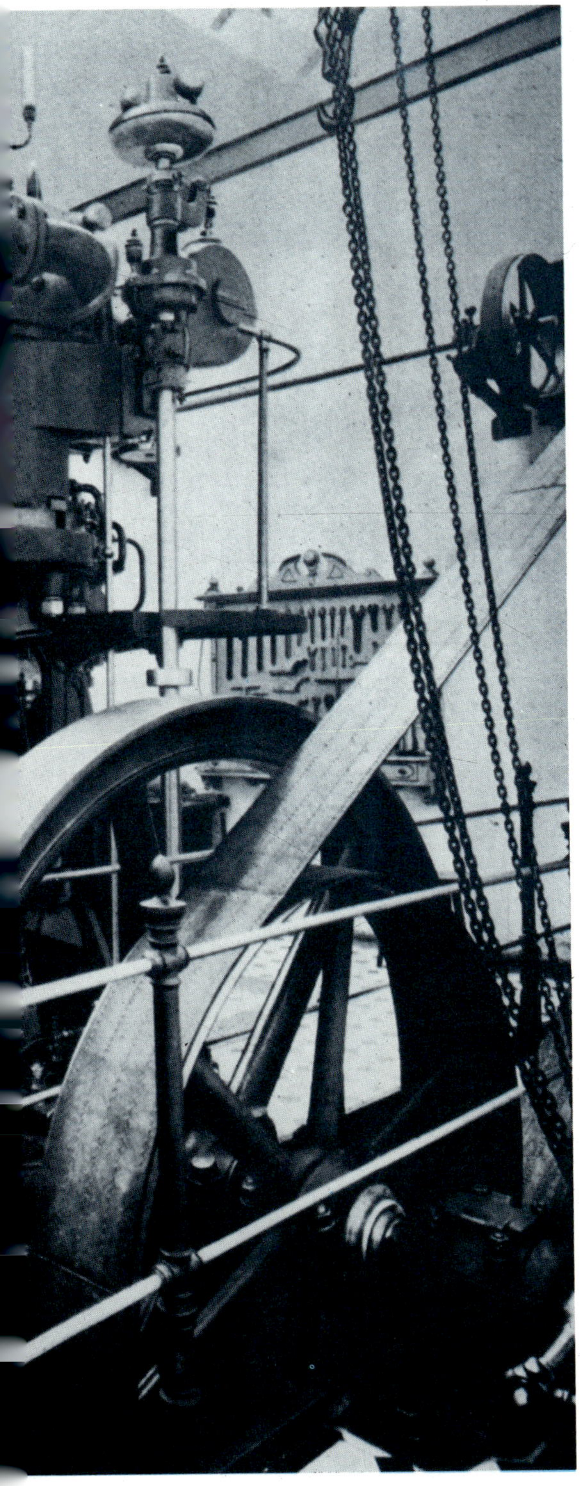

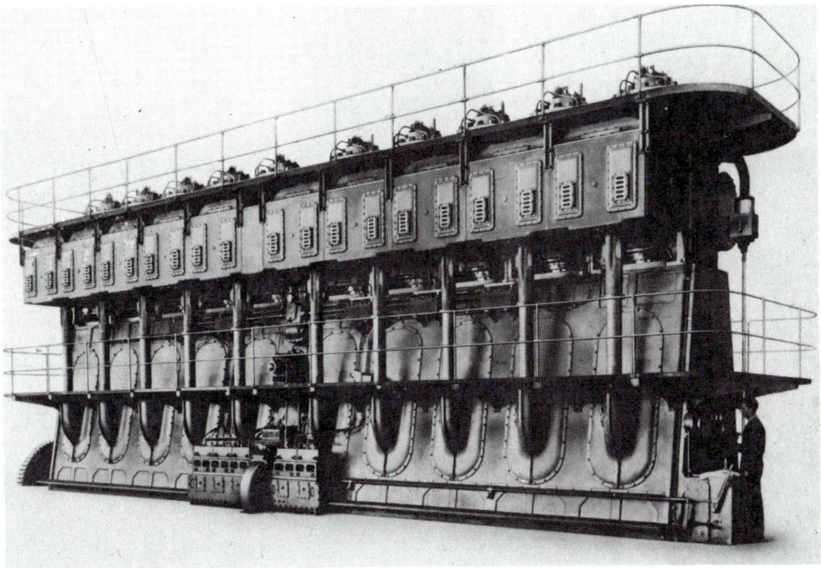

Oben: Dieselmotor für Fracht- und Passagierschiffe. Der Doppelkolbenmotor macht ein Steuerrad überflüssig, die Schrauben werden durch Pumpen gelenkt, die unabhängig voneinander arbeiten. Der Motor hat 7300 PS und 132 Umdrehungen in der Minute.

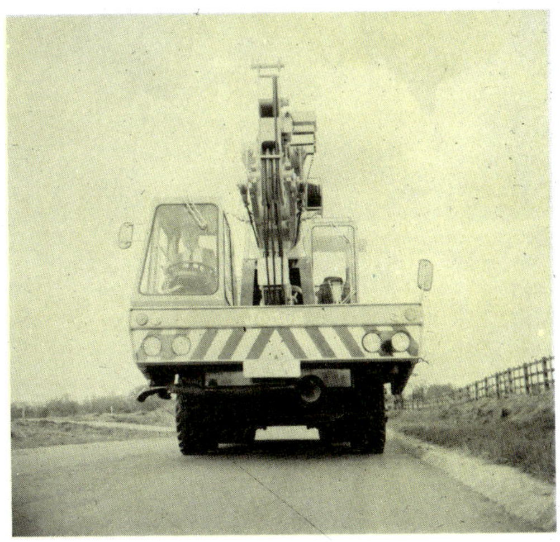

Unten rechts: Ein moderner Diesel-Kranwagen. Entgegen Rudolf Diesels ursprünglichen Zielen findet der Dieselmotor vorwiegend in Hochleistungsmaschinen und weniger in Standardautos Verwendung.

Max Planck

1858 – 1947

Der deutsche Physiker Max Planck legte den Grundstein für die moderne Quantentheorie. Sie eröffnete zu Anfang unseres Jahrhunderts zusammen mit Einsteins Relativitätstheorie eine radikal neue Sicht des Universums. Planck betrachtete die elektromagnetischen Strahlen wie Wärme und Licht nicht in der klassischen Weise als kontinuierliche Wellen, sondern nahm an, daß sie diskontinuierlich waren und aus winzigen Partikeln oder „Quanten" von Energie bestanden. Diese bestechend einfache Idee bedingte eine komplexe und grundlegend neue Einstellung zur Atomwissenschaft.

Planck stellte die Hypothese, die das Kernstück der Quantentheorie bildet, 1900 als Professor für Physik an der Münchener Universität auf. Jahrelang hatte er thermodynamische Studien über den Zusammenhang von Energie und Strahlung betrieben. Mit dem

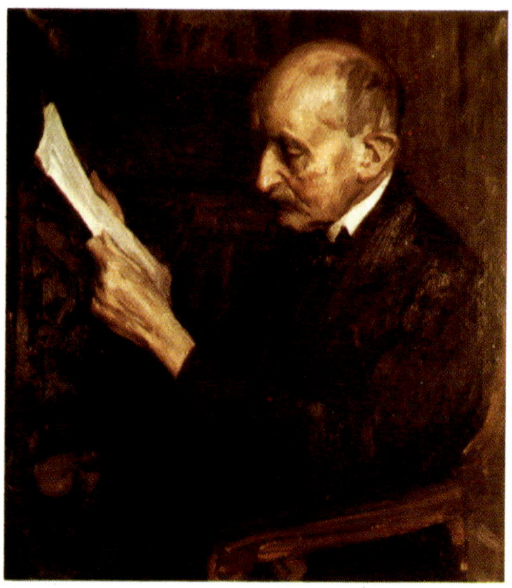

Dogmatismus der klassischen Physik ließ sich nicht erklären, wieso sich diese Energie derart unregelmäßig auf die Wellenlängen der Strahlen verteilt. Verschiedene hervorragende Physiker hatten komplizierte Gleichungen aufgestellt, um für die beobachtete Energieverteilung Annäherungswerte zu finden. Obwohl Planck ebenso konservative wissenschaftliche Ansichten hatte wie die meisten seiner Kollegen, war er zumindest bereit, mit kühnen neuen Ideen zu experimentieren. Und so brachte ein anscheinend völlig abwegiger Gedanke die Lösung des Problems.

Planck beschloß, sämtliche bisherigen Annahmen über die Natur der Strahlung zu verwerfen, und ging von einer gänzlich neuen Voraussetzung aus, daß Strahlung aus winzigen Energie-„Teilchen" besteht, die er Quanten nannte. Er wandte diese revolutionäre Idee auf das Problem erhitzter Substanzen an und fand sofort eine exakte, einfache Darstellung für die Energieverteilung. Die Abgabe der Energie ist proportional der Strahlungsfrequenz. Der Proportionalitätsfaktor erwies sich als universelle Konstante; er wird als Plancksches Wirkungsquantum bezeichnet. Für Planck war seine Konstante nicht mehr als eine mathematische Größe, aber andere

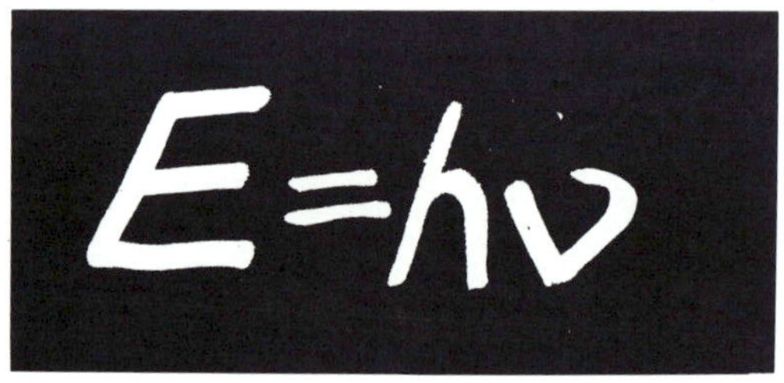

Mitte rechts: Die Quantentheorie. Sie konstatiert, daß alle Vorgänge diskontinuierlich sind. Energie in jeder Form wird in winzigen Einheiten — Quanten genannt — abgegeben. Ein Quant ist die kleinste existierende Energieeinheit. Die Materie absorbiert Energie und gibt sie in Quanten ab. Die quantenhafte Abgabe der Energie ist proportional der Strahlungsfrequenz; der Proportionalitätsfaktor *h*, das Plancksche Wirkungsquantum, erwies sich als universelle Konstante: Demnach besitzen die Quanten von Hochfrequenzstrahlen, z. B. der Röntgenstrahlen, mehr Energie als die von Niedrigfrequenzstrahlen, z. B. der Radiowellen.

Wissenschaftler entdeckten bald, daß sie eine bedeutende Rolle in den Gesetzen spielte, die einigen der wesentlichen Mechanismen der Natur zugrunde liegen.

Die Quantentheorie wurde nicht sofort akzeptiert. Planck selbst traute seiner eigenen

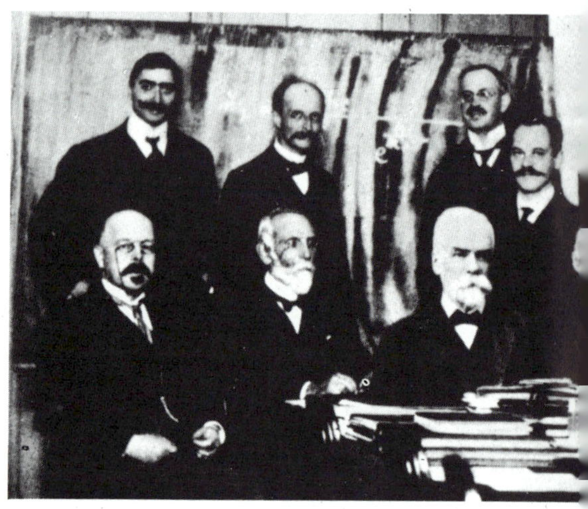

Grundvoraussetzung kaum, und so ist es nicht verwunderlich, daß sie auf so viel Skepsis stieß. Aber die Quantentheorie erfüllte, was jede wohlbegründete neue Theorie anstrebt: sie erklärte feststellbare Tatsachen. Die Wissenschaft konnte es sich daher nicht leisten, sie zu übergehen. 1913 wandte der dänische Physiker Niels Bohr die Quantentheorie auf die Struktur der Atome an und

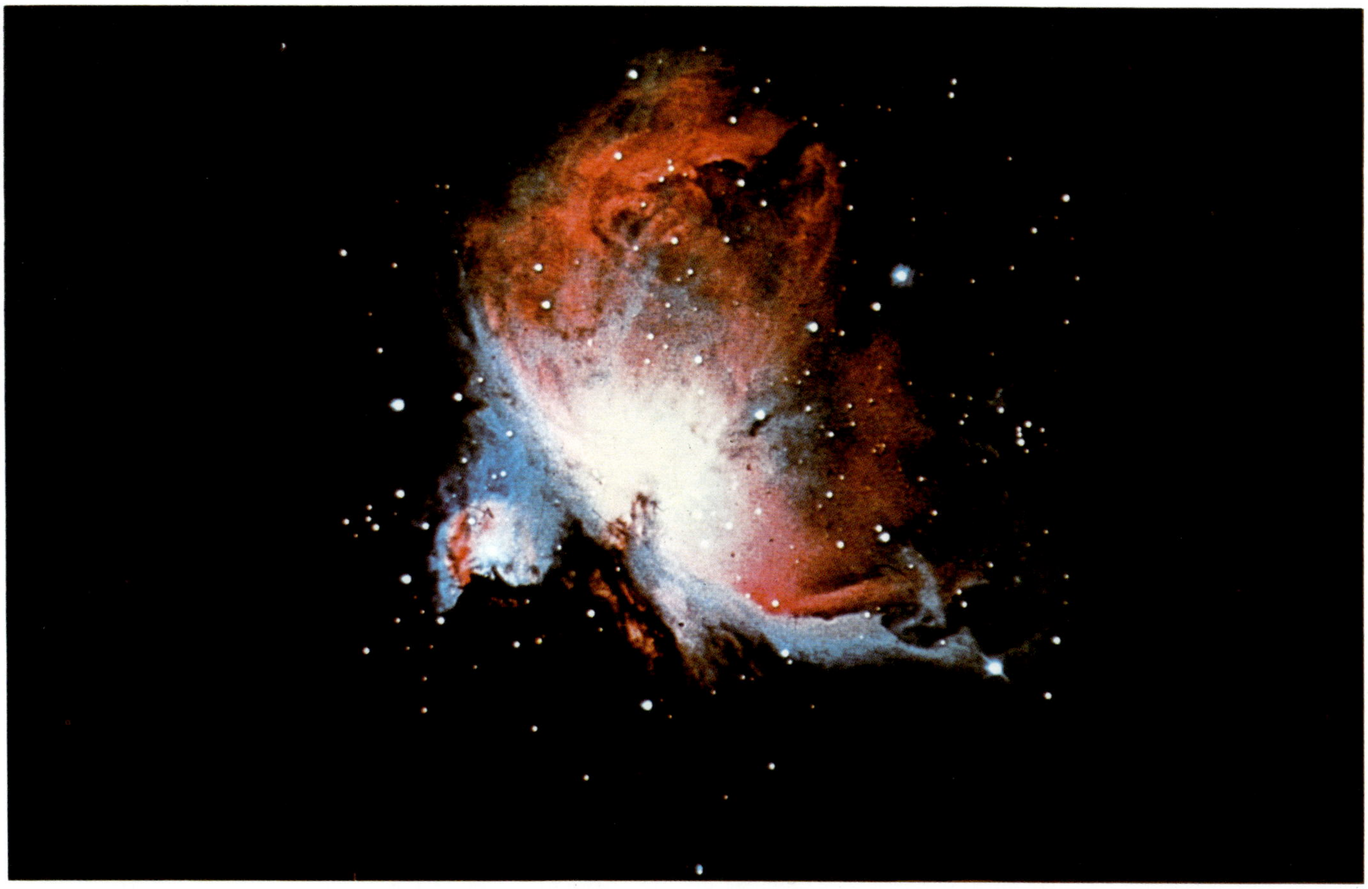

erzielte aufsehenerregende Resultate. Die Diskontinuität der Strahlung, die Planck aufdeckte, führte zur Annahme von durch Quantenzahlen gekennzeichneten stabilen Umlaufbahnen für Elektronen. Das neue Quantenmodell des Atoms erklärte viele bis dahin

Oben: Mit der Quantentheorie kann man die Energiemenge berechnen, die von Himmelskörpern wie dem abgebildeten Orionnebel abgegeben und absorbiert wird.

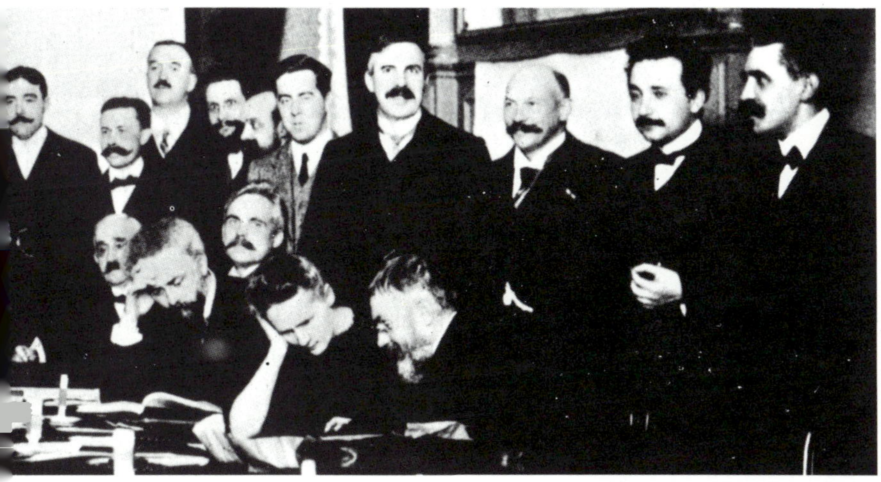

rätselhafte Erscheinungen und bildete den Ausgangspunkt der modernen Atomtheorien.

Von da an erzielte die Wissenschaft mit der Quantentheorie rasche Fortschritte. Zwar waren ihre Leitsätze und mathematischen Ableitungen oft kompliziert, aber sie bot der Wissenschaft ein bedeutendes neues Instrument zur Erforschung des Mikrokosmos.

Oben: Die erste Solvay-Konferenz für Physik, Brüssel 1911. Planck steht in der hinteren Reihe (zweiter von links). Ernest Rutherford, Marie Curie und Albert Einstein (zweiter von rechts, hintere Reihe) waren ebenfalls anwesend.

Vorher erschien dieser Mikrokosmos fremd und unberechenbar, beherrscht von unbekannten, dunklen Gesetzen. Plancks Theorie enthüllte, daß das scheinbare Mysterium aus dem Versuch herrührte, die Gesetze der sinnlich erfaßbaren Welt auf ein Gebiet anzuwenden, auf das sie nicht anwendbar sind. Man brauchte eine Reihe neuer Gesetze, aufbauend auf der Quantentheorie, um Vorgänge unterhalb der Größenordnung eines Atoms zu beschreiben. Sobald das klar war, konnten außerordentliche Fortschritte in der Erforschung der tatsächlichen Natur der Atome und Moleküle erzielt werden.

Mit der neuentstandenen Quantenlehre ließen sich auch zum ersten Mal Theorien über die sinnlich erfaßbare Welt aus einer detaillierten und genauen Kenntnis des atomaren Mikrokosmos heraus entwickeln. Heute wird die Quantentheorie auf vielen Gebieten angewandt. Atomforscher benutzen sie, um ihr Verständnis der kleinsten natürlichen Partikel zu vertiefen, d.h. der Teilchen, aus denen die innere Struktur der Atomkerne besteht. Astrophysiker benutzen sie, um das Verhalten der Atome und Moleküle in den riesigen Massen zu beschreiben, aus denen Sterne und Galaxien bestehen. Plancks große Leistung liegt also darin, eine Theorie entwickelt zu haben, die zum Verständnis der kleinsten wie der größten Naturphänomene beiträgt.

Svante August Arrhenius

1859 – 1927

Der schwedische Chemiker Svante August Arrhenius zählt zu den Begründern der modernen physikalischen Chemie. Er ging als erster davon aus, daß Elektrolyten — chemische Substanzen, die in Wasser löslich sind und Strom leiten — aus winzigen geladenen Partikeln, den sogenannten Ionen, bestehen. Arrhenius' Ionentheorie war ein wesentlicher Beitrag zum Verständnis der Struktur chemischer Verbindungen und ihres Verhaltens in Lösungen.

Arrhenius wurde in Vik geboren und studierte im nahegelegenen Uppsala. Mit der Formulierung seiner Ionentheorie begann er noch vor Abschluß seines Studiums. Fast ein Jahrhundert vor seiner Geburt hatten Wissenschaftler entdeckt, daß bestimmte chemi-

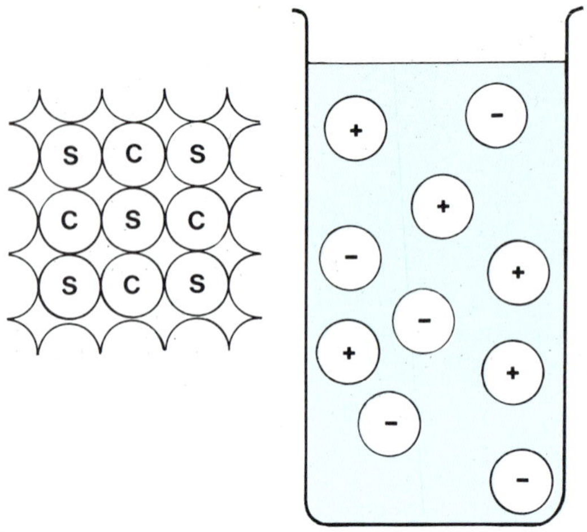

Rechts: Natriumchlorid in der Darstellung von Arrhenius. In festem kristallinem Zustand (links) werden Natrium und Chlor durch die Anziehungskraft von positiven Natrium-Ionen und negativen Chlor-Ionen zusammengehalten. In einer Lösung (rechts) dissoziieren die Ionen und bewegen sich frei darin.

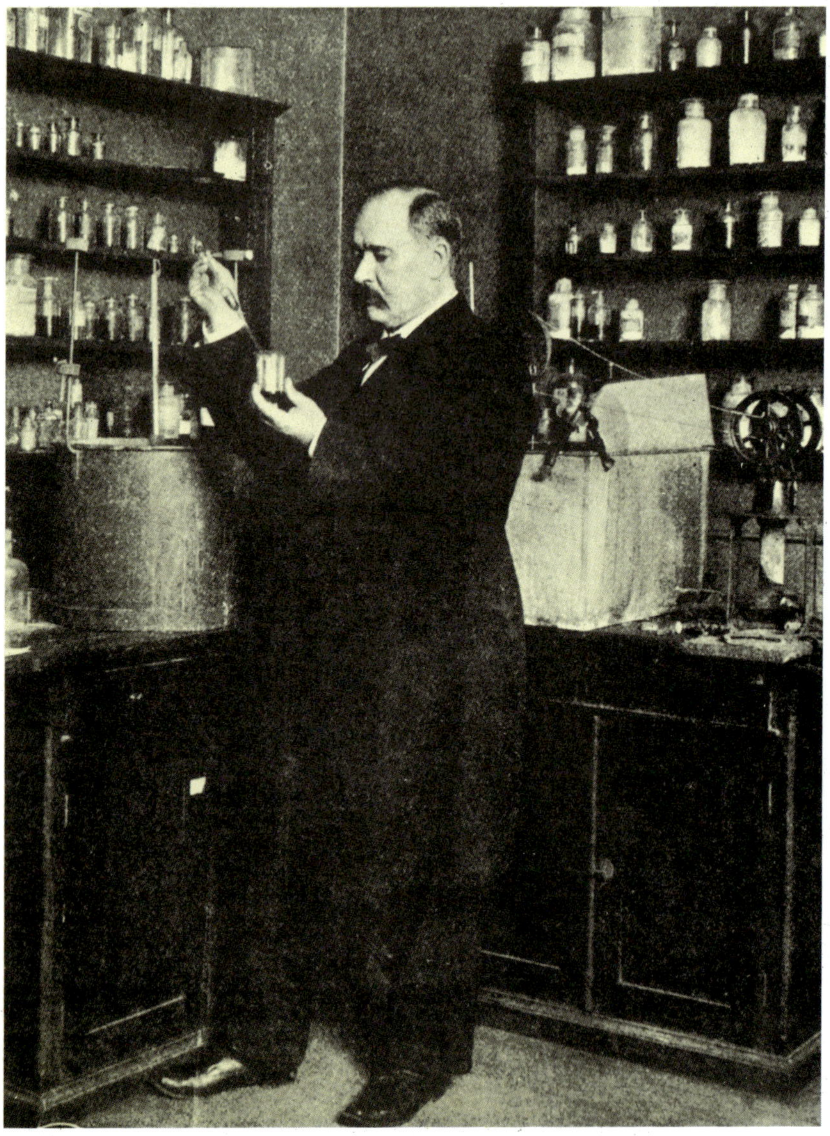

sche Verbindungen elektrischen Strom leiten können, wenn sie in Wasser gelöst werden. Noch bedeutender war die Entdeckung, daß sich die Lösungen unter Stromeinwirkung zersetzen, und zwar oft in die ursprünglichen Bestandteile.

Arrhenius stellte sich die grundlegende Frage, durch welche Eigenschaft einer Verbindung bestimmt wird, ob sie nach der Lösung in Wasser Strom leitet. Intuitiv ging er davon aus, daß die Antwort etwas mit der Struktur der Verbindung zu tun haben mußte. Die Theorie, die er 1883 entwickelt hatte, war ebenso einfach wie revolutionär. Verbindungen, die in gelöster Form Strom leiten, die sogenannten Elektrolyten, unterschieden sich in ihrer Struktur von anderen Verbindungen. Elektrolyten bestanden aus winzigen, Ionen genannten Teilchen. In fester Form wurden die Elektrolyten durch die Anziehungskraft zwischen positiv und negativ geladenen Ionen zusammengehalten, im Lösungsmittel dagegen wurden die Ionen aufgespalten und trieben frei durch die Flüssigkeit. Wenn während der Elektrolyse eine positive und eine negative Elektrode in die Lösung eingeführt wurden, wanderten die positiven Ionen zur negativen und die negativen Ionen zur positiven Elektrode. Die Bewegung der Ionen konstituierte den der Elektrolyse eigenen Fluß von elektrischem Strom.

Arrhenius mußte nun noch erklären, wie sich die Elektrolyten während der Elektrolyse zersetzen. Er unterstellte, daß Ionen elektrisch geladene Atome sind und daß ihre Ladung neutralisiert wird, wenn sie bei der

Elektrolyse an eine Elektrode gelangen, so daß ein normales, nicht geladenes Atom des jeweiligen Elements entsteht.

Diese Theorie wurde mit offenem Mißtrauen aufgenommen. Die meisten Wissenschaftler wiesen darauf hin, daß Arrhenius nicht erklären konnte, warum ein Ion keine der chemischen Eigenschaften des entsprechenden nicht geladenen Atoms aufwies, oder wie sich ein Atom auflud. Trotz der heftigen Kritiken war Arrhenius jedoch von seiner Theorie überzeugt und reichte sie 1884 als Dissertation in Philosophie an der Universität Uppsala ein. Einer der Prüfer, der hervorragende Chemiker Per Cleve, war gegen die Ionentheorie und nutzte seinen Einfluß, damit Arrhenius das Examen mit der schlechtestmöglichen Note bestand.

Es war jedoch nicht leicht, Arrhenius zum Schweigen zu bringen. Er hatte seine Dissertation wohlüberlegt an die bekanntesten Chemiker geschickt und fand einige, die über genügend Vorstellungskraft und Mut verfügten, seine mißliebigen Ideen zu unterstützen.

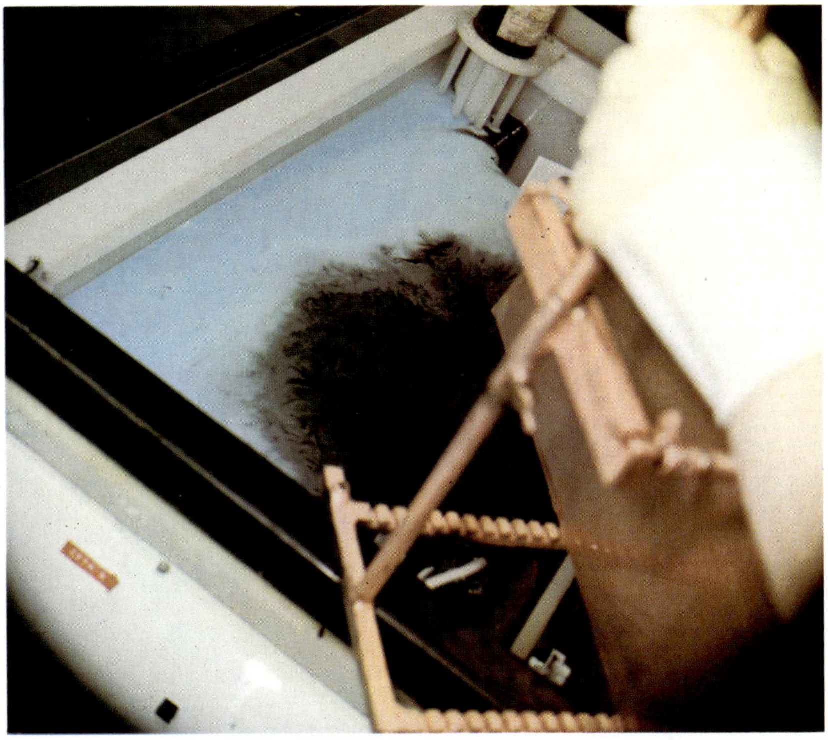

Oben: Entfernung einer kupferbeschichteten Platte von einem Galvanisierapparat. Die Galvanotechnik beruht auf der Wanderung geladener Ionen zur entgegengesetzt geladenen Elektrode. Bei der Verkupferung besteht die Anode aus reinem Kupfer und das zu galvanisierende Metall fungiert als Kathode. Beide werden in eine Lösung aus Kupfersalz getaucht. Wenn Strom durchfließt, löst sich das Kupfer der Anode, wandert in Form positiv geladener Kupfer-Ionen durch die Lösung und setzt sich als feiner Überzug an der Kathode ab.

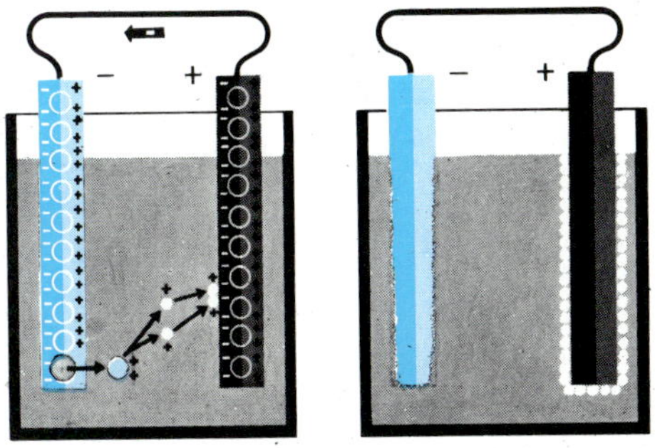

Oben links: Eine einfache elektrolytische Zelle, gemeinhin Batterie genannt. Sie besteht aus einem Zink- und einem Kupferstab in verdünnter Schwefelsäure. Links außen: Werden die beiden Stäbe miteinander verbunden, fließt der Strom in Richtung des oberen Pfeils, während Wasserstoffionen sich zum Kupfer in Richtung des unteren Pfeils bewegen. Rechts: Schließlich isolieren Wasserstoffblasen das Kupfer vollständig und unterbrechen den Stromfluß. Man nennt das Polarisation.

Dank ihrer Hilfe bekam er verschiedene Anstellungen an Universitäten, wodurch er die Zeit und die Möglichkeit erhielt, seine Theorie auszufeilen und weiterzuentwickeln. 1897 trat eine dramatische Wende ein. Der englische Physiker Thomson entdeckte das Elektron und identifizierte es als Elementarteilchen der elektrischen Ladung. Etwa zur selben Zeit entdeckte Henri Becquerel in Paris die Radioaktivität und zeigte, daß die Atome bestimmter Elemente spontan zerfallen und dabei unter anderem Elektronen freisetzen. Damit war erstmals klar geworden, daß Atome keine festen Teilchen sind, sondern über eine bestimmte innere Struktur verfügen. Becquerels Entdeckung bewies, daß diese Struktur auf der Existenz von Elektronen innerhalb des Atoms beruht.

Damit existierte endlich eine Erklärung für Arrhenius' Idee der geladenen Atome. Wenn zum Beispiel ein Atom des Alkalimetalls Natrium ein Elektron verlor — d.h. eine negativ geladene Einheit —, würde das Atom insgesamt positiv geladen. Umgekehrt würde ein zusätzliches Elektron in einem Chloratom für eine insgesamt negative Ladung sorgen. Kochsalz, eine Verbindung aus Natrium und Chlor, ließ sich daher als Masse aus Natrium- und Chlor-Ionen betrachten, die durch die elektrische Anziehung von positiver und negativer Ladung zusammengehalten werden. Da Elektronen zum inneren Aufbau der Atome gehörten, war es nicht mehr verwunderlich, daß ihr Zu- oder Abgang in einem Atom dessen Eigenschaften veränderte. Die in Salzwasser dissoziierten Ionen von Natrium und Chlor besitzen daher keine der Eigenschaften von Natrium, das in Wasser heftige Reaktionen zeigt, oder von Chlor, das ein giftiges grünes Gas ist.

Nach langen Jahren fand Arrhenius plötzlich öffentliche Anerkennung. 1903 wurde ihm der Nobelpreis für Chemie verliehen. Zu seiner besonderen Genugtuung gehörte sein ehemaliger Prüfer Per Cleve dem Gremium an, das die Ionentheorie für diese höchste wissenschaftliche Auszeichnung auswählte.

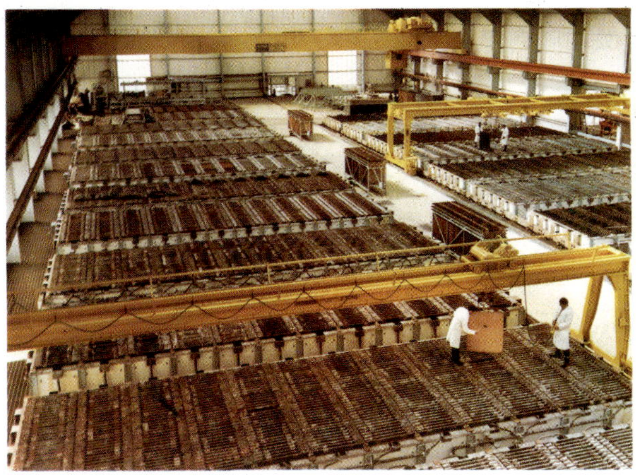

Rechts: Teilansicht der Elektrolyse-Abteilung der James Bridge Copper Works der Imperial Metal Industries Ltd in Birmingham.

Willem Einthoven

1860 – 1927

Zur Unterstützung seiner Untersuchungen über die Aktionsströme am Herzen erfand der niederländische Arzt Willem Einthoven den Elektrokardiographen, ein hochempfindliches Saitengalvanometer, das zum Standardgerät für die Untersuchung und Diagnose von Herzkrankheiten wurde.

Willem Einthoven studierte Medizin an der Universität Utrecht, wo er 1885 promovierte. Im gleichen Jahr wurde er Professor für Physiologie an der Universität Leiden.

Einthovens wissenschaftliches Hauptinteresse galt dem Herzen, besonders den Aktionsströmen, deren Stärke sich bei jeder Zusammenziehung und Blutaustreibung verändert. Er las Berichte über verschiedene Versuche, diese Veränderungen bei Tieren und Menschen aufzuzeichnen, aber die damaligen Geräte waren dafür nicht empfindlich genug. Einthoven versuchte bessere Resultate zu erzielen, zuerst mit einem Kapillarelektrometer, dann mit einem Spiegelgalvanometer.

Schließlich kam er 1903 auf das Saitengalvanometer, ein hochempfindliches Instrument, das Veränderungen der Aktionsströme in Bruchteilen eines Millivolts registrieren konnte. Die „Saite" bestand aus einem silberüberzogenen Quartzdraht, der zwischen den Polen eines Elektromagneten aufgespannt war. Elektroden wurden an den Gliedmaßen des Patienten befestigt, die den durch den Ionenfluß vor und nach der Herzmuskelkontraktion erzeugten Strom aufnahmen und durch den Draht leiteten, der je nach Stärke und Richtung des Stroms zu einem der beiden Pole hin abgelenkt wurde. Mit diesem Gerät, das Einthoven „Elektrokardiograph" nannte, konnte man die Veränderungen aufzeichnen,

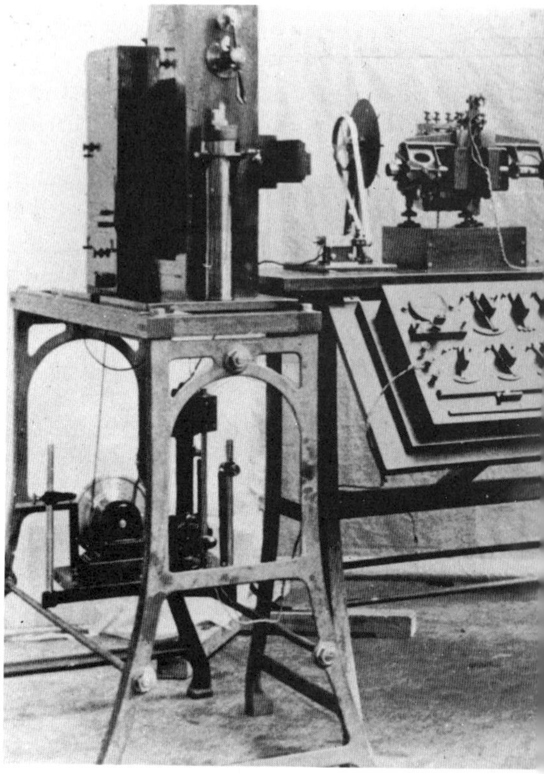

Rechts: Ein 1911 von der Cambridge Instrument Company gebauter Elektrokardiograph.

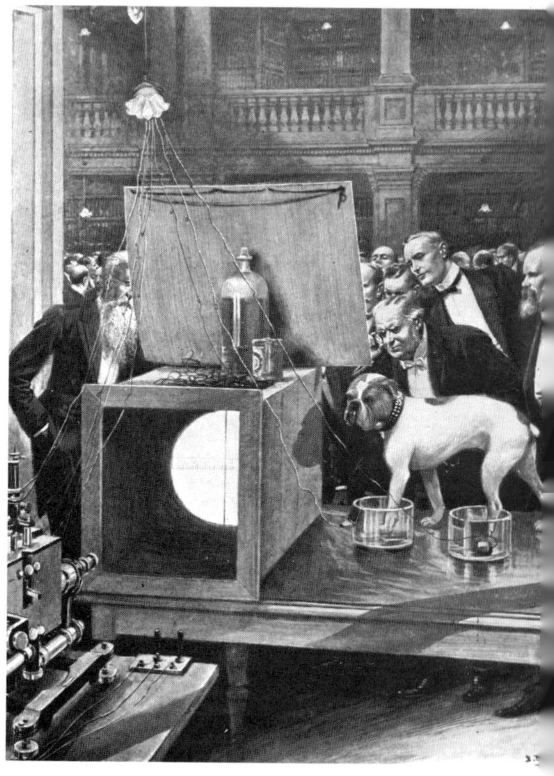

Unten rechts: Vorführung von Einthovens Saitengalvanometer in der Royal Society in London. Die Bulldogge stand mit einer Vorder- und einer Hinterpfote in einem Gefäß mit Salzlösung, wodurch ein Stromkreis hergestellt wurde. Die Saite des Galvanometers vibrierte bei jedem Herzschlag, der offenbar nicht sehr regelmäßig war.

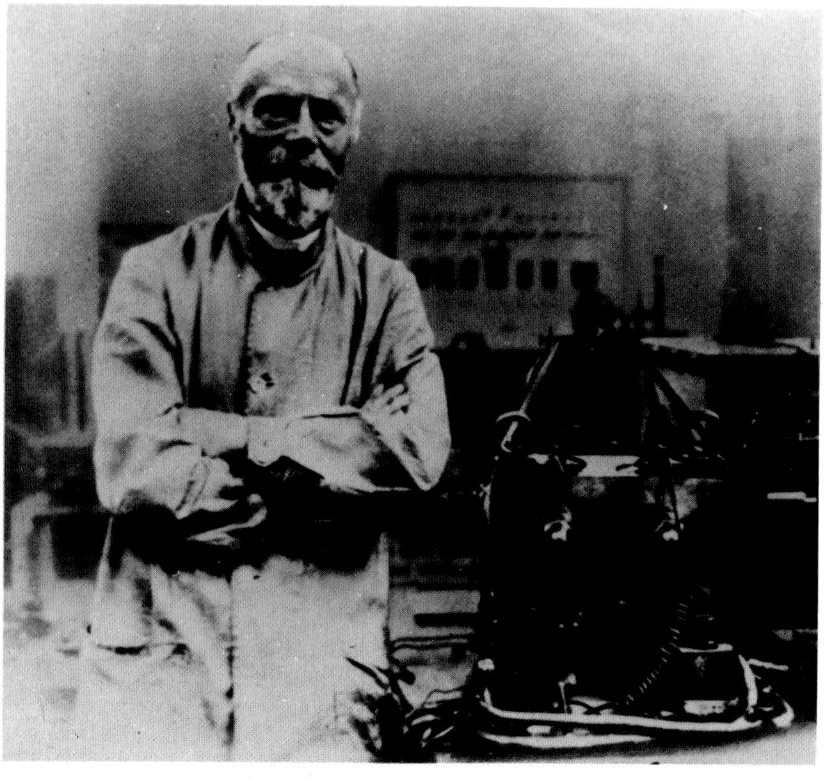

Unten: Einthoven neben seinem Saitengalvanometer.

die bei der Zusammenziehung und Erschlaffung des Herzmuskels auftraten.

Einthoven markierte die verschiedenen Punkte dieser fortlaufenden Kurve mit den Buchstaben P, Q, R, S und T. R bezeichnet den bekannten Zacken des Elektrokardiogramms, der erscheint, wenn die Einlaßklappe des Herzens sich schließt und die Abschlußphase der Zusammenziehung mit Blutaustreibung beginnt, die sogenannte Systole.

Unten: Das PQRST-Bild eines normalen Elektrokardiogramms (oben) verglichen mit dem Kurvenverlauf bei einem Herzblock (ungeordnete Kontraktion von Herzkammern und Herzvorhöfen). Die P-Welle verläuft normal, da aber die Erregungsausbreitung des Reizleitungssystems unterbrochen ist, ziehen sich die Herzkammern unkoordiniert zusammen. In solchen Fällen setzt man Herzschrittmacher ein.

Unten links: Einthovens Dreieck wird zur Auswertung von Elektrokardiogrammen benutzt (der Arzt hat es im Kopf). Man nimmt an, daß elektrische Impulse im Herzen vom Mittelpunkt des Dreiecks ausgehen und von dort nach außen verlaufen. Bewegungen in die eine Richtung werden „positiv“ (durch Pfeile in Fettdruck markiert), in die andere Richtung „negativ“ genannt. Eine positive Anzeige läßt die EKG-Kurve aufwärts verlaufen, eine negative abwärts. Herzfehler oder -schäden lassen sich am anomalen Verlauf der EKG-Kurve ablesen.

Unten rechts: Ein Patient beim Elektrokardiogramm. Die Leitungsschnur am rechten Bein ist eine Erdung.

Der Elektrokardiograph mißt nicht die Kontraktion des Herzmuskels, sondern die Polarisation und Depolarisierung der Muskelhaut — die Änderung der Ionenkonzentration auf beiden Seiten. Um dies zu registrieren, werden mehrere Elektroden auf der Brust und an den Beinen angeschlossen; die Daten ergeben eine Aufzeichnung, die „Einthovens Dreieck“ genannt wird.

Im Elektrokardiogramm werden der Kurvenverlauf und die Frequenz bei normaler Herztätigkeit zugrunde gelegt, so daß jede Abweichung vom Standard Rückschlüsse auf Erkrankungen wie Herzerweiterung, Koronarthrombose, Herzblock oder anatomische Anomalien ermöglicht.

Dank der genauen Meßergebnisse wurde der Elektrokardiograph bald zum unschätzbaren diagnostischen Gerät für Krankenhäuser. Inzwischen ist er mit Elektronik ausgestattet, hat Verstärkerröhren und ein Kathodenstrahlen-Oszilloskop, aber das Prinzip blieb das gleiche. Einthoven selbst stellte viele Untersuchungen über normale und anomale elektrokardiographische Kurven an. 1906 entwickelte er ein „Telekardiogramm“ genanntes Verfahren, mit dem die in seiner Klinik aufgezeichneten EKG's über Draht in sein Laboratorium übermittelt werden konnten, wo er die Veränderungen im Zustand der Herzpatienten überprüfte. 1924 erhielt er den Nobelpreis für Medizin.

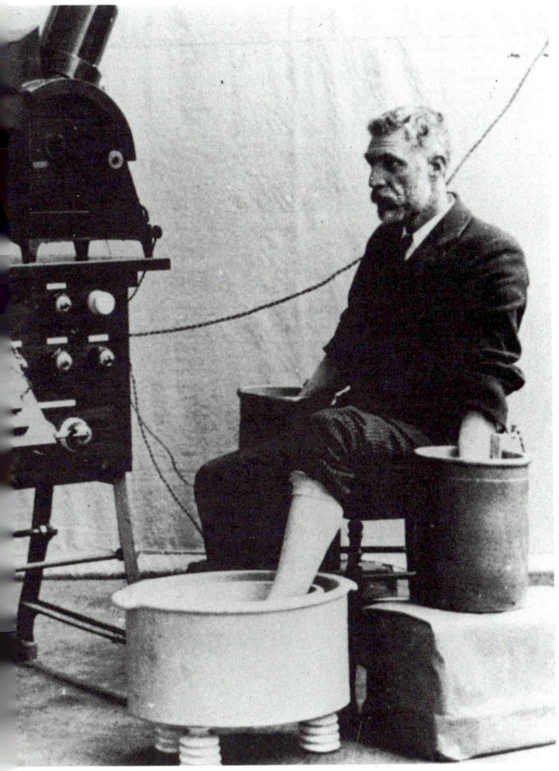

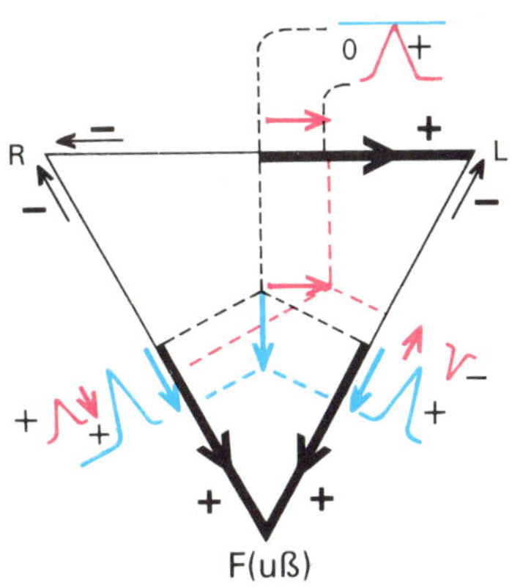

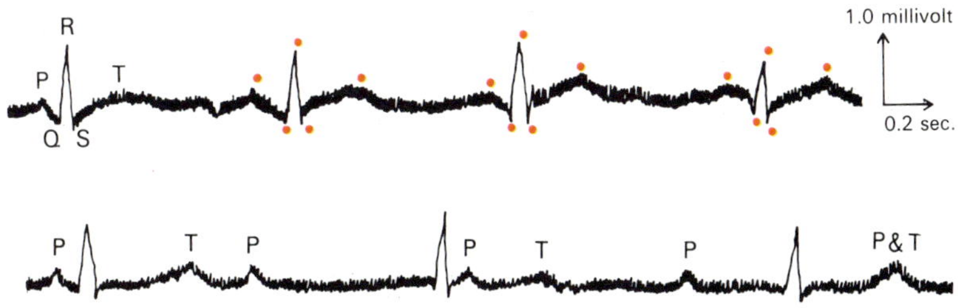

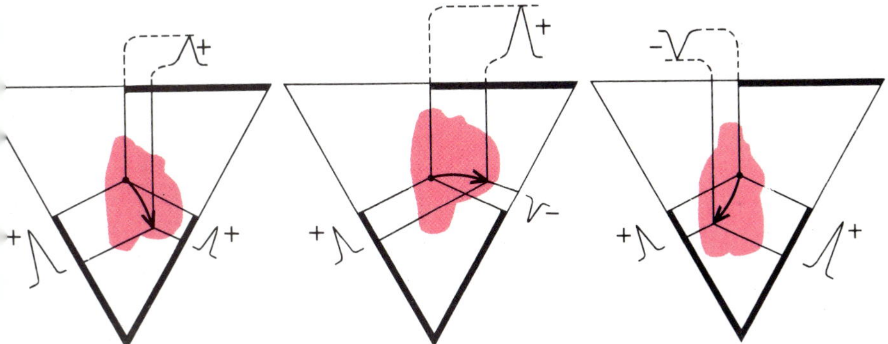

Normal Achsenabweichung nach links Achsenabweichung nach rechts

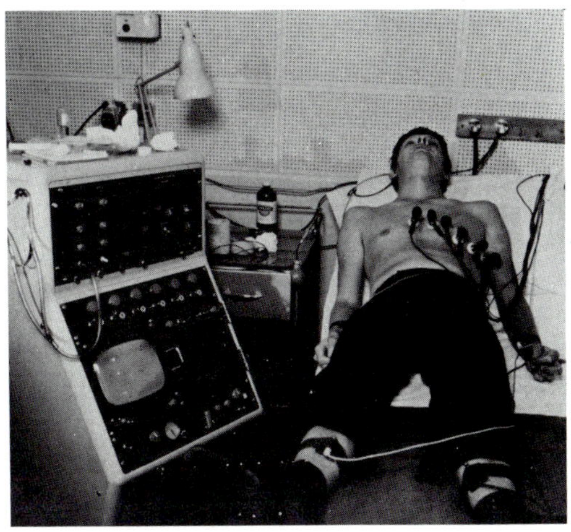

Paul Nipkow

1860 – 1940

Die von dem jungen deutschen Wissenschaftler Paul Nipkow erfundene Nipkowscheibe war ihrer Zeit so weit voraus, daß sich niemand eine praktische Anwendung vorstellen konnte und ihr Erfinder bis zur Pensionierung als Eisenbahningenieur arbeitete. Die Nipkowscheibe löste das Problem, Helligkeitswerte durch Bildabtastung und Zerlegung in einzelne Zeilen in elektrische Signale umzuwandeln und diese zu übertragen.

Nachdem es möglich geworden war, die menschliche Stimme in elektrische Signale umzuwandeln und diese durch einen Draht zu leiten, begannen die Wissenschaftler nach Wegen zu suchen, sichtbare, bewegte Vorgänge ohne Zeitverlust zu übertragen. Es gab jedoch drei praktische Schwierigkeiten: die Zerlegung und Umwandlung der Helligkeitswerte in elektrische Signale; die Übertragung dieser Signale und ihre Rückwandlung in entsprechende Helligkeitswerte beim Empfänger.

1873 entdeckte der englische Ingenieur George May, daß die metallische Form des Elements Selen ein Halbleiter ist und bei Belichtung seine Leitfähigkeit ändert. Mit Selen kann auch Lichtenergie in elektrische Energie verwandelt werden. Es wurde daher zur Grundlage der Photozelle, die einen wesentlichen Bestandteil bei Fernsehübertragungen bildet.

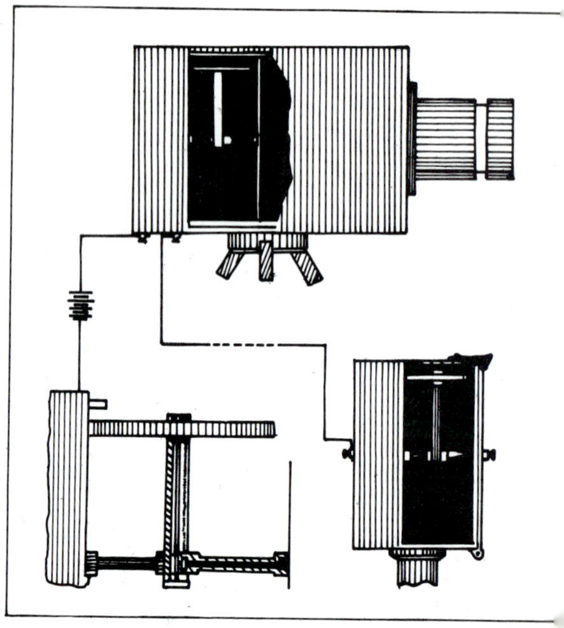

Rechts: Ein früher, von George Carey 1880 entworfener Bildabtaster. Das Bild wurde von einer Selenzelle abgetastet, und die Signalströme wurden durch einen einzigen Leitungsdraht übertragen. Dem System fehlte die Synchronisierung von Abtastung, Übertragung und Empfang.

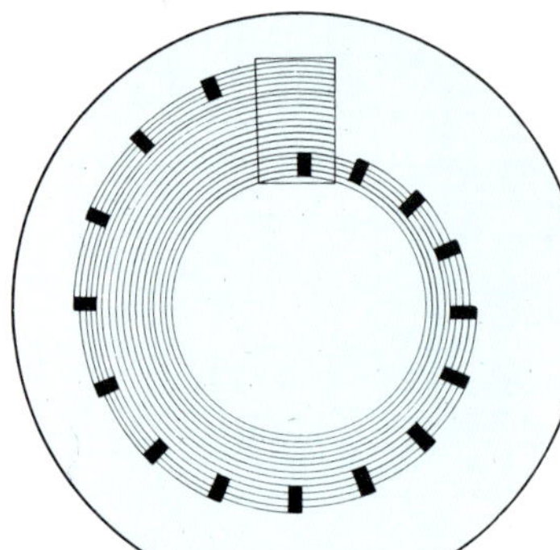

Unten rechts: Jede Öffnung der Nipkowscheibe tastete einen kleinen Bereich des Bildfeldes ab. Die Teilabschnitte fügten sich zu einem 20-Zeilen-Bild zusammen.

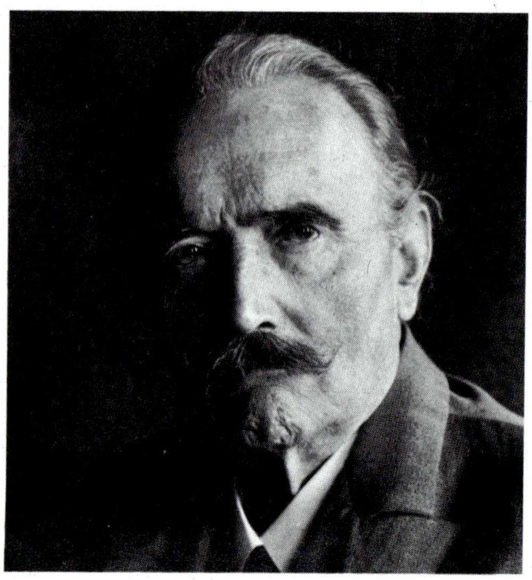

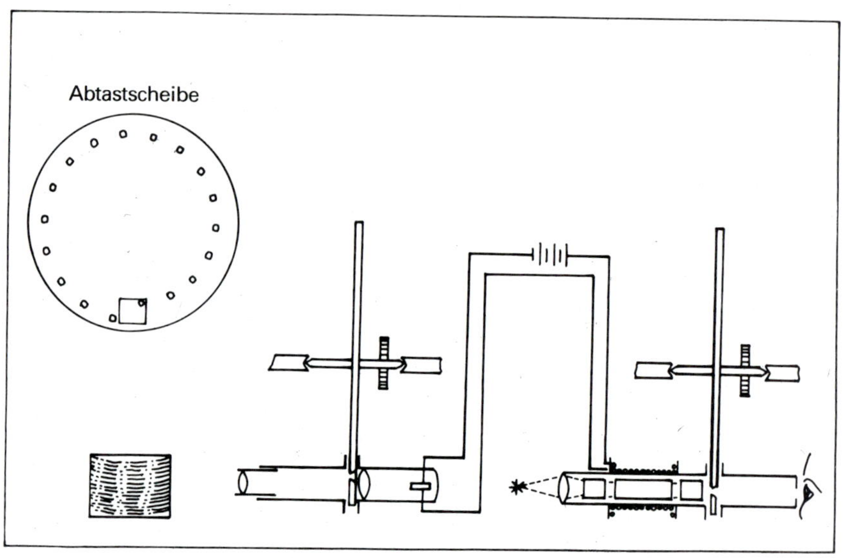

Unten: Nipkows Patent von 1884 mit der Abtastscheibe, dem Sender (Mitte) und dem Empfänger (unten rechts). Der Sender enthielt eine lichtempfindliche Selenzelle, während der Empfang über eine sich drehende Ebene von polarisiertem Licht in einem Magnetfeld erreicht wurde.

Der erste bedeutende Schritt zur Verwirklichung der Fernsehens war die Erfindung der mechanischen Bildabtastung. Das Gerät, mit dem dies durchgeführt werden konnte, war die 1884 erfundene Nipkowscheibe. Paul Nipkow war ein Ingenieurwissenschaftsstudent aus Lauenburg. Seine drehbare Metallscheibe hatte spiralförmig angeordnete Lochreihen und befand sich zwischen dem Bildfeld

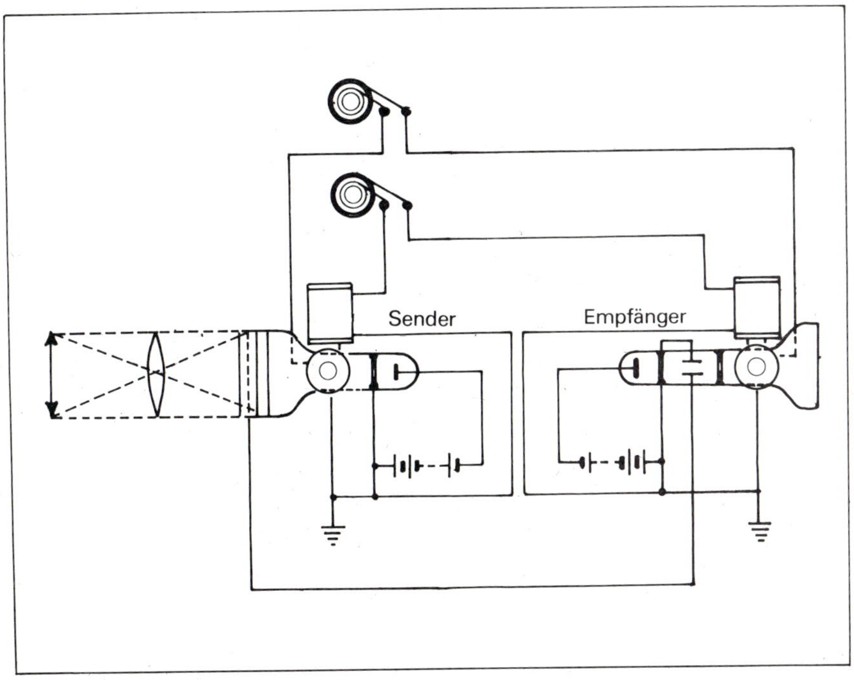

und einer starken Lichtquelle. Da sich die Scheibe schnell drehte, wurde das Bildfeld durch die nacheinander durch die Löcher fallenden Lichtstrahlen abgetastet. Die Helligkeit des Lichts entsprach den Helligkeitswerten des Bildfeldes, das in waagerechte Zeilen zerlegt wurde. Eine Photozelle wandelte die Lichtschwankungen in Stromschwankungen um.

Die Bildwiedergabe ging ähnlich wie die Abtastung vor sich. Die Impulse der Zelle erzeugten in einer Röhre eine entsprechende Lichtausstrahlung. Die Strahlen fielen durch eine andere sich drehende Scheibe, die mit der beim Sender synchron geschaltet war, wodurch das Bild wiederhergestellt wurde.

Nipkow ließ sich ein komplettes Fernsehsystem patentieren, das auf seiner Erfindung aufbaute. Aber die Technologie, durch die es hätte verwirklicht werden können, existierte damals noch nicht.

Das Abtastprinzip wurde erstmals bei der Bildtelegraphie angewandt. Hierzu wurden verschiedene Techniken benutzt, von Bildtrommeln bis zu drehbaren Spiegeln. „Gedrahtete" Bilder wurden bereits 1907 zwischen London und Paris übermittelt. Die Ersetzung von Selen durch andere Substanzen mit viel schnellerer Lichtempfindlichkeit bedeutete eine wichtige Verbesserung des Übertragungssystems, und schließlich trat die elektronische Bildabtastung an die Stelle der mechanischen.

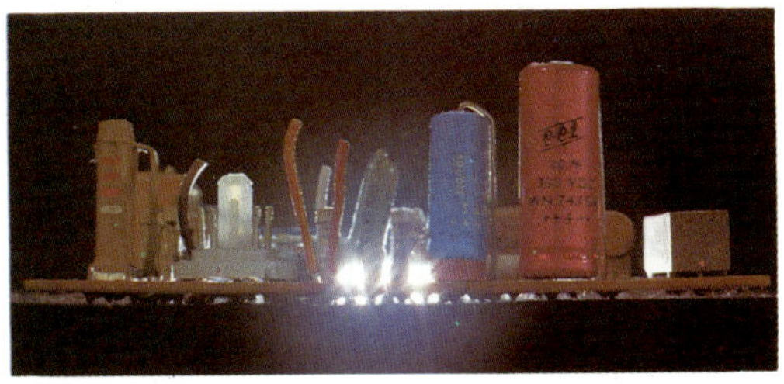

Oben: Bildabtaster von A. A. Campbell Swinton von 1911. Er benutzte einen mosaikartigen Schirm aus Photoelementen, auf den sich das Bild konzentrieren ließ. Ein Kathodenstrahl tastete die Rückseite des Schirms ab und wurde elektromagnetisch mit einem Kathodenstrahl im Empfänger synchronisiert. Dieses System bahnte den Weg für das heutige Fernsehen mit seiner hohen Bildschärfe.

Oben rechts: Fernsehelemente.

Links: Aufnahmeröhre einer Fernsehkamera (links), mit der eine „elektronische Kopie" hergestellt wird. Auf der Bildröhre (rechts) entsteht das sichtbare Bild.

Unten rechts: Die Zerlegung des Bildes ist auf dem Fernsehschirm an den waagerechten Zeilen zu erkennen.

Unten: Isaak Shoenberg, ein aus Rußland stammender Wissenschaftler, der das erste 405-Zeilen-Fernsehsystem entwickelte.

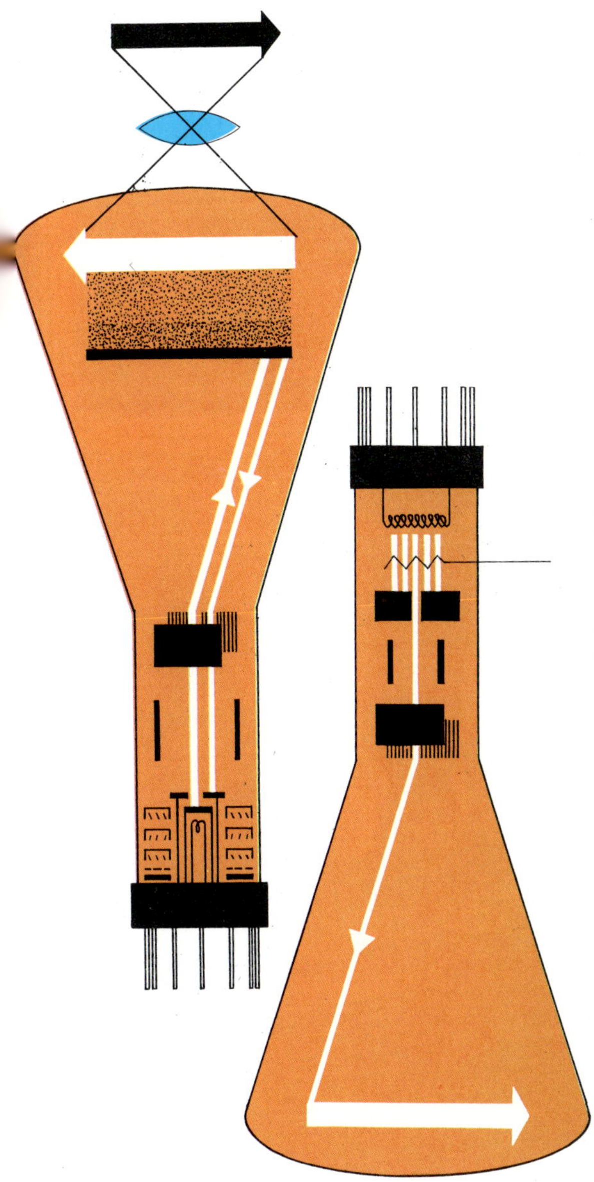

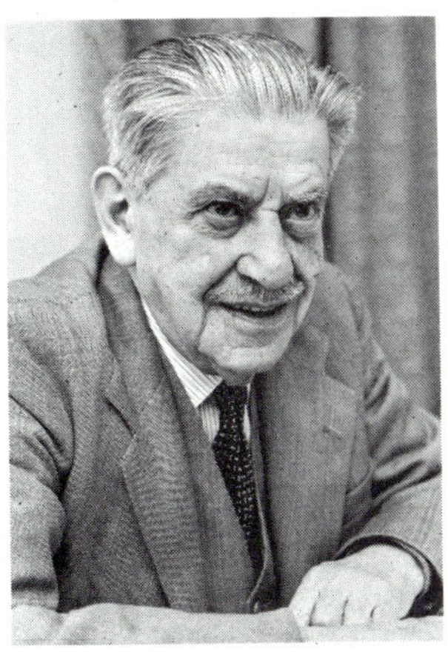

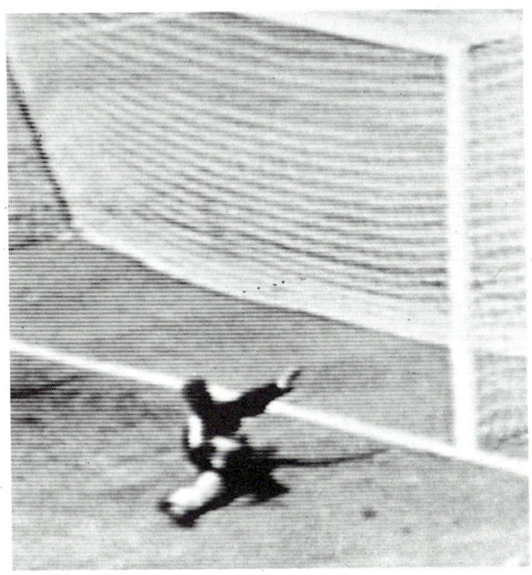

Vilhelm Bjerknes
1862 – 1951

Der norwegische Physiker Vilhelm Bjerknes stellte die Meteorologie auf eine solide wissenschaftliche Grundlage. Zusammen mit seinem Sohn Jakob formulierte er Begriffe wie bewegliche Luftmassen und Fronten, von denen die modernen Systeme der Wettervorhersage sich ableiten.

Meteorologie ist die Wissenschaft vom Wetterzustand und seiner Beeinflussung durch atmosphärische Veränderungen. Ihre wichtigste Anwendungsform ist die Wettervorhersage.

Bis in die zwanziger Jahre, als mehr über die Struktur der Troposphäre, über ihre Temperaturveränderungen und Windströmungen bekannt wurde, verfügten die Meteorologen nur über wenige Daten, anhand derer sie die Wetterlage analysieren konnten. Die Pionierarbeit auf diesem bis dahin nicht besonders wissenschaftlich gehandhabten Gebiet wurde größtenteils von einer Gruppe norwegischer Meteorologen, vor allem von Vilhelm Bjerknes, geleistet.

Bjerknes wurde in Oslo als Sohn eines Mathematikprofessors geboren, der sich intensiv mit Hydrodynamik befaßte und mit dem er zunächst zusammenarbeitete. Dann ging er nach Deutschland als Assistent von

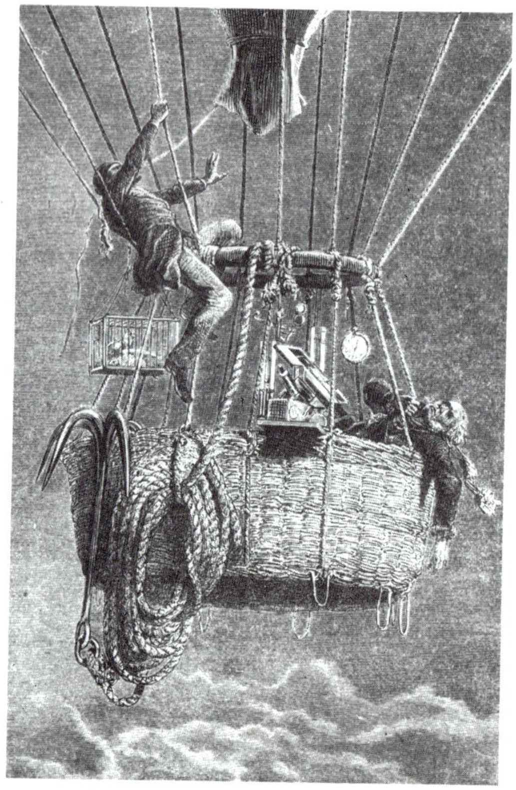

Rechts: Pioniere der Wetterbeobachtung 1862. Das Bild zeigt den englischen Wissenschaftler James Glaisher, der wegen Sauerstoffmangel bewußtlos zurücktaumelt, während sein Pilot ein Kontrollventil mit den Zähnen öffnet. Glaisher wurde in 8 700 Meter Höhe ohnmächtigt, nachdem er den Barometerstand registriert hatte.

Unten rechts: Der Wetterdienst von Bergen im Jahre 1919. Jacob Bjerknes (links) und Tor Bergeron (rechts), der das Phänomen der Okklusion entdeckte — zwei Fronten treffen zusammen und drücken die Warmluft nach oben.

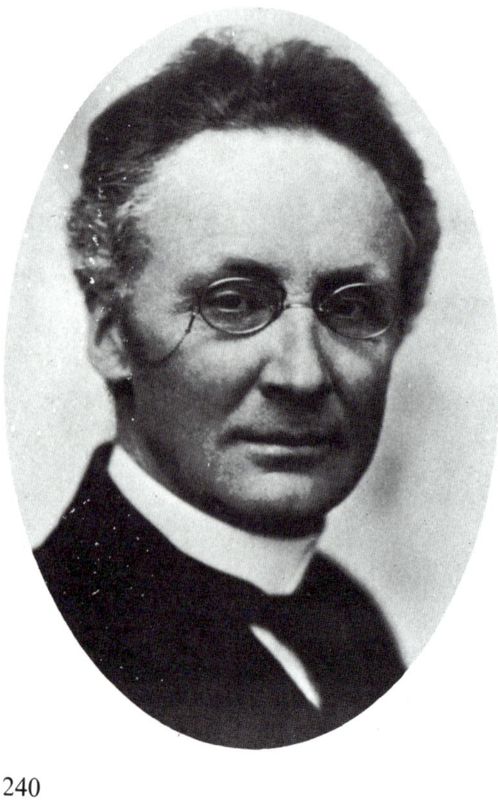

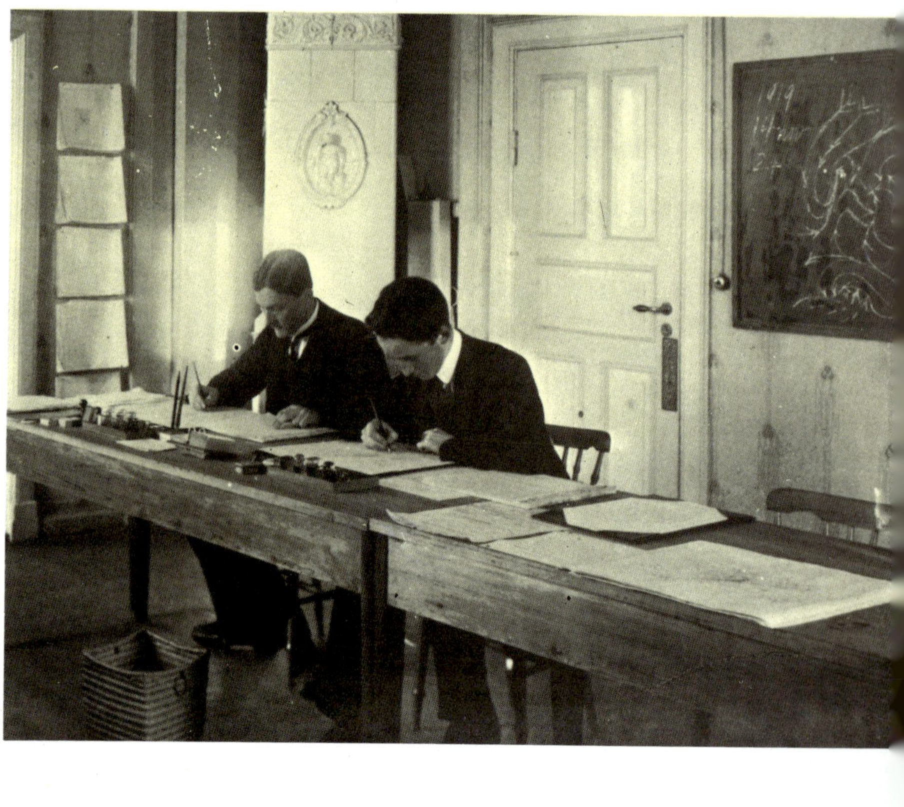

Heinrich Hertz. 1893 kehrte Bjerknes nach Skandinavien zurück, zuerst als Dozent, dann als Professor für Mechanik an der Stockholmer Universität. Dort begann er seine Kenntnisse über Hydrodynamik und Thermodynamik auf die Bewegung großer Luftmassen in der Erdatmosphäre anzuwenden. Er betrachtete Meere und Luftmassen als thermodynamische Systeme, die sich durch die Sonnenwärme bewegen und selbst Reibungshitze erzeugen. Bewegungen von Luft- und Wassermassen werden auch durch die Erddrehung hervorgerufen. Bjerknes wandte ferner hydrodynamische Prinzipien auf die Zirkulation von Luft-und Meeresströmungen an und stellte fest, daß sie für Land- und Seewinde, für Berg- und Talwinde und für die Entwicklung von Hoch- und Tiefdruckgebieten verantwortlich sind.

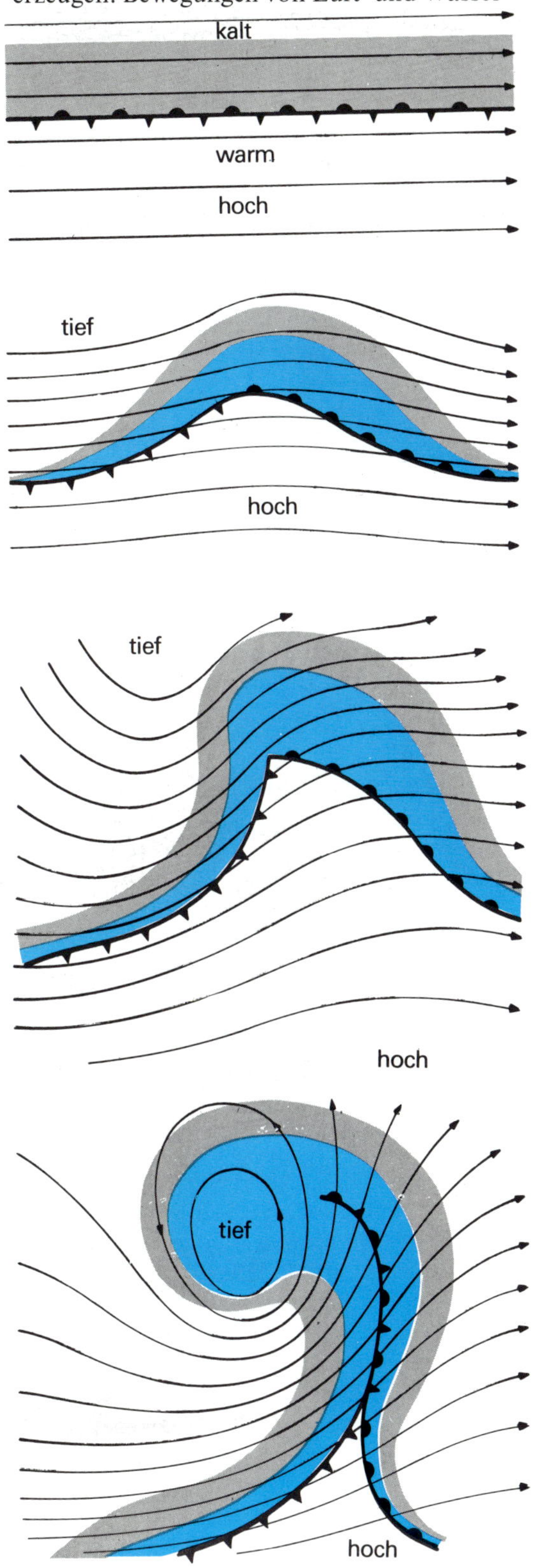

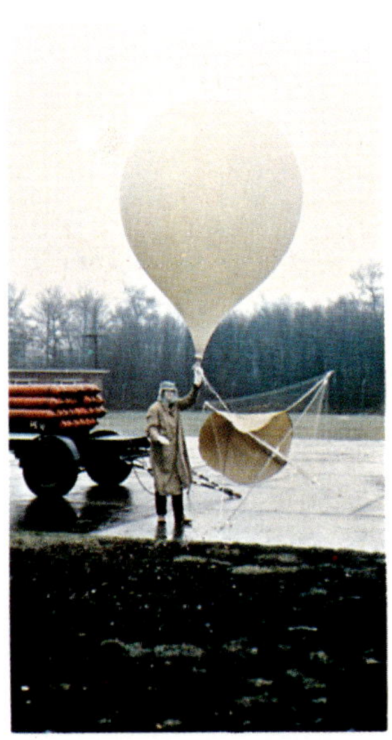

Oben: Wetterballon des englischen Meteorologischen Amtes.

Links: Entstehung eines Tiefdruckgebietes. Dieser Prozeß tritt häufig auf, wenn warme Luftmassen an kalte grenzen und bei ihrem Zusammentreffen Winddrehung entsteht. Normalerweise bewegen sich die beiden Luftmassen in gleicher Richtung, aber der Effekt ist im umgekehrten Fall ähnlich. Eine kleine Ausbuchtung von Warmluft entwickelt sich und dringt in die Kaltluft ein. Am Scheitelpunkt entsteht eine Zone etwas niedrigeren Luftdrucks. Die Warmluftausbuchtung wird immer größer und nimmt Keilform an (drittes Schaubild), wobei die nachrückende Kaltfront (links) allmählich gegenüber der Warmfront (rechts) aufholt. Die kalte Luft drückt die wärmere nach oben, und es bilden sich Wolken, aus denen Regen oder Schnee fällt. Wenn die beiden Fronten zusammentreffen (unteres Schaubild), wird die Warmluft nach oben gedrückt, und es bildet sich eine Okklusion. Der Wind dreht sich (in der nördlichen Hemisphäre nach Osten) um das Tiefdruckgebiet (Mitte oben). Ein Tiefdruckgebiet kann einen Durchmesser von 2000 Kilometer haben.

1904 arbeitete er einen Plan aus, um diese Theorie für die praktische Wettervorhersage zu verwenden. In kurzen Intervallen sollten in allen Höhenlagen der Atmosphäre Beobachtungen vorgenommen werden, damit die Meteorologen sich ein Bild von sämtlichen Veränderungen machen könnten. Bjerkness erkannte, daß sein Plan nur durch ein weltweites System von koordiniert arbeitenden meteorologischen Stationen und zusätzliche Beobachtungen aus der Luft verwirklicht werden konnte.

1912 wurde Bjerknes Direktor des Geophysikalischen Instituts in Leipzig. Mit dem Kriegsausbruch verschlechterten sich seine Arbeitsbedingungen zunehmend. Er ging zusammen mit seinem Sohn Jacob, der ebenfalls ein hervorragender Meteorologe war, nach Norwegen zurück und übernahm die Leitung des Geophysikalischen Instituts Bergen.

Durch den Krieg wurde Norwegen von vielen wesentlichen Informationsquellen abgeschnitten, auch von Wetterberichten. Vilhelm und Jacob Bjerknes errichteten daher ein engmaschiges Netz von meteorologischen Stationen über ganz Norwegen, mit deren Daten sie ihre Theorien untermauern und das bedeutendste System der Wettervorhersage entwickeln konnten.

Sie analysierten die Zufuhr von Luftmassen aus den verschiedenen Breiten — große einheitliche Luftmassen kommen entweder aus den Tropen oder der Arktis. Sie sind durch Grenzzonen getrennt, die Vater und Sohn Bjerknes Fronten nannten, ein heute vertrauter Begriff, denn Fronten bringen oft Wetterveränderungen mit sich.

Aus der Analyse der Fronten läßt sich also eine Vorhersage entwickeln. Eine gegen Kaltluft vordringende Warmfront bringt unweigerlich Bewölkung und Dauerregen oder Schneefall mit sich. Eine gegen Warmluft vordringende Kaltfront wird wiederum häufig von Schauern und Böen begleitet.

Bjerknes Frontentheorie erfuhr zwar einige Veränderungen, blieb aber die Grundlage der modernen Wettervorhersage. Vilhelm Bjerknes war Professor an der Universität Oslo, bis er 1932 in den Ruhestand trat. Jacob mußte 1940, als Hitlers Wehrmacht in Norwegen einmarschierte, in die Vereinigten Staaten flüchten und gründete ein Meteorologisches Seminar für die Air Force an der Universität von Kalifornien.

Auguste und Louis Lumière

1862–1954 1864–1948

Die Geburt des Films und der Filmindustrie fand 1895 in einem Pariser Café statt, als die Brüder Lumière ein Kurzfilmprogramm mit ihrer neuen Erfindung, einem Filmvorführapparat, dem Kinematographen, zeigten.

Die Technik des bewegten Bildes geht zurück bis zu den frühesten Schattenspielversuchen der Menschheit. Später entwickelte die *Laterna Magica* mit Lichtbildern raffinierte Bewegungseffekte, wenn sie mit einer Kurbel gedreht wurde, oder wenn die Lichtbilder Bewegungen zeigten. Das Stroboskop, ein Kinderspielzeug, das einen fortlaufenden Bildstreifen bei Rotation durch die Schlitze einer Hohltrommel als kontinuierlichen Bewegungsvorgang erscheinen ließ, war der direkte Vorläufer des Films. Das gleiche Prinzip lag auch dem von Thomas Alva Edison erfundenen Kinetoskop zugrunde. Auguste und Louis Lumière sind jedoch die wahren Pioniere der laufenden Bilder.

Sie wurden in Besançon geboren als Söhne eines Malers, der sich der Photographie zuwandte. Beide entwickelten wissenschaftliches Interesse und Talent. Schon als junge Männer betrieben sie eine sehr rentable Fabrik für photographische Platten. Sie waren hauptsächlich daran interessiert, die Phototechnik zu verbessern und ein funktionierendes Farbphotographie-Verfahren zu entwickeln. 1894 brachte sie Edisons Kinetoskop auf die Idee, einen verbesserten Filmvorführapparat zu konstruieren, den sie Kinematograph nannten. Edisons System projizierte 46 Einzelbilder pro Sekunde, sie reduzierten die Geschwindigkeit auf 16 Bilder pro Sekunde, wodurch Filmmaterial gespart wurde. Der Kinematograph konnte als Kamera und auch als Projektor benutzt werden.

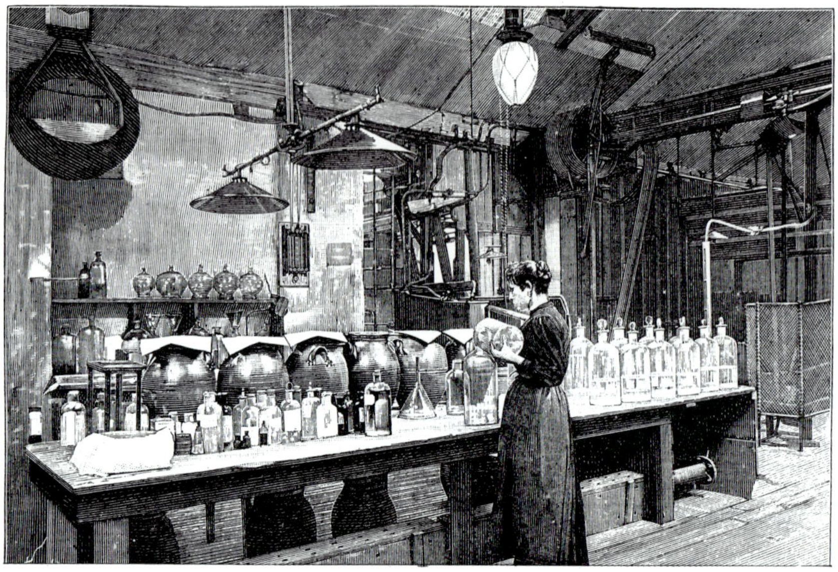

Oben: Herstellung lichtempfindlicher Emulsion in der Fabrik für photographische Platten der Gebrüder Lumière in Lyon.

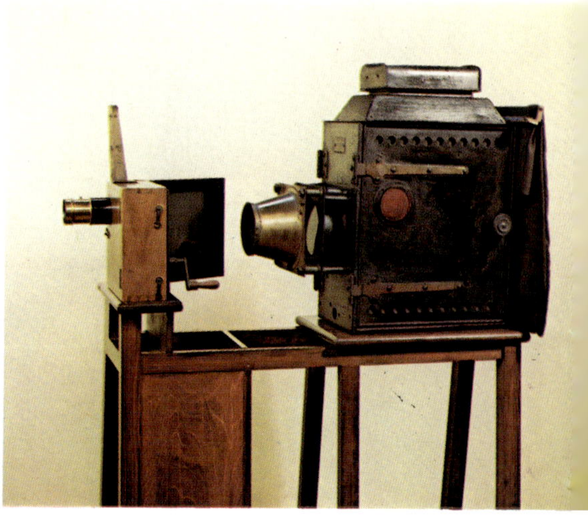

Rechts: Der Kinematograph der Brüder Lumière von 1896. Er war eine Kombination von Aufnahme-, Kopier- und Vorführapparat; die wichtigste Neuerung bestand in den Greifern, die das Filmband weiterzogen.

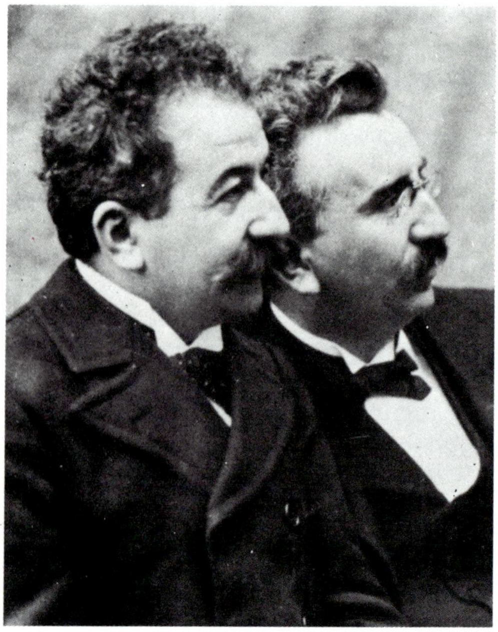

Links: Die Brüder Lumière, Auguste (links) und Louis (rechts).

Der erste Film oder die erste Projektion bewegter Bilder auf eine Leinwand war eine völlig neue Erfahrung. Dieses historische Ereignis fand am 28. Dezember 1895 im Grand Café auf dem Boulevard des Capucines in Paris statt, als Auguste und Louis Lumière den Kinematographen erstmals öffentlich vorstellten. Sie zeigten ein 20 Minuten-Programm von 10 Filmen, darunter Szenen mit Arbeitern der Lumière-Fabrik während der Frühstückspause oder einem Säugling, der gefüttert wird, sowie ein Lustspiel, in dem ein Gärtner sich mit seinem Schlauch

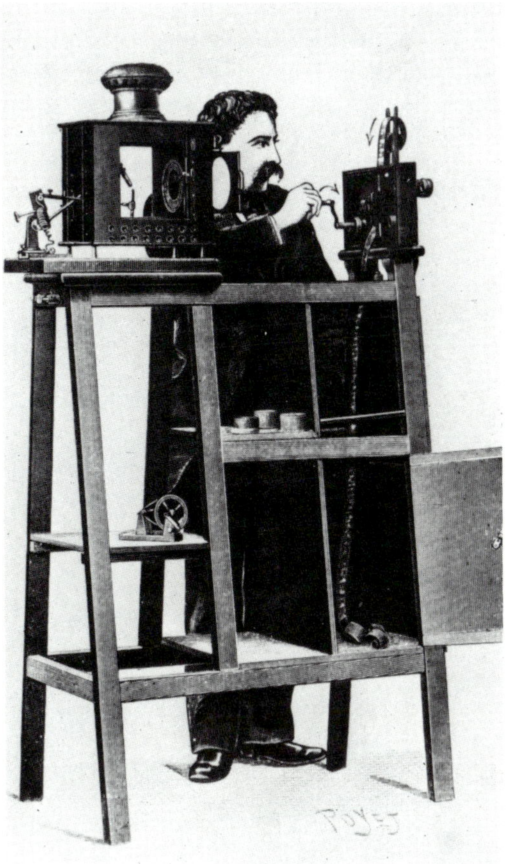

Links: Der Kinematograph bei den ersten Abendvorstellungen in England.

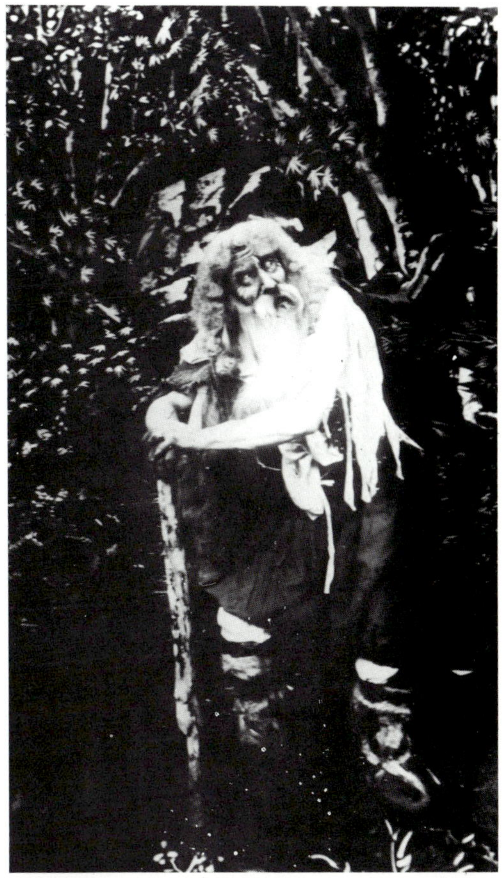

Rechts: Eine Szene aus dem Film von Georges Méliès *Rip van Winkle.* Méliès war Zauberer von Beruf und bei der ersten öffentlichen Vorführung des Kinematographen dabei. Er entdeckte die Möglichkeit, mit Trickaufnahmen magische Effekte zu erzielen, als der Verschluß seiner Kamera bei einer Straßenszene klemmte. Einige seiner Tricks verblüffen noch heute die Experten.

naßspritzt. Die Filme waren mit der Hand geschnitten und perforiert.

In einem der ersten Filme der beiden Lumières wurde ein in einen Bahnhof einfahrender Zug, der sich direkt auf die Kamera zubewegte, gezeigt. Der Realismus dieser Szene überwältigte das Publikum, so daß mehrere Frauen in Ohnmacht fielen und eine allgemeine Panik ausbrach. Aber selbst dieser Beweis für die Wirkung ihrer Erfindung brachte die Lumières offensichtlich nicht auf den Gedanken, daß der Kinematograph mehr als eine Eintagsfliege sein könnte.

In der ersten öffentlichen Vorführung befand sich auch der Zauberkünstler Georges Méliès, der in den folgenden Jahren einige phantasievolle Filme drehte und sich mit deren einzigartigem Stil und individuellem Reiz einen festen Platz in der frühen Kinogeschichte sicherte. Méliès stürzte begeistert von der Erfindung zu Auguste Lumière und bot seinen ganzen Besitz an, um sie zu kaufen. Auguste Lumière lehnte mit den Worten ab: „Junger Mann, Sie sollten dankbar sein, daß meine Erfindung nicht verkäuflich ist, denn sie würde Sie unzweifelhaft ruinieren. Sie kann eine Zeitlang als wissenschaftliches Kuriosum gelten, hat aber darüber hinaus keinerlei wirtschaftliche Zukunft.“

Trotz ihrer Pionierrolle — sie machten auch die erste Wochenschau und den ersten Dokumentarfilm — zogen sich die Brüder Lumière nach 1898 fast völlig aus der Filmherstellung zurück. Sie schickten jedoch ein Kamerateam in die ganze Welt, um dokumentarisches Material zu sammeln und ihre Erfindung vorzuführen. Fünf Jahre nach der ersten öffentlichen Vorstellung waren Filmemacher in allen entwickelten Ländern am Werk und bereiteten den Weg für die wichtigste Unterhaltungsindustrie des 20. Jahrhunderts.

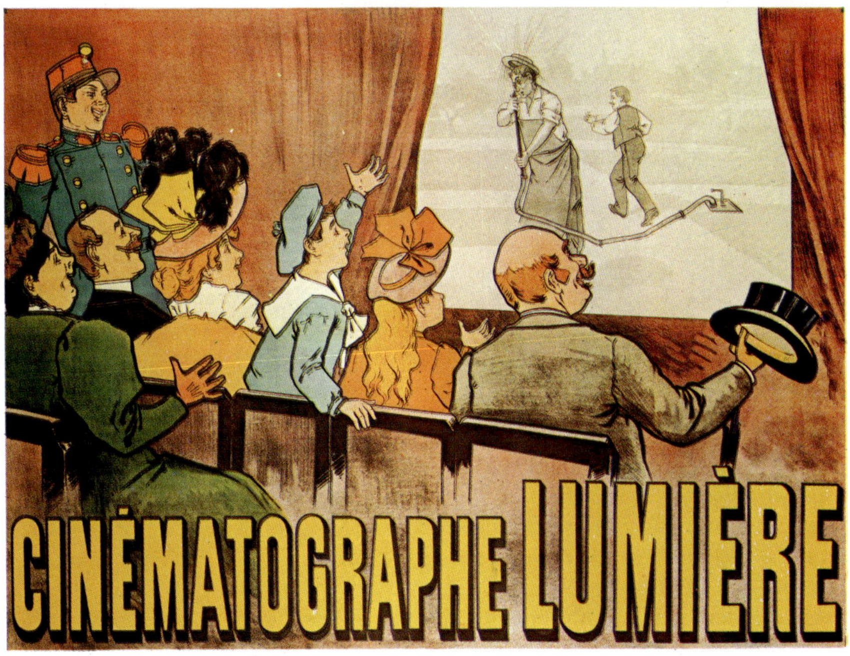

Oben: Eines der ersten Filmplakate, das für den Kinematographen der Brüder Lumière wirbt.

Charles Martin Hall

1863 – 1914

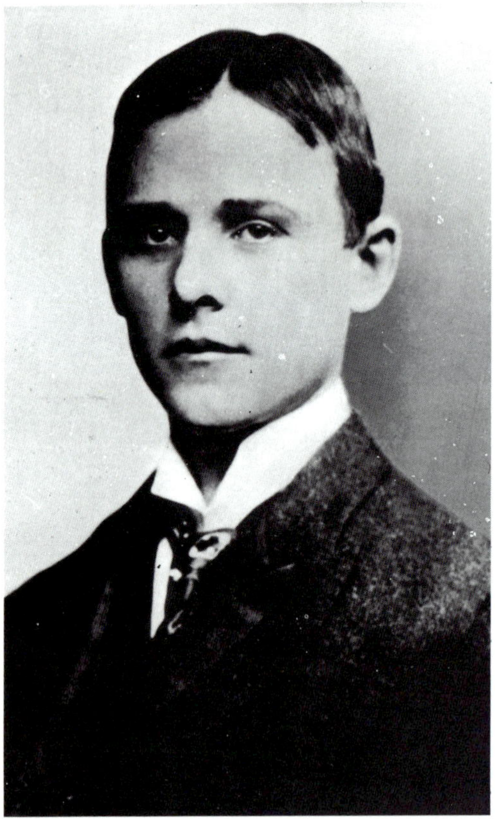

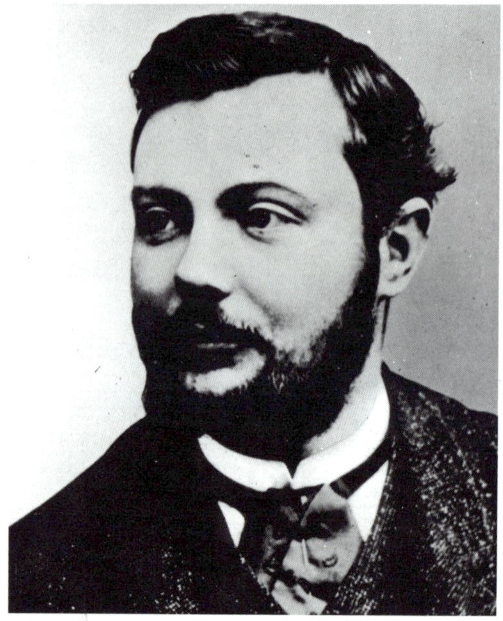

Links: Charles Martin Hall.

Rechts: Paul-Louis-Toussaint Héroult, der unabhängig von Hall ein gleiches Verfahren zur Aluminiumgewinnung erfand.

Gegenüberliegende Seite, oben: Elektrolytische Zelle in einer modernen Aluminiumhütte.

Gegenüberliegende Seite, unten: Héroults Ofen zur elektrolytischen Aluminiumherstellung. Die Bestandteile waren ähnlich wie in Halls Zelle, nämlich Kohleelektroden als Anode und ein mit Kohleelektroden belegter Stahlschmelztiegel als Kathode. Das geschmolzene Aluminium sank auf den Boden des Ofens und konnte abgestochen werden.

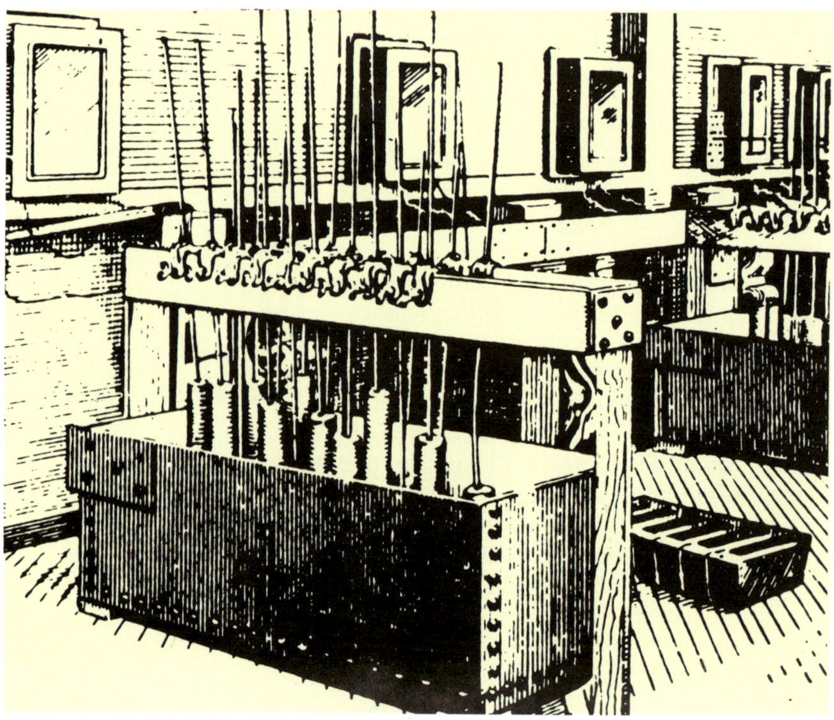

Unten: Die Elektrolytische Zelle in Pittsburgh, mit der 1888 das erste industriell produzierte Aluminium gewonnen wurde. Die Wanne enthielt flüssiges Kryolith, in dem Aluminiumoxyd zuerst aufgelöst und dann Strom durch die geschmolzene Masse geleitet wurde.

Bis zum Ende des 19. Jahrhunderts blieben die Möglichkeiten des leichten und vielseitig verwendbaren Aluminiums ungenutzt. Der amerikanische Chemiker Charles Martin Hall erfand das elektrolytische Extraktionsverfahren, mit dem sich Aluminium mühelos gewinnen und für Technik und Industrie nutzbar machen ließ.

Aluminium ist das dritthäufigste Element der Erdkruste, kommt jedoch nicht rein, sondern nur in großem Anteil in Feldspat, Glimmer, Gneis, Granit, Ton usw. vor. Es wurde erstmals 1825 von dem dänischen Chemiker Hans Christian Ørsted aus Tonerde (Aluminiumoxyd) isoliert. Er konnte allerdings nur eine winzige Menge unreinen Metalls herstellen.

Zwanzig Jahre später gelang dem deutschen Physiker Friedrich Wöhler die Herstellung von reinem Aluminium, aber ebenfalls in kleiner Menge. Der französische Chemiker Henri Sainte-Clair Deville entwickelte Wöhlers Methode weiter zu einem Verfahren, das 1854 größere Mengen Aluminium ergab. Erstmals konnte Aluminium in gewissem Umfang wirtschaftlich genutzt werden, allerdings kostete es je Pfund 100 Dollar und galt dementsprechend als seltenes und wertvolles Metall. Napoleon III. bestellte Tafelgeschirr aus Aluminium.

Der in Ohio geborene Charles Martin Hall studierte Naturwissenschaften am Oberlin College. Als einer seiner Professoren erwähnte, wer ein billiges Verfahren zur Aluminiumgewinnung erfinde, könne damit reich werden, begann er sich mit dem Problem zu befassen. Die von dem englischen Chemiker Humphry Davy entdeckte Schmelzanalyse bildete die Grundlage des von Hall entwickelten Verfahrens. Er brauchte nun ein Lösungsmittel für die Tonerde und stellte ganz zufällig fest, daß Kryolith zu diesem Zweck wie geschaffen war.

1886, ein Jahr nach seinem Examen, unternahm Hall sein erstes Experiment, und es gelang ihm, reine Aluminiumkügelchen herzustellen. Er setzte die Elektrolyse fort, bis er einige Barren hatte. Endlich war es möglich, Aluminium mit industriellen Verfahren zu produzieren.

Ein merkwürdiges Zusammentreffen ließ den jungen französischen Chemiker Paul-Louis-Touissant Héroult, der im gleichen Jahr geboren wurde wie Hall und im gleichen Jahr starb, fast gleichzeitig das gleiche Verfahren entdecken. Beide beantragten ein Patent, aber Hall nutzte die wirtschaftlichen Möglichkeiten schneller als Héroult. Eine Zeitlang prozessierten sie, einigten sich jedoch schließlich auf die Bezeichnung Hall-Héroult-Verfahren. Héroult erfand auch einen elektrischen Schmelzofen, der bis heute vielfach verwendet wird.

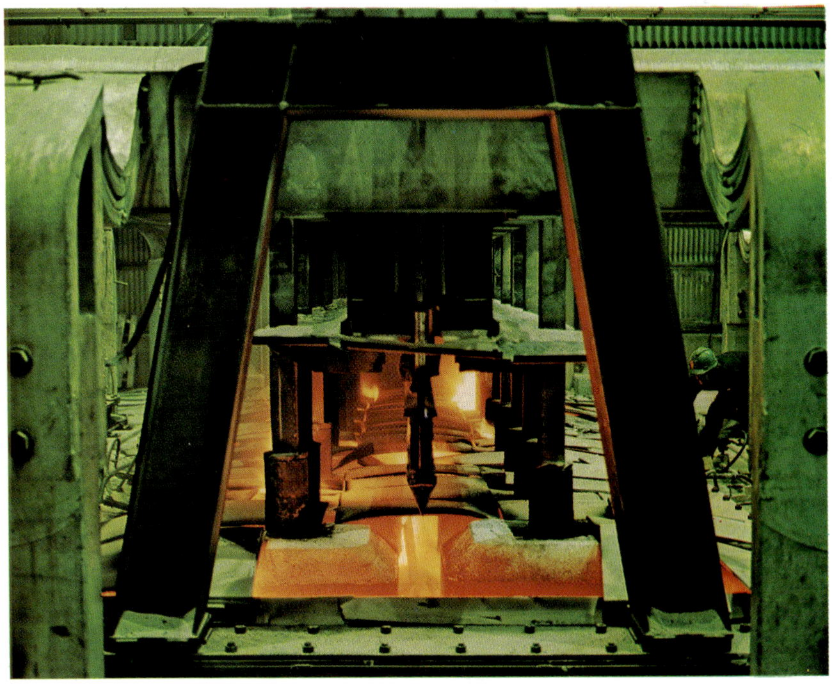

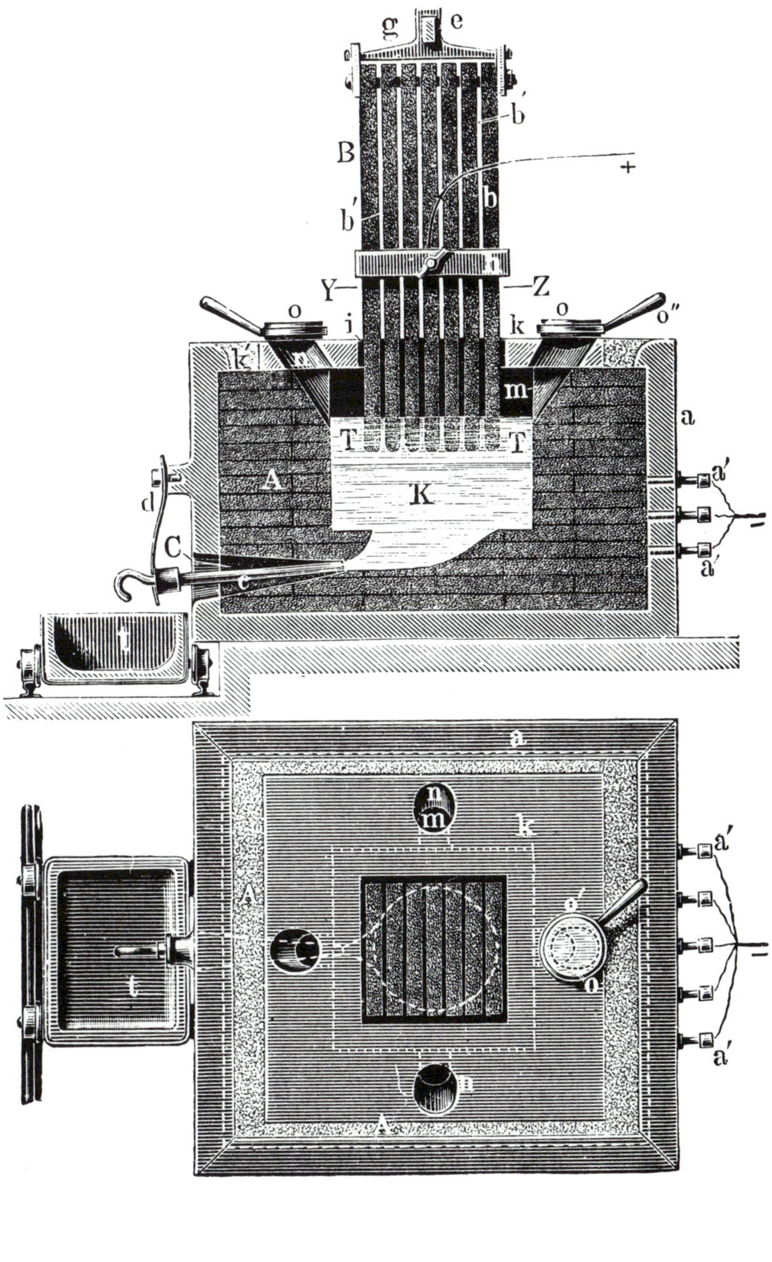

Hall trat 1888 in ein nordamerikanisches Konsortium von Geschäftsleuten ein, um die Pittsburgh Reduction Company zu gründen, die ihr Monopol für die Aluminiumproduktion in den Vereinigten Staaten länger als ein halbes Jahrhundert aufrechterhalten konnte. Sie machte sich als erstes großes Industrieunternehmen den billigen Strom zunutze, der seit 1895 von dem Wasserkraftwerk an den Niagara-Fällen erzeugt wurde. Die Verwendung von und die Nachfrage nach Aluminium nahm beständig zu. Zu Beginn des Ersten Weltkrieges kostete ein Pfund Aluminium nur noch 18 Cent. Das Unternehmen wurde 1907 in Aluminium Company of America (Alcoa) umbenannt und besitzt heute noch die ersten von Hall 1886 hergestellten Barren.

Héroult gründete seine Aluminiumfabrik in Neuhausen am Rheinfall. Das neue Metall setzte sich in Europa langsamer durch als in Amerika. Zuerst wurde es im Transportwesen verwandt und im Ersten Weltkrieg in einer neuen, starken Legierung für das Gerüst von Zeppelinen. Danach fand es überall dort Eingang, wo ein leichtes, aber stabiles Metall verlangt wurde, das sich zudem als leicht verformbar und rostfrei erwies. In Legierungen wird Aluminium für Küchengeräte, im Bau- und im Transportwesen verwandt. Die Bauxit-Vorkommen, heute der wichtigste Rohstoff für die Aluminiumherstellung, reichen nach neuesten Berechnungen noch für mehrere Jahrhunderte.

Leo Hendrik Baekeland

1863 – 1944

Bakelit war der erste durch Wärme härtbare Kunststoff und direkter Vorläufer der heutigen Plastiktechnologie. Er wurde in den Vereinigten Staaten von dem aus Belgien stammenden Chemiker Leo Baekeland erfunden.

Die Entwicklung der organischen Chemie im 19. Jahrhundert brachte viele bedeutende Ergebnisse, darunter zahlreiche Kunststoffe, die sich industriell nutzen ließen. Zu den frühesten Versuchen, ein künstliches plastisches Material herzustellen, gehörte die Entwicklung des „Parkesins" durch den britischen Chemiker Alexander Parkes, der auch ein kaltes Vulkanisierverfahren entdeckte. Er übernahm es zur Herstellung von Nitrozellulose aus Baumwollabfällen und fand heraus, daß er durch Beimischung von Rizinusöl und Kampfer eine geschmeidige Substanz erhielt, die sich formen und härten ließ. Das Verfahren eignete sich nicht zur industriellen Fertigung, und die Gesellschaft, die Parkes gründete, um Parkesin auf den Markt zu bringen, war nach zwei Jahren bankrott.

Der amerikanische Erfinder John Weley Hyatt wollte mit Parkes' Verfahren 10 000 Dollar gewinnen, die dem Erfinder eines Ersatzstoffes für Elfenbein zur Herstellung von Billardkugeln winkten. Er versuchte es mit anderen mengenmäßigen Zusammensetzungen und erhöhte die Temperaturen und den Druck. Binnen kurzem konnte er eine Billardkugel herstellen, die den Preis bekam. Er nannte sein Material, den allerersten Kunststoff, „Zelluloid".

Zelluloid stellte sich als bemerkenswert vielseitig heraus. Es ließ sich bei 100^0 Celsius leicht verformen oder nach Erkalten zurechtschneiden, ohne an Festigkeit zu verlieren. Ferner konnte man es zu dünnen, biegsamen

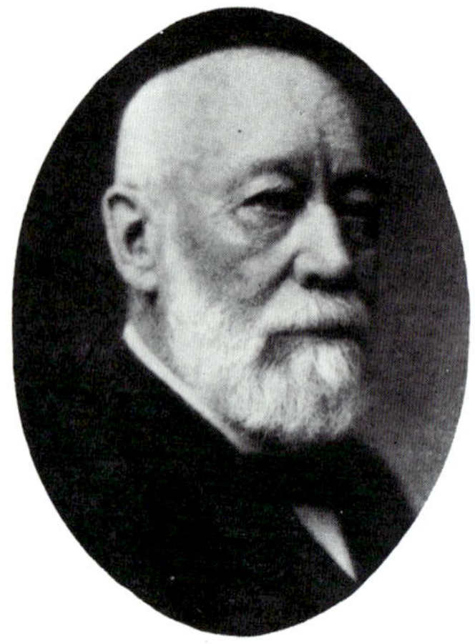

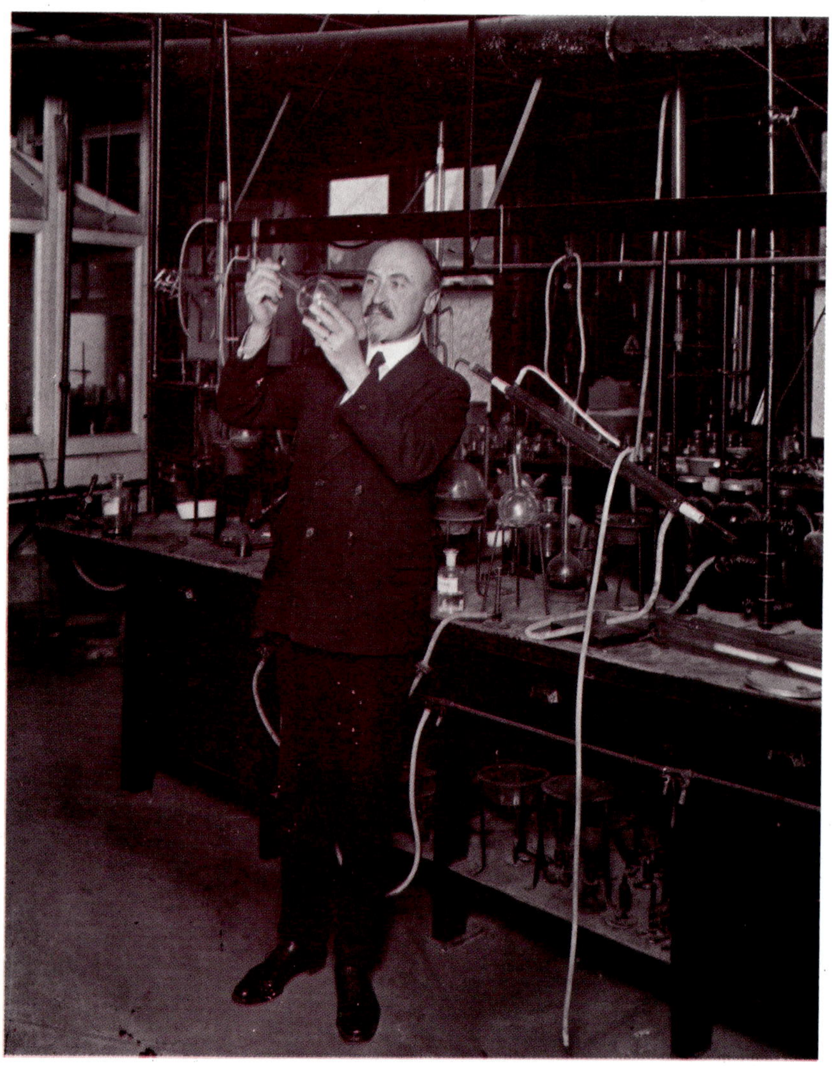

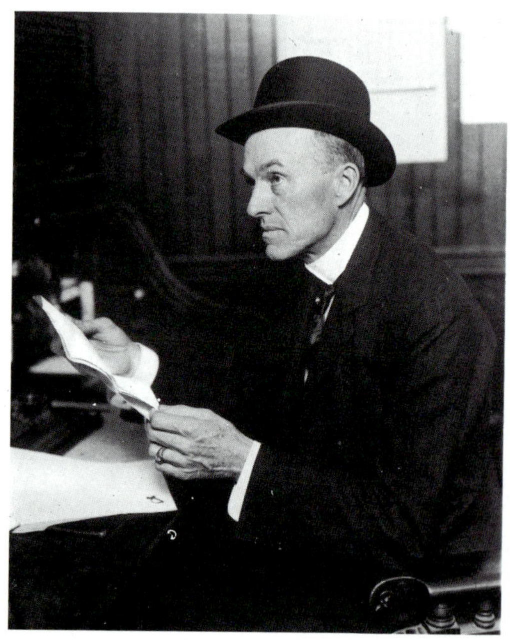

Rechts: John Wesley Hyatt, der Erfinder des Zelluloids und der Rollenlager.

Unten links: Leo Baekeland bei der Arbeit in seinem Labor.

Unten rechts: Ein Hemdkragen aus Zelluloid, einer der vielen Verwendungszwecke für diesen vielseitigen Kunststoff.

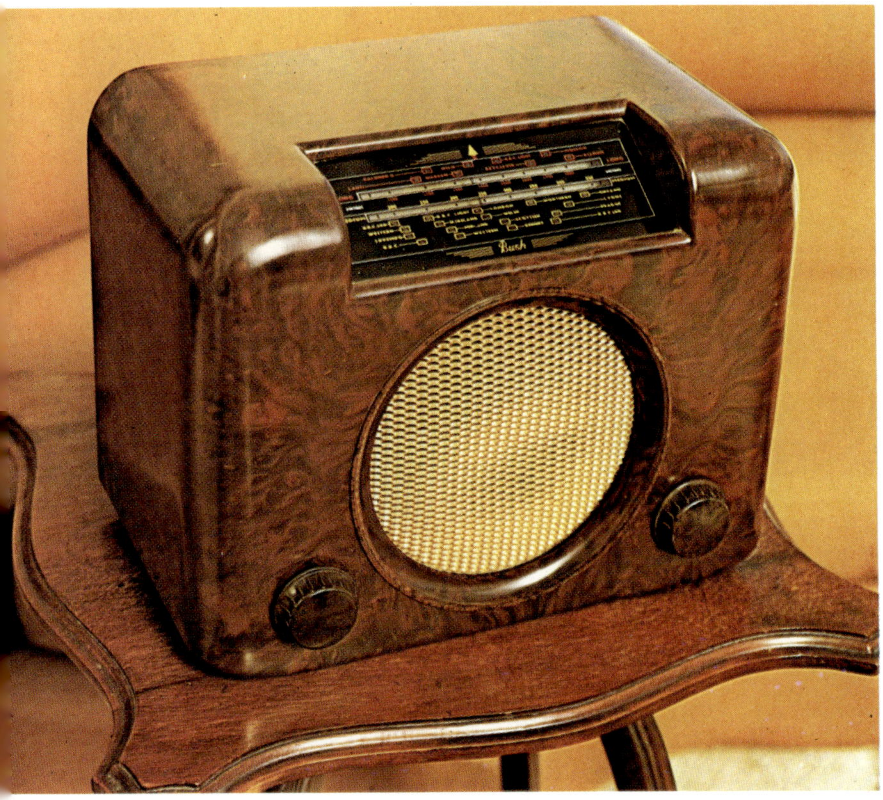

Streifen ausziehen und zu Hemdkragen oder Rollfilm verarbeiten. Sein einziger Nachteil war die extrem hohe Feuergefährlichkeit.

Zelluloid war thermoplastisch, d.h. es wurde bei Erhitzen weich, und das beschränkte seine Verwendungsmöglichkeiten. Daher versuchte man, einen entsprechenden Kunststoff zu entwickeln, der nach Erkalten nicht mehr weich wurde. Die ersten Experimente machte 1872 der deutsche Chemiker Adolf von Baeyer. Beim Studium der Reaktionen zwischen Karbolsäure und verschiedenen Aldehyden stellte er einen dicken, klebrigen Niederschlag fest. Für dieses synthetische Harz fand sich jedoch keine Verwendung, bis Leo Baekeland mit seinen Forschungen in den Vereinigten Staaten begann.

Baekeland stammte aus Gent, wo er bis zu seiner Emigration im Jahre 1889 Universitätsdozent gewesen war. In den USA befaßte er sich mit photographischen Forschungen und erfand das Velox, ein Fotopapier, das bei künstlichem Licht entwickelt werden konnte und schnell kommerziellen Erfolg hatte. Er verkaufte sein Patent und seine Fabrik 1899 für eine Million Dollar an George Eastman.

Baekeland begann nun nach einem Ersatz für Schellack zu forschen. Dabei untersuchte er aus Karbolsäure und Formaldehyd hergestellte Harze. Wenn man sie unter Druck erhitzte, erhielt man eine weiche, feste Masse, die sich formen und härten ließ. Sie war nicht leitend und konnte daher für elektrische Geräte und Stecker verwandt werden. Außerdem war sie hitze-und korrosionsbeständig. Baekeland taufte sie „Bakelit“.

Oben: Ein Bush-Radioempfänger mit Bakelitgehäuse; auch der Stecker ist mit Bakelit isoliert.

Unten links: Elektrisches Bügeleisen mit hitzebeständigem Bakelitgriff.

Unten rechts: Entwicklung von Velox-Fotopapier bei künstlichem Licht. Die Beschaffenheit der Silberchloridemulsion bei Velox-Papier erübrigte das Wässern, verbesserte die Tönung und beschleunigte das Kopieren.

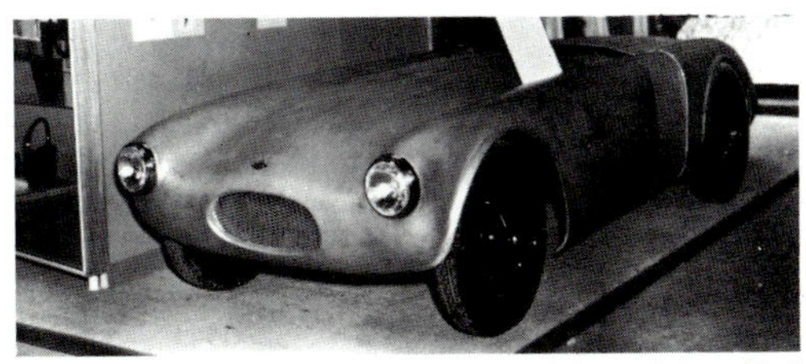

Bakelit erwies sich als vielseitiges Material und wurde zur Herstellung vieler Haushaltsgeräte verwandt, angefangen von Radios und Aschenbechern bis zu Möbeln. Es war auch der Beginn der Kunststoffindustrie, deren Erzeugnisse zum Wahrzeichen des 20. Jahrhunderts geworden sind.

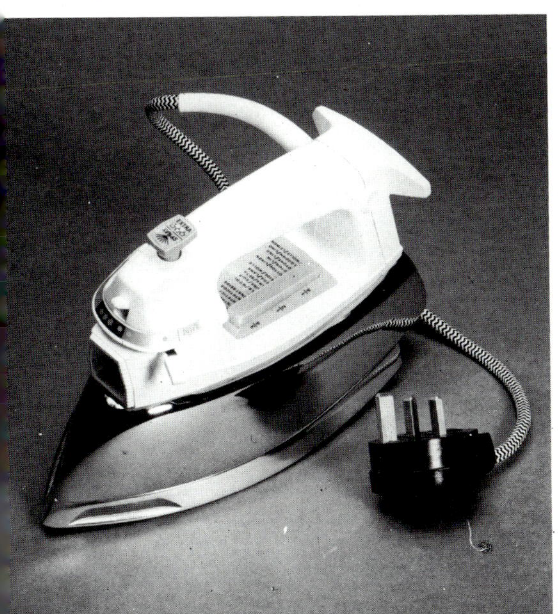

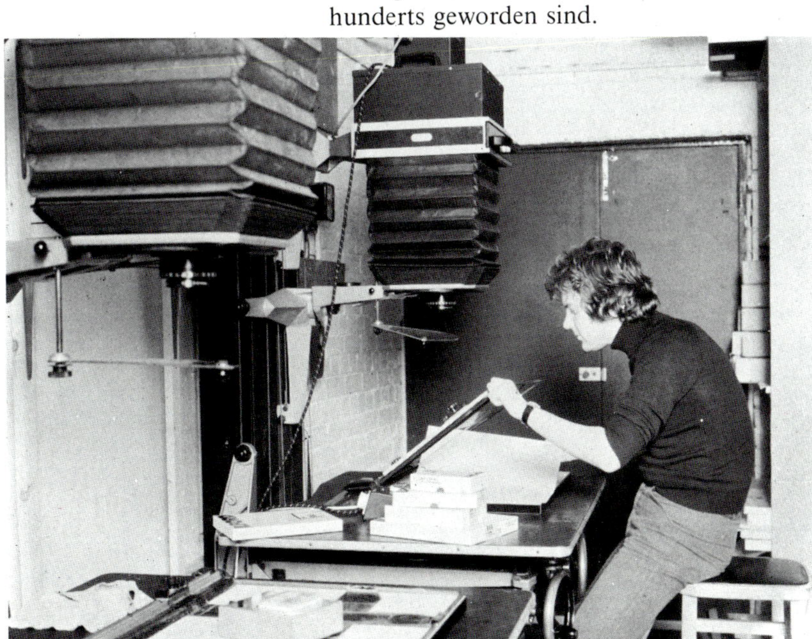

Henry Ford

1863 – 1947

Die Fließbandfertigung, die der amerikanische Industrielle Henry Ford in seiner Automobilfabrik einführte, hatte weitreichende soziale Konsequenzen. Sie revolutionierte die gesamte Autoproduktion und machte das Auto auch für den Durchschnittsbürger erschwinglich.

Ford stammte aus einer Farmerfamilie, die in der Mitte des 19. Jahrhunderts aus Irland eingewandert war und sich in Michigan niedergelassen hatte. Wie so viele andere amerikanische Industriepioniere und Erfinder hatte Ford nur die in ländlichen Gemeinden übliche Schulbildung, zeigte aber schon in jungen Jahren Geschick im Umgang mit Maschinen und arbeitete sich vom Lehrling in einer Detroiter Werkstatt zum Chefingenieur der Detroiter Edison Company hoch. 1899 ging er dann als Mitdirektor zur Detroit Automobile Company. Ford hatte 1892 selbst ein Auto konstruiert.

Damals war das Automobil noch weitgehend ein Luxusgegenstand. Die ersten Automobilwerke fertigten jedes Fahrzeug vorwiegend einzeln an. Ford war bestrebt, eine Kostensenkung zu erzielen, indem er die Fertigung der Einzelteile sowie die Montage standardisierte. Er glaubte, daß sich der Markt durch niedrigere Preise erweitern und die Profite sich steigern ließen, wodurch der Preis wiederum gesenkt werden könnte. Dieser Kreislauf würde billige Autos und riesige Profite hervorbringen.

Seine Zeitgenossen hielten solche Vorstellungen jedoch für verrückt. Ford verließ Detroit Automobiles, um seine eigenen Rennwagen zu bauen. Sie waren so erfolgreich, daß sie die Aufmerksamkeit finanzkräftiger Partner erweckten. 1903 konnte er die Ford Motor Company gründen. Er war immer noch ein gutes Stück von seinem Ziel entfernt, als er sich der Opposition seiner Aktionäre und Mitdirektoren gegenübersah, die seine Idee eines Autos für den Durchschnittsbürger ablehnten. Schließlich setzte er seine Vorstel-

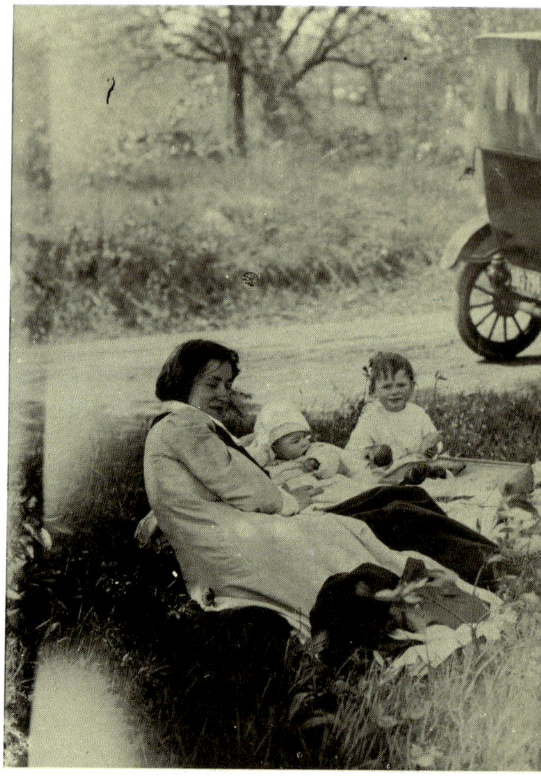

Rechts: Mit dem T-Modell zum Picknick ins Grüne. Das preiswerte Auto ermöglichte breiten Kreisen solche Familienausflüge.

Unten rechts: Das T-Modell.

Unten: Henry Ford am Steuer seines ersten Autos von 1896.

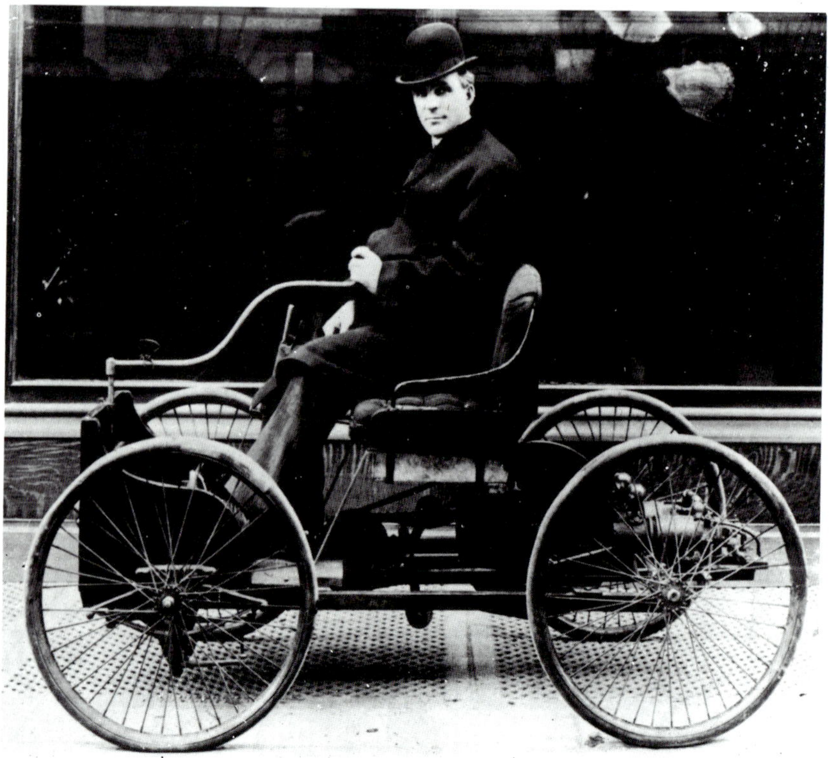

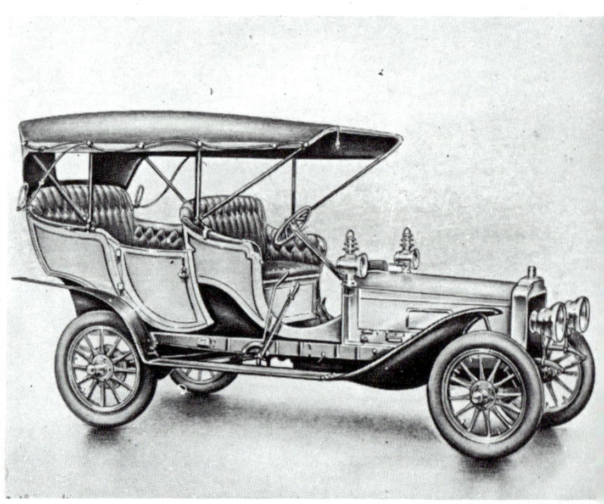

lungen durch, und das preiswerte Modell T ging 1908 in Produktion.

Es gab ein Hauptfließband für das Chassis des Modells T und für den Motorblock. Die Karosserie wurde getrennt zusammengebaut und nach der Überprüfung von Motor und Chassis auf einer Gleitbahn heruntergelassen, auf das Fahrgestell aufgesetzt und festgeschraubt. Danach konnte das Auto weggefahren werden. Fords Konzept zahlte sich aus. Sein billiges Auto fand bei den Käuferschichten mit bescheidenem Einkommen einen riesigen und ständig wachsenden Absatzmarkt.

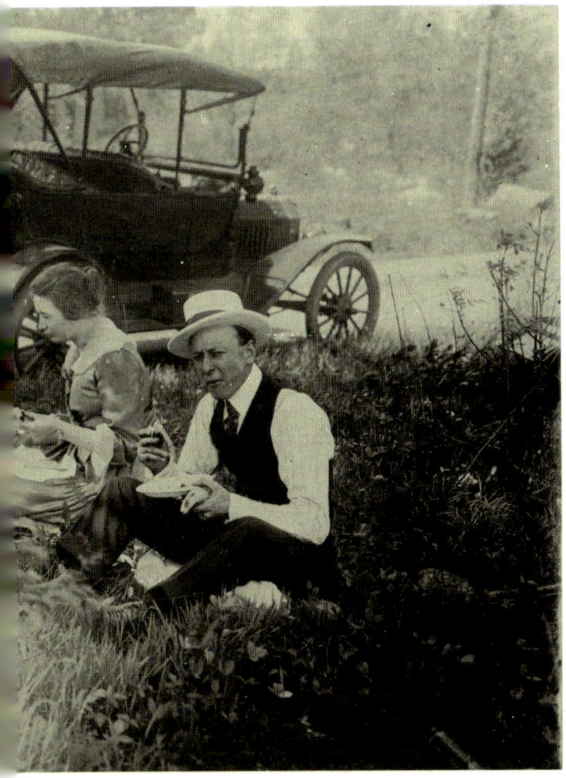

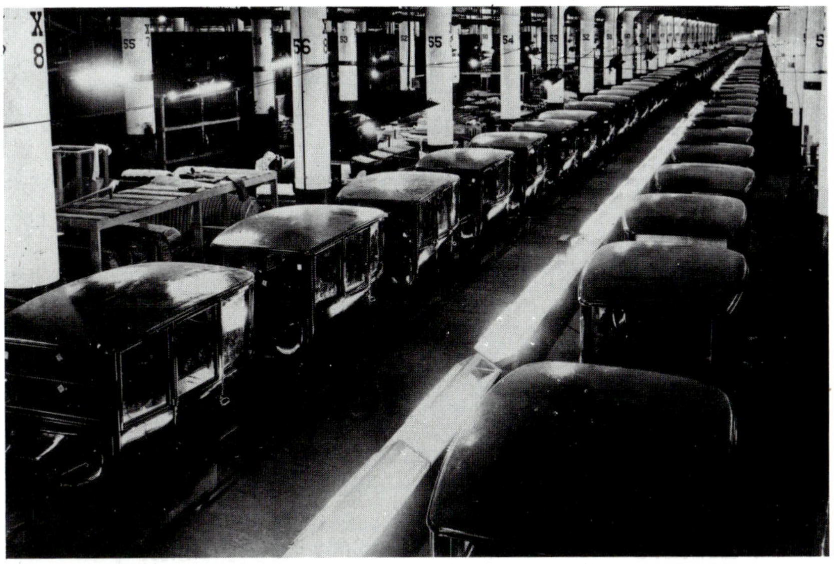

Oben: Eines der ersten Fließbänder, auf denen das T-Modell montiert wurde. Die Produktionsweise senkte die Kosten, weil relativ ungelernte Arbeiter zum Montieren der Einzelteile eingesetzt werden konnten, und sparte Zeit, weil jeder Arbeiter eine spezifische Aufgabe hatte. Mit der Zeit führte die Spezialisierung der Arbeiter zu höherem Tempo und größerer Genauigkeit, so daß der Stückpreis gesenkt werden konnte. Bei jedem Einzelteil wurde aus Kostengründen auf Zweckmäßigkeit, leichte Handhabung und Wartung geachtet. Das in der Herstellung wesentlich billigere Planetengetriebe war dafür das beste Beispiel.

Er erhöhte die Arbeitslöhne, senkte die Zahl der Arbeitsstunden und führte eine Gewinnbeteiligung ein. Er war auch der Meinung, daß die Profite zum Ausbau des Unternehmens verwandt werden sollten, damals eine ungewöhnliche Idee; die übrigen Aktionäre wollten die Profite unter sich aufteilen. Ford mißfiel ihr Widerstand, und er kaufte schließlich sämtliche Aktionäre aus.

1913 konnte sich jeder Amerikaner, der über 500 Dollar verfügte, ein Auto kaufen. 1000 Autos liefen jeden Tag vom Band. Zwischen 1908 und 1927 verließen insgesamt 15 Millionen Exemplare des T-Modells die Fabrik in Detroit, und als die Produktion dieses klassischen Autos auslief, war sein Preis auf 290 Dollar gefallen.

Ford demonstrierte damit die Vorteile der Massenproduktion für den Verbraucher. Die Produktion des T-Modells wurde nur deshalb eingestellt, weil sich der Markt änderte. Der Verbraucher wünschte zusätzlichen Komfort und Modelle im jeweils neuesten Modetrend, um damit seinen gesellschaftlichen Status anzuzeigen. Nie wieder sollten Autos so billig, so langlebig und für ein so breites soziales Spektrum erschwinglich sein. Der Markt diktierte den vorprogrammierten schnellen Verschleiß, und selbst Ford mußte sich beugen.

Henry Ford behielt auch in der Folgezeit die finanzielle Kontrolle über sein ausgedehntes Industrieimperium. Er entwickelte weitere Autos und neue Motortypen, trotz seines Mißtrauens gegenüber neuen Ideen, das er mit vielen Erfinderveteranen teilte. Allerdings verloren die Ford-Werke allmählich ihre Position als führender Autohersteller.

Ford brachte einen großen Teil seines Privatvermögens in die „Ford Foundation" ein. Sie ist heute einer der bedeutendsten philantropischen Organisationen, die sich um eine breite Palette von Aufgaben kümmert, von Wissenschaftsförderung bis zur Hungerhilfe. Ford befaßte sich auch mit Politik und kandidierte erfolglos für den Senat. Seine organisatorischen Leistungen in Technik und Industrie begründeten seinen Ruhm.

Unten: Ford-Werke in Dagenham (England) 1937.

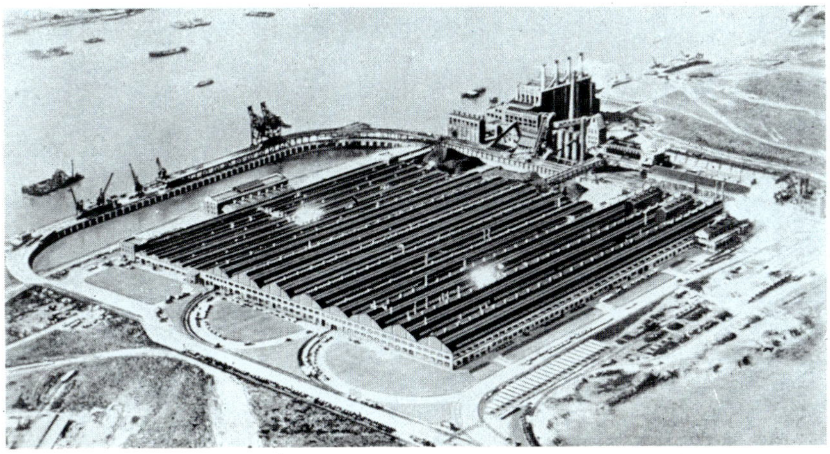

Wilbur und Orville Wright

1867–1912 1871–1948

Das erste steuerbare Motorflugzeug wurde in den Vereinigten Staaten von den Brüdern Orville und Wilbur Wright gebaut und geflogen, zwei selbst gelernten Mechanikern und Fahrradfabrikanten.

Orville und Wilbur Wright interessierten sich früh für Maschinen und versuchten selbst herauszufinden, wie sie funktionierten. Als junge Männer bauten und verkauften sie gemeinsam zuerst Druckgeräte, später Fahrräder. Der Erfolg ihrer geschäftlichen Unternehmungen gab ihnen die Möglichkeit, sich ihrer privaten Liebhaberei zu widmen: der Idee, eine Flugmaschine mit Selbstantrieb zu bauen, die schwerer als Luft war.

1899 bauten sie einen Doppeldecker-Drachen, um ihre Ideen zu erproben, danach mit wachsendem Geschick drei Doppeldecker-Gleitflugzeuge. Sie stützten sich dabei auf die Erfahrungen von Gleitflugpionieren wie dem Deutschen Otto Lilienthal, der nach vielen erfolgreichen Gleitflügen bei einem Absturz ums Leben kam. Als sie 1902 ihr drittes Gleitflugzeug bauten, hatten sie die meisten Steuerungs- und Stabilitätsprobleme gelöst.

Nun verwandten die Wrights ihre Erfindungsgabe darauf, einen weitaus leichteren Bezinmotor als alle bisherigen zu entwerfen und ebenso einen leistungsfähigen Propeller. Ein Jahr später, Ende 1903, konnten sie den ersten längeren Flug wagen. Eine Flugmaschine, von ihnen *Flyer I* genannt und später in *Kitty Hawk* umgetauft, wurde am 14. Dezember auf eine sorgfältig ausgewählte Ebene bei Kitty Hawk in North Carolina gebracht. Wilbur saß am Steuer. Er verschätzte sich jedoch beim Start, und der Versuch schlug fehl. Drei Tage später versuchten sie es

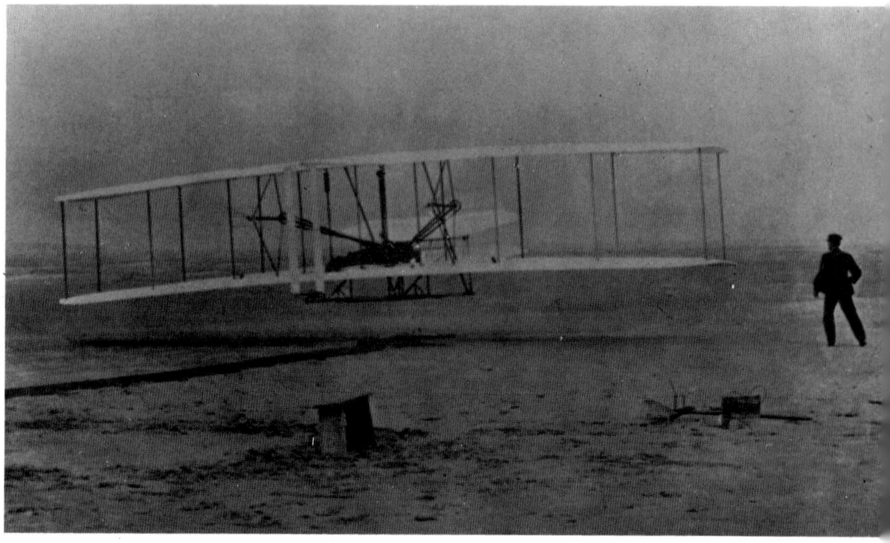

Oben: Der erste Flug der Brüder Wright bei Kitty Hawk in North Carolina.

wieder, diesmal mit Orville als Pilot. Es war ein geschichtliches Ereignis, was da am 17. Dezember vor sich ging, als Orville Wright, auf dem Bauch hinter dem Steuer liegend, das Flugzeug 12 Sekunden in der Luft hielt. Am gleichen Tag unternahmen sie noch drei weitere Flüge, die Bestleistung erzielte Wilbur als Pilot mit 59 Sekunden.

Die örtliche und die überregionale Presse schenkte dem Ereignis fast keine Aufmerk-

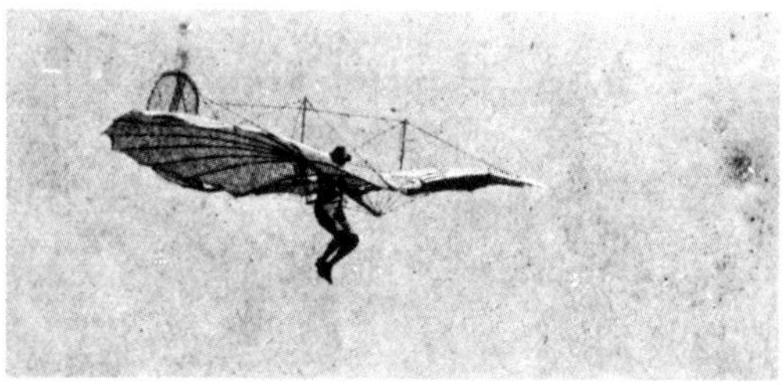

Rechts: Otto Lilienthal bei einem seiner Gleitflüge um 1892. Lilienthal baute seine Gleitflugzeuge aus baumwollbespannten Weidenholzrippen und steuerte sie, indem er das Körpergewicht gegen die Windrichtung verlagerte. Seine Erfolge bahnten den Weg für Motorflugzeuge mit festen Tragflügeln. Er kam 1896 bei einem Absturz ums Leben, als während eines Fluges plötzlich Windstille eintrat.

samkeit. Die Brüder Wright hingegen hatten jetzt die Überzeugung gewonnen, daß sie mit ihrer Arbeit auf dem richtigen Weg waren. 1904 bauten und flogen sie die *Flyer 2* und ein Jahr später das Flugzeug, mit dem sie den Höhepunkt der ersten Serie ihrer Pionierflüge erreichten, die *Flyer 3*. Damit hatte ein Flugzeug, das schwerer war als Luft, die Luft endgültig erobert. In einer Reihe von Testflügen demonstrierte es Schräglagen, Wenden, Rückkehr zum Ausgangspunkt und Schleifen.

Immer noch fanden ihre Flüge kaum Beachtung, sondern wurden hartnäckig als

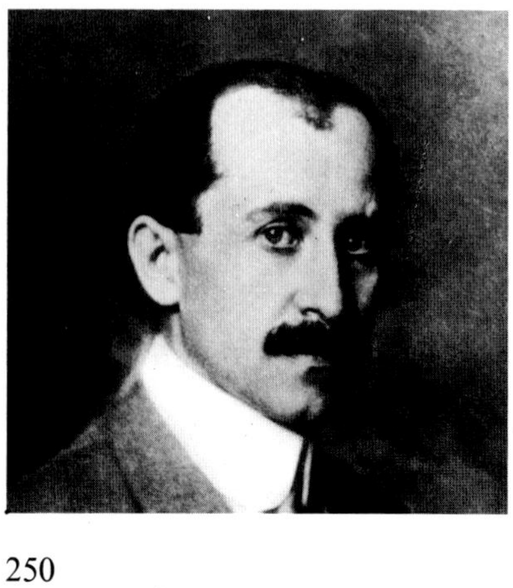

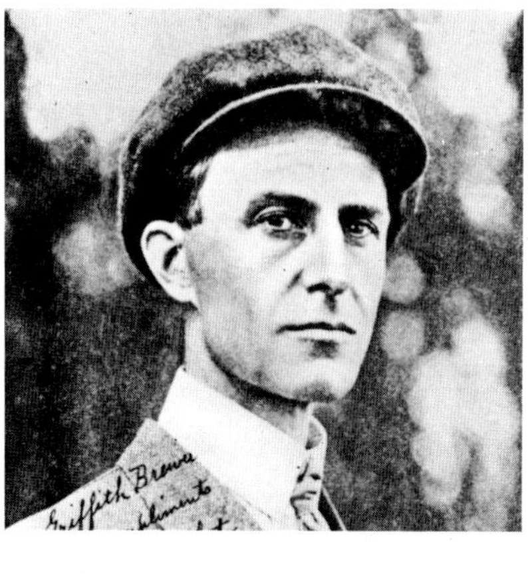

Unten: Orville (links) und Wilbur Wright (rechts).

unglaubwürdig oder als überzogene Phantasterei eingeschätzt. „Flieger oder Lügner?" fragte eine skeptische Titelzeile. Die beiden Brüder befaßten sich daher auch mit theoretischen Fragen, um ihre praktischen Kenntnisse der Aerodynamik zu fundieren. Erst 1908, als Wilbur mit einem neuen Demonstrationsmodell nach Europa reiste, fand ihre Leistung öffentliche Anerkennung. In den Vereinigten Staaten erlitten sie im gleichen Jahr ihren

Unten: Entwurf eines Flugzeugs der Brüder Wright.

Patenten die Initiative, und das ursprüngliche Konzept der Brüder Wright wurde durch neue technische Entwicklungen überholt. Sie hatten jedoch erreicht, was viele für unmöglich hielten: den gesteuerten Motorflug in einer nach aerodynamischen Gesichtspunkten konstruierten Maschine, die schwerer als Luft war. Auf die ersten Flugzeuge der Brüder Wright lassen sich alle späteren Entwicklungen der Luftfahrt zurückführen.

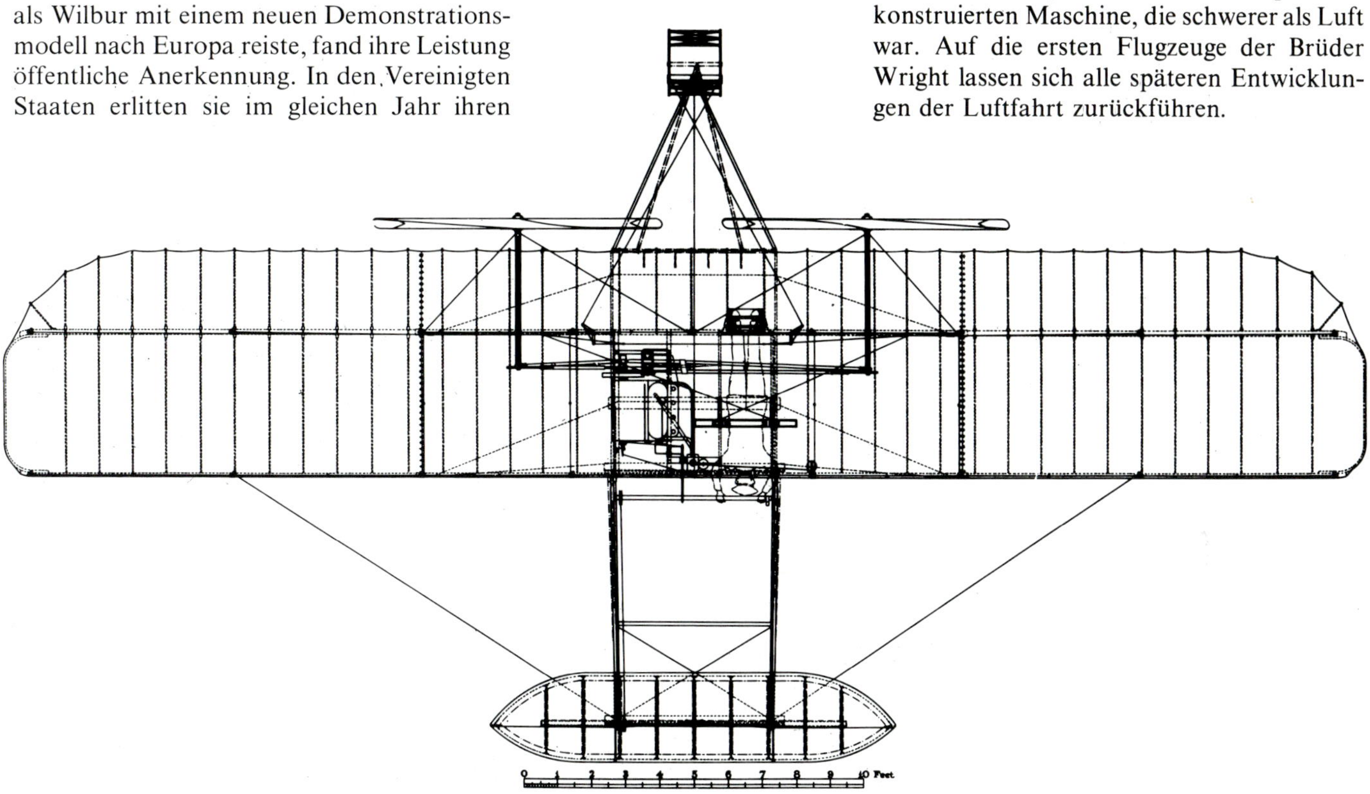

ersten bedeutenden Rückschlag, als Orville sich um einen Liefervertrag mit der Army bemühte und bei den Probeflügen abstürzte. Sein Passagier Leutnant Thomas E. Selfridge starb, und Orville Wright selbst erlitt schwere Verletzungen.

Sie setzten ihre Demonstrationsflüge jedoch fort und schlossen in Europa Lizenzverträge über die Produktion von Flugzeugen ab. Die amerikanischen Streitkräfte bestellten 1909 ein Militärflugzeug. Zwei weitere Jahre lang behielten die Brüder Wright ihre führende Position im Flugzeugbau, aber dann ergriffen entschlossene Konkurrenten mit neuen

Unten links: Die Flüge der Brüder Wright regten die Phantasie an und riefen viele Spekulationen über die Zukunft von Flugreisen hervor. Diese französische Illustration mit dem Titel *Die Welt im Jahr 2000* zeigt ein Verkehrsflugzeug.

Rechts: Wilbur Wright bei einem Demonstrationsflug in Les Hunaudières in Frankreich, 1908.

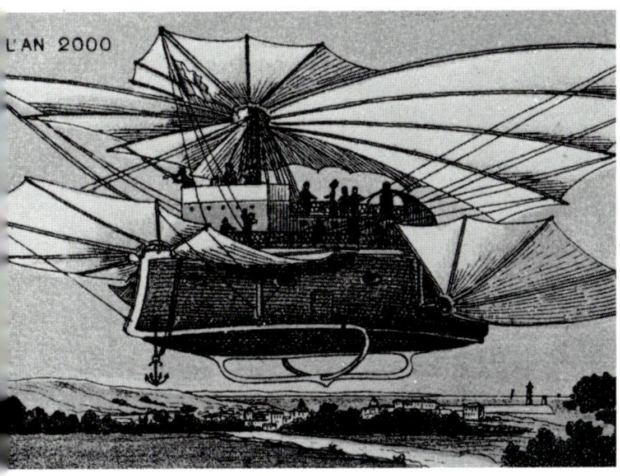

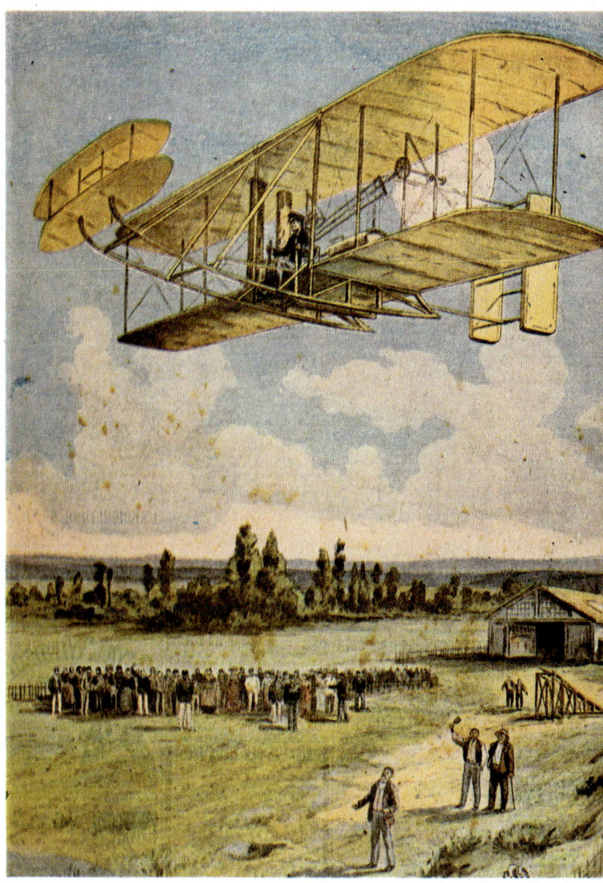

Marie Curie

1867 – 1934

Die aus Polen stammende Chemikerin Marie Curie war außergewöhnlich mutig und zielstrebig. Sie und ihr Mann Pierre bildeten die berühmteste Partnerschaft in der Geschichte der Wissenschaft. Gemeinsam entdeckten sie das radioaktive Element Polonium und später ein weiteres Element, das Radium. Ihre Arbeit bestätigte die Existenz des Phänomens, das Marie Curie „Radioaktivität" nannte, und trug dazu bei, die Ära der Atomkraft einzuleiten.

Marie Curie verließ ihre Heimatstadt Warschau 1891, da sie an den polnischen Universitäten keinen Studienplatz erhielt. So sparte sie, bis sie genügend Geld hatte, um nach Paris zu reisen und an der Sorbonne zu studieren. Obwohl sie bitter arm und oft nahe am Verhungern war, wurde sie beste Studentin ihres Jahrgangs. Kurz nach ihrem Examen 1894 lernte sie den begabten jungen französischen Physiker Pierre Curie kennen. Ein Jahr später heirateten sie.

Die Nachricht von Henri Becquerels Entdeckung neuer Strahlen, die offenbar spontan

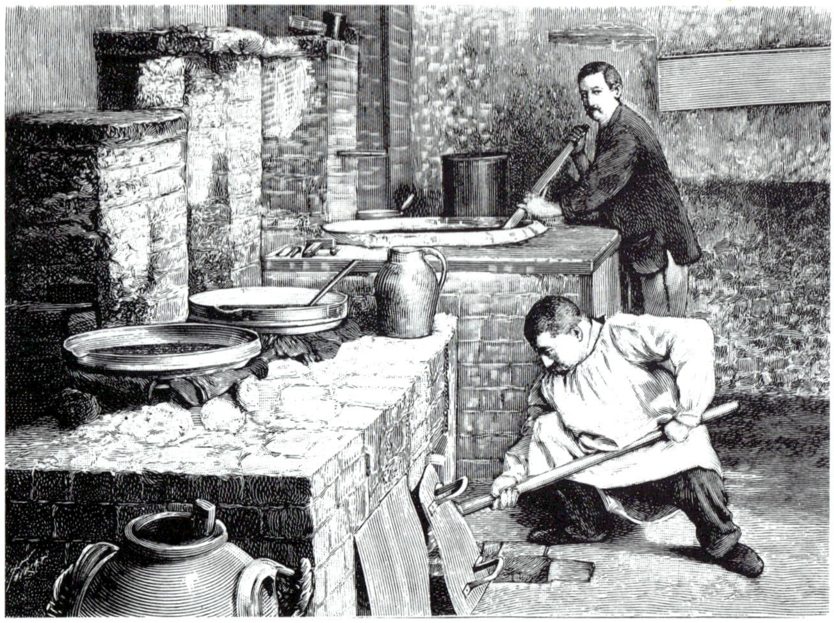

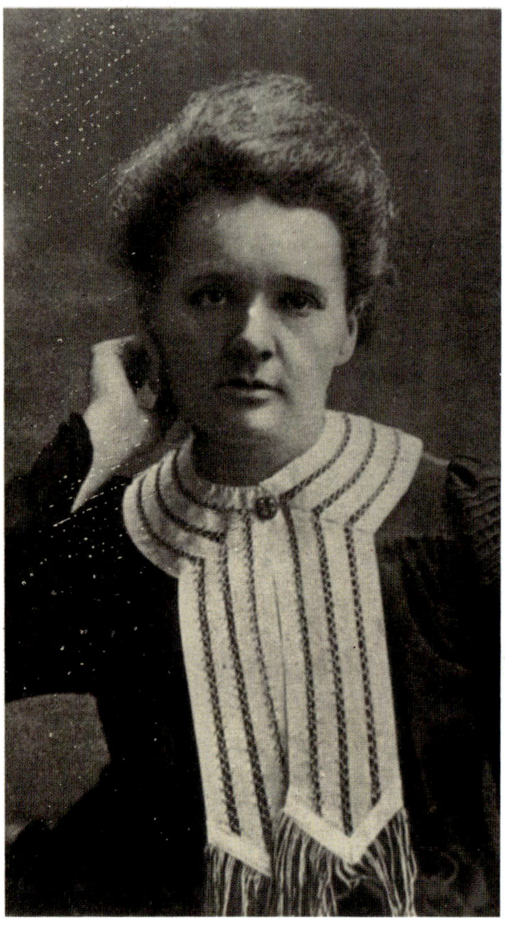

Oben: Im Laboratorium der Curies wird Pechblende mit Natriumcarbonat gereinigt. Nach vielen Jahren hatten die Curies ein Zehntelgramm Radium aus Pechblende gewonnen.

Rechts: Pierre Curie.

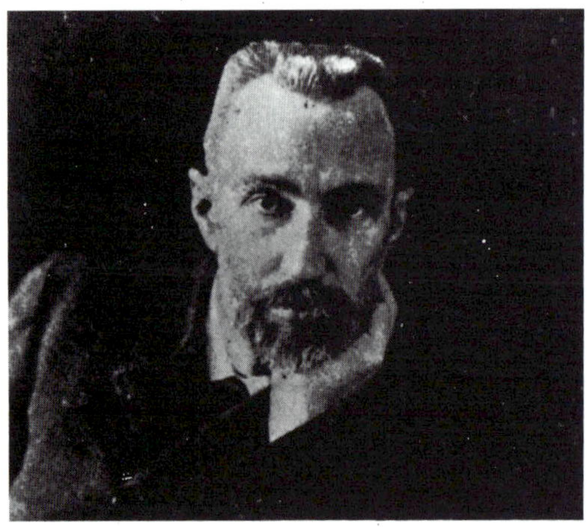

von Uranverbindungen ausgingen, regte die Curies an. Durch eigene Untersuchungen fanden sie heraus, daß bestimmte Verbindungen weit mehr Radioaktivität ausstrahlten, als sich durch die darin enthaltene Uranmenge erklären ließ. Besonders rätselten die Curies über die extrem hohe Ausstrahlung der Pechblende. Sie machten spezifische Untersuchungen und wurden 1898 mit der Entdeckung eines neuen Elements belohnt, das sie zu Ehren von Maries Heimat „Polonium" nannten. Obwohl Polonium hundertmal mehr Radioaktivität ausstrahlte als Uran, konnte es dennoch nicht allein für die Ausstrahlung, die von Pechblende ausging, verantwortlich sein. Die Curies waren davon überzeugt, daß Pechblende ein noch intensiver strahlendes Element enthalten mußte, wenn auch nur in winzigen Mengen. Dieses geheimnisvolle Element nannten sie „Radium". Sie waren fest entschlossen, seine Existenz zu beweisen, und arbeiteten vier Jahre daran, es aus Tonnen von Pechblende zu extrahieren. Die Curies mußten zunächst erhebliche Erzvorräte beschaffen. Zum Glück konnte man riesige Mengen davon auf Abfallhalden tschechoslowakischer Erzminen finden, und die Bergwerksbesitzer waren froh, das nutzlose Material verkaufen zu können, für das die Curies ihre gesamten Ersparnisse aufbrauchten. Danach mieteten sie in der Nähe ihrer Wohnung einen baufälligen Holzschuppen. Vier entbehrungsreiche Jahre lang reinigten sie immer wieder Tonnen von Pechblende, bis sie 1902 schließlich ein Zehntelgramm des neuen Elements gewonnen hatten.

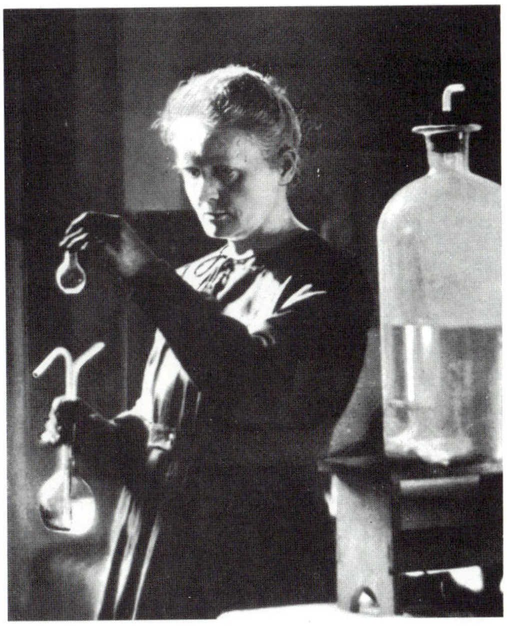

Links: Marie Curie in ihrem Laboratorium.

Rechts: Autunit, ein radioaktives Uranerz, das unter ultraviolettem Licht fluoresziert.

Mitte: Die durchdringende Strahlung von Pechblende macht Gegenstände wie diesen Schlüssel ebenfalls strahlend, wenn er zwischen eine in undurchlässiges Material gewickelte photographische Platte und ein Stück des Erzes gelegt wird.

Unten: Das Radium-Institut an der Berliner Charité. Die Patienten wurden in einen hermetisch abgeschlossenen Raum geführt, wo sie die radioaktive Strahlung von Radium einatmeten. Bis man seine Gefährlichkeit erkannte, wurde Radium wahllos in der Medizin verwandt.

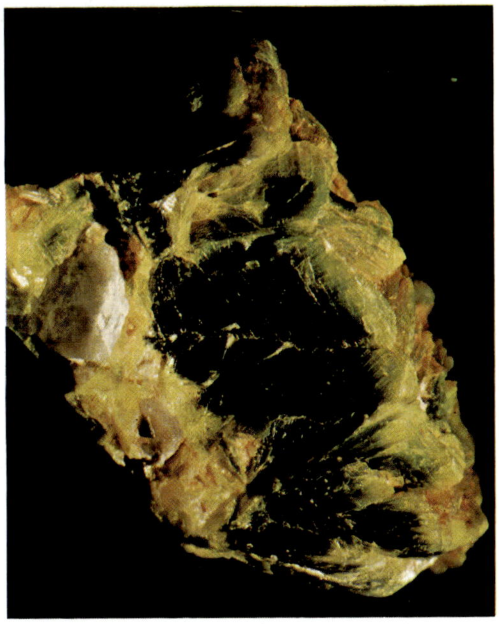

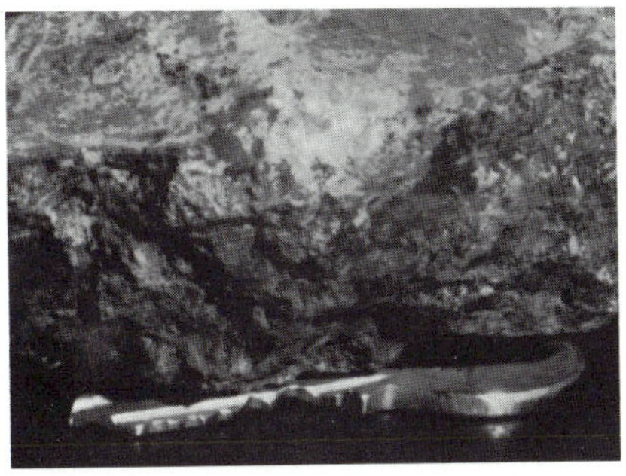

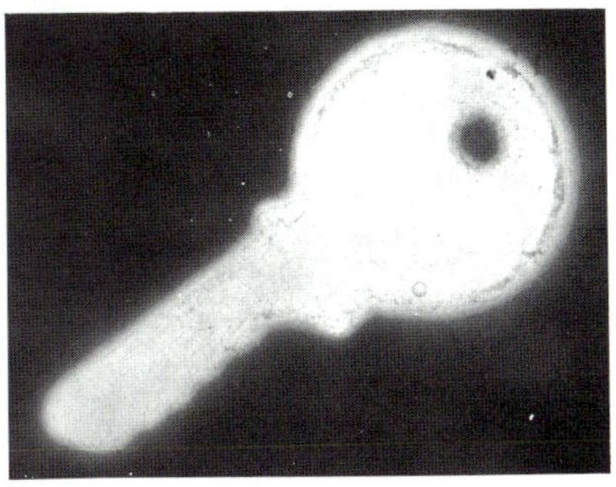

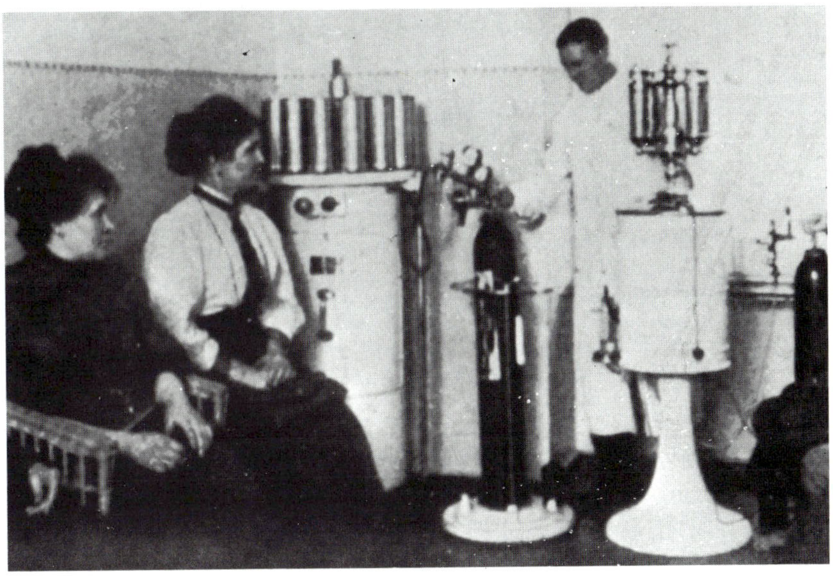

1903 erhielten Marie und Pierre Curie den Nobelpreis für Physik, waren aber zu krank und erschöpft, um ihn entgegenzunehmen. Marie Curie war jedoch so fasziniert von den ungeheuren Energiemengen, die die Radium-Atome austrahlten, daß sie darauf brannte, sie näher zu erforschen. Aber 1906 traf sie ein schwerer Schicksalsschlag, als ihr Mann tödlich verunglückte. Mit dem ihr eigenen Mut übernahm sie seinen Lehrstuhl an der Sorbonne — als erste Frau —, setzte ihre Forschungen fort und hielt gleichzeitig Vorlesungen. 1911 erhielt sie den Nobelpreis für Chemie. Sie wurde als erste zweimal für naturwissenschaftliche Arbeiten ausgezeichnet.

Die letzten Jahre ihres Lebens waren der Verwaltung des Pariser Radiuminstituts gewidmet, das sich bald zu einem bedeutenden Zentrum für Kernphysik und Chemie entwickelte. Sie leistete Pionierarbeit bei der Anwendung von Röntgenstrahlen und Radium in der Medizin. In der Krebsbehandlung errang die Radiumtherapie bald große Bedeutung. Marie Curie mußte die entbehrungsreiche Forschungsarbeit teuer bezahlen, bei der sie jahrelang radioaktiven Strahlungen ausgesetzt gewesen war. Sie starb 1934 an Leukämie.

Wallace Clement Sabine

1868 – 1919

Der amerikanische Physiker Wallace C. Sabine formulierte die Gesetze, mit denen sich der Nachhall errechnen läßt, und nutzte sie beim Bau von Auditorien. Die Akustik in Gebäuden beruhte damit nicht mehr auf Zufälligkeiten, sondern auf wissenschaftlichen Fakten.

Bis zum Ende des 19. Jahrhunderts war die Akustik in Hörsälen und Theatern reine Glückssache und basierte oft auf fehlerhaften Theorien. Vor Fertigstellung eines Konzertsaals ließ sich die Klangwirkung unmöglich vorhersagen. Eine glatte akustische Katastrophe war die Royal Albert Hall in London, deren imposante Ausstattung Nachhalleffekte hervorrief sowie ein berüchtigtes Echo, das Generationen von Musikern und Konzertbesuchern bekannt war und erst kürzlich durch neue Techniken behoben wurde.

Wie notwendig eine wissenschaftlich fundierte Theorie der Aktustik war, wurde an der Harvard Universität 1895 bei der Einweihung des Fogg Art Museums erschreckend deutlich. Die Akustik des Vortragssaals war so schlecht, daß man den Redner auf vielen Plätzen überhaupt nicht hören konnte. Der junge Physikprofessor Sabine wurde beauftragt, das Problem zu untersuchen.

Sabine ging mit empirischen Methoden an die Aufgabe heran. Er stellte Messungen an, wie lange die Töne einer Orgelpfeife im Vorlesungssaal zu hören waren, und kam auf 5,62 Sekunden. Mit Hilfe einiger Assistenten entlieh er von einem benachbarten Theater den gesamten Vorrat an Sitzkissen. Je mehr Kissen in den Saal gebracht und auf die Sitze gelegt wurden, desto kürzer dauerte der Nachhall. Als alle Sitze mit Kissen bestückt waren, hatte er sich auf 2,03 Sekunden reduziert. Nun ließ Sabine auch die Gänge und das Podium mit Kissen auslegen und sie an der Rückwand sogar bis zur Decke stapeln. Der Nachhall eines einzelnen Tons wurde schließlich auf 1,14 Sekunden reduziert.

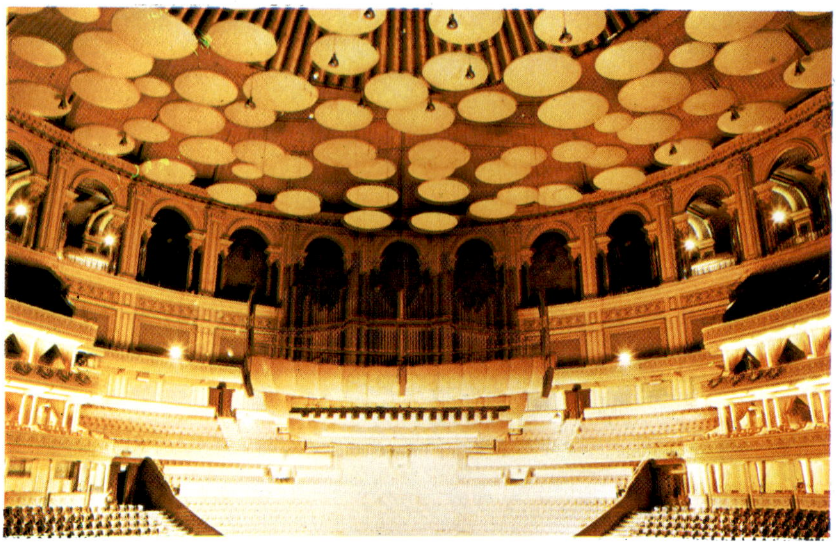

Oben: Die Londoner Royal Albert Hall, die lange Zeit wegen ihres Echos und ihres Nachhalls berüchtigt war. 1969 wurden zur Beseitigung der schlimmsten Halleffekte über 100 Glasfaserschalen in der Kuppel aufgehängt und ein 20 Meter langer Reflektor über dem Orchestergraben angebracht.

Unten rechts:: Der Hörsaal im ehemaligen Fogg Art Museum (heute Hunt Hall) in Harvard.

Sabine entwarf eine graphische Darstellung, die das Verhältnis zwischen der Dauer des Nachhalls und der Gesamtmeterlänge der verwendeten Kissen zeigt. Daraus leitete er die Formel ab, die später Sabinesches Gesetz genannt wurde. Es besagt, daß die Gesamtabsorption des Raums multipliziert mit der Dauer des Nachhalls eine Konstante ist, die mit dem Volumen des Raums variiert. Da sich

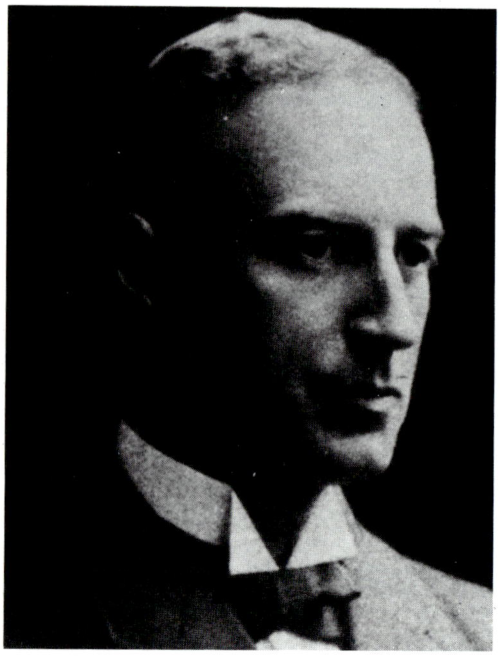

Gegenüberliegende Seite, oben: Verhältnis zwischen der Dauer des Tons und der Länge der ausgelegten Kissen (oben) und die gleiche Kurve, algebraisch erweitert. Der durchgezogene Teil der Kurve stellt die experimentell gewonnenen Resultate dar, und der unterbrochene Teil auf der rechten Seite bestimmt die theoretische Absorptionsfähigkeit der Wände des Raums.

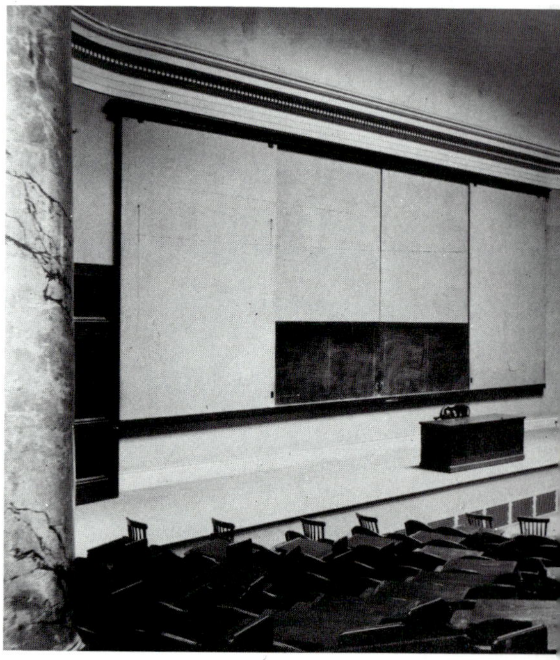

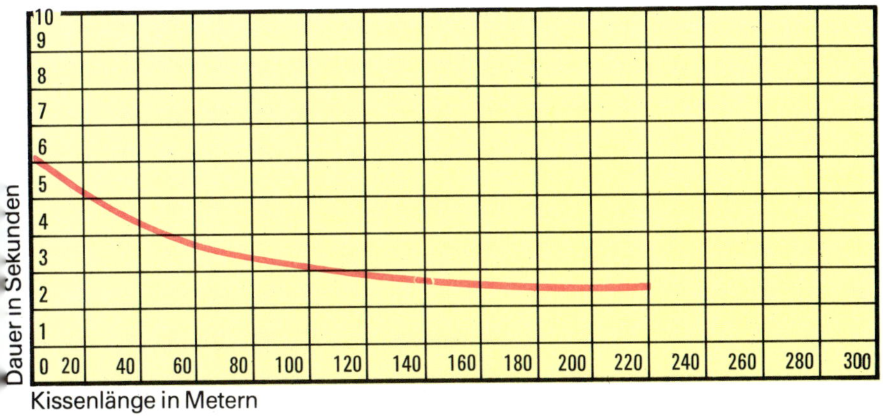

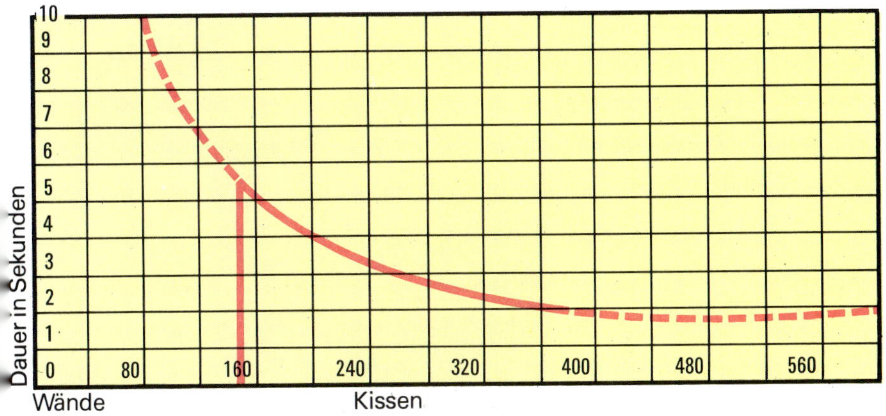

die Kissenlänge als zu umständlich erwies, nahm Sabine die Absorptionsfähigkeit eines geöffneten Fensters als Maßeinheit. Der Absorptionskoeffizient jedes Materials wird im Verhältnis dazu bestimmt.

Das Sabinesche Gesetz hat bei der Planung aller seither errichteten Auditorien eine Rolle gespielt. Der erste Saal, der danach gebaut wurde, war die Symphony Hall in Boston, die 1900 eröffnet wurde. Sie gilt heute noch als einer der besten internationalen Konzertsäle für symphonische Musik.

Konzertsäle können heute genau entsprechend der optimalen Stärke und Dauer des Nachhalls gebaut werden. Dies hängt zum großen Teil davon ab, wozu der Saal benutzt wird. Chorkonzerte zum Beispiel benötigen einen viel längeren Nachhall als symphonische. Sabine wies darauf hin, daß zwei weitere Faktoren berücksichtigt werden müssen. Wenn direkte und reflektierte Schallwellen sich überlagern, treten Interferenzen auf. Das ist der Fall bei großen, glatten, schallreflektierenden Oberflächen. Sie können durch schalldämpfende Materialien wie Stoffbespannungen beseitigt werden oder durch Unterteilung der reflektierenden Oberfläche. Das andere Problem betrifft die Resonanz, die sich durch Verwendung weniger resonierender Baumaterialien dämpfen läßt.

Sabine war ein hervorragender Lehrer der praxisorientierten Wissenschaft und Mitbegründer einer Hochschule für angewandte Naturwissenschaften in Harvard (die später dem Massachusetts Institute of Technology angeschlossen wurde). Seine Arbeiten über Akustik wurden posthum 1922 veröffentlicht.

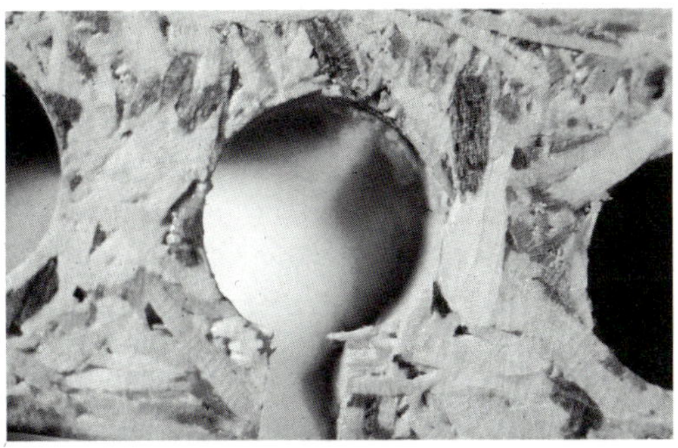

Links: Ein Helmholtz-Resonator in einer Kunstholztäfelung, die den Nachhall dämpft.

Unten rechts: Die Sitze in der Londoner Royal Festival Hall sind so konstruiert, daß sie hochgeklappt genausoviel Schall absorbieren wie eine sitzende Person. Die Dauer des Nachhalls ist ungefähr gleich, ob der Saal voll oder leer ist.

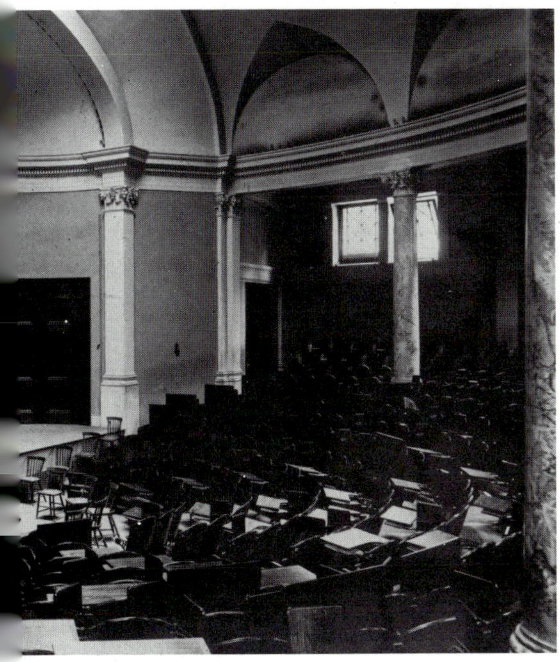

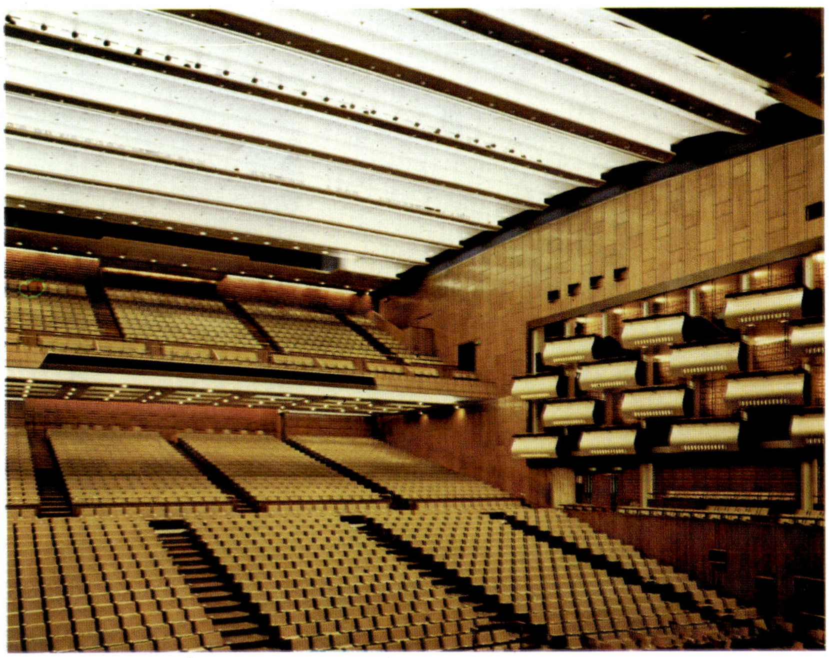

Karl Landsteiner
1868 – 1943

Die Sicherheit und Wirkung von Bluttransfusionen hängt von der Verwendung untereinander verträglicher Blutgruppen ab. Dank der Entdeckung der Blutgruppen A, B und 0 durch den Arzt Karl Landsteiner, einen gebürtigen Österreicher, ist es seit 1900 möglich, die Blutgruppen zu bestimmen.

Als Forschungsassistent am Wiener Institut für Hygiene untersuchte Landsteiner die Frage, warum die Vermischung von Blut unterschiedlicher Personen einmal Verklumpung bewirkt und ein andermal nicht. Er sammelte Blutproben von seinen Laborkollegen und vermischte jeweils zwei miteinander. Einige verklumpten, andere nicht.

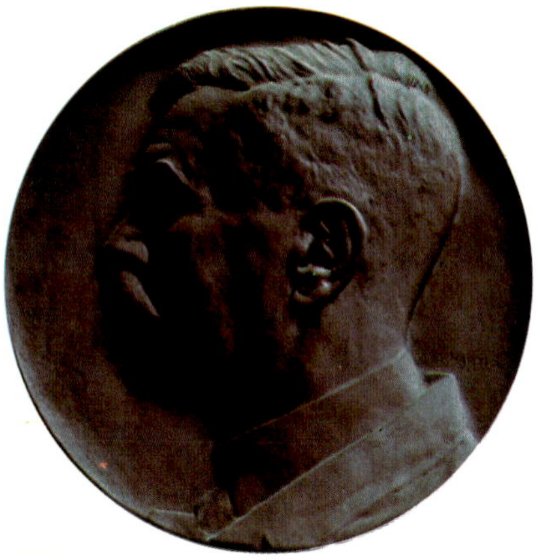

1900 veröffentlichte Landsteiner seine Ergebnisse. Er hatte herausgefunden, daß es unterschiedliche Blutgruppen gibt, die er A, B und 0 nannte. Eine vierte Gruppe, AB, wurde im folgenden Jahr entdeckt. Die Blutgruppen werden durch die sogenannten Antikörper bestimmt. Serum der Blutgruppe A enthielt einen Ballungsstoff, der Blutkörperchen der Blutgruppe B verklumpen ließ oder sie zerstörte. Serum der Blutgruppe B enthielt einen Anti-A Ballungsstoff, bei der Blutgruppe AB gab es dagegen überhaupt keine Ballungsstoffe, und Serum der Blutgruppe 0 wies keine Antikörper, aber Ballungsstoffe gegen die Blutgruppen A und B auf.

Daraus bestimmten sich die Regeln für sichere Blutübertragungen. Blutgruppe A kann mit Blut von Spendern der Blutgruppen A und 0 versorgt werden, Empfänger der Blutgruppe B von Spendern der Blutgruppen B und 0, Empfänger der Blutgruppe AB kann Blut von allen Blutgruppen übertragen werden, und Blutgruppe 0 verträgt nur Blut der eigenen Gruppe. Transfusionen, die sich nicht an dieses Schema halten, lassen nicht nur das gespendete Blut verklumpen, sondern können auch Nierenversagen hervorrufen.

Rechts: Eine Bluttransfusion im 18. Jahrhundert, mit einem Lamm als Blutspender. Nach mehreren Todesfällen wurden Tiere nicht mehr als Blutspender verwandt.

Unten rechts: Mikrophotographie des menschlichen Blutes. Die Antikörper sitzen in den Wandungen der roten Blutkörperchen (olivgrüne Flecken). Der große, einen Kern bildende Körper ist ein weißes Blutkörperchen.

Unten: Wie andere Körpermerkmale vererben sich Blutgruppen nach den Mendelschen Regeln. Die Verträglichkeit der Blutgruppen zweier Menschen — unter besonderer Berücksichtigung der verschiedenen Untergruppen — ist um so größer, je näher sie verwandt sind. Eine Familie, in der Inzucht überwiegt wie bei den Habsburgern (dargestellt am Beispiel Karls V. von Spanien) besitzt also nicht nur die gleichen Körpermerkmale, in diesem Fall die vorspringende Nase und die berühmte Unterlippe, sondern auch die gleichen Blutgruppen.

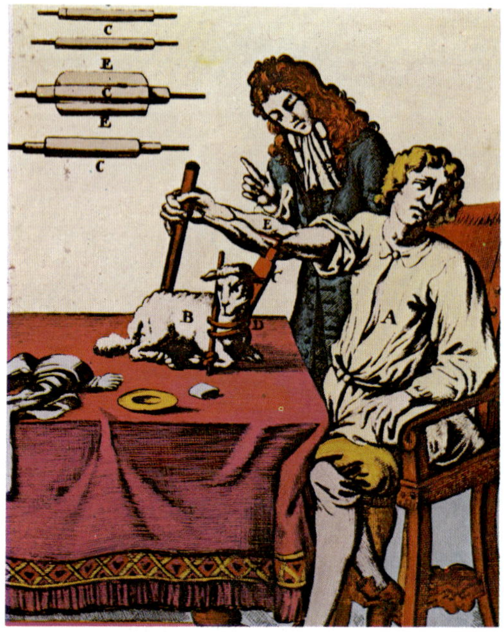

Landsteiners Entdeckung ermöglichte die Einrichtung von Blutbanken und die Durchführung bisher undenkbarer Operationen sowie den kompletten Blutaustausch, etwa bei Neugeborenen mit Gelbsucht.

Da Blutgruppen erblich sind, werden sie zum negativen Vaterschaftsnachweis herangezogen. Enthält das Blut des Kindes einen Antikörper, der weder im Blut der Mutter

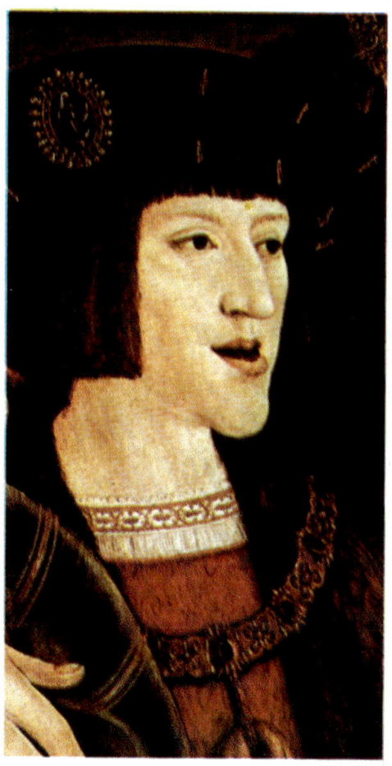

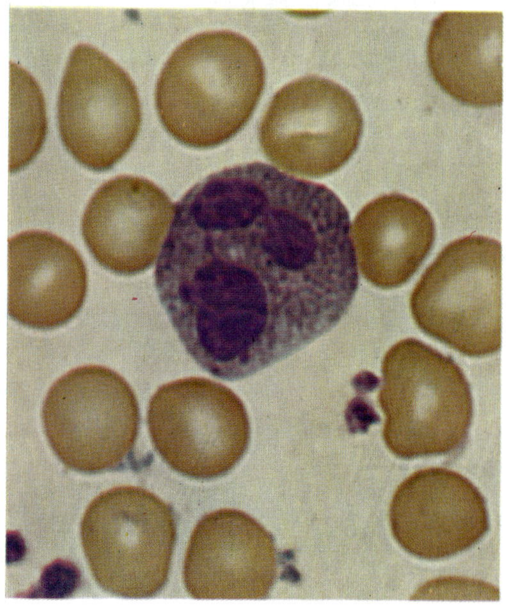

noch in dem des vermeintlichen Vaters vorhanden ist, so kann der Mann *nicht* der Vater sein. Bis heute ist der positive Vaterschaftsnachweis nicht möglich. Die Gerichtsmedizin verfügte mit der Entdeckung der Blutgruppen über ein weiteres wichtiges Beweismittel.

Landsteiners Leistungen wurden durch seine Berufung zum Professor für Pathologie an der Universität Wien anerkannt. Er war jedoch mit den dortigen Arbeitsbedingungen unzufrieden und ging zuerst nach Den Haag und dann ans Rockefeller Institut für medizinische Forschung in New York. Dort gelangen ihm mehrere bedeutende Beiträge zur Medizin. Er entdeckte die Blutgruppen M und N und 1940 den Rhesusfaktor.

Der Rhesusfaktor erhielt seinen Namen, weil er an einem Rhesusaffen entdeckt wurde. Philip Levine, ein Mitarbeiter Landsteiners, erkannte den Zusammenhang zwischen dem Rhesusfaktor und einer schweren Gelbsucht, die bei Neugeborenen auftreten kann. Wenn eine Schwangere mit negativem Rhesusfaktor einen Fötus mit positivem Rhesusfaktor trägt, bilden sich Abwehrkörper, die bei folgenden Schwangerschaften im Fötus Gelbsucht, Hirnschäden oder sogar eine Fehlgeburt bewirken. Durch die Entdeckung des Rhesusfaktors können vorbeugende Maßnahmen getroffen werden. Nach der ersten Schwangerschaft kann man bei der Mutter einen kompletten Blutaustausch vornehmen und damit sämtliche Blutkörperchen des Fötus beseitigen, die sonst eine Abwehrreaktion hervorrufen würden.

Landsteiners Arbeit rettete nicht nur zahllose Menschenleben, sie ist auch einer der Eckpfeiler der Immunitätsforschung in der Chemie. Er war ein schüchterner Mann, der Publizität verabscheute und die meiste Zeit seines Lebens der Untersuchung des Blutes widmete. 1930 erhielt er den Nobelpreis für Medizin.

Rechts: Test zur Identifizierung einer Blutprobe nach der Blutgruppenklassifizierung.

Rote Blutkörperchen in Salzlösung	Anti-B Serum mit ß-Ballungsstoffen	Anti-A Serum mit α-Ballungsstoffen
A	–	+
B	+	–
AB	+	+
O	–	–

+ = Zusammenballung – = Keine Zusammenballung

Mitte: Bringt man untereinander verträgliche Blutgruppen zusammen, zeigt sich keine Reaktion (oben), während die Verklumpung bei untereinander unverträglichen Blutgruppen deutlich erkennbar ist (unten).

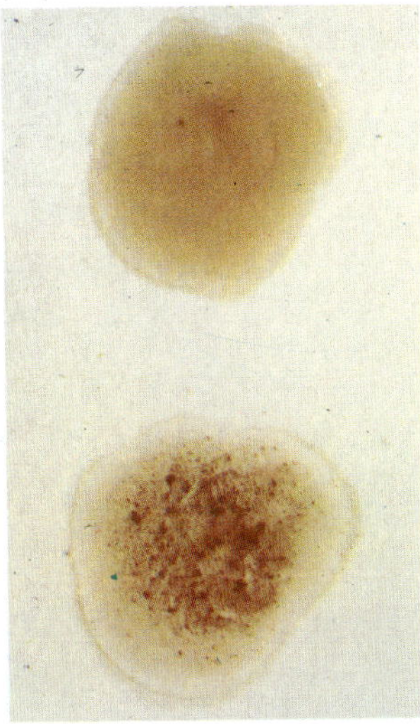

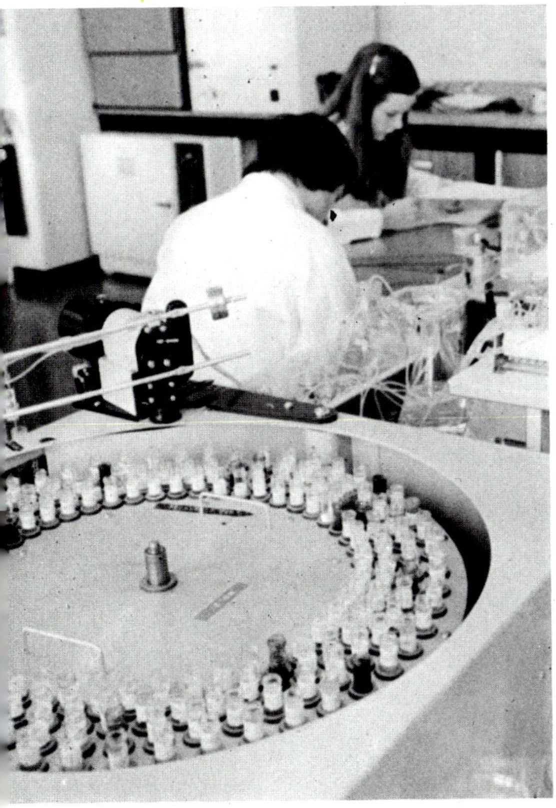

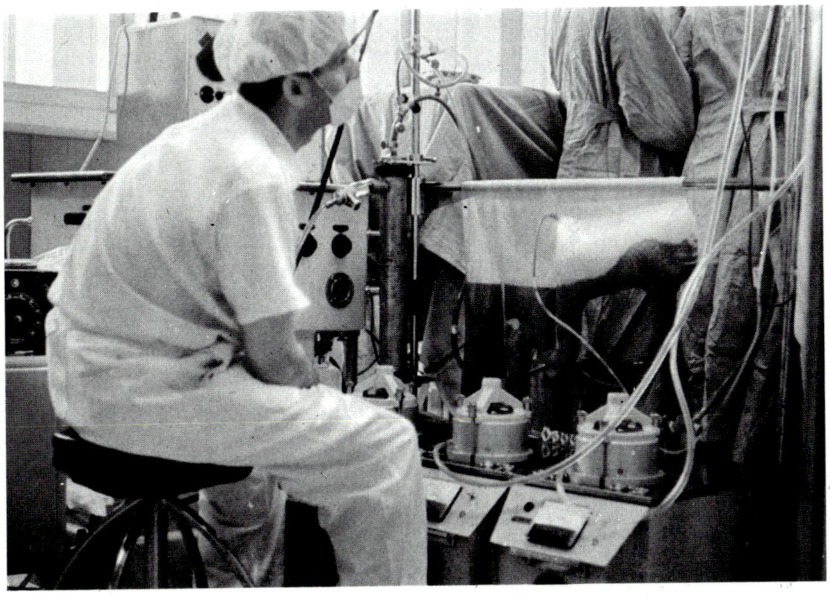

Oben: Der Einsatz von Herz-Lungen-Maschinen in Krankenhäusern wäre ohne gesicherte Methoden für Bluttransfusionen nicht möglich.

Links: Mechanische Blutgruppenuntersuchung.

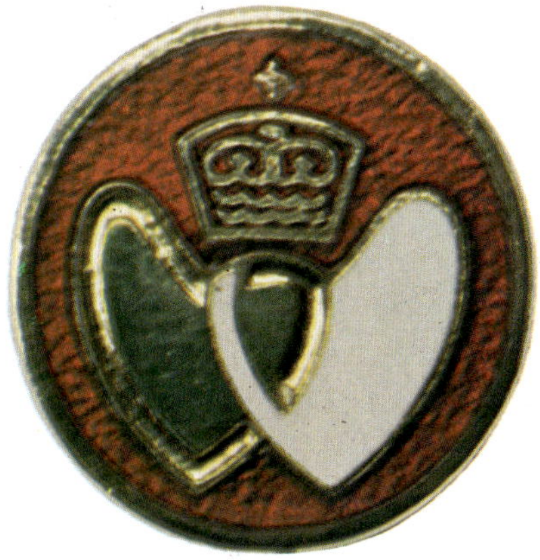

Rechts: Englische Blutspendermedaille.

Fritz Haber
1868 – 1934

Die Ammoniaksynthese war sowohl für die Chemie wie für die Industrie von fundamentaler Bedeutung, weil sie erstmals die Gewinnung von Stickstoff aus der Luft ermöglichte. Das Verfahren wurde von dem deutschen Chemiker Fritz Haber erfunden und nach ihm benannt. Es wird heute noch benutzt und schuf die Grundlagen der Kunstdüngerindustrie, die seither die landwirtschaftlichen Produktionsmethoden revolutioniert hat.

Stickstoff ist ein farbloses, träges Gas, das mit 78 % den Hauptbestandteil der Luft ausmacht. Es ist ein lebenswichtiges Element mit einem komplizierten Kreislauf. Tiere nehmen Stickstoff direkt oder indirekt über Pflanzen auf, die ihn ihrerseits aus dem Boden in Form von Salzen, z.B. den Nitraten, beziehen. Diese Salze bilden die Grundlage der Düngemittel, die zur Steigerung der Ernteerträge benutzt werden.

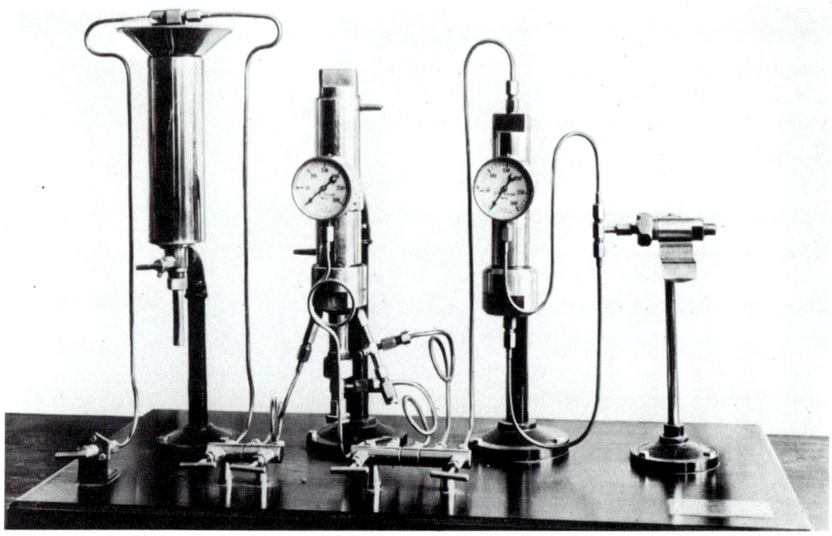

Oben: Habers Versuchsgeräte für die kontinuierliche Ammoniaksynthese, 1908.

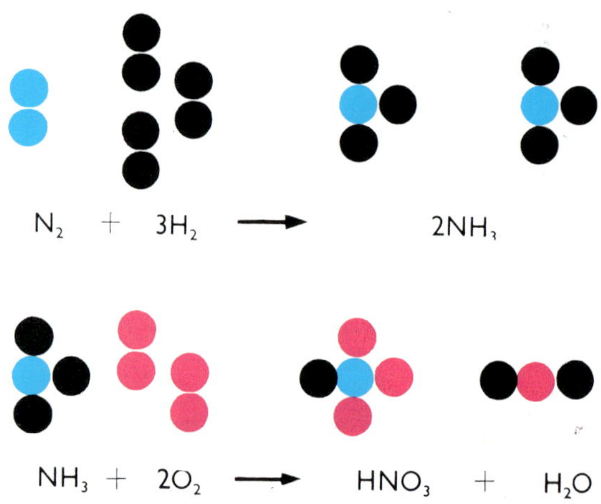

Rechts: Die chemischen Reaktionen, auf denen die industrielle Produktion von Nitraten beruht. Oben: Haber-Bosch-Verfahren — ein Stickstoffmolekül verbindet sich mit drei Wasserstoffmolekülen zu zwei Ammoniakmolekülen. Unten: Im Ostwald-Verfahren verbindet sich ein Ammoniakmolekül mit zwei Sauerstoffmolekülen zu Salpetersäure und Wasser. Das Ammoniak wird über ein erhitztes Platindrahtgeflecht geleitet, das als Katalysator dient. Der größte Teil des Ammoniaks wird zur Produktion von Salpetersäure verwendet, die selbst Ausgangspunkt für die Herstellung vieler Stickstoffverbindungen ist.

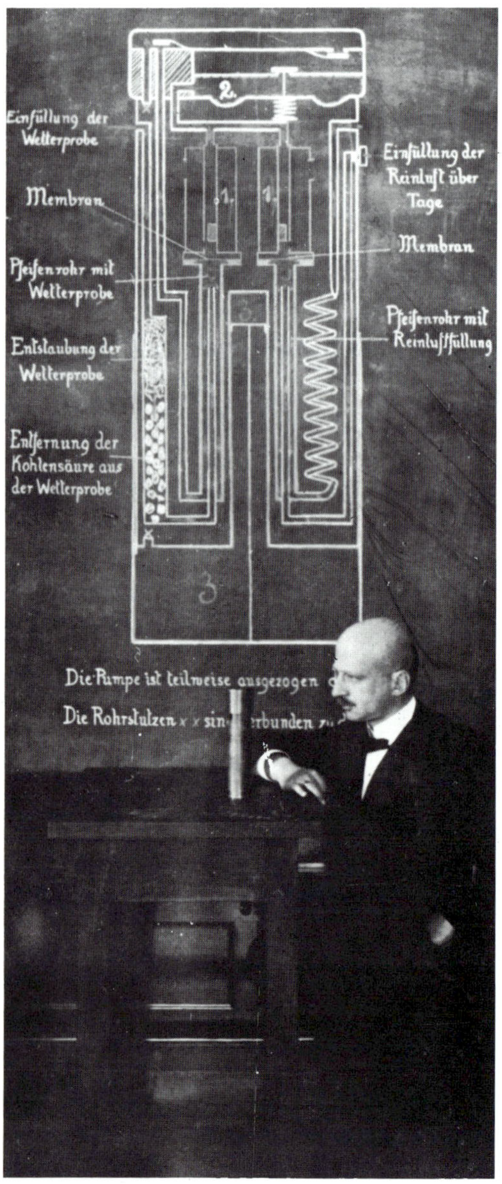

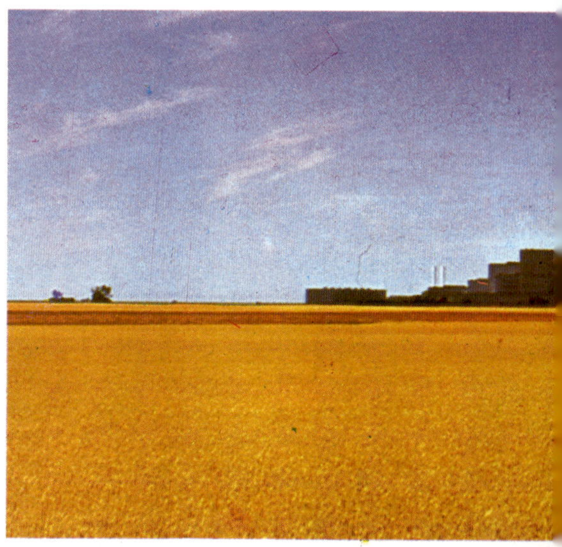

Rechts: Ohne Kunstdünger könnte die Weltweizenproduktion nicht auf dem heutigen Niveau gehalten werden. Das Bild zeigt ein Weizenfeld in Saskatchewan mit einer chemischen Fabrik im Hintergrund, die den benötigten Kunstdünger an Ort und Stelle produziert.

Zu Beginn des 20. Jahrhunderts konnten die natürlichen Stickstoffvorkommen, z.B. Chilesalpeter, oder die organischen Nitrate, wie Kompost und Mist, die Nachfrage der Industrie und der Landwirtschaft nicht mehr befriedigen. Eine neue Stickstoffquelle war erforderlich und Fritz Haber erwog die Möglichkeit, den riesigen Stickstoffanteil der Luft zu nutzen.

Haber wurde in Breslau geboren und brachte sich seine naturwissenschaftlichen Kenntnisse mit so viel Erfolg selber bei, daß er eine Dozentenstelle an der Technischen Hochschule in Karlsruhe erhielt. Er begann, auf thermodynamischem und elektrochemischem Gebiet zu forschen, und bekam dafür eine Professur.

Durch seine thermodynamischen Untersuchungen kam Haber auf die Idee, auf chemischem Wege Stickstoff aus der Luft zu gewinnen. Das Gas Stickstoff mit Wasserstoff zu Ammoniak zu verbinden, erforderte hohe Temperaturen, um die Gase reaktiv zu machen, was dann aber die Herstellung von Ammoniak verhinderte. Haber fand die Lösung, indem er ein Gemisch aus Stickstoff und Wasserstoff erhitzte und dies unter hohem Druck über einen Katalysator leitete (ein Stoff, der die chemische Reaktion beschleunigt, ohne dabei verbraucht zu werden). Das Ammoniak ließ sich dann direkt als Düngemittel verwenden oder zu stickstoffhaltigen Chemikalien verarbeiten.

Habers Ammoniaksynthese im Labormaßstab ermöglichte die Verwirklichung im technischen Großmaßstab durch Carl Bosch, einen anderen in der Forschung tätigen Chemiker, zum sogenannten Haber-Bosch-Verfahren.

Als überzeugter Patriot beteiligte sich Haber im Ersten Weltkrieg an der Entwicklung von Kampfgasen und nach 1918 an einem Versuch, Gold aus Seewasser zu gewinnen und damit zu den deutschen Reparationszahlungen beizutragen. 1918 erhielt er den Nobelpreis für Chemie für sein Verfahren zur Ammoniaksynthese. Sein Kollege Carl Bosch erhielt 1931 den Nobelpreis für chemische Hochdruckverfahren.

In den zwanziger Jahren entwickelte Haber sein Labor zu der wohl international führenden wissenschaftlichen Einrichtung für physikalische Chemie und ihre Anwendung in der Industrie. Er war auch im Ausland hochangesehen und bemühte sich um die Zusammenarbeit der Wissenschaftler aller Länder. Nach der Machtergreifung der Nationalsozialisten im Jahre 1933 bekam Haber als einer der ersten ihre antisemitische Politik zu spüren. Er emigrierte noch im gleichen Jahr nach England, wo er an der Universität Cambridge arbeitete. Sein Gesundheitszustand verschlechterte sich jedoch rapide, und er mußte deshalb die Wintermonate im Süden verbringen. Auf dieser Reise ereilte ihn 1934 in der Schweiz der Tod.

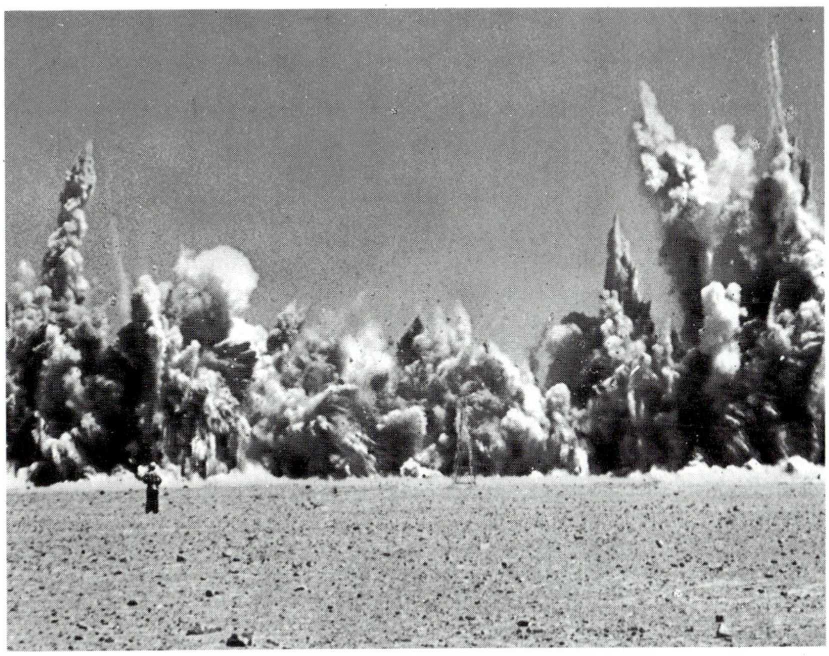

Oben: Sprengung von Salpeter (Natriumnitrat) in einer der riesigen chilenischen Lagerstätten. Bis zur Entdeckung des Haberverfahrens waren Salpetervorkommen die Hauptlieferanten von Nitrat.

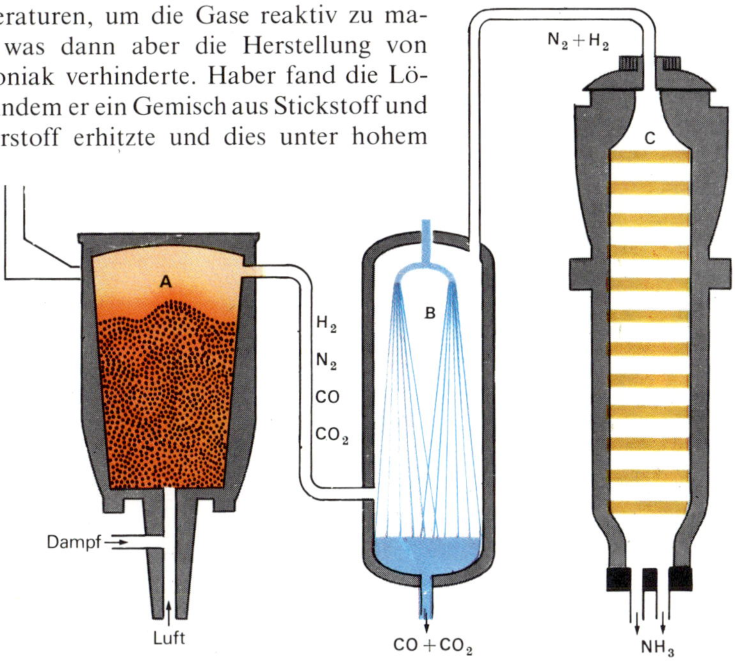

Mitte: Haber-Bosch-Verfahren. Wasserdampf und Luft werden abwechselnd durch heißen Koks in einen Turm geblasen (A), wobei ein Gasgemisch entsteht (Wasserstoff, Stickstoff, Kohlenmonoxyd und Kohlendioxyd). Im nächsten Turm (B) werden die Kohlenoxyde ausgewaschen, so daß Stickstoff und Wasserstoff zurückbleiben. Sie werden unter Druck gesetzt und in den Reaktionsturm (C) gepumpt, wo sie sich zu Ammoniak verbinden.

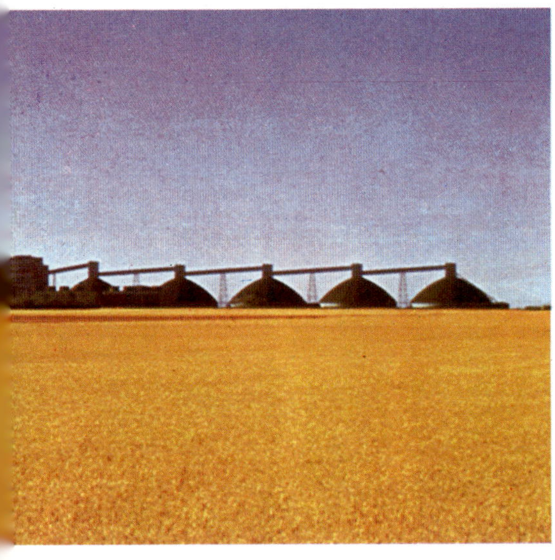

Sir Ernest Rutherford

1871 – 1937

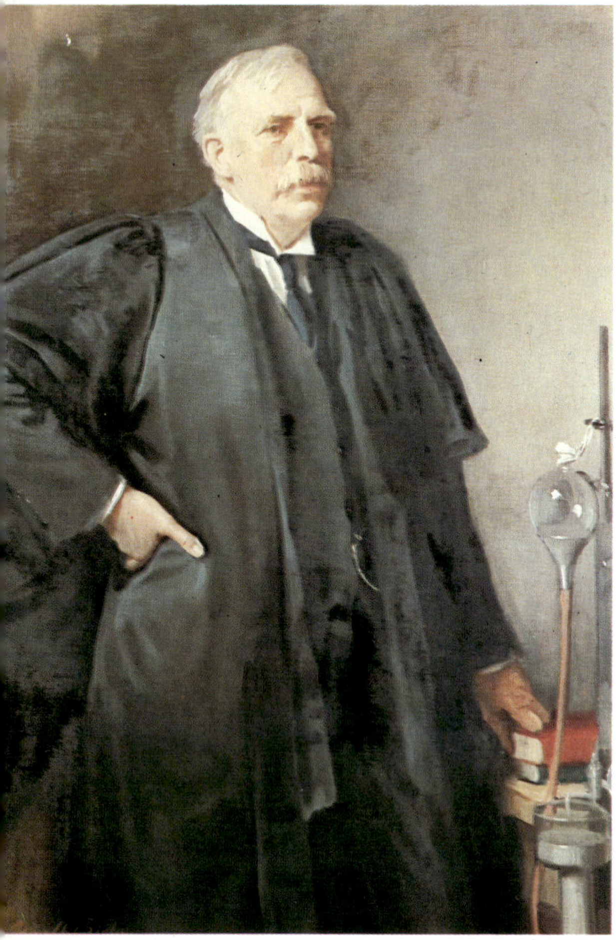

Ernest Rutherfords bedeutendster Beitrag zur modernen Naturwissenschaft besteht in der Erforschung und Darstellung eines Elements bei radioaktivem Zerfall. Das ermöglichte es ihm, das erste Kernmodell des Atoms zu konstruieren. Seine Arbeit ist ein Eckpfeiler der modernen Physik und ein Beispiel für die bemerkenswerte Fähigkeit eines schöpferischen Denkers, allgemeinverständliche Antworten auf komplizierte wissenschaftliche Fragen zu finden.

Einige Jahre vor seiner Geburt waren Rutherfords Eltern nach Neuseeland ausgewandert. Ernest Rutherford arbeitete gern auf der Farm seines Vaters mit, war aber auch ein vielversprechender Schüler und bekam ein Stipendium am Canterbury College, das er 1882 mit Auszeichnung absolvierte. Drei Jahre später erhielt er ein weiteres Stipendium an der Universität Cambrigde.

Dort lernte er den Physiker J. J. Thomson kennen, der ihn ermutigte, die neuentdeckten Röngtenstrahlen zu erforschen. Das war der Beginn von Rutherfords lebenslänglichem Interesse für Radioaktivität und für Atomstruktur.

Röntgens Arbeit führte direkt zur Entdeckung der Radioaktivität, die Rutherfords

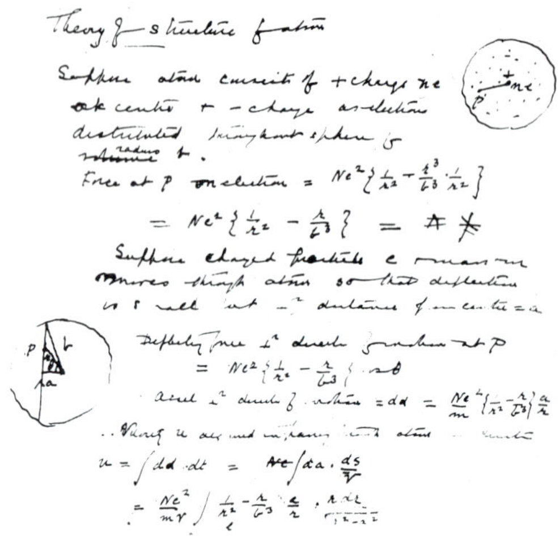

Rechts: Rutherfords erste Notizen über die Struktur des Atoms.

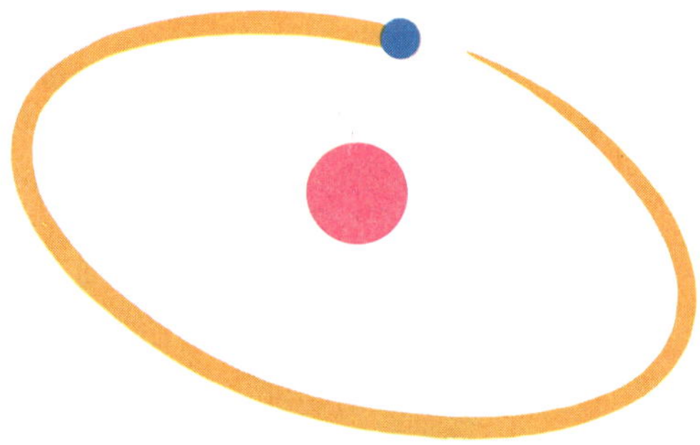

Mitte rechts: Das einfachste Atom, das des Wasserstoffs, nach Rutherfords Modell. Er ging davon aus, daß die Masse eines Atoms in einem positiv geladenen Kern konzentriert ist, den Elektronen umkreisen wie Planeten die Sonne.

Unten: Rutherfords Raum im Cavendish-Laboratorium an der Universität Cambridge.

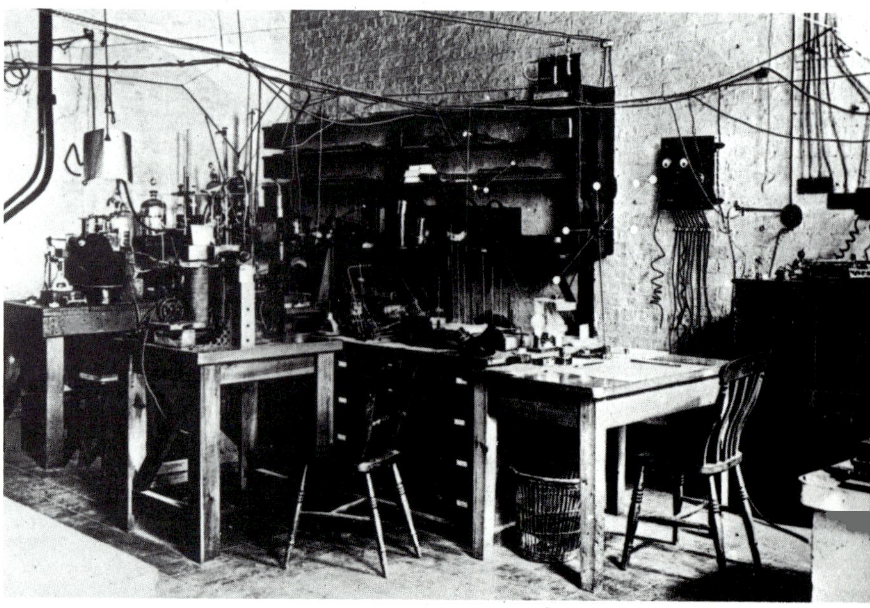

Neugier erregte. Er begann die Uranstrahlung zu untersuchen und entdeckte, daß sie aus drei Komponenten besteht. Zwei davon waren aus winzigen Teilchen zusammengesetzte Strahlen, die er Alpha- und Betastrahlen nannte. Die dritte Komponente war eine elektromagnetische Hochfrequenzstrahlung, der er die Bezeichnung Gammastrahlen gab. In späteren Experimenten, die er zusammen mit dem englischen Chemiker Frederick Soddy durchführte, zeigte Rutherford, daß Elemente wie Uran und Thorium sich während des radioaktiven Zerfalls spontan in neue Elemente umwandeln. Überdies zerfällt jedes dieser Folgeprodukte mit einer bestimmten Geschwindigkeit, so daß für die Hälfte der ursprünglich vorhandenen Anzahl radioaktiver Atome eine feststehende Zeitspanne gegeben ist, die Rutherford „Halbwertszeit" nannte.

Rutherfords Entdeckungen verursachten eine Sensation, und viele Wissenschaftler verspotteten seine Gedanken über die Umwandlung von Elementen als mittelalterliche Alchemie. Erst mit der Veröffentlichung seines Standardwerkes *Radioaktivität* im Jahre 1904 fanden Rutherfords Leistungen die verdiente weltweite Anerkennung.

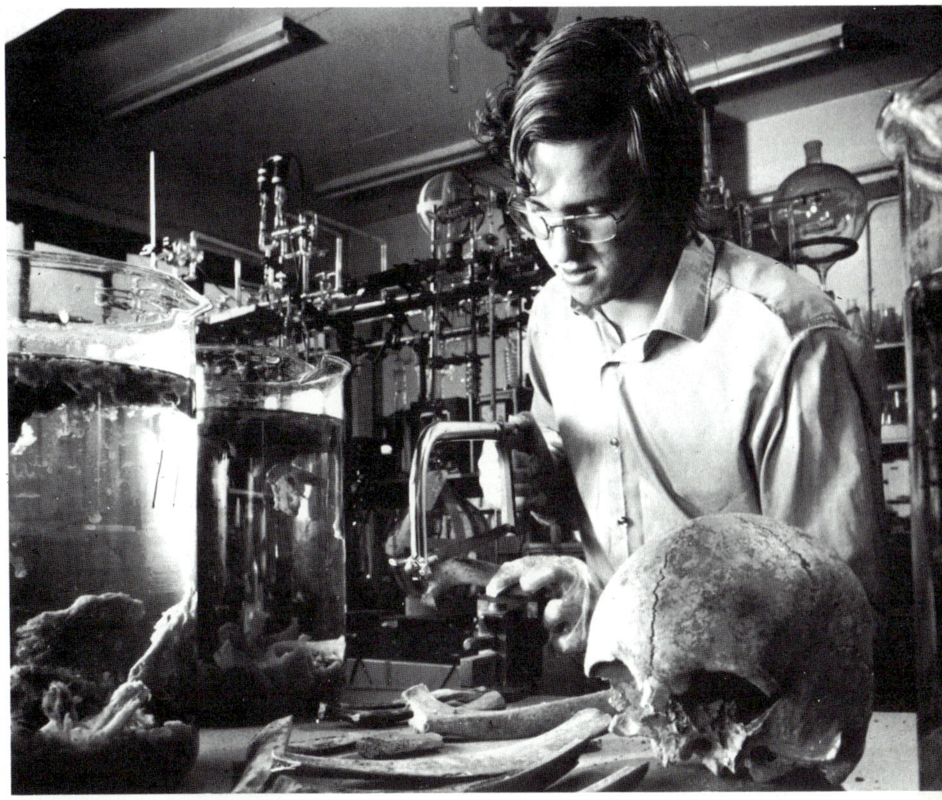

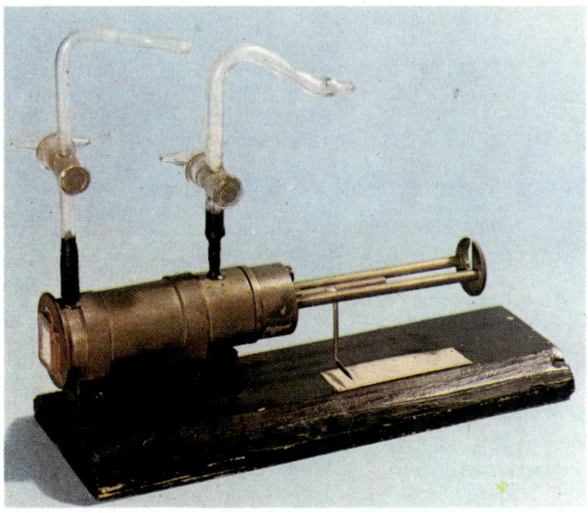

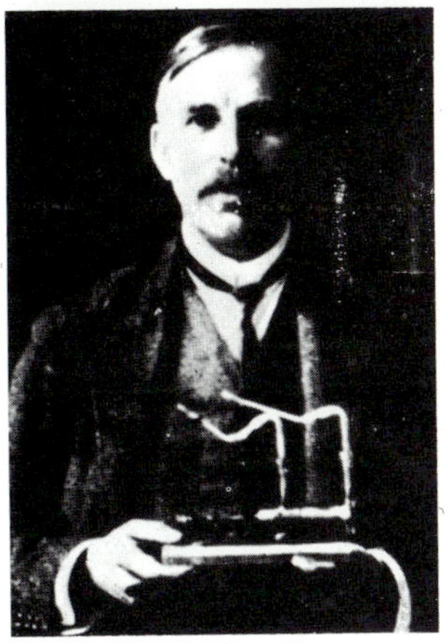

Rutherford blieb weiterhin sehr produktiv. In sieben Jahren veröffentlichte er über 80 wissenschaftliche Abhandlungen. Am bedeutendsten waren Untersuchungen über Alpha- und Betastrahlen, die ihn zu seiner größten wissenschaftlichen Leistung, dem Kernmodell des Atoms, führten.

Rutherford suchte nach Wegen zur Erforschung des Atoms und wollte es zu diesem Zweck beschießen. Dafür brauchte er jedoch vor allem ein Geschoß, das ebenso klein war wie das Ziel. Er entschloß sich für einen Strahl aus Alphateilchen und wählte das Element Radium. 1909 begann er eine historische Versuchsreihe, in der er eine hauchdünne Goldfolie mit Alphastrahlen beschoß. Die meisten Teilchen gingen durch die Folie hindurch, aber manchmal wurde ein Teilchen abgelenkt, als habe es etwas Hartes getroffen. Als er das Muster untersuchte, das bei dem Zusammenprall der Teilchen mit den Atomen der Folie entstanden war, entdeckte Rutherford, daß er ein detailliertes Bild der inneren Struktur der Atome selbst entwickeln konnte. Er leitete daraus ab, daß die gesamte positive Ladung des Atoms und der größte Teil seiner Masse in einem winzigen zentralen Kern konzentriert ist, dessen Durchmesser rund zehntausendmal kleiner ist als der des Atoms als Ganzes. Negativ geladene Elektronen umkreisen den Kern, ähnlich wie die Planeten des Sonnensystems die Sonne.

Rutherfords Modell des Atoms als winziges Sonnensystem wurde zur Grundlage für die meisten weiteren Entwicklungen der Atomphysik. Obwohl im Laufe der Jahre durch komplizierte mathematische Theorien modifiziert, blieb es eine der einfachsten und anschaulichsten Darstellungen der inneren Funktionsweise des Atoms.

Oben rechts: Altersbestimmung von Knochen mit Kohlenstoff 14. Rutherfords Entdeckung der Halbwertszeit radioaktiver Elemente wurde dazu benutzt, das Alter archäologischer und geologischer Funde zu bestimmen. Das Verhältnis zwischen dem radioaktiven Kohlenstoff 14 und dem gesamten Kohlenstoffgehalt gibt diesen Aufschluß.

Oben links: Das Gerät, mit dem Rutherford 1919 mittels Alphateilchen den Kernzerfall von Stickstoff erreichte, die erste künstliche Atomumwandlung.

Mitte: Rutherford demonstriert das Gerät, das er benutzte.

Unten rechts: Das Uranerz Autunit.

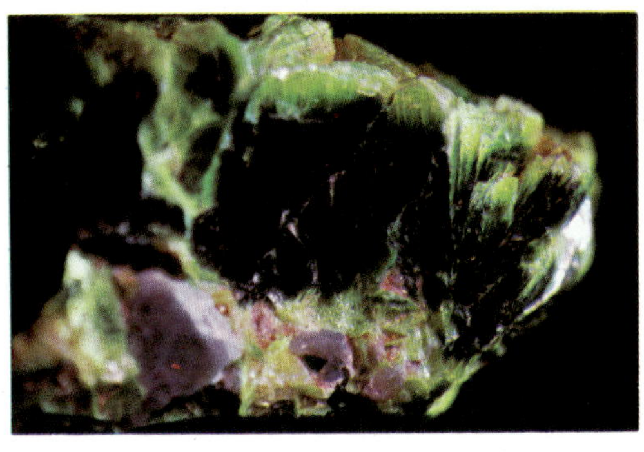

Guglielmo Marconi

1874 – 1937

Viele Wissenschaftler haben entscheidende Beiträge zu theoretischen und praktischen Aspekten der drahtlosen Telegraphie oder des Rundfunks geleistet. Der italienische Physiker Guglielmo Marconi verband all diese Ideen mit seiner eigenen und begründete damit den drahtlosen Nachrichtenverkehr.

Um 1860 sagte der britische Wissenschaftler Clerk Maxwell die Möglichkeit voraus, elektromagnetische Strahlen im sogenannten Äther zu erzeugen. Zwanzig Jahre später wies Heinrich Hertz die Existenz dieser Strahlen nach, die nach ihm „Hertzsche Wellen" genannt wurden. In späteren Versuchen gelang es, die Strecken zu vergrößern, über die sich Hertzsche Wellen übertragen ließen, und 1894 sandte der britische Wissenschaftler Sir Oliver Lodge Morsezeichen über eine Entfernung von einer halben Meile.

Der russische Physiker Alexander Stepanowitch Popow, der in seinem Heimatland als der wahre Erfinder des Radios gilt, erkannte in den Hertzschen Wellen eine Möglichkeit zur Kommunikation zwischen weit voneinander entfernten Schiffen. 1895 baute er einen Empfänger, um Elektromagnetismus in der Atmosphäre festzustellen, und sagte voraus, damit auch elektrische Signale auffangen zu können. Ein Jahr später organisierte er in der Petersburger Universität eine Vorführung, bei der Nachrichten zwischen verschiedenen Punkten gesendet und empfangen wurden.

Inzwischen arbeitete 1894 unabhängig davon der junge italienische Wissenschaftler Guglielmo Marconi am gleichen Problem. Er entdeckte, daß er die Reichweite eines Signals vergrößern konnte, indem er den Sender an einen langen Draht anschloß, dessen eines Ende zu einer Metallplatte an der Spitze einer Stange führte und das andere zur Erde. Ein ähnlicher Vorläufer der Antenne wurde mit dem Empfänger verbunden. Im September 1895 gelang ihm die Übermittlung eines Signals über Sichtweite hinaus, mit einem Berg zwischen Sender und Empfänger. Er stellte fest, daß die Radiowellen in kleinen Richtstrahlen reflektiert werden konnten, wenn er die Antenne mit Metallfolie umgab. Die italienische Regierung war an Marconis Arbeit nicht interessiert, weshalb er 1896 nach London ging. Mit der Unterstützung eines irischen Vetters meldete er sein erstes Patent an und verbesserte, durch das Interesse des britischen Postministeriums ermutigt, sein System, bis er Signale 15 Kilometer weit über den Kanal bei Bristol senden konnte. Zusammen mit seinem Vetter gründete er eine Gesellschaft, um die Möglichkeiten der drahtlosen Telegraphie zu demonstrieren. 1899 richtete Marconi eine Funkstation ein, die

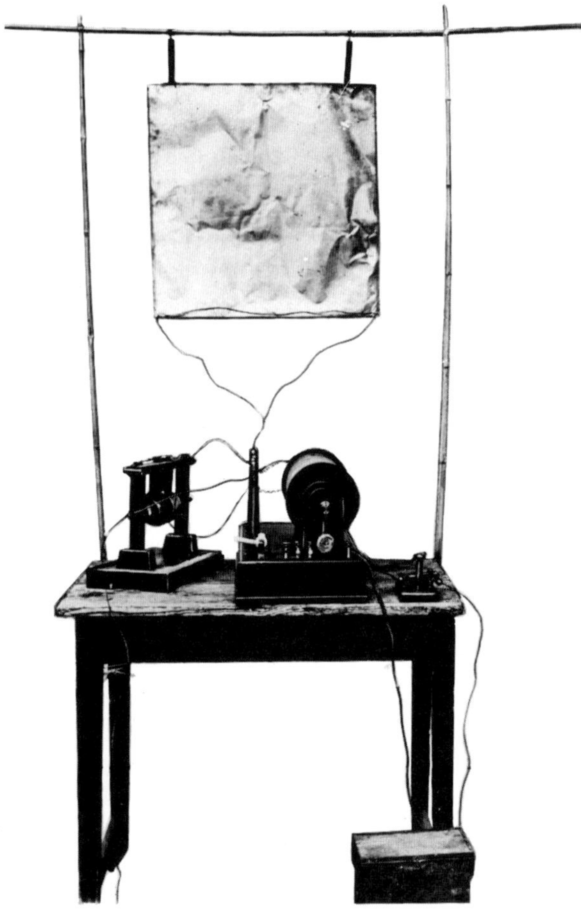

Rechts: Nachbildung des Sendegerätes, das Marconi 1895 bei seinen ersten Funkversuchen benutzte.

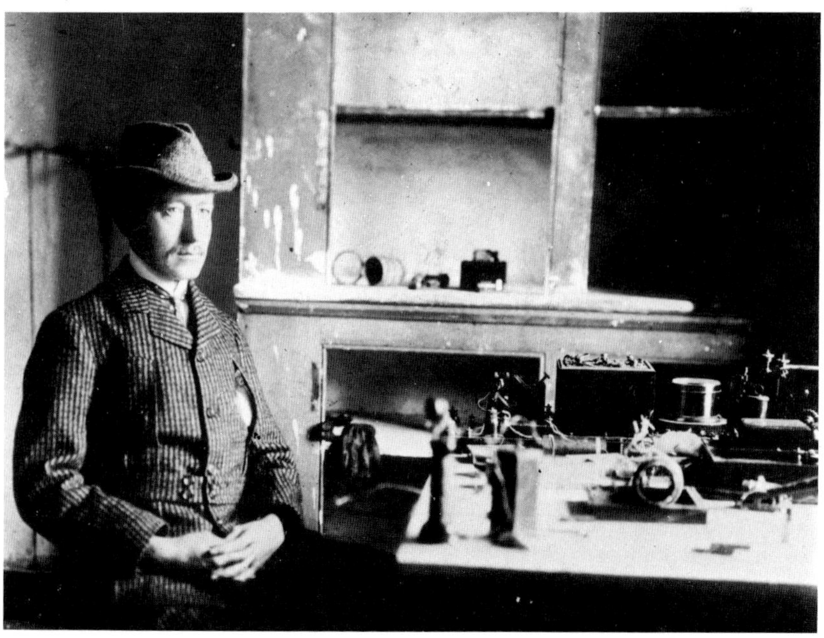

Unten: Marconi 1901 in Signal Hill, Neufundland, mit den Instrumenten zum Empfang des ersten drahtlosen Signals über den Atlantik, das von Polhu in Cornwall gefunkt wurde.

50 Kilometer weit über den Ärmelkanal mit einer französischen in Verbindung stand.

Nach damaliger Ansicht wurde die drahtlose Nachrichtenübermittlung durch die Krümmung der Erdoberfläche auf maximal 300 Kilometer begrenzt. Als Marconi am 11. Dezember 1901 ein Signal von Cornwall nach Neufundland über rund 3 000 Kilometer übertrug, bedeutete das eine Sensation. Bei diesem Versuch benutzte Marconi einen Fritter als Empfänger, eine mit Metallspänen gefüllte Glasröhre. Damals hatte man noch keine wissenschaftliche Erklärung für diese Langstreckenübertragung und ging davon aus, daß eine Schicht in der oberen Atmosphäre — die Ionosphäre — die elektromagnetischen Wellen reflektiert.

Marconi tat mehr für den Aufbau des drahtlosen Nachrichtenverkehrs als alle anderen Erfinder. Mit besonderem Engagement widmete er sich dem Einsatz von Reflektoren für kürzere Wellenlängen. Die von ihm erfundene Hohlspiegelrichtantenne konnte stärkere Signale ausstrahlen und war weniger störungsanfällig. Seine in Großbritannien gegründete Gesellschaft besteht heute noch als eine der führenden Elektronikfirmen der Welt. 1909 erhielt Marconi zusammen mit Karl Ferdinand Braun den Nobelpreis. Braun konnte mit seinen wichtigen zusätzlichen Erfindungen die Reichweite der ersten Marconi-Sender beträchtlich steigern.

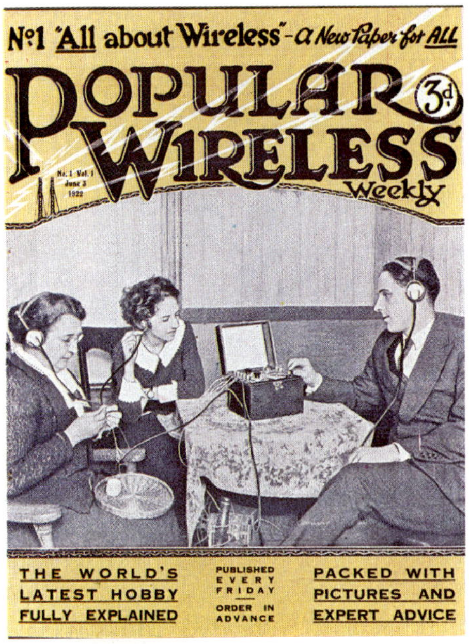

Rechts Der Radioapparat wurde Anfang der zwanziger Jahre zum wichtigen Unterhaltungsmedium.

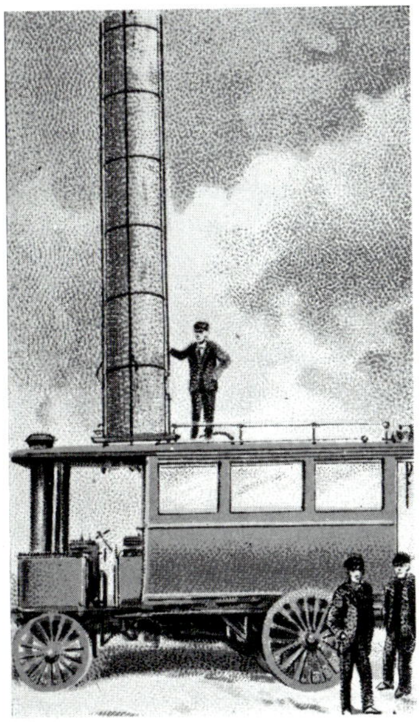

Unten links: Mobiler Versuchssender von 1901. Wenn das Fahrzeug sich bewegte, wurde die Antenne waagrecht zurückgeklappt. Marconi und Professor John Ambrose Fleming stehen am hinteren Ende des Wagens. Fleming erfand die Diode, eine Vakuumröhre mit einer heißen und einer kalten Elektrode. Die Diode ist ein Gleichrichter, der dafür sorgt, daß der Strom nur in eine Richtung fließt.

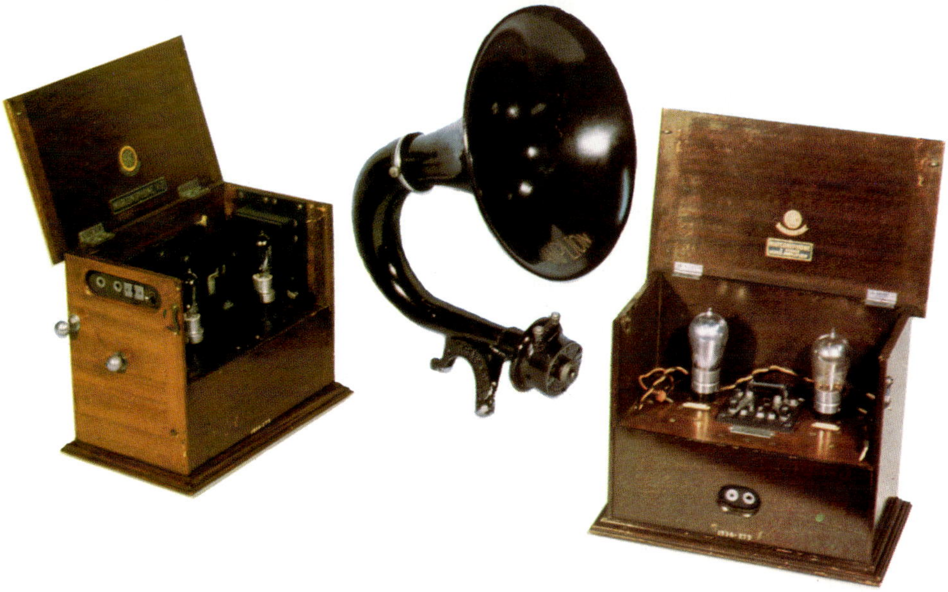

Oben: Marconiphone Radioapparat von 1922. Er wurde mit Kopfhörern benutzt und war das erste kommerziell produzierte Radio.

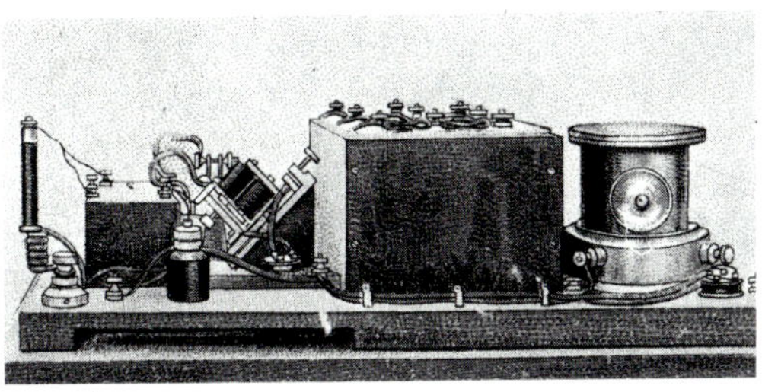

Unten links: Abgestimmter Marconi-Empfänger, der mehrere Nachrichten gleichzeitig auffing.

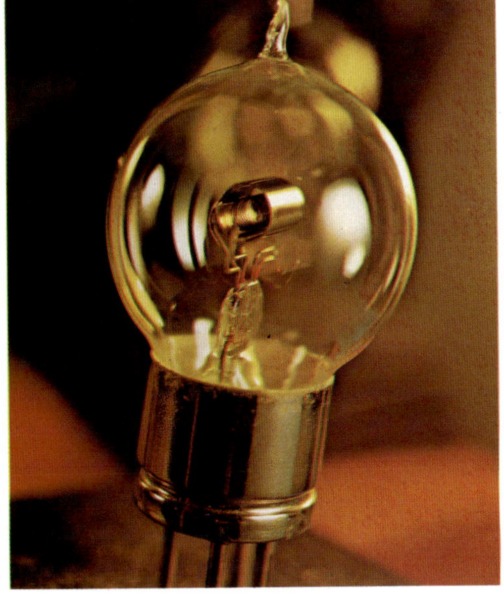

Rechts: Audionröhre oder Triode. Sie wurde 1906 von dem Amerikaner Lee de Forest erfunden, der entdeckte, daß ein dünnes Drahtgitter zwischen Heizfaden und Anode einer Diode den Elektronenfluß steuern kann. Eine schwache negative Ladung des Gitters stößt die Elektronen ab und hindert sie daran, die Anode zu erreichen, während eine schwache positive Spannung sie beschleunigt. Damit wird ein enormer Verstärkereffekt erzielt.

Albert Einstein
1879 – 1955

Bereits zu seinen Lebzeiten galt Albert Einstein als eines der überragenden Genies in der Geschichte der Menschheit. Mit seiner Relativitätstheorie schuf er eine umstürzend neue Vorstellung von Raum und Zeit.

Einstein wurde in Ulm geboren. Er war kein besonders guter Schüler. In seiner Freizeit lernte er Geige spielen. Er erwies sich als sehr talentiert und entwickelte eine tiefe Liebe zur Musik, die ihn sein Leben lang begleiten sollte. Ende des vorigen Jahrhunderts wanderte seine Familie in die Schweiz aus, wo er die Technische Hochschule in Zürich absolvierte, bis auf Mathematik mit mäßigem Erfolg. Da er im akademischen Bereich nicht unterkam, nahm er eine Stellung im Berner Patentamt an.

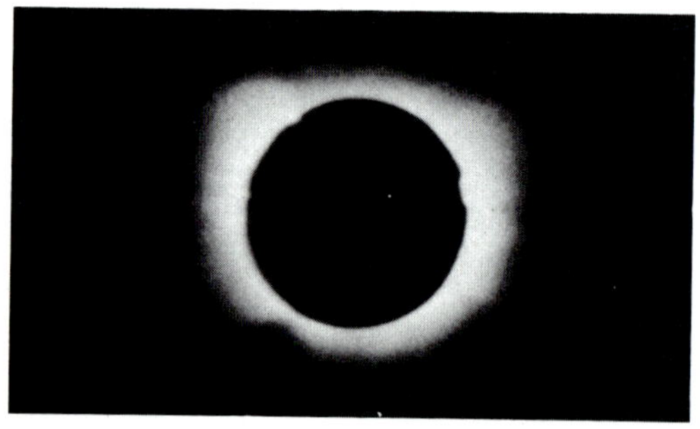

Rechts: Sonnenfinsternis. In seiner „Allgemeinen Relativitätstheorie" behauptete Einstein, daß die Ablenkung des Lichts im Gravitationsfeld der Sonne doppelt so groß sei, als die klassische Newtonsche Physik annahm. Genaue Studien der Sonnenfinsternis bewiesen, daß diese Aussage stimmte.

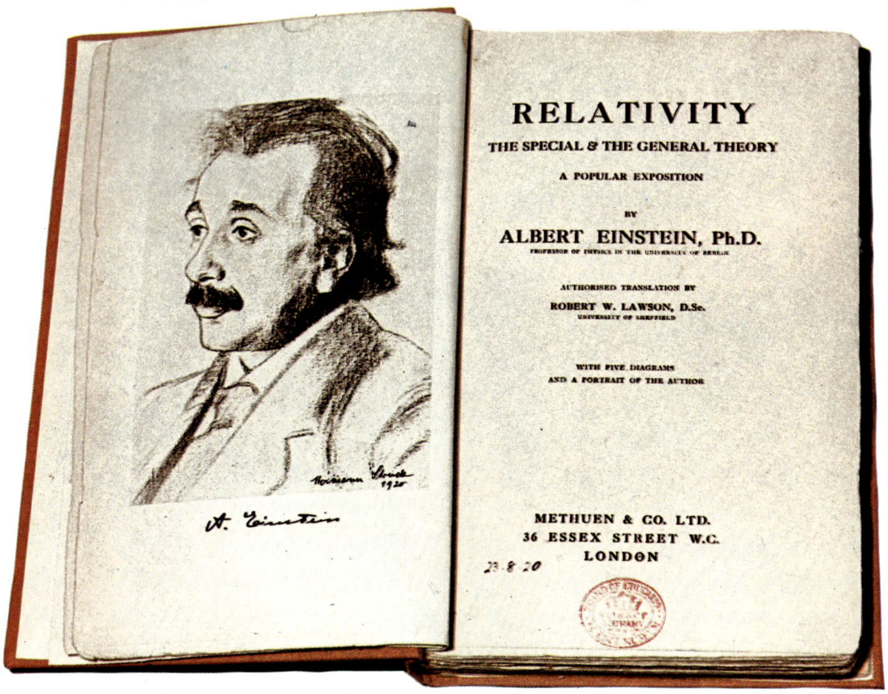

Oben: Titelseite der ersten englischen Ausgabe von Einsteins Werk *Spezielle und Allgemeine Relativitätstheorie* (1920).

Die Arbeit forderte ihn so wenig, daß genügend Zeit für eigene Forschungen blieb. Nur mit Papier und Bleistift ausgerüstet, begann er schrittweise eine Theorie zu formulieren, die an den Grundfesten der Naturwissenschaft rüttelte. Durch reine Gedankenarbeit und mathematische Deduktion entwickelte er ein völlig neues Weltbild. Seine „Spezielle Theorie der Relativität", wie Einstein sie betitelte, erschien 1905 und stellte die seit Isaac Newton gültigen Auffassungen von Zeit und Raum in Frage. Er legte in dieser Abhandlung dar, daß Raum- und Zeitmessung eine wechselseitige Abhängigkeit voneinander zeigen, und daß eine Äquivalenz zwischen Energie und Masse besteht.

1916 entwickelte der in der „Allgemeinen Theorie der Relativität" eine geometrische Theorie der Gravitation, indem er sich durch die Anwesenheit von Massen die raum-zeitliche Struktur, d.h. die Geometrie, beeinflußt vorstellte. Demzufolge ist die Krümmung des Raumes ein Maß für die herrschende Gravitation. Die neue Theorie rief eine heftige Kontroverse hervor. Die meisten Wissenschaftler fanden Einsteins Arbeit unverständlich, und selbst diejenigen, die seine mathematischen Darstellungen nachvollziehen konnten, wollten die Schlußfolgerungen nicht akzeptieren, da sie vollständig dem gesunden Menschenverstand zu widersprechen schienen. Aber obwohl Einstein die ganze Theorie in seinem Kopf entwickelt hatte, wußte er, daß sie mit einigen einfachen Experimenten bewiesen werden konnte, deren Veröffentlichung 1919 eine Sensation auslöste. Als die Wissenschaft schließlich seine Arbeit ernstnahm, erkannte man, daß er die größte Revolution des wissenschaftlichen Denkens seit Isaac Newton vollbracht hatte.

Neun Jahre nach der Veröffentlichung seiner ersten Arbeit bot ihm die Berliner Universität eine Stelle als Professor für Physik an. Einstein nahm an und blieb zwanzig Jahre in Berlin. Während dieser Zeit bereiste er große Teile Europas und der Vereinigten Staaten und hielt Vorlesungen nicht nur über seine Arbeit, sondern auch über politische und soziale Fragen. Obwohl er öffentliche Auftritte scheute, setzte er sein persönliches Prestige ein, um gegen den Aufstieg der Nazis zu kämpfen und die Gründung eines jüdischen Staates in Palästina zu unterstützen.

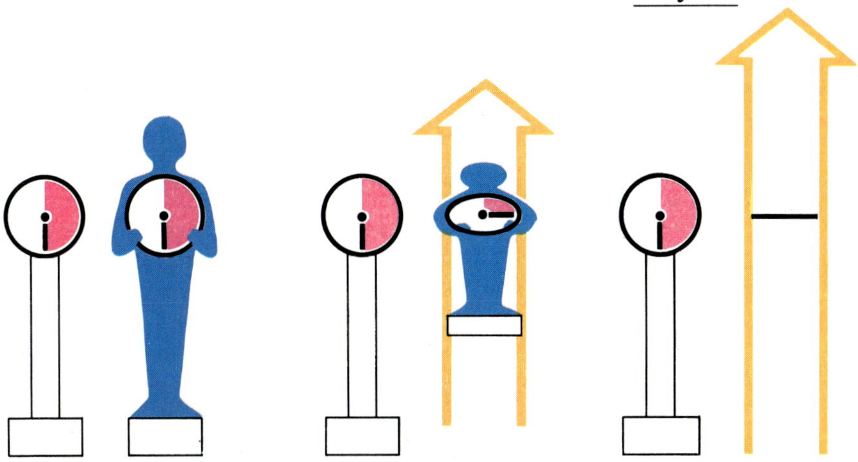

„Einstein ist nicht schwer, nur schwer zu glauben."
Aus der Relativitätstheorie folgt, daß sich bewegende Körper schwerer, kürzer und langsamer werden. Ihr Trägheitswiderstand nimmt um so höhere Werte an, je mehr sich ihre Geschwindigkeit der Lichtgeschwindigkeit nähert. Diese relativistische Massenveränderlichkeit ist experimentell nachgewiesen.
Die Krümmung des Raums als Maß für die herrschende Gravitation anzunehmen, setzte voraus, daß Licht, ebenso wie materielle Körper davon betroffen ist. Beobachtungen während der Sonnenfinsternis 1918 zeigten, daß die Ablenkung des Sternenlichts im Gravitationsfeld der Sonne tatsächlich eine gekrümmte Bahn aufwies.

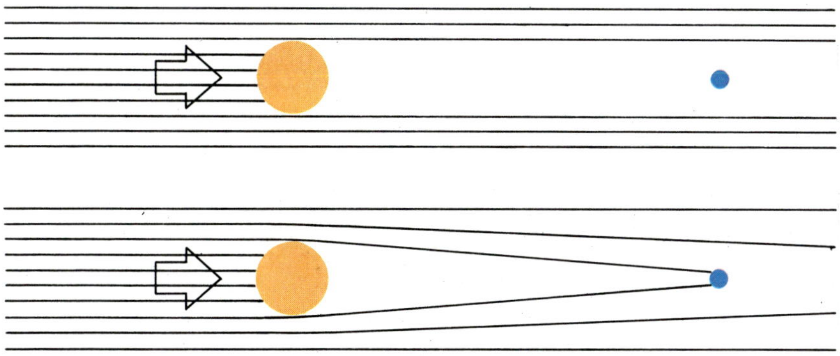

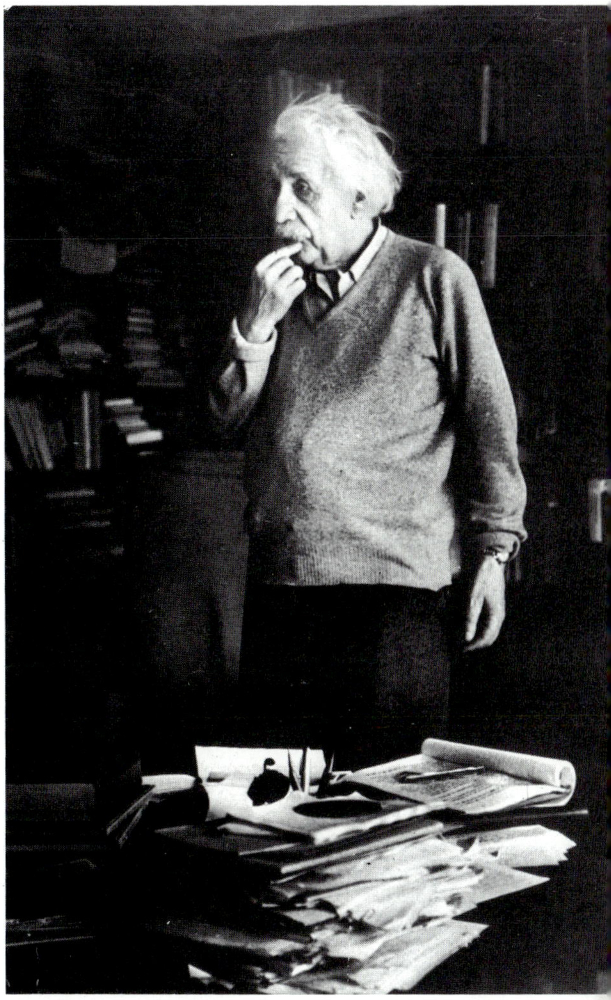

Als die Nazis 1933 an die Macht kamen, konfiszierten sie sein Vermögen und erkannten ihm während einer Auslandsreise die deutsche Staatsbürgerschaft ab. Die Vereinigten Staaten nahmen den Ausgebürgerten mit Freuden auf. Noch im gleichen Jahr ging er an das Institute for Advanced Studies in Princeton und blieb dort bis an sein Lebensende.

Nach seiner Emigration in die Vereinigten Staaten wurde Einstein von Hitler persönlich angegriffen, der behauptete, kein Jude könne die Relativitätstheorie entwickelt haben. Er bezichtigte Einstein sogar des geistigen Diebstahls an dem angeblichen Urheber, einem deutschen Offizier, der im Ersten Weltkrieg gefallen war.

1939 befürchteten amerikanische Wissenschaftler, daß in Deutschland mit Hilfe der Relativitätstheorie von deutschen Wissenschaftlern eine furchtbare Zerstörungswaffe gebaut werden könnte. Sie begründeten dies mit der Äquivalenz zwischen Energie und Masse, wonach winzige Materieteilchen ungeheure Energiemengen freisetzen können. Damit bestand die Möglichkeit, eine neue Bombe mit ungeahnter Sprengkraft zu bauen. Unter dem Eindruck der drohenden Kriegsgefahr überredeten die amerikanischen Wissenschaftler Einstein, Präsident Roosevelt zu schreiben und die Entwicklung einer Gegenwaffe durch die Vereinigten Staaten vorzuschlagen. Zwischen seinen pazifistischen Überzeugungen und seiner tiefverwurzelten Ablehnung der nationalsozialistischen Gewaltherrschaft hin- und hergerissen, stimmte Einstein schließlich zu — zum Teil, weil er erwartete, daß solche Waffen nur zur Abschreckung dienen würden. Sein Brief führte jedoch direkt zum Bau der ersten Atombomben und 1945 zu ihrem Abwurf über Japan, trotz Einsteins verzweifeltem Appell, diese verheerende Waffe nicht einzusetzen.

Einstein verbrachte seine letzten Jahre zurückgezogen in Princeton, wo er weiter arbeitete und lehrte. Für seine geniale wissenschaftliche Leistung und nicht minder für seine humanitäre Einstellung wurde Einstein bis zu seinem Tod weltweite Anerkennung und Achtung zuteil.

Oben Mitte: Geschätzte Ablenkung des Sternenlichts vor (oben) und nach der Entwicklung der Allgemeinen Relativitätstheorie (unten).

Oben rechts: Albert Einstein kurze Zeit vor seinem Tod.

Unten rechts: Voyager Raumsonde auf dem Weg zum Mars. Raumsonden fliegen über Millionen von Kilometern; ihre Flugbahn wird nach den Gleichungen Einsteins programmiert.

Unten: Einsteins Gleichung. Sie besagt, daß die Energie eines ruhenden Materieteilchens gleich dem Produkt aus Masse und dem Quadrat der Lichtgeschwindigkeit ist. Diese Gleichung impliziert, daß selbst winzige Materieteilchen riesige Energiemengen freisetzen können. Sie bildete die wissenschaftliche Grundlage für den Bau der Atombombe.

$$E=mc^2$$

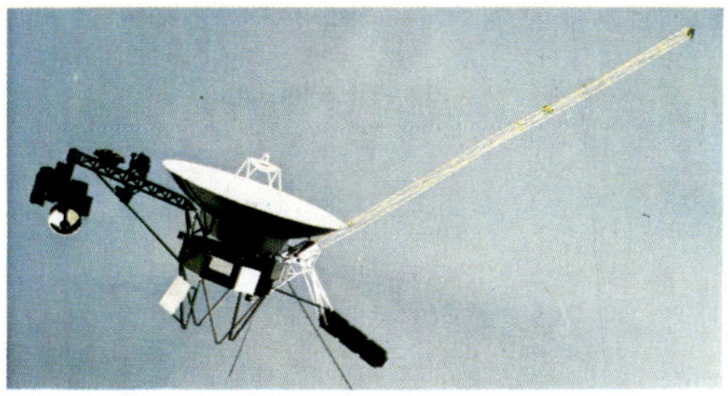

Max von Laue

1879 – 1960

Der deutsche Physiker Max von Laue begründete die Wissenschaft der Röntgenstrukturanalyse. Er demonstrierte, wie die innere Struktur eines Kristalls dazu verwandt werden kann, Röntgenstrahlen zu beugen, und bewies damit nicht nur ihren Wellencharakter, sondern hatte auch ein Mittel gefunden, den Aufbau vieler Kristalle und kristalliner Substanzen zu erforschen.

Von Laue wurde in Pfaffendorf geboren und studierte in Straßburg theoretische Physik, wo er 1903 promovierte und eine erfolgreiche akademische Laufbahn begann.

1909, kurz nachdem er an die Universität München gegangen war, befaßte er sich mit den Forschungen, die ihn international berühmt machten. Seit ihrer Entdeckung 1895 gaben die Röntgenstrahlen den Wissenschaftlern Rätsel auf. Manche Forscher vertraten die Auffassung, daß sie aus Teilchenströmen bestehen, andere wiederum glaubten, daß sie ähnlich wie Licht wellenförmig seien. Von Laue ging ebenfalls von diesem Wellencharakter aus, meinte jedoch, daß die Wellenlänge wesentlich geringer sei als die des Lichts. Er begann einen Versuch zu entwickeln, um das zu beweisen. Seit Jahren war bekannt, daß sich die Wellenlänge von normalem Tageslicht durch sogenannte Beu-

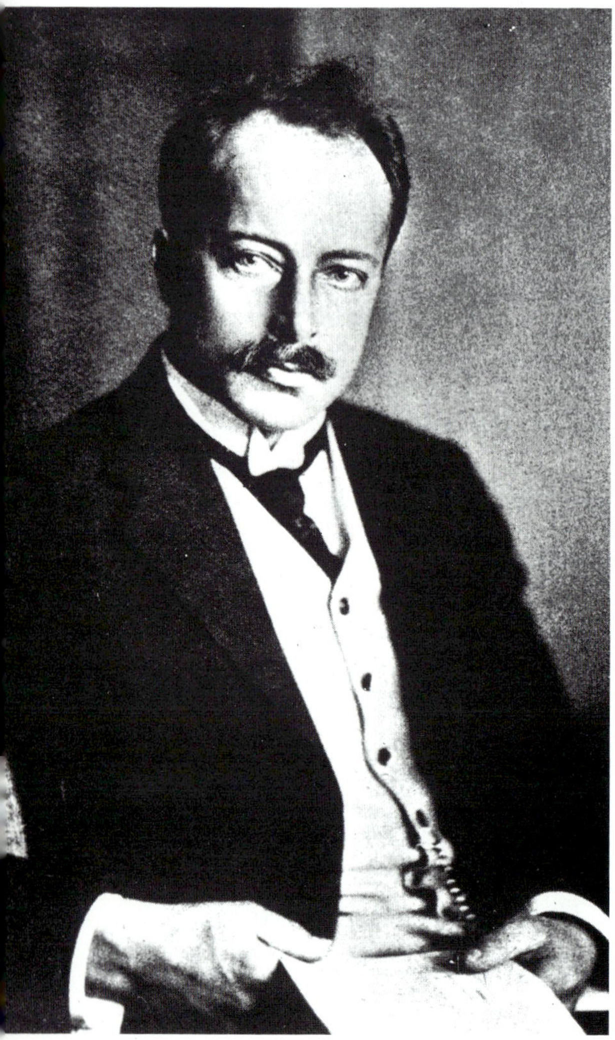

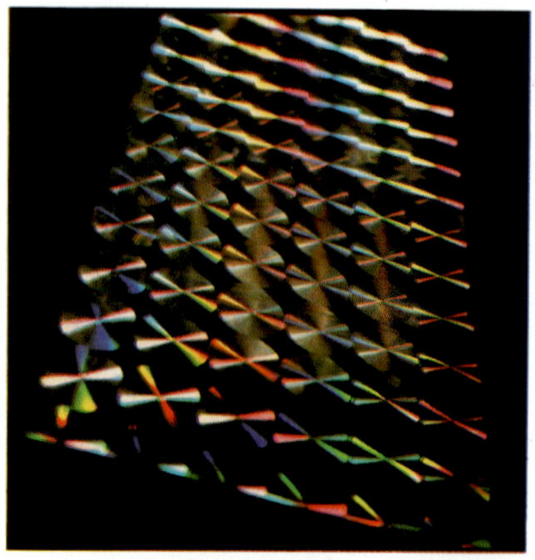

Rechts: Ein herkömmliches Beugungsgitter weist eine Reihe engbenachbarter Striche auf. Die Ablenkung der Beugungsbilder hängt von der Wellenlänge des Lichts ab.

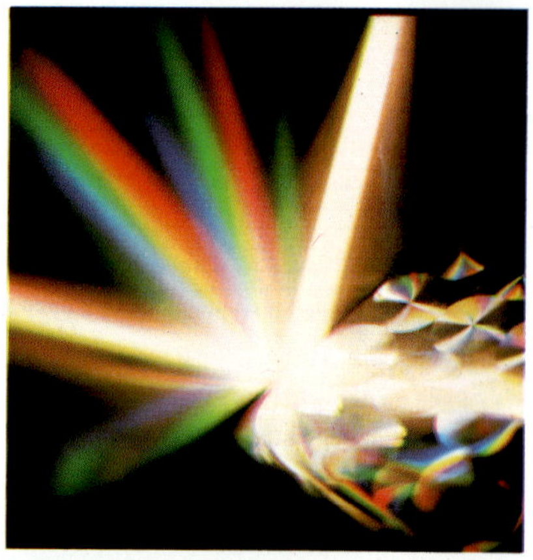

Mitte rechts: Die farbigen Teile von weißem Licht werden von einem Beugungsgitter in verschiedenen Winkeln reflektiert, die Strahlen breiten sich fächerförmig zu einem Spektrum aus.

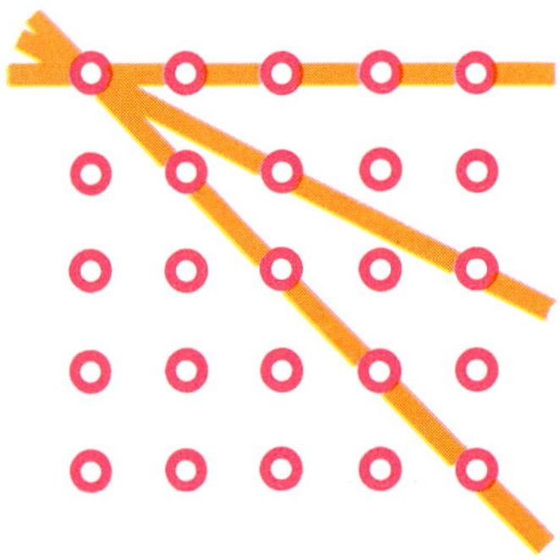

Oben: Die viel kürzere Wellenlänge der Röntgenstrahlen ist mit dem regulären Abstand zwischen den Atomen in einem Kristallgitter vergleichbar. Aus unterschiedlichen Winkeln trifft ein Röntgenstrahl die Atome in regelmäßigen Abständen und wird auf voraussagbare Weise gebeugt. Die Kristallstruktur kann daher ermittelt werden, und die Röntgenstrukturanalyse wird in fast allen Naturwissenschaften benutzt.

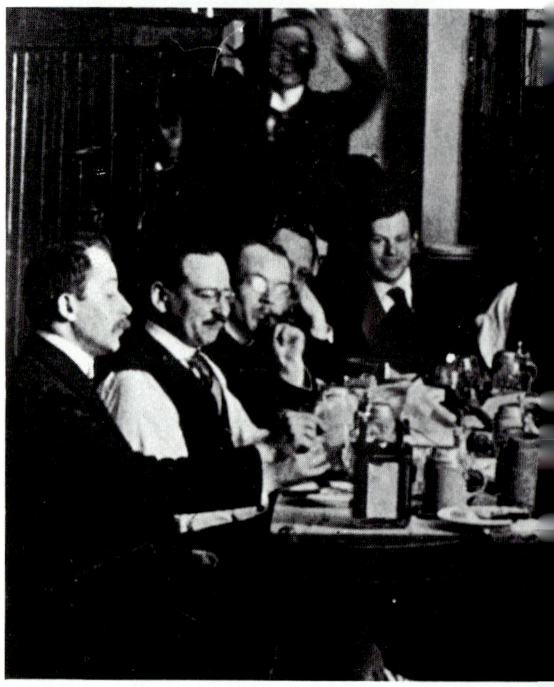

Rechts: Von Laue (links) mit Kollegen der physikalischen Fakultät der Universität München.

gungsbilder bestimmen läßt, und zwar mittels gläserner Beugungsgitter mit eng benachbarten Strichen. Je kürzer die Wellenlänge des Lichts war, desto kürzer mußten die Abstände zwischen den Strichen sein, um die Beugungsbilder zu erzeugen. Von Laue war klar, daß das Gitter, das er benötigte, mikroskopisch fein sein mußte. Damals konnte man noch kein so feines Gitter herstellen, aber möglicherweise gab es dergleichen in der Natur. Ein Kristall besteht aus gitterförmigen Anordnungen von Atomen, und dieses sogenannte Kristallgitter ist weitaus engmaschiger als jedes maschinell angefertigte. Daraus folgerte von Laue, daß Röntgenstrahlen, die auf einen Kristall gerichtet werden, Beugungsbilder ergeben müßten, die zwar wegen der faktisch dreidimensionalen Gitterebene außerordentlich komplex wären, aber auf einer photographischen Platte aufgezeichnet den Wellencharakter der Röntgenstrahlen doch unzweifelhaft beweisen würden.

1912 testete von Laue seine Idee mit einem Zinksulfid-Kristall. Es wurde ein spektakulärer Erfolg. Auf der photographischen Platte fand sich ein kompliziertes Muster heller Flecken, ein unverkennbares Beugungsbild.

In den Jahren nach dem ersten Versuch von Laues verwandten auch andere Wissenschaftler seine Methode. Zum ersten Mal konnten die Wellenlängen der Röntgenstrahlen berechnet werden, indem man Kristalle verwandte, deren Struktur bekannt war, und den Beugungsgrad bestimmte. Noch bedeutender war die Möglichkeit, die Struktur eines unbekannten Kristalls herauszufinden, indem man die Beugungbilder von Röntgenstrahlen mit bekannter Wellenlänge analysierte. Diese Methode brachte wichtige Aufschlüsse über die chemische Zusammensetzung der Kristalle und in jüngster Zeit sogar Erkenntnisse über die Struktur lebenswichtiger biologischer Moleküle wie der Nukleinsäuren.

Von Laue erhielt 1914 den Nobelpreis. Kurz darauf wurde er Professor für theoretische Physik an der Berliner Universität, wo er bis in die ersten Jahre des 2. Weltkriegs blieb, als er aus Protest gegen das nationalsozialistische Regime zurücktrat. Erst nach Hitlers Niederlage kehrte er wieder ins akademische Leben zurück. Er war der erste Nachkriegsdirektor des Max-Planck-Instituts.

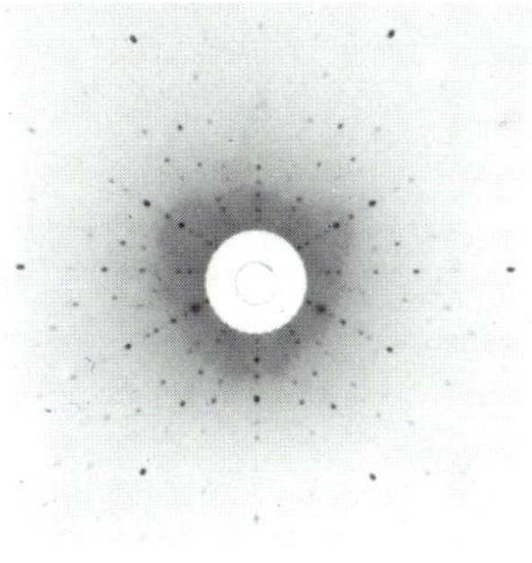

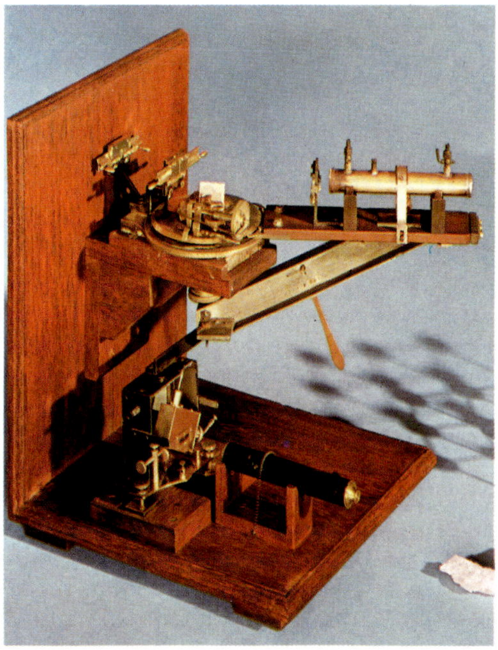

Oben: Röntgenstrahlen-Beugungsbild eines einzelnen Silikon-Kristalls.

Oben rechts: Röntgenstrahlen-Ionisationsspektrometer, das von William Henry Bragg und seinem Sohn William Lawrence Bragg für die ersten Kristallstrukturanalysen verwandt wurde. Die Braggs waren Pioniere in der Erforschung von Kristallen durch Röntgenstrahlen.

Unten: Von Laue (links) zusammen mit Werner Heisenberg 1959. Heisenberg leistete mit seiner Unschärferelation einen bedeutenden Beitrag zur Quantenmechanik. Sie besagt, daß von zwei Größen, z. B. Ort und Impuls, nur eine scharf angegeben werden kann.

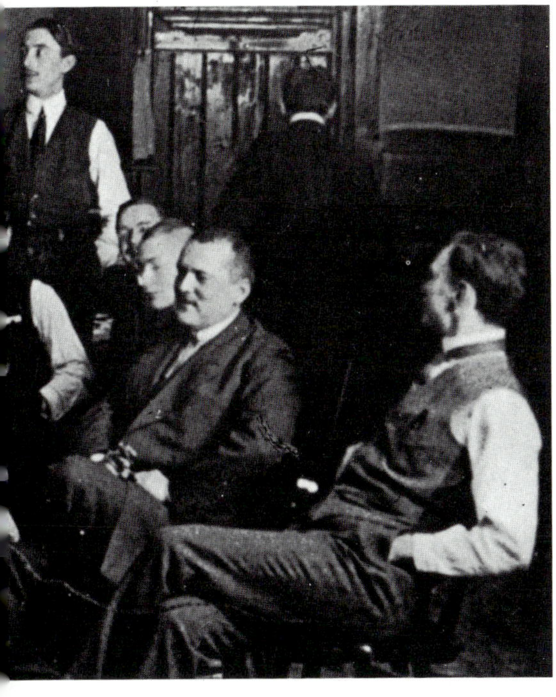

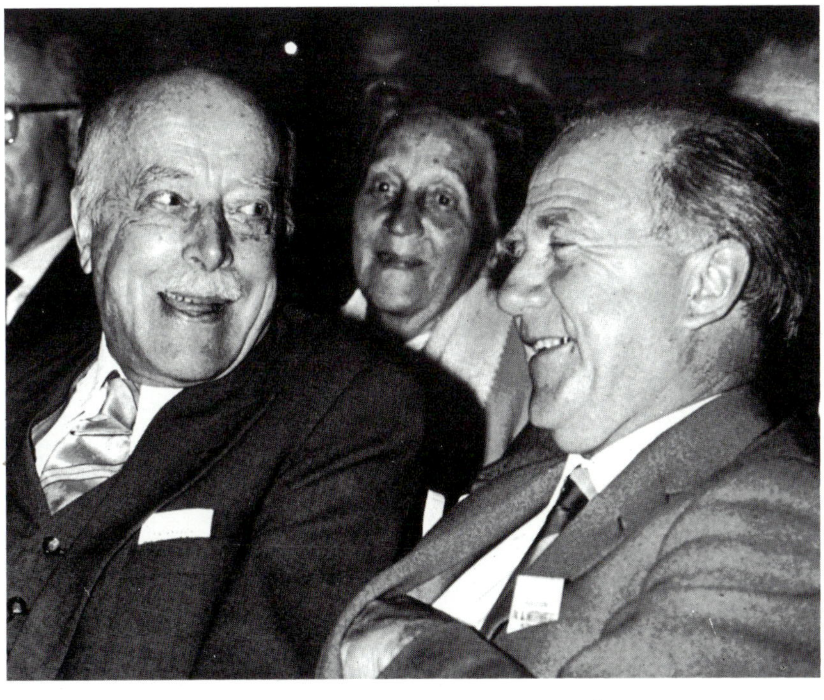

Otto Hahn

1879 – 1968

Dem deutschen Chemiker und Physiker Otto Hahn gelang die bedeutende Entdeckung, die zur Entwicklung des ersten Kernreaktors führte. In Zusammenarbeit mit Lise Meitner, mit der ihn eine lebenslängliche Freundschaft verband, legte er den Prozeß der Kernspaltung dar, durch den Atomkerne schwerer Elemente in kleine Kerne gespalten werden können und dabei riesige Energiemengen freisetzen.

Hahn wurde in Frankfurt am Main geboren und studierte an der Universität Marburg. Nach seiner Promotion 1901 arbeitete er jahrelang mit einigen der besten Wissenschaftlern in London und Cambridge zusammen. 1906, kurz nach seiner Rückkehr nach Deutschland, wurde er zum Direktor des

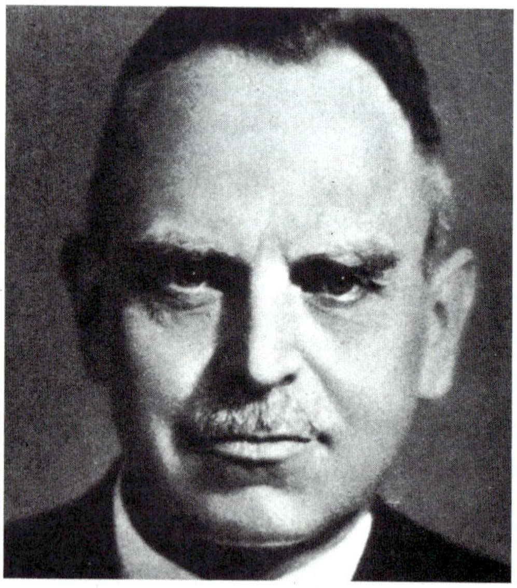

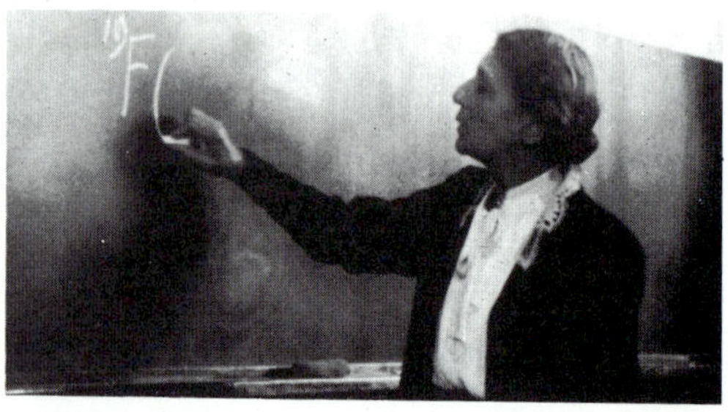

Rechts: Kettenreaktion bei einer Kernspaltung. Einen relativ stabilen Kern eines Atoms von Uran 235 trifft ein zusätzliches Neutron, das ihn in Bruchteilen einer Sekunde in das außerordentlich unstabile Isotop Uran 256 umwandelt. Der unstabile Kern explodiert und gibt Neutronen ab, die dann Uraniumatome in der Umgebung beschießen können.

Mitte links: Lise Meitner 1949.

Unten: Apparat, mit dem Hahn die Kernspaltung demonstrierte.

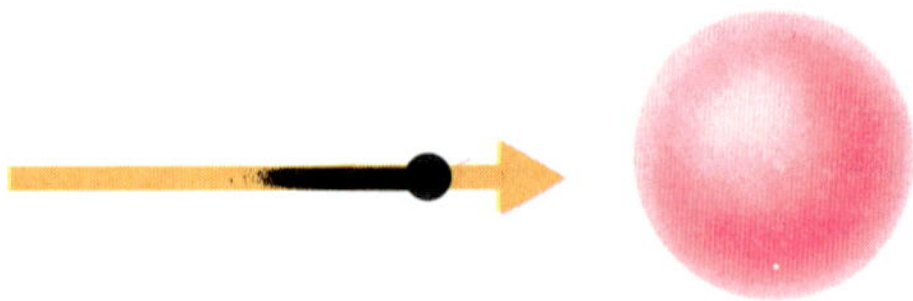

Ein relativ stabiler Kern von Uran 235 wird von einem zusätzlichen Neutron getroffen, wodurch sich das Atom sofort in das höchst unstabile Uran 236 umwandelt.

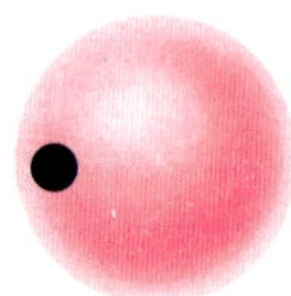

Der Kern explodiert und entsendet weitere Neutronen, die ihrerseits andere Urankerne in der Umgebung spalten können.

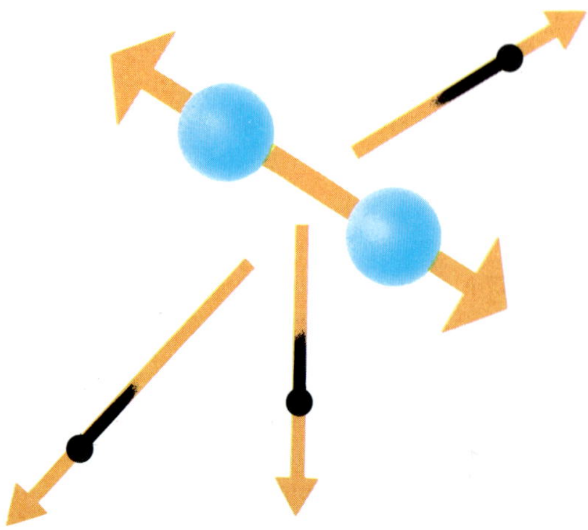

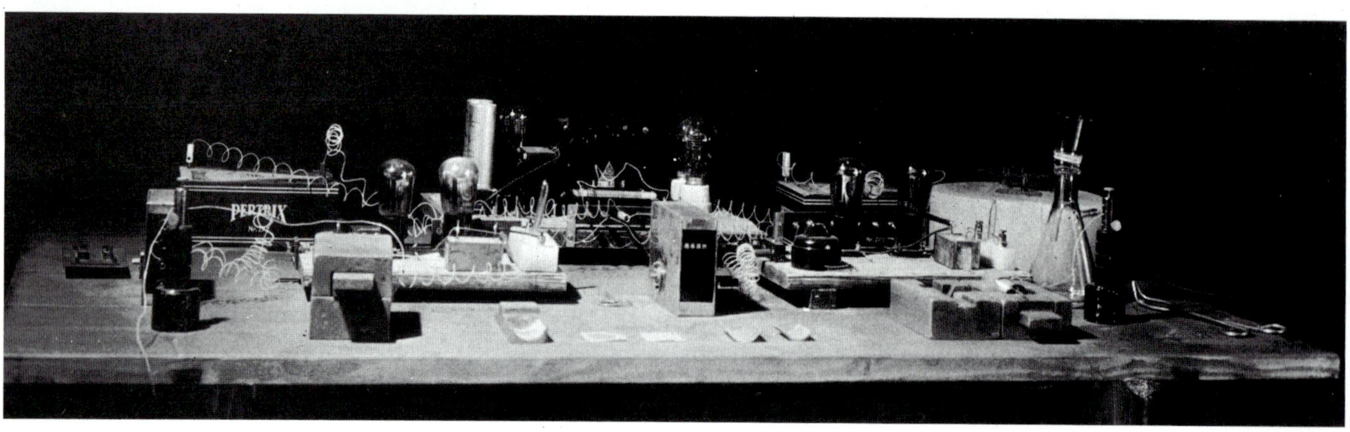

angesehenen Kaiser-Wilhelm-Instituts für Chemie ernannt.

Schon in den ersten Jahren seiner Forschungsarbeit zeigte Hahn Interesse an der Struktur der Atome, besonders am Verhalten der Atomkerne. Bald nach seiner Berufung ans Kaiser-Wilhelm-Institut lernte er die österreichische Physikerin Lise Meitner kennen, deren energisches Naturell für ihre wissenschaftliche Partnerschaft eine hervorragende Ergänzung darstellte.

Seine bedeutendste Entdeckung gelang Hahn 1938, kurz nachdem Lise Meitner gezwungen worden war, nach Schweden zu emigrieren. Hahn hatte einige Jahre lang das Verhalten von Uranatomen unter Neutronenbeschuß studiert. Er nahm an, daß sie in Atome eines anderen Elements umgewandelt wurden. Hahn führte eine Reihe sorgfältiger Experimente durch, die schließlich zeigten, daß tatsächlich ein neues Element geschaffen wurde, nämlich eine radioaktive Form des Metalls Barium. Uranatome sind sehr schwer und haben große Kerne aus zahlreichen Protonen und Neutronen. Diese Kerne verwandelten sich offenbar unter Neutronenbeschuß in Atome eines viel leichteren Elements. Hahn konnte sich dieses Phänomen nur als einen Prozeß erklären, durch den die Kerne der Uranatome tatsächlich auseinanderbrachen und zu Kernen eines viel leichteren Atoms wurden, wobei sie Neutronen und eine große Energiemenge ausstrahlten. Diesen Prozeß nannte er „Kernspaltung".

Hätte Hahn sein historisches Experiment noch mit Lise Meitner zusammen durchgeführt, so hätte er vielleicht genügend Selbstvertrauen gehabt, seine Ideen sofort zu veröffentlichen. Doch jetzt zögerte er, denn er war sich seiner Interpretation der Resultate nicht sicher und fürchtete, sich durch die Veröffentlichung einer so revolutionären Theorie lächerlich zu machen. Lise Meitner nahm ihm erneut die Entscheidung ab, überprüfte von Stockholm aus die Ergebnisse und veröffentlichte Hahns Arbeit über die Kernspaltung in einer führenden wissenschaftlichen Zeitschrift. Lise Meitner erkannte auch, daß während des Spaltvorgangs ein Teil des Urans in enorme Energiemengen umgewandelt wird.

Der Prozeß der Kernspaltung wurde sofort aufgegriffen als Funktionsprinzip für einen Kernreaktor. Der erste erfolgreiche Prototyp wurde 1942 in Chikago von dem italienischen Physiker Enrico Fermi konstruiert. Hahn war über die erste friedliche Anwendung seiner Arbeit hocherfreut, zumal sie für die Zukunft der Menschheit enormen Nutzen zu bringen versprach. Seine Zufriedenheit wurde jedoch durch die Nachricht erschüttert, daß die Vereinigten Staaten auch die ersten Atombomben bauten. 1945, als Atombomben auf japanische Städte fielen, fühlte sich Hahn dafür zutiefst verantwortlich. Die Schuld, die er empfand, machte ihm das Leben schwer, und er dachte sogar an Selbstmord. Allmählich verwandelten sich seine Schuldgefühle in die Entschlossenheit, sich der weiteren Entwicklung von Kernwaffen zu widersetzen. Von 1945 bis zu seinem Tod 1968 erhob Hahn seine Stimme gegen die militärische Verwendung der Kerntechnologie.

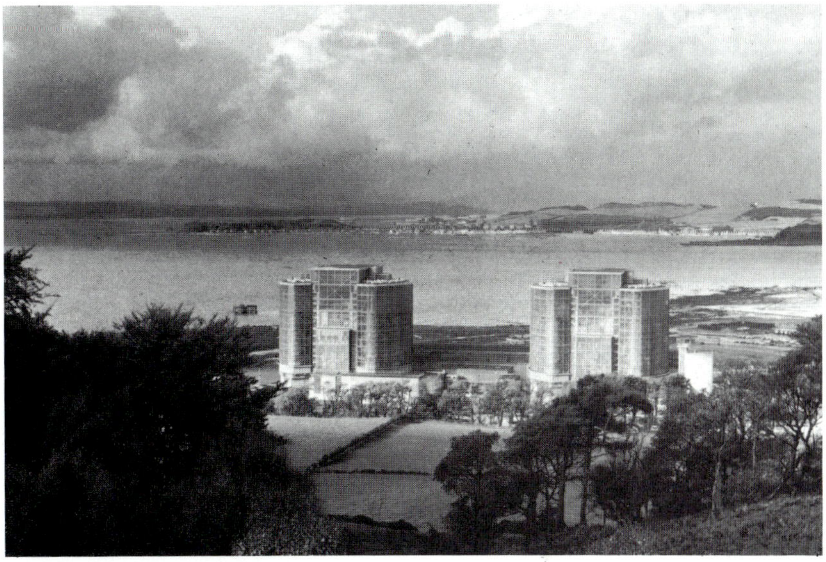

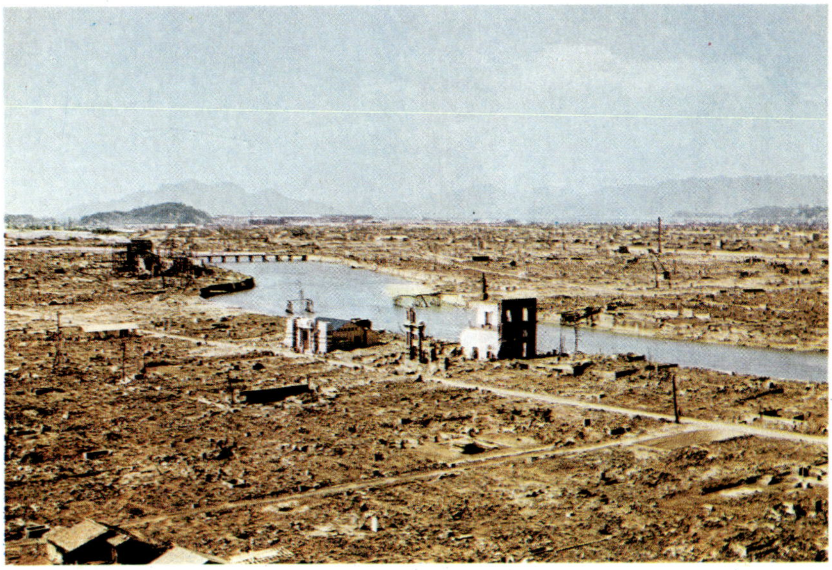

Oben: Das gegensätzliche Bild friedlicher und militärischer Nutzung der Kernenergie. Rechts: Kernkraftwerk Hunterston „A", seit 1964 in Betrieb. Es hat zwei Reaktoren, die über eine Kapazität von jeweils drei Millionen Watt verfügen.

Links: Hiroshima nach der Explosion der A-Bombe 1945.

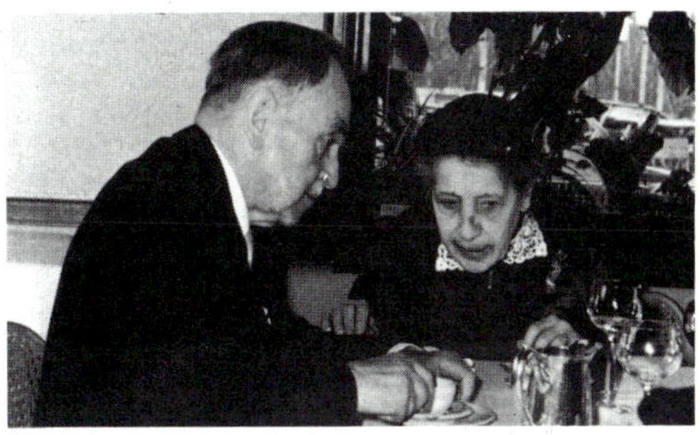

Unten rechts: Otto Hahn und Lise Meitner 1959.

Sir Alexander Fleming

1881 – 1955

Die Entdeckung des Penicillins war das Ergebnis eines Laborunfalls, dessen Bedeutung der schottische Bakteriologe Alexander Fleming schnell erkannte. Er entwickelte daraufhin das erste einer ganzen Reihe von Antibiotika, durch die die Behandlung von Infektionskrankheiten revolutioniert wurde.

Fleming wurde in Lochfield geboren. Er studierte am St. Mary's Hospital in London Medizin, wo er 1906 promovierte. Er blieb an diesem Krankenhaus und spezialisierte sich auf bakteriologische Forschungen.

Während des 1. Weltkriegs war er eine Zeitlang als Militärarzt in Lazaretten eingesetzt. Eines der größten Probleme waren eiternde Wunden, und Fleming erkannte, daß dringend bakterientötende Mittel gebraucht wurden, die ohne Gewebeschäden die Infektion bekämpften.

Nach dem Krieg kehrte er ans St. Mary's Hospital zurück und befaßte sich mit dem Problem. 1928 untersuchte er Staphylokokken, eine Gruppe von Bakterien, die unter anderem Blutvergiftungen und Abszesse hervorrufen. Nach einem kurzen Urlaub stellte er fest, daß die Glasplatte über einer Kultur verrutscht war und daß diese Schimmel angesetzt hatte.

Fleming wollte sie wegwerfen, entschloß sich dann aber doch, sie schnell zu untersuchen. Er stellte fest, daß dort, wo sich Schimmel gebildet hatte, die Bakterien vernichtet worden waren.

Fleming erkannte die Bedeutung dieses scheinbaren Unfalls. Der Schimmel, ein Teil des Pilzes *Penicillium*, sonderte eine Substanz ab, die Bakterien tötete. Tatsächlich hatte Schimmel jahrhundertelang seinen Platz im medizinischen Brauchtum behauptet. Schimmliges Brot und Spinnweben wurden zur Behandlung eiternder Wunden verwandt. Die wissenschaftlichen Grundlagen dafür waren bis dahin jedoch von keinem Forscher untersucht worden.

Fleming versuchte nun, größere Mengen der bakterientötenden Substanz, die er „Penicillin" nannte, zu isolieren. Doch dies mißlang, da sich Penicillin als sehr unbeständig erwies und Fleming die entsprechenden chemischen Gegenmittel fehlten.

Zehn Jahre vergingen, und der 2. Weltkrieg brach aus. Erneut begannen Wissenschaftler nach keimtötenden Mitteln zu forschen, um

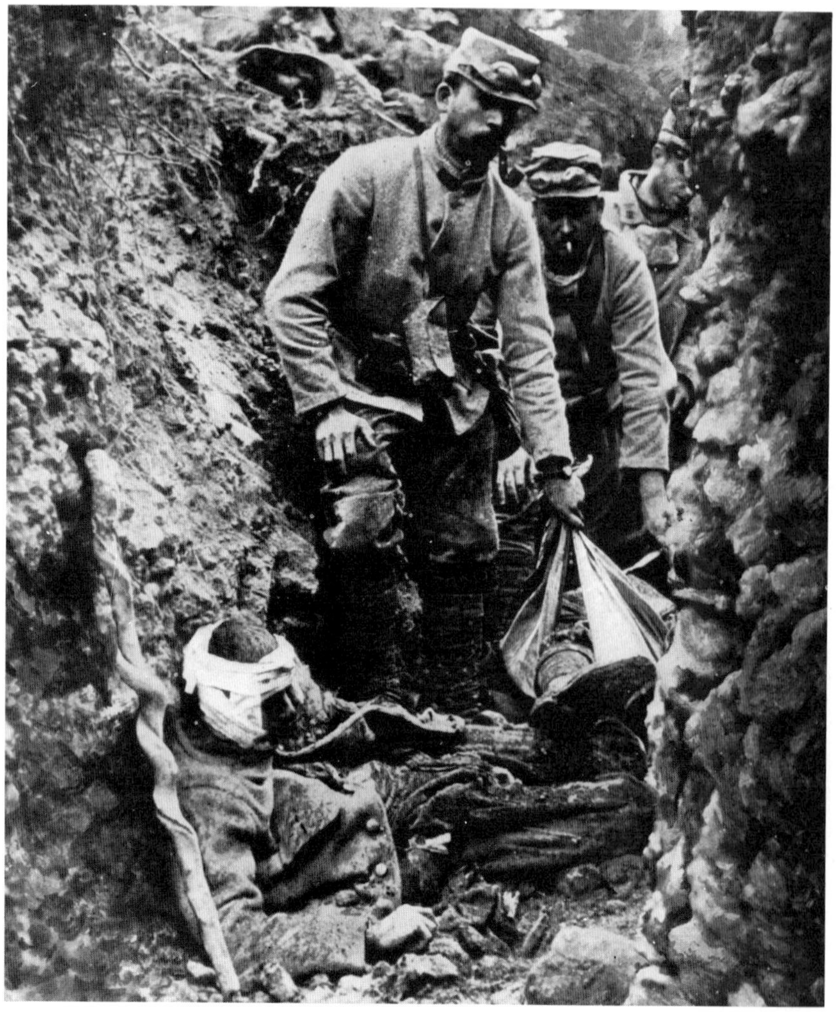

Oben: Viele Todesfälle während des 1. Weltkriegs gingen auf das Konto von Wundbrand und Blutvergiftung. Flemings Erfahrungen als Militärarzt veranlaßten ihn, nach einem Mittel gegen die Bakterien, die Wunden infizieren, zu suchen.

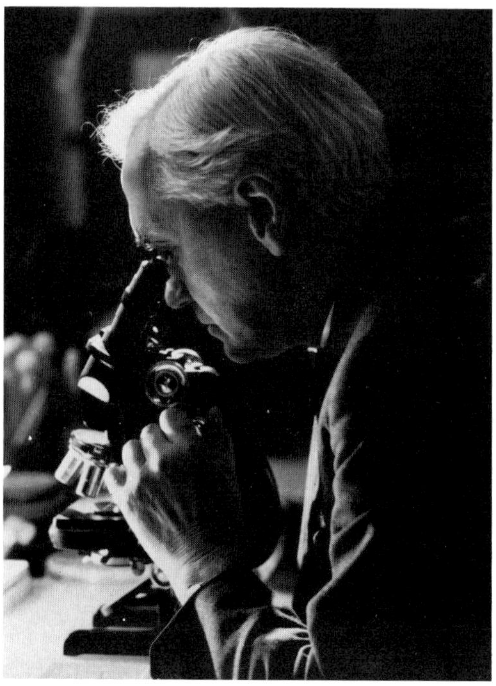

Gegenseite: Mikrophotographie von *Penicillium notatum*, die das Ende eines sich entwickelnden Sporenträgers zeigt. Das Antibiotikum Penicillin wird von den rundlichen Sporen produziert. Es dringt in das Kultursubstrat, aus dem es dann extrahiert werden kann.

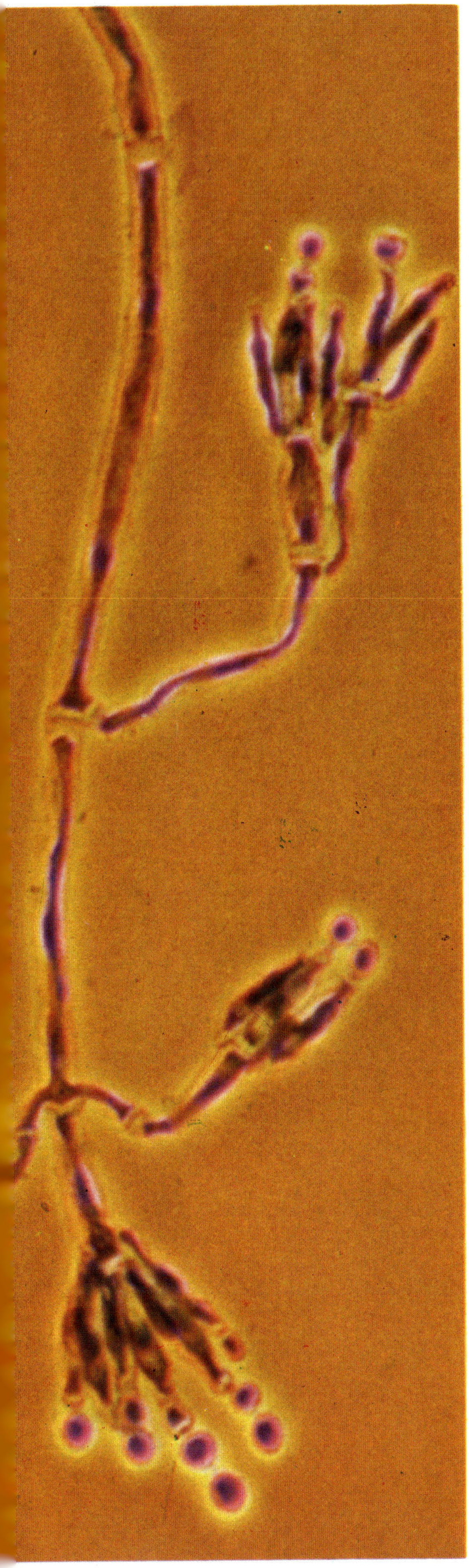

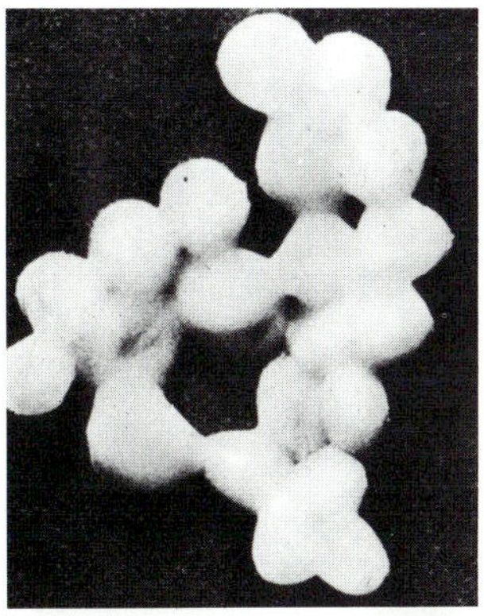

entzündete Wunden zu behandeln. Flemings Abhandlung über Penicillin wurde von Howard Florey, einem aus Australien stammenden Pathologen, und Ernst Chain, einem polnischen Biochemiker, wiederentdeckt. Beide arbeiteten damals an der Universität Oxford, wo zufällig einige Penicillinproben vorhanden waren. Nach weiteren Forschungen gelang es ihnen, die Instabilität zu beseitigen. Sie entdeckten auch, daß es für die Gewebe völlig ungefährlich war und daß es mehrere Tage lang verabreicht werden mußte,

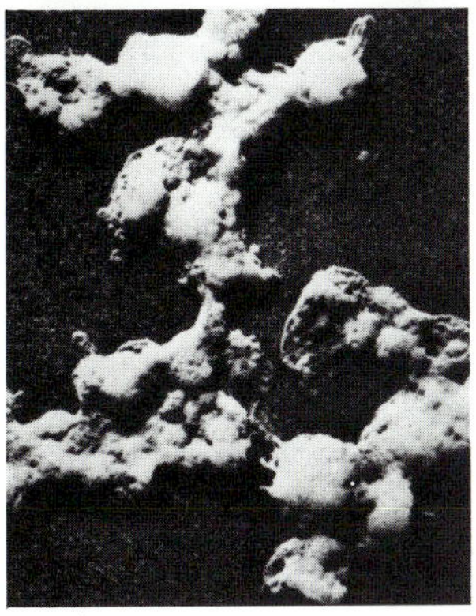

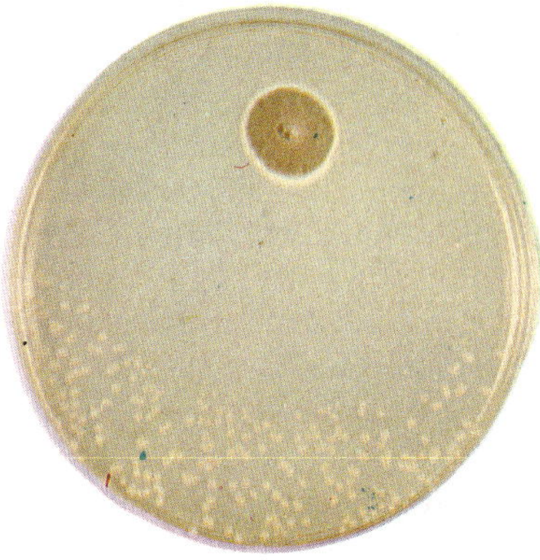

Oben: Ein Antibiotikum bei der Arbeit. Zellen von *Staphylococcus aureus,* einer Bakterie, die für viele Entzündungen und Infektionen verantwortlich ist, vor und 20 Minuten nach einer Behandlung mit Cloaxillin, einem Penicillin-Derivat.

Oben rechts: Ein Modell von Flemings erster Kultur.

Unten: Antibiotika sind die stärksten Arzneimittel gegen Infektionskrankheiten. Dieses Bild zeigt ein indisches Mädchen vor und nach einer Behandlung mit dem Antibiotikum Aureomycin gegen Trachom — eine Augenkrankheit, von der über 400 Millionen Menschen betroffen sind.

um wirksam zu werden, da es vom Körper schnell ausgeschieden wurde. 1940 wurde ein Polizist, der an akuter Blutvergiftung litt, als erster Patient mit Penicillin behandelt. Nach seiner raschen Genesung begann die Massenproduktion von Penicillin, in der die Vereinigten Staaten die Führung übernahmen.

Man fand heraus, daß auch andere Pilze antibakterielle Substanzen produzieren und prägte den Begriff „Antibiotika" für Penicillin und dessen Derivate. Sie erwiesen sich als Arzneimittel, die zu den nützlichsten bekannten gehören. Für ihre Arbeit erhielten Fleming, Florey und Chain 1945 den Nobelpreis für Medizin.

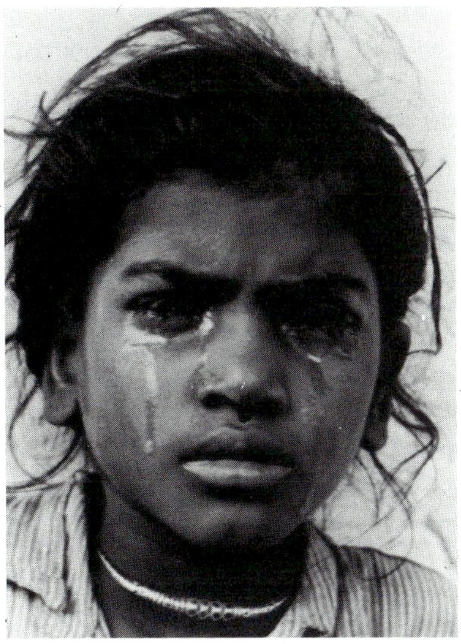

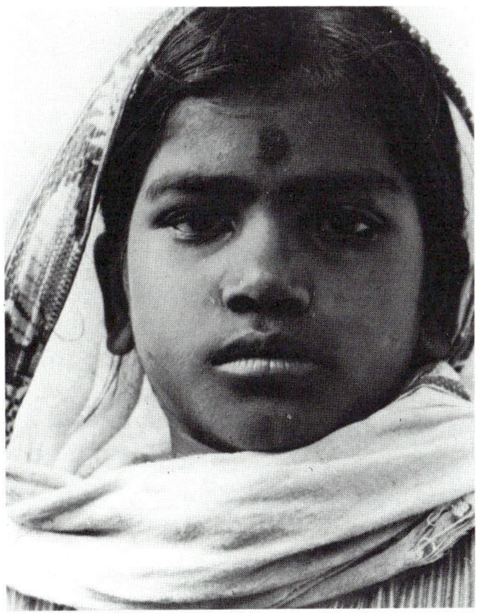

Robert Hutchings Goddard

1882 – 1945

Robert Goddard war einer der Pioniere des Weltraumzeitalters. Seine Erfindung der ersten Rakete mit flüssigem Treibstoff führte direkt zu den gewaltigen Treibsätzen, die heute Astronauten, Raumstationen und Satelliten in Erdumlaufbahnen schießen.

Goddard verbrachte seine Kindheit in Boston. Er studierte Ingenieurwesen und Physik. 1911 promovierte er. Mit hervorragenden physikalischen Kenntnissen ausgerüstet, entschloß er sich, seine Kindheitsträume von Raumflügen zu verwirklichen. Er studierte alle einschlägigen Texte und veröffentlichte

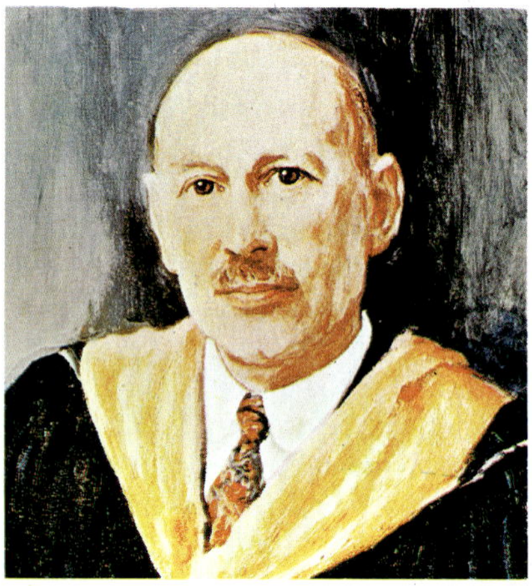

1919 ein kurzes Lehrbuch, das zu einem Klassiker auf diesem Gebiet wurde. Er vertrat darin die Auffassung, daß der Weg ins All von Raketentreibsätzen geebnet werden würde.

In den frühen zwanziger Jahren gelang Goddard ein Durchbruch. Pulvergetriebene Raketen waren seit Jahrhunderten bekannt. Insgesamt waren sie unzuverlässig, wenig effizient und sicherlich nicht geeignet, schwere Nutzlasten ins Weltall zu schießen. Goddard entschloß sich, einen neuen Treibstoff auszuprobieren und kam auf die Idee, eine Flüssigkeit zu verwenden. Er wollte zwei Treibstofftanks konstruieren, einen für Benzin, einen für flüssigen Sauerstoff. Wird deren Inhalt in einer besonders verstärkten Kammer entzündet, entsteht ein ungeheurer Schub durch die expandierenden Gase, die von der brennenden Mischung erzeugt werden.

1926 erprobte Goddard in Massachusetts auf freiem Feld die erste Rakete mit Flüssigkeitsantrieb. Die Startrampe war ein einfaches Gestell aus Wasserrohren. Die Rakete selbst war ungefähr 1,20 Meter lang und hatte einen Durchmesser von rund 15 Zentimetern. Der erste Test war ein voller Erfolg. 1929 startete Goddard eine größere Rakete, die mit einem Barometer, einem Thermometer und einer kleinen Kamera ausgerüstet war.

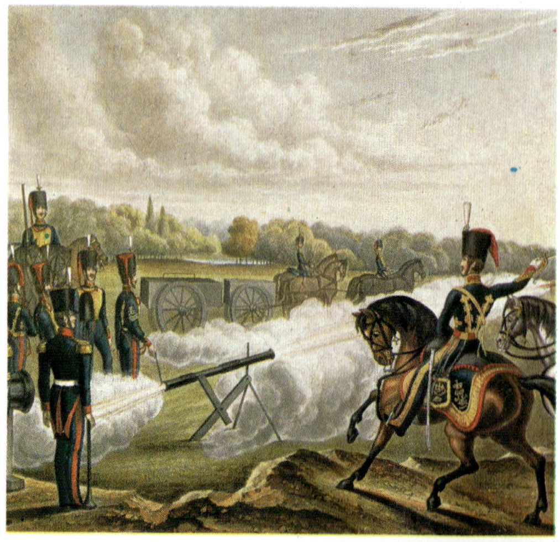

Rechts: Raketenstart in Woolwich (London) 1845. Die ersten weitreichenden Militärraketen mit Sprengköpfen wurden zu Beginn des 19. Jahrhunderts in Großbritannien gebaut. Sie flogen 3 Kilometer weit.

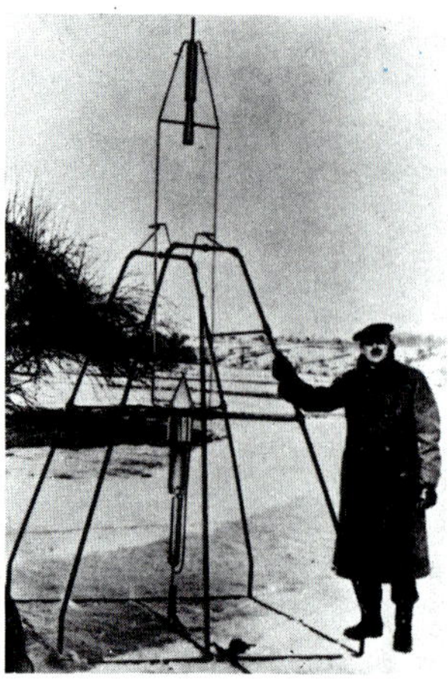

Unten: Goddard neben der ersten Rakete, die einen Flüssigkeitstreibsatz besaß. Er plante und baute sie 1926. Seine Startvorrichtung bestand aus einfachen, mitteldicken Wasserleitungsrohren. Der Start fand auf einem freien Feld auf der Farm seiner Tante in Massachusetts statt.

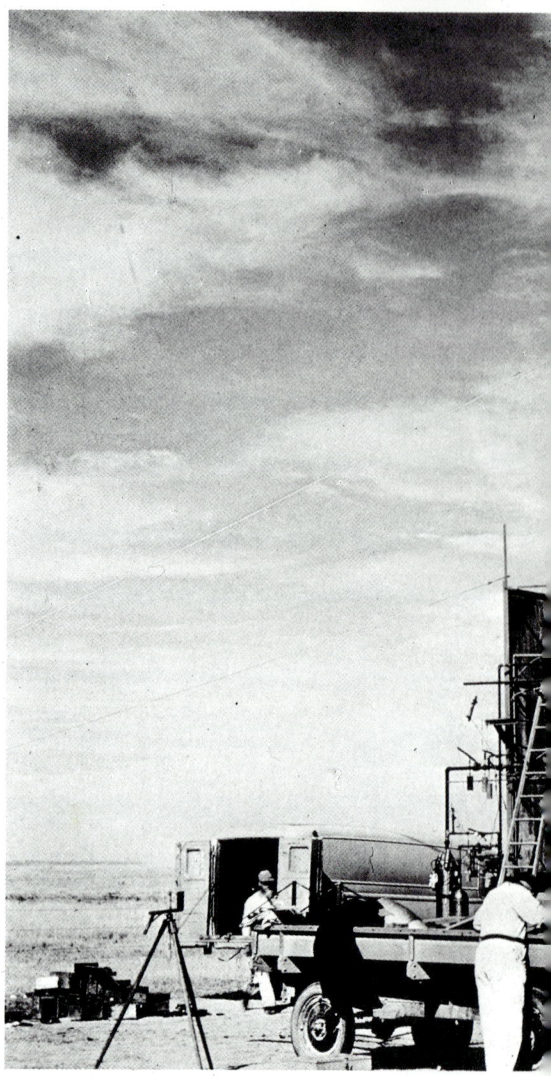

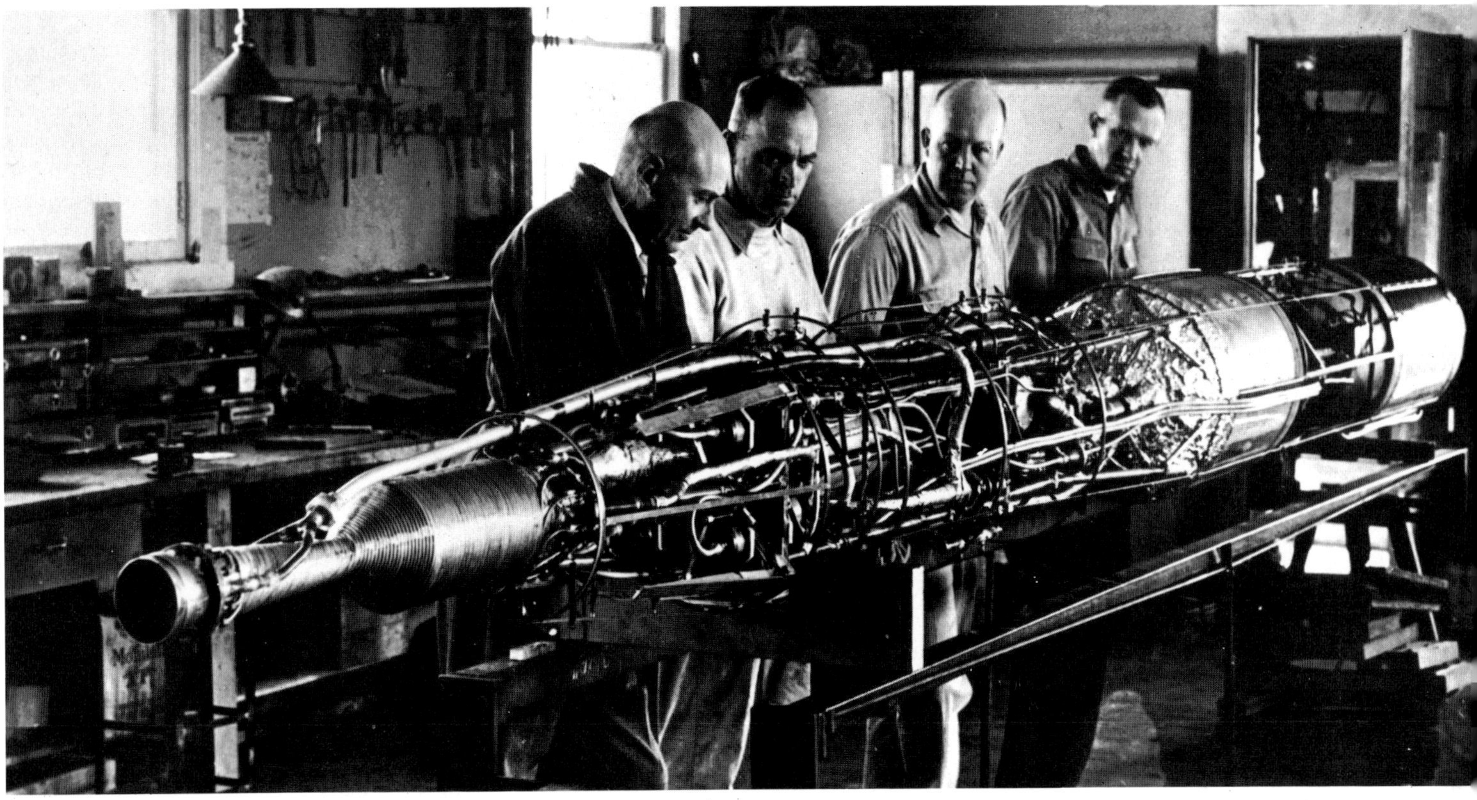

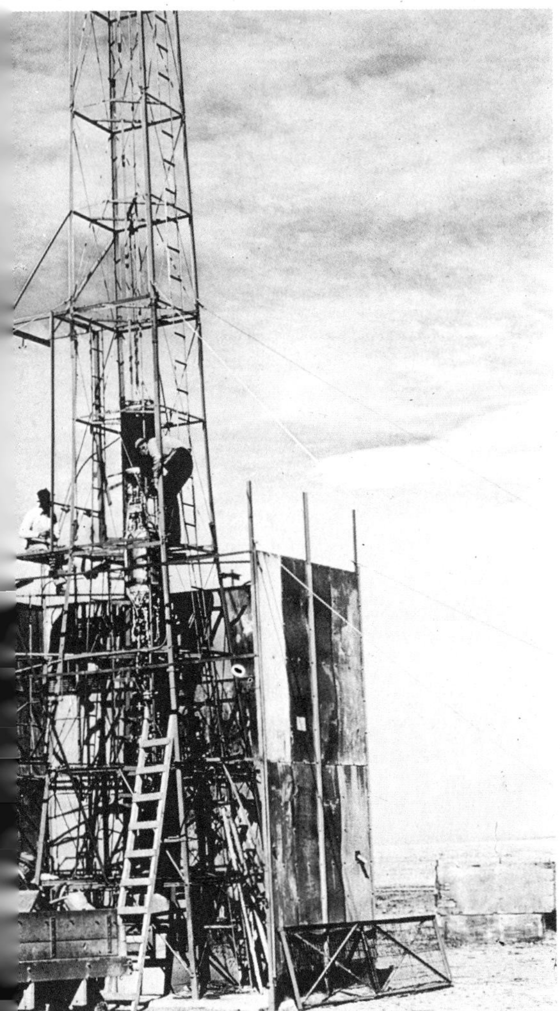

Oben: Goddard (links) mit drei Assistenten bei der Arbeit an einer Rakete, deren Mantel entfernt ist. (In ihrer Werkstatt in Roswell in New Mexico).

Links: Fast alle späteren Arbeiten Goddards fanden privat finanziert in New Mexico statt, wo er eine Rakete auf die Rekordhöhe von fast 2,5 Kilometer schoß.

Goddards Pionierarbeit wurde jedoch nur von wenigen geschätzt. Die meisten hielten ihn für einen Sonderling und fühlten sich von seinen geräuschvollen Experimenten gestört. Sein zweiter erfolgreicher Start führte zu öffentlicher Empörung, so daß die Polizei die Einstellung seiner Experimente anordnete.

Zum Glück interessierte sich Charles Lindbergh für Goddards Ideen. Er beschaffte Geldmittel, damit er seine Arbeit fortsetzen konnte. In der Wüste von New Mexico verbrachte Goddard lange Jahre mit geduldiger Forschungsarbeit, mit der Erprobung und Verbesserung neuer Verbrennungssysteme und hochentwickelter Leitwerke zur Steuerung der Raketen. Während dieser Experimente schoß er Raketen bis auf rund 2,5 Kilometer Höhe; 1935 erreichten seine Raketen Überschallgeschwindigkeit. Goddard entwickelte ganz auf sich gestellt und in völliger Isolation viele Grundlagen moderner Raketentechnik.

Die amerikanische Regierung ignorierte jedoch Goddards Arbeit. Während die deutschen Raketenspezialisten in den vierziger Jahren reichliche Mittel für den Bau der V2-Rakete erhielten, sollte Goddard kleine Treibsätze für Marineflugzeuge entwickeln, die bei Starts auf Flugzeugträgern gezündet wurden. Erst 1945, nach der Einnahme von Peenemünde, begann sich die amerikanische Regierung für Raketen zu interessieren. Aber da lag Amerikas größter Raketen-Fachmann bereits in einem Krankenhaus in Baltimore, wo er an Kehlkopfkrebs starb.

Niels Bohr

1885 – 1962

Zu Beginn des 20. Jahrhunderts wurden rasche Fortschritte in der Erforschung der Atomstruktur erzielt. Dem dänischen Physiker Niels Bohr gelang mit dem ersten Atommodell, das die Ergebnisse der Quantenphysik berücksichtigte, einer der bedeutenden Durchbrüche jener Zeit. Bohrs Arbeit erklärte viele Naturerscheinungen, insbesondere, wie Atome Licht in einem charakteristischen Spektrum von Wellenlängen ausstrahlen. Auch heute noch beruht ein großer Teil unserer Kenntnisse über das Atom auf Bohrs Vorstellungen.

Bohr war der Sohn eines Kopenhagener Physiologie-Professors. Er promovierte 1911 an der dortigen Universität mit einer Arbeit in theoretischer Physik und verbrachte die nächsten fünf Jahre mit einem Forschungsstipendium an der Universität Cambridge. Dort wurde er mit Ernest Rutherford bekannt, der sein Interesse an der Struktur des Atoms weckte. 1913 hatte er eine fundamental neue Theorie entwickelt, die ihn international berühmt machte.

Nach Rutherford war das Atom eine Art winziges Sonnensystem, dessen positiv geladenen Kern negativ geladene Elektronen umkreisten. Der entscheidende Fehler daran war jedoch, daß nach bekannten physikalischen Gesetzen elektrisch geladene und sich kreisförmig bewegende Teilchen elektromagnetische Strahlung besitzen, Energie verlieren und sich spiralförmig zum Zentrum bewegen müßten. Wenn Rutherfords Atommodell haltbar sein sollte, mußte ein neuer Mechanismus entwickelt werden, wie Elektronen Energie abgeben.

Bohr wählte den Wasserstoff als Demonstrationsobjekt. Er besitzt das einfachste bekannte Atom, mit einer einzigen positiven Ladung im Kern und einem einzigen Elektron, das ihn umkreist. Bohr erklärte dann, solange sich das Atom im niedrigsten Energiezustand befindet, strahle das Elektron keine Energie aus und könne daher den Kern

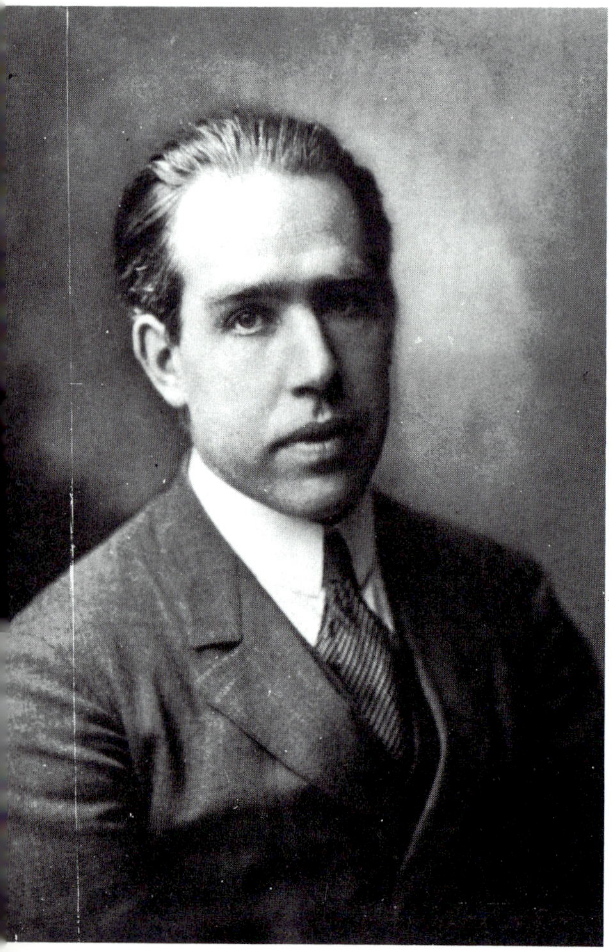

Gegenseite, oben links: Ein Uranatom, wie es heute von den Physikern dargestellt wird. Der Kern enthält 92 Protonen mit 143 Neutronen (Uran 235) oder 146 Neutronen (Uran 238). 92 Elektronen umkreisen den Kern in Bahnen, die man als sieben Schalen mit jeweils (von innen nach außen) 2, 8, 18, 32, 21, 9 und 2 Elektronen betrachtet kann.

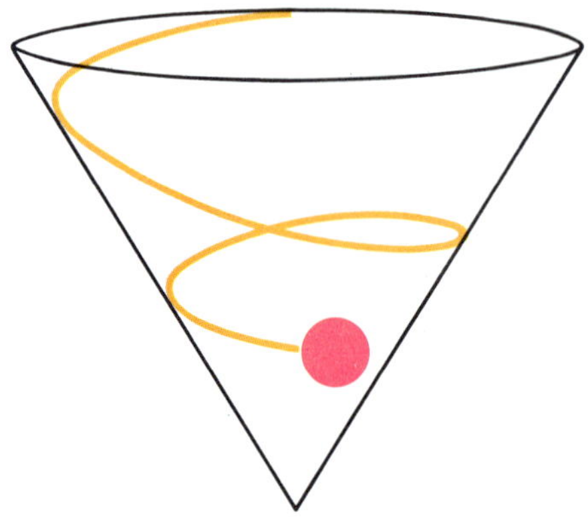

Wie Bälle in einem Trichter zum Kreisen gebracht werden, bewegen sich die Elektronen in Rutherfords Atommodell spiralförmig unter ständigem Energieverlust nach innen.

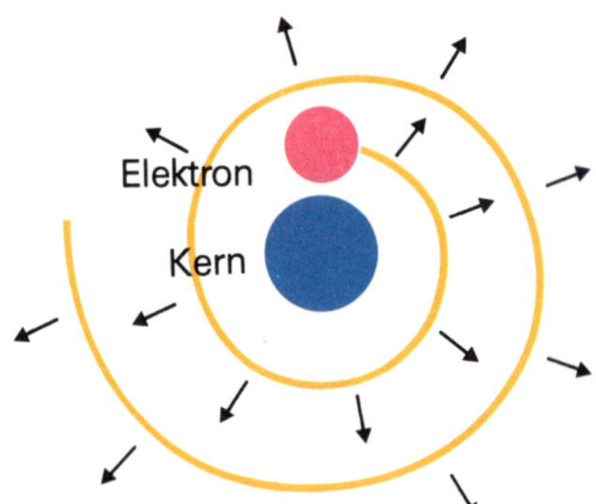

Rechts: Bohrs Atommodell stellt gegenüber dem Rutherfordschen eine Weiterentwicklung dar, indem die Elektronen in feststehenden Bahnen den Kern umkreisten.

endlos umkreisen. Dem Abstand des Elektrons vom Kern entsprechen verschiedene Wirkungszustände. „Angeregt" wird ein Atom, wenn ein Energieelement, ein sogenanntes Plancksches Wirkungsquant, absorbiert und das Elektron auf eine entferntere Bahn gebracht wird; umgekehrt wird der Energiezustand des Atoms unter Strahlungs-

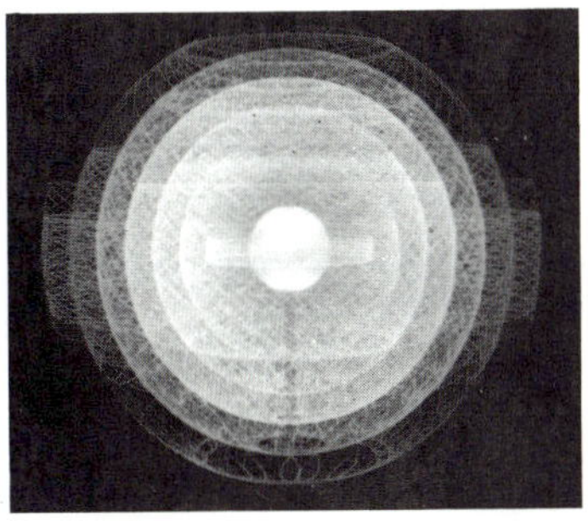

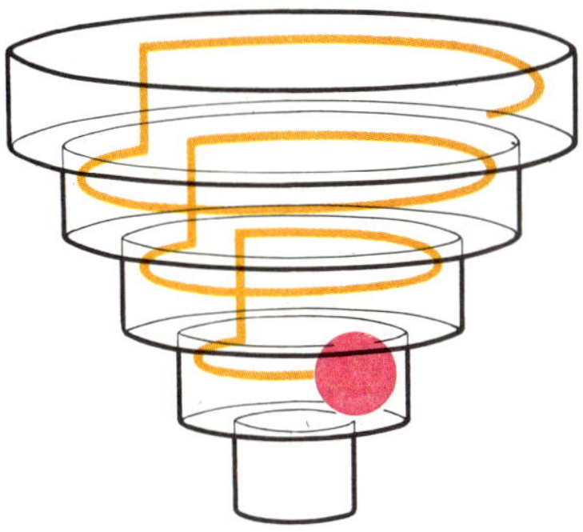

In Bohrs Atommodell mit seinen feststehenden Bahnen verhalten sich die Elektronen wie Bälle in einem treppenförmigen Trichter und ändern ihre Bahn sprungweise, entsprechend der „gequantelten" Energiezunahme oder -minderung.

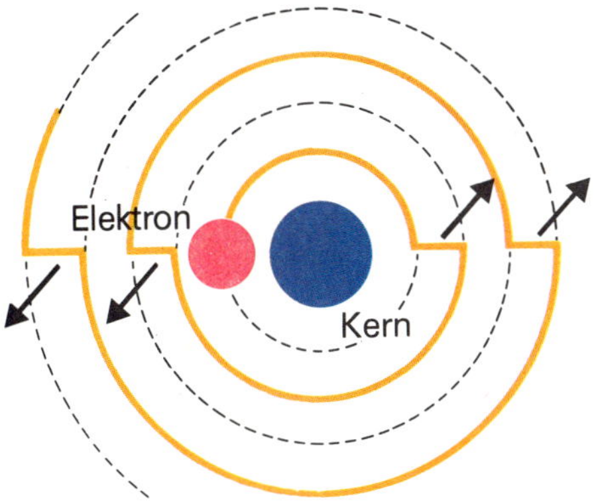

abgabe geringer, wenn sich das Elektron auf eine innere Bahn begibt. Diese Änderungen erfolgen sprungweise entsprechend der „gequantelten" Energiezunahme oder -minderung.

Bohrs Konzept von den verschiedenen Energiezuständen des Atoms ist ein Eckstein der modernen Atomtheorie. 1913 war es eine revolutionäre neue Idee, die bei vielen Wissenschaftlern auf offene Skepsis stieß.

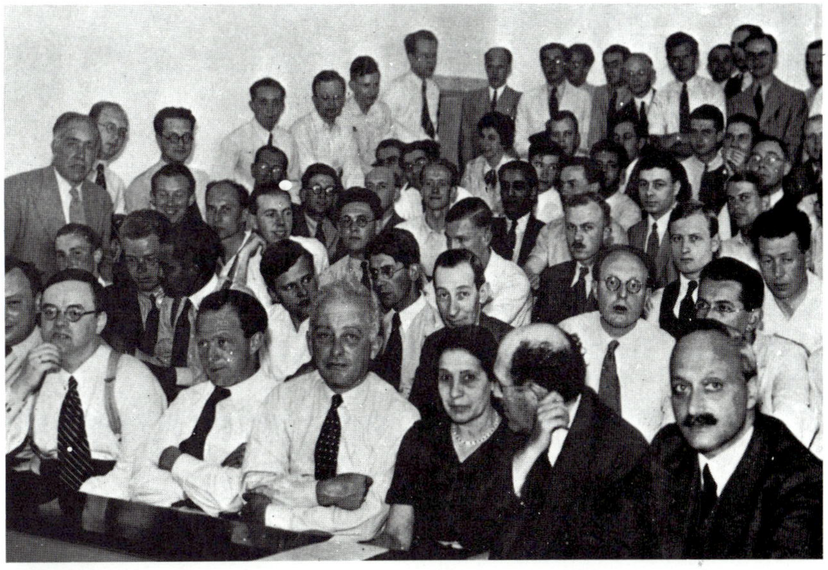

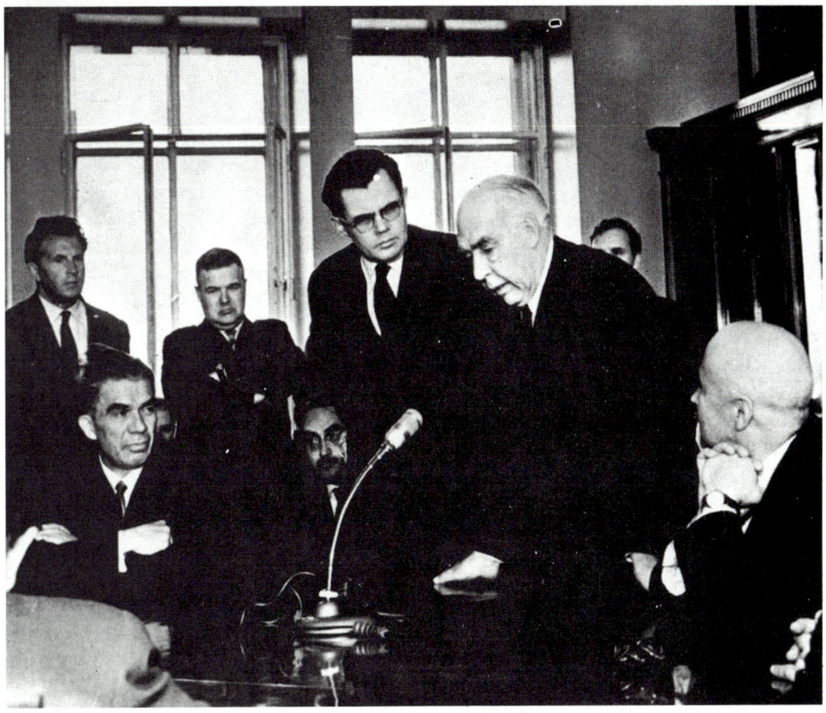

Oben rechts: Jahresversammlung im Institut für theoretische Physik, zu dessen Direktor Bohr 1920 ernannt wurde. In der ersten Reihe sitzen (von links nach rechts): Wolfgang Pauli, Pascual Jordan, Werner Heisenberg, Max Born, Lise Meitner, Otto Stern und James Franck.

Mitte rechts: Bohr (zweiter von rechts) wird die Ehrendoktorwürde der Moskauer Lomonossow-Universität verliehen.

Sein Ruhm wurde 1940 für Bohr zu einer tödlichen Bedrohung. Als die Deutschen Dänemark überfielen, galt Bohr als möglicher wertvoller Mitarbeiter für die Atomforschung im Dritten Reich. Wie die meisten seiner Landsleute ein entschiedener Gegner des Nationalsozialismus, riskierte Bohr durch seine Weigerung mehrfach Verhaftung und Gefängnisstrafen. 1943 wußte er, daß er der Verhaftung nicht länger entgehen konnte, und floh deshalb nach Schweden. Seine Nobelpreis-Medaille löste er vorher in Säure auf und versteckte die Flasche sorgfältig in seiner Wohnung. Als er Jahre später in seine Heimat zurückgekehrt war, gewann er das Gold wieder aus der Säure zurück und ließ die Medaille neu prägen.

John Logie Baird

1888 – 1946

Am heutigen Fernsehsystem sind viele beteiligt, Amateure wie Fachleute. Dem schottischen Erfinder John Logie Baird gelang 1925 jedoch die erste Live-Übertragung in seiner Mansardenwerkstatt. Ein Jahr später führte er dieses erste funktionierende Fernsehsystem der Royal Institution in London vor.

John Logie Baird, ein ebenso begeisterter wie zielstrebiger Amateurwissenschaftler,

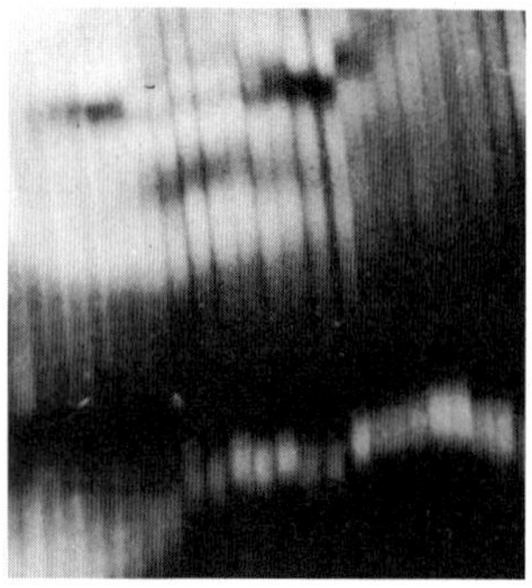

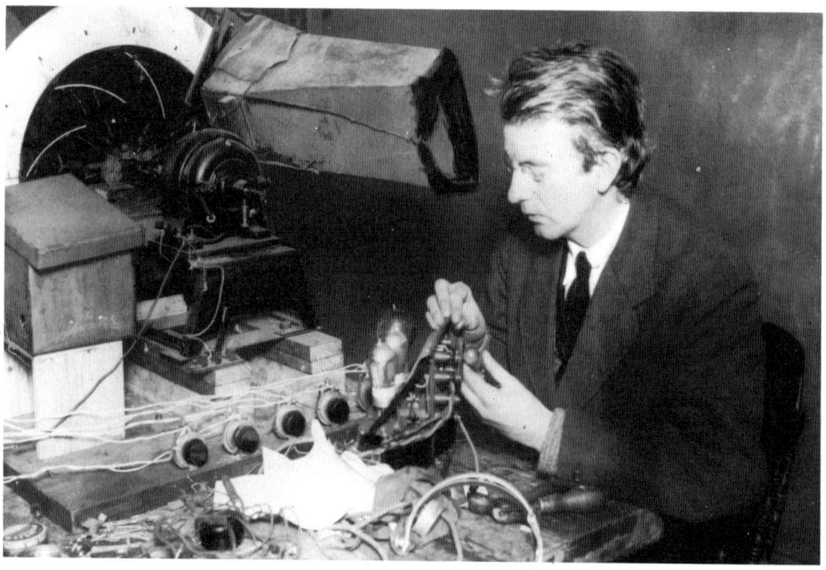

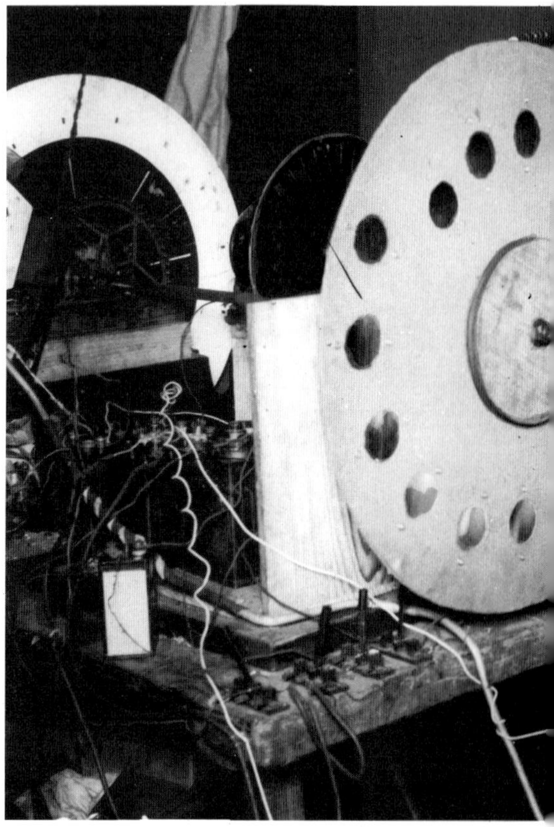

war davon überzeugt, daß die 1884 von dem deutschen Wissenschaftler Paul Nipkow erfundene Abtastscheibe die Grundlage eines funktionierenden Fernsehübertragungssystems sei.

Nach seinem Abgang von der Glasgower Universität verdiente Baird seinen Lebensunterhalt als Vertreter und versuchte gleichzeitig, finanzielle Unterstützung für seine Ideen zu finden. In der neuen Elektroindustrie versprach man sich jedoch von einem solchen Projekt nichts, so daß Baird auf seine eigenen spärlichen Einkünfte angewiesen war, wenn er seine Arbeit fortsetzen wollte. Er lebte daher meist in äußerster Armut. 1924 bestärkte ihn ein erster Erfolg, als es ihm gelang, die Umrisse eines Malteserkreuzes über rund 3,50 Meter zu übertragen. Er experimentierte weiter mit seinem primitiven Apparat aus einer alten Teekiste, einem Kuchenblech, Teilen elektrischer Geräte, die er aus dem Schrott aufgelesen hatte, einigen Stricknadeln, einer Fahrradlampe, Drähten, Schnur und Siegellack. Das wichtigste Einzelteil war eine Nipkowscheibe aus Pappe.

Am 2. Oktober 1925 gelang es Baird in seiner Mansarde, ein erkennbares Bild vom Kopf einer ausrangierten Bauchrednerpuppe zu übertragen. Er rannte hinuter zum Büro im Erdgeschoß, schleppte den Laufburschen mit nach oben und setzte ihn unter die hellen Lampen. Das Bild des Jungen, das erstmals durch Fernsehen übertragen wurde, machte Baird über Nacht berühmt. Nun stand ihm auch das Geld zur Verfügung, das er für die Fortsetzung seiner Arbeit so dringend brauchte. 1927 gelang ihm eine Übertragung von London nach Glasgow, 1928 von London nach New York.

Bairds „mechanisches" System blieb eine einfache, wenn auch wichtige Entwicklungsstufe des Fernsehens. Über einen bestimmten Punkt hinaus konnten die flimmernden Bilder der Nipkowscheibe nicht wesentlich verbessert werden. Der betagte Nipkow, dem man die Erfindung Bairds vorführte, meinte, es sei nun an der Zeit, das Fernsehen technisch neu zu überdenken. Diese neue Entwicklung brachte der elektronische Abtaster, der im Prinzip bereits existierte.

Die Kathodenstrahlröhre, bei der die Elektronen elektrostatisch oder elektromagne-

Oben Mitte: 30-Zeilen-Raster eines menschlichen Gesichtes.

Oben links: Baird mit seinem Übertragungsgerät.

Oben rechts: Baird an seinem Sender, wo er mit Hilfe einer Scheibe nach Paul Nipkows Entwurf das Bild eines Gesichts übertrug.

tisch abgelenkt und auf einem Leuchtschirm sichtbar gemacht werden, wurde 1897 von dem deutschen Physiker Karl Ferdinand Braun aus der Crookesschen Röhre entwickelt. Sie bildete die Grundlage für die erste Aufnahmeröhre, das Ikonoskop. Der aus Rußland stammende Erfinder Wladimir Zworykin meldete 1923, vier Jahre nach seiner Emigration in die USA, ein Patent dafür an. Ein Jahr später ließ er sich eine Empfangsröhre patentieren. Auf dem Papier existierte also das erste elektronische Fernsehsystem schon, als Baird der Durchbruch gelang. Obwohl er an einer geschäftlichen Nutzung nicht interessiert war, verbesserte Zworykin seinen Entwurf weiter. 1929 konstruierte er ein funktionierendes Demonstrationsmodell.

Die Bildschärfe des elektronischen Fernsehens war dem mechanischen System weit überlegen. Auf Zworykins Arbeit fußen alle modernen Fernsehsysteme. Ihm gelangen auch bedeutende Beiträge zur Entwicklung des Farbfernsehens, des Elektronenmikroskops und verschiedener Infrarotgeräte, die auch nachts eingesetzt werden können. Der rastlose Erfinder Baird erlebte, wie sein Fernsehsystem in England und Deutschland verwandt und dann durch das elektronische abgelöst wurde. Er setzte seine Experimente jedoch unbeirrt fort, die zuletzt dem stereoskopischen und dem Farbfernsehen sowie der Projektion von Fernsehbildern auf Kinoleinwand galten.

Unten: Zworykins Ikonoskop (Bildspeicherröhre). Licht (rot) wird auf lichtempfindliche Elektroden gelenkt, die entsprechend aufgeladen und dann durch den Elektronenstrahl (blau) gerastert werden. Dadurch wird das räumliche Nebeneinander der Lichteindrücke in ein zeitliches Nacheinander von elektrischen Impulsen umgewandelt.

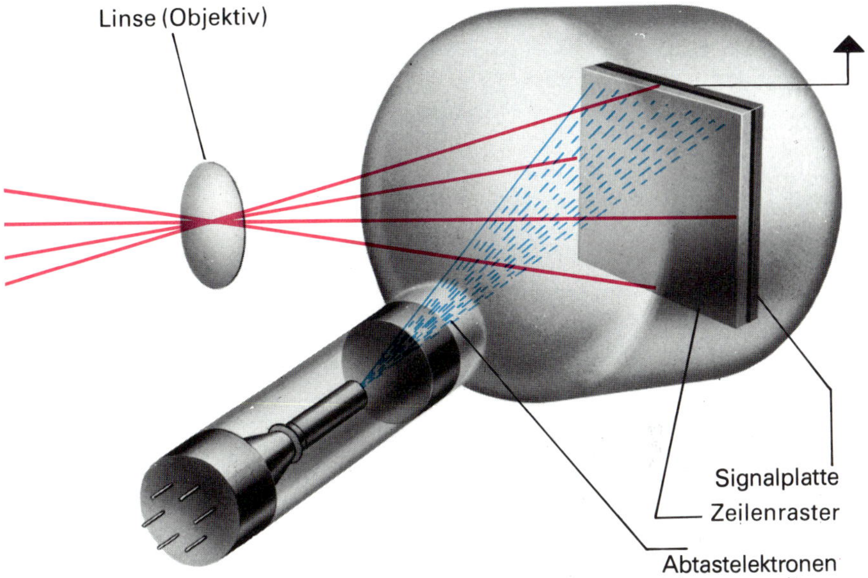

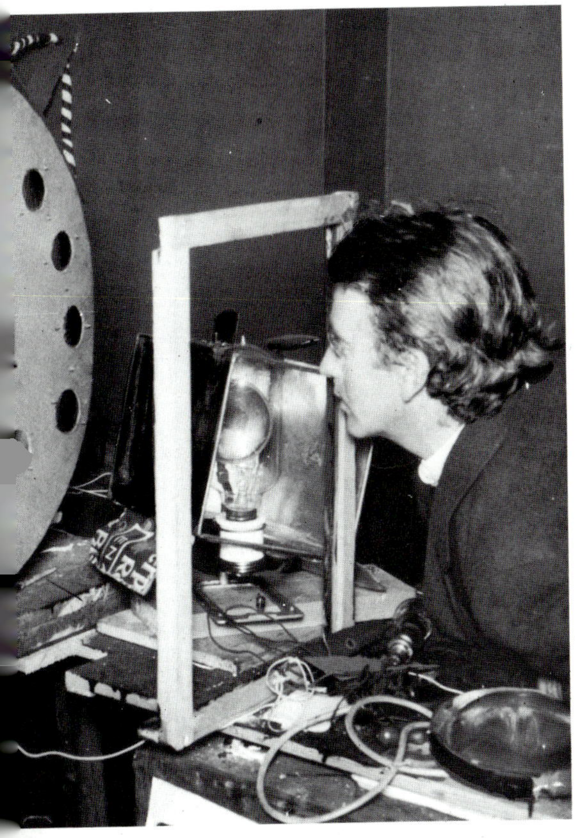

Unten links: Bairds elektromechanischer 30-Zeilen-Fernseher, der um 1928 entstand. Er war der erste im Handel erhältliche Fernsehapparat, der auch von der BBC vorübergehend für Versuchssendungen verwandt wurde.

Unten rechts: Baird demonstriert den neuesten Stand seiner Arbeit am Farbfernsehen. 1929 gelang ihm die Übertragung von Farbbildern.

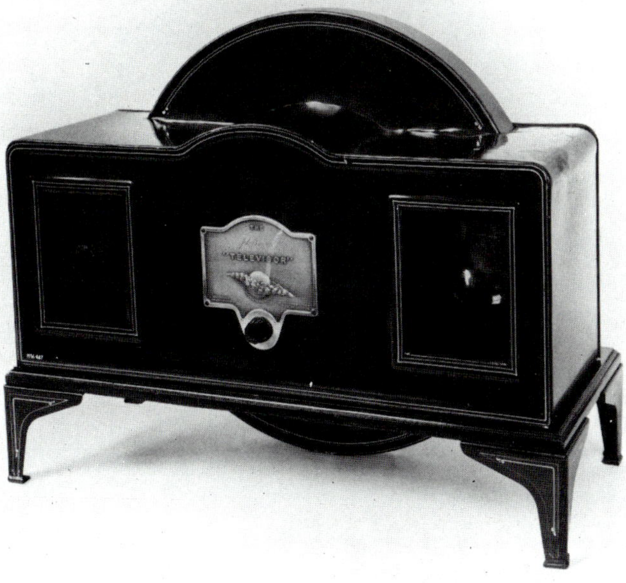

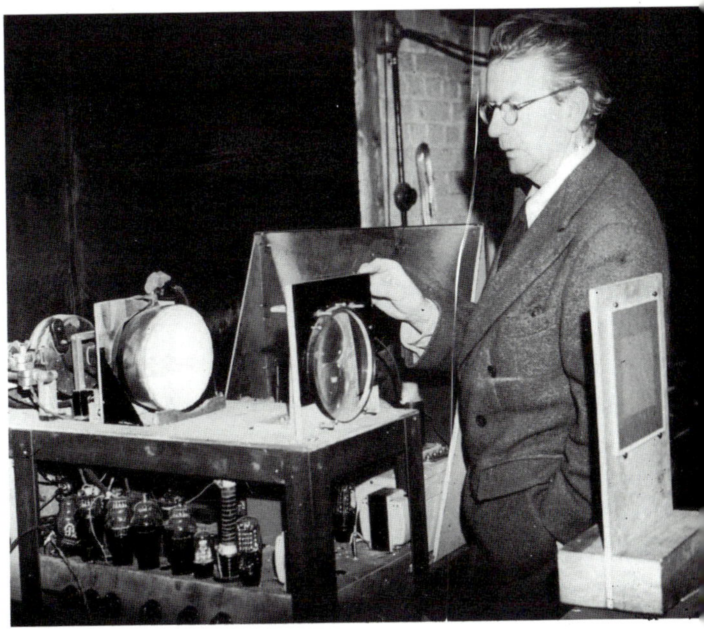

Igor Iwanowitsch Sikorskij
1889 – 1972

Igor Sikorskij, amerikanischer Flugzeugbauer russischer Herkunft, war einer der bedeutendsten Pioniere der Luftfahrt. Er baute das erste viermotorige Flugzeug der Welt und war in den dreißiger Jahren maßgeblich

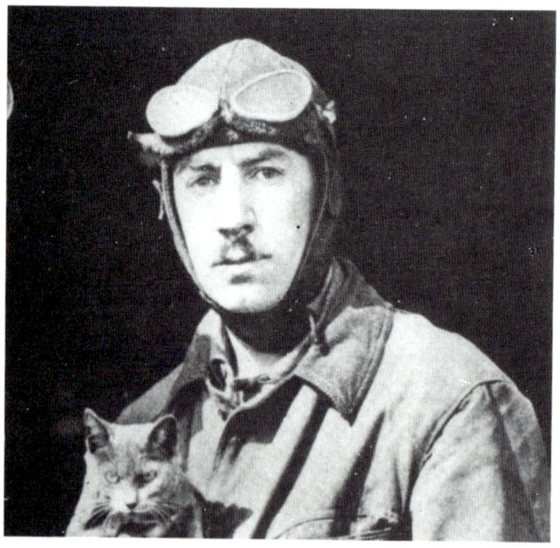

an der Entwicklung von Wasserflugzeugen beteiligt. Am bekanntesten wurde er jedoch als Hauptinitiator des Hubschraubers.

Sikorskij wurde in Kiew geboren. Auf Studienreisen durch Europa beschäftigte ihn vor allem der Aufschwung, den die Luftfahrt nach den Pionierflügen der Brüder Wright 1903 genommen hatte. Er war fest davon überzeugt, daß die Zukunft im Senkrechtflug lag. Nach seiner Rückkehr machte er sich daran, einen Hubschrauber zu entwerfen.

Als er erkannte, daß weder die Technologie noch das Material zur Verwirklichung seiner Pläne existierten, stellte er sie zurück und wandte sich der Konstruktion und Verbesserung herkömmlicher Starrflügler zu. 1912 wurde er Chefkonstrukteur in St. Petersburg. Ein Jahr später baute er *La Grande,* ein Riesenflugzeug mit Tragflächen von 28 Meter Länge und vier Motoren. Mit einer geschlossenen Kabine für Besatzung und Passagiere war es seiner Zeit um zehn Jahre voraus.

Im Ersten Weltkrieg baute Sikorskij eine Reihe von ähnlichen Flugzeugen zu militärischen Zwecken. Eine Zeitlang war er der einzige Russe, der seine Erfindung fliegen konnte, so daß er Testpilot und Ausbilder in einem war. Insgesamt wurden 75 dieser riesigen Maschinen gebaut.

Nach der Oktoberrevolution 1917 und dem Zusammenbruch Deutschlands gab Sikorskij der Entwicklung von Flugzeugen in Europa

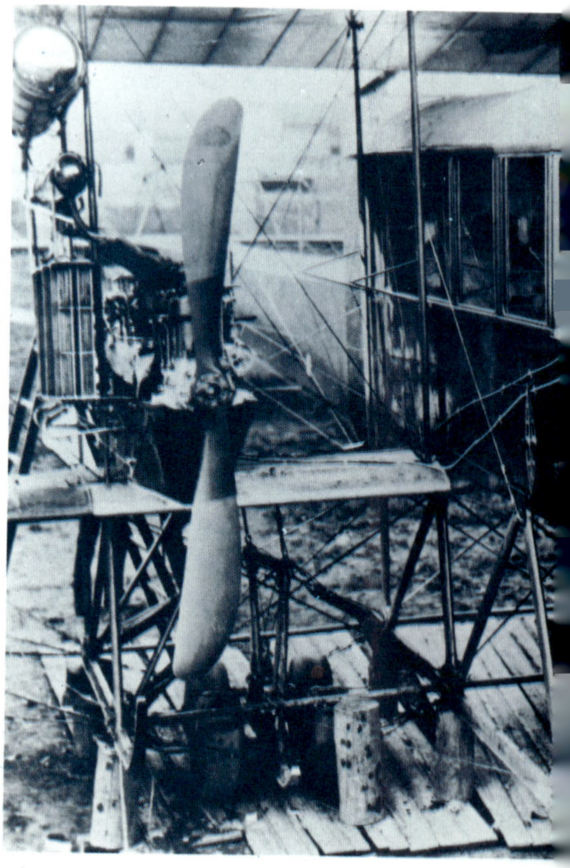

Unten: Sikorskij an der Steuerung eines seiner ersten Hubschrauber.

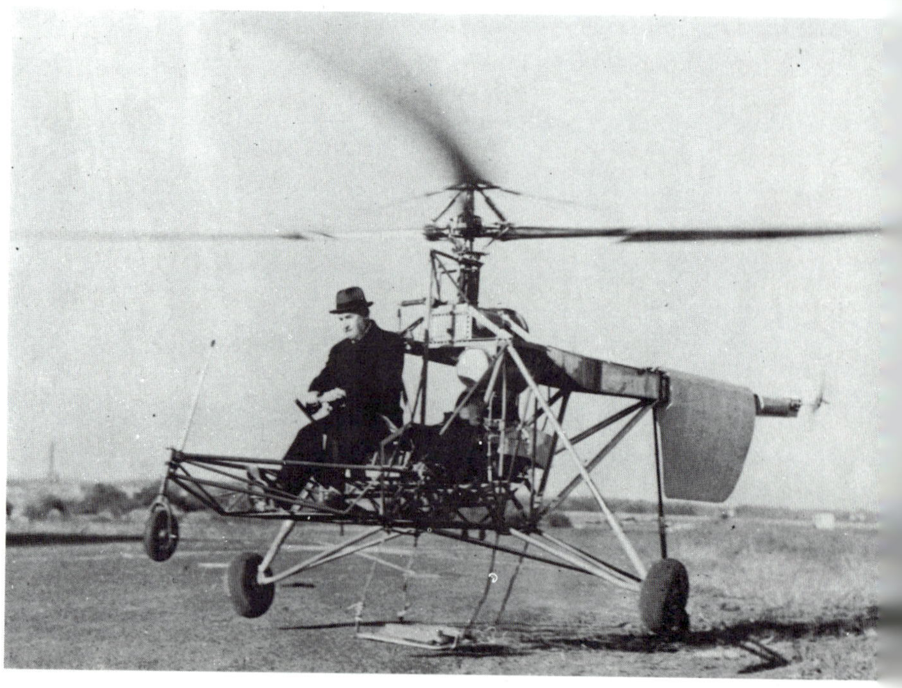

keine große Chance mehr und emigrierte in die USA, wo er 1919 fast mittelos landete.

Es folgte eine Periode harten, aber beharrlichen Kampfes. Sikorskij gründete die Sikorskij Aero Corporation mit einigen Kollegen, von denen die einen kleine Geldbeträge und andere ihre Arbeitskraft einbrachten. In 20 Wochen ohne Lohnzahlung wurde das erste Flugzeug der Firma gebaut und für Charterflüge vermietet. Dann konstruierten sie die ersten Wasserflugzeuge und waren so erfolgreich, daß sie sich 1928 der United Aircraft Corporation als Tochtergesellschaft anschließen konnten. Im Lauf der nächsten zehn Jahre bauten sie die berühmten Serien des *Clipper*-Flugboots, das dank seiner Fähigkeit, auf dem Wasser zu landen, im transatlantischen Passagier- und Postverkehr eingesetzt wurde.

Ende der dreißiger Jahre erkannte Sikorskij, daß mit immer größeren Flughäfen und längeren Rollbahnen eine neue Generation von Langstreckenflugzeugen aufkam und die Ära des Flugboots beendet war. Drei Jahrzehnte nach seinen ersten Experimenten wandte er sich wieder dem Hubschrauber zu, dessen Konstruktion durch neue aerodynamische Erkenntnisse und Materialstudien inzwischen möglich gemacht worden war. Zu den bedeutenden Neuerungen dieser Periode gehörte der Tragschrauber, den der spanische Flugzeugingenieur Juan de la Cierva 1928 erfunden hatte. Der Tragschrauber verfügte über einen Zugpropeller für den Vortrieb und über einen Rotor, der lediglich vom Fahrtwind angetrieben wurde, konnte jedoch nicht an einer Stelle in der Luft verharren.

1937 wurde ein Helikopter in Deutschland entwickelt, daher war der Prototyp, den Sikorskij 1939 konstruierte und flog, nicht der erste. Der Sikorskij VS-300 konnte jedoch auf der Stelle schweben, senkrecht starten und landen, rückwärts und seitwärts fliegen. Er war auch der erste Hubschrauber mit einem Einzelrotor, auf den alle weiteren Entwicklungen zurückgehen. 1941 baute Sikorskij eine verbesserte Version, aber während des 2. Weltkriegs wurden alle Pläne beiseite gelegt. 1945 nahm er die Arbeit wieder auf und widmete sich nur noch der Konstruktion von Hubschraubern.

Nach dem 2. Weltkrieg erwies sich der Hubschrauber in vielen Rettungs- und Hilfsoperationen als unentbehrlich. Dank seiner Schwebefähigkeit eröffnete er neue Möglichkeiten in der Militärtechnologie und spielte im Vietnam-Krieg eine bedeutende Rolle. Sein Erfinder wird in der Geschichte der Luftfahrt immer als einer der herausragenden Neuerer gelten.

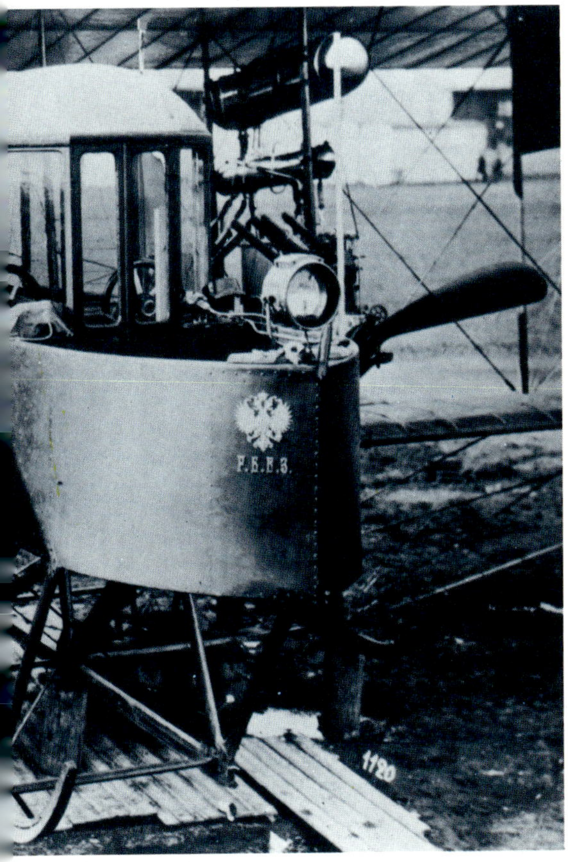

Links: Sikorskijs erstes viermotoriges Flugzeug, *La Grande;* man sieht das Heck, die Pilotenkanzel und die Innenbordmotoren.

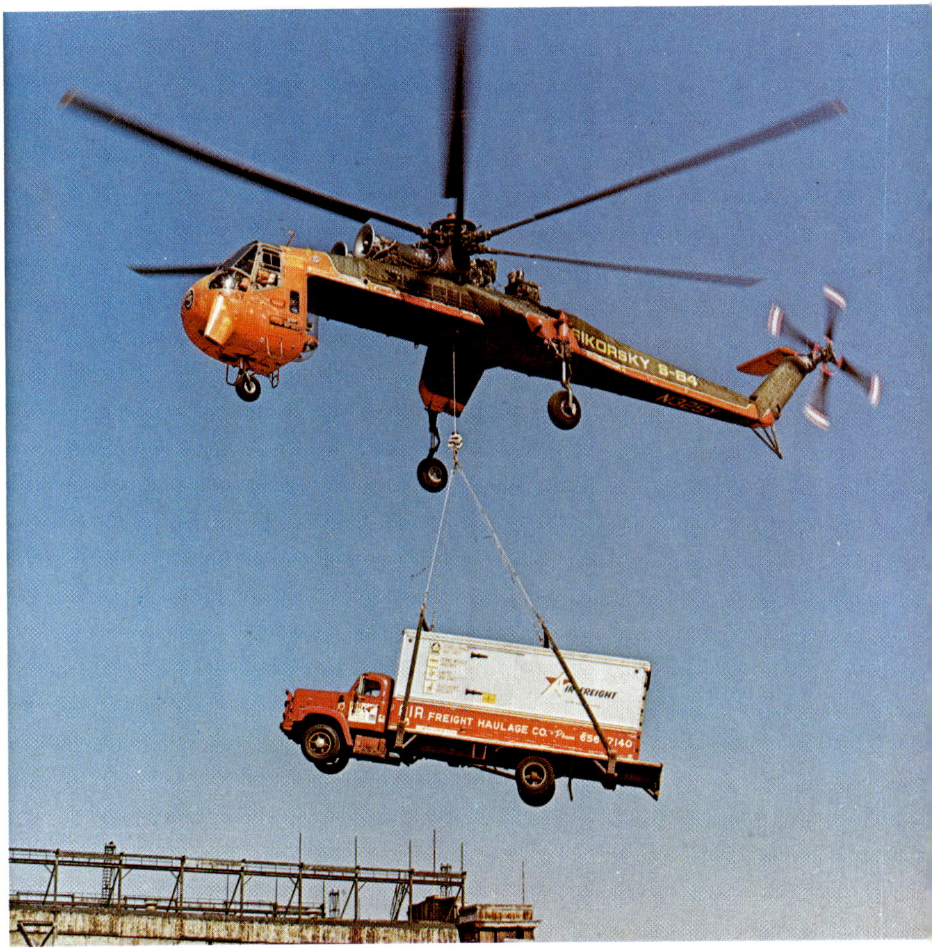

Unten rechts: Ein Sikorskij-Hubschrauber hebt im Rahmen einer New Yorker Zivilverteidigungsübung einen vollbeladenen Lastwagen in die Luft.

Sir James Chadwick

1891 – 1974

Der britische Physiker James Chadwick wurde durch die Entdeckung des Neutrons berühmt. Als einer der wesentlichen Bestandteile des Atomkerns unterscheidet sich das Neutron von anderen Partikeln dadurch, daß es nicht elektrisch geladen ist. Dank dieser Eigenschaft konnte es später als subatomares „Geschoß“ dazu benutzt werden, das Innere der Atome zu sondieren.

Chadwick wurde in Manchester geboren, und studierte Physik an der dortigen Universität. Nach dem Examen ging er 1911 nach Cambridge, wo er bei Ernest Rutherford arbeitete. Von Rutherford ermutigt, machte sich Chadwick an die Erforschung der Atomstruktur. Er erhielt ein Stipendium für eine Reise durch Europa und befand sich bei Kriegsausbruch gerade in Deutschland, wo er interniert wurde. 1919 kehrte er nach Cambridge zurück und nahm die gemeinsame Arbeit mit Rutherford wieder auf.

Obwohl verschiedene Wissenschaftler in den zwanziger Jahren intensive Arbeit leisteten, war die Theorie über die Atomstruktur immer noch nicht zufriedenstellend. Aufgrund von Rutherfords Sonnensystemmodell wurde besonders die Struktur des Atomkerns untersucht, den — nach allgemeiner Annahme — die Elektronen umkreisten. Man glaubte, daß er aus positiv geladenen Protonen besteht, die von negativ geladenen Elektronen zusammengehalten werden. Nach dieser Theorie bestand der Heliumkern zum Beispiel mit der Massenzahl vier und der Elementladung zwei aus vier Protonen und zwei Elektronen. Man nahm an, daß die negativ geladenen Elektronen zwei der positiv geladenen Protonen neutralisieren. Aber es gab gewichtige theoretische Einwände gegen diese Theorie, und Chadwick beteiligte sich an der Forschung nach elektrisch neutralen Partikeln, aus denen sich eine einfachere und elegantere Theorie ableiten ließe.

1932 erforschte Chadwick die intensive Strahlung, die freigesetzt wurde, wenn das Metall Beryllium mit Alphateilchen (Heliumkernen) bombardiert wurde. Er zeigte, daß das Beryllium Sekundärteilchen emittierte, die ihrerseits Protonen aus einem nahegelegenen Zielkern aus Kohlenwasserstoffparaffin entfernten. Wie Chadwick durch komplizierte Berechnungen zeigte, ließ sich durch die Annahme dieses Verhaltens erklären, daß die Alphateilchen neutrale Partikel von annä-

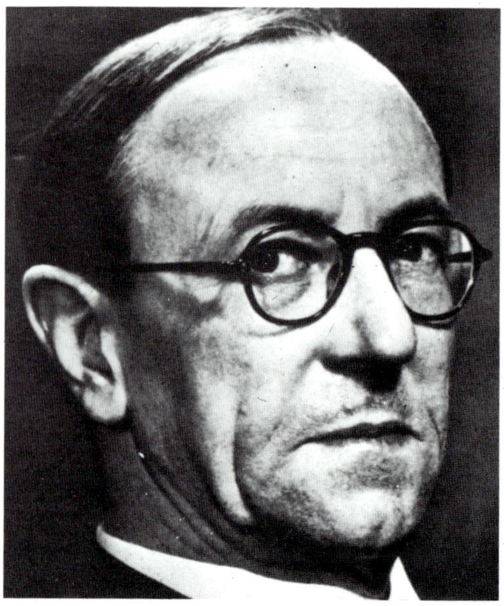

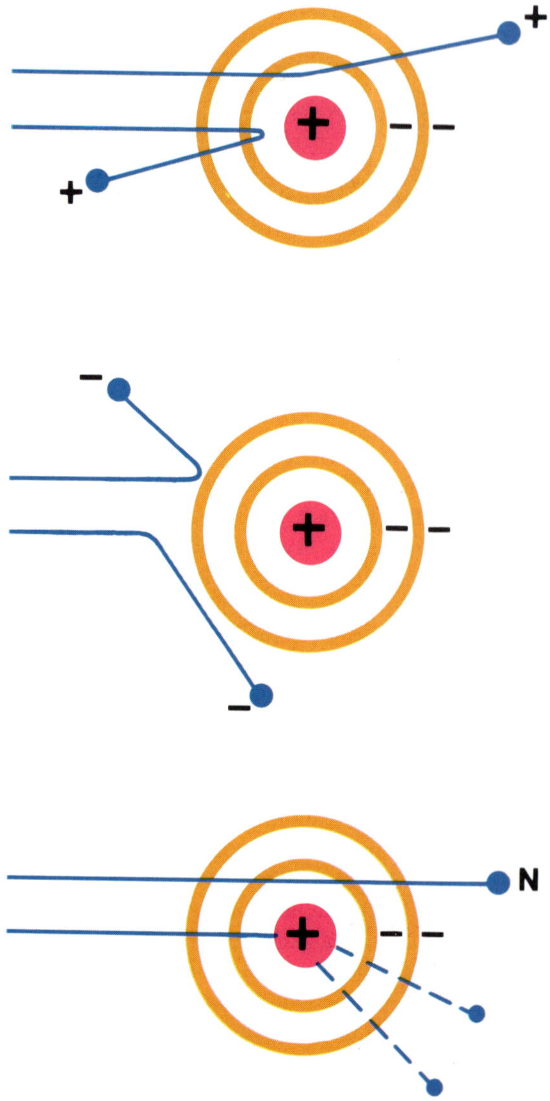

Gegenüberliegende Seite oben: Die 7. Solvay Konferenz für Physik 1933. Chadwick sitzt rechts außen in der ersten Reihe. Zu den Teilnehmern gehörten ferner: Frédéric und Irène Joliot-Curie, Marie Curie, Lord Rutherford, Niels Bohr, John Douglas Cockcroft, Ernest Walton, Enrico Fermi, Louis de Broglie, Werner Heisenberg, Lise Meitner und Erwin Schrödinger.

Rechts: Der Einsatz des Neutrons als Geschoß zur Erforschung des Atomkerns. Gleiche Ladungen stoßen sich ab, ungleiche ziehen sich an. Positiv geladene Teilchen, z.B. Alphateilchen, werden vom Atomkern abgelenkt (oben). Negativ geladene Teilchen werden von der äußeren Elektronenschale abgelenkt (oben). Das ladungsfreie Neutron durchdringt die elektromagnetischen Barrieren des Atoms (unten) und schießt Teilchen aus dem Kern heraus. Dadurch können die Wissenschaftler auf seine Zusammensetzung schließen.

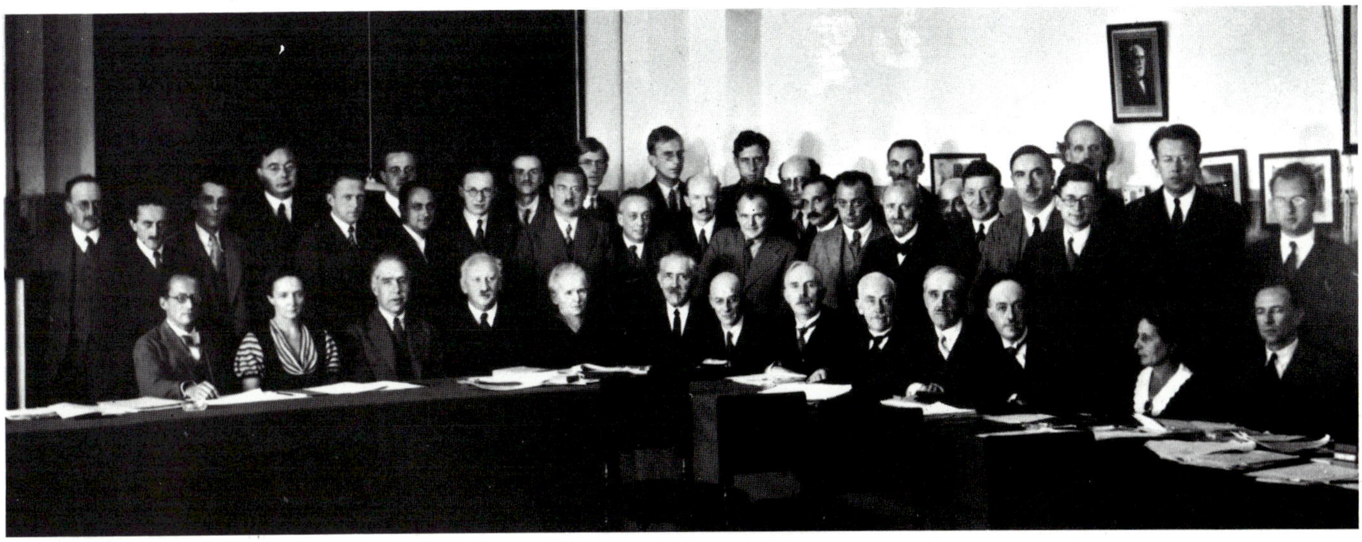

hernd gleicher Masse wie die Protonen aus den Kernen der Berylliumatome entfernen. Geladene Partikel wären von den Protonen des Kohlenwasserstoffparaffins absorbiert worden. Er nannte dieses neue Teilchen „Neutron".

Chadwicks Entdeckung war ein bedeutender Durchbruch, und das Neutron erwies sich bald als wertvolles Hilfsmittel für die Forschung. Da es ladungsfrei ist, wird es von elektrischen Feldern nicht abgelenkt, und seine gegenüber dem Proton etwas größere Masse (es ist daher, gemessen am Standard subatomarer Partikel, massiv), machte es besonders geeignet zur Erforschung der Atome. Heute können die Physiker Atome mit Neutronenstrahlen beschießen und so deren Inneres weit tiefer durchdringen als je zuvor. Die Erforschung des Neutrons führte bald zur Entdeckung der Kernspaltung und zum ersten Kernreaktor. Zudem ermöglichte sie eine stimmige Erklärung der Struktur des Atomkerns. Man konnte nun z.B. davon ausgehen, daß sich der Heliumkern aus zwei Protonen und zwei Neutronen zusammensetzt.

Chadwick wurde 1935 mit dem Nobelpreis für Physik ausgezeichnet. Er setzte seine wissenschaftliche Laufbahn fort, wurde Professor für Physik an der Universität Liverpool und 1945 geadelt. Weitere bedeutende Erfolge hatte er nicht zu verzeichnen. Seine einzige Entdeckung, die neue Erkenntnisse über die Struktur des Atomkerns vermittelte und ein wichtiges Hilfsmittel für die Freisetzung seiner gewaltigen Energiemengen darzustellte, sicherte ihm weltweite Anerkennung.

Unten links: Der Kern des Heliumatoms setzt sich aus zwei Protonen und zwei Neutronen zusammen; seine positive Ladung wird durch zwei Elektronen ausbalanciert.
Unten rechts: Der Einsatz von Neutronen in der Kernspaltung führte zur Herstellung der Atombombe.

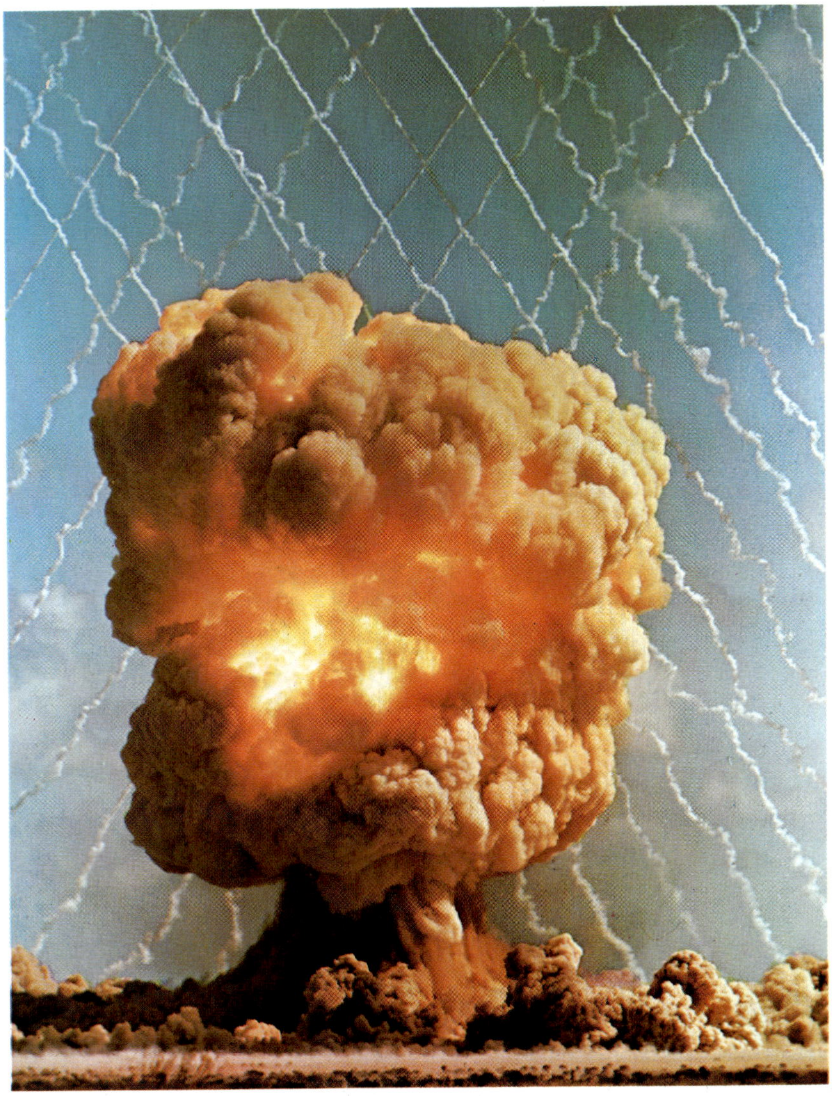

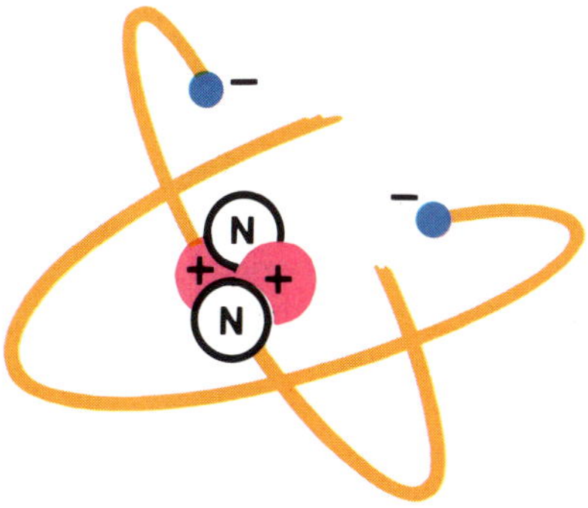

Louis-Victor de Broglie
*1892

Der französische Physiker Louis de Broglie machte als erster den Vorschlag, daß die Materie neben ihrem korpuskularen ähnlich wie Licht auch Wellencharakter besitzen könne. Seine Idee der „Materiewellen" nahm einige der bedeutendsten Fortschritte in der modernen Physik vorweg, vor allem auf dem Gebiet der Atom- und Nuklearstruktur. Insbesondere führte sie zu einem neuen Verständnis der Elementarteilchen wie Elektronen, Protonen und Neutronen, die sich unter bestimmten Umständen scheinbar unlogisch verhalten. Indem sie ihnen eine Doppelnatur als Wellen und feste Teilchen zusprachen, konnten die Wissenschaftler ihr merkwürdiges Verhalten schließlich ansatzweise erklären.

De Broglie wurde in Dieppe geboren. Er studierte an der Sorbonne Geschichte und wandte sich erst nach der Promotion den Naturwissenschaften zu. Im Ersten Weltkrieg war er Fernmeldeingenieur und interessierte sich danach mehr und mehr für theoretische Physik. Seine 1924 veröffentlichte Dissertation übte nachhaltigen Einfluß auf die

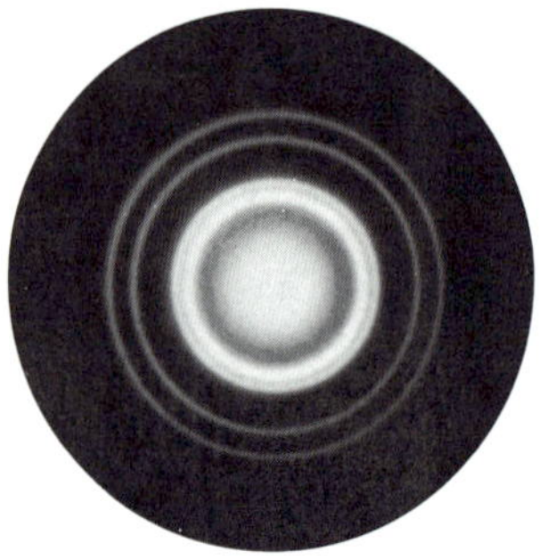

Oben Mitte: Beugungsringe, die beim Durchgang von Elektronen durch Goldfolie entstanden und ihren Wellencharakter zeigen.

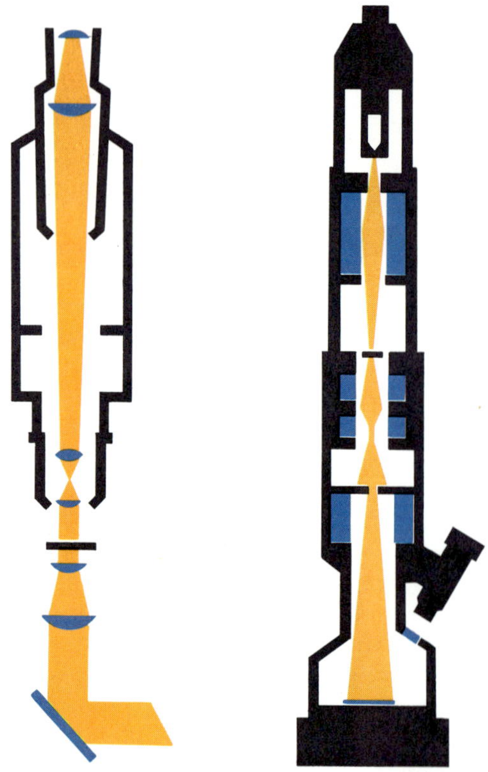

Unten Mitte: Clinton Davisson entdeckte 1927 zufällig, daß Elektronenstrahlen Beugungsbilder hervorrufen konnten, was Broglies Hypothese bestätigte.

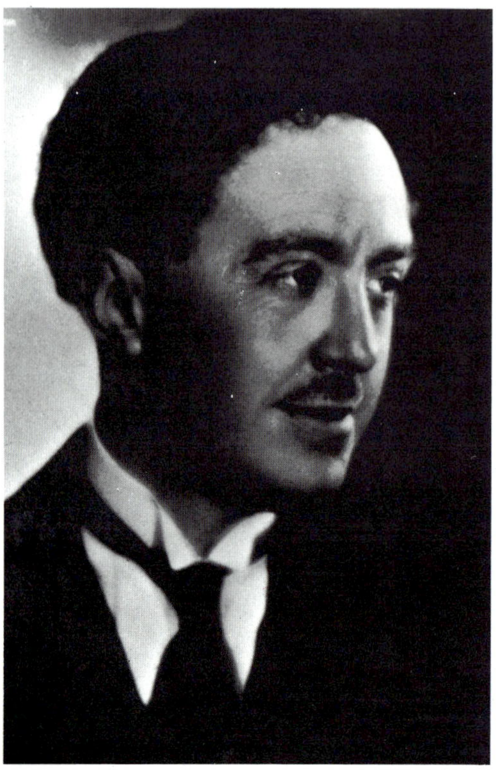

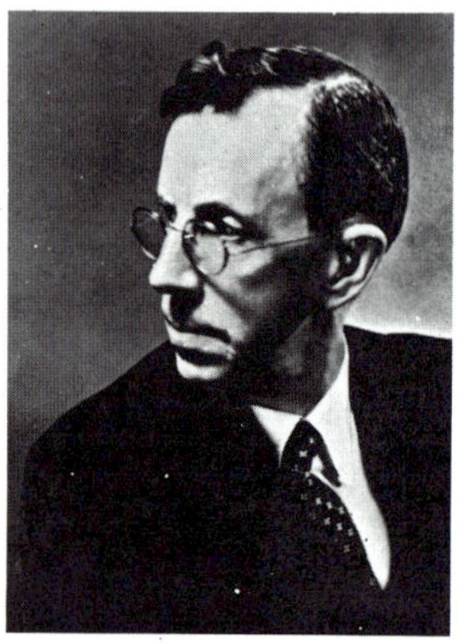

Oben rechts: Vergleich zwischen lichtoptischem (links) und Elektronenmikroskop (rechts). Der Unterschied im Auflösungsvermögen zwischen lichtoptischen und Elektronenmikroskopen entspricht der unterschiedlichen Schärfe von Photographien nach grob- und feinkörnigen Negativen, wie die beiden Aufnahmen von de Broglie zeigen.

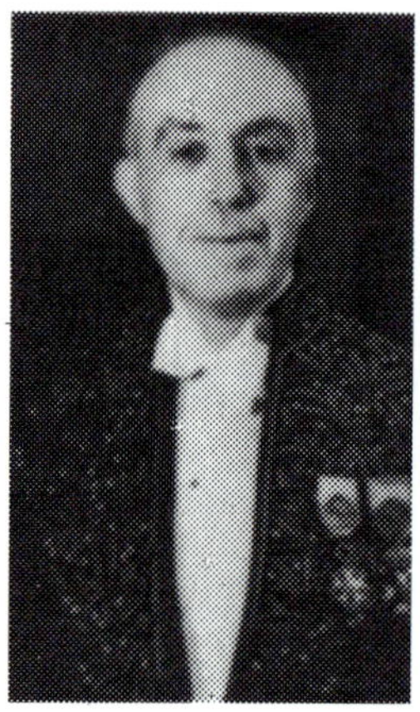

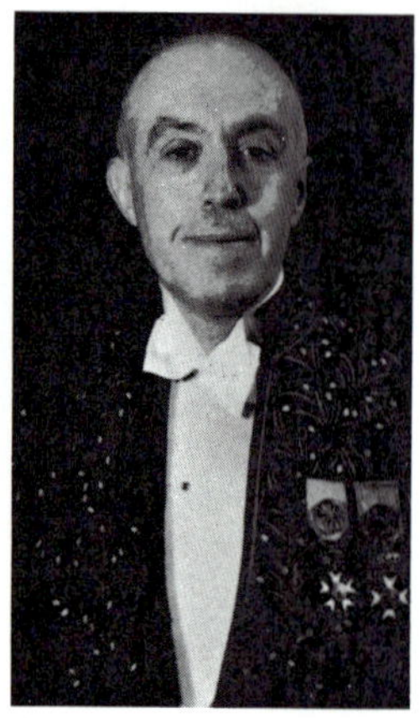

Grundlagen des naturwissenschaftlichen Denkens aus.

Wie viele junge Theoretiker war de Broglie von Einsteins Relativitätstheorie und Max Plancks Quantentheorie fasziniert. Diese beiden bedeutenden Theorien hatten die Physik revolutioniert, obwohl ihre Auswirkungen in den zwanziger Jahren erst ansatzweise erkannt wurden. Einstein hatte gezeigt, daß Licht sich manchmal wie ein Hagel winziger Partikel verhalten konnte, woraus de Broglie

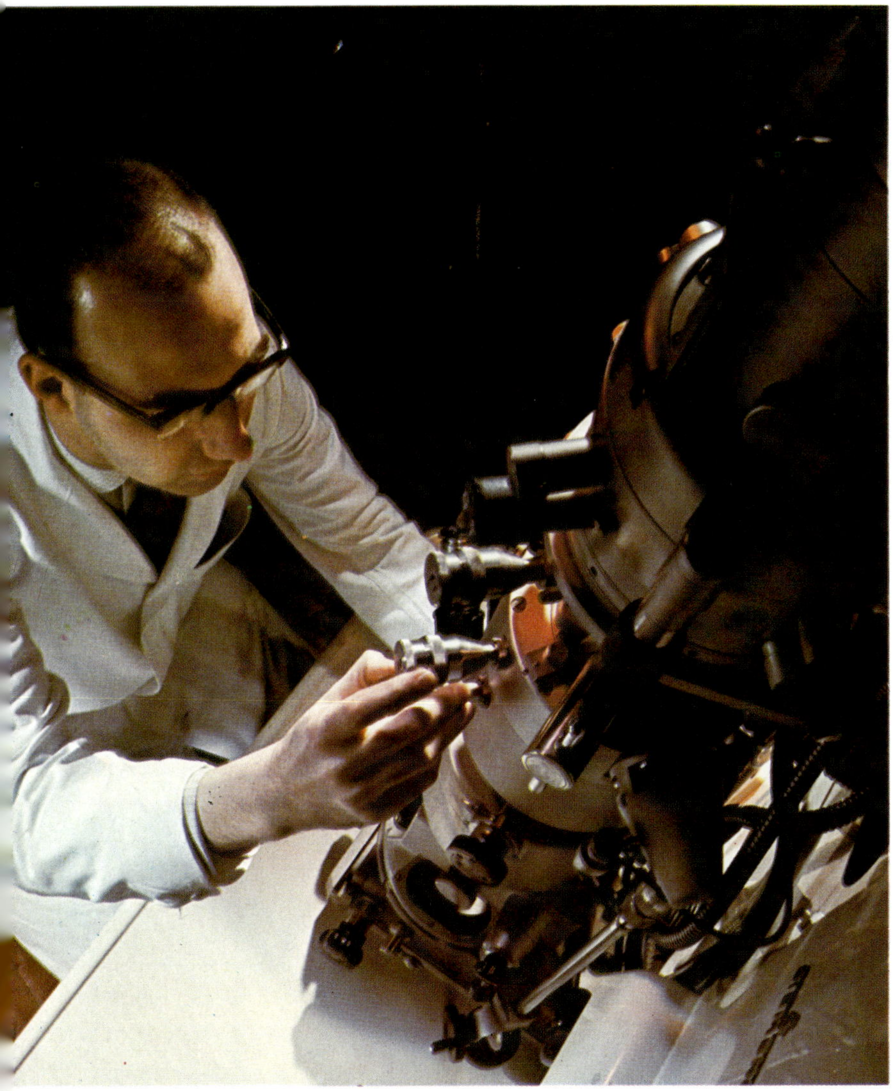

folgerte, daß Teilchen sich vielleicht auch wie Wellen verhalten könnten. Durch eine Reihe komplizierter mathematischer Ableitungen fand er heraus, daß der Impuls eines festen Teilchens sich durchaus zur Wellenlänge in Beziehung setzen läßt, mit der man normalerweise Licht- oder Schallwellen mißt. Die wellenähnliche Natur des Elektrons erklärte auch die bis dahin rätselhaften Beschränkungen in seiner Kreisbewegung um den Atomkern.

Nach gründlicherer mathematischer Untersuchung erkannte de Broglie, daß die Wellenlänge bei großen Körpern wie z.B. einem Fußball unerkennbar klein wäre. Bei winzigen Teilchen wie Elektronen wäre sie etwa die Wellenlänge von Röntgenstrahlen, müßte daher mit Interferenz- und Beugungsbildern zu entdecken sein.

1927 wurde de Broglies Hypothese bewiesen. Bei ihrer Arbeit über Elektronenstrahlen bemerkten die beiden amerikanischen Physiker Clinton Davisson und Lester Germer ganz zufällig, daß die Strahlen unter bestimmten Bedingungen komplizierte Muster auf

Oben: Elektronenmikroskop. Die Elektronen werden von erhitztem Metall emittiert, durch hohe Stromspannung in einem Vakuum beschleunigt und durch starke magnetische Linsen gebündelt.

Rechts: Mikrophotographie des Silikongummiabdrucks vom Helm eines Apollo-Astronauten. Die stumpfen Dorne sind Abdrücke von kosmischen Strahlenspuren.

photographischen Platten hervorriefen. Zu ihrer Überraschung ließen sich die Muster auf Elektronenstrahlbeugung zurückführen, ein Phänomen, das ausschließlich bei Wellen auftritt. Es bestand kein Zweifel, daß die Elektronen, die normalerweise als winzige feste Teilchen angesehen wurden, sich in gewisser Weise wie „Materiewellen" verhalten.

Die Bestätigung seiner kühnen Ideen brachte de Broglie internationale Anerkennung und den wohlverdienten Nobelpreis für Physik ein. Während er zuerst auf die richtige Erkenntnis stieß, blieb es anderen Wissenschaftlern vorbehalten, die Auswirkungen seiner Entdeckung weiter zu ergründen. Der österreichische Physiker Erwin Schrödinger begründete die Wellenmechanik und entwickelte eine Reihe von Gleichungen für das Verhalten der Wellen. Mit Hilfe der Schrödinger-Gleichung wurden Bewegung und Energie des Elektrons äußerst exakt darstellbar. Bald wurde die Atomstruktur in Form von Materiewellen dargestellt, was weit genauere Theorien über die innere Struktur der Materie ermöglichte.

Der neue Begriff der Materiewellen brachte verschiedene bedeutende praktische Resultate. Ein erster Fortschritt wurde in der Mikroskopie erzielt. Sobald die Wissenschaftler erkannten, daß Elektronen eine viel kürzere Wellenlänge als Tageslicht haben, untersuchten sie sofort die Möglichkeit, ein Mikroskop zu bauen, das Elektronenstrahlen einsetzt mit Magnetfeldern als Linsen. 1937 konstruierten James Hillier und Albert Prebus in Kanada das erste praktisch ver-

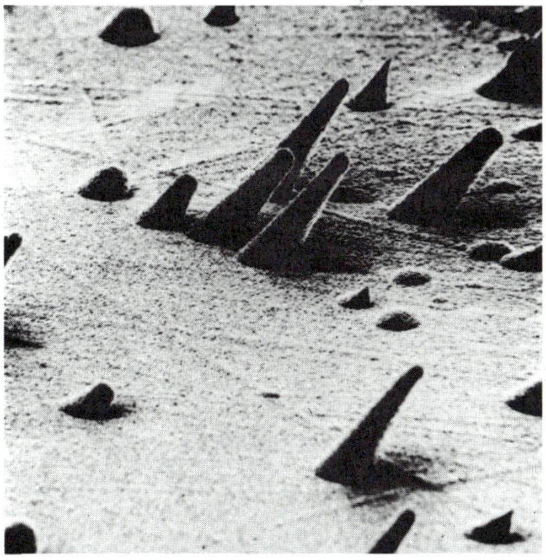

wendbare Gerät. Während das beste Mikroskop damals 2 000fach vergrößerte, kam ihr Prototyp auf das 7 000fache. Heute kann das stärkste Elektronenmikroskop bis zu 2 000 000fach vergrößern, so daß die Oberflächenstruktur von winzigen Körpern, Viren oder sogar Molekularstrukturen sichtbar gemacht werden.

Sir Robert Watson-Watt

1892 – 1973

Die Grundzüge von Radar haben zahlreiche Wissenschaftler entwickelt, der praktische Teil geht auf den Schotten Robert Watson-Watt zurück. Die Notwendigkeit, feindliche Flugzeuge zu orten, lieferte im Zweiten Weltkrieg den aktuellen Anlaß für die Erforschung des Radars, speziell seiner Fähigkeit, Ort, Höhe und Geschwindigkeit eines Objekts zu entdecken. Radar spielte eine bedeutende Rolle beim Sieg der Alliierten über Deutschland und wurde danach auch nichtmilitärisch vielfach eingesetzt.

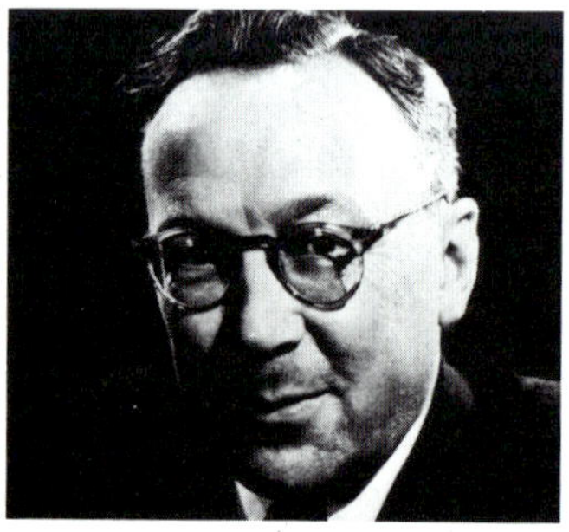

Watson-Watt wurde in Brechin geboren und schloß sein Ingenieurstudium am University College in Dundee ab. Als Student interessierte er sich für Funktelegraphie und wurde 1915 in der Forschungsabteilung des Londoner Wetteramtes angestellt, wo er sich mit einem Projekt befaßte, das entstehende Stürme mittels Funk lokalisieren sollte. Danach war er in leitender Stellung an staatlichen Einrichtungen für Funktechnik tätig. Er arbeitete an Funkbaken und Navigationsgeräten — Aspekte der Funktechnik, für die sich das Luftfahrtministerium in jenen Jahren zunehmend interessierte.

Radar, die Abkürzung für „Radio Detecting And Ranging", beinhaltet die Entfernungsmessung und Objektdarstellung durch kurzwellige Funkstrahlen; scharf gebündelte Funkstrahlen werden an Objekten reflektiert und dann als Echo wieder empfangen. Da die Ausbreitungszeit der Funkstrahlen bekannt ist, läßt sich aus der Laufzeit die Entfernung bestimmen. Der Strahl wird in Impulsen ausgesendet, deren Dauer und Abstand feststeht. Das Echo wird auf eine Braunsche Röhre geleitet, deren Elektronenstrahl in 1 ms einen Kreis durchläuft. Aussendung des Impulses und Empfang des Echos lenken den Elektronenstrahl so ab, daß jeweils Zacken im Kreisumfang erscheinen. Aus deren Winkelabstand kann die Laufzeit des Impulses und damit die Entfernung des Objektes errechnet werden.

Großbritanniens Gefährdung durch Luftangriffe gab der Entwicklung des Radars vorrangige Bedeutung, und Watson-Watts Forschungsarbeiten wurden von der Regierung großzügig subventioniert. Er wurde schließlich wissenschaftlicher Berater des Luftfahrtministeriums und des Ministeriums für Flugzeugbau. 1935 hatte er ein Langstreckenradarsystem entwickelt, das Flugzeuge auf eine Entfernung von 60 Kilometern orten konnte. 1938 war bereits ein ganzes Netz von Radarstationen eingerichtet.

Den nächsten entscheidenden Fortschritt brachte 1939 die Einführung des ersten Hochfrequenzmikrowellensenders, des Mehrraum-

Rechts: Gemälde einer Küstenradarstation im Zweiten Weltkrieg.

Unten: Bild des Londoner Flughafens auf einem Radarschirm. Radar besitzt ein elektronisches Auge, das kein Tageslicht benötigt. Sein Wert ist für Flugzeuge bei Nacht oder Nebel unschätzbar.

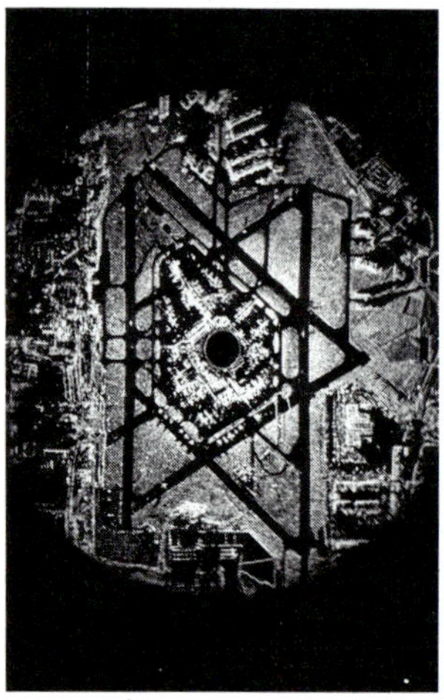

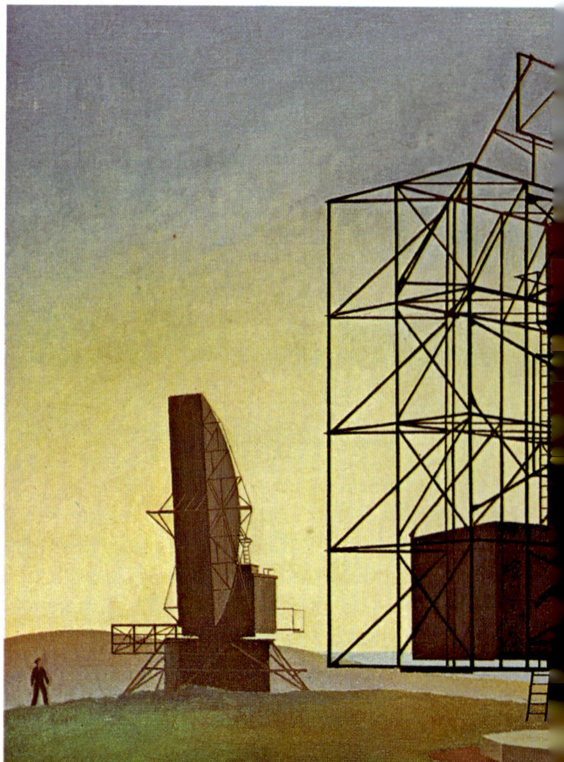

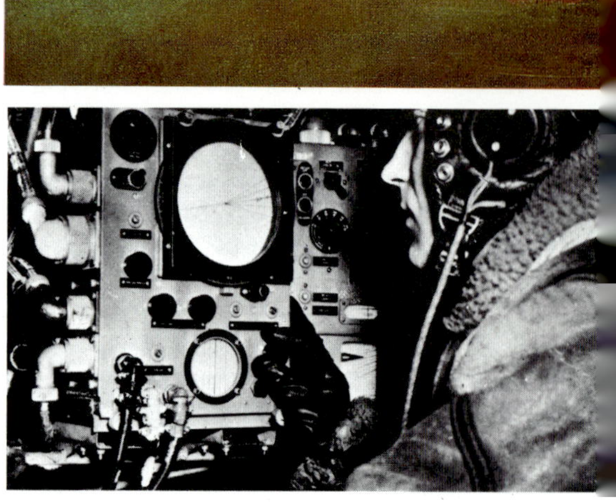

Rechts: Kathodenstrahlenröhre und Kontrollvorrichtung des Radarsystems H 28 bei einem Flugzeugeinsatz im Zweiten Weltkrieg.

Magnetrons. Diese streng geheime Erfindung verschaffte Großbritannien zu einem kritischen Zeitpunkt die Führung in der Radarforschung. Die Mikrowellen können zu einem schmalen Strahl gebündelt werden, der überaus genau ortet und auch bei Bewölkung und Nebel eingesetzt werden kann. Mikrowellenradar hatte auch den Vorteil, daß man mit viel kleineren Antennen senden und empfangen konnte, was transportable Radarstationen ermöglichte. Während der Schlacht um England konnte die britische Luftwaffe dank der von der Radar-Bodenkontrolle aufgefangenen Funksprüche ihre zahlenmäßig unterlegenen Jäger optimal einsetzen. Die deutsche Luftwaffe mußte sich bald auf Nachtangriffe beschränken. Nun wurden die britischen Jagdflugzeuge selbst mit Mikrowellen-Radargeräten ausgerüstet, so daß sie auch im Dunkeln Ziele angreifen konnten. Bei der Abwehr

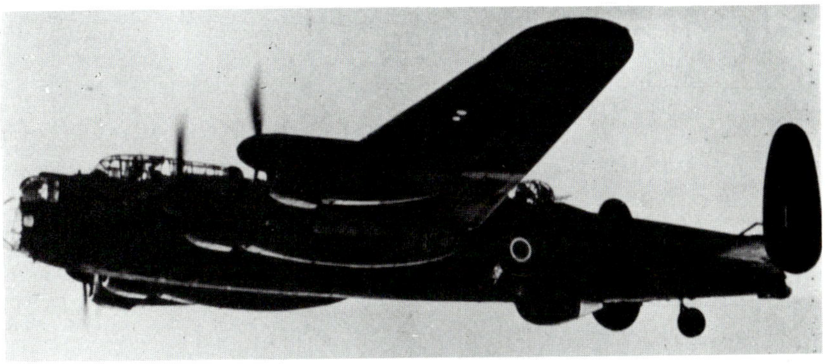

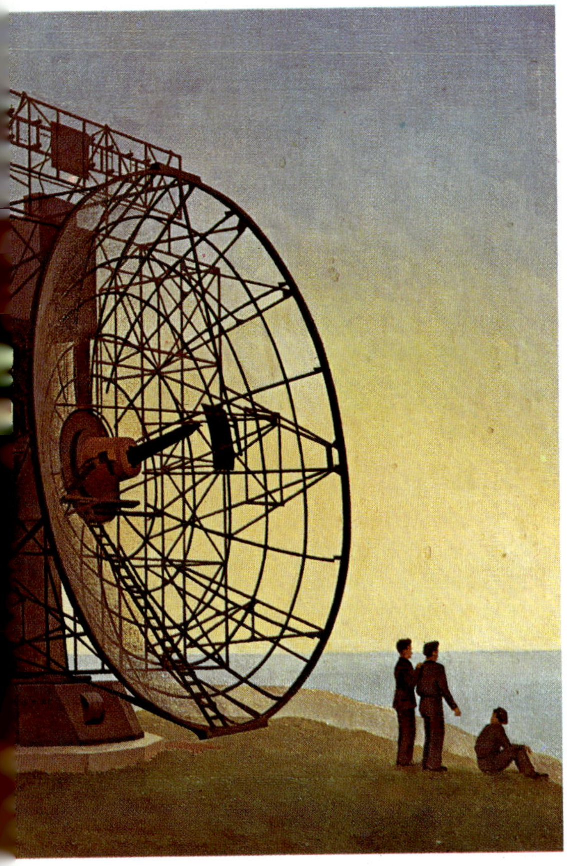

der deutschen V1- und V2-Raketen wurde Radar 1944 erneut eingesetzt. Einige V1-Raketen konnte man dadurch abfangen und die Flugbahn der V2-Raketen bis zu ihrem Startpunkt zurückverfolgen. Auch bei der Landung der Alliierten 1944 in der Normandie erfolgten die Angriffe auf deutsche Verteidigungsanlagen mit Hilfe von Radar ebenso wie die Bombenangriffe auf Deutschland in der Endphase des Krieges.

Danach wurde Radar auch zu nichtmilitärischen Zwecken eingesetzt. Es spielt eine unschätzbare Rolle in der Navigation von Schiffen, Flugzeugen, Satelliten und Raketen. Tornados, Orkane und Stürme können auf eine Distanz von über 300 Kilometern ausgemacht werden. Verkehrspolizisten können mit Radar die Geschwindigkeit vorbeifahrender Fahrzeuge messen. Radar wird auch zur Erforschung der Oberfläche anderer Planeten eingesetzt und zur exakten Bestimmung der Entfernungen zwischen den Planeten. Watson-Watt, zu Recht „Vater des Radars" genannt, hat durch seine Pionierleistung diese vielseitige Verwendbarkeit ermöglicht.

Oben: Die deutlich sichtbare Ausbuchtung an der Unterseite dieses Lancaster Bombers enthält die Drehantenne des H 25 Radarsystems.

Unten: Das gigantische Radioteleskop im Mullard Radio Observatory in Cambridge. Die Hohlspiegelantennen fangen Signale von Himmelskörpern auf und messen ihre Entfernung.

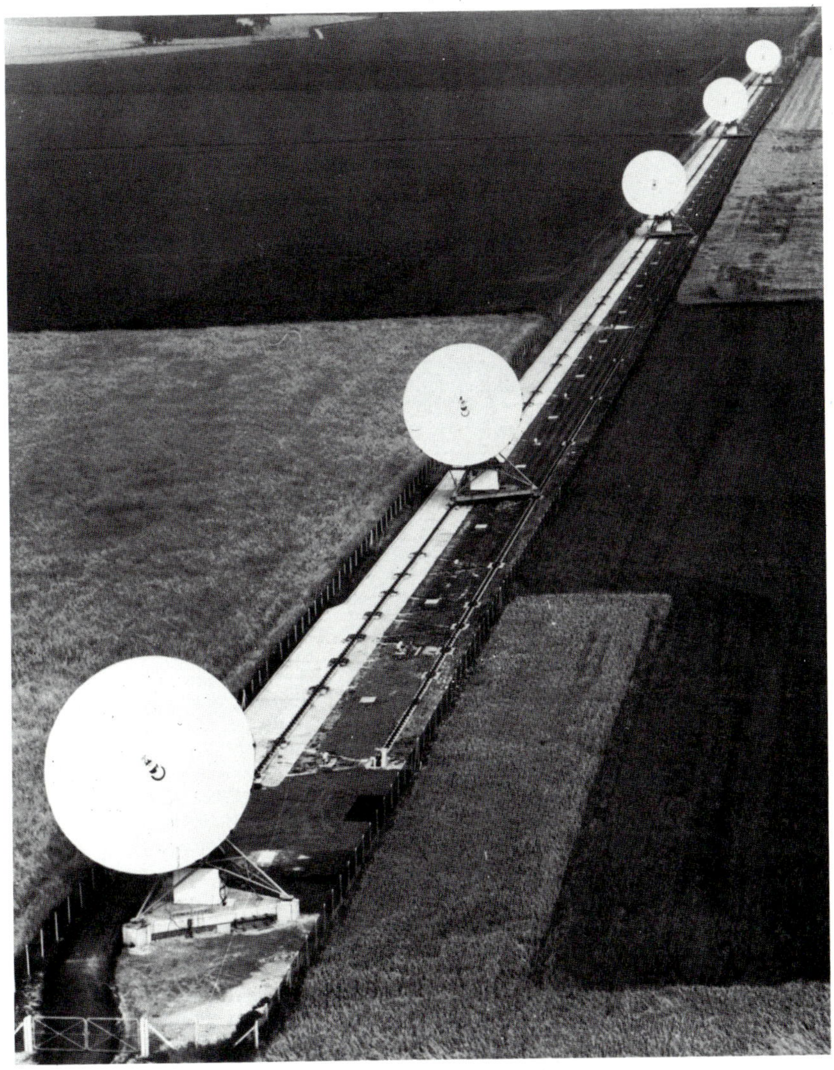

Wallace Hume Carothers

1896 – 1937

Der Forschungschemiker des Chemieunternehmens Du Pont, Wallace Hume Carothers, erfand Nylon, die erste Kunstfaser. Mit ihrer Herstellung begann die Entwicklung der synthetischen Textilindustrie.

Die erste künstliche Faser wurde von dem britischen Chemiker Sir Joseph Swan aus Nitrozellulose entwickelt. Sie war ein Nebenprodukt seiner Forschungen, die auf geeignete Fäden für Glühlampen abzielten. Swans Verfahren wurden von dem französischen Chemiker Hilaire Bernigaud de Chardonnet übernommen. Die Zellstofflösung wurde durch feinste Düsen in ein Spinnbad gepreßt und verzwirnt. Die Stränge wurden entschwefelt, um ihre Feuergefährlichkeit zu mindern. Das Produkt nannte man zunächst Kunst- oder Chardonnetseide und später wegen seines Glanzes „Reyon".

Es wurden verschiedene Arten von Reyon entwickelt, aber keine war ein völlig zufriedenstellender Ersatz für Seide und zudem

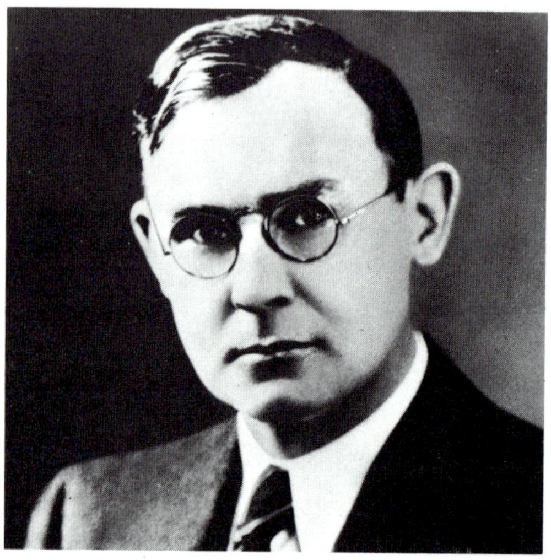

immer noch relativ teuer in der Herstellung und leicht brennbar. Nach dem Ersten Weltkrieg begann man ernsthaft nach einem Produkt zu forschen, das qualitativ gleichwertig oder besser als Seide und billig in der Herstellung ist. Für die Vereinigten Staaten war dies um so dringender, als sich die politischen und die Handelsbeziehungen zu Japan, dem bedeutendsten Lieferanten von Naturseide, zu verschlechtern begannen.

Man konzentrierte sich auf Polymerisation, die Zusammenlagerung einfacher Verbindungen zu großen Molekülen, ein damals in der Kunststoffindustrie weitverbreitetes Verfahren. Einer der an der Forschung beteiligten Chemiker war Wallace Hume Carothers, der Forschungsdirektor des führenden amerikanischen Chemieunternehmens Du Pont.

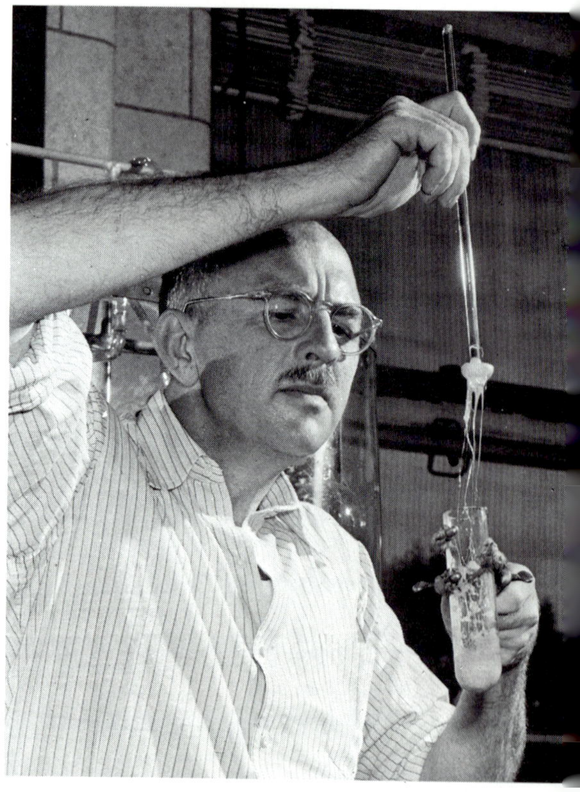

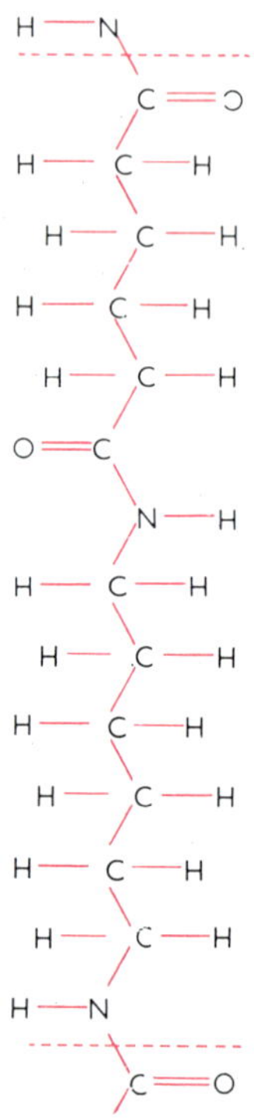

Oben: Das Nylonmolekül besteht aus mehrfachen Kombinationen von Kohlenstoff-, Wasserstoff- und Sauerstoffatomen. Einzelne Moleküle bestehen aus 100 oder mehr der hier abgebildeten Gruppen. Nylonfäden enthalten eine Million oder mehr Moleküle, die alle etwas von der Spannung aufnehmen, wenn der Faden gezogen wird.

Oben rechts: Die Entstehung einer rein synthetischen Faser. Der Chemiker Julian Hill von Du Pont zeigt, wie Anfang der dreißiger Jahre in Wilmington, Delaware, das geschmolzene Material aus einem Reagenzröhrchen gezogen wurde. Das sirupähnliche Material klebte an einem Glasstab und wurde zu einer dünnen Faser gezogen — dem Vorläufer des Nylons.

Carother studierte organische Chemie an der Universität von Illinois und in Harvard, bevor er mit 32 Jahren Forschungsdirektor wurde. Sein Spezialgebiet war die Polymerisation, auf die er zuerst bei der Erforschung der Molekularstruktur von Duftstoffen gestoßen war. Während der frühen dreißiger Jahre entwickelte er Nylon, ein Polyamid aus Adipinsäure und Hexamethylendiamin. Die ersten Fasern erwiesen sich jedoch als zu wenig strapazierfähig. Nach der Verbesserung des Verfahrens im Jahre 1935 stellte er die ersten Nylonfäden her, wobei die Polymere geschmolzen und ähnlich wie die Reyonfasern durch Spinndüsen gepreßt wurden.

Im Unterschied zu Reyon, das aus einem chemisch behandelten Naturprodukt bestand, wurde Nylon nur aus Chemikalien entwickelt. Es konnte dank seiner Elastizität und Stärke sowohl für Industrie als auch für Bekleidung verwendet werden. Nylonprodukte waren resistent gegen Fett, Schmutz und viele Reinigungsmittel.

Anfangs wurde Carothers Erfindung geheimgehalten. Carothers litt unter schweren

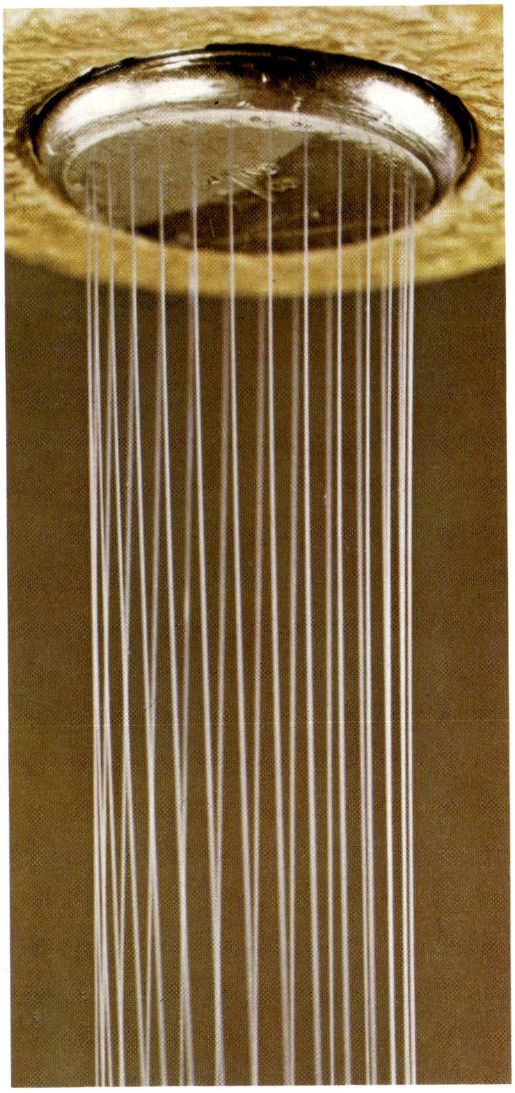

Links: Fäden aus Acetylzellulose werden gesponnen, indem eine Lösung durch eine Reihe feiner Düsen gepreßt wird. Wenn die Lösung austritt, verdampft das Lösungsmittel, und es bleiben feste Fäden zurück. Dieses sogenannte Trockenspinnverfahren wird zur Herstellung von Reyon benutzt.

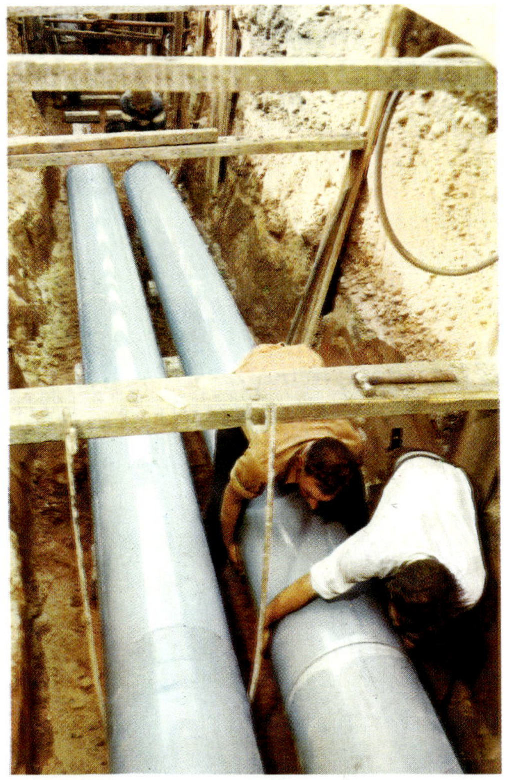

Rechts: Strangepreßt wurden auch diese Röhren mit einem Durchmesser von 45 Zentimetern, die hier von Arbeitern verlegt werden. Das feste Harz wurde durch eine Hitzekammer geschoben und das geschmolzene Material durch Öffnungen mit dem gewünschten Durchmesser gepreßt.

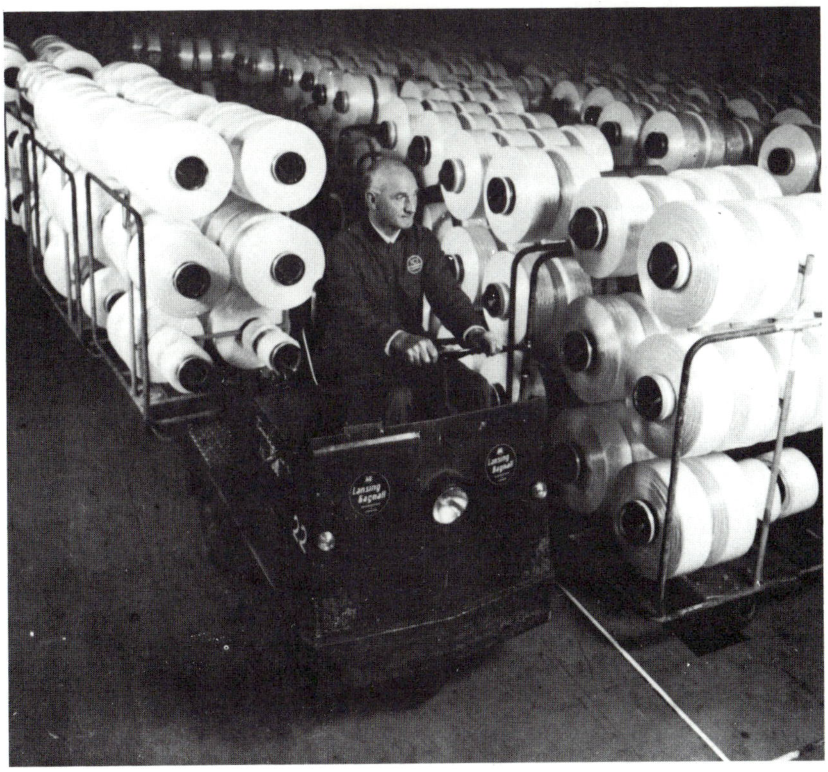

Unten: Nylongarnrollen bei Imperial Chemical Industries.

Depressionen und beging zwei Jahre nach Abschluß seiner Forschungen Selbstmord. Ein Jahr später, genau zu Beginn des 2. Weltkriegs, gab Du Pont öffentlich bekannt, daß die Produktion der neuen Kunstfaser aufgenommen werde. Sie ging fast ausschließlich an die US-Streitkräfte, wo sie unbegrenzte Anwendungsmöglichkeiten fand, insbesondere als Fallschirmmaterial.

Die ersten Nylonstrümpfe wurden 1938 produziert. Danach löste Nylon rasch Seide als Hauptmaterial für Wirkwaren und Unterwäsche ab. Ferner stellte man Angelleinen, Bürsten, Bettwäsche und chirurgische Fäden daraus her. Es konnte auch pulverisiert und wie Plastik heiß verformt werden.

Da Du Pont die Patentrechte behielt, intensivierten andere Forschungslabors ihre Anstrengungen, ebenfalls Textilfasern aus Polymeren herzustellen. „Terylene" (in den USA „Dacron" genannt) wurde 1941 in Großbritannien und „Orlon" nach 1950 in den Vereinigten Staaten entwickelt.

Mit Kunstfasern können viele Naturprodukte imitiert und manchmal übertroffen werden. Sie gehen nicht ein, sind mottensicher, im allgemeinen strapazierfähig und können mit Naturfasern kombiniert werden, um deren Tragequalitäten und Knitterfestigkeit zu erhöhen. Andererseits lassen sich Kunstfaserstoffe unter Hitze dauerplissieren. Sie haben in der Industrie über die Kleider- und Möbelbranche hinaus weite Verbreitung gefunden.

Sir John Douglas Cockcroft

1897 – 1967

Sir John Douglas Cockcroft, einer der führenden Wissenschaftler seiner Generation, zählt zu den Vaterfiguren der modernen Kernphysik. Zusammen mit seinem Kollegen Ernest T. S. Walton entwickelte er den Cockcroft-Walton-Teilchenbeschleuniger, ein äußerst wichtiges Forschungsgerät der Kernphysik, mit dem sie 1932 den Atomkern von Lithium spalteten. Das war die erste künstlich herbeigeführte Kernspaltung. Sie wurden dafür 1951 mit dem Nobelpreis für Physik ausgezeichnet.

Cockcroft wurde in Yorkshire geboren und begann 1914 an der Universität Manchester sein Mathematikstudium. Einer seiner Dozenten war Ernest Rutherford. Nach einem Jahr wurde Cockcroft als Fernmelder zur Artillerie eingezogen und studierte nach dem Krieg Ingenieurwissenschaften und dann Mathematik an der Universität Cambridge.

Nach seinem Examen ging er 1922 an das Cavendish-Laboratorium als Mitglied des berühmten Forscherteams um Ernest Rutherford. In diese Gruppe von Physikern und Wissenschaftlern, die hauptsächlich in Grundlagentheorie ausgebildet waren, brachte er wertvolle praktische Fähigkeiten ein. Er und Walton begannen 1929 an ihrem Protonenbeschleuniger zu arbeiten.

Teilchenbeschleuniger dienen dazu, Partikel bis zu sehr hohen Geschwindigkeiten zu beschleunigen, um ihre Energie zu erhöhen. Man erreicht das, indem man die Partikel durch sehr hohe Spannungen schleust. Das elektrische Feld, das um die Bahn der Teilchen entsteht, erhöht ihre Geschwindigkeit. Als die Erforschung der Atomstruktur größeren Umfang annahm, benötigten die Physiker entsprechende Mengen hochenergetischer Teilchen, um Atome zu bombardieren, was zum Entwurf funktionsfähiger Beschleunigeranlagen anregte.

Robert Jemison van de Graaff, ein amerikanischer Atomphysiker, baute 1931 seinen ersten Teilchenbeschleuniger, einen Bandgenerator. Ein Jahr später konnten Cockcroft und Walton ihren Protonenbeschleuniger te-

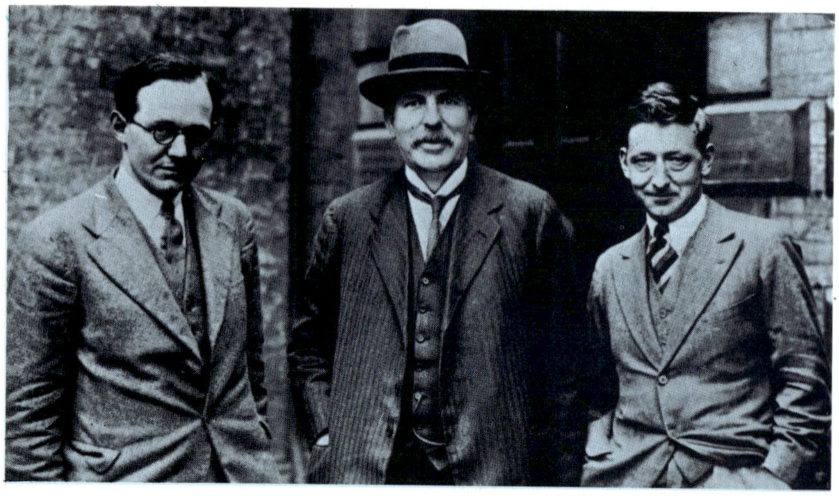

Oben: Die Männer, die das Atom spalteten. Von links nach rechts: Ernest Walton, Lord Rutherford, John Douglas Cockcroft.

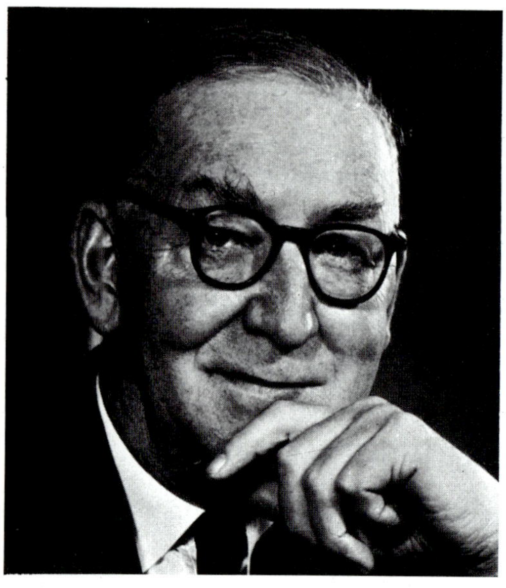

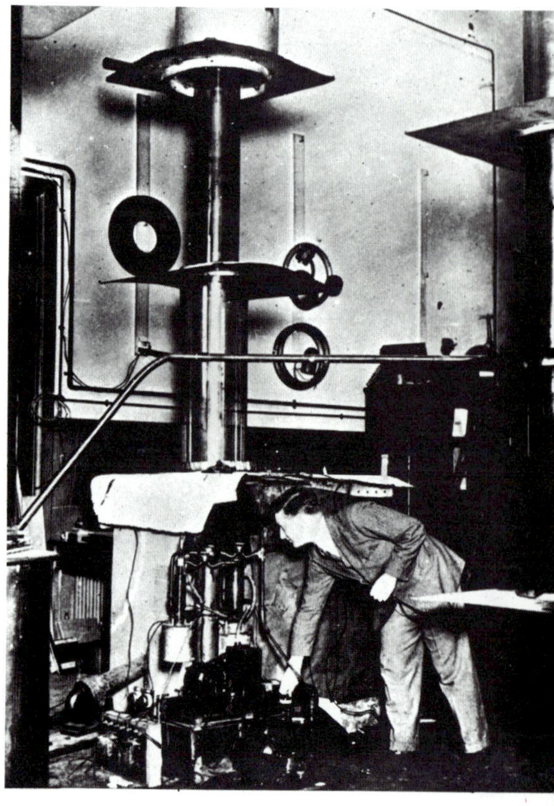

Unten rechts: Die Entladungsröhre, in der Cockcroft und Walton Lithium mit hochbeschleunigten Protonen beschossen.

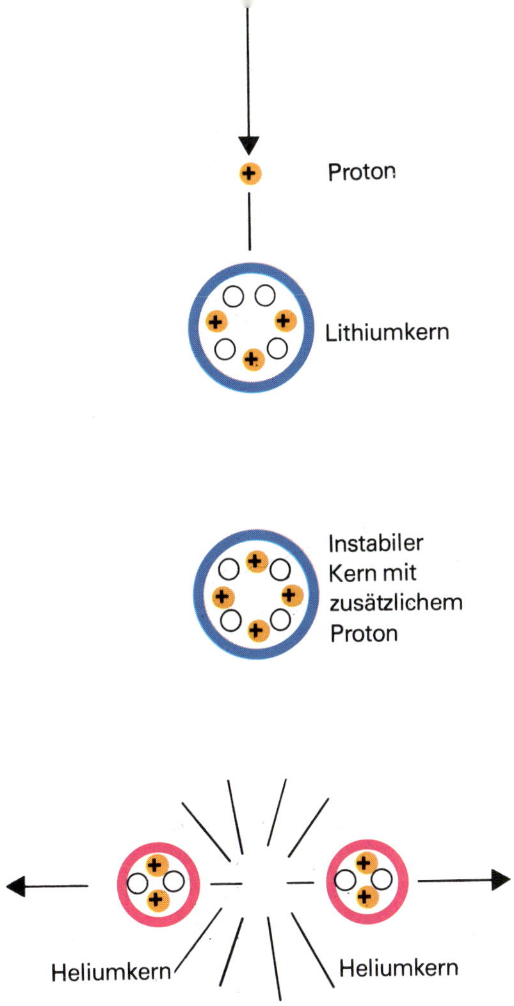

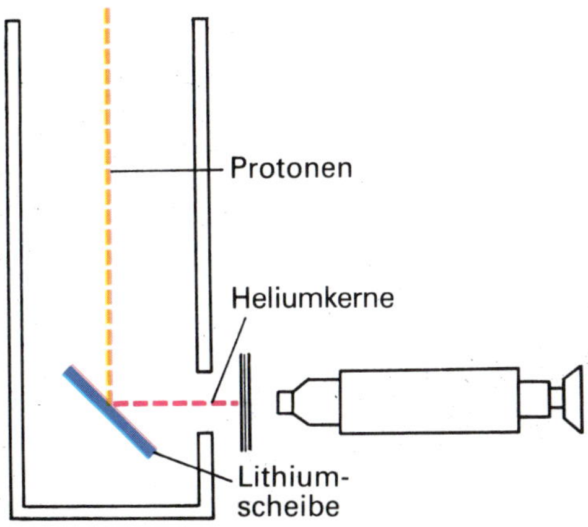

Oben links: Cockcroft und Walton lenkten hochenergetische Wasserstoffkerne (Protonen) in einem sehr dünnen Strahl auf ein Ziel aus Lithium. Die direkt getroffenen Lithiumkerne zerplatzten. Die Fragmente stellten sich als Heliumkerne heraus, deren Aufschlag auf einen Leuchtschirm mit einem Mikroskop (unteres Schaubild) verfolgt werden konnte. Die freigesetzte Energie stammte aus der Zertrümmerung eines Materiequantums.

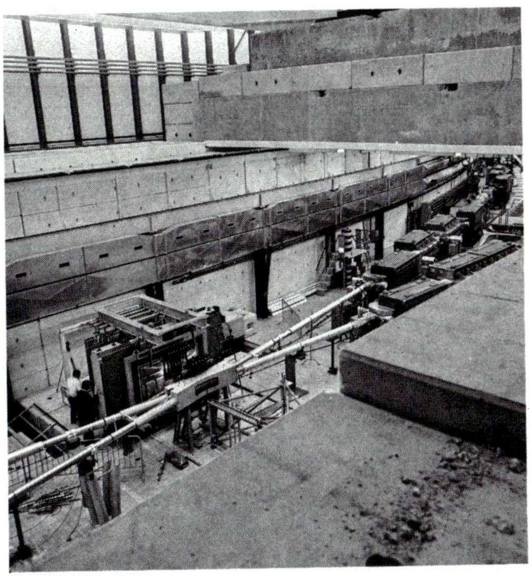

Unten links: Riesiger Teilchenbeschleuniger im Europäischen Kernforschungszentrum CERN in Genf.

Mitte: Späterer Cockcroft-Walton-Beschleuniger für positive Ionen mit einer Nahaufnahme der Beschleunigerspirale (rechts).

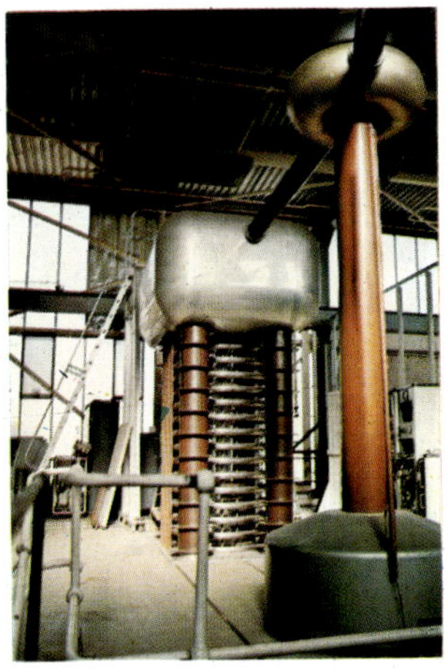

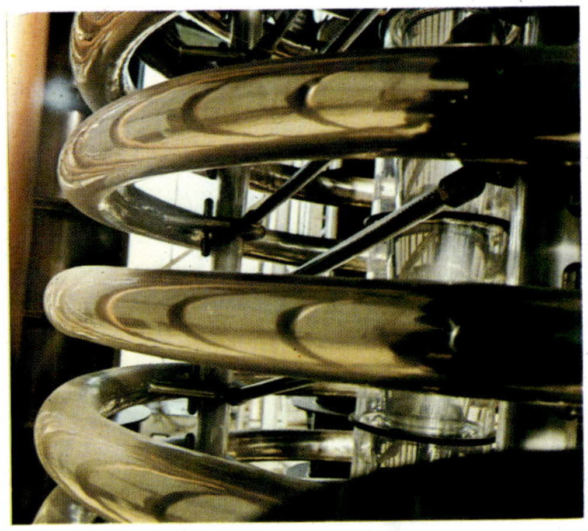

sten. Er bestand aus einer Vakuumröhre durch die ein Strom von Wasserstoffionen (Protonen) floß. Gleichrichter lenkten ihn in eine Richtung, und Kondensatoren sorgten für gleichbleibende Spannung. Dieses System fungierte als Influenzmaschine. Cockcroft und Walton konnten die Geschwindigkeit der Protonen bis zu dem Punkt erhöhen, an dem die Spannung hoch genug war, um den Lithiumatomen so viel Energie zuzuführen, daß sie sich in je zwei Heliumatome umwandelten. Das war das erste Beispiel einer künstlichen Kernumwandlung.

Der Cockcroft-Walton-Beschleuniger wurde viele Jahre lang rund um die Welt in den Forschungslaboratorien verwandt. Außer in der Atomforschung werden Teilchenbeschleuniger auch in der Industrie eingesetzt, z.B. um Blasen in Metallverschalungen aufzuspüren, und in der Medizin zur Behandlung von Krebs. Die heutigen Beschleuniger sind oft riesige Geräte, die den Teilchen Energie von mehreren Millionen Volt zuführen.

Kurz vor dem Zweiten Weltkrieg beteiligte sich Cockcroft am Aufbau des Radarüberwachungssystems, das nach der Erfindung Robert Watson-Watts in Angriff genommen wurde. Während des Krieges wurde er 1941 Leiter des Forschungs- und Entwicklungsamtes der Luftabwehr. 1944 übernahm er die Leitung der Atomenergie-Kommission des Nationalen Forschungsrats in Kanada. Damit war der nächste Abschnitt seiner Laufbahn vorgezeichnet, in der er sich als hervorragender Wissenschaftsorganisator erwies. Zwischen 1946 und 1958 war er Direktor des neugegründeten Atomforschungszentrums Harwell in Großbritannien. 1959 kehrte er ins akademische Leben zurück als Rektor des Churchill College in Cambridge. Er machte dieses neugegründete College zu einer hervorragenden akademischen Institution und blieb im Amt, bis er mit 70 Jahren plötzlich starb.

Frédéric und Irène Joliot-Curie

1900–1958 1897–1956

Der französische Physiker Jean Frédéric Joliot änderte seinen Namen, als er Irène Curie heiratete, die Tochter des berühmten Ehepaares Pierre und Marie Curie, der Entdecker des Radiums. Auch Frédéric und Irène vollbrachten eine bemerkenswerte wissenschaftliche Leistung, als sie gemeinsam ein Verfahren zur künstlichen Erzeugung von Radioaktivität entdeckten. Ihre Arbeit führte direkt zur Herstellung einer Reihe künstlicher radioaktiver Elemente, der Radioisotopen, die heute in der Medizin, der Industrie und der wissenschaftlichen Forschung vielfach angewandt werden.

Frédéric studierte in Paris Maschinenbau und Chemie und wurde 1925, kurz nach seinem Examen, Forschungsassistent bei Marie Curie. Bald darauf verlobte er sich mit ihrer Tochter Irène, seiner Kollegin. Sie heirateten 1926 und begannen mit gemeinsamer wissenschaftlicher Arbeit.

1934 machten sie ihre historische Entdeckung, als sie beinahe zufällig das erste künstliche radioaktive Element herstellten. Sie untersuchten die Wirkung von Alphateilchen, mit denen sie Leichtmetallziele wie Aluminium beschossen. Überrascht stellten sie fest, daß ihr winziges Aluminiumziel nach intensivem Beschuß radioaktiv geworden zu sein schien. Bei sorgfältiger Untersuchung stellten sie fest, daß es nicht mehr nur aus Aluminium bestand, sondern sich zum Teil in Phosphor umgewandelt hatte. Der Kern seiner Atome enthielt jedoch mehr Neutronen als üblich und war deshalb weit schwerer, unbeständig und radioaktiv. Der Beschuß von Bor ergab radioaktiven Stickstoff und der von Magnesium radioaktives Silizium. Damit hatten sie erstmals künstliche Radioaktivität erzeugt. Ihre Entdeckung, für die sie 1935 den Nobelpreis für Chemie erhielten, war der schlüssige Beweis, daß nicht nur schwere Elemente wie Uran radioaktiv sind, sondern jedes andere ebenso, wenn man es in ein Radioisotop umwandelt.

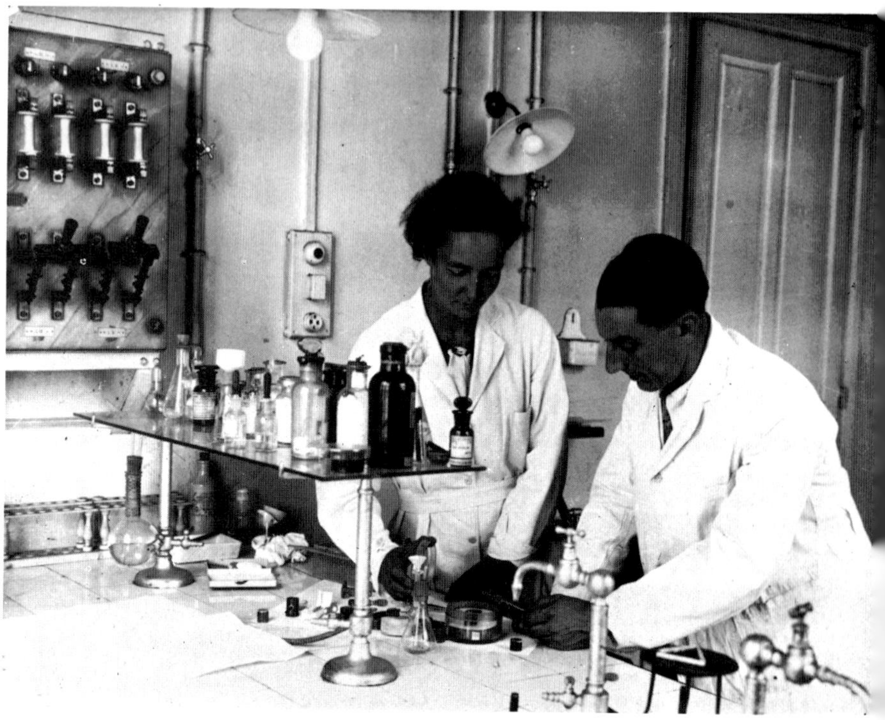

Oben: Die Joliot-Curies bei der Arbeit in ihrem Labor.

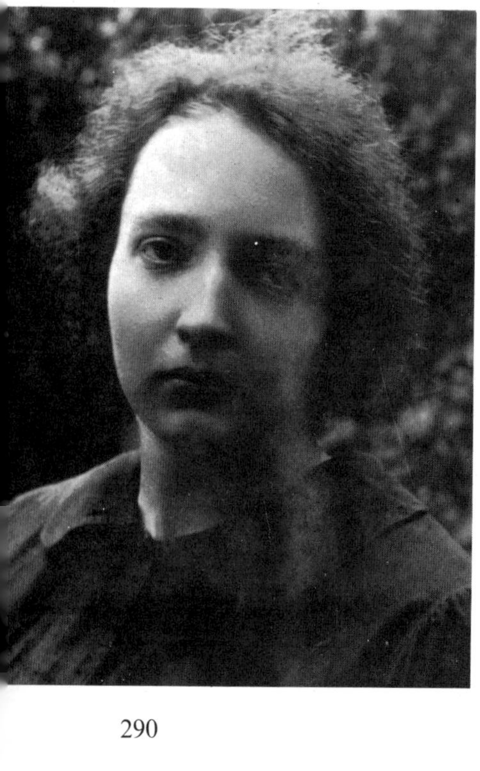

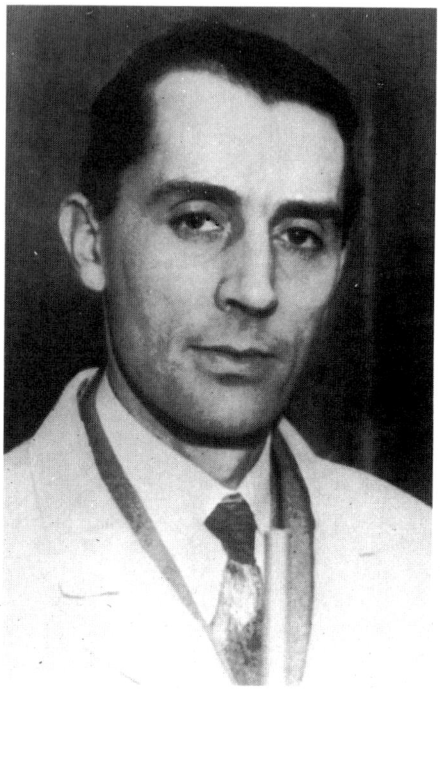

Ende der dreißiger Jahre, als die Kriegsgefahr immer drohender wurde, begannen die Joliot-Curies an der Kernspaltung von Uran zu arbeiten. Dieses Verfahren, das große Energiemengen durch die Spaltung von Urankernen freisetzt, liegt den Kernreaktoren zugrunde. Die Joliot-Curies erzielten rasche Fortschritte beim Entwurf des ersten funktionstüchtigen Reaktors, als die deutsche Besetzung ihre Arbeit jäh unterbrach.

Sie waren heftige Gegner der Nazis und entschlossen, ihnen nicht die kleinste Information über Kernforschung in die Hände fallen zu lassen. Entscheidend für den Bau eines Kernreaktors und der ersten Atombombe war die Herstellung von schwerem Wasser, in dem das Wasserstoffatom durch sein schwereres Isotop, das Deuterium, ersetzt wird. Schweres Wasser wird in Atomreaktoren als Moderator verwandt, um die Geschwindigkeit der Neutronen zu mindern, die dann eher Kernspaltungen auslösen. Die einzige Anlage, die damals ausreichende Mengen schweren Wassers herstellen konnten, war in Norwegen, und Frédéric überredete den französischen Verteidigungsminister, den Vorrat aufzukaufen. Diese wertvolle Fracht wurde dann nach Paris geschmuggelt — einen Monat vor der Invasion Norwegens. Als Frankreich besetzt wurde, sorgte Frédéric Joliot-Curie dafür, daß die Vorräte nach Großbritannien geschafft wurden.

Während des Krieges blieben die Joliot-Curies in Frankreich. Sie arbeiteten in der Résistance und vereitelten die deutschen Bemühungen, sich französische Erfahrungen in der Kernforschung anzueignen.

Nach dem Krieg wurde die Arbeit der Joliot-Curies von den Behörden behindert, denen sie politisch verdächtig waren. Unter dem Druck der Besatzungszeit hatte sich ihre von jeher linke Einstellung verstärkt, so daß sie danach in die Kommunistische Partei eintraten. Man gestattete ihnen, sich 1948 maßgeblich am Bau des ersten europäischen Kernreaktors zu beteiligen, entließ sie jedoch bald ohne Erklärung. Danach wurden sie trotz ihrer früheren Leistungen und ihres heroischen Widerstands im Krieg von der etablierten Wissenschaft ignoriert.

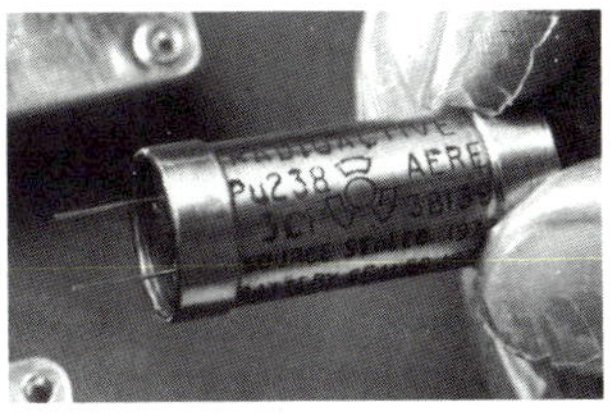

Oben: Eine Miniatur-Kernbatterie. Sie wird unter anderem in Herzschrittmachern verwandt.

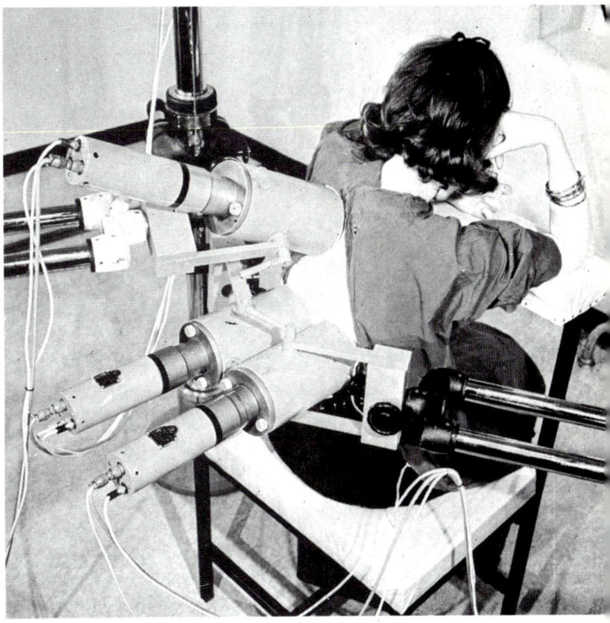

Oben rechts: In den Nieren und im Herzen eingesetzte Detektoren, um die Strahlungsintensität injizierter Radioisotope zu kontrollieren.

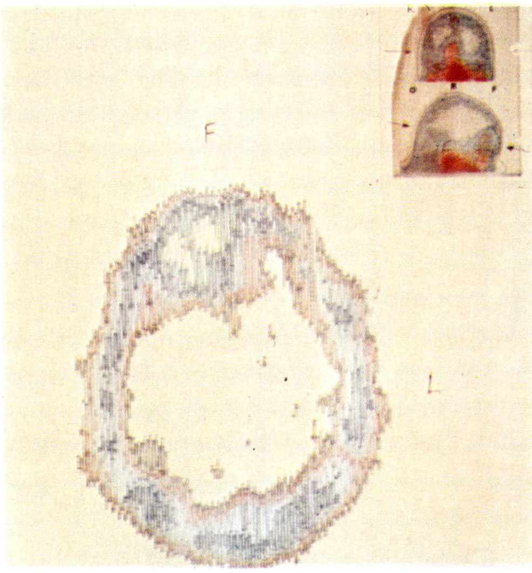

Mitte rechts: Kolorierte Röntgenschichtaufnahme des Gehirns. Das Bild entsteht durch die Strahlung der Gewebe nach intravenöser Injektion einer radioaktiven Substanz. Rot bedeutet maximale Radioaktivität, schwarz Nichtvorhandensein.

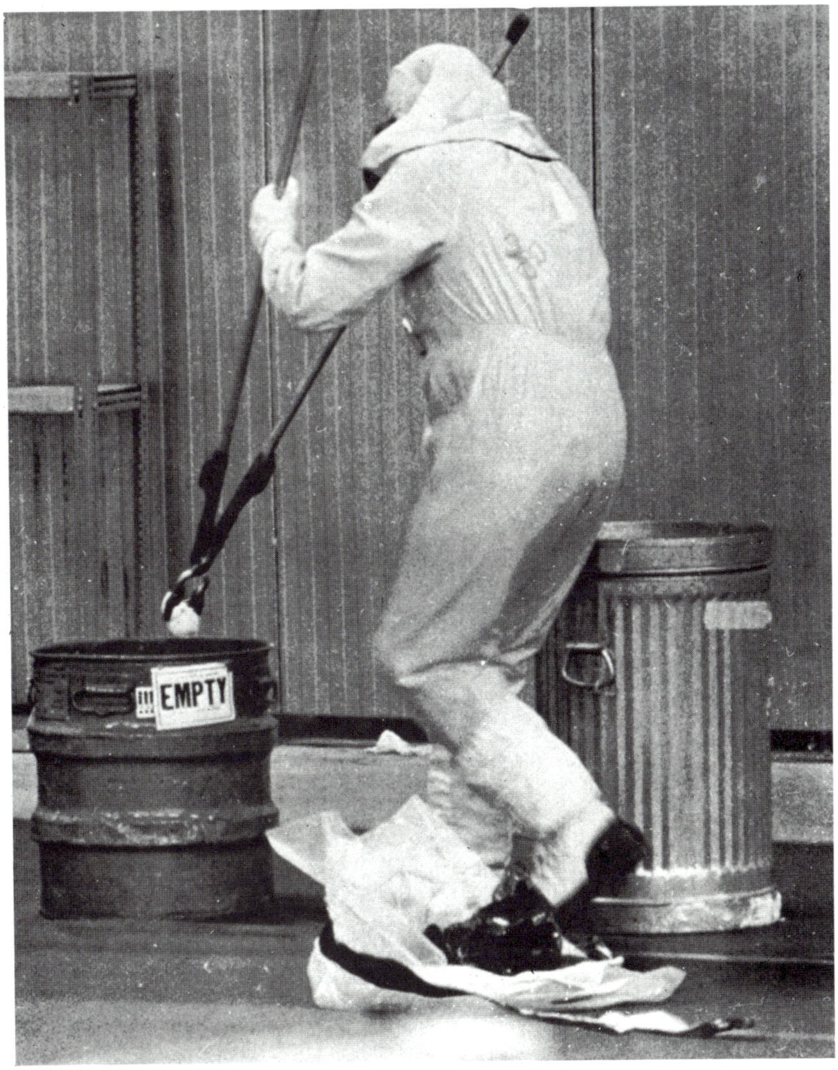

Unten links: Radioaktiver Abfall, in eine Mülltonne umgepackt.

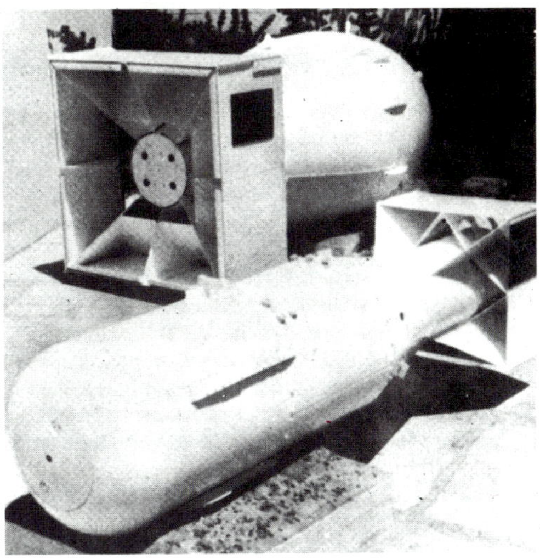

Unten rechts: „Fat Man“ (hinten), die Bombe, die auf Nagasaki geworfen wurde, basierte auf dem Radioisotop Plutonium 239.

Enrico Fermi

1901 – 1954

Der italienische Physiker Enrico Fermi wurde durch den Entwurf und die Konstruktion des ersten Kernreaktors zum Mitbegründer des Atomzeitalters. Fermi löste vor allem das Problem, eine nukleare Kettenreaktion durch einen Regelmechanismus zu steuern.

Fermi wurde in Rom geboren und studierte Physik an der Universität Pisa, wo er 1922 promovierte. Er befaßte sich intensiv mit Forschungsarbeiten über das Neutron, für die er 1938 mit dem Nobelpreis ausgezeichnet wurde. Mussolini forderte Fermi auf, zur Preisverleihung in Stockholm in einer faschistischen Uniform zu erscheinen. Fermi, ein überzeugter Antifaschist, weigerte sich. Die italienische Presse startete wütende Angriffe auf ihn, und Fermi reiste mit seiner jüdischen Frau von Stockholm aus in die Vereinigten Staaten, wo sie sich in Chikago niederließen.

Die Wissenschaftler wußten, daß das radioaktive Element Uran den Zugang zu riesigen Mengen billiger Energie eröffnen kann. Das Problem bestand in der Erschließung, ohne zugleich eine Kernexplosion auszulösen. Die Spaltung des Uranatoms ist die Energiequelle. Bei der Spaltung, dem Auseinanderbrechen einzelner Atome eines Elements in zwei neue Atome eines anderen Elements, werden Neutronen und Energie in Form von Wärme und Licht freigesetzt. Die Neutronen können die Spaltung weiterer Atome bewirken und damit eine selbtätige Kettenreaktion auslösen, die theoretisch für einen konstanten Fluß von Spaltungsenergie sorgen würde. Vor allem galt es zu verhindern, daß die Kettenreaktion zu sehr beschleunigte, was zu Überhitzung und schließlich zu einer Atomexplosion führen würde.

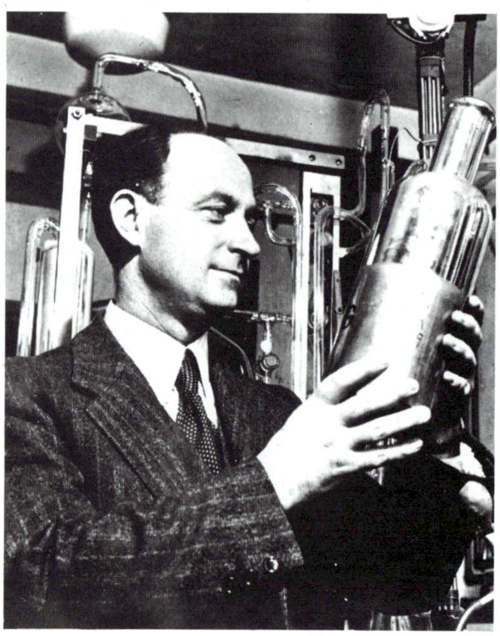

Mehrere bedeutende Wissenschaftler, darunter Fermi und Albert Einstein, erkannten, daß der Spaltungsprozeß zum Bau einer verheerenden Waffe benutzt werden konnte — der Atombombe. In einem Brief warnten sie Präsident Roosevelt vor den Folgen, wenn Hitler eine solche Waffe bauen ließ. Die amerikanische Regierung reagierte sofort und

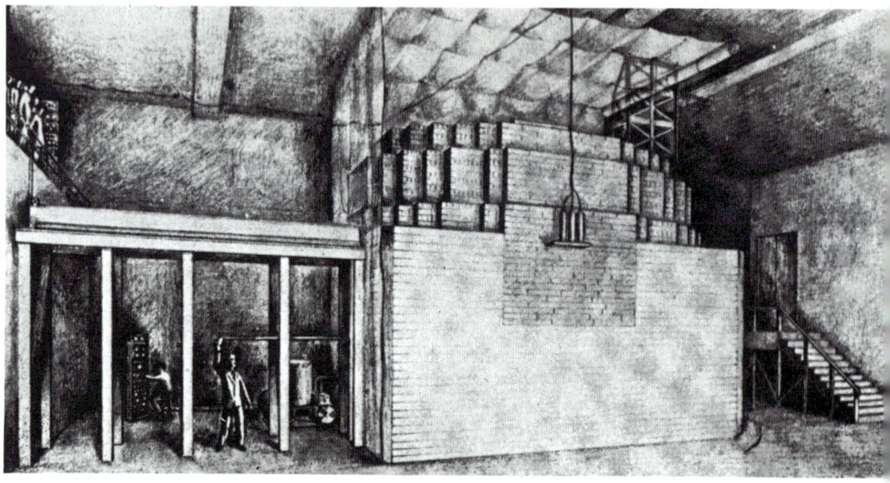

Oben: Skizze des ersten Kernreaktors, in dem am 2. Dezember 1942 eine Kettenreaktion stattfand. Er war der erste Atommeiler überhaupt.

Unten rechts: Uranerzbarren von ungefähr 60 Zentimeter Durchmesser.

ernannte Fermi zum Leiter eines Forschungsteams, das den ersten funktionsfähigen Kernreaktor entwerfen sollte. Fermis Kenntnisse in Neutronenphysik brachten ihn bald auf ein Verfahren, mit dem die Kettenreaktion sich unter Kontrolle halten ließ. Er beschloß, einen Regelmechanismus aus neutronenabsorbierenden Cadmiumstäben zu verwenden, die entsprechend der gewünschten Reaktorleistung mehr oder weniger weit in das Reaktorinnere eingeschoben werden konnten.

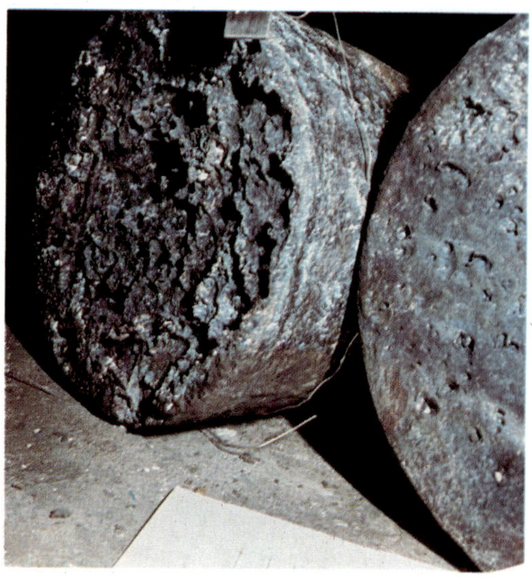

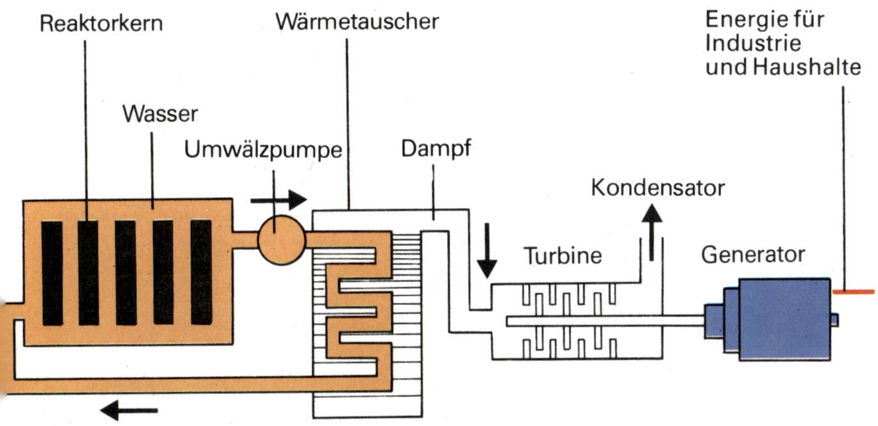

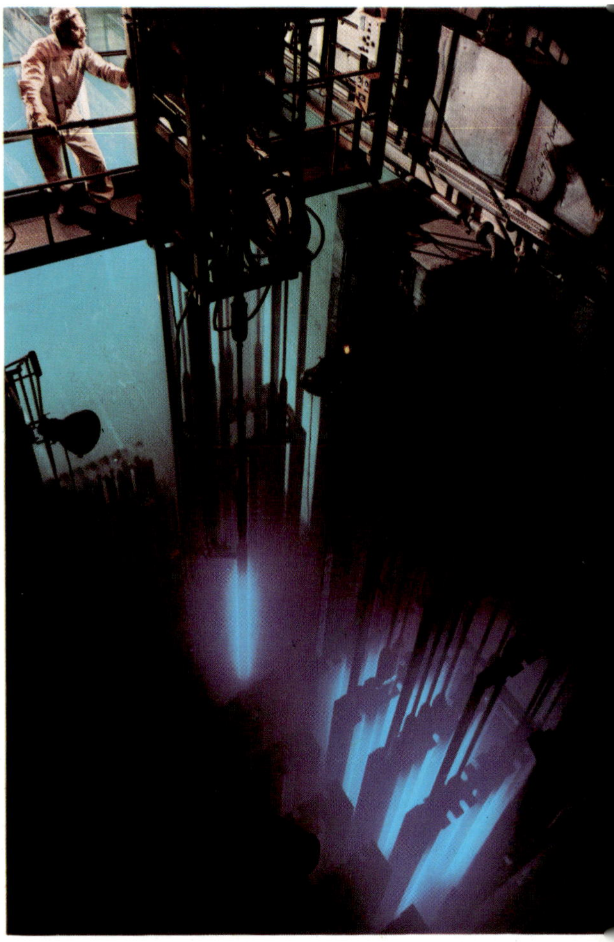

Oben: Gewinnung von Kernenergie im Ablauf.

Rechts: Die Brennstoffplatten im Wasserkessel des Druckwasserreaktors in Winfrith, Großbritannien. Die Cerenkov-Strahlung ist deutlich zu erkennen.

Links: Brennstoffelemente eines modernen gasgekühlten Reaktors.

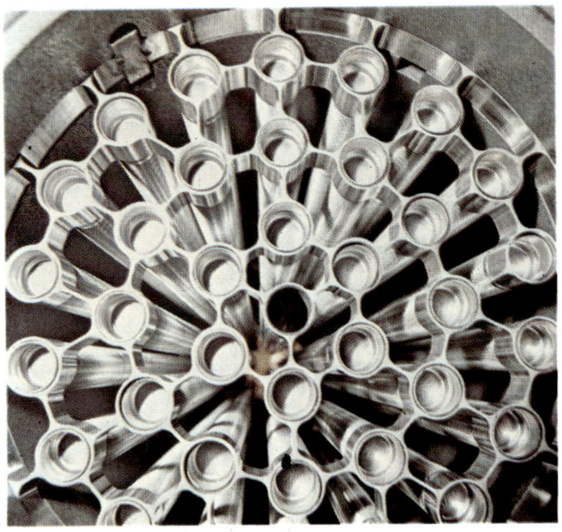

Fermi und sein Team begannen mit dem Bau und konnten 1942 den ersten Test vornehmen. Für Fermi war das ein entscheidender Augenblick. Wenn seine Konstruktion fehlerhaft war, konnte sich der Reaktor rasch in eine Bombe verwandeln und Chikago weitgehend zerstören. Am 2. Dezember wurden auf einem Sportgelände der Universität einige Cadmiumstäbe des Reaktors herausgezogen, und die Spaltung begann. Als mehr Stäbe entfernt wurden, entstand eine selbsttätige Kettenreaktion. Durch entsprechende Regulierung wurde bald klar, daß Fermis Idee richtig und der Reaktor unter Kontrolle war. Die verschlüsselte Erfolgsmeldung an die Regierung lautet: „Der italienische Steuermann ist in die Neue Welt eingefahren.“ Fermis Leistung war in der Tat der Vorbote einer neuen Welt — einer Welt, in der die Aussicht auf unbegrenzte Energiequellen von ihren potentiellen Gefahren überschattet wird.

Seit Fermis historischem Experiment hat sich die Technologie der Kernreaktoren ungeahnt weiterentwickelt und neue komplizierte Regelmechanismen hervorgebracht, um die Energieleistung zu steuern und die Strahlungsintensität zu überprüfen. Aber die Gefahr selbst eines einzigen atomaren Unfalls, der ganze Städte zerstören kann, sowie die Probleme der Lagerung der todbringenden Reaktorabfälle haben zu einer öffentlichen Debatte geführt, die zu Fermis Zeiten unvorstellbar gewesen wäre. Zum ersten Mal diskutieren die Menschen ernsthaft, ob man den Einsatz von Kernenergie fördern, begrenzen oder ganz stoppen soll.

Unten: *Nautilus,* das erste durch einen Kernreaktor angetriebene U-Boot der USA (1955).

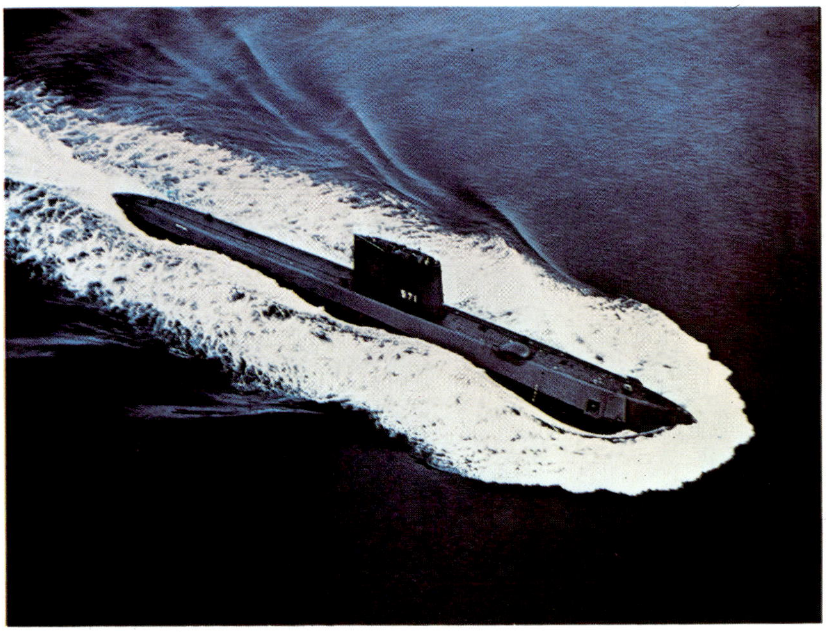

Felix Wankel
*1902

Viele Ingenieure hatten erkannt, daß sich viel Energie und Platz sparen ließe, wenn die Benzinverbrennung direkt, statt über die lineare Kolbenbewegung in Rotationsenergie umgesetzt werden könnte. Mehrere Motoren wurden gebaut, aber keiner stützte sich so konsequent auf das Drehkolbenprinzip wie der von Felix Wankel entworfene.

Felix Wankel wurde in Lahr geboren. Ende der dreißiger Jahre und im 2. Weltkrieg arbeitete er an der Erforschung von Drehventilen und Ventilverschlußverfahren. 1951 trat er in eine Neckarsulmer Motorenfabrik ein und begann einen Drehkolbenmotor zu konstruieren. 1957 hatte er einen funktionierenden Prototyp hergestellt und eine ganze Reihe von Patenten angemeldet, auch für die erforderlichen Spezialwerkzeuge.

Der Wankel-Drehkolbenmotor unterscheidet sich vom herkömmlichen Viertaktverbrennungsmotor Nikolaus Ottos darin, daß die Kolben sich nicht im Zylinder auf und ab bewegen. Statt dessen ist der dreieckige Kolben selbst der Rotor. Er dreht sich in einem ovalen, in der Mitte leicht verengten Gehäuse. Seine Spitzen sind genau in die Gehäusewand eingepaßt, so daß drei voneinander abgeschlossene sichelförmige Kammern entstehen. Dreht sich der Kolben, führt ein Vergaser nacheinander in jeden Abschnitt ein Treibstoff-Luft-Gemisch ein, das verdichtet und dann durch eine Zündkerze entzündet wird; die Gase dehnen sich aus und werden durch ein Auslaßventil ausgestoßen. Sowohl Einlaß-wie Auslaßventil öffnen und schließen sich automatisch durch die Kolbenbewegung. Auf diese Weise verrichtet der Drehkolbenmotor mit jeder Umdrehung dreimal Nutzarbeit, während dies beim Ottomotor nur bei jedem vierten Takt der Fall ist. Eine mit dem Rotor gekoppelte Mittelwelle bewirkt die Umdrehung. Der Rotor selbst ist über ein Getriebe mit einer Abtriebswelle verbunden, das dreimal soviel Zähne hat wie das Getrie-

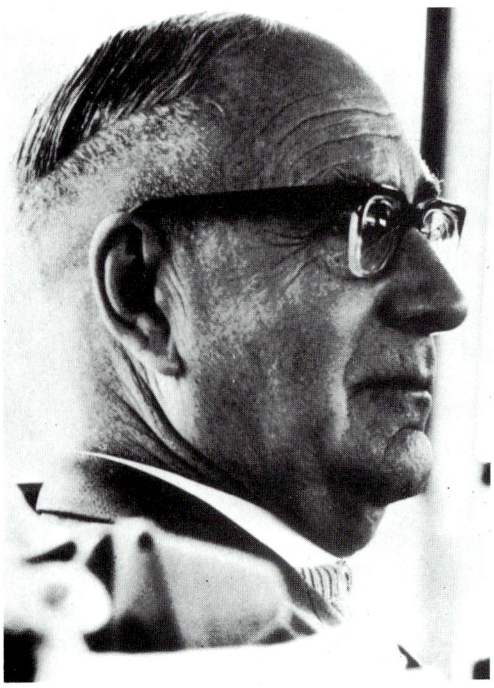

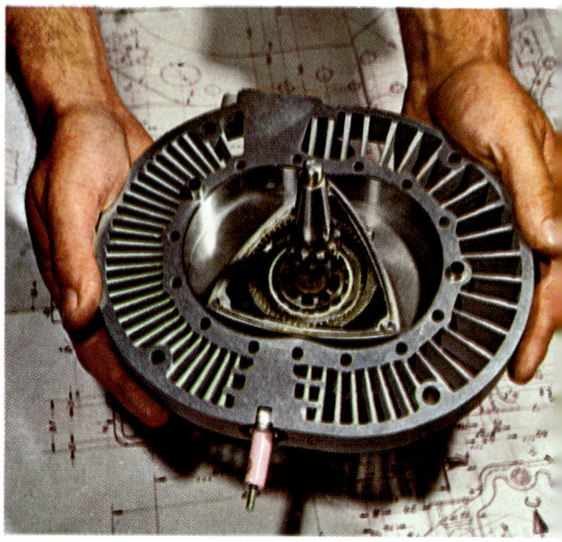

Rechts: Der Querschnitt durch einen Wankelmotor zeigt den Drehkolben, Hauptwelle und Getriebe in der Verbrennungskammer sowie die Rippen der Wasserkühlung.

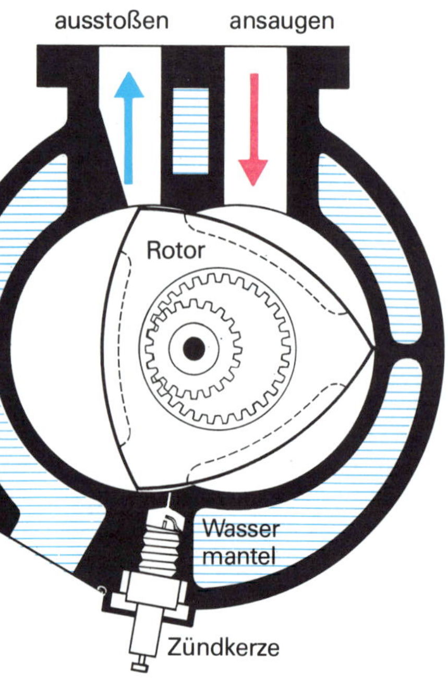

Rechts: Der innere Aufbau des Wankelmotors. Wenn sich der Kolben um das mittlere Zahnrad (das Antriebsrad) dreht, bleiben die drei Spitzen des Dreiecks in beständigem Kontakt mit den Innenwänden des Gehäuses. Ein Luft-Treibstoff-Gemisch wird durch den Einlaßkanal angesaugt und im Verlauf der Kolbendrehung komprimiert. Dann wird das Gemisch von einer Zündkerze zur Explosion gebracht, wodurch der Antrieb erfolgt. Durch die Ausstoßöffnungen werden die Abgase ausgepufft, und der ganze Vorgang wiederholt sich.

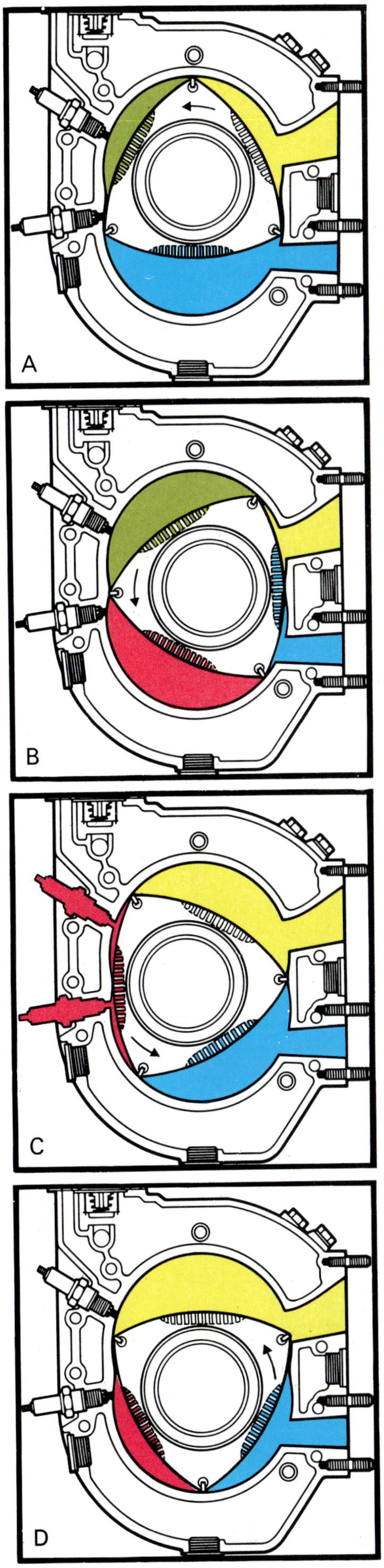

Links: Phasen im Viertaktsystem des NSU-Wankelmotors. Treibstoff (gelb) tritt ein und wird komprimiert (braun). Zwei Zündkerzen entzünden gleichzeitig den Treibstoff (jetzt rot), und schließlich werden die Abgase (blau) durch den Drehkolben ausgestoßen.

Mitte rechts: Der im NSU RO 80 verwendete Wankelmotor.

Unten rechts: Blick in den NSU RO 80.

berad der Abtriebswelle, so daß dieses sich dreimal so schnell wie der Rotor selbst dreht.

Der so beschaffene Motor läuft außerordentlich ruhig und ist viel kleiner als der Ottomotor bei gleicher Leistung. Der Wankelmotor hat zwei weitere Vorteile, die ihn zum Motor der Zukunft machen. Er benötigt weniger Treibstoff und besteht aus weniger Einzelteilen, was die Herstellung verbilligt.

Das Hauptproblem besteht darin, daß die Spitzen des Kreiskolbens fest im Gehäuse sitzen müssen. Jede Verbindung zwischen den Kammern führt zur Minderung der Kompression und damit der Leistung. Wankel konstruierte daher ein entsprechendes Dichtlippensystem.

Das erste von einem Wankelmotor angetriebene Auto wurde 1968 in Deutschland gebaut. Seine Überlegenheit über den Ottomotor veranlaßte ausländische Automobilhersteller, Lizenzen zu erwerben, u.a. General Motors in den Vereinigten Staaten, Rolls Royce in Großbritannien, Alfa Romeo in Italien, Citröen in Frankreich und Toyota in Japan. In einem dieser Werke schätzt man, daß in den achtziger Jahren 8 von 10 der dort produzierten Autos einen Wankelmotor haben werden.

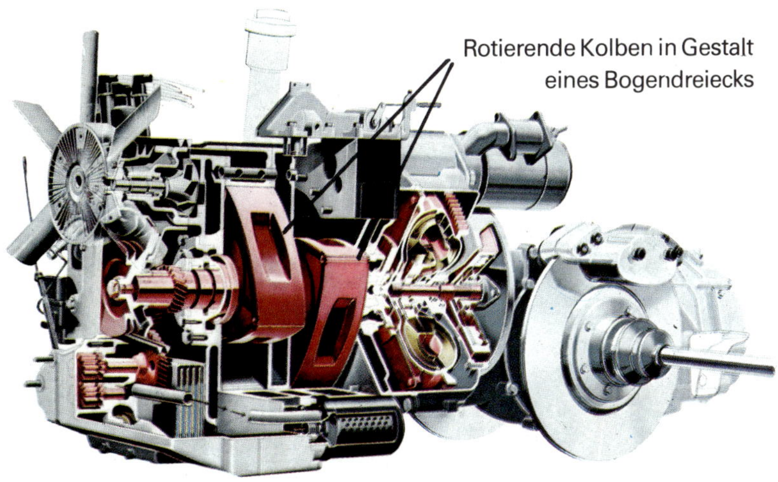

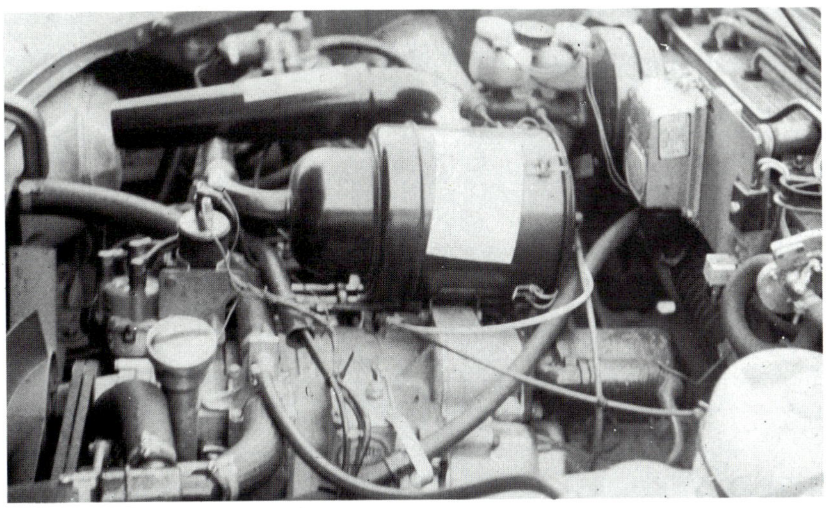

J. Robert Oppenheimer
1904 – 1967

J. Robert Oppenheimer zeichnete sich als Organisator, Physiker, Mathematiker, Forscher und Lehrer aus. Am bekanntesten ist er als Leiter des Manhattan-Projekts, das Ende des 2. Weltkriegs die erste Atombombe entwickelte.

Oppenheimer wurde in New York geboren und promovierte 1925 in Harvard, wo er klassische Philologie und Orientalistik sowie Naturwissenschaften studiert hatte. Er ging anschließend nach Großbritannien, um einige Zeit bei Ernest Rutherford am Cavendish-Laboratorium in Cambridge zu arbeiten, dem damals führenden Atomforschungszentrum. Insgesamt verbrachte Oppenheimer vier Jahre in Europa. Er interessierte sich vor allem für die Quantentheorie und die Wellenmechanik und galt bald als theoretischer Physiker von einmaligem Intellekt. Er veröffentlichte mehrere weithin beachtete Abhandlungen und wurde von vielen hervorragenden Wissenschaftlern aufgefordert, sich an ihrer Forschungsarbeit zu beteiligen.

1929 folgte er einem Ruf an die Universität von Kalifornien in Berkeley und an das Institut für Technologie. Die folgenden 18 Jahre waren der Höhepunkt seiner Laufbahn als theoretischer Physiker. Seine Analysen nahmen die Entdeckung verschiedener subatomarer Teilchen vorweg, darunter Neutron, Positron und Mesonen. Oppenheimer war auch ein brillanter Lehrer und bildete zahlreiche Spitzenphysiker der Vereinigten Staaten aus.

Nach der Machtergreifung der Nationalsozialisten und nach dem Ausbruch des Spanischen Bürgerkriegs nahm er einen kompromißlosen antifaschistischen Standpunkt ein. In diesen Jahren setzte er auch ein besonderes Forschungsprogramm fort: er untersuchte die Auswirkungen der Quantentheorie Max Plancks auf die Atomphysik.

Der damalige Stand der Kernphysik ließ es möglich erscheinen, mit der durch Kernzertrümmerung freigesetzten Energie eine Kettenreaktion auszulösen. Uran galt als geeignetes Material für eine Kernspaltung, und man schätzte, daß die Spaltung von knapp 30 Gramm der Sprengkraft von 600 Tonnen TNT entsprechen würde.

Um eine solche Waffe herstellen zu können, mußten jedoch langwierige Forschungen angestellt werden. Es war ebenso schwierig, reines Uran zu gewinnen wie sein unbeständiges Isotop Uran 235, das für die Spaltung besonders geeignet war, zu isolieren und zu konzentrieren. Später wurde Plutonium 239 als geeignete Alternative entdeckt. Am 6. Dezember 1941, am Vortag des japanischen Angriffs auf Pearl Harbor und des Eintritts der Vereinigten Staaten in den Krieg, traf Präsident Roosevelt die Entscheidung, ein euphemistisch „Manhattan Engineering District“ genanntes Projekt ins Leben zu rufen, das in Wirklichkeit eine Atombombe entwickeln sollte und an dem führende amerikanische und britische sowie vor dem Fa-

Unten: *Enola Gay,* das Flugzeug, das die erste Atombombe über Japan abwarf. Es wurde nach der Frau des Piloten benannt.

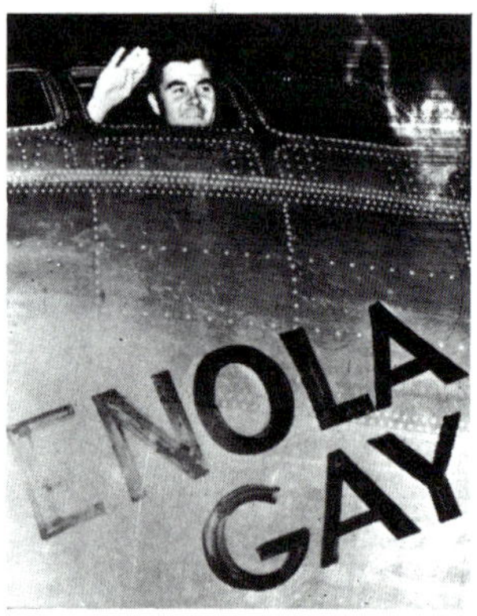

Unten: Das Forschungszentrum in Los Alamos. Es erstreckte sich über 48 Quadratkilometer und umfaßte Laboratorien, technische Zentren sowie Verwaltungsgebäude, Wohnungen und Einkaufseinrichtungen.

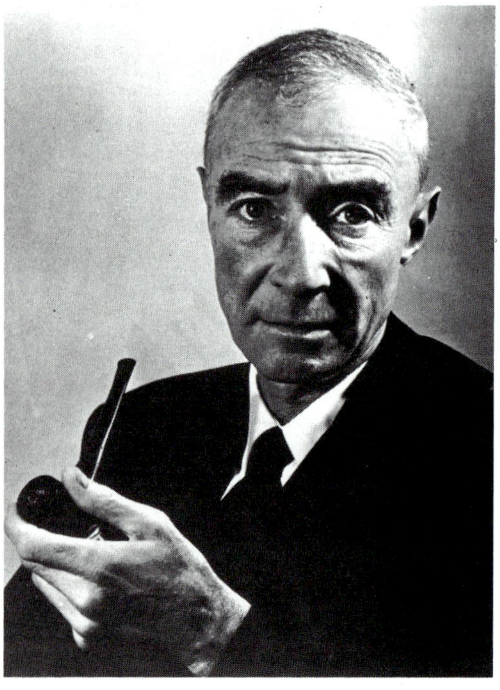

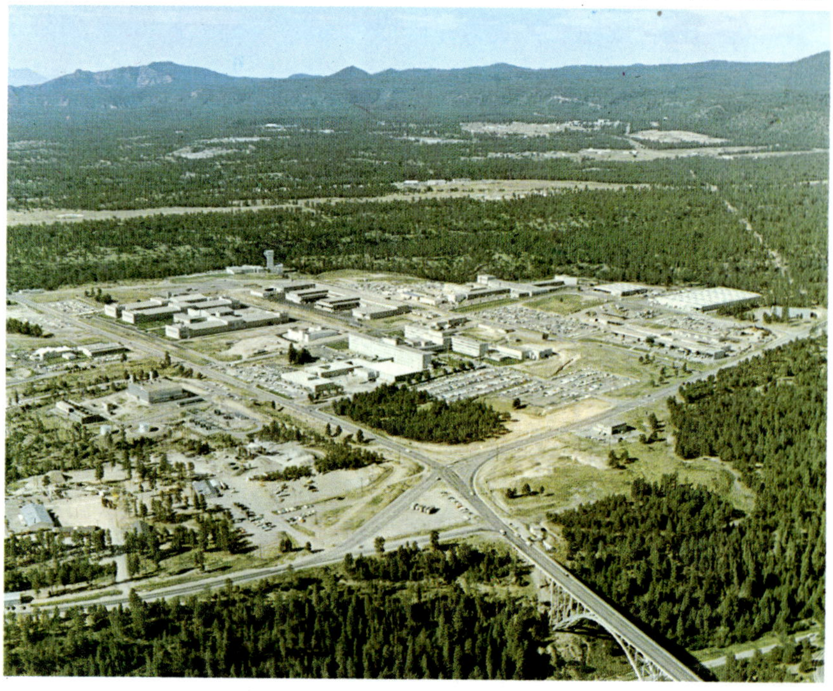

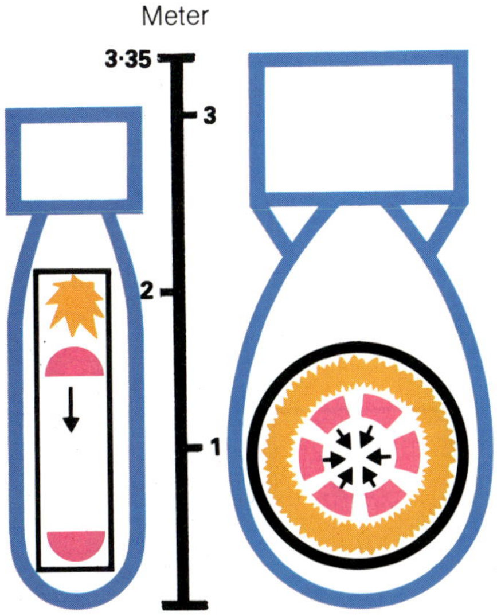

Links: „Little Boy" und „Fat Man", die Bomben, die auf Hiroshima bzw. Nagasaki abgeworfen wurden. In beiden Fällen wurden unterkritische Massen spaltbaren Materials zusammen mit konventionellen Sprengstoffen gezündet.

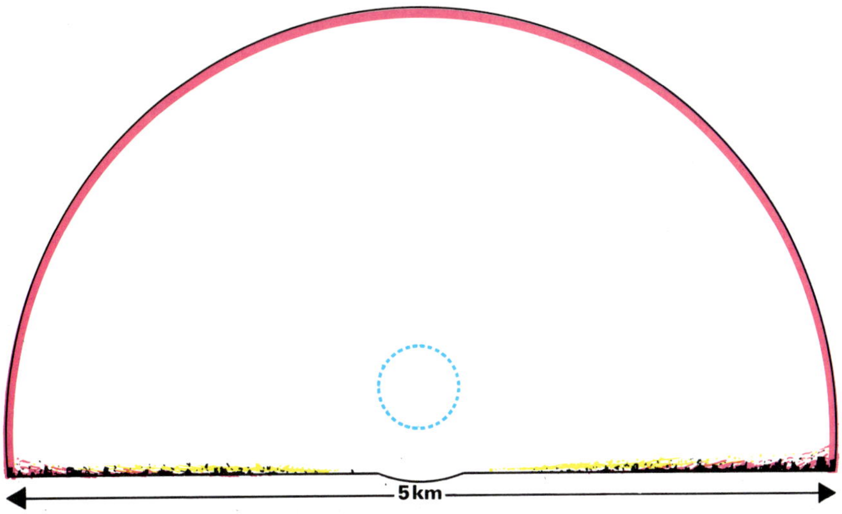

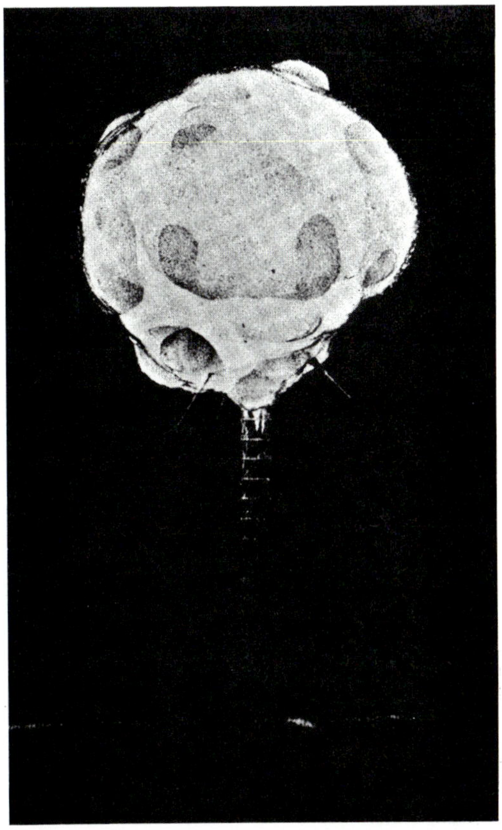

Rechts: Die erste Millisekunde der Testexplosion einer Atombombe in der Wüste von Nevada, aufgenommen mit einer Hochfrequenzkamera. Im Augenblick der Aufnahme sind noch keine Schall- oder Druckwellen entstanden und auch keine Zerstörungen.

schismus geflüchtete Wissenschaftler wie der italienische Physiker Enrico Fermi beteiligt waren. Ab Juni 1942 wurde es von J. Robert Oppenheimer geleitet und später offiziell als „Projekt Y" bezeichnet.

Die Vorarbeiten fanden an verschiedenen Orten statt, während gleichzeitig unter Oppenheimers Leitung geplant wurde, das gesamte Forschungsprojekt in Los Alamos, New Mexico, anzusiedeln. Die Schwierigkeiten waren enorm, und die Lösung eines Problems warf zahllose neue auf. Auch die Beschaffung ausreichender Mengen von Uran 235 und Plutonium 239 bereitete nach wie vor Kopfzerbrechen. Als Roosevelt im April 1945 starb und Truman Präsident wurde, stand der Sieg in Europa unmittelbar bevor, und Japan wurde zum Angriffsziel.

Am 16. Juli 1945 explodierte eine Plutoniumbombe in der Wüste von New Mexico. Ihre Sprengkraft entsprach 20 000 Tonnen TNT und übertraf alle Erwartungen. Am 6. August wurde die erste Uranbombe über Hiroshima gezündet; drei Tage später eine Plutoniumbombe über Nagasaki. Das Inferno, das über beide Städte hereinbrach, war unbeschreiblich und führte zu Japans Kapitulation am 10. August.

Nach dem Krieg wurde Oppenheimer Vorsitzender des Beraterkomitees der Atomenergiekommission der Vereinigten Staaten, wo er sich gemeinsam mit anderen entschieden gegen die Entwicklung einer unermeßlich schrecklicheren Waffe, der Wasserstoffbombe, wandte, was grundsätzliche Fragen über die Rolle der Wissenschaft im Dienst des Staates aufwarf.

Zumindest teilweise wegen seiner Opposition gegen die Wasserstoffbombe wurde Oppenheimer 1953 die Unbedenklichkeitsbescheinigung entzogen. Der Kalte Krieg und die Säuberungen der McCarthy-Ära waren auf dem Höhepunkt, und wegen seiner Verbindung zu antifaschistischen, linksgerichteten Kreisen in den dreißiger Jahren wurde Oppenheimer angeklagt, mit dem Kommunismus zu sympathisieren.

Damit war seine Karriere beendet, obwohl er weiterhin Direktor des Institute for Advanced Study in Princeton blieb. Er wurde zum Symbol des Wissenschaftlers, der einen Kompromiß zwischen seinem Gewissen und den Erfordernissen der Politik finden muß. In seinen letzten Lebensjahren versuchte er, die Probleme der geistigen und moralischen Integrität des Menschen zu definieren. 1963 wurde Oppenheimer von Präsident Johnson der Fermi-Preis der amerikanischen Atomenergiekommission verliehen, was man allgemein als stillschweigende Entschuldigung für seine diskriminierende Behandlung in den fünfziger Jahren wertete.

Chester F. Carlson

1906 – 1968

Der amerikanische Techniker Chester F. Carlson erfand den elektrostatischen Vervielfältigungsapparat. Er war einfach zu bedienen, sehr schnell und benötigte als erstes Kopierverfahren weder Matrizen noch chemische Lösungen oder Fachpersonal.

Die Anforderungen des modernen Geschäftslebens und des akademischen Betriebs

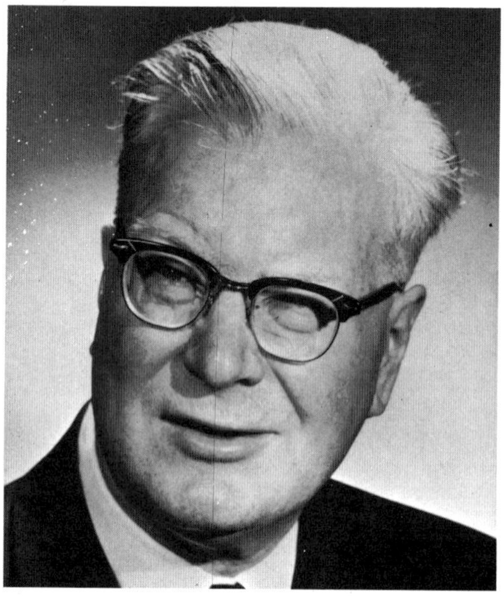

haben die Erfindung verschiedener Vervielfältigungssysteme gefördert. Bei einigen muß zuerst eine Matrize auf besonderem Material geschrieben werden,bevor mit der Reproduktion begonnen werden kann. Andere basieren auf Wärme oder infraroten Strahlen; bei diesem Thermofax genannten Kopierverfahren wird die Vorlage durch das Kopiermaterial hindurch bestrahlt. Absorption im Schwarz der Druckbuchstaben erzeugt dort so hohe Temperaturen, daß im Kopiermaterial an diesen Stellen eine farbbildende Reaktion abläuft.

Die Xerographie, die elektrostatische Vervielfältigung, beruht auf völlig anderen Grundlagen. Sie wurde zuerst von Chester F. Carlson erforscht. Carlson studierte am Kalifornischen Institut für Technologie und fand dann eine Stelle in der Patentabteilung eines großen Elektronikunternehmens in New York. Kopien von Blaupausen und Patentbeschreibungen zu beschaffen, war ein ständiges Problem und eine große Arbeitsbehinderung, so daß er eine schnelle, gut lesbare und billige Vervielfältigungsmethode suchte.

Vier Jahre lang erforschte Carlson die Möglichkeiten, ein elektrostatisches Verfahren zu entwickeln. 1938 stellte er seine erste

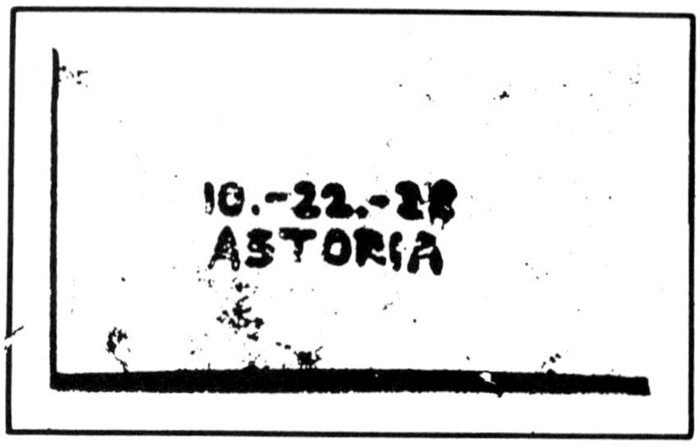

Rechts: Die erste Xerokopie wurde am 22. Oktober 1938 von Carlson und Otto Kornei hergestellt. Das damals als Elektrophotographie bekannte Verfahren benutzte Kunstharzpulver. Die Buchstaben wurden auf Wachspapier fixiert.

xerographische Kopie eines Originaldokuments her. Das Übertragungsverfahren benutzt den Halbleiter Selen, der Strom bei Helligkeit, aber nicht bei Dunkelheit leitet. In Carlsons System wird das zu kopierende Schriftstück von einem Spiegel gerastert, der das Bild auf eine Platte reflektiert, die mit elektrisch geladenem Selen überzogen ist. In den dunklen Zonen des Bildes behält das Selen seine elektrostatische Ladung, in den hellen dagegen wird es leitfähig.

Die Platte wird dann mit einem negativ geladenen Farbpulver bestreut, das nur an den positiv geladenen (dunklen) Zonen haftet; dieses wird dann an das entgegengesetzte aufgeladene Druckpapier abgegeben. Das Ergebnis ist dann ein deutliches Abbild des Originaldokuments.

Unten: Im Anfangsstadium der Xerographie (1948) wird ein Abzug von der Selenplatte gelöst. Er wurde dann erhitzt, um das Entwicklerpulver an das Druckpapier abzugeben.

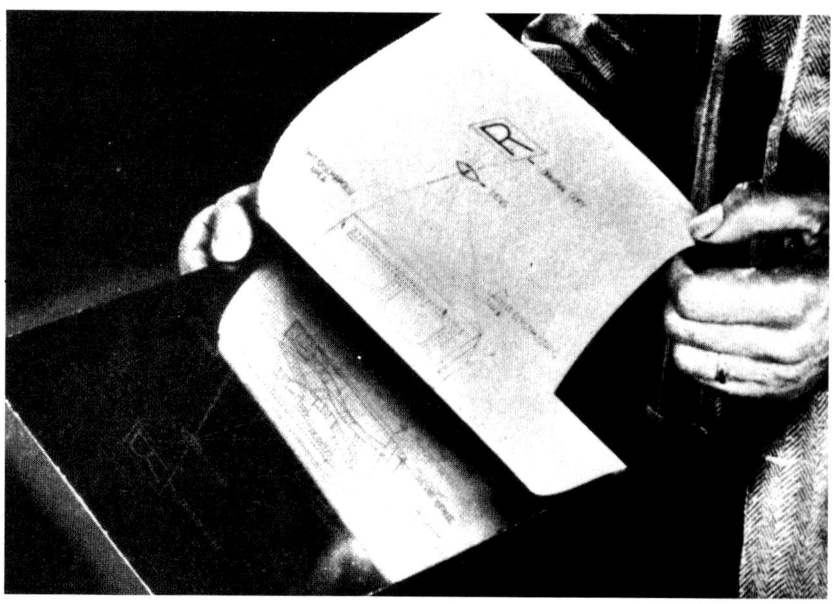

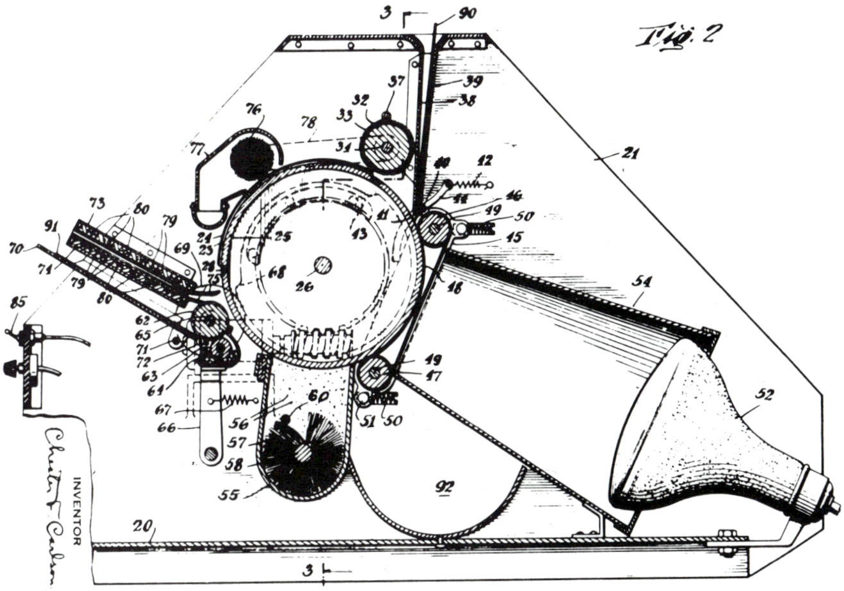

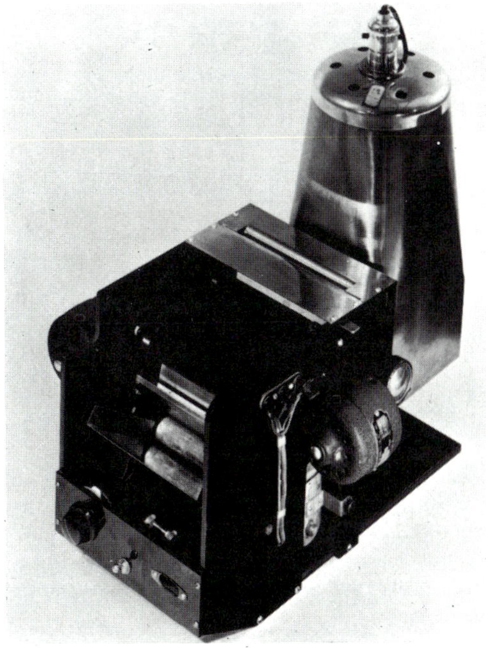

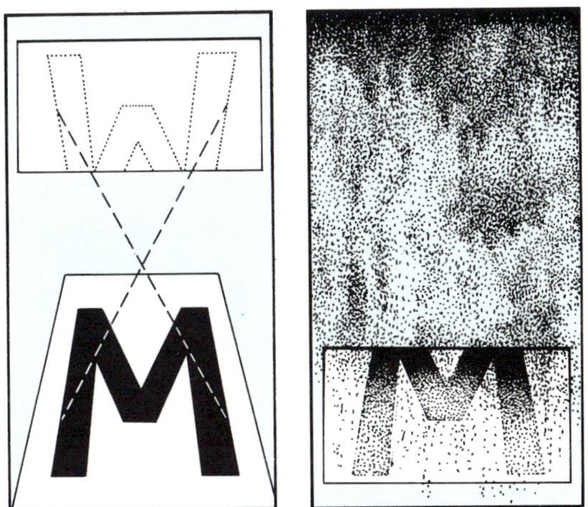

1) Ein Bild des zu kopierenden Dokuments wird durch eine Linse auf eine lichtempfindliche Oberfläche projiziert, z.B. auf eine mit Selen überzogene elektrostatisch geladene Platte. An den belichteten Stellen entlädt sich die Halbleiterschicht entsprechend der Lichteinwirkung, so daß ein latentes elektrostatisches Bild entsteht.
2) Dieses Bild wird mit Kunstharzpulver eingestäubt, das an den elektrisch geladenen Stellen entsprechend deren Ladung haften bleibt.

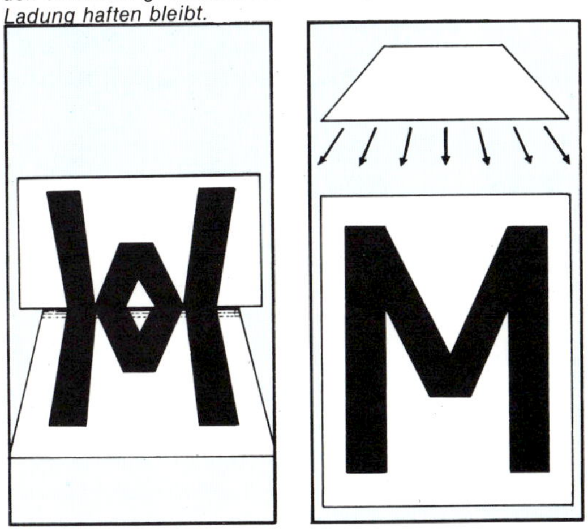

3) Dieses Staubbild wird auf das ebenfalls elektrisch geladene zu bedruckende Papier übertragen.
4) Das Bild wird dann durch Erhitzen auf das Papier fixiert.

Oben links: Carlsons Patentzeichnung für seinen Elektrophotographen.

Oben rechts: Carlsons ursprüngliches Gerät; das Patent wurde 1940 beantragt.

Links: Arbeitsstufen eines modernen Kopierapparates. Das Verfahren ist im wesentlichen ähnlich wie bei Carlsons ursprünglichem Gerät.

Unten rechts: Der Rank Xerox 3 600 Kopierer, so genannt wegen seiner Stundenleistung. Noch modernere Kopierer schaffen das Doppelte, können automatisch sortieren, verkleinern und Photographien kopieren.

Nachdem er seinen ersten funktionierenden Kopierer hergestellt hatte, versuchte Carlson sechs Jahre lang vergeblich, finanzielle Unterstützung zu erhalten. Erst 1947, nach einer letzten kurzen Forschungsperiode, war die Haloid Company, ein kleines New Yorker Unternehmen, bereit, die Produktions- und Verkaufsrechte zu übernehmen. Im Lauf der Zeit entwickelte sich die Firma zu der riesigen Xerox Corporation, und Carlson wurde durch seine Lizenzgebühren und Dividenden schwerreich.

Xeroxgeräte und andere Kopierer gehören heute zur normalen Büroausstattung. Sie können von allen Schriftarten und Strichzeichnungen klare Kopien anfertigen. Heute kann man auch farbige Bilder kopieren sowie vergrößern und verkleinern.

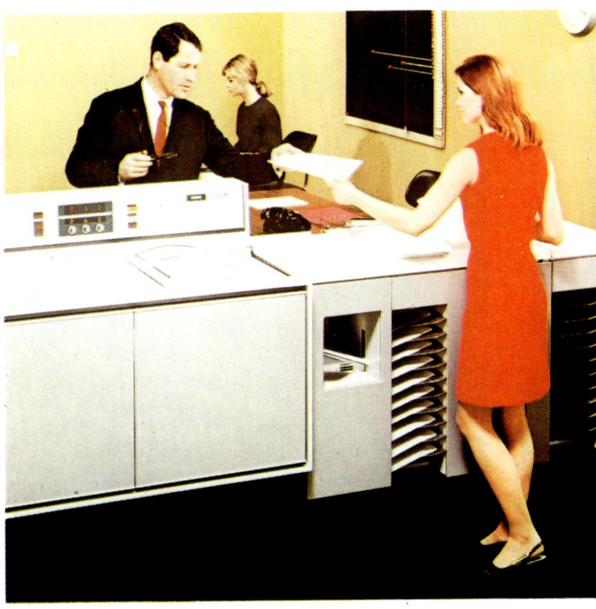

Sir Frank Whittle

*1907

Die Entwicklung des Düsentriebwerks durch den jungen britischen Testpiloten und Luftfahrtingenieur Frank Whittle revolutionierte die gesamte Luftfahrtindustrie, angefangen von Militärflugzeugen und Lenkraketen bis zu Passagierflugzeugen und Hubschraubern. Gegenüber dem Kolbenverbrennungsmotor sind Düsentriebwerke kleiner und schneller im Verhältnis zum entwickelten Schub, was später auch Flüge mit Überschallgeschwindigkeit ermöglichte.

1921 testete A. A. Griffith, ein Ingenieur des britischen „Royal Aircraft Establishment", das erste Gasturbinentriebwerk, bei dem Verbrennungsgase in der Turbine völlig entspannt werden und die gewonnene Antriebsleistung der Luftschraube, dem Verdichter und den Hilfsantrieben zugeführt wird. Das regte den jungen Fliegerleutnant Frank Whittle zum Entwurf eines Düsentriebwerks an. 1930 reichte er die erste Patentbeschreibung für ein Düsentriebwerk ein, bei dem der Verdichter die einströmende Luft auf einen höheren als in den Brennkammern wirkenden Druck komprimierte und die verdichtete Verbrennungsluft den Brennkammern zugeführt wurde. Der kontinuierlich eingespritzte und verbrannte Treibstoff strömte mit Überdruck aus. Der Rückstoß dieses permanenten Überdrucks wurde direkt als Schub genutzt.

Anfangs konnte Whittle das britische Luftfahrtministerium weder für seine Pläne interessieren noch einen Zuschuß erhalten. Auch entsprechend hitzebeständige Metallegierungen waren schwer zu finden. Erst 1935, als Whittle zu einem neu gegründeten Unternehmen, der „Research Jets Ltd.", abkommandiert wurde, erschien die Situation aussichtsreicher.

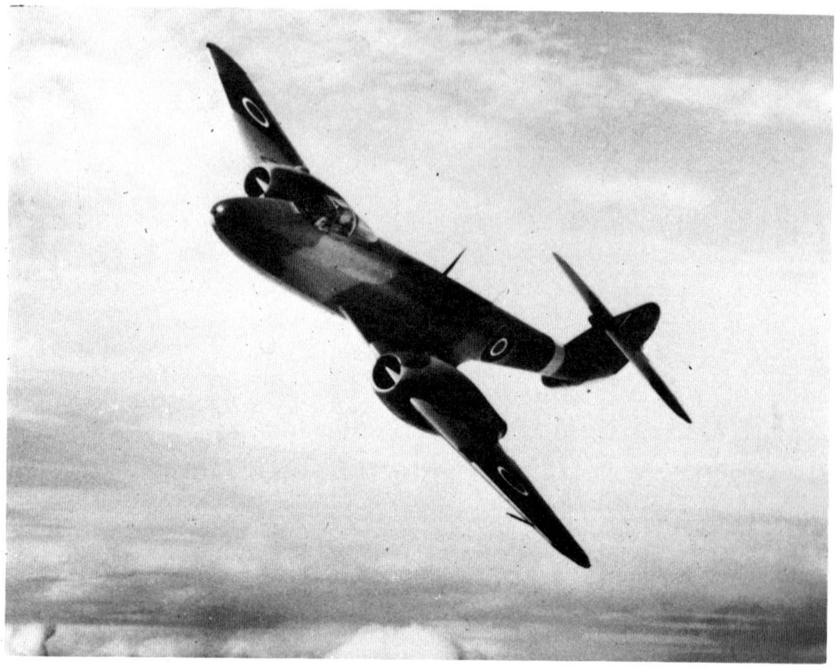

Oben: Das britische Flugzeug mit Zweistromtriebwerk Meteor Mark III, das Ende des Zweiten Weltkriegs eingesetzt wurde.

Unten: Whittle (rechts) erklärt einem Wirtschaftsjournalisten ein frühes Düsentriebwerk

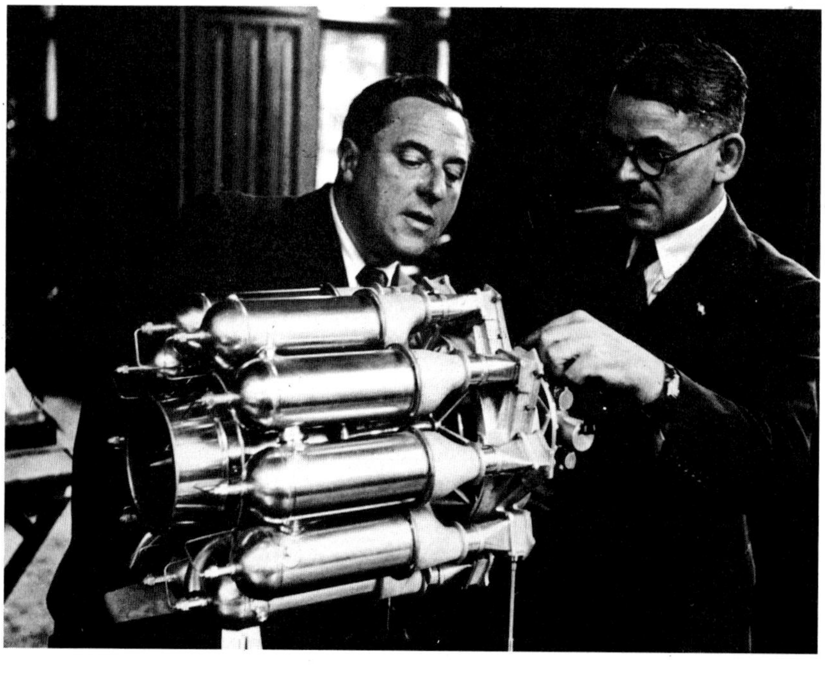

Inzwischen stellte der Inhaber der deutschen Ernst-Heinkel-Flugzeugwerke 1936 den jungen Flugzeugkonstrukteur Hans von Ohain ein, der ein Düsentriebwerk entwickeln sollte. Er arbeitete völlig unabhängig von Whittles Forschungen, stützte sich aber auf die gleichen Prinzipien. Dank reichlicher Geldmittel kam Ohain rasch voran, und am 27. August 1939 startete die Heinkel 178 als erstes Flugzeug mit Düsentriebwerk.

Es wurde ein voller Erfolg. Im 2. Weltkrieg beschlossen die deutschen Behörden jedoch, ihre Forschungsmittel auf die Konstruktion von Raketen zu konzentrieren. Ohain entwickelte 1942 den ersten Düsenjäger, die Messerschmitt 262, aber sie kam zu spät, um die Wende zu bewirken.

Whittle hatte 1937 sein erstes Düsentriebwerk getestet, das in der Gloster E 28/39 am 15. Mai 1941 zum ersten Flug startete. Einen Monat später wurde ein Prototyp in die USA gebracht als Modell für die Triebwerke des ersten amerikanischen Versuchsdüsenflugzeugs, der XP-59A, deren Jungfernflug im

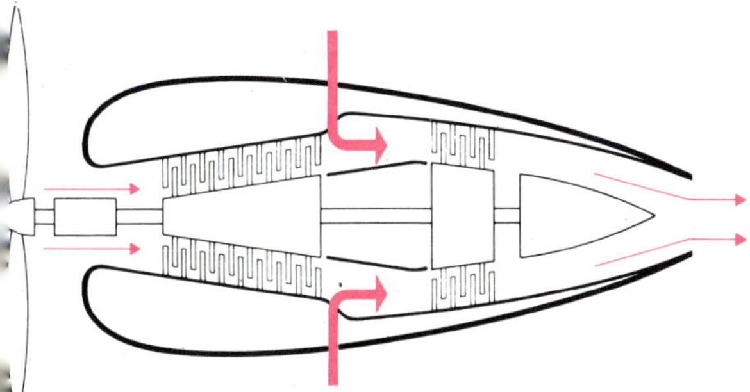

Oben: Turboproptriebwerk. Seine verlängerte Turbinenwelle dient zum Antrieb eines Propellers über Planetengetriebe. Es wird für Flugzeuge im mittleren Geschwindigkeitsbereich bei beschränkten Rollstrecken verwandt.

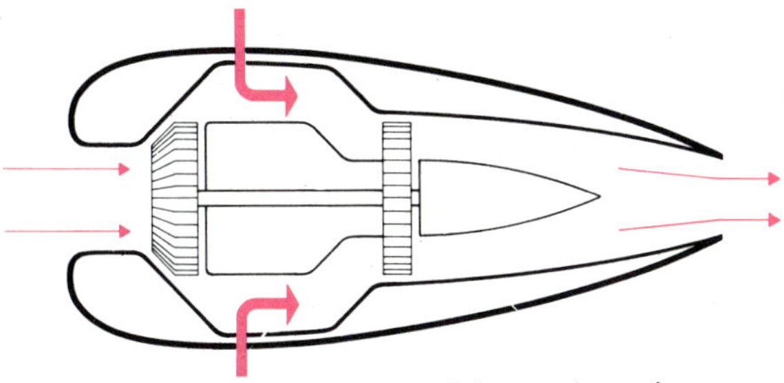

Oben: Turbo-Jet mit Turboverdichter und nur einer Düse. Die einströmende Luft wird komprimiert und der Brennkammer zugeführt, wo sie sich mit dem verbrannten Treibstoff vermischt. Das mit Überdruck ausströmende Verbrennungsgas wird als Schub genutzt. Dabei durchströmt der austretende Gaststrahl zunächst eine ein- oder mehrstufige Axial-Turbine und tritt dann durch eine Beschleunigerdüse ins Freie.

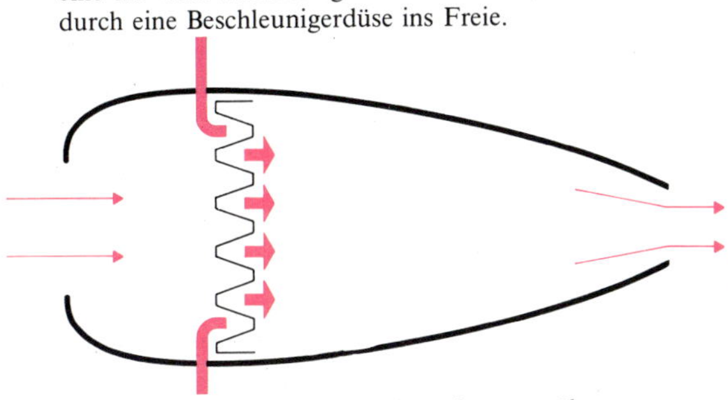

Oben: Das Staustrahltriebwerk verfügt nur über Diffusor, Brennkammer und Schubdüse und weist selbst keine beweglichen Teile auf. Die Verbrennungsluft wird durch den Staudruck, der bei rascher Vorwärtsbewegung vor dem Triebwerkeinlaß entsteht, zugeführt. Man kann mit Staustrahltriebwerken nicht starten, sondern muß sie anschleppen lassen. Ihre Wirtschaftlichkeit beginnt erst bei hohen Überschallgeschwindigkeiten.

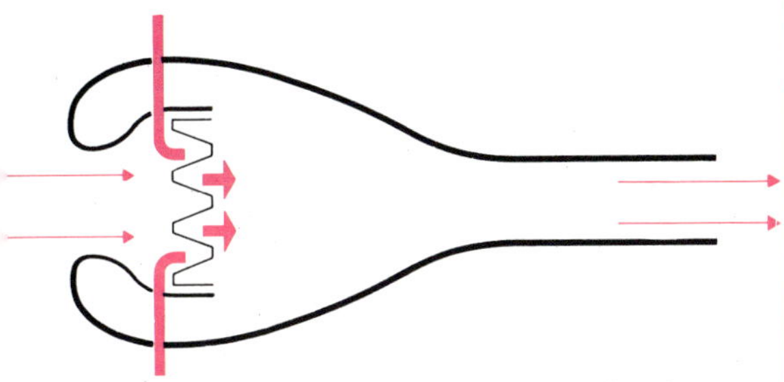

Oben: Das intermittierende Strahltriebwerk besteht aus einer Brennkammer, die zunächst mit Preßluft und Brennstoff gefüllt wird. Bei Zündung verpufft das Gasgemisch und strömt rasch durch die Ausströmdüse aus, wobei ein kurzer Schubstoß entsteht. In der Brennkammer bildet sich ein Unterdruck, wodurch sich die Ventile der Ansaugöffnung öffnen, Frischluft einströmt und Brennstoff angesaugt wird.

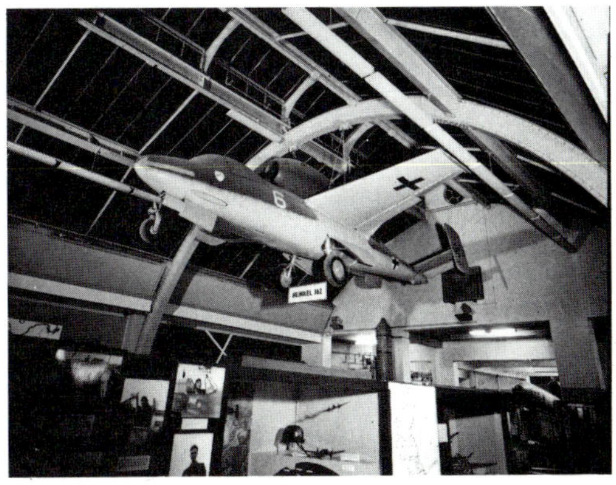

Rechts: Die deutsche Heinkel 178, das erste Flugzeug der Welt mit Düsentriebwerk.

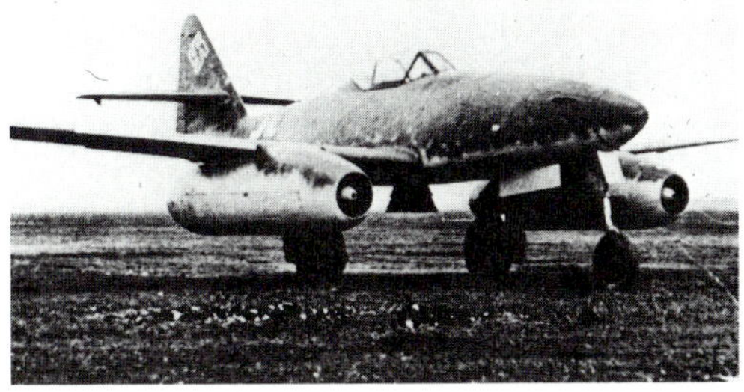

Rechts: Prototyp der Messerschmitt, des ersten Düsenjägers. Er wurde aus einer Heinkel-Maschine entwickelt und im 2. Weltkrieg in beschränktem Umfang eingesetzt.

Oktober 1942 stattfand. Obwohl nun intensiv daran gearbeitet wurde und einige Düsenflugzeuge gegen Kriegsende eingesetzt wurden, hatte das keinen nennenswerten Einfluß mehr auf den Ausgang.

In den Nachkriegsjahren wurde Whittles Düsenflugzeug schnell weiterentwickelt. Während des Koreakrieges wurden erstmals in großem Umfang Düsenjäger eingesetzt. Auch in der zivilen Luftfahrt wurden Düsenmaschinen eingeführt und verdrängten inzwischen die Motorflugzeuge fast ganz.

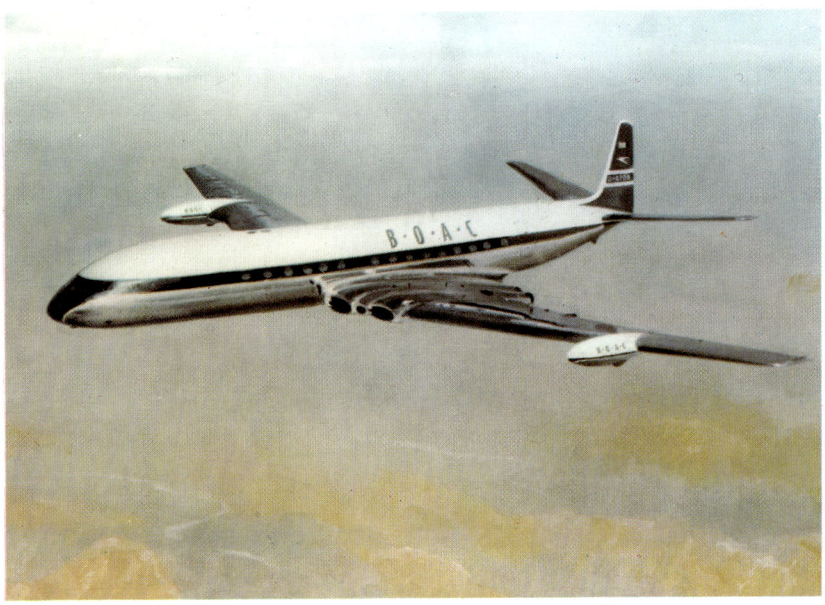

Unten rechts: Die de Havilland Comet 4C, das erste Düsenflugzeug der zivilen Luftfahrt. Sie wurde in England entwickelt und 1952 im Passagierverkehr zwischen London und Johannesburg eingesetzt.

Edwin Land
*1909

Edwin Herbert Land erfand das Polaroid-Verfahren, mit dem kurz nach der Belichtung ein Positiv hergestellt wird. Es gilt als bedeutendster Fortschritt in der Photographie seit George Eastmans Erfindung des Rollfilms.

Der Physiker Edwin Herbert Land interessierte sich schon für die Eigenschaften von polarisiertem Licht, als er noch an der Harvard Universität studierte. Die Schwingungsebene der elektrischen Feldstärke des gewöhnlichen Lichtes nimmt normalerweise alle denkbaren Lagen ein (unpolarisiertes Licht). Bestimmte Prismenanordnungen lassen jedoch nur Schwingungen in einer Ebene passieren (linear polarisiertes Licht). Soll der polarisierte Lichtstrahl eine zweite polarisierende Prismenanordnung passieren, die gegenüber der ersten um 90° gedreht ist, wird er deshalb völlig ausgelöscht. Dies wird in Polarisationsfiltern ausgenutzt, die aus dünnen Schichten parallel gelagerter, stark polarisierender Kristalle bestehen.

Da damalige Polarisationsgeräte sehr teuer waren, machte sich Land daran, einen Polarisationsfilter aus Kunststoff herzustellen, der 1932 gebrauchsfertig war. Land wurde von seiner Arbeit so in Anspruch genommen, daß er nie einen akademischen Abschluß erwarb. Er setzte jedoch seine Forschungen über polarisiertes Licht und dessen Verwendungsmöglichkeiten fort. 1937 gründete er die Polaroidgesellschaft in Massachusetts. Dort wurde weiter an Erfindungen gearbeitet und das Sortiment seiner Produkte verbreitert. Polarisationsfilter werden in vielen wissenschaftlichen und optischen Geräten verwandt, etwa in der Photographie als Vorsatzfilter gegen störende Lichtreflexe und für Sonnenbrillen.

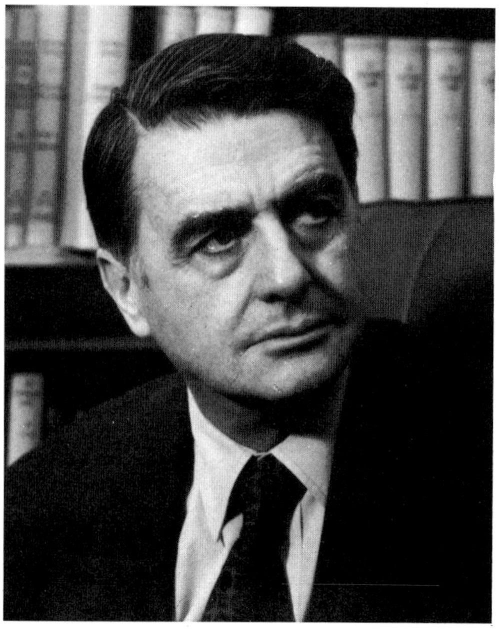

Gegenüberliegende Seite, oben links: Optische Kräftebestimmung von Acryl. Die rechte Hälfte ist von einem Polarisationsfilter bedeckt. Das Licht, das durch den Filter fällt, wird polarisiert und zeigt das Muster der gespannten Einzelteile.

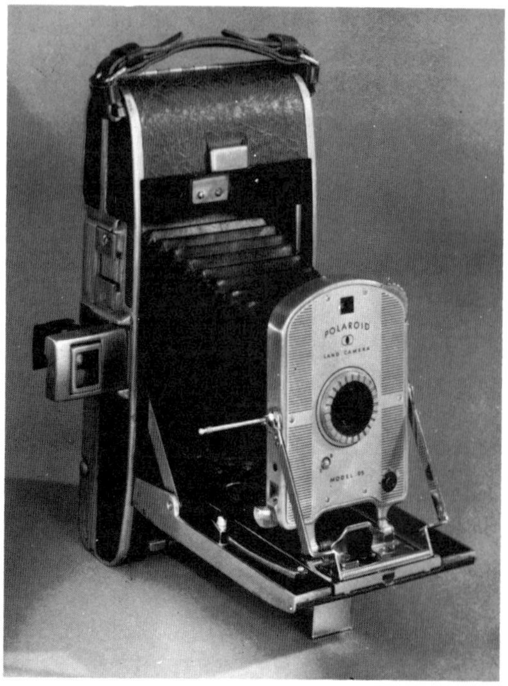

Rechts: Die Rollfilm-Kamera Modell 95, die erste Polaroid-Land- Kamera. Sie wurde 1948 zusammen mit dem Type-40-Film auf den Markt gebracht.

1941 hatte Land weitere Polarisationsgeräte entwickelt, entsprechende Systeme für Autoscheinwerfer demonstriert und eine Methode für dreidimensionale Filmprojektion ausgearbeitet. Während des 2. Weltkriegs befaßte er sich mit dem Einsatz von Polarisatoren für militärische Zwecke, z.B. bei Entfernungsmessern und Zielfernrohren und mit der Produktion anderer optischer Geräte wie Nachtsichtgeräte.

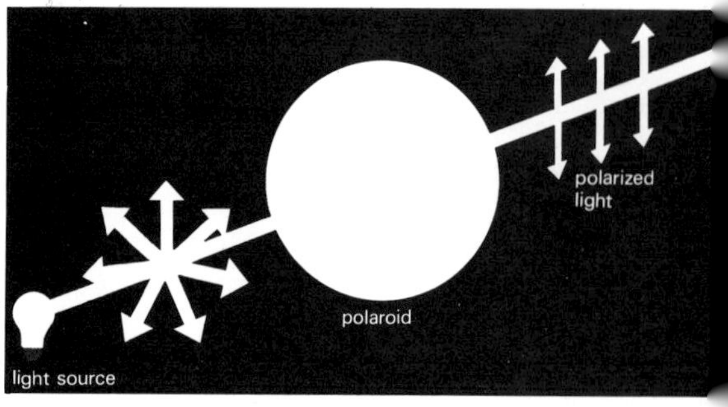

Lichtquelle Polarisationsfilter polarisiertes Licht

Unten rechts: Der Vorgang der Lichtpolarisation. Die Schwingungsebenen des Lampenlichts bewegen sich in alle Richtungen wie die Speichen eines Rades. Das polarisierende Material läßt nur Schwingungen in einer bestimmten Ebene passieren, so daß linear polarisiertes Licht entsteht, wie das Schaubild zeigt.

1948 stellte Land seine wohl bekannteste Erfindung her: die Polaroid-Land-Kamera. Diese Kamera besitzt sozusagen ihr eigenes Entwicklungslabor und kann in knapp einer Minute nach der Belichtung ein fertiges Positiv liefern. Das Spezialmaterial besteht aus

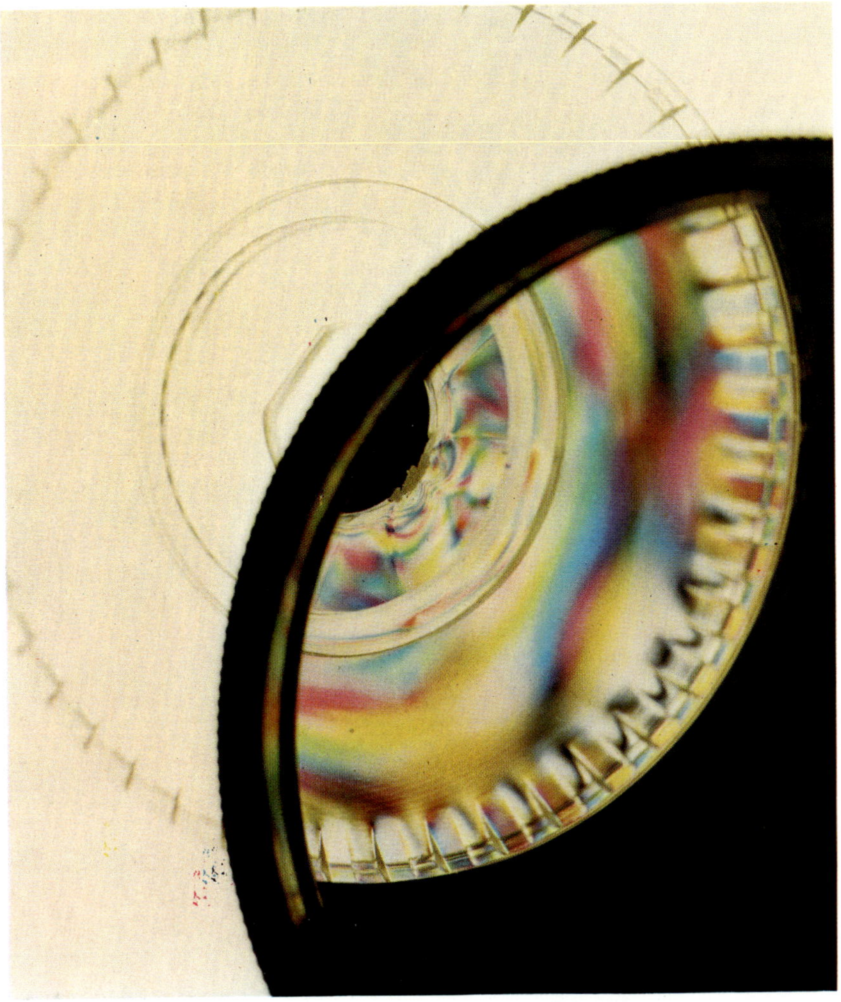

lichtempfindlichem Negativpapier, Papier für das Positiv und Entwicklungssubstanzen, die sich nach der Belichtung gleichmäßig zwischen Negativ und Positiv verteilen und sie zusammenhalten. Es entsteht ein Schwarz-Weiß-Bild, wobei sowohl die belichteten Silberhalogenide entwickelt als auch die nicht belichteten gelöst werden. Das gelöste Silberhalogenid wird auf das Positivpapier übertragen und ergibt den positiven Abzug. Schließlich können die beiden Filme auseinandergezogen werden. Das Polaroid-Verfahren wurde in Wissenschaft und Industrie ebenso wie in der Amateur- und Berufsphotographie vielfältig angewandt. Filme gab es in Rollen, Packungen und blattweise.

Oben rechts: Durch ein Polaroskop sind abwechselnd dunkle und helle Streifen an den ständigem Druck ausgesetzten Linien in einem Kugellager bei fortlaufender Belastung erkennbar.
Unten rechts: Die revolutionäre Polaroid-Land-Kamera SX-70.

Unten links: Die Aufnahme eines belichteten SX-70-Films erscheint, nachdem sie von der Kamera automatisch ausgeworfen wurde, zuerst türkisfarben. Binnen weniger Augenblicke tritt dann das Farbbild zutage, selbst in hellstem Sonnenlicht. Es dauert mehrere Minuten, bis es vollkommen deutlich ist.

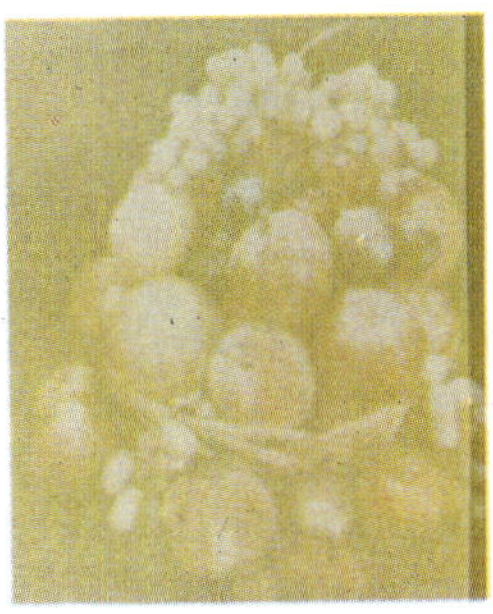

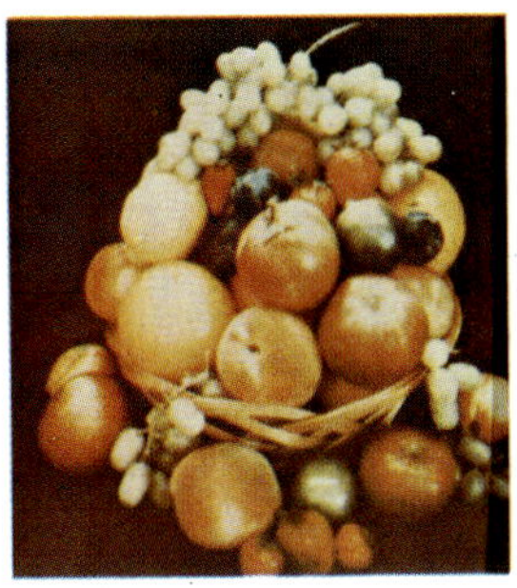

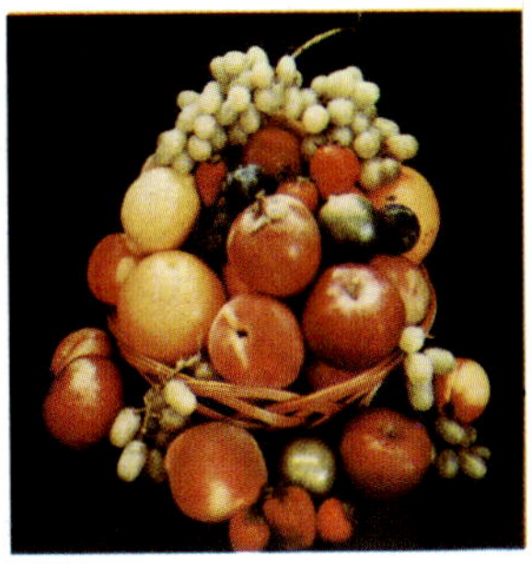

1963 wurde das Polacolor-Verfahren eingeführt. Der vielschichtige Instant-Farbfilm besteht aus lichtempfindlichen Emulsionen und Farbentwicklern, d.h. aus Substanzen, die sowohl die Farben wiedergeben als auch das Bild entwickeln. Dieser Film kann binnen einer Minute vollwertige, dauerhafte Farbaufnahmen herstellen.

Weitere Neuerungen in Chemie, Elektronik und Optik führten zum SX-70-System, das Land 1972 herausbrachte. Die SX-70-Kamera arbeitet vollautomatisch und liefert im synchronisierten Ablauf die fertige Farbaufnahme bereits getrennt vom Negativ. 1977 brachte Land Polavision auf den Markt, das erste System sofort entwickelter Schmalfilme. Der Film wird belichtet, entwickelt und, ohne aus der verschlossenen Kassette herausgenommen zu werden, vorgeführt. Die Erforschung von Farbphänomenen führte Land zu einer neuen Einschätzung der theoretischen

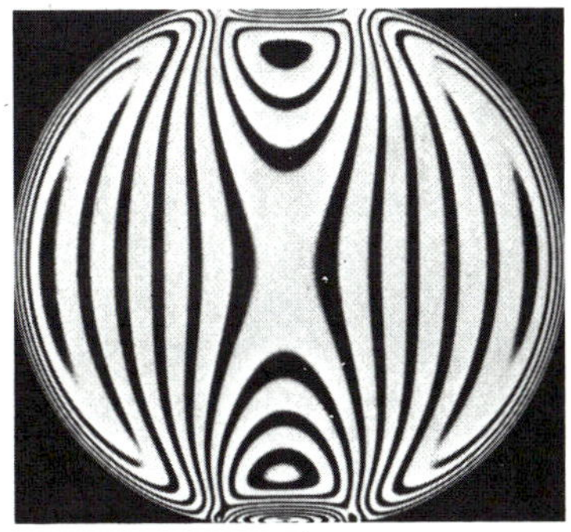

Grundlagen der Farbwahrnehmung, für die er in der nachfolgenden experimentellen Arbeit seine „Retinex"-Theorie aufstellte.

Land hat seine Untersuchungen auf all diesen Gebieten fortgesetzt, das Beispiel eines hervorragenden Wissenschaftlers, der ständig um praktische Ergebnisse bemüht ist.

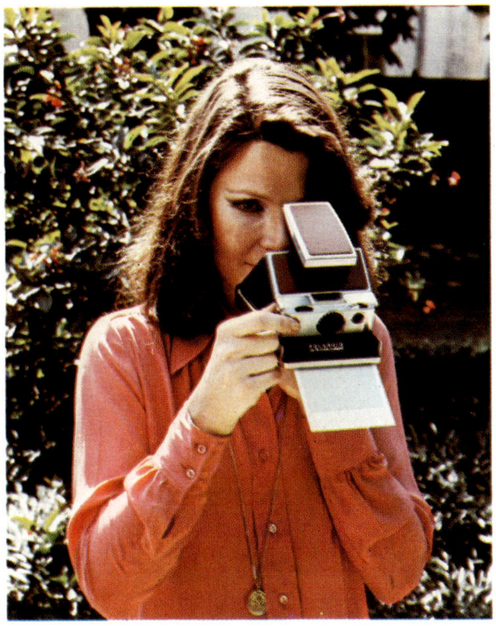

Jacques-Yves Cousteau

*1910

Der französische Unterwasserforscher Jacques-Yves Cousteau ist bekannt für seine Filme über das Leben unter der Meeresoberfläche. Die Enthüllung dieser zuvor unerforschten Welt wurde durch seine Erfindung ermöglicht — die Taucherlunge.

Ob er nun das Leben unter Wasser beobachten oder unbehindert wie ein Fisch schwimmen will, der Mensch hat dabei immer ein Problem zu überwinden. Er muß ständig mit Luft versorgt werden, die genau den richtigen, mit zunehmender Tiefe steigenden Druck hat, sonst können die Lungen sie nicht aufnehmen.

Im Lauf der Zeit wurden tauchfähige Behälter und Taucheranzüge entwickelt. Aber

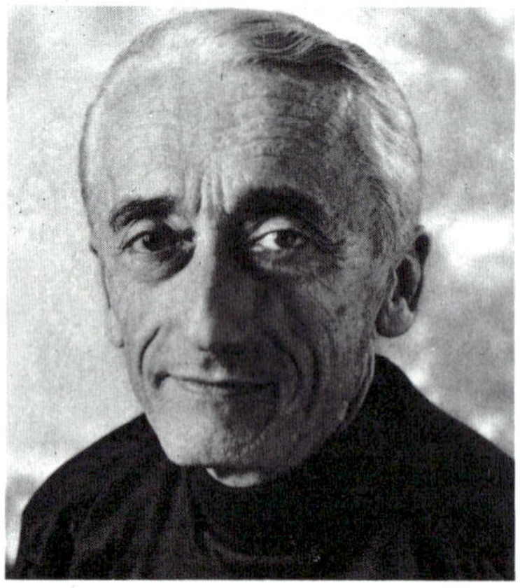

um frei unter Wasser schwimmen zu können, benötigt man einen Luftvorrat, den man auf dem Rücken tragen kann. Als Gase komprimiert werden konnten, wurden primitive Sauerstoffgeräte konstruiert, die jedoch außerordentlich gefährlich waren.

Dieses Problem beschäftigte den französischen Marineoffizier Jacques-Yves Cousteau, einen sehr erfahrenen Taucher, der 1941 seinen ersten Film über Unterwasserfischfang drehte. Damals war Frankreich von den Deutschen besetzt und Cousteau, der im Marine-Geheimdienst gegen die Nazis arbeitete, erkannte, daß ein unabhängiges Atmungssystem den Résistance-Kämpfern bei der Sabotage feindlicher Schiffe sehr nützlich wäre. Dieses Gerät mußte Luft mit dem richtigen Druck und in der jeweils erforderlichen Menge liefern.

1942 traf Cousteau den französischen Ingenieur Emile Gagnan, der auf automatische Druckreduzierventile spezialisiert war. Gagnan zeigte Cousteau ein von ihm selbst entwickeltes Ventil, mit dem Haushaltsgas in Autos gepumpt wurde. Sie paßten es an eine Druckluftflasche an, so daß es die Luftzufuhr entsprechend den jeweils herrschenden Druckverhältnissen regulierte. Die mitgeführte Frischluft wird über das Druckreduzie-

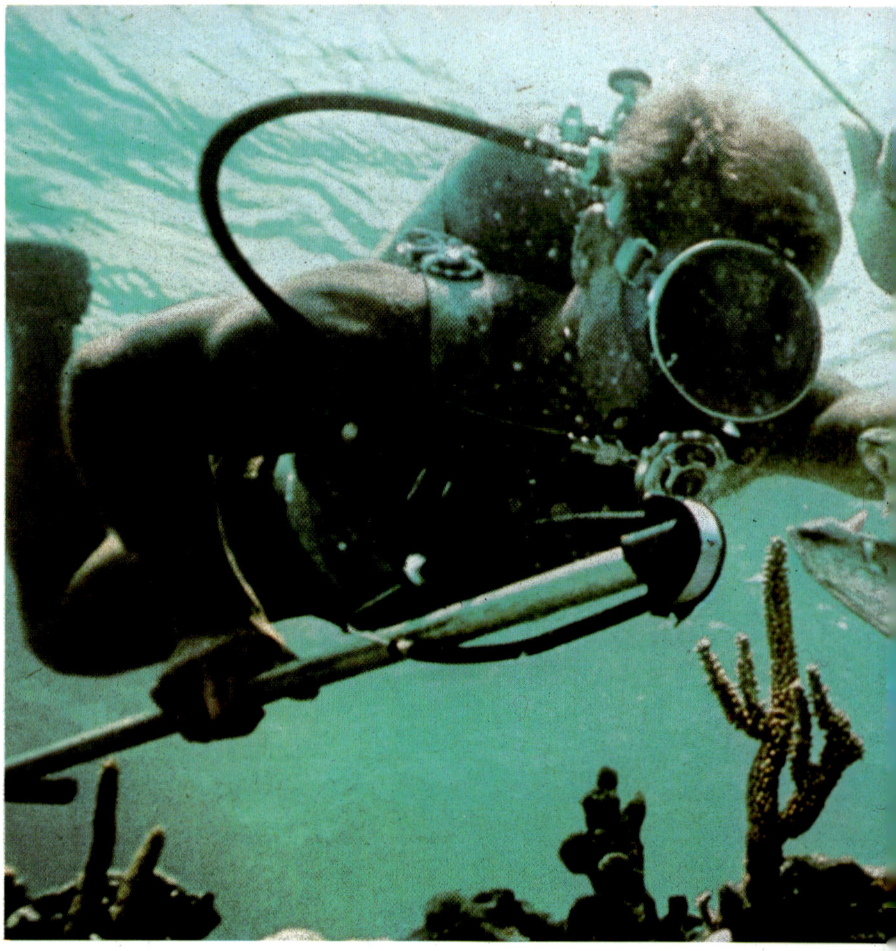

Oben: Modernes Unterwasser-Atmungsgerät.

rungsventil eingeatmet und über ein Rückschlagventil an die Umgebung ausgeatmet. Beide Ventile waren nebeneinander angebracht, um Luftdruckunterschiede auf ein Minimum zu beschränken. Andernfalls hätte die Luftzufuhr blockiert werden können.

Cousteau experimentierte mit seinem Atmungsgerät in einem Testtank in Paris. Die Tests wurden heimlich durchgeführt, um die Erfindung vor den deutschen Behörden zu verbergen. 1943 erprobte Cousteau seine Ausrüstung in einem abgelegenen Teil der französischen Riviera unter Wasser. Er watete ins Meer, während seine Taucherkollegen und seine Frau am Ufer bereitstanden, um bei einem Unfall eingreifen zu können. Cousteau war als erstem vergönnt, frei atmend wie ein Fisch zu schwimmen. Beim ersten Versuch erreichte er eine Tiefe von knapp 20 Metern, bei den anschließenden gelangte er jedesmal tiefer nach unten.

Das Atmungsgerät eröffnete Cousteau bisher ungeahnte Perspektiven. Befreit von dem unhandlichen Schnorchel begann er unter Wasser zu filmen, zuerst gesunkene Schiffe. Zu diesem Zweck übernahm er das Kommando der *Calypso,* eines ursprünglich britischen Minenräumers. Er baute die *Calypso* für Forschungszwecke um und benutzt sie noch heute für alle möglichen Filmprojekte.

Cousteau, der keine biologische Ausbildung hatte, wandte sich danach der Erforschung des Lebens unter Wasser zu. 1953 machte er die ersten Fernsehaufnahmen unter Wasser und konnte die Öffentlichkeit an seinen Beobachtungen teilhaben lassen. Seitdem erfreuen sich seine Filme weltweiter Beliebtheit.

Unten: Cousteaus tauchende Untertasse. Dieses freischwimmende Tauchgerät ist mit mechanischen Greifarmen ausgerüstet und hat Wasserstrahlantrieb. Es kann mit zwei Mann Besatzung bis auf 300 Meter tauchen.

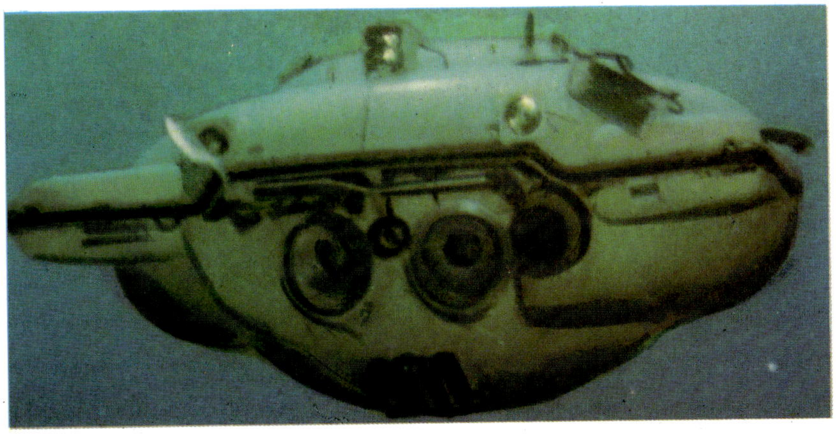

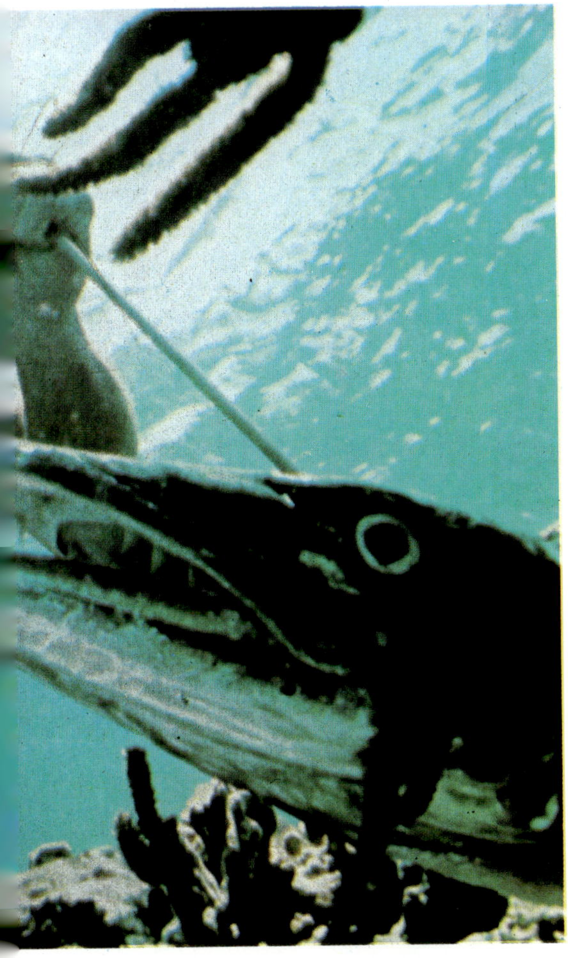

Unten: *Conshell II* am abgelegenen Sh'ab Rumi Riff im Roten Meer. Cousteaus zweiter Unterwasser-Wohnkomplex besteht aus Röhren, die zusammen die Form eines Seesterns haben, und ähnelt mehr einem Dorf als einem Haus. 1963 lebten hier fünf Personen einen Monat lang. Sie waren nicht nach ihren Fähigkeiten als Taucher oder nach ihren physischen Voraussetzungen ausgewählt worden, sondern nach ihren Fertigkeiten als Mechaniker, Köche oder Wissenschaftler. Cousteau wollte keine Tiefenrekorde brechen — *Conshell II* lag nur rund 11 Meter unter der Meeresoberfläche —, sondern ein Zukunftsmodell erproben.

Eine weitere Erfindung Cousteaus ist *Conshell.* Es handelte sich dabei um eine Reihe von unterseeischen Wohneinrichtungen, in denen sich Taucher während längerer Erkundungen aufhalten können. Die erste wurde 1962 fertiggestellt.

Auch heute noch widmet sich Cousteau der Erforschung des Meeres. Er befaßt sich besonders mit der Verschmutzung und rücksichtslosen Ausbeutung der Meere. Zu diesem Zweck hat er in den USA die Cousteau-Gesellschaft gegründet. Seine ebenso informativen wie unterhaltsamen Filme haben den Menschen die Ozeane nähergebracht. Mit seinem Atmungsgerät ist der Mensch in der Lage, wie ein Fisch zu schwimmen.

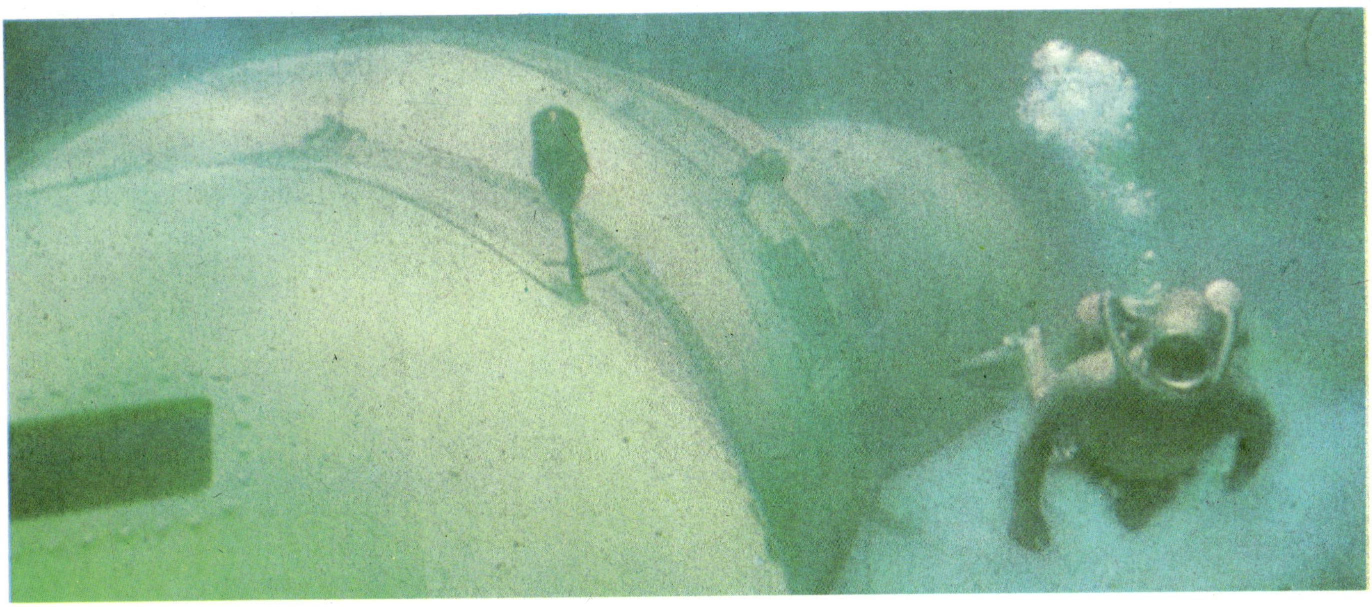

Sir Christopher Cockerell

*1910

Das Luftkissenfahrzeug ist räderlos und schwebt dicht über der Oberfläche auf einem Kissen aus verdichteter Luft, das durch Ausblasen von Luft unter die glatte Unterseite des Fahrzeugs entsteht. Das erste einsatzfähige Modell wurde 1959 von dem britischen Ingenieur Sir Christopher Cockerell gebaut.

Der englische Begriff „Hovercraft" ist heute ein weit verbreitetes Synonym für Luftkissenfahrzeug. Der erste, der ein Schiff plante, das auf einem Luftkissen über Wasser fahren sollte, war der Marineingenieur Sir John Thornycroft, der Konstrukteur des ersten Torpedoboots der britischen Marine. 1877 ließ er sich ein Schiff patentieren, in dessen hohlen Boden Luft gepumpt werden konnte;

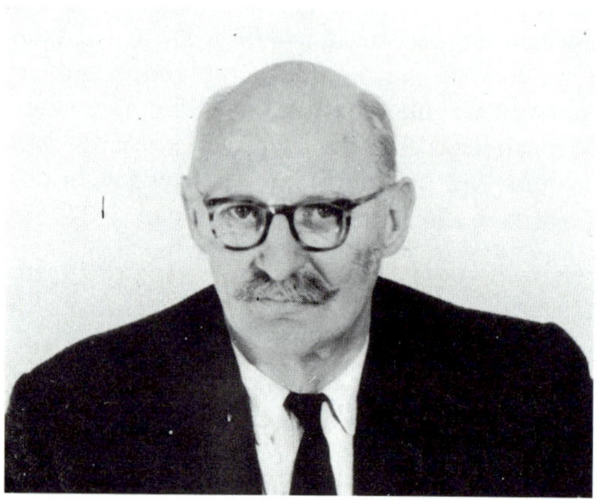

damit sollte der auf den Schiffsrumpf wirkende Luftwiderstand vermindert werden. Die Hauptschwierigkeit bestand darin, den Druck aufrechtzuerhalten, der den Kisseneffekt bewirkt. Bis in die frühen fünfziger Jahre waren nur geringe Fortschritte erzielt worden. Einige Ingenieure entschlossen sich, das Problem erneut in Angriff zu nehmen.

Einer von ihnen war Christopher Cockerell, ein Elektronikingenieur, der zum Schiffsbau übergewechselt war. Er erkannte, daß die Geschwindigkeit eines Schiffes bedeutend beschleunigt werden kann, wenn die Reibung zwischen Wasser und Schiffsrumpf durch eine Zwischenschicht aus Luft reduziert wird. Er griff auf Thornycrofts Konzept zurück, änderte es jedoch dahingehend ab, daß die Luft durch einen Ringschlitz schräg nach innen abgeblasen wurde. Auf diese Weise entstand ein „Vorhang" oder Luftstrom, der an den offenen Seiten des Luftkissens ausströmen konnte, während der Druck gleichblieb und

Rechts: Bei der ersten Demonstration des Ringstrahlprinzips benutzte Cockerell Blechdosen, einen Ventilator und eine Küchenwaage. Indem er Luft in zwei ineinander gestellte Dosen blies, erzielte er einen viel größeren Druck als bei nur einer Dose.

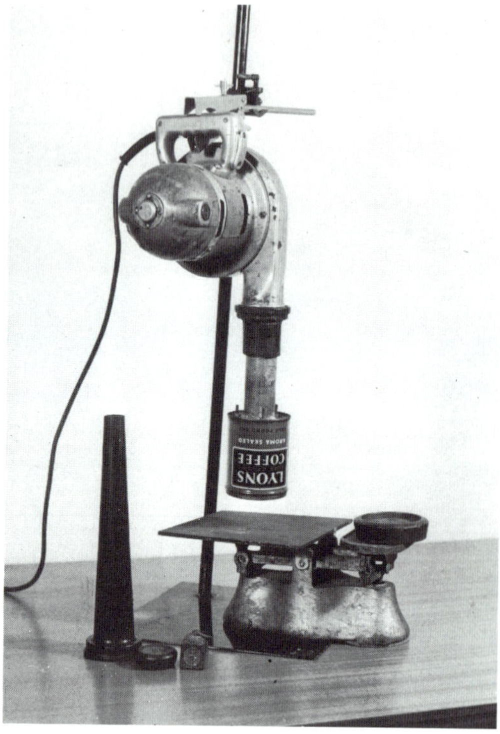

Mitte: Vier Arten von Luftkissenaufbau. In die Luftkammern (A) wird Luft eingeblasen, die einfach unter der Unterseite entweicht. In einem frühen Ringstrahlgerät wird Luft durch einen Ringschlitz schräg nach innen abgeblasen. Die flexible Einfassung (C) hebt das Fahrzeug an. Bei Amphibienfahrzeugen (D) wird die Luft nur an Bug und Heck abgeblasen, wodurch Tragvermögen und Stabilität, allerdings auf Kosten stärkeren Widerstands, gesteigert werden.

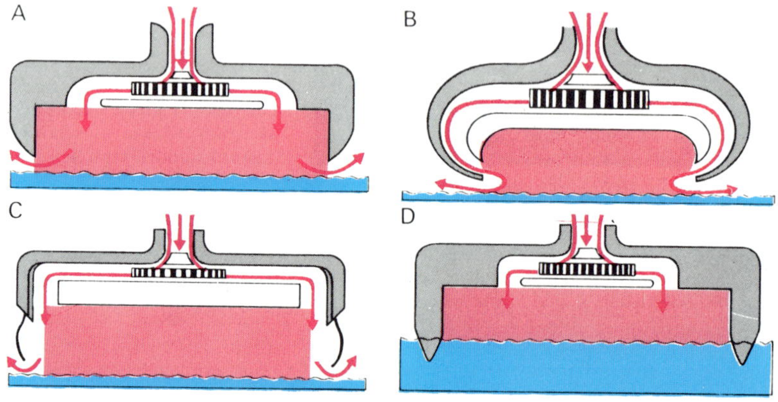

Rechts: Ein Luftkissenfahrzeug wird auf einem Teich erprobt. Cockerell ist rechts im Bild.

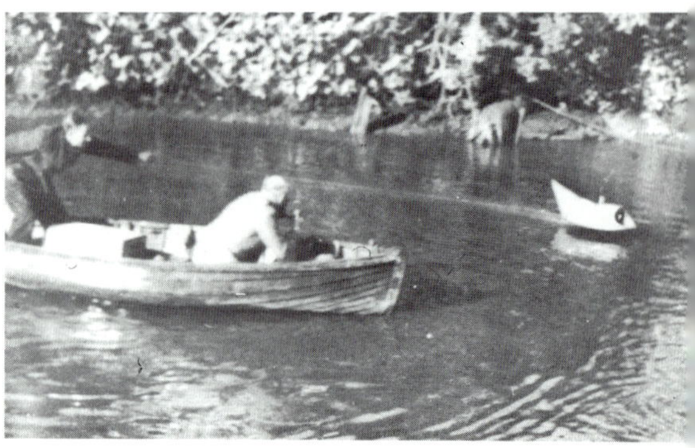

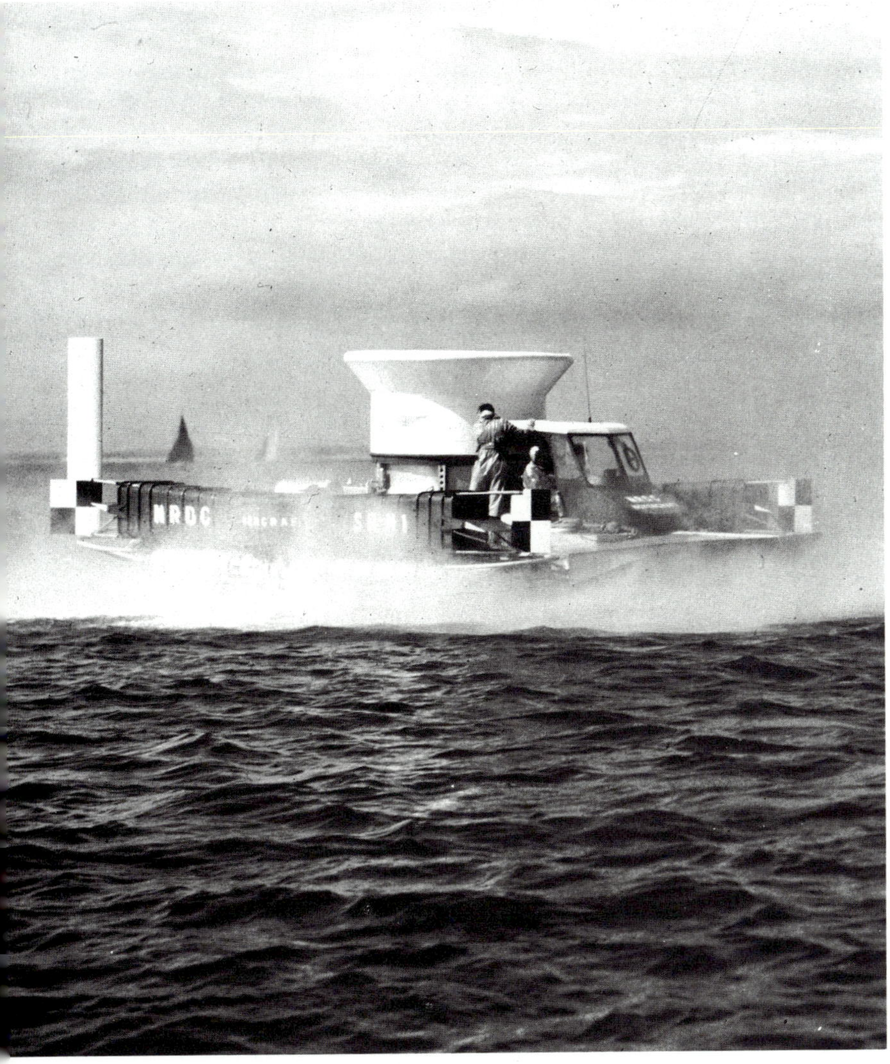

das Fahrzeug über der Wasseroberfläche gehalten wurde.

Cockerell erprobte seine Idee zuerst mit einem Heißluftventilator, einer Küchenwaage und einigen Blechdosen. Als er zwei Dosen ineinanderstellte und mit dem Ventilator Luft hineinblies, konnte ein erheblich größeres Gewicht gehoben werden als mit nur einer Dose. Die Ergebnisse bestätigten Cockerells Theorie, und er unterbreitete seine Pläne in der Hoffnung auf finanzielle Unterstützung der britischen Regierung. Die Möglichkeiten, die in Cockerells Erfindung für die Entwicklung neuartiger Amphibienfahrzeuge mit hoher Tragfähigkeit steckten, lagen auf der Hand, und die Regierung gewährte ihm finanzielle Unterstützung.

Oben links: Das erste Luftkissenboot — die SR Nr. 1 — von 1959.

Oben rechts: Kleines zweisitziges Luftkissenboot 1978.

Unten links: Mit dem Luftkissenprinzip lassen sich auch schwere Behälter wie dieser 530-Tonnen-Tank transportieren.

Rechts: *Princess Anne,* das größte derzeitige Luftkissenfahrzeug. Es wiegt 300 Tonnen und kann 416 Passagiere befördern.

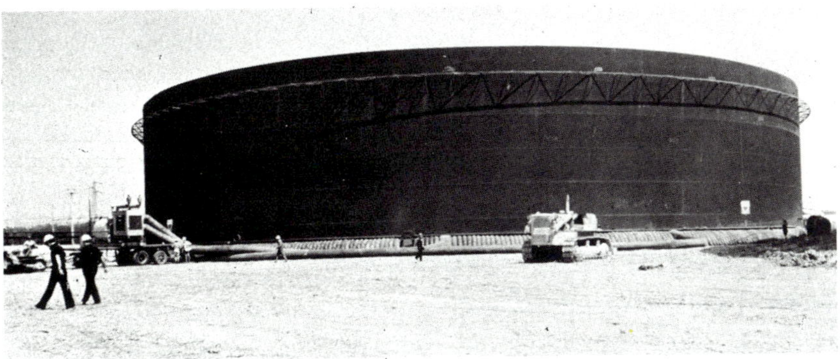

Im Juni 1959 wurde das erste einsatzbereite Luftkissenfahrzeug mit großem Aufwand der Öffentlichkeit vorgestellt. Es bewegte sich einwandfrei über Wasser und über Land, schwebte aber nur rund 20 Zentimeter über der Oberfläche und konnte deshalb bloß auf so gut wie hindernisfreien Strecken eingesetzt werden.

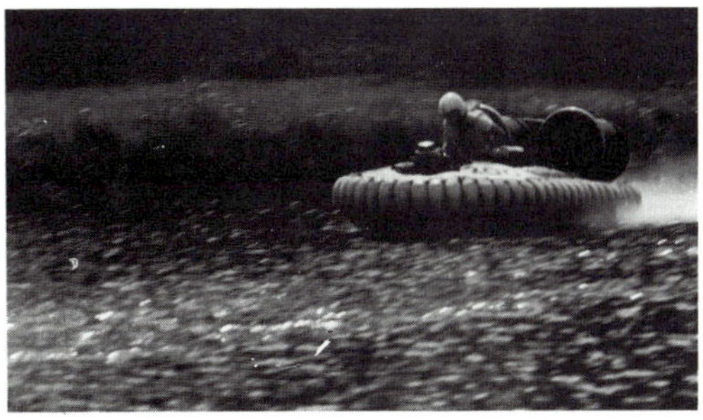

Wieder fand Cockerell die Lösung. Er schlug vor, eine flexible Einfassung an der festen Unterseite anzubringen. Tests mit dem SR Nr. 1 ergaben, daß das Fahrzeug mit einer 1,20 Meter hohen Einfassung glatt über 1,20 Meter hohe Wellen und über 1,05 Meter hohe Landhindernisse hinwegschweben konnte.

Das Luftkissenfahrzeug hat sich auf bislang unzugänglichem Gelände besonders bewährt, so auf dichten Grasflächen, Schnee oder Morast oder auch auf Wüstensandstrecken. Außerdem kann es als Amphibienfahrzeug benutzt werden. In der Praxis hat

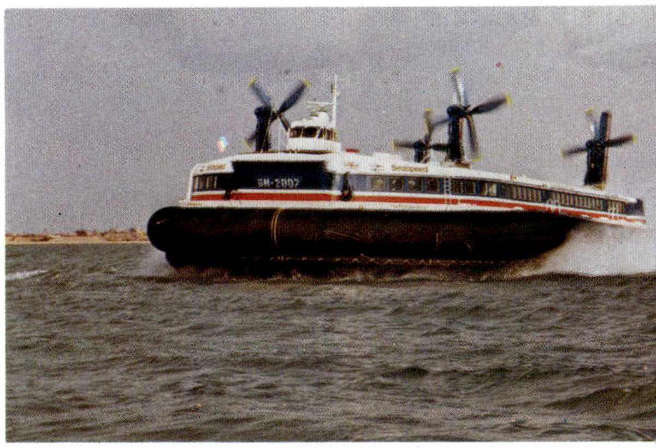

sich jedoch herausgestellt, daß die auf Wasser eingesetzten Fahrzeuge anders als die für Landstrecken konstruiert sein müssen.

Wenn auch Luftkissenfahrzeuge in absehbarer Zeit normale Räderfahrzeuge kaum ersetzen dürften, haben sie doch ihre Funktion und ihre Vorteile wie Tragfähigkeit oder hohe Geschwindigkeiten im Wasser. Wie das Luftkissenfahrzeug in der Zukunft auch aussehen mag, sicher scheint, daß es eine wichtige Rolle im Personen- und Frachtverkehr des 21. Jahrhunderts spielen wird.

Wernher von Braun
1912 – 1977

Der Raketenpionier und Architekt des amerikanischen Raumfahrtprogramms Wernher von Braun konstruierte viele amerikanische Raumflugkörper und entwickelte die Raumfahrtstrategie, mit der die erste bemannte Mondlandung möglich wurde. Von Braun verband hervorragende ingenieurtechnische Kenntnisse mit einer klaren Vorstellung von der Zukunft des Menschen im Raum.

Von Braun besuchte in Zürich die Schule und kehrte 1930 nach Deutschland zurück, um an der Berliner Universität Maschinenbau zu studieren. Dort wurde er Gründungsmitglied der „Deutschen Gesellschaft für Raumfahrt", einer Gruppe begeisterter Amateure, die sich für den Raketenbau interessierten. In den zwei Jahren ihres Bestehens gelangen der Gruppe über 80 Abschüsse, wobei ihre Raketen Höhen von bis zu 1,5 Kilometern erreichten. 1932 interessierte sich die Reichswehr für die Raketenbauer, und als Hitler ein Jahr später an die Macht kam, empfahl sie ihm den Aufbau eines Raketenforschungszentrums, das in Peenemünde an der Ostseeküste errichtet wurde. Gleichzeitig wurden Raktentests und Forschungen für nichtmilitärische Zwecke verboten. Von Braun war einer der ersten Ingenieure, die für das neue Zentrum rekrutiert wurden. Ende der dreißiger Jahre sowie während des Krieges arbeitete er maßgeblich an der Entwicklung leistungsstarker Raketentriebwerke.

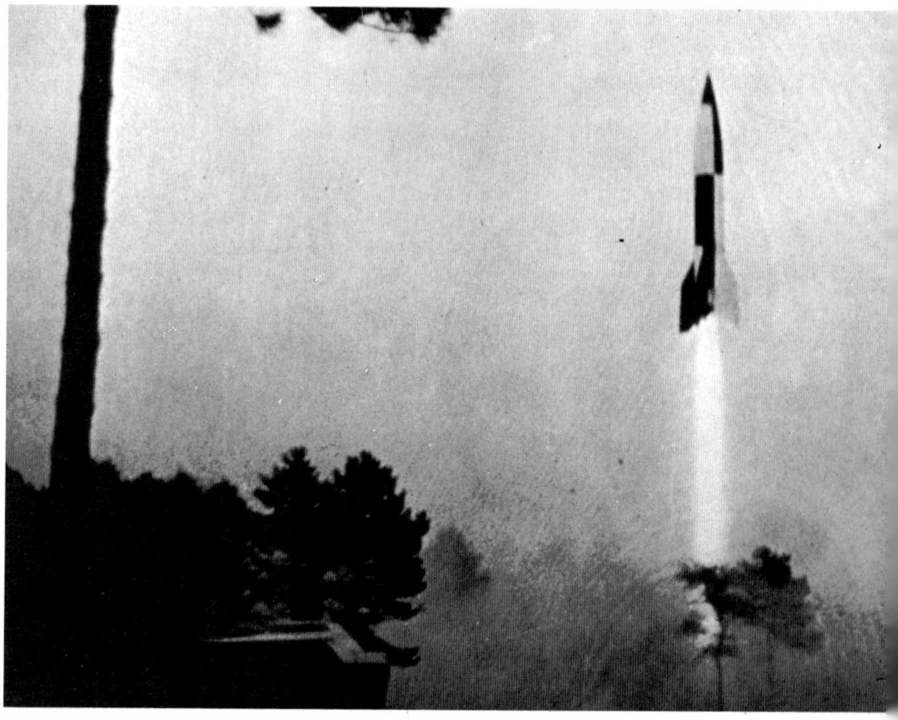

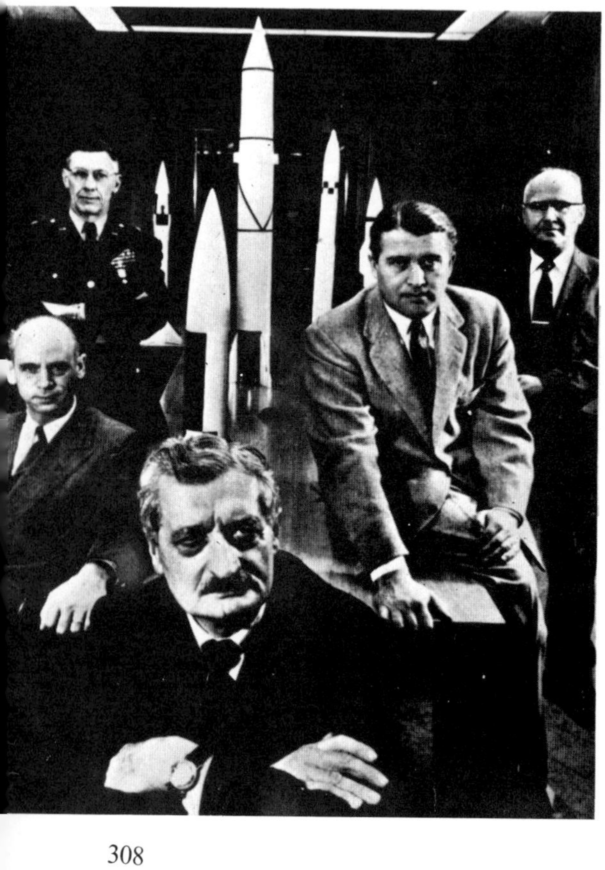

Oben: Start einer auf London abgeschossenen V-2 in Peenemünde.

Links: Wernher von Braun (zweiter von rechts). Im Vordergrund sitzt Hermann Oberth, der das wissenschaftliche Interesse an der Raumfahrt in Deutschland mit seinem 1923 erschienenen Buch *Theorie der Weltraumfahrt mit Raketen* begründete. Oberth behauptete, es sei möglich, mit den damals vorhandenen technischen Mitteln Raketen zu bauen, die über die Erdatmosphäre hinausfliegen können. Er sagte auch interplanetarische und bemannte Weltraumflüge voraus.

Seine bedeutendste Leistung war die erste große Flüssigkeitsfernrakete, die V-2. Zum Glück wurde die V-2 zu spät fertiggestellt, um den Ausgang des Krieges noch beeinflussen zu können. Nach der Kapitulation verließ Braun Peenemünde und ergab sich den vorrückenden amerikanischen Truppen. Trotz seiner früheren Arbeit und seiner Mitgliedschaft in der NSDAP wurde er in den Vereinigten Staaten herzlich aufgenommen und bald zur Schlüsselfigur im amerikanischen Raketenforschungsteam.

In den fünfziger Jahren spielte von Braun eine bedeutende Rolle bei der Entwicklung der amerikanischen Raketentechnologie. Seine ersten Entwürfe basierten auf der V-2, aber seine neuen Triebwerke übertrafen bald deren relativ beschränkte Möglichkeiten. 1958 stellte von Braun die Vierstufenrakete Jupiter fertig, mit der Amerikas erster Satellit in eine Umlaufbahn geschossen wurde. Obwohl er hauptsächlich militärische Raketen entwickelt hatte, lagen von Brauns eigentliche

Interessen auf dem Gebiet des bemannten Raumflugs, durch den der Mensch eines Tages andere Sterne erreichen würde. Eine Möglichkeit zur Verwirklichung seiner Träume bot sich bald. Der Kongreß errichtete die erste zivile amerikanische Raumfahrtbehörde, die NASA, und beauftragte sie mit einem Forschungsprogramm für bemannte Raumflüge. Zu den ersten Mitarbeitern gehörte Amerikas

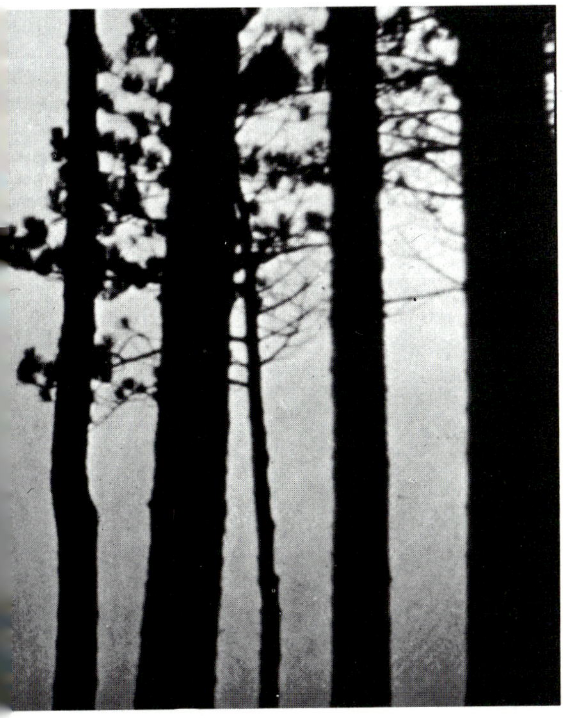

führender Raketenfachmann Wernher von Braun.

In den folgenden Jahren beteiligte er sich an der Leitung der drei bedeutenden Raumfahrtprogramme: Mercury, Gemini und Apollo. Seine größte Leistung war die Ausarbeitung des Ablaufs der Mondlandung und die Konstruktion der gewaltigen Triebwerke, die das Raumschiff auf seine historische Reise katapultierten.

Von Brauns Idee für die Mondlandung erforderte ein hochentwickeltes neues dreiteiliges Raumschiff: eine Einheit für Treibstoff- und Energieversorgung und das Rettungssystem, Kommandokapsel und Landefähre. Er wollte das Raumschiff in eine Mondumlaufbahn schießen und dann die Landefähre von der Kommandokapsel und der Versorgungseinheit abkoppeln. Zwei der drei Apollo-Astronauten sollten mit der Landefähre auf dem Mond aufsetzen. Die Rückkehr bedingte nach dem ausgeklügelten Start ein Rendezvous-und Ankopplungsmanöver mit dem „Mutterschiff". Die Landefähre konnte dann abgestoßen werden, während die Versorgungs- und Kommandoeinheit die Mondumlaufbahn in Richtung Erde verließen. Vor

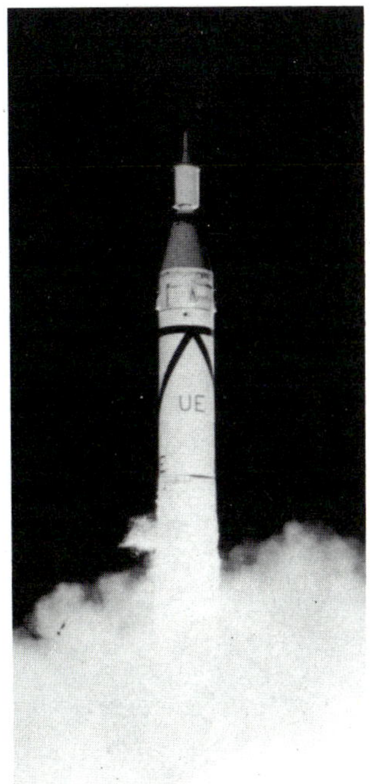

Oben: Nächtlicher Start der Trägerrakete Jupiter I, die Explorer I, den ersten Satelliten der Vereinigten Staaten, in eine Erdumlaufbahn brachte. Sie war eine Weiterentwicklung der Redstone-Rakete, dem amerikanischen Gegenstück zur V-2.

Rechts: Die riesige Saturn-5-Rakete beim Bau. Sie konnte 120 t Nutzlast auf eine höhere Erdumlaufbahn oder 45 t aus dem Bereich der Erdanziehung ins All bringen.

dem Eintauchen in die Erdatmosphäre sollten dann die Versorgungsteile abgesprengt werden und die Besatzung in der Kommandokapsel in einem festgelegten Gebiet im Pazifik landen.

Das neue Konzept war ein brillanter Erfolg. Aber es erforderte eine Rakete, die ein 40-Tonnen-Raumschiff tragen konnte. Von Brauns Lösung war die mächtigste Trägerrakete, die je gebaut wurde: die Saturn 5 mit einer Gesamthöhe von 85,7 m, einer Startmasse mit Nutzlast von 2890 t und einem Schub von 3400000 kp, wobei die 5 Triebwerke 13,5 t/s Treibstoff verbrennen.

Während die Apollo-Flüge zum Mond die Schlagzeilen der internationalen Presse beherrschten, entwickelte von Braun bereits Pläne für die ersten Flüge zum Mars. Aber drastische Sparmaßnahmen veranlaßten die NASA zu einer weitgehenden Einstellung aller Raumfahrtprogramme. Bitter enttäuscht und resigniert verließ er die NASA und arbeitete bis zu seinem Tod in der Industrie.

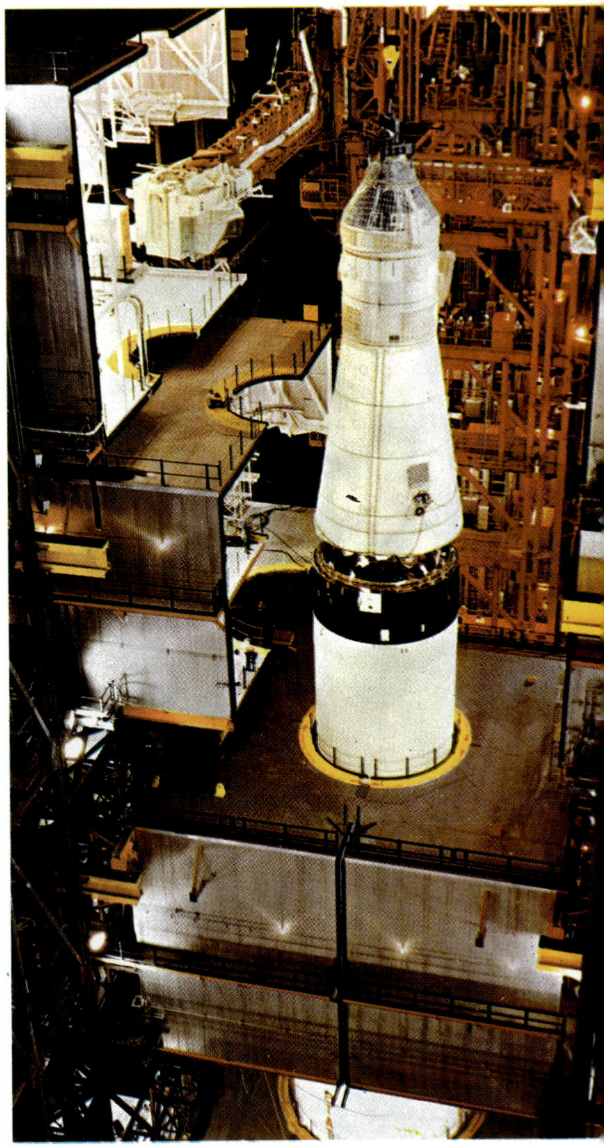

Jonas Salk

*1914

Der amerikanische Virusforscher Jonas Salk entwickelte den ersten Impfstoff gegen spinale Kinderlähmung. Er entdeckte ihn, als diese schreckliche Krankheit in vielen Teilen der Welt epidemisch geworden war.

Jonas Salk wurde als Sohn eines Textilarbeiters in New York geboren, studierte an der dortigen Universität Medizin und promovierte 1939.

Von Anfang an interessierte sich Salk für Viren, jene winzigen parasitären Organismen, die nur unter dem Elektronenmikroskop erkennbar sind. 1942 erhielt er ein Forschungsstipendium an der Universität von Michigan, wo er seine Arbeit über das Grippevirus fortsetzte und schließlich Assistenzprofessor für Epidemiologie wurde.

1947 übernahm er einen Forschungsauftrag für Bakteriologie an der Universität Pittsburgh und die Leitung des Virusforschungslaboratoriums. Damals begann Salk sich für Kinderlähmung zu interessieren, gegen die es noch keinen Schutz gab.

Rechts: Die ägyptische Steintafel zeigt einen Priester, dessen Bein durch Kinderlähmung verkümmert ist.

Unten: Salk liest die Ergebnisse eines neuen Poliofarbtests ab, der an der Universität Pittsburgh entwickelt wurde. Damit kann festgestellt werden, ob das Virus im Blut enthalten ist und wieviel Antikörper vorhanden sind.

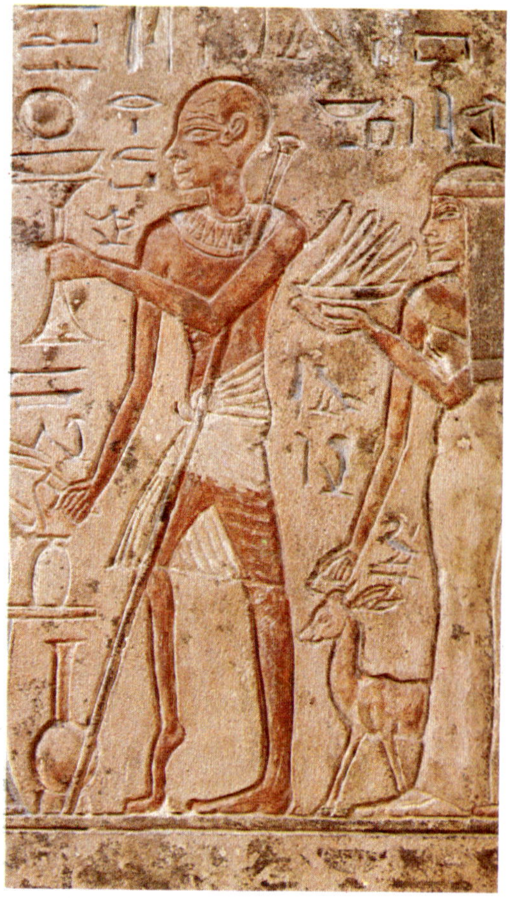

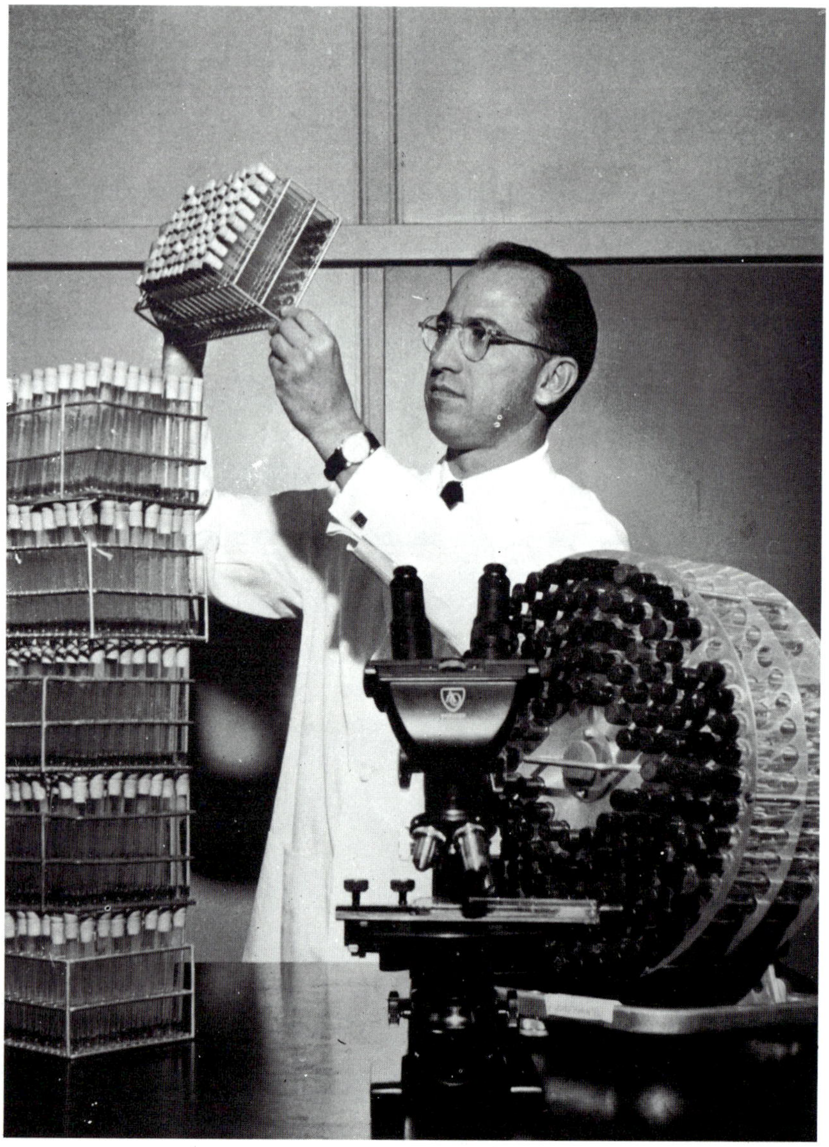

Die Krankheit war weltweit verbreitet, und in den fünfziger Jahren brachen in Europa und in den Vereinigten Staaten mehrere Epidemien aus. Das Virus greift das Rückenmark an und führt dadurch zu schlaffen Lähmungen, die oft wieder zurückgehen, in schweren Fällen jedoch bleibende erhebliche Behinderungen bewirken.

Paradoxerweise wird durch verbesserte Hygiene zwar die Infektionsgefahr geringer, die Möglichkeit einer Epidemie dagegen größer. In unterentwickelten Ländern werden Kleinkinder, die mit dem Virus in Berührung kommen, gegen ihn immun. Bei hohem Hygienestandard ist diese natürliche Immunität selten, und so wird die Krankheit, wenn sie einmal eingeschleppt ist, epidemisch. Schwere Erkrankungen mit Lähmungsfolgen treten auch bei älteren Kindern viel eher auf als bei Kleinkindern.

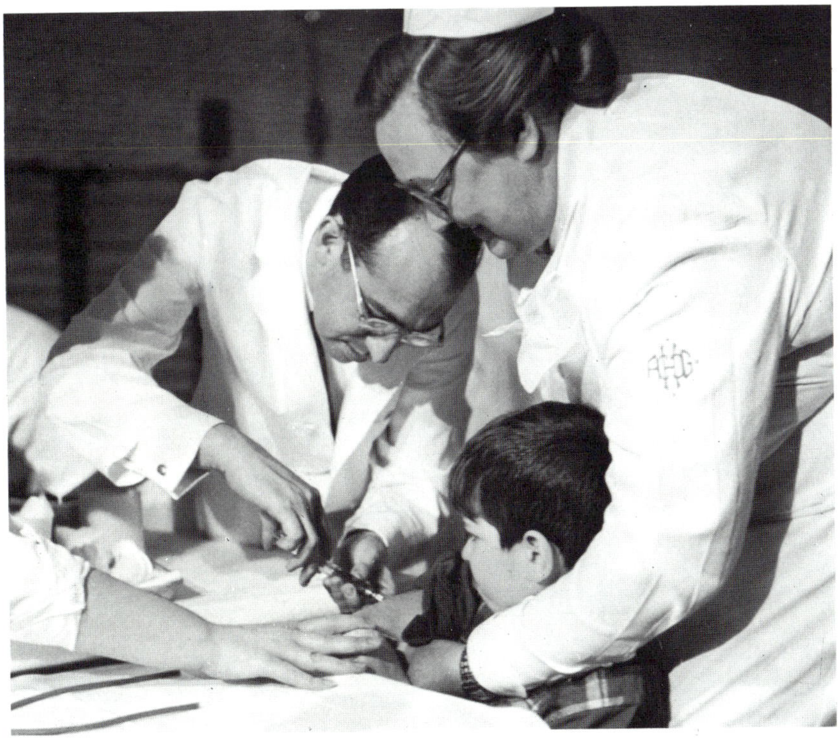

1953 gab Salk bekannt, daß er einen Versuchsimpfstoff entwickelt hatte. Er bestand aus den drei damals bekannten Erregern der Kinderlähmung, die mit einer Formaldehyd-Lösung abgetötet worden waren, und enthielt auch etwas Penicillin. Salk selbst, seine Frau und seine drei Kinder ließen sich als erste impfen. Der Stoff erwies sich als ungefährlich und wirksam. Ein Jahr später wurde ein von der „National Foundation for Infantile Paralysis" geförderter Massenversuch mit fast zwei Millionen Schulkindern durchgeführt.

Neben dem Salk-Impfstoff, der eingespritzt wird, entwickelte 1961 der Virologe Albert Sabin einen Schluckimpfstoff, der heute allgemein benutzt wird. Er verwendet ein abgeschwächtes Virus, das unter künstlichen Bedingungen gezüchtet wird, bis es seine Virulenz, nicht aber seinen immunisierenden Effekt verliert. Impfungen gegen Kinderlähmung gehören heute zum routinemäßigen Impfprogramm für Kinder, und die Krankheit ist weitgehend unter Kontrolle. Salk hat sich seither der Krebsforschung zugewandt und leitet das Salk-Institut für biologische Forschungen in La Jolla.

Oben: Salk während der Massenimpfung von 1954.

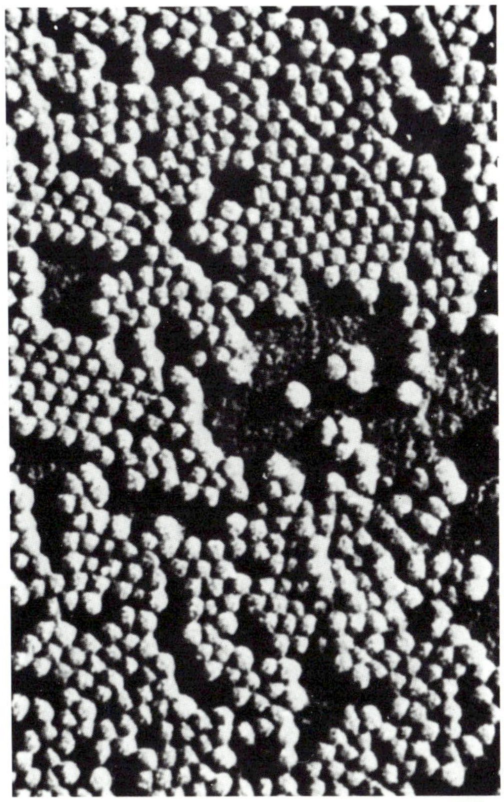

Rechts: Elektronische Mikrophotographie des Poliovirus, Typ II.

Unten links: Salk prüft die Bestandteile des Serums durch Chromatographie.

Unten rechts: Kinderlähmung bewirkt Atemlähmung, und die Betroffenen müssen in einer eisernen Lunge liegen.

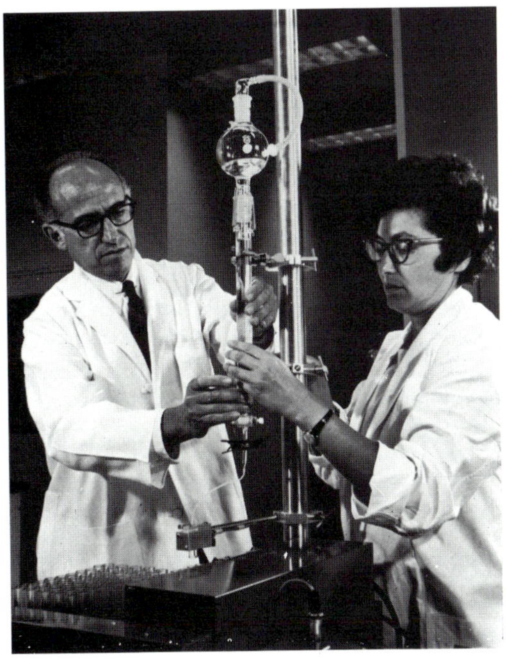

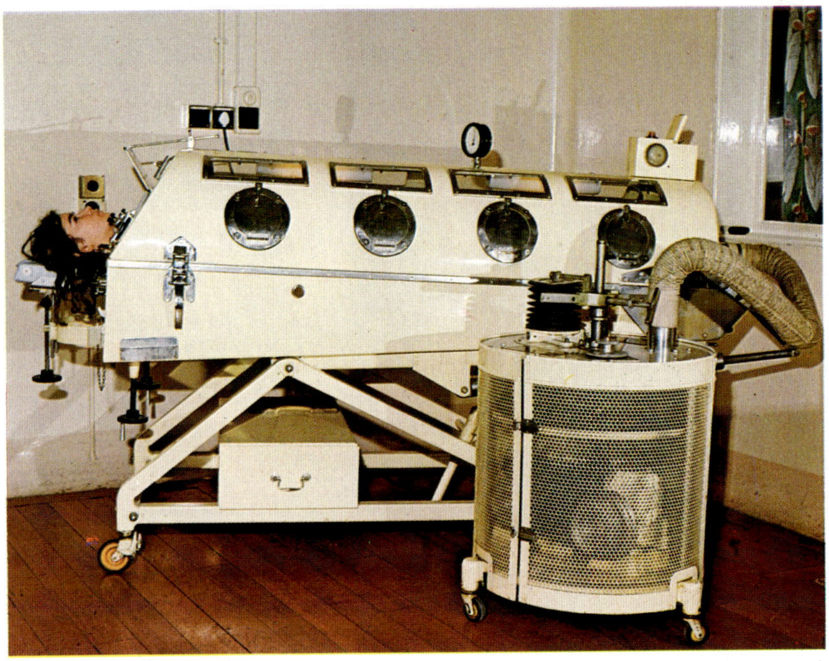

Charles Hard Townes

*1915

Der amerikanische Physiker und Ingenieur Charles Townes erfand ein Verfahren zur Verstärkung von Mikrowellen, das er dann auch auf Licht erweiterte und damit den Weg für die Entwicklung von Laser bahnte.

Townes, in South Carolina geboren, studierte Physik an der Universität seiner Heimatstadt. 1935 legte er die Prüfungen ab und befaßte sich in den folgenden vier Jahren mit Forschungsarbeiten, für die er vom angesehenen California Institute for Technology die Doktorwürde erhielt. In den Kriegsjahren arbeitete Townes für die Bell Telephones Laboratories, wo er neue Militär-Radargeräte entwickelte.

In dieser Zeit erwarb er umfangreiche Kenntnisse auf dem Gebiet der Mikrowellen-Physik. Mikrowellen sind elektromagnetische Wellen mit einer Wellenlänge unter einem

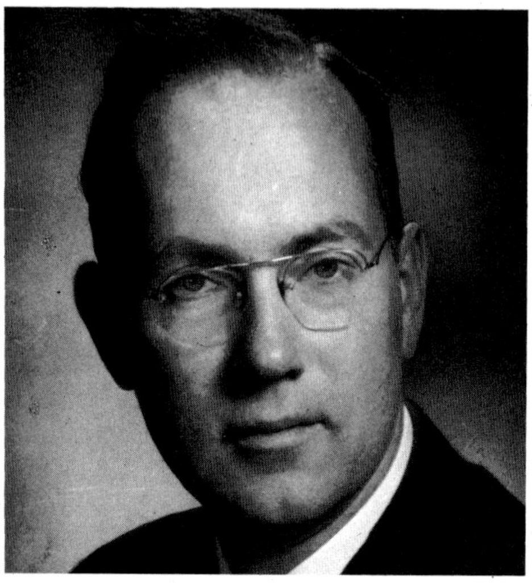

Dezimeter. Für Radar und Kommunikationssysteme sind sie außerordentlich nützlich, aber sie ließen sich damals nur schwer künstlich erzeugen. Viele Physiker hatten sich an diesem Problem versucht. Townes, der inzwischen an der naturwissenschaftlichen Fakultät der Columbia Universität arbeitete, beteiligte sich an diesen Forschungen.

1951 kam er auf eine glänzende und originelle Idee. Während viele seiner Zeitgenossen versucht hatten, einen neuartigen elektronischen Stromkreis zu entwickeln, erkannte Townes, daß Moleküle eines geeigneten Materials in angeregtem Zustand durch ein schwaches Hochfrequenzfeld dazu gebracht werden können, elektromagnetische Wellen gleicher Frequenz und gleicher Phasenlage wie das anregende Feld abzugeben; diese induzierte Emission geschieht durch Über-

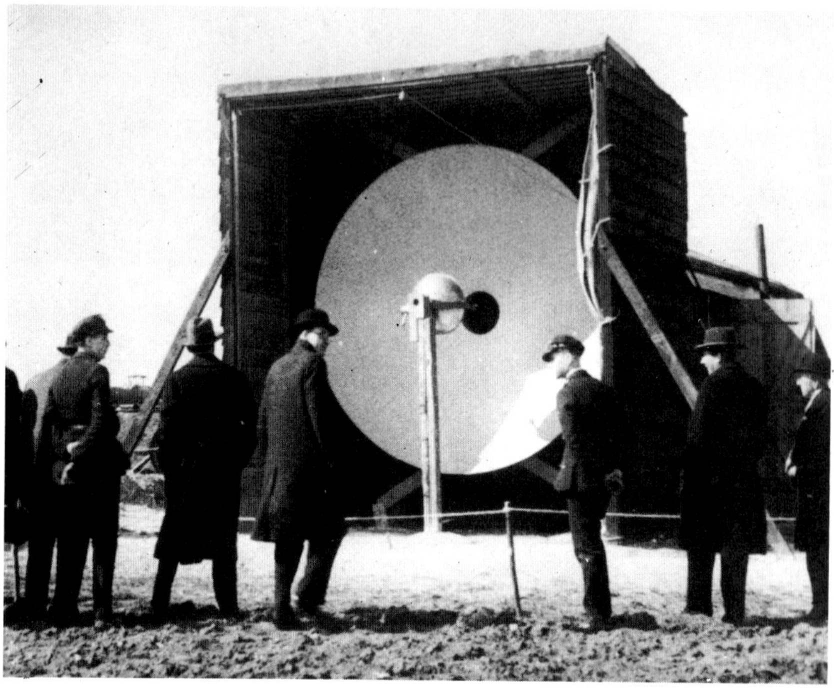

Oben: Ein Nachrichtenübermittlungsversuch mit Mikrowellen über den Ärmelkanal (1931). Die Photographie zeigt die französische Empfangsstation in Calais. Die hohe Frequenz des Mikrowellenanteils im Frequenzbereich bedeutet, daß ein breites Band an Frequenzmodulation übertragen werden kann. So lassen sich mehrere tausend Ferngespräche gleichzeitig über ein einziges Hochfrequenzkabel übertragen, das ebenfalls für die Übertragung von Schwarzweiß- und Farbfernsehsendungen benutzt werden kann. Ein weiterer Vorteil der Mikrowellen ist ihre kurze Wellenlänge, so daß ihre Signale von relativ kleinen Reflektoren abgestrahlt werden können. Den Anstoß für die Erfindung von Laser gab der Maser, der Verstärker für Mikrowellen.

gang der Moleküle oder Atome des Materials von einem höher in einen niedriger angeregten Zustand.

1953 stellte Townes seinen Mikrowellenverstärker fertig. Er bestand aus einem zylindrischen Gehäuse aus Metallstäben, durch das ein Strom von Ammoniakmolekülen geschleust und durch Erhitzen in schnellere Schwingungen versetzt wurde. Die Metallstäbe waren alternierend positiv bzw. negativ geladen, wodurch ein elektrisches Feld erzeugt wurde, das die nicht angeregten Moleküle von den angeregten trennte. Die letzteren wurden als gebündelter Molekülstrahl in einen Hohlraumresonator eingeleitet, was die Moleküle dazu brachte, elektromagnetische Wellen gleicher Frequenz abzugeben.

Townes' Verstärker wurde Maser genannt, nach den Anfangsbuchstaben der englischen Bezeichnung „Microwave Amplification by Stimulated Emission of Radiation".

Maser wurde bald als Eingangsverstärker in Empfangsanlagen für besonders schwache Mikrowellensignale eingesetzt, zum Beispiel im Satellitenfunkverkehr und für Radioteleskope.

1957 überlegte Townes, daß sein Verfahren zur Mikrowellenverstärkung auch auf Lichtwellen übertragbar sein müßte. Ausgehend davon entwickelte der amerikanische Physiker Theodore Mainman drei Jahre später den ersten optischen Maser oder Laser, wie er heute genannt wird, eine Abkürzung von „Light Amplification by Stimulated Emission of Radiation".

Mainman benutzte einen innen verspiegelten Zylinder, in dem ein geschliffener Rubinstab mit eingebetteten Chromatomen und verspiegelten Stirnflächen steckte. Er war von einer spiralig gewendelten Blitzlampe umgeben, die periodisch durch Spannungsimpulse betrieben wurde. Der Zylinder konzentrierte alles Licht der Blitzlampe auf den Rubinstab. Das Licht aus einer Stirnfläche des Rubinstabes verläßt den Zylinder durch ein Loch in dessen Stirnfläche. Die praktisch völlig parallel gerichtete Strahlung ergibt auch über sehr große Entfernungen nur geringfügige Flächenstreuung, so daß sich exakte Entfernungsmessungen durchführen lassen, z. B. der Abstand Erde—Mond auf 10 cm genau.

Seit Mainmans erstem Prototyp haben Laserstrahlen fast überall Verwendung gefunden. In der wissenschaftlichen Forschung haben sie neue Erkenntnisse über die Natur des Lichts vermittelt, in der Industrie werden sie bei der Nachrichtentechnik, bei Spezial-Schweiß- und Bohrverfahren verwandt. Laserstrahlen werden auch in der Holographie benutzt, um perspektivische Bilder herzustellen. Auf militärischem Gebiet werden sie für neue Navigations- und Fernlenkungssysteme eingesetzt. In der Medizin werden sie bei schwierigen Netzhautoperationen verwandt und könnten eines Tages auch bei der Krebsbehandlung eine revolutionierende Rolle spielen.

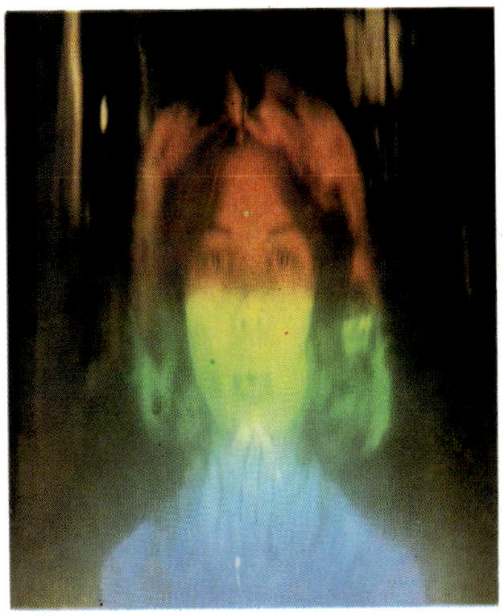

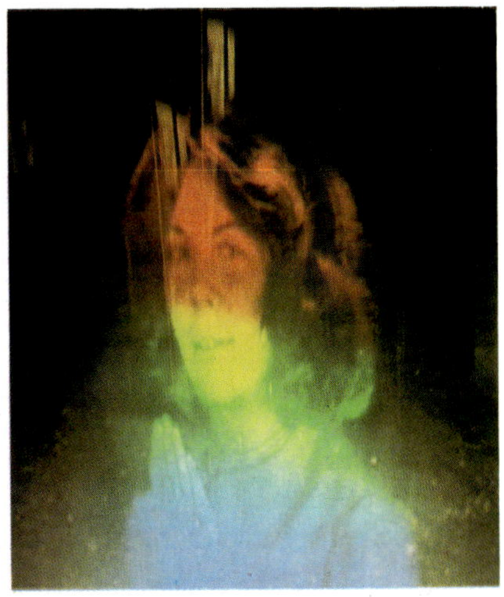

Oben: Holographie, perspektivisches Abbildungsverfahren eines von einem Laserstrahl erzeugten Bildes. Der abzubildende Gegenstand wird mit kohärentem Licht bestrahlt und das von ihm gestreute Licht auf einer photographischen Platte aufgefangen, die mit eingestreutem kohärentem Licht aus derselben Beleuchtungsquelle angestrahlt wird. Es tritt dann Interferenz zwischen gestreutem und ungestreutem Strahl auf. Beleuchtet man die belichtete und entwickelte Platte, das Hologramm, wieder mit kohärentem Licht. so entsteht dahinter ein perspektivisches Bild, das sich mit der Betrachtungsrichtung ändert, wie es das Objekt bei unmittelbarer Betrachtung auch täte.

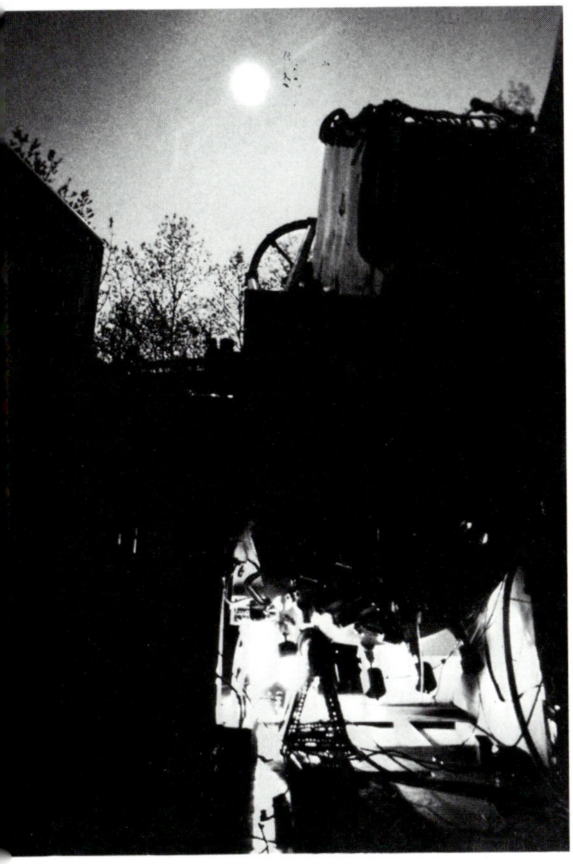

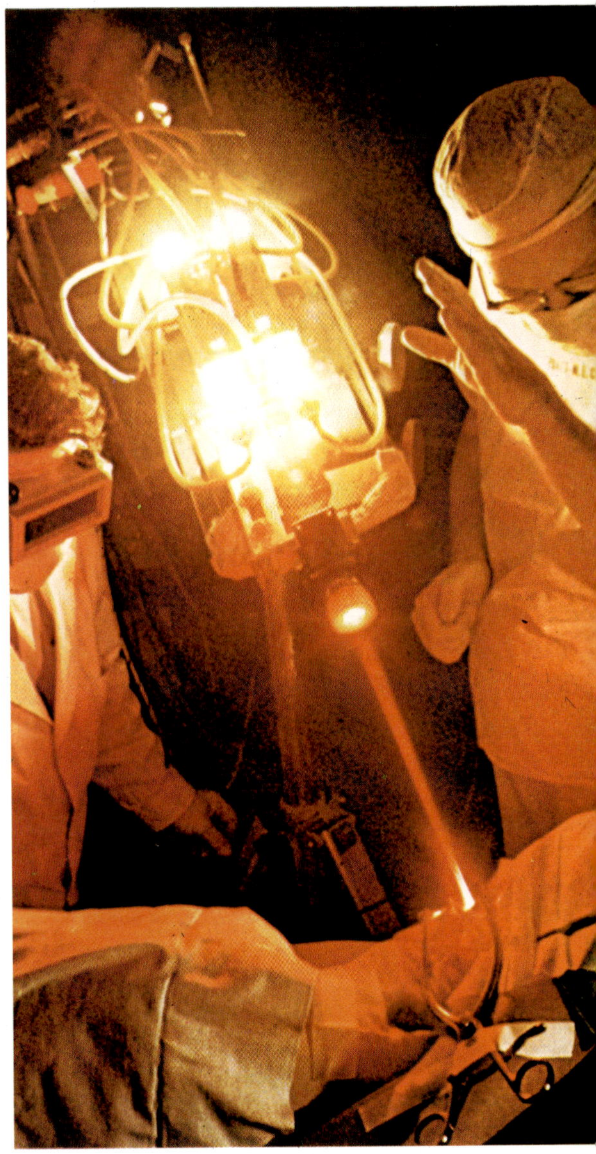

Links: 1962 wurde ein Laserstrahl auf den Mond gerichtet (im hellen Teil des Bildes unten rechts). Die Reflexion war hell genug, um auf der Erde wahrgenommen zu werden.

Rechts: Ein Laserstrahl ersetzt das Skalpell bei einer Krebsoperation in den Vereinigten Staaten. Mit dem Laserstrahl können die Krebszellen gezielter zerstört werden. Er wird daher bei vielen komplizierten Operationen benutzt, z. B. für die Anheftung der Netzhaut bei Netzhautablösung.

Francis Crick
James Watson
*1916 *1928

Die bedeutendste biologische Entdeckung des 20. Jahrhunderts ist die der DNS-Struktur. Mehrere Gruppen von Wissenschaftlern arbeiteten an diesem Problem. Die Lösung gelang dem britischen Biophysiker Francis Crick und dem amerikanischen Biologen James Watson. Ihr Doppelspiralenmodell zeigt, wie sich eine Zelle in zwei identische Abbilder von sich selbst teilt und wie genetische Informationen gespeichert werden.

Desoxyribonukleinsäure (DNS) ist ein wesentlicher Bestandteil des Zellkerns. Man vermutete schon lange, daß sie eine wichtige Rolle bei der Vererbung spielt, und betrachtete sie als Basis der Gene, der Erbfaktoren. Über ihren Aufbau war wenig bekannt, außer daß sie aus den Purinbasen Adenin und Guanin, den kleineren Pyrimidinbasen Thymen und Cytosin, dem Zucker Desoxyribose und Phosphorsäure besteht. Diese chemischen Substanzen waren irgendwie zu einem extrem großen Molekül — einem Makromolekül — verbunden.

James Watsons Interesse für DNS war geweckt worden, als ihm der britische Biologe Maurice Wilkins eine Röntgenstrukturanalyse des Moleküls zeigte. Watson kam 1951 ans Cavendish-Laboratorium, um über die dreidimensionale Struktur von Proteinen zu arbeiten. Dort freundete er sich mit seinem Kollegen Francis Crick an und begann gemeinsam mit ihm die Geheimnisse von DNS zu erforschen.

Die DNS-Forschung wurde weitgehend nicht sehr ernstgenommen, aber einige Wissenschaftler erzielten doch Fortschritte, besonders Maurice Wilkins und Linus Pauling vom California Institute of Technology.

Crick und Watson nahmen ihre Arbeit zu einem Zeitpunkt auf, als Linus Pauling seine Vermutung bekanntgab, daß DNS die Form einer einstrangigen Spirale habe. Crick und Watson waren überzeugt, daß die Spirale aus zwei Strängen bestand. Sie verschafften sich maßstabsgetreue Strukturmodelle aller Bestandteile und versuchten sie zusammenzufügen, was anfangs mißlang. Entweder das Modell brach auseinander oder es stimmte nicht mit den bereits vorliegenden chemischen und kristallographischen Erkenntnissen überein.

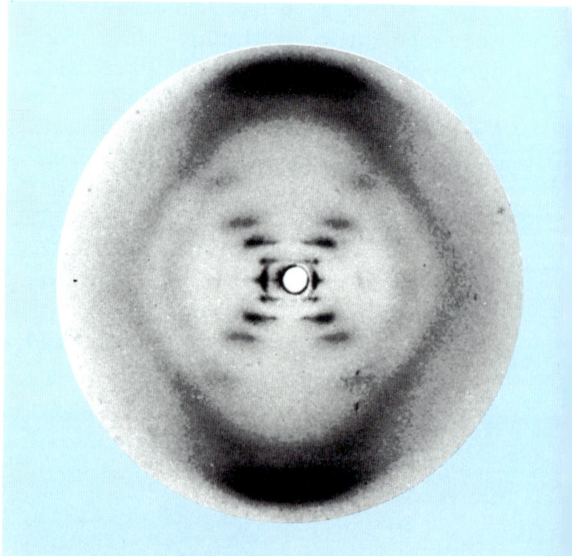

Rechts: Die historische Röntgenstrukturanalyse eines Moleküls der Desoxyribonukleinsäure (DNS), die 1952 gemacht wurde. Diese Aufnahme mit dem deutlich reflektierten schwarzen Kreuz ließ auf eine Spiralform schließen und bestätigte die Entdeckung des doppelspiralförmigen Aufbaus von DNS.

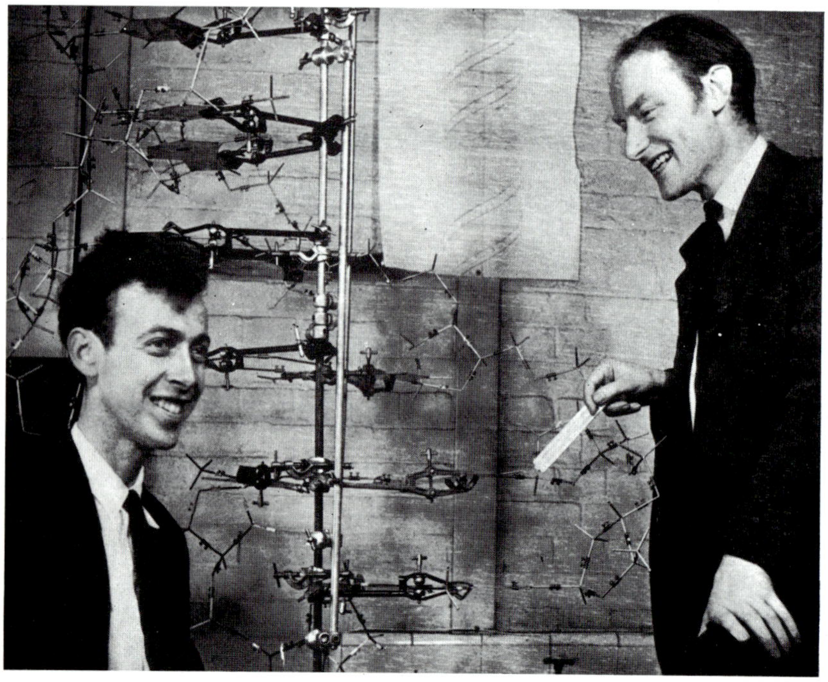

Unten links: James Watson (links) und Francis Crick (rechts) neben ihrem Modell eines DNS-Moleküls im Cavendish-Laboratorium, Cambridge

Zu Beginn des Frühjahrs 1953 erkannte Watson, daß die Adenin-Thymen-Bindung und die Cytosin-Guanin-Bindung im Aufbau identisch sind. Wenn in der Natur Adenin sich immer an Thymen und Guanin an Cytosin band, so erklärt das, warum sich die jeweiligen Bestandteile stets in gleichen Mengen fanden. Die identischen Paare ließen sich auch ohne weiteres genau in die Spirale einfügen. Ferner bedeutete es, daß die beiden Stränge komplementär sind und der eine als Schablone für den Aufbau des anderen dienen könnte.

Crick und Watson konnten nun ihr berühmtes Modell konstruieren. Es genügte sowohl den kristallographischen Daten als auch den stereochemischen Gesetzen. Das Gerüst besteht jeweils aus einer Folge von Zucker- und Phosphorsäurebestandteilen. Dazwischen sind die Basen paarweise wie die Sprossen einer Leiter angeordnet. Am

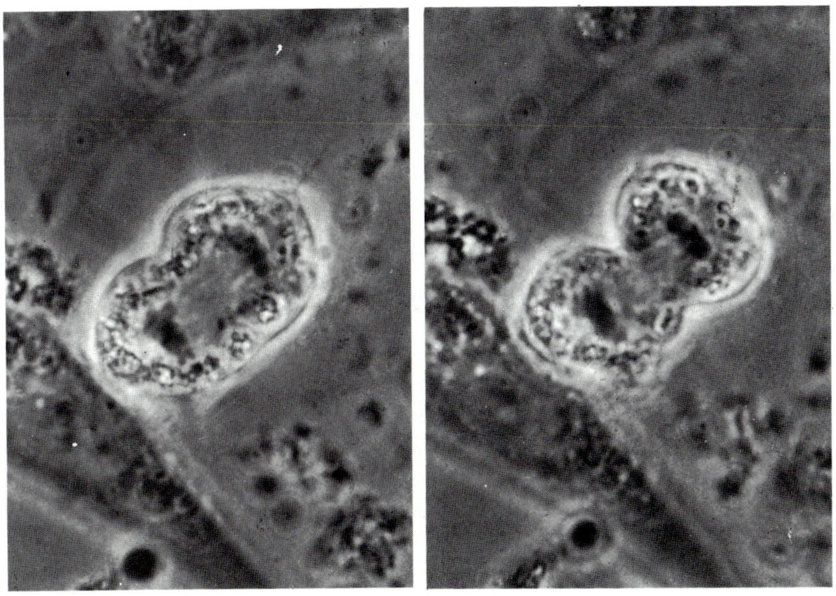

2. April 1953 sandten sie eine Abhandlung an die britische Zeitschrift *Nature* und gaben ihre Entdeckung bekannt.

Viele hielten die Aufklärung der Struktur von DNS für die erregendste Entdeckung des 20. Jahrhunderts. Die Doppelspirale erklärt nicht nur, wie die Zellteilung vor sich geht, sondern auch, wie genetische Daten gespeichert werden. Jede Gruppe oder Einheit eines Strangs ist die Chiffre für eine Aminosäure, die wesentlichen Bausteine der Proteine. Eine Reihe dieser Einheiten ergibt hintereinander angeordnet eine Kette von Aminosäuren, die, je nach Struktur, bestimmte Proteine bilden.

1962 erhielten Crick und Watson zusammen mit Maurice Wilkins den Nobelpreis für Medizin.

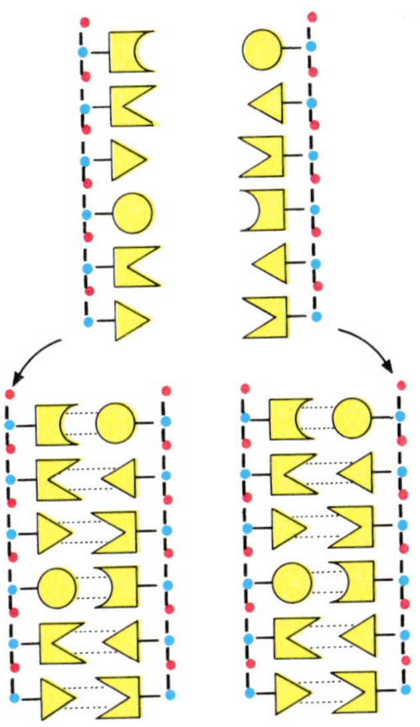

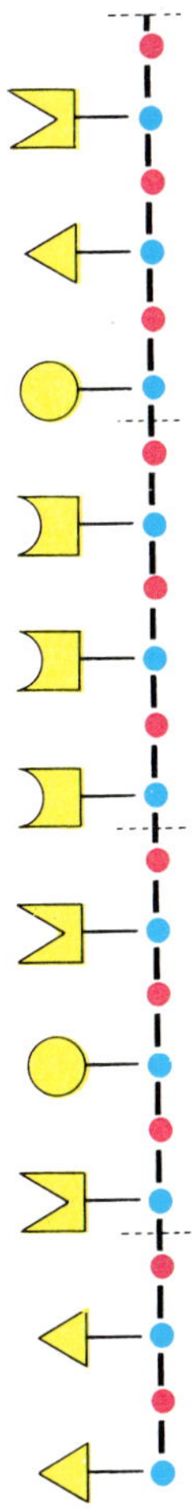

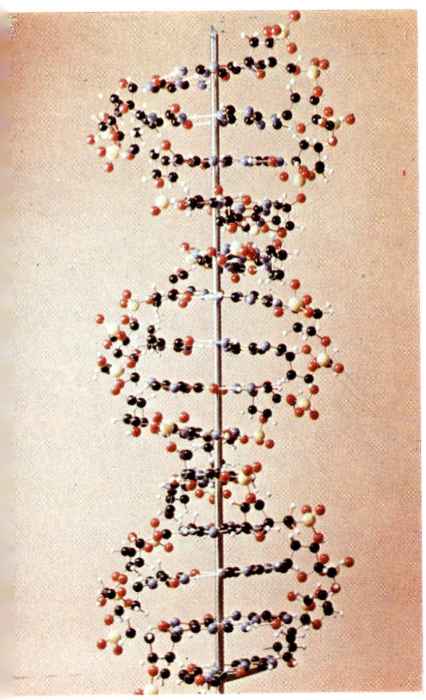

Oben: Eine Krebszelle teilt sich. Die Chromosomen, die sich bereits verdoppelt haben, sind an beiden Polen der Zelle als dunkle Masse erkennbar.

Links außen: Bei einer Zellteilung entwirren sich zwei Chromosomenfäden; jeder ergibt einen neuen Faden. Weil Basen (gelb) sich nur auf eine Art verbinden können, ist ihre Abfolge in den neuen Fäden vorherbestimmt. Das Ergebnis sind zwei mit dem ursprünglichen identische Chromosomen.

Mitte links: Jede Aminosäure wird durch eine Gruppe von drei Basen im DNS-Molekül programmiert. An einem Ende angefangen, ergibt sich eine feststehende Folge von Aminosäuren, und das bestimmt den Aufbau des jeweiligen Proteins.

Rechts: Die Chromosomen bestehen aus Nukleotiden (oben links), die sich aus einem Zucker (Desoxyribose), einer Phosphorsäure und einer Base zusammensetzen. Das Gerüst aus Zucker und Phosphorsäure ist immer gleich, aber es gibt vier mögliche verschiedene Basen. Viele Nukleotide verbinden sich zu Polynukleotiden (unten links). Zwei solche spiralförmig gewundene Fäden bilden ein DNS-Molekül. Die Basen der beiden Fäden sind miteinander über Wasserstoffbrücken (gepunktet) verbunden. Guanin verbindet sich immer mit Cytosin und Adenin mit Thymen.

Unten links: DNS-Modell. Die farbigen Kugeln stellen verschiedene Atome dar.

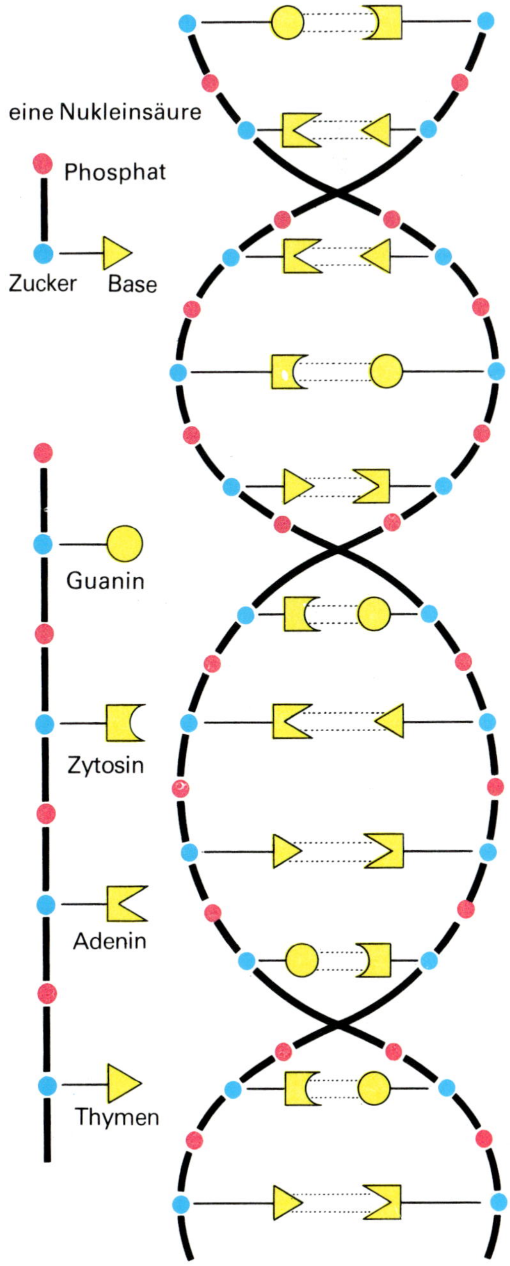

Christiaan Barnard

*1922

Im Dezember 1967 glückte dem südafrikanischen Arzt Dr. Christiaan Barnard die erste Herzverpflanzung. Obwohl der Patient die Operation nur um 18 Tage überlebte, bahnte sie den Weg für viele weitere und erfolgreichere, die Barnard und andere Chirurgen vornahmen, und brachte neue Erkenntnisse über die Immunreaktionen des Körpers.

Transplantationen beinhalten zwei Probleme. Das erste ist chirurgischer Natur. Die Operationstechnik muß so weit fortgeschritten sein und so gut beherrscht werden, daß sich die Blutgefäße des transplantierten Gewebes und die des Patienten vereinigen (Anastomose). Dies muß schnell durchgeführt werden, weil sonst das Transpalantat abstirbt.

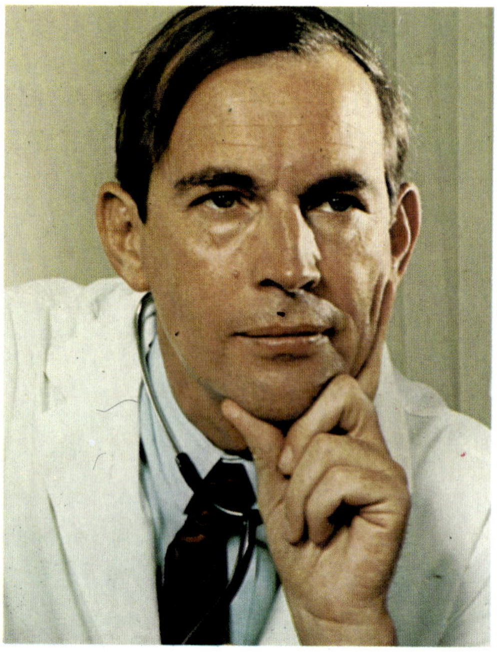

Das zweite Problem ist komplizierter. Der Körper reagiert auf das Eindringen körperfremder Stoffe, sogenannter Antigene, in die Blutbahn durch die Bildung von Abwehrstoffen, den Antikörpern.

Ein transplantiertes Gewebe oder Organ enthält viele solcher Antigene. Sie sind ererbt, und je entfernter Spender und Empfänger verwandt sind, desto geringer ist die Chance, daß das verpflanzte Gewebe nicht abgestoßen wird. Die frühen Hautübertragungen konnten gelingen, weil das Transplantat meist vom Patienten selbst stammte. Da eineiige Zwillinge identische Antigene besitzen, tritt bei ihnen das Problem nicht auf.

Ob ein Transplantat abgestoßen wird, hängt auch von der Gewebeart ab. Verpflanzte Hornhaut wird immer angenommen, weil sie nicht mit Blut versorgt wird. Die Lymphozythen, eine Form der weißen Blutkörperchen, die auch für Gewebeabstoßung verantwortlich sind, bilden die Antikörper. Da sie mit der Hornhaut nicht in Kontakt kommen, ist eine Abwehrreaktion unwahrscheinlich. Bei der häufigsten Übertragung, der Bluttransfusion, befinden sich die Antigene in den roten Blutkörperchen, und zwar in geringerer Anzahl. Daher ist es viel leichter, Spender mit verträglichem Blut zu finden.

Geeignete Spender für komplizierte Organe wie Nieren, Leber oder Herz gibt es wesentlich seltener. Mit Ausnahme eineiiger Zwillinge ist die Chance, einen Spender zu finden, dessen Antigene mit denen des Empfängers identisch sind, praktisch gleich Null. Die Chirurgen konzentrieren sich daher auf jene Gruppen von Antigenen, welche die stärkste Reaktion hervorrufen, und suchen in diesem Bereich nach Verträglichkeit. Patienten, denen Organe eingepflanzt werden sollen, bekommen auch Medikamente wie Steroide und Radiumtherapie, um ihre Immunreaktion zu dämpfen.

Die Nieren waren das erste Organ, dessen Verpflanzung gelang. In den sechziger Jahren wurden Leber-, Lungen- und Bauchspeicheldrüsentransplantationen vorgenommen. Im Dezember 1967 fand, begleitet von einem enormen Presserummel, die erste erfolgreiche Herzverpflanzung statt. Der die fünfstündige Operation leitende Arzt war Christiaan Barnard, der Herzspezialist des Groote-Schuur-Krankenhauses in Kapstadt.

Barnard, einer der führenden Chirurgen Südafrikas, hatte an den Universitäten von

Unten: Nierentransplantation. Das rechte Bild zeigt die Niere kurz vor ihrer Verpflanzung. Sie wird vorsichtig mit Haltebändern bewegt. Wenn die Niere aus dem lebenden oder toten Spender entnommen ist, wird sie sofort mit einer sterilen isotonischen Flüssigkeit durchschwemmt. Das linke Bild zeigt, wie die Flüssigkeit in die Arterie des Transplantats eingeführt wird. Die durchgeschwemmten Teile sind aufgehellt. Diese Behandlung verhindert, daß Luft in das Transplantat eindringt, und erhöht seine Lebensfähigkeit. Die Wiederherstellung der ursprünglichen Farbe nach der Operation zeigt sofort an, daß die Blutzirkulation der Niere noch intakt ist.

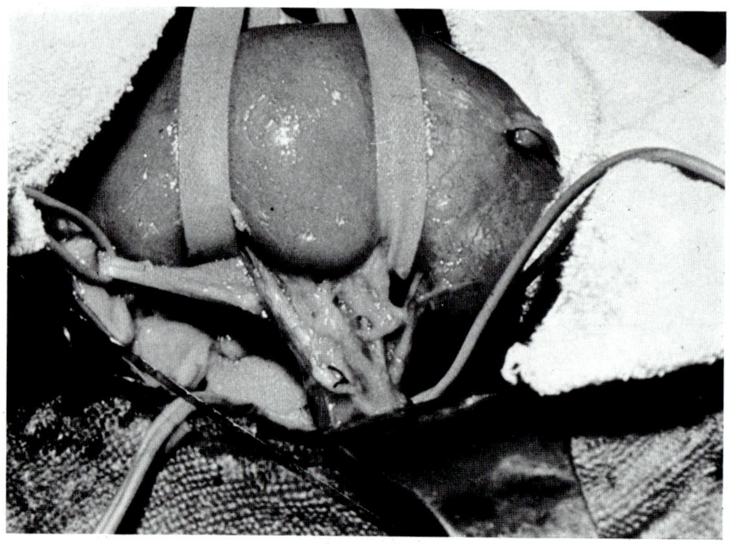

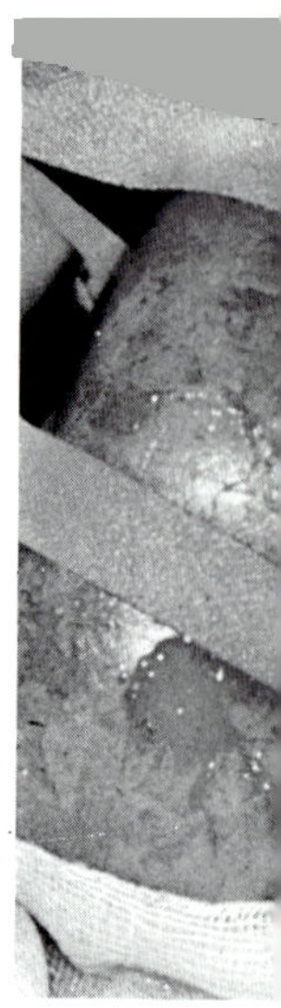

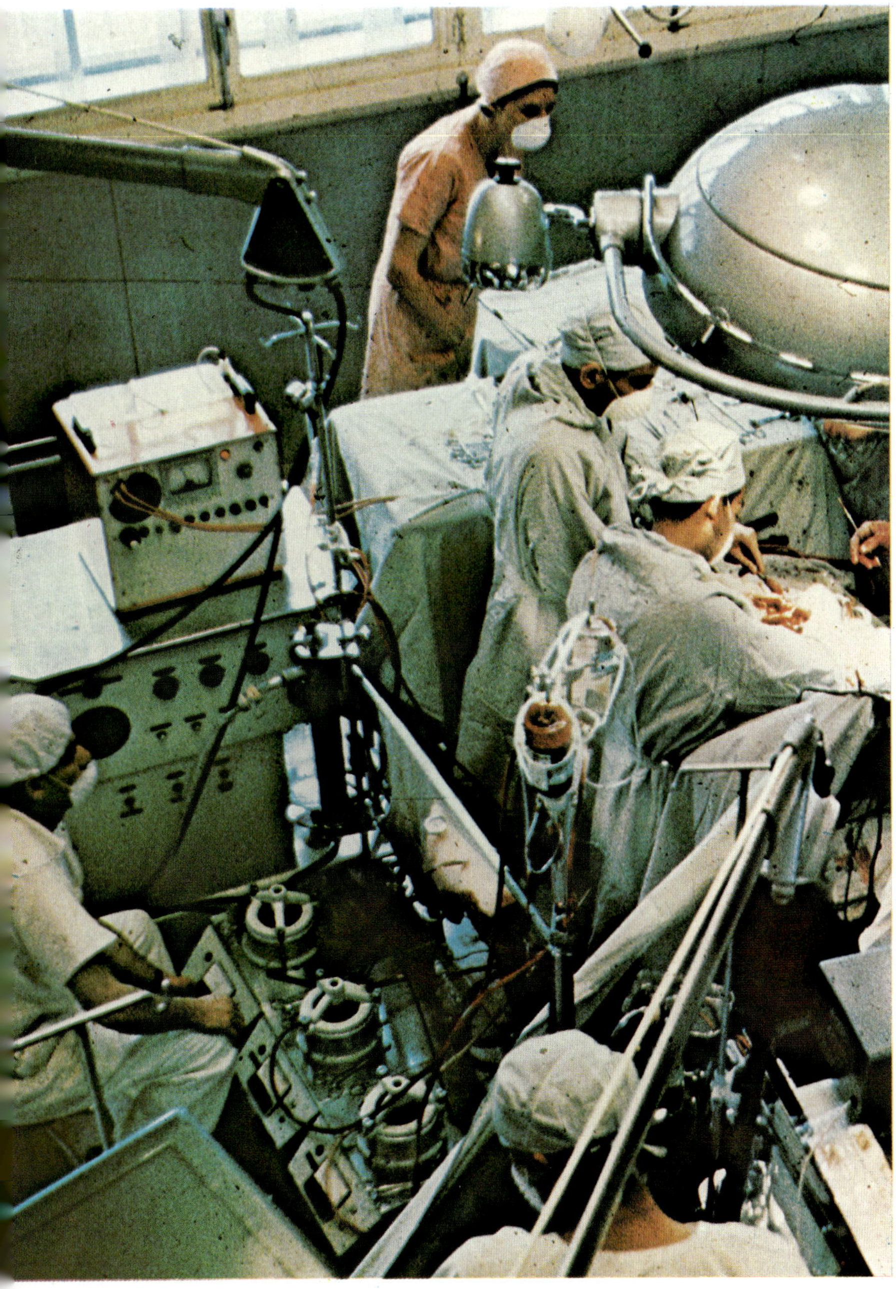

Kapstadt und Minneapolis studiert. Als Herz-Lungen-Chirurg leistete er Pionierarbeit in vielen Bereichen der Chirurgie. So führte er Operationen am offenen Herzen ein und entwickelte eine neue künstliche Herzklappe.

Barnards Glanzleistung war der Höhepunkt langjähriger Forschungen und Experimente, bei denen er zunächst Hundeherzen verpflanzt hatte. Sein Patient, ein Diabetiker mit einem unheilbaren Herzleiden, war der südafrikanische Lebensmittelkaufmann Louis Washkansky. Der Spender war eine 24jährige Frau, die bei einem Autounfall tödlich verletzt wurde. Spender und Empfänger hatten die gleiche Blutgruppe, und die Verträglichkeit des Gewebes galt als hoch.

Drei Stunden vor der Operation wurde das Herz in gekühltes, mit Sauerstoff angereichertes Blut gelegt. Da es nur etwa halb so groß wie das Washkanskys war, bereitete es Schwierigkeiten, es zur Blutversorgung des viel größeren Körpers zu bringen. Mit Hilfe einer Herz-Lungen-Maschine wurde der Patient inzwischen am Leben gehalten. Barnard wußte, daß die Operation vom chirurgischen Gesichtspunkt aus gelungen war, als er die Elektroden anschloß und das eingesetzte Herz zu schlagen begann.

Washkansky starb jedoch 18 Tage später; sein Tod war auf die Medikamente und die Radiumtherapie zurückzuführen, mit denen die Immunreaktion gedämpft werden sollte. Er bekam eine doppelseitige Lungenentzündung — eine häufige Krankheit nach Operationen —, gegen die sein Körper nun keine Widerstandskräfte mehr mobilisieren konnte.

Viele Transplantationen wurden seither von Barnard und anderen Chirurgen in den Vereinigten Staaten, Europa und Japan durchgeführt. Obwohl die Überlebenschancen noch immer gering sind, blieben einige der Patienten noch mehrere Jahre am Leben.

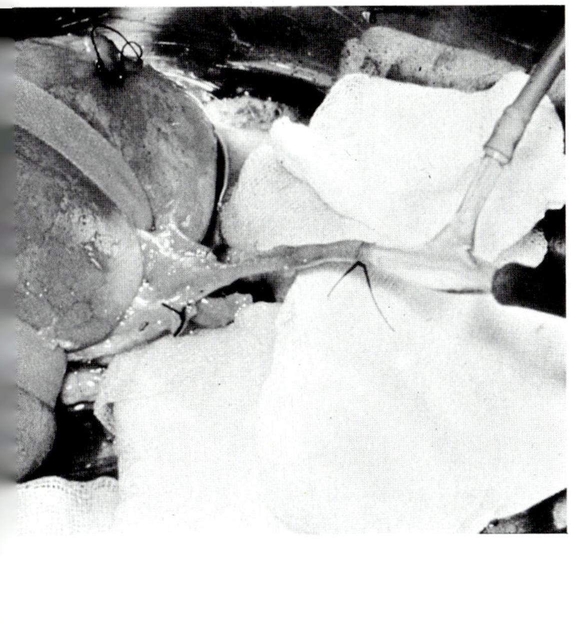

Oben: Operation am offenen Herzen. Während die Chirurgen (oben rechts) am Herzen des Patienten arbeiten, übernimmt die Herz-Lungen-Maschine (unten links) die Kreislauftätigkeit des Herzens und die Sauerstoffsättigung des Blutes. Vor der Erfindung der Herz-Lungen-Maschine konnte das Herz für höchstens 10 Minuten geöffnet werden. Selbst dann mußte der Körper des Patienten unterkühlt werden, um den Stoffwechsel zu verlangsamen. Barnard leistete in Südafrika Pionierarbeit in der Herzchirurgie.

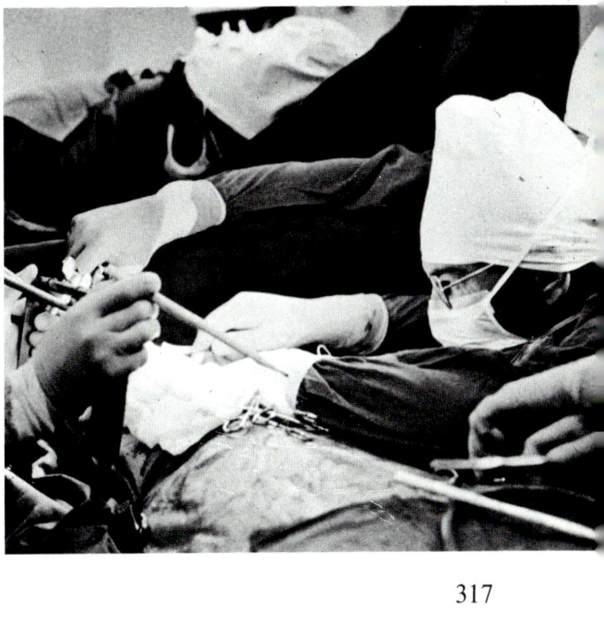

Rechts: Barnard beim Operieren.

Wissenschaftler und Erfinder

A

Agricola, Georgius (1494—1555) 24
Ampère, André-Marie (1775—1836) 106
Appert, Nicolas (1750—1841) 80
Archimedes (285—212 v.Chr.) 14
Aristoteles (384—322 v.Chr.) 12
Arkwright, Sir Richard (1732—1792) 62
Arrhenius, Svante August (1859—1927) 234

B

Babbage, Charles (1792—1871) 124
Baekeland, Leo Hendrik (1863—1944) 246
Baird, John Logie (1888—1946) 276
Barnard, Christiaan (geb. 1922) 316
Becquerel, Henri Antoine (1852—1908) 210
Bell, Alexander Graham (1847—1922) 204
Benz, Carl (1844—1929) 200
Bertillon, Alphonse (1853—1914) 214
Bessemer, Sir Henry (1813—1898) 148
Bjerknes, Vilhelm (1862—1951) 240
Bohr, Niels (1885—1962) 274
Boyle, Robert (1627—1691) 40
Braille, Louis (1809—1852) 140
Bramah, Joseph (1748—1814) 76
Braun, Wernher von (1912—1974) 308
Broglie, Louis-Victor de (geb. 1892) 282
Brunel, Isambard Kingdom (1806—1859) 136

C

Carlson, Chester F. (1906—1968) 298
Carothers, Wallace Hume (1896—1937) 286
Cavendish, Henry (1731—1810) 60
Chadwick, Sir James (1891—1974) 280
Cockcroft, Sir John Douglas (1897—1967) 288
Cockerell, Sir Christopher (geb. 1910) 306
Cousteau, Jacques-Yves (geb. 1910) 304
Crick, Francis (geb. 1916) 314
Crookes, Sir William (1832—1919) 182
Curie, Marie (1867—1934) 252
Cuvier, Georges (1769—1832) 98

D

Daguerre, Louis-Jacques-Mandé (1787—1851) 118
Daimler, Gottlieb (1834—1900) 184
Dalton, John (1766—1844) 96
Darby, Abraham (1678—1717) 50
Darwin, Charles Robert (1809—1882) 142
Davy, Sir Humphry (1778—1829) 108
Demokrit (460—370 v.Chr.) 8
Diesel, Rudolf (1858—1913) 230
Doppler, Christian Johann (1803—1853) 132
Dunlop, John Boyd (1840—1921) 196

E

Eastman, George (1854—1932) 222
Edison, Thomas Alva (1847—1931) 206
Ehrlich, Paul (1854—1915) 218
Einstein, Albert (1879—1955) 264
Einthoven, Willem (1860—1927) 236
Empedokles (490—430 v.Chr.) 6

F

Faraday, Michael (1791—1867) 120
Fermi, Enrico (1901—1954) 292
Fleming, Sir Alexander (1881—1955) 270
Ford, Henry (1863—1947) 248
Foucault, Jean-Bernard-Léon (1819—1868) 156
Fox Talbot, William Henry (1800—1877) 128
Franklin, Benjamin (1706—1790) 52
Fraunhofer, Joseph von (1787—1826) 112
Fulton, Robert (1765—1815) 90

G

Galilei, Galileo (1564—1642) 30
Goddard, Robert Hutchings (1882—1945)
Gutenberg, Johannes (1400—1468) 16

H

Haber, Fritz (1868—1934) 258
Hahn, Otto (1879—1968) 268
Hall, Charles Martin (1863—1914) 244
Hargreaves, James (1722—1778) 56
Harvey, William (1578—1657) 36
Henry, Joseph (1797—1878) 126
Herschel, Sir Friedrich Wilhelm (1738—1822) 68
Hertz, Heinrich Rudolf (1857—1894) 228
Hippokrates (460—375 v.Chr.) 10
Howe, Elias (1819—1867) 154
Hunter, John (1728—1793)
Huygens, Christiaan (1629—1695) 42

J

Jacquard, Joseph-Marie (1752—1834) 82
Jenner, Edward (1749—1823) 79
Joliot-Curie, Frédéric (1900—1958) 290
Joliot-Curie, Irène (1897—1956) 290
Joule, James Prescott (1818—1889) 152

K

Kekulé, August (1829—1896) 176
Kepler, Johannes (1571—1630) 32
Kirchhoff, Gustav (1824—1887) 168

Koch, Robert (1843—1910) 198
Koenig, Friedrich (1774—1833) 104
Kopernikus, Nikolaus (1473—1543) 20

L

Land, Edwin (geb. 1909) 302
Landsteiner, Karl (1868—1943) 256
Laue, Max von (1879—1960) 266
Lavoisier, Antoine-Laurent (1743—1794) 72
Leeghwater, Jan (1575—1650) 34
Leeuwenhoek, Antoni van (1632—1723) 44
Lenoir, Etienne (1822—1900) 164
Linné, Carl von (1707—1778) 54
Lippershey, Hans (1570—1619) 28
Lister, Joseph (1827—1912) 172
Lumière, Auguste (1862—1954) 242
Lumière, Louis (1864—1948) 242

M

Mach, Ernst (1838—1916) 192
Marconi, Guglielmo (1874—1937) 262
Maxwell, James Clerk (1831—1879) 178
McAdam, John Loudon (1756—1836) 88
McCormick, Cyrus Hall (1809—1884) 144
Mendel, Gregor Johann (1822—1884) 160
Mendelejew, Dimitrij Iwanowitsch (1834—1907) 186
Mercator, Gerhardus (1512—1594) 26
Mergenthaler, Ottmar (1854—1899) 216
Michelson, Albert Abraham (1852—1931) 212
Montgolfier, Jacques-Etienne (1745—1799) 70
Montgolfier, Joseph-Michel (1740—1810) 70
Morse, Samuel (1791—1872) 122
Murdock, William (1754—1839) 86

N

Nasmyth, James (1808—1890) 138
Newcomen, Thomas (1663—1729) 48
Newton, Sir Isaac (1642—1727) 46
Niepce, Joseph-Nicéphore (1765—1833) 94
Nipkow, Paul (1860—1940) 238

O

Ohm, Georg Simon (1789—1854) 114
Oppenheimer, J. Robert (1904—1967) 296
Otto, Nikolaus August (1832—1891) 180

P

Paracelsus (1493—1541) 22
Parsons, Sir Charles Algernon (1854—1931) 220
Pasteur, Louis (1822—1895) 162
Pawlow, Iwan Petrowitsch (1849—1936) 208
Perkin, Sir William Henry (1838—1907) 190
Pitman, Sir Isaac (1813—1897) 146
Planck, Max (1858—1947) 232
Priestley, Joseph (1733—1804) 64

R

Röntgen, Wilhelm Conrad (1845—1923) 202
Rutherford, Sir Ernest (1871—1937) 260

S

Sabine, Sir Edward (1778—1883) 116
Sabine, Wallace Clement (1868—1919) 254
Salk, Jonas (geb. 1914) 310
Seebeck, Thomas Johann (1770—1831) 100
Senefelder, Aloys (1771—1834) 102
Sholes, Christopher Latham (1819—1890) 158
Siemens, Sir William (1823—1883) 166
Sikorskij, Igor Iwanowitsch (1889—1972) 278
Stephenson, George (1781—1848) 110
Swan, Sir Joseph Wilson (1828—1914) 174

T

Tesla, Nicola (1856—1943) 224
Thompson, Sir Benjamin (1753—1814) 84
Thomson, Sir Joseph John (1856—1940) 226
Thomson, William, Lord Kelvin (1824—1907) 170
Torricelli, Evangelista (1608—1647) 38
Townes, Charles Hard (geb. 1915) 312

V

Vinci, Leonardo da (1452—1519) 18
Volta, Alessandro (1745—1827) 74

W

Waals, Johannes Diderik van der (1837—1923) 188
Wankel, Felix (geb. 1902) 294
Watson, James (geb. 1928) 314
Watson-Watt, Sir Robert (1892—1973) 284
Watt, James (1736—1819) 66
Whitney, Eli (1765—1825) 92
Whittle, Sir Frank (geb. 1907) 300
Whitworth, Sir Joseph (1803—1887) 134
Wöhler, Friedrich (1800—1882) 130
Wright, Orville (1871—1948) 250
Wright, Wilbur (1867—1912) 250

Z

Zeiss, Carl (1816—1888) 150
Zeppelin, Ferdinand Graf von (1838—1917) 194

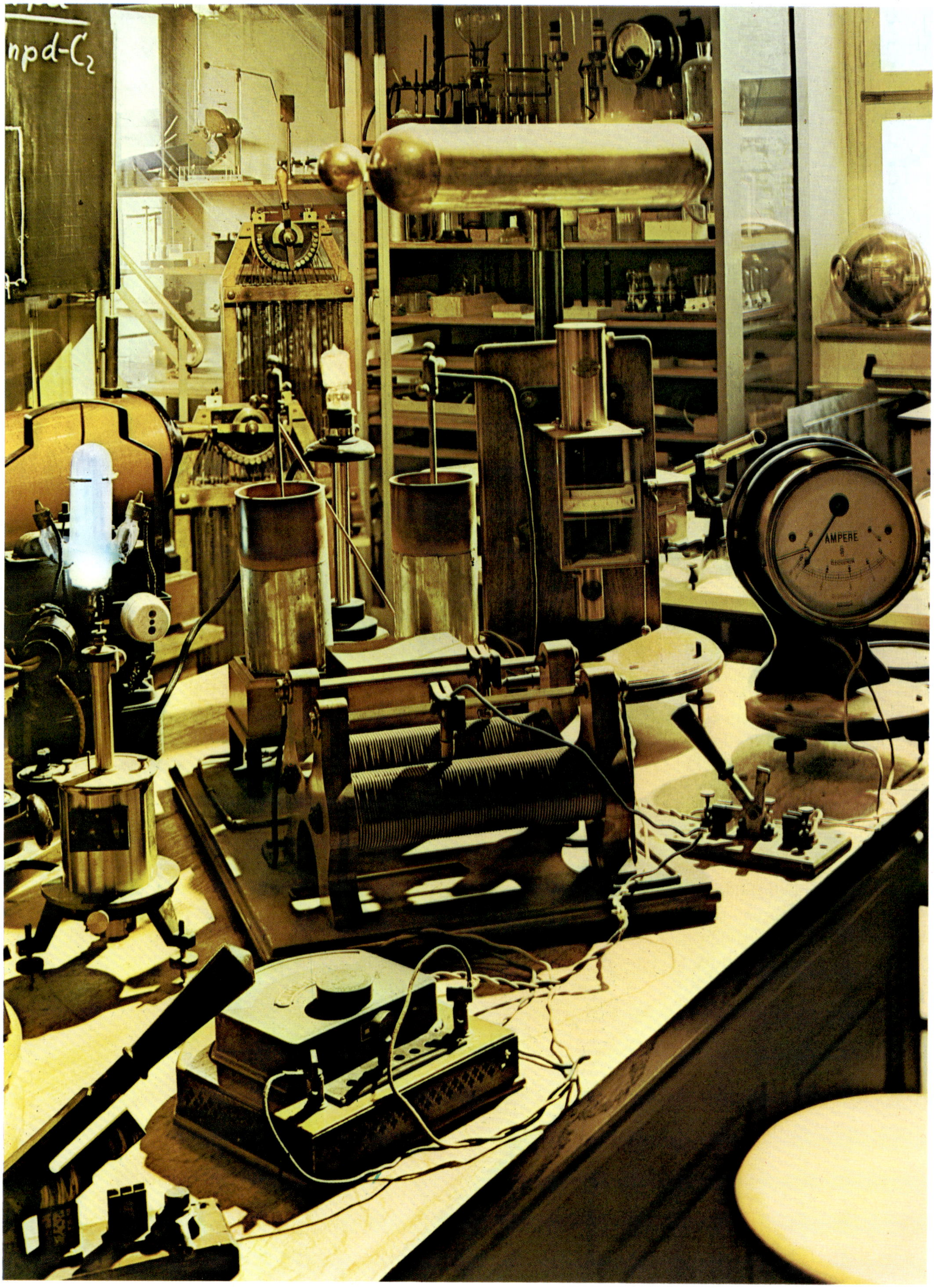
npd-C2
AMPERE

Stichwortverzeichnis

Linke Seite: Das Züricher Laboratorium, in dem Albert Einstein um 1900 seine revolutionäre Relativitätstheorie formulierte. Er bewirkte mit seiner Theorie die endgültige Befreiung der Wissenschaft von dem starren Gerippe wissenschaftlichen Denkens Newton'scher Prägung. Mit der Veröffentlichung der Relativitätstheorie eröffnete sich die Möglichkeit neuer Konzeptionen der Begriffe Raum und Zeit.

Halbfett gedruckte Seitenzahlen beziehen sich auf Bildtexte.

A

Abakus, 124
Abbe, Ernst, 150, **150,** 151
Aberdeen Universität, 178
Absaugpumpe, 40, **40**
absoluter Nullpunkt, 170, 171
Absorptionskoeffizient, 255
Acragas, 6
Adenin, 314
Aerodynamik
Machs Beitrag, 182—3
Windkanaltests, **193**
s. a. Flugzeugbau, Luftschiffe, Ballonfahrt
Agricola, Georgius (Georg Bauer), 24—5, **24**
Agrigent, 6, **6**
Akademie von Athen, 12
Akustik
Doppler-Effekt, 132—3
von Auditorien, 254
Sabines Arbeit, 254—5, **254, 255**
Alaunmolekül, **97**
Alchimie, 23, 186
Alexander der Große, 12, **12,** 304
Alkohol, 23
Alphateilchen, 183, 261
Bombardierung mit —, 280—1, 290
Streuung, 261, **261**
Aluminium, 244—5
Beschuß mit Alphateilchen, 290
Elektrolyseverfahren, **244,** 245, **245**
Aluminium Company of America (Alcoa), 245
Amerikanische Revolution, **52,** 53
Ammoniak, 65
Synthese, 258, **258,** 259
Amöbenruhr, 199
Ampère, André-Marie, 106—7
Amphibienfahrzeug, s. Luftkissenfahrzeug
„Analytische Maschine“, 124, **124,** 125
Anatomie, 11
Cuviers Theorie, 99
Hunters Lehre, 58
Leonardo da Vinci, Zeichnungen, 18—19, **19**
Anaximander, 6
Anilin, 190, **190,** 191
Antibiotika, 271, **271**
Antigene, 256, **256,** 316
Antitoxine, 218
Apollo (Raumschiff), **189,** 309
Appert, Nicolas, 80—1
Aquin, Thomas von, 13
Archäologie
Altersbestimmung mit Kohlenstoff 14, **261**
Archer, Frederick Scott, 129
Archimedes, 14—15, **14, 15**
archimedische Schraube, **15**
archimedisches Prinzip, 14
Aristoteles, 12—13, **12, 13, 30**
Arkwright, Sir Richard, 63—3, 93
Arrhenius, Svante August, 234—5
Äskulap, **11**
Astrologie
bei Kepler, 32, 33
Astronomen
Brahe, Tycho, 32
Galilei, 28, **29,** 30—1, **31,** 38, 40, 41
Herschel, 68—9, 215
Huygens, 21, 42—3
Kepler, 21, 32—3
Kopernikus, 20—1, **20,** 30, 32
Ptolemäus, 20, **30**
Sabine, 116—7
Astronomie
Einfluß auf Fraunhofer, 117
Nasmyths Beitrag, **139,** 139
Anwendung der Spektralanalyse, 168
s. a. Astronomie, Radioteleskop, Teleskop
Astrophysik, 233
Atombomben, **269, 291, 297**
Entwicklung aus der Relativitätstheorie, 265
Hahns Beitrag, 269
Manhattan Projekt, 296—7
Schweres Wasser, 290
US-Forschung, 292
Atomenergiekommission, 297
Atomgewichte, 96, **96,** 97, 186
Atomstruktur
Bohrs Theorie, 274, **274**
Hahns Arbeit, 268—9
des Wasserstoffs, 260, **260,** 274
Perkineffekt, 191
Rolle des Neutrons, 280, **280**
Rutherfords Modell, 260
Atomtheorie
Becquerels Beitrag, 211
Dalton, 96—7
Demokrit, 8, **8, 9**
Machs Opposition, 192
s. a. Elektron, Neutron, Proton, Quantentheorie
Aubrey, John, 36—7
Audion, **263**
Auge
Farbensinn, **179,** 303
Hornhautverpflanzung, 316
Keplers optische Arbeit, 33
Laseranwendung in der Chirurgie, 313, **313**
Trachom, **271**
Aurora borealis, 96
Automobil
Benz, 181, 184, 185, 200—1, **200, 201**
Daimler, 181, 184—5, **185,** 194, 200
Duryea, **181,** 201
Ford Modell T, 248—9, **248, 249**
Lenoirs Maschine, 164—5, **165**
Leonardo da Vinci, Entwurf, **18**
Mercedes, 185
Ottomotor, 181
Wankelmotor, 295, **295**
Autunit, **253,** 261

B

Babbage, Charles, 83, 124—5
Bacon, Roger, 28
Bader, **172**
Baekeland, Leo Hendrik, 246—7, **246**
Baeyer, Adolf von, 247
Baird, John Logie, 276—7, **276, 277**
Bakelit, 246, 247, **247**
Bakteriologie
bei der Lebensmittelkonservierung, 80
Flemings Arbeit, 270
Jenners Arbeit, 79
Kochs Arbeit, 198—9
Leeuwenhoeks Arbeit, 44—5
Pasteurs Arbeit, 162—3
Ballonfahrt
Gebrüder Montgolfier, 70—1, **70**
s. a. Luftschiffe
Barbier, Charles, 140
Barium, 269
Barnard, Christiaan, 316—7, **316, 317**
Barograph, 39
Barometer, 38, **39**
Batterien, 235

elektrische —, 74, **74**
nukleare, **291**
s. a. Leidenerflasche
Bauer, Andreas, 104
Bauer, Georg, s. Agricola, Georgius
Bauingenieure
Brunel, 136—7
Leeghwater, 34—5, **34**
McAdam, 88—9
Bauxit, 245
s. a. Aluminium
Beagle, 142, **142**
Beau de Rochas, Alphonse, Eugène, 181
Becquerel, Antoine Henri, 210—11, **211,** 252
Beemstersee, 34
Behaim, Martin, **27**
Behring, Emil von, 218
Bell, Alexander Graham, 204—5, **204**
Bell, Henry, 91
Benz, Carl, 184, 200—1, **200**
Übernahme Ottomotor, 181
Fusion mit Daimler, 185
Benzaldehyd, 131
Benzol (Molekularstruktur), 176, **176,** 177, **177**
Bergbau, 24—5
Krankheiten, 24
Pumpen, 48, **48,** 66, 86
Sicherheitslampen, 108—9, **109**
Bergeron, Tor, **240**
Berliner Akademie der Wissenschaften, 228
Berliner Universität, 264, 308
Bertillon, Alphonse, 214—5
Bertillonage, s. Körpermeßverfahren
Beryllium, 280
Berzelius, Jöns Jacob, 130
Bessemer, Sir Henry, 148—9
Bessemerverfahren, 148, **148**
Betastrahlen, 261
Betäubungsmittel, 108
Beugung
Beugungsbilder, 266—7, **266, 267**
Beugungsgitter, **112**
Elektronenstrahl, **282,** 283
Biochemiker
Crick und Watson, 314—5
Biologie
Darwin, 98, 142—3, 161
Einfluß des Aristoteles, 13
s. a. Botanik, Genetik, Meeresbiologie, Zoologie
Bjerknes, Jacob, 240, **240,** 241
Bjerknes, Vilhelm, 240—1
Blanchard, Jean-Pierre Francois, 71
Blindenschrift, 140—1, **140, 141**
Blitzableiter, 52—3
Blutgruppen, 256—7, **257**
Blutkreislauf, 36—7, **36, 37**
Bluttransfusionen, 256—7, **256, 257,** 316
Blücher, 110
Bohr, Niels, 233, 274—5, **275,** 280
Bohrmaschinen, 66
Bomben, s. Waffen
Borgia, Cesare, 19
Bor, 290
Born, Max, **275**
Bosch, Carl, 259
Botaniker
Linné, Carl von, 54—5, **54**
s. a. Biologie
Boulton, Matthew, 66, 86, 87
Bovedere, Jacques, 28
Boyle, Robert, 40—1
Boyle-Mariottesches Gesetz, 41, 188—9
Brady, Matthew, 129, **129**
Bragg, William Henry, 267
Bragg, William Lawrence, 267
Brahe, Tycho, 32
Braille, Louis, 140—1
Braille-Alphabet, **141**
Bramah, Joseph, 76—7
Branca, Giovanni, **220**
Braun, Karl Ferdinand, 263, 276—7
Braun, Wernher von, 308—9, **308**
Brennglas, **60, 64, 72**
Broglie, Louis-Victor de, **280,** 282—3
Bromsilberpapier, 175
Brown, Samuel, 164
Brücken
Abraham Darbys Eisenbrücke, 51, **51**
Clifton Hängebrücke, 137, **137**
Brünn, 160
Brunel, Isambard Kingdom, 77, 136—7
Brunel, Sir Marc, 136, 138
Bullock, William, 105
Bunsen, Robert, 168, **169**
Bunsenbrenner, 168
Burton, Sir Richard, 28
Bushnell, David, 90
Byrne, Charles, 58

C

Caesium, 169
California Institute of Technology, 296, 298, 312
Calley, John, 48
Calypso, 305
Camera obscura, 94, **94,** 128
Carey, George, 238
Carlson, Chester F., 298—9
Carnot, Sadi, 165
Carothers, Wallace Hume, 286—7, **286**
Cavendish, Henry, 60—1, **60**
Entdeckung des Wasserstoffs, 70
Cavendish-Laboratorium, Cambridge, 179, 226, 288, 296, 314
Caxton, William, 17, **17**
Cellarius, Andreas, **21**
Chadwick, Sir James, 280—1, **280**
Chain, Ernst, 271
Chalcis, 12
Chardonnet, Hilaire Bernigaud de, 286
Charité, Berlin, 218
Charles, Jacques-Alexandre-César, 71, 170—1
Chemie, s. Chemiker, organische Chemie, Spektroskopie
Chemiker
Arrhenius, 234—5
Carothers, 286—7, **286**
Cavendish, 60—1, **60,** 70
Curie, Marie, 252—3, **252**
Dalton, 96—7, **96,** 152, 186
Davy, 108—9, 120, 244
Haber, 258—9
Kekulé, 176—7
Lavoisier, 72—3
Mendelejew, 186—7
Perkin, 190—1
Priestley, 60, 64—5, **65,** 70
Wöhler, 130—1, **130,** 244
Chemotherapie, 22, 218—19
Chevalier, Charles-Louis, 94
Chikago, 292, 293
Weltausstellung (1893), 225
Chilesalpeter, **259**
Chinin, 190
Chirurgie, 58—9, **59,** 173
Bluttransfusion, 256—7, **257**
Herzverpflanzung, 316—7
Kauterisation, **172**
Chlorwasserstoff, 65
Chronometer, 43
Church, William, 104, 216
Churchill College, Cambridge, 289
Cierva, Juan de la, 279
Clark, Edward, 155
Clermont, 91, **91**
Cleve, Per, 235
Clifford, George, 55

Clifton Hängebrücke, 137, **137**
Clipper, 279
Coalbrookdale, 50, **50, 51**
Cockerell, Sir Christopher, 306—7, **306**
Cockcroft, Sir John Douglas, **280,** 288—9, **288**
Cockcroft-Walton-Teilchenbeschleuniger, 288, **289**
Cocks, Christopher, **28**
Columbia Universität, 312
Comet, 91
Conshell, **305,** 305
Coster, Laurens Janszoon, 16
Couper, Archibald, 177
Cousteau, Jacques-Yves, 304—5
Crick, Francis, 314—5, **314**
Crompton, Samuel, 57
Crookes, Sir William, 182—3
Crookesscher Dunkelraum, 183
Crookessche Röhre, 183, **183,** 277
Cugnot, Nicholas-Joseph, 164
Cumarin, 191
Cumming, Alexander, 76
Curie, Marie, **233,** 252—3, **253, 280**
Curie, Pierre, 211, 252—3, **252,** 290
Cuviers, George, 98—9
Cytosin, 314

D

Dacron, 287
Daguerre, Louis-Jacques-Mandé, 95, 118—9, 128
Daguerreotypie, 118, **118, 119**
Daimler, Gottlieb, 181, 184—5, **185,** 200
  Beitrag zur Luftschiffentwicklung, 194
Daimler Motorenwerke, 185
Dalton, John, 96—7, **96**
Dampfhammer, 138—9, **138, 139**
Dampfkochtopf, 48
Dampfkraft, 87, 100
Dampfmaschinen
  Kolben-, 66—7
  Lokomotiven, 110—1, **110, 111**
Dampfschiffe, 136—7
Dampfturbinen, 220, **220, 221**
Darby, Abraham, 50—1
Darwin, Charles Robert, 98, 142—3
Daumier, Honoré, 103
Davisson, Clinton, 282
Davy, Sir Humphry, 108—9
Delacroix, Eugène, 103
Demokrit, 8—9, **8, 9**
  Atomtheorie, 97
Demologos, 91, **91**
Denis, Jean-Baptiste, 256
Desoxyribonukleinsäure (DNS), 314—5, **315**
Descartes, René, 28, 42
Detroit, 248
Deuterium, 290
Deville, Henri Sainte-Clair, 244
Diesel, Rudolf, 230—1, **230**
Dieselmotor, **181,** 230—1, **230, 231**
Differentialrechnung, 15
Digges, Leonard, 28
Dioden, **263**
Diorama, 118, **118**
Diphtherie, 218
Doppler, Christian Johann, 132—3
Doppler-Effekt, **132,** 133
Dreyfus-Affäre, 215
Druckverfahren, 16—17
  Gutenberg, 16—17
  Koenig, 104—5
  Linotype, 216—7, **216, 217**
  Lithographie, 94, 102—3, **102, 103**
  Monotype, 217
  Pressen, 104—5, **104, 105**
  Senefelder, 102—3
  Tiefdruck, **175**
  s. a. Schreibmaschinen
Duisburg, 26
Dunlop, John Boyd, 196—7, **197**
Dunlop Gummiwerke, 197
Du Pont Werke, 286, 287
Durand, Peter, 81
Duryea, Charles Edgar und James Frank, 201
Düsentriebwerke, 300—1, **301**
Dynamo, 121, 220
  Gramme, 224

E

Eastman, George, 222—3, **222,** 238
Eastman Kodak Company, 223
Edison, Thomas Alva, 206—7, **207, 222**
  Kinetograph, 223
  Kinetoskop, 242
  Kohlemikrophon, 205
  Tesla, Mitarbeit, 225
Edison-Effekt, 207
Ehrlich, Paul, 218—9, **219**
Einschienenbahn, 181
Einstein, Albert, **212,** 233, 264—5, **264**
  Atombombe, 292, 296
  Einfluß von de Broglie, 282
  Einfluß von Mach, 192
  Einfluß von Michelson, 212, 213
Einthoven, Willem, 236—7, **236**
Einthovensches Dreieck, 237, **237**
Eisen, 50—1
Eisenbahn
  Brunels Arbeit, 136—7
  elektrische —, 167, **167**
  Great Western Railway, 136
  Liverpool—Manchester, 111
  Stephensons Arbeit, 110—1
  Stockton—Darlington, 111, **111**
Eisenzement, 187
Eiserne Lunge, **311**
elektrische Batterien, 74, **74**
elektrische Entladung, 53, **53**
  s. a. Entladungsröhre
elektrische Lokomotiven, 162, 167
elektrischer Strom, 224
elektrischer Widerstand, 114, **114**
elektrisches Licht
  Edisons Arbeit, **206,** 207
  Swans Arbeit, 174—5, **174**
  s. a. Straßenbeleuchtung
Elektrizität
  Selbstinduktion, 127
  Arbeit von Ampère, 106—7
  Cavendish, 60—1, 60, 70
  Faraday, 120—1, 179, 182
  Franklin, 52—3, **53,** 64
  Henry, 122, 123
  Ohm, 114—5
  Priestley, 64
  Tesla, 224—5, **224**
  Volta, 74—5, 114
Elektrizitätswerke, 100—1, **101,** 221, **221**
  Kernenergie, **221, 269**
  Stromversorgung, 207, **207**
  Wechselstrom, **224,** 225
Elektrokardiograph, 236—7, **236, 237**
Elektrokardiogramm, 237, **237**
Elektrolyse, 108—9, **108, 109**
  Aluminiumherstellung, **224,** 245, **245**
  Faradays Arbeit, 120—1
Elektrolyten, 234
Elektromagnetismus, 106—7, 260
  Faradays Arbeit, 120—1, **121,** 179, 182
  Henrys Arbeit, 122, 123, 126, 127
  Hertz, 228—9, 240, 262
  Maser und Laser, 312—3
  Maxwells Forschung, 171, 178—9, 228
Elektromotor, 127
Elektron, 107, 183, 226, **226**
  Elektronenstrahlbeugung, **282,** 283

Energieniveau, 232—3, 274—5
Elektronenmikroskop, 277, **282**, 283
Elektronenröhre, 207
Elektroofen, **166**
Elektrophor, 74, **75**
Elektrophotographie, s. Xerographie
Elektroskop, **120**
Elektrostatik, 60
Elemente
durch Spektroskopie entdeckt, 169
Halbwertszeit, 261
Periodensystem, 186, **187**
Embryologie, 36
Hunters Arbeit, 58, 59
Empedokles, 6—7, **6**, 11
Energie, Gesetz der Erhaltung, 8
Entfernungsmesser, 302
Erasmus, 24, 25
Erg, 153
Erosion (Geologie), 24
Eudiometer, **61**
Evolution, Theorie der, 142
Explosivstoffe 175

F

Fabricius, 36
Fahrrad, 196, 197
fallende Körper
Galileis Gesetz, 30
Faraday, Michael, 120—1, **121**, 179, 182
Farbe
Fraunhofers Entdeckung, 112—3
Goethes Farbenlehre, 100
Newtons Arbeit, 46—7
s. a. Spektrum
Färben, 190—1, **190, 191**
Fenton, Roger, 129
Fermi, Enrico, 269, 280, 292—3, 297
Fernsehen, **239**
Baird, 276—7, **276, 277**
Nipkowscheibe, 238—9, **238**
Feuer
als Grundelement, 6—7
Feuerlöscher, 64
Fitch, John, 91
Fizeau, Armand, 156
Fleischextraktwürfel, 81
Fleming, Sir Alexander, 270—1, **270**
Fleming, John Ambrose, **263**
Floh, 44, **44—5**, 45
Florey, Howard, 271
Flugzeugbau
Flugboote, 279
Leonardo da Vinci, 19
Sikorskij, 278—9, **278**
Strahlentriebwerke, 300—1
Gebrüder Wright, 250—1, **250, 251**
Fluoreszenz, 210, 211
Flyer, 250
Fogg Art Museum, 254
Ford, Henry, 248—9, **248**
Ford Foundation, 249
Ford Modell T, 248, **249**, 249
Ford Werke, 249
Forest, Lee de, **262**
Formaldehyd, 190
Fossilien, 142, **142**
Katastrophentheorie, 98
Foucault, Jean-Bernard-Léon, 156—7
Fox Talbot, William Henry, 119, 128—9
Franck, James, **275**
Franklin, Benjamin, 52—3, **53**, 64
Französische Revolution, 73
Fraunhofer, Joseph von, 112—3, 169
Fraunhofersche Linien, 113
Fronten (Meteorologie), 241
Fulton, Robert, 90—1
Fust, Johann, 16—17

G

Gagnan, Emile, 304
Galapagosfinken, 142—3
Galapagosinseln, 142
Galaxie, 69
Galen, 11
Blutkreislauftheorie, 36, **36**
Paracelsus verbrennt Schriften, 22
Galilei, Galileo, 30—1, **31**
Einfluß von Boyle, 40
Einfluß von Newton, 47
Einstellung Torricellis, 38
Fortschritte durch Teleskop, 28, **28**, 30
Gallium, 187, **187**
Galton, Sir Francis, 215
Galvani, Luigi, 74
Galvanometer, **115**
Saiten-, 236, **236**
Spiegel-, **171**
Galvanotechnik, 166, **235**
Gammastrahlen, 261
Gärung, 163
Gase
Boyles Entdeckung, 40—1
Charles' Gesetz, 171
Davys Arbeit, 108
Freisetzung durch chem. Prozesse, **61**
Geißlersche Röhre, **224**
Industrie- und Haushalts-, 86—7
Joule-Thomson-Effekt, 153
kinetische Theorie, 178—9
van der Waals' Arbeit, 188—9
Gasturbine, 300
Gebläse, **25**
Gemini (Raumfahrtprogramm), 309
Gene, 161
Generator, 100—1, **101**, 221, **221**
Wechselstrom, **224**, 225
Kernreaktor 221, 269
Genetik
Entdeckung der DNS-Struktur, 314—5
Mendels Arbeit, 160—1, **160, 161**
Gent, Universität, 247
Geophysikalisches Institut Leipzig, 241
Géricault, Théodore, 103
Germanium, **187**
Germer, Lester, 283
Gewebetransplantation, 59, **59**, 316—7
Gewebeabstoßung, 316—7
Gibbs, James, **154**
Giffard, Henri, 194
Glaisher, James, **240**
Glasgow Universität, 170, 276
Gleitflugzeuge, 250, **250**
Glidden, Carlos, 158
Glocken
Huygens' Weiterentwicklung, 43, **43**
Pendelprinzip, 30, **30**
s. a. Chronometer
Glyptodon, **142**
Goddard, Robert Hutchings, 272—3, **272**
Goethe, Johann Wolfgang von, 100
Goldstein, Eugen, 227
Goodyear, Charles, 196, **196**
Göttingen Universität, 198
Goya y Lucientes, Francisco José de, 103

Gramme Dynamo, 224
Grande, La, 278, **279**
Graphophon, 208
Gravitation
Keplers Gesetz, 32
Messung der Anziehungskraft, 60, 61
Newtons Theorie, 46
Relativitätstheorie, 264
Gray, Elisha, 204, 205
Gregg, John Robert, 147
Griffith, A. A., 300

Guanin, 314
Guericke, Otto von, 29
Gürteltier, **142**
Gutenberg, Johannes, 16—7
Gutenbergbibel, 16, **17**

H

Haarlemersee, **34,** 35
Haber, Fritz, 158—9
Haber-Bosch-Verfahren, **258,** 259, **259**
Hahn, Otto, 268—9
Hall, Charles Martin, 244—5, **244**
Hall-Héroult-Verfahren, 245
Hargreaves, James, 56—7, 62
Harrington, Sir John, 76
Harvard Universität, 254
Harvey, William, 36—7, **36,** 256
Harwell, 289
Hata, Sahachiro, **219**
Heberschreiber, **171**
Hedley, William, 110
Heidelberg, Universität, 168, 176
Heinkel-Flugzeug, 300
Heisenberg, Werner, **267, 275, 280**
Heliographie, 94
Helium
-kern, 28, 281, **281**
Umwandlung aus Lithium, **288,** 289, **289**
Verflüssigung, **101,** 189, **189**
Helmholtz, Hermann Ludwig Ferdinand von, 228, **228**
Helmholtz-Resonator, **255**
Henry, Joseph, 122, 123, 126—7, **127**
Heraklit, 6
Héroult, Paul-Louis-Toussaint, **244,** 245
Herschel, John, 69
Herschel, Sir Friedrich Wilhelm, 68—9, 215
Hertz, Heinrich Rudolf, 228—9, 240, 262
Hertzsche Wellen, 262
Herz
elektrische Spannungen, 236—7
Harveys Arbeit, 36
Schrittmacher, **291**
Sitz des Lebens, 6
Verpflanzung, 316—7
Herz-Lungen-Maschine, 317, **317**
Hevea brasiliensis, 196
Hill, Julian, **286**
Hillier, James, 283
Hindenburg, 195
Hippodrom, Paris, 194
Hippokrates, 10—1, **10**
Hippokratischer Eid, 11, **11**
Hiroshima, **269, 296,** 297, **297**
Hobelmaschine, 134, **135**
Hoe, Richard, 105
Hofmann, August Wilhelm von, 182, 190
Hohenheim, Philippus Theophrastus Bombastus von, s. Paracelsus
Hologramm, 313, **313**
Homöopathie, 23
Hornhautverpflanzung, 316
Howe, Elias, 154—5
Humboldt, Alexander von, **116,** 117
Hunter, John, 58—9, **58,** 78
Hunter, William, 58, **58**
Hunter Museum, 59
Hussey, Obed, 145
Huygens, Christiaan, 21, 42—3
Hyatt, John Wesley, 246, **246**
hydraulische Presse, 77
Hydroelektrizität, 167
Hygieia, **11**

I

Immunisierung, 78—9
s. a. Impfung
Immunreaktion, 316
Impfung, 78—9
Jenners Arbeit, 78—9
Pasteurs Arbeit, 163
spinale Kinderlähmung, 310—1
Imprägnieren, 196
Indigo, 190
Induktionsmotor, **107,** 224, **225**
industrielle Revolution
Einfluß von Arkwrights Drosselstuhl, 62
Einfluß von Abraham Darby, 50—1
Einfluß von James Watt, 66
Infektion 172, 173
Infektionserreger, 198, 199
Infinitesimalrechnung, 47
Infrarotgeräte, 277
-photographie, **179**
-suchgeräte, 302
Ingenieure
Bramah, 76—7
Cockerell, 306—7, **306**
Diesel, 230—1, **230**
Edison, 175, 205, 206—7, **207, 222,** 223, 225, 242
Howe, 154—5
Lenoir, 164—5
Leonardo da Vincis Einfluß, 18—9
Murdock, 66, 86—7
Nasmyth, 138—9, **139**
Newcomen, 48—9
Otto, 180—1, 184, 294
Wankel, 294—5
Watt, 49, 63, 66—7, 86, 87, 91
Whitney, 92—3, 122, 138, 248
Whitworth, 134—5
Integralrechnung, 30
Interferometer, 212
Ionen, 234—5
Ionoskop, 277, **277**
Ionosphäre, 263
Isomere, 131, 163

J

Jacquard, Joseph-Marie, 82—3, **83,** 124
Jacquard-Webstuhl, 82—3, **82, 83**
Janssen, Zacharias, 44
Jeffries, John, **71**
Jenner, Edward, 78—9, **78, 79,** 310
als Hunters Schüler, **59**
Joachimsthal, 24
Johannsen, Wilhelm Ludwig, 161
Joliot-Curie, Frédéric und Irène, **280,** 290—1, **290**
Joule, 153
Joule, James Prescott, 152—3, 170
Joule-Thomson-Effekt, 153, 170, 189
Jung, Carl, 223
Jupiter (Planet), **21, 69**
Jupiter (Rakete), 308

K

Kaiser Wilhelm Institut für Chemie, 269
Kalorie, 84
Kalorimeter, **72**
Kalotypie, 119, 128—9, **129**
Kältetechnik, 189
Joules Einfluß, 152—3
Kameras
Box, 222, **222,** 223, **223**
Polaroid, 302—3, **302, 303**
s. a. Kinematographie, Photographie
Kamerlingh-Onnes, Heike, **188,** 189
Kanalstrahlen, 227
Kanäle, 90
Karlsruhe Polytechnikum, 200, 259

Kartographie (Mercator), 26—7
Katapult, 15
Katastrophentheorie, 98
Kathodenstrahlen, 202, 226, **226**
Kathodenstrahloszillograph, 276—7
Kauterisation, **172**
Kay, John, 56, 62
Kekulé, August, 176—7
  Benzolring, 177
Kelly, William, 148—9, **149**
Kelvin, Lord, s. Thomson, William
Kepler, Johannes, 21, 32—3
Kernbatterie, **291**
Kernreaktoren
  Fermis Entwurf, 292, **292, 293**
  Kernkraftwerk, **221, 269**
  Kernspaltung als Arbeitsprinzip, 269
  Sicherheits- und Umweltprobleme, 293
  Verwendung von schwerem Wasser, 290—1
Kernspaltung, 288, 292
  Energiefreisetzung, 296
  Entdeckung von Hahn und Meitner, 268—9
  Kettenreaktion, **268,** 292, 296
  Neutron, 281, **281**
Kiel Universität, 228
Kiew, 278
Kinematograph, 242, **242, 243**
Kinematographie, 242—3
  Eastmans Beitrag, 223
  Kinetograph, 207, 223
  Polavision, 303
  s. a. Kameras, Photographie
Kineskop, 277
Kinetograph, 207, 223
Kinetoskop, 242
Kings College, London, 178
Kings College Hospital, London, 173
Kirchhoff, Gustav, 168—9
Kitty Hawk, 250
Klassifizierung
  von Tieren, 98
  von Pflanzen und Tieren (Linné), 54
Koch, Robert, 198—9, **199,** 219
Koenig, Friedrich, 104—5, 216
Kohlemikrophon, **205**
Kohlendioxyd, von Priestley entdeckt, 64
Kohlenstoff 14, Altersbestimmung durch,
  261
Kohlepapier, **175**
Kollimator, **168**
Kondensator, 74
konditionierter Reflex, 208
Konservenfabrikation, 80—1, **80, 81**
Kopernikus, Nikolaus, 20—1, **20**
Kornei, Otto, **298**
Körpermeßverfahren, **214,** 215, **215**
Kos, 10
Kraniche, 15
Krankheiten
  Abwehr des Organismus, 10
  afrik. Rückfallfieber, 199
  afrik. Schlafkrankheit, 218
  bakteriologische Forschung, 198—9
  Chemotherapie, 22, 218
  Cholera, 199
  Diphtherie, 218
  Immunreaktion, 316
  Pocken, 78—9
  Rinderpest, 199
  Ruhr, 199
  Schlafkrankheit, 199
  Sepsis, 172, 173
  Spinale Kinderlähmung, 310—1
  Syphilis, 23, 218—9
  Tollwut, 162—3
  Trachom, 271
  Tuberkulose, 198—9
  s. a. Antibiotika, Krebs
Krebs
  Zellteilung, **315**
  Chemotherapie, **219**
  Laserbehandlung, 313, **313**
  Radiumtherapie, 253
Kremer, Gerhard, s. Mercator, Gerhardus
Kreuzung, 160
Kristallographie, 162
Kropf, 23
Kuckuck, 78
Kunstdünger, 258, **258**
Kunstfasern, 124—5, 286—7
Kunststoffindustrie, 286
Kunststofftechnologie, 246

L

Lachgas, 108
Lacock Abbey, 128, **128, 129**
Lamarck, Jean-Baptiste, 98, 143
Land, Edwin, 302—3
Landgewinnung, 34
Landsteiner, Karl, 256—7, **256**
Landwirtschaft
  Kunstdünger, 258, **258**
  McCormicks Maschinen, 144—5
  Mehrzweckerntemaschine, **145**
  im Polderland, 34, **34,** 35
Langen, Eugen, 181
Lanston, Tolbert, 217
Laser, 312
  Gebrauch in der Chirurgie, 313
Latex, 196
Laue, Max von, 266—7, **266, 267**
Lauenburg, 238
Lavoisier, Antoine-Laurent, 72—3
Lebon, Philippe, 86—7
Leeghwater, Jan, 34—5, 34
Leeuwenhoek, Antoni van, 44—5, **44**
Legierungen, thermoelektr. Anwendung, 101
Leibniz, Gottfried Wilhelm von, 124
Leiden Universität, 188, 236
Leidener Flasche, 74, **114,** 129
Leningrad Universität, 186, 208
Lenoir, Etienne, 164—5
Lesbos, 12
Levine, Philip, 257
Licht
  Doppler-Effekt, **132,** 133
  -geschwindigkeit, 156, 212, 213, **213,** 264
  Huygens' Wellentheorie, 43
  Polarisation, 302, **302**
  -schwingung, **179**
  Spektrum, 46—7
Lichtbogen, 167
Lichtjahr, **213**
Liebig, Justus von, 130—1, **130,** 176, **176**
Lilienthal, Otto, 250, **250**
Lincoln, Abraham, **129**
Lindau, 295
Lindbergh, Charles, 273
linearer Induktionsmotor, **107**
Linné, Carl von, 54—5, **54,** 98
Linotype, 216—7, **216, 217**
Linsen
  achromatische, 150
  bifokale, 52
  Brenn-, **60, 64, 72—3**
  Fraunhofers Arbeit, 112
  Schleifen, 28, 44
Lippershey, Hans, 28—9, **28**
Lister, Joseph Jackson, 150, 172
Lithium, 288
Lithographie, 94, 102—3, **102, 103**
Livingston, Robert R., 90
Lochkarten, 124
  für Jacquard-Webstuhl, 82—3
Locomotion, 111, **111**
Lodge, Sir Oliver, 262
Logik
  Einfluß des Aristoteles, 13

Machs Arbeit, 192
Lokomotive
Bahnräumer, 124
Dampf-, 110—11, **110, 111**
elektr.-, 167, **167**
Los Alamos Forschungszentrum, **296,** 297
Lower, Richard, 256
Luft, als Element, 6—7
Luftdruck, 38—9
Boyles Experiment, **41**
Anwendung in Dampfmaschinen, 49
Luftkissenfahrzeug, 306—7, **306, 307**
Luftmassen, 340—1
Luftpumpen, 40, **40**
Luftschiffe, 185, 194—5
Graf Zeppelin und Hindenburg, 195, **195**
Karikatur, **195**
s. a. Zeppeline, Ballonfahrt
Lumière, Auguste und Louis, 207, 242—3, **242**
Lusitania, 221
Lykäum (Athen), 12
Lysozym, 270

M

Mach, Ernst, 192—3
Machsche Zahl, 192
Macintosh, Charles, 196
Magnetfelder, 121
magnetische Stürme, 117
Magnetismus
Faradays Arbeit, 120—1
Henrys Arbeit, 126—7
Magnetron, 285
Maiman, Theodore, 313
Mainz, 16, 17
makadamisierte Straßendecken, 88—9, **88, 89**
Makadamisierung, **89**
Malpighi, Marcello, 37
Malthus, Thomas, 143
Manchester Universität, 280, 288
Manhattan Projekt, 296, 297
Manuel, Hans, 25
Marat, Jean-Paul, 72, 73
Marburg Universität, 268
Marcellus, 15
Marconi, Guglielmo, 229, 262—3, **262, 263**
Mars, **21**, 32, 42
Martin, Pierre-Emile, 167
Maschinenwerkzeuge, 77, 134—5, 136—7
Maser, 312
Mason, William, 146
Masse (Trägheitsgesetz), 8
Massenproduktionsmethoden, 93, 223, 248—9, **249**
Massachusetts Institute of Technology, 223
Mathematiker
Archimedes, 14—15
Huygens, 42—3
Newton, 46—7, **46**
Torricelli, **38,** 39
Maudslay, Henry, 77, 93, 134, 138
Drehbank, **135**
Mauritania, 221
Mauvein, 190, 191
Max-Planck-Institut, 267
Maxwell, James Clerk, 171, 178—9, 228
May, George, 238
Maybach, Wilhelm, 184—5, **185**
McAdam, John Loudon, 88—9
McCormick, Cyrus Hall, 144—5
Medizin
Barnard, 316—7, **316, 317**
Ehrlich, 218—9, **219**
Fleming, 270—1, **270**
Harvey, 36—7, **36,** 256
Hippokrates, 10—1, **10**
Hunter, 58—9, **58,** 78
Jenner, 59, 78—9, **78, 79,** 310
Koch, 198—9, **199,** 218
Landsteiner, 256—7, **256**
Lister, 172—3, **173**
Paracelsus, 22—3, **22, 23**
Pasteur, 80, 162—3, **162, 163,** 173, 198
Röntgen, 183, 202—3, 210
Salk, 310—1, **310, 311**
s. a. Chemotherapie, Chirurgie
Meeresbiologie, 304—5
Meister, Joseph, 163
Meitner, Lise, 268, **268,** 269, **275, 280**
Méliès, Georges, 243, **243**
Mendel, Gregor Johann, 160—1
Mendelevium, 187
Mendelejew, Dimitrij Iwanowitsch, 186—7
Mercator, Gerhardus (Gerhard Kremer), 26—7
Mercatorprojektion, 26
Mercedes, 185
Mergenthaler, Ottmar, 216—7, **216**
Merkur (Planet), 20, 21, **21**
Merkur (Raumfahrtprogramm), 309
Meson, 296
Metalldrehbank, 77, 93
Metallurgen
Bessemer, 148—9
Darby, 50—1
Hall, 244—5, **244**
Siemens, 166
Metallurgie
Anwendung von Elektrolyse, 108—9
Whitworth's Arbeit, 135
Metcalf, John, 88
Meteor, 300
Meteorologen
Bjerknes, 240—1
Franklins Beobachtungen, 52
Einsatz von Radar, 285
Sabine, 116—7
Metius, James, 28
Meusnier, Jean-Baptiste-Marie, 194
Michelson, Albert Abraham, 212—3, **212**
Michelson-Morley-Lichtgeschwindigkeitsexperiment, 264
Michigan Universität, 310
Mikrograph, **283**
Mikroskop, **282**
achromatisches, 172
apochromatiches, 151
Elektronen-, 277, **282,** 283
Mikroskopie, 150—1
mikroskopisch kleine Tiere, 44
Mikrowellen 285, **312,** 312
Miller, Phineas, 92, 93
Milzbrand, 198—9, **198, 199**
Molekularstruktur
von Benzol, 176, **176,** 177, **177**
von DNS, 314—5, **315**
Mond
bemannter Flug zum —, 308
Galileis Beobachtungen, 30, **31**
Laserstrahlreflexion, 313, **313**
s. a. chemische Verbindungen
Monotype, 217
Montgolfier, Joseph-Michel und Jacques-Etienne, 70—1, **70**
Moon, William, 141
Moore, Henry, 103
Morley, Edward W., 212, **212,** 213
Morse, Samuel, 122—3, **127**
Morsealphabet, 122
für Zeitsignale, **229**
München Universität, 237, 266
Murdock, William, 66, 86—7
Musketen, 93

N

Nachhall, 254—5, **254**
Nagasaki, 297, **297**
Nähmaschine, 154—5, **154, 155**
NASA, 309
Nasmyth, James, 138—9, **139**
Natriumchlorid, 235
  Ionen, **234**
natürliche Auslese, Theorie der, 143
Nautilus, 90, **90,** 91 (frühes französisches U-Boot)
Nautilus (atomgetr. U-Boot), **293**
Navigationshilfen
  Radar, **133,** 285, 289
Nebel, 68, 69
Neutron, 280—1, **280,** 296
  Beschuß, 269
New Castle, 110
Newcomen, Thomas, 48—9
Newcomenmaschinen, **48, 49,** 110
Newlands, J.A.R., **187**
Newton, Sir Isaac, 46—7, **46**
  Differentialrechnung, 15
  Gravitationsgesetz, 32
  Lichttheorie, 43, 47
  Untersuchung des Spektrums, 100
New York Universität, 310
Niagarafälle (Wasserkraftwerk), 225
Niepce, Joseph-Nicéphore, 94—5
  Zusammenarbeit mit Daguerre, 118
Nipkow, Paul Gottlieb, 238—9, 276
Nipkowscheibe, 238, **238, 276**
Nilpferd, **98**
  Fossilien, **99**
Nobelpreisträger, 227
  für Chemie, 235, 253, 259, 290
  für Medizin, 199, 209, 219, 237, 257, 271, 313
  für Physik, 188, 203, 253, 263, 267, 279, 281, 283, 292
Nukleinsäure, 267
Nylon, 286—7, **286, 287**

O

Oberlin College, 244
Oberth, Hermann, **308**
O'Brien, Charles, 58
Øersted, Hans Christian, 106, 120, 144
Ohain, Hans von, 300
Ohm, Georg Simon, 114—5
Ohmsches Gesetz, 60, 114—5
Okklusion, **240**
Öldruckverfahren, 103
Ophthalmoskop, 124
Oppenheimer, J. Robert, 296—7
Optik
  Leeuwenhoek, 44—5, **44**
Organverpflanzung, 316—7, **316**
organischen Chemie, Begründung der, 176

Orion, 42
Orionnebel, **233**
Orlon, 287
Ostwald-Verfahren, **258**
Oszillatoren, 87
Oszilloskop, 276—7
Otto, Nikolaus, 180—1, 184, 294
Oxydation, 73, **73**

P

Paine, Tom, **65**
Panthéon (Paris), **156,** 157
Papierchromatographie, **191**
Papin, Denis, 48
Paracelsus, 22—3, **22, 23**
Parkes, Alexander, 246
Parkesin, 246
Parsons, Sir Charles Algernon, 220—1
Parthogenese, 44
Pascal, Blaise, 124
  Arbeit mit Barometern, 39
Pasteur, Louis, 80, 162—3, **162, 163,** 198
Pasteurisieren, 163
Pauli, Wolfgang, **275**
Pauling, Linus, 314
Pawlow, Iwan Petrowitsch, 208—9, **208, 209**
Pechblende, 252—3, **252, 253**
Peenemünde, 308, **308**
Pella, 12
Peltier, Jean-Charles-Athanèse, 100
Peltier-Effekt, 100
Pendel
  Huygens' Variante, 43
  -prinzip, entdeckt von Galilei, 30, **30**
  zur Demonstration der Erdrotation, 157, **157**
  zur Feststellung der Erdgestalt, 116
Penicillin, 270—1, 311
Penicillium, 270, **271**
Penny-Post, 147
Pepys, Samuel, 40
  Kurzschriftsystem, 40
Periodensystem der Elemente, 186, **187**
Perkin, Sir William Henry, 190—1
Perkin-Effekt, 191
Petroleum, 24
Pharmazeutische Industrie, 219, **219**
Philipp II. von Mazedonien, 12, **12**
Philosophen
  Aristoteles, 12—3, **12, 13**
  Demokrit, 8—9, **8**
  Empedokles, 6—7
  Mach, 192—3
Phlogiston, 65, 72
Phonograph, 206, **207**
Phosphor, radioaktiver, 290
photoelektrische Leitfähigkeit, 238
Photographie
  Blitzlicht, 129
  Bromsilberpapier, 175
  Daguerre, 95, 118—9, 128
  Eastman, 222—3, **222,** 246, 248
  flexibler Film, 222, **223,** 246
  Fox Talbot, 119, 128—9
  Infrarot-, **179**
  Land, 302—3
  Gebrüder Lumière, 242—3, **242**
  Niepce, 94—5, 118
  Quecksilber, 138
  Schlieren, **133, 193**
  Unterwasser-, 304—5
  Veloxpapier, 247, **247**
  s. a. Kameras, Kinematographie
Photokopierer, 298—9, **299**
Photozelle, 238
Physiker
  Archimedes, 14—5, **14, 15**
  Aristoteles' Einfluß, 13
  Becquerel, 210—1, **211,** 235, 252
  Bohr, 233, 274—5, **275, 280**
  Boyle, 40—1
  Broglie, de, 280, 282—3
  Cavendish, 60—1, **60, 70**
  Chadwick, 280—1, **280**
  Cockcroft, **280,** 288—9, **288**
  Crookes, 182—3
  Einstein, 192, 212, **212,** 213, 233, 264—5, **264,** 282, 292, 296
  Faraday, 120—1, 179, 182
  Fermi, 269, **280,** 292—3, 297
  Foucault, 156—7
  Huygens, 21, 42—3
  Joliot-Curies, **280,** 290—1, **290**
  Joule, 152—3, 170
  Kelvin, 153, 170—1
  Maxwell, 171, 178—9, 228

Michelson, 212—3, **212**
Newton, 15, 32, 43, 46—7, **46,** 100, 143, 300
Oppenheimer, 296—7
Planck, 232—3, **233,** 282, 296
Röntgen, 183, 202—3, 210
Rutherford, 183, 227, **227, 233,** 260—1, **261,** 274, 280, **280,** 288, **288,** 296
Thompson, 84—5, **85**
Thomson, 183, 226—7, **227,** 235, 260
Torricelli, 38—9, **38**
Townes, 312—3
van der Waals, 188—9, **188**
Physiologie
Pawlows Arbeit, 208—9
Picasso, Pablo, 103
Pilâtre de Rozier, Jean-François, 71
Pisa, 30
Pitman, Sir Isaac, 146—7
Planck, Max, 232—3, **233,** 282, 296
s. a. Max-Planck-Institut
Plancksches Wirkungsquantum, 232
Planeten
elliptische Umlaufbahn, **32,** 33
Gravitationsgesetz, 46
Plastik
Bakelit, 246, 247, **247**
Parkesin, 246
Zelluloid, 246, **246**
Plato, 12
Plutonium, 239, 296
Plutoniumbombe, 297
Polacolorverfahren, 303
Polarisation des Lichts, 302, **302**
Polarisationsfilter, 302
Polaroidverfahren, 302—3, **303**
Polavision, 303
Polder, 34, **34,** 36
Poldhu, Cornwall, 263
Poliomyelitis, 310—1, **310, 311**
Polonium, 252
Polymerisation, 286
Popow, Alexander Stepanowitsch, 262
Positron, 296
Prag Universität, 192
Pratt, John, 158
Prebus, Albert, 283
Priestley, Joseph, 60, 64—5, **65,** 70
Princeton: Institute for Advanced Studies, 265
Projekt Y, s. Manhattan Projekt
Propellerturbinenantrieb, **301**
Proton, 280, 289
Psychologie
Paracelsus Theorie, 23
Pawlow, 209, **209**
Pterodaktylus, 98
Ptolemäus, 20
Pumpen, 48, **48,** 66, 68

Q

Quantentheorie, **232**
Anwendung in der Atomtheorie, 275
Einfluß von de Broglies Arbeit, 282
Oppenheimers Interesse, 296
Plancks Hypothese, 232—3, **232**
Quasare, **229**
Quecksilber (Element), 65
in Barometer, 38—9
beim Entwickeln von Photos, 118

R

Radar, 289
Doppler, 133
in Flugzeugen, **284,** 285, **285**
Watson-Watts Forschung, 284—5, **284**
Radikal, 131
Radioaktivität, 171, 252
Becquerels Arbeit, 210—1, **211**
künstliche-, 290
Rutherfords Arbeit, 260—1
Radioapparat, **263**
Radioisotope, 290
Radiometer, **182,** 183
Radiostation, 262—3, **262**
Radioteleskop, **229, 285**
Radiowellen, 228—9, **228**
Radium, **210,** 211, **211,** 252
Raketen, **272**
von Brauns Arbeit, 308—9
Flüssigkeitsantrieb, 272, **272**
Goddards Arbeit, 272—3, **272**
V-1, V-2, 285
Rayleigh, John, 226
Rechnung
Differential-, 15
Infinitesimal-, 47
Integral-, 39
Reflex, 209
konditionierter-, 208
Reifen, 196—7, **197**
Reis, Philipp, 204
Relativitätstheorie, 264—5, **264**
Einfluß de Broglies, 282
Einfluß Machs, 192
Einfluß Michelsons, 212, 213
Remington Schreibmaschine, 159
Resonanz, 255
Resonator, 255
Rheostat, **115**
Rhesusfaktor, 257
Rinderpest, 199
Röntgen, Wilhelm Conrad, 183, 202—3, 210, 266
Röntgenstrahlen, 183, 202—3, **202, 203,** 210
Gammastrahlen, **211**
Wellenlänge, **266,** 267
Röntgenstrukturanalyse, 266—7
Royal Albert Hall, **254**
Royal Festival Hall, **255**
Royal Institution, 84, **85**
Royal Society, 40, **40,** 45, 47, 67, 115, 124, 153
Rubidium, 168
Rumford, Graf, s. Sir Benjamin Thompson
Rumfordofen, **85**
Rutherford, Sir Ernest, **227, 233,** 260—1, **261, 280,** 288
Einfluß auf Bohr, 274
Einfluß auf Chadwick, 280
Einfluß auf Oppenheimer, 296
Sonnensystemmodell des Atoms, 227
Spinthariskop von Crookes, 183

S

Sabin, Albert, 311
Sabine, Sir Edward, 116—7
Sabine, Wallace Clement, 254—5, **254**
Sabinesches Gesetz, 255
Saint-Cloud, 194
Saitengalvanometer, 236, **236**
Salk, Jonas, 310—1, **310, 311**
Salpeter, 258
Salvarsan, 218—9
sanitäre Anlagen, Bau von, 76
Santos-Dumont, Alberto, 194
Saturn (Planet), **21,** 42, **43, 69**
Saturn (Rakete), 309, **309**
Sauerstoff, 73
Entdeckung durch Priestley, 64—5
Savery, Thomas, 48, 49
Schichtröntgen, **203**
Schießbaumwolle, 175, 222—3, 246—7, 280
Schiffsbau

Brunel, 136—7, **136, 137**
Fulton, 90—1
Luftkissenfahrzeuge, 306—7, **306, 307**
Nautilus (Atom-U-Boot), **293**
Stabilisierte Kabinen, 149, **149**
Tragflächenboot, 205
Schlacht um England, 285
Schlafkrankheit, 199, **199**
Schlösser, **76,** 77, **77**
Schöffer, Peter, 17
Schott, Otto, 151, **151**
Schraubengewinde, 134, **135**
Schreibmaschinen, 158—9, **158, 159**
Schrödinger, Erwin, **280,** 283
Schwabe, Samuel Heinrich, 117
Schweres Wasser, 290—1
Schwimmerregel, 106
Seddon, George Baldwin, 201
Seebeck, Thomas Johann, 100—1
Seebeck-Effekt, 100, **101**
Selbstinduktion, 127
Selen, 238, 298
Selfridge, Thomas E., 251
Semmelweis, Ignaz, 172—3
Senefelder, Aloys, 94, 102—3
Setzerei, 104, 216—7
Shelton, Thomas, 146
Shoenberg, Isaac, **239**
Sholes, Christopher Latham, 158—9
Sicherheitslampen, 108—9, **109**
Siemens, Werner, 166
Siemens, Sir William, 166—7
Siemens-Martin-Stahlverfahren, 166—7, **166**
Sikorskij, Igor Iwanowitsch, 278—9, **278**
Silicon, 125, 290
Singer, Isaac Merrit, 154—5, **155**
Smith, Sir J. E., 53
Smithonian Institute, 127
Sodawasser, 64
Soddy, Frederick, 261
Sokrates, 12
Solvay-Konferenz (1911), **233,** (1933), **280**
Sonne
als Mittelpunkt des Sonnensystems, 30
als Mittelpunkt des Universums, 20, 21, **21**
Sonnenfinsternis, **264**
Sonnenflecken, 119, **119**
Sonnenspektrum, **113**
Sonnensystem, 20
Sorbonne, 252, 282
Soulé, Samuel W., 158
Spektrallinien, 168, 169
Spektrakphotometer, **113**
Spektren, 46, 47
Fraunhofers Arbeit, 112—3, **113**
Maxwells Arbeit, 179
s. a. Farben
Spektroskop, **113,** 168, **168, 169**
Spektroskopie
Crookes' Arbeit, 182
Fraunhofers Arbeit, 112—3
Kirchhoffs Arbeit, 168—9
Spiegel (f. Teleskope), 69
Spiegelteleskop, 139
Spinale Kinderlähmung, 310—1, **310, 311**
Spinnen, 56, 57, 62
Spinnrad, 19
Spinthariskop, 183
Stahl
Bessemerverfahren, 148, **148**
Siemens-Martin-Verfahren, 166—7, **166**
Staphylococcus aureus, 271
Stein der Weisen, **186**
Stenographie
Greggs System, 147
Pitmans System, 146—7, **147**
Stephenson, George, 110—1
Stephenson, Robert, 110
Sterilisationsmethoden, 199
Sterilisator, 81
Stereoisomer, 163
Stern, Otto, **275**
Stockholm Universität, 240
Stickstoff, 258
Verdichtung, 258—9
Stoßwellen, **192, 193**
Straßburg Universität, 266
Straßenbeleuchtung, 72
elektrische —, **175**
Gas-, 86, **86**
Streichhölzer, 153
Supraleitfähigkeit, **171**
Swan, Sir Joseph Wilson, 174—5, 207, 286
Swinton, A. A. Campbell, 239
Syme, James, 172
Symington, William, 91
Syphilis, 23, 218, **218,** 219
Syrakus, 14, 15

T

Tachometer, 124
Tauchen, 104
Taucherglocke, 35
Tauchgerät, 304—5, **304**
Taylor, Samuel, 146
Teilchenbeschleuniger, 288, **289**
Telegraph
Funk, 262
Henrys Arbeit, 126—7
Morses Arbeit, 122—3, **122, 123**
Photographische Übertragung, 239
Werner Siemens' Arbeit, 166
Unterwasserkabel, 170, **170**
Wheatstones Nadeltelegraph, 126
Telekardiogramm, 237
Telephon, 204—5, **204, 205**
Teleskop
Cassegrain, 139
Galilei, 30
Herschel, **68**
Huygens-Okular, 42, **42**
Keplers Arbeit, 33
Lippersheys Erfindung, 28—9, **28, 29**
Nasmyths Cassegrain-Newtonsches Instrument, 139, **139**
Reflektor, 46, **46, 157**
s. a. Astronomie, Radioteleskop
Telford, Thomas, 88
Temperaturmessung
absoluter Nullpunkt, 170, 171
Kelvinskala, 170, 171
Thermoelement, 100
Terylene, 287
Tesla, Nicola, 224—5, **224**
Tesla-Transformator, 225
Tesla-Westinghouse-Wechselstromsystem, 225
Tetanus, 218
Textilien
bedruckte —, 63
Kunststoffe, 286—7
Textilingenieure
Arkwright, 57, 62—3, 92
Hargreaves, 56—7, 62
Jacquard, 82—3, **82,** 124
Whitney, 92—3, 122, 138, 248
Thallium, 182, **182**
Thermoelemente, 100
Thermodynamik, 84, 85
in der Meteorologie, 240—1
Thermoelektrizität, 100
Thermographie, 298
Thermoplaste, 246—7
Thimonnier, Barthélemy, 154, **155**
Thomas, Sidney Gilchrist, 149
Thompson, Sir Benjamin, 84—5, **85**
Thomson, Sir Joseph John, 226—7, **227,** 260

Entdeckung des Elektrons, 183, 226, 235
Thomson, William (Lord Kelvin), 153, 170—1
Thornycroft, Sir John, 306
Thymin, 314
Tiefdruckgebiet, 241, **241**
Tierklassifizierung, 98—9
Times, The, 104, **104, 105**
tironische Noten, 146, **146**
Tollwut, 163, **163**
Torricelli, Evangelista, 38—9, **38**
Torricellische Röhre, 38
Toulouse-Lautrec, Henri de, 103, **103**
Townes, Charles Hard, 312—3
Trachom, **271**
Tragflächenboot, 205
Transplantation, 316
Transplantationschirurgie, 316—7
Trésaguet, Pierre-Marie-Jérôme, 88
Trevithick, Richard
  Hochdruckkessel in Coalbrookdale, 50
  Arbeit an Dampflokomotiven, 110
Triode, **263**
Trockenplattenphotographie, 129, 174, **242**
Tuberkulose, 199, **199**
Turbinen
  Dampf-, 220, **220, 221**
  Gas-, 300
Turbinia, 221, **221**
Turbogenerator, **221**
Turboproptriebwerk, **301**
Turner, Joseph Mallord William, **100**
Turtle, 90
Twain, Mark, 159

U

Überschallflugzeug, **193**
Überschallknall, **193**
Ultraschallakustik, **193**
Unsicherheitsprinzip, 267
Unterseeboote, 90, **90**, 91
  atomgetriebene-, **293**
Unterwasserkabel, 170, **170**
Uran, **274, 292**
  Becquerels Experimente, 210, 211
  Energieumwandlung, 296
  Fermi über Kernspaltung, 292
  Neutronenbeschuß, 269
  Uran-235-Isotop, 296
Uranus, 68, 69
Urea (Harnstoff), 130, 131
Urknalltheorie, 133
Urzeugung, Theorie der, 44
Utrecht Universität, 236

V

Virologie, 210
Vitalismustheorie, 130
Volt, 75
Volta, Alessandro, 74—5, 114
Voltasche Säule, 75, **75**
Voltspannung, 60
Voyager, 265
Vulkanisation, 196

W

Waldseemüller, Martin, 26
Wallace, Alfred Russel, 143
Walton, Ernest T. S., **280**, 288, **288**, 289
Wankel, Felix, 294—5
Wärme
  Joules Forschung, 152—3, **152, 153**
  kinetische Theorie, 178—9
  Thomsons Forschung, 84
  Verwendung der Industrieabwärme, 166
Wärmekraftmaschinen, 84, 85
Wärmemesser, **72**
Washkansky, Louis, 317
Wasser
  Demokrit über atomare Struktur, 8
  Entdeckung der Bestandteile, 60
  Grundelement, 6—7
wasserdicht, 196
Wassermühle, 34, **35**
Wasserschloß, 76, 77
Wasserspinnmaschine, 62, **62**
Wasserstoff, 60, 76
  Atomstruktur, **260**, 274
  Verflüssigung, 189, **189**
Wasserstoffbombe, 297
Wasserzähler, 166
Watson, James, 314—5, **314**
Watson, Thomas, 204—5
Watson-Watt, Sir Robert, 284—5, **284**, 289
Watt, 67
Watt, James, 66—7, 91
  Anstellung bei Murdock, 86
  erste Maschine in Baumwollspinnerei, 63
  Sicherheit bei Dampfdruck, 110
  Verbesserung der Newcomenmaschine, 49, 66
Weberei, 56—7
  Jacquard-Webstuhl, 82—3, **82, 83**
Webstuhl, 56—7, 62—3, 82—3, **82, 83**
Wechselstrom, 224
  zur Stromerzeugung, **224**, 225
Weinsäure, 191
Wellentheorie
  des Lichts, 43
  der Materie, 282
Westinghouse, George, 225
Wetterballon, **241**
Wettervorhersage, 240, 241
  s. a. Meteorologen
Wheatstone, Charles, **126**
Whitney, Eli, 92—3, 122, 138, 248
Whittle, Sir Frank, 300—1, **300**
Whitworth, Sir Joseph, 134—5
Wien Universität, 257
Wilhelm II., **194**
Wilkins, Maurice, 314, 315
Wilkinson, John, 51, 66
Williams, John N., 159
Windkanal, **193**
Wöhler, Friedrich, 130—1, **130**, 244
Woolsthorpe, 46, **47**
Wortley Montagu, Lady Mary, 78
Wren, Sir Christopher, 40
Wright, Wilbur und Orville, 250—1, **250, 251**
Würzburg Universität, 202

X

Xerographie, 298—9, **298, 299**
Xerox Corporation, 299

Z

Zeiss, Carl, 150—1
Zelluloid, 246, **246**
Zeppelin, Ferdinand Graf von, 185, 194—5
Zeppeline
  Deutschland, 194
  Graf Zeppelin, 195, **195**
  Verwendung von Aluminium, 245
  s. a. Luftschiffe
Zink, 23
Zoologen
  Cuvier, 98—9
Zürich, Polytechnikum, 202
Zworkyn, Wladimir, 277
Zylinder, stroboskopischer, 242

Bildnachweis

Zeichenerklärung: O = oben; U = unten; M = Mitte; L = links; R = rechts.

Titelseite Museum of the History of Science, Oxford
6(L) Ovieto Cathedral/Scala
6(R) Photo Dimitrios Harissiadis
7(O) Universitätsbibliothek Heidelb./Photo Lossen
7(UR) CIBA Pictorial Archives
8(L) Museo Nazionale, Napoli/Alinari/The Mansell Collection, London
8(OR) Gene Cox, Micro Colour (International)
8(UR) Photos Ken Coton © Aldus Books
9(O) © Aldus Books
9(U) Scala
10(L) Bibliothèque Nationale, Paris
10(R) Biblioteca Medicea Laurenziana, Firenze/Photo G. B. Pineider
11(O) Vatican Library
11(U) Musée du Louvre, Paris/Photo Réunion des Musées Nationaux
12(L) Museo Nazionale, Napoli/Scala
12(R) Reproduced by permission of the British Library Board
13(OL) Reproduced by permission of the Trustees of the British Museum
13(OR) © Aldus Books
13(UR) The Mansell Collection, London
14(O) Aldus Archives
14(UL) The Mansell Collection, London
14(UR) Fabrizio Parisio, Napoli
15(O) British Crown Copyright. Science Museum, London
15(UL) The Mansell Collection, London
15(UR) Liebig Museum, Frankfurt
16(L) Staatsbibliothek Bildarchiv (Handke), Germany
16(R) The Mansell Collection, London
17(OL) Reproduced by permission of the Trustees of the British Museum
17(OR) © Aldus Books
17(UR) Reproduced by permission of Lady Cobbold
18(L) Stanza della Segnatura, Vatican/Scala
18(OR) Institut de France/Robert Harding Associates
18(UR) Leonardo Museum, Vinci/Robert Harding Associates
19(OL) Reproduced by Gracious Permission of Her Majesty Queen Elizabeth II.
19(OR) Eugen Diederich Verlag, Jena
19(UR) David Paramor Collection, Newmarket
20(L) The Mansell Collection, London
20(R) Erich Lessing/Magnum
21(OL) *Radio Times* Hulton Picture Library
21(OR) (MR) Aldus Archives
21(U) Ann Ronan Picture Library
22(L) Musée du Louvre, Paris/Giraudon
22(R) Aldus Archives
23 National Galleries of Scotland, Edinburgh/Photo Tom Scott © Aldus Books
24 Aldus Archives
25(OL) Staatsbibliothek, Vienna
25(R) British Crown Copyright. Science Museum, London
26(UL) Rijksprentenkabinet, Amsterdam
26(O) Reproduced by permission of the Trustees of the British Museum
26—27 (MU) Royal Geographical Society
27(OR) Germanisches Nationalmuseum, Nürnberg
27(UR) Royal Geographical Society
28(L) Collection Zelandia Illustrata, part. IV, No. 597. Rijksarchief in Zeeland, Middelburg; owned by the Koninklijk Zeeuwsch Genootschap der Wetenschappen, Middelburg, Niederlande
29(O) (UL) British Crown Copyright. Science Museum, London
29(UR) Aldus Archives
30(L) Biblioteca Marucelliana, Firenze
30(M) (OR) British Crown Copyright. Science Museum, London
30(UR) David Paramor Collection, Newmarket
31(O) Biblioteca Nazionale Centrale, Florenz
31(U) De Unger Collection/Cooper-Bridgeman Library
32(L) Fondation Saint-Thomas
32(R) Erich Lessing/Magnum
33(OL) Reproduced by permission of the Trustees of the British Museum
33(OR) Erich Lessing/Magnum
33(UR) after R. Procter, *Old and New Astronomy*, Longmans Geeen & Co. Limited, London
34(O) (UL) Reproduced by permission of the British Library Board
34(U) Zefa
35(R) Picturepoint, London
36(L) Hunterian Collection, University of Glasgow
36(R) Gordon Cramp © Aldus Books
37(O) 37(UL) Aldus Archives
37(UR) Barber-Surgeons' Hall/Photo Eileen-Tweedy © Aldus Books, courtesy the Worshipful Company of Barbers
38(L) The Mansell Collection, London
38(R) British Crown Copyright. Science Museum, London
39(OL) Aldus Archives
39(M) Meteorological Office, Bracknell
39(R) Science Mus., London/Photo Eileen Tweedy © Aldus Books
40(L) National Portrait Gallery, London
40(OR) Photo Eileen Tweedy © Aldus Books
40(UR) Science Museum, London/Michael Holford Library photo
41 Aldus Archives
42(L) Collection Municipal Museum, The Hague
42(R) British Crown Copyright, Science Museum, London
43(L) Aldus Archives
43(R) British Crown Copyright. Science Museum, London
44(L) Museum of the History of Science, Oxford
44(R) Linnaean Society
45(O) British Crown Copyright. Science Museum, London
45(ML) (UR) Aldus Archives
46(UL) National Portrait Gallery, London
46(R) Science Mus., London/Photo David Swann ©Aldus Books
47(O) Woolsthorpe Manor, a property of the National Trust/Photo David Swann © Aldus Books
47(U) The Mansell Collection, London
48(L) Science Museum, London/Photo Newcomen Society
49(OL) The Mansell Collection, London
49(OR) British Crown Copyright. Science Museum, London
49(U) Walker Art Gallery, Liverpool
50(L) British Tourist Authority
50(R) Ironbridge Gorge Museum
51 Telford Development Corporation
52(L) National Portrait Gallery, London
52(R) Aldus Archives
53(OL) British Museum/Photo Eileen Tweedy © Aldus Books
53(OR) Philadelphia Museum of Art. Given by Mr. and Mrs. Wharton Sinkler, reserving life interest
53(UR) Aldus Archives
54(L) Linnaean Society/Photo Todd-White © Aldus Books
54(R) Robert Harding Associates
55(OL) Linnaean Society/Photo Todd-White © Aldus Books
55(R) British Museum (Natural History)
56(O) British Crown Copyright. Science Museum, London
56—57(U) Victoria & Albert Museum, London/Photo Eileen Tweedy © Aldus Books
57(O) Victoria & Albert Museum, London/Photo John Freeman © Aldus Books
58—59 Medical Illustration Unit, Royal College of Surgeons
60(L) British Museum/Photo Eileen Tweedy © Aldus Books
60(R) British Copyright. Science Museum, London
61(OL) A. J. Berry. *Henry Cavendish: His Life and Works.* Hutchinson, London, 1960
61(UL) British Crown Copyright. Science Museum, London
61(R) Aldus Archives
62(L) National Portrait Gallery, London
62(R) British Crown Copyright. Science Museum London
63 Local History Collection, Manchester Central Library
64(L) National Portrait Gallery, London
64(R) Royal Institution/M. Holford Library photo
65(O) British Museum/Photo Eileen Tweedy © Aldus Books
65(U) British Crown Copyright. Science Museum, London
66(L) National Portrait Gallery, London
66(R),67 British Crown Copyright. Science Museum, London
68(L) National Portrait Gallery, London
68(OR) (M) (UR) British Crown Copyright. Science Museum, London
69(OL) Aldus Archives
69(OR) Photo Gerald Howson © Aldus Books, courtesy of the Royal Astronomical Society
70(L) The Mansell Collection, London
70(OR) Bibliothèque des Arts Décoratifs, Paris/Photo J.-L. Charmet
70(UR) British Museum/Photo Eileen Tweedy © Aldus Books
71(U) Musée de Lille/Photo J.-L. Charmet
71(OR) Bibliothèque des Arts Décoratifs, Paris/Photo J.-L. Charmet
72(L) Giraudon
72(R),73 British Crown Copyright. Science Museum, London
74(L) Aldus Archives
74(R) Museo Nazionale Scienza e Tecnica, Milano
75(O) Tribuna de Galileo, Firenze/Scala
75(UL) Museo della Scienza e della Tecnica, Milano/Scala
75(UR) Aldus Archives
76(L) Institution of Mechanical Engineers/Photo Eileen Tweedy © Aldus Books
76(R) Bramah Security/Photo Eileen Tweedy © Aldus Books
77(O) Reproduced by permission of the British Library Board
77(R) British Crown Copyright. Science Museum, London
78(L) National Portrait Gallery, London
78(R) British Museum/Photo Eileen Tweedy © Aldus Books
79(OR) Wellcome Historical Medical Museum
79(UR) Society of Apothecaries/Photo Eileen Tweedy © Aldus Books
80(L) Musée Carnavalet, Paris/Photo J.-L. Charmet
80(R) Bibliothèque du C.N.A.M., Paris/Photos J.-L. Charmet
81(O) Bibliothèque Nationale, Paris/Photo J.-L. Charmet
81(MU) Bibliothèque du C.N.A.M., Paris/Photo J.-L. Charmet
82(L) British Crown Copyright. Science Museum, London
82(R) Bibliothèque Nationale, Paris/Photo J.-L. Charmet
83(O) Victoria & Albert Museum, London
83(UR) International Wool Secretariat
84(L) Science Museum Library, London/Photo Eileen Tweedy © Aldus Books
84(OR) British Crown Copyright. Science Museum,

London
84—85 (MB) Deutsches Museum, München
85(O) (ML) British Museum/Photos Eileen Tweedy © Aldus Books
85(UM) Aldus Archives
85(OR) Royal Institution/Michael Holford Library
85(UR) photo Aldus Archives
86(UL) British Gas
86(R) British Museum/Photos Eileen Tweedy © Aldus Books
87 British Crown Copyright. Science Museum, London
88(L) National Portrait Gallery, London
88(R) British Museum/Photo Eileen Tweedy © Aldus Books
89(OL) Rudolph Britto © Aldus Books
89(UR) Ishitawajima-Horima, Heavy Industries, Co., Ltd.
89(UL) British Museum/Photo Eileen Tweedy © Aldus Books
90(L) American Antiquarian Society/Photo Marvin Richmond
90(OR) Science Museum Library, London/Photo Eileen Tweedy © Aldus Books
90—91 (MU) New-York Historical Society
91(O) New-York Historical Society
92(L) Yale University Art Gallery. Gift of George Hoadley
92(R) The New Haven Colony Historical Society
93(O) Aldus Archives
93(UR) The New Haven Colony Historical Society
94(L) Kodak Museum
94(OR) Bibliothèque des Arts Décoratifs, Paris/Photo J.-L. Charmet
94(UR) Bibliothèque du C.N.A.M., Paris/Photo J.-L. Charmet
95(OR) Archives de France/Photo J.-L. Charmet
95(U) I.N.R.P. Collection Historiques/Photo J.-L. Charmet
96(L) The Royal Society/Photo John Freeman © Aldus Books
96(O) British Crown Copyright. Science Museum, London
96(UR) By permission of the Manchester City Council
97(O) Dr. E. J. Holmyard, *Makers of Chemistry*, Clarendon Press, Oxford
97(UR) © Aldus Books
98,99(O) Linnaean Society/Photos Todd-White © Aldus Books
99(U) Musée de l'Homme, Paris/Photo Thames and Hudson Ltd.
100(L) Deutsches Museum, München
100(R) The Tate Gallery, London/Photo John Webb © Aldus Books
101(O) Deutsches Museum, München
101(U) Photos Paul Brierley
102(L) Deutsches Museum, München
102(OR) © Aldus Books
102(UR) Victoria & Albert Museum, London/Photos
103(O) Eileen Tweedy © Aldus Books
103(U) Aldus Archives
104(L) Science Museum Library, London/Photo Eileen Tweedy © Aldus Books
104(R) 105(O) *The Times*, London
105(OR) Science Museum Library, London/Photo Eileen Tweedy © Aldus Books
105(UR) *The Times*, London
106(L) British Crown Copyright Science Museum, London
106(R) Musée Carnavalet, Paris/Photo J.-L. Charmet
107(OL) Academie des Sciences, Paris/Photo J.-L. Charmet
107(OR) Photo Paul Brierley
108(L) National Portrait Gallery, London
108(OR) Museum of the History of Science, Oxford
108(UR) British Crown Copyright. Science Museum, London
109(OL) Aldus Archives
109(OR) (U) Royal Institution/Michael Holford Library photos
110(L) National Portrait Gallery, London
111(O) Gillian Newing © Aldus Books
111(ML) British Crown Copyright. Science Museum, London
111(U) Mary Evans Picture Library
112(UL) Photo John Freeman © Aldus Books
112(O) Deutsches Museum, München
112(UR) Michael Holford Library photo
113(O) Ann Ronan Picture Library
113(UL) Mary Evans Picture Library
113(MR) Deutsches Museum, München
113(UR) Picturepoint, London
114(L) National Portrait Gallery, London
114(R) Deutsches Museum, München
115(O) Science Museum, London/Michael Holford Library photo
115(R) Photo Paul Brierley
116(O) Royal Geographical Society/Photo John Webb © Aldus Books
116(UL) *Radio Times* Hulton Picture Library
116(UR) © Aldus Books
117(OL) (MR) Mount Wilson and Palomar Observatories
117(U) Photo G. V. Black from the Diana Wyllie slide set, *Optical Phenomena*
118(O) Photo J.-L. Charmet
118(UL) *Radio Times* Hulton Picture Library
119(OL) Photo J.-L. Charmet
119(OR) *Radio Times* Hulton Picture Library
119(UL) (MR) British Crown Copyright. Science Museum, London
119(UR) Photo J.-L. Charmet
120(L) National Portrait Gallery, London
120(R) Royal Institution/Michael Holford Library photo
121(OL) Science Museum, London/Photo John Freeman © Aldus Books
121(OM) (OR) Royal Institution
122(UL) National Portrait Gallery, Smithsonian Institution, Washington, D.C.
122(R) © Aldus Books
123(OL) *Radio Times* Hulton Picture Library
123(OR) © Aldus Books
123(U) Science Museum, London/Michael Holford Library photo
124(L) National Portrait Gallery, London
124(R) British Crown Copyright Science Museum, London
125(O) British European Airways
125(U) Michael Freeman/Bruce Coleman Ltd.
126(L) National Portrait Gallery, Smithsonian Institution, Washington, D.C.
126(R) British Crown Copyright. Science Museum, London
127(O) © Aldus Books
127(MR) The Bettmann Archive
128(O) The National Trust
128(U) 129(O) British Crown Copyright. Science Museum, London
129(ML) (MR) British Crown Copyright. Science Museum, London
129(U) Aldus Archives
130(L) *Radio Times* Hulton Picture Library
130(R) Bildarchiv Preußischer Kulturbesitz
130(OL) Science Museum, London/Michael Holford Library photo
131(OR) Deutsches Museum, München
131(UR) Photo Mike Busselle © Aldus Books
132(O) Mary Evans Picture Library
132(UL) I.B.A.
133(OL) Photo Ivan Massar, Black Star, New York
133(OR) (UR) Photos Paul Brierley
133(UL) Alan Holingbery © Aldus Books
134(L) *Radio Times* Hulton Picture Library
134(R) 135(O) Ann Ronan Picture Library
135(ML) Science Museum, London/Michael Holford Library photo
135(UL) British Crown Copyright. Science Museum, London
135(UR) © Aldus Books
136(O) City Art Gallery, Bristol
136(UL) The Historical Pictures Service
137(O) City Art Gallery, Bristol/C. & E. Photography © Aldus Books
137(U) Mary Evans Picture Library
138(L) National Portrait Gallery, London
138(R) British Crown Copyright. Science Museum, London
139(O) Aldus Archives
139(MU) H. C. King. *History of the Telescope*, Charles Griffin & Co. Ltd., London
139(UR) Science Museum, London/Photo David Swann © Aldus Books
140(OR) Mary Evans Picture Library
140(MO) (MR) Royal National Institute for the Blind
140(UL) I.B.A.
140(UR) Ann Ronan Picture Library
141(O) Mary Evans Picture Library
141(ML) Royal National Institute for the Blind
141(MR) The Mansell Collection, London
141(UR) Picturepoint, London
142(O) National Maritime Museum, London/Photo © Aldus Books
142(UL) National Portrait Gallery, London
142(UR) Gerald Leigh Davies © Aldus Books
143(O) William Howells, *Mankind in the Making*, Secker & Warburg & Co. Ltd., London, 1960, and Doubleday & Co. Inc., New York
143(U) Aldus Archives
144(UL) National Portrait Gallery, Smithsonian Institution, Washington, D.C.
144(UR) American History Picture Library
144— 145(OM)
145(OR) Mary Evans Picture Library
145(UL) The Bettmann Archive
145(UR) Photri
146(OL) National Portrait Gallery, London
146(OR) Mary Evans Picture Library
146(U) 147(O) © Aldus Books
147(U) Mary Evans Picture Library
148(L) Ann Ronan Picture Library
148(R) The Bettmann Archive
149(O) (U) Aldus Archives
149(M) The Bettmann Archive
150(UR) © Aldus Books
150(OR) Bildarchiv Preußischer Kulturbesitz
151(OL) Ullstein Bilderdienst
151(OR) (UL) Bildarchiv Preußischer Kulturbesitz
151(UR) Photo Paul Brierley
152-153 (O) British Museum/Photo John Webb © Aldus Books
152(UL) Elektrizitätswerke des Kantons Zürich
152-153 (MU) Science Museum, London/Michael Holford Library photo
153(MU) Gillian Newing © Aldus Books, after Blackwood Kelly Bell, *General Physics*, John Wiley & Co. Inc., New York
153(UR) Picturepoint, London
154(O) American History Picture Library
154(UL) The Bettmann Archive
154(UR) Science Museum, London/Michael Holford Library photo
155(OL) Ann Ronan Picture Library
155(OR) (UL) *Radio Times* Hulton Picture Library
155(UR) The Bettmann Archive
156(O) Internationales Bildarchiv
156(UL) Photo L.-J. Charmet
156(UR) Mary Evans Picture Library
157(OL) Bildarchiv Preußischer Kulturbesitz
157(OR) P. Peral/Snark International
157(U) Archives E. Rousseau/Snark International
158(O) (UL) British Crown Copyright. Science Museum, London
158(UR) Bildarchiv Preußischer Kulturbesitz
159(O) *Radio Times* Hulton Picture Library
159(U) Picturepoint, London
160(L) The Mansell Collection, London
160(R) Design Practitioners © Aldus Books
161(O) Ann Ronan Picture Library
161(U) © Aldus Books
162(OL) Institut Pasteur, Paris
162(OM) Photo Paul Brierley
162((U) Cliché Hachette
163(O) Musée Carnavalet, Paris/Photo J.-L. Charmet
163(U) Professor Pasteur Vallery-Radot
164(L) Ann Ronan Picture Library
164(R) American History Picture Library
165(O) © Aldus books
165(U) Ann Ronan Picture Library
166(L) National Portrait Gallery, London
166(O) I.B.A.
167(O) Aldus Archives
167(UL) Bildarchiv Preußischer Kulturbesitz
167(UR) Ann Ronan Picture Library
168(L) Ullstein Bilderdienst
168(R) Ann Ronan Picture Library
169(O) Deutsches Museum, München
169(UL) Photo Paul Brierly
169(UR) Bildarchiv Preußischer Kulturbesitz
170(L) National Portrait Gallery, London
170(R) 171(O) Ann Ronan Picture Library
171(U) Black Star
172(OL) Wellcome Historical Medical Museum
172(OR) The Mansell Collection, London
172(U) The Bettmann Archive
173(O) Michael Holford Library photo
174(L) Ann Ronan Picture Library
174(O) British Crown Copyright. Science Museum, London
174-175 (MU) The Mansell Collection, London
175(O) *Radio Times* Hulton Picture Library
175(UR) Paul Almasy
176(O) The Mansell Collection, London
176(UL) Bildarchiv Preußischer Kulturbesitz
176(UR) 177(O) Reproduced by permission of the Trustees of the British Museum
177(U) Maurice L. Huggins, Research Laboratories, using X-ray diffraction data by Brockway & Robertson
178(O) Bildarchiv Preußischer Kulturbesitz
178(U) Aldus Archives
179(O) Paul Almasy
179(ML) British Crown Copyright Science Museum, London
179(UR) Picturepoint, London
180(O) Bildarchiv Preußischer Kulturbesitz

ERFINDER
UND
WISSENSCHAFTLER

Die Entstehung unserer Zivilisation, von den Anfängen bis heute

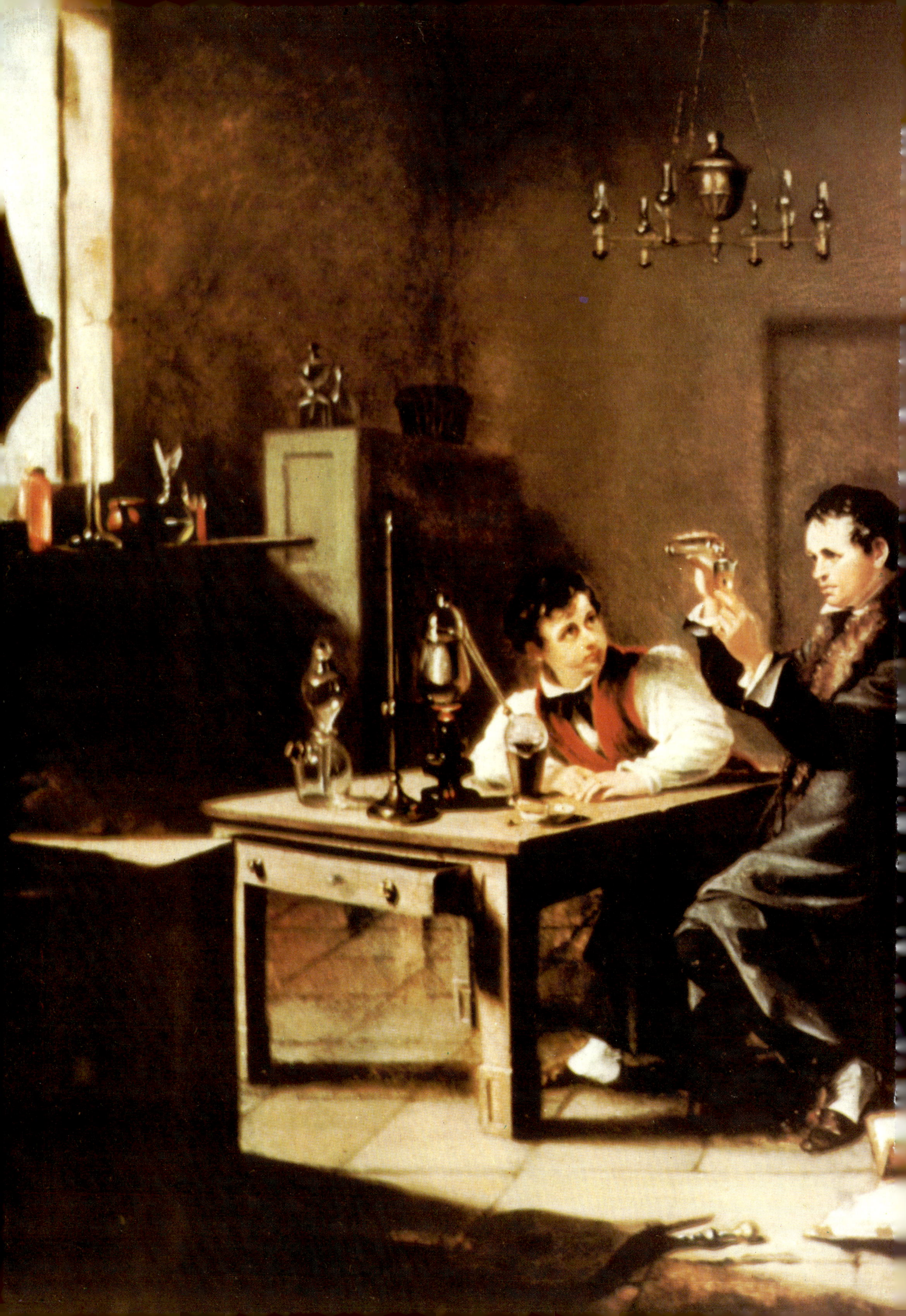

180(UL)	Ann Ronan Picture Library
180(UR)	The Bettmann Archive
181(O)	Sidney W. Woods © Aldus Books
182(OL)	National Portrait Gallery, London
182(OR)	British Crown Copyright. Science Museum, London
182(U)	Science Museum, London/Michael Holford Library photo
183(L)	Photo J.-L. Charmet
183(OR)	Science Museum, London/Michael Holford Library photo
183(UR)	Gillian Newing © Aldus Books
184(O)	Daimler-Benz Aktiengesellschaft
184(U)	Photri
185(OR)	*Radio Times* Hulton Picture Library
185(MR)	Daimler-Benz Aktiengesellschaft
185(U)	National Motor Museum/Robert Harding Associates
186(OL)	The Mansell Collection, London
186(OR)	© Aldus Books
186(U)	Novosti Press Agency
187(O)	© Aldus Books
(M)	
187(U)	Photo Paul Brierley
188(L)	Museum Boerhaave
189(OL)	Mount Wilson and Palomar Observatories
189(OR)	Photos Paul Brierley
(UL)	
189(UR)	Space Frontiers Ltd.
190(OL)	National Portrait Gallery, London
190(OR)	Michael Holford Library photo
191(O)	British Broadcasting Corporation/Photo Brompton Studio © Aldus Books
191(UL)	Ann Ronan Picture Library
191(UR)	Imperial Chemical Industries Limited
192(O)	Holden-Day Incorporated
192(M)	Ernst-Mach-Institut
(U)	
193(L)	*Science Journal,* London
193(OR)	John T. Blackmore, *Ernst Mach.* University of California Press, 1972
193(MR)	Photri
(UR)	
194(L)	Photo J.-L. Charmet
194(R)	*Radio Times* Hulton Picture Library
195(O)	The Historical Pictures Service
195(UL)	Imperial War Museum, London/Photo Derek Bayes
195(OR)	Aldus Archives
195(UR)	Picturepoint, London
196(L)	Dunlop Ltd.
196(R)	The Bettmann Archive
197(OR)	Bodleian Library, Oxford (252.4, frame 5)
197(MR)	Dunlop Ltd.
197(U)	*Radio Times* Hulton Picture Library
198(O)	Bildarchiv Preußischer Kulturbesitz
(UL)	
198(UR)	John Topham Ltd.
199(OR)	Roger-Viollet
199(M	Gene Cox, Micro Colour (International)
199(UL)	Aldus Archives
199(UR)	Süddeutscher Verlag, München
200(L)	
201(OL)	Bildarchiv Preußischer Kulturbesitz
(OR)	
201(UL)	Mary Evans Picture Library
201(UR)	Bodleian Library, Oxford (Filmstrip 252.4)
202(L)	Bildarchiv Preußischer Kulturbesitz
202(U)	Photo J.-L. Charmet
203(OL)	*Radio Times* Hulton Picture Library
(MR)	
203(OM)	The Mansell Collection, London
203(OR)	Photri
203(U)	Clive D. Woodley/Bruce Coleman Ltd.
204	Ann Ronan Picture Library
205(O)	Science Museum, London/Michael Holford Library photo
205(U)	Ann Ronan Picture Library
206(O)	British Crown Copyright. Science Museum, London
206(U)	Gernsheim Collection, Humanities Research Center, The University of Texas at Austin
207(OL)	The Mansell Collection, London
207(OR)	Mary Evans Picture Library
(U)	
208(O)	© Aldus Books
208(UL)	The Mansell Collection, London
208(UR)	The Bettmann Archive
209(OR)	The National Association for Mental Health/Photo John Brooke © Aldus Books
209(U)	The Mansell Collection, London
210(UL)	The Bettmann Archive
210(OL)	The Mansell Collection, London
210(MU)	Photo Paul Brierley
210—211 (OM)	Science Museum, London/Michael Holford Library photo
210—211	The Mansell Collection, London
(MU)	
211	
(OR)	
(UR)	
212(L)	Brown Brothers
212(R)	Archiv Gerstenberg
213(O)	Snark International
213(MR)	© Aldus Books
213(UR)	Leonard Whiteman © Aldus Books
214(L)	*Radio Times* Hulton Picture Library
214(R)	Photo J.-L. Charmet
215(OL)	The Bettmann Archive
215(OR)	Historical Pictures Service
215(U)	Gerd Sommer/Bavaria Verlag
216(L)	Süddeutscher Verlag, München
216-217	The Bettmann Archive
(OM)	
216-217	© Aldus Books
(MU)	
217(OR)	Photri
217(MU)	Mary Evans Picture Library
218(L)	*Radio Times* Hulton Picture Library
218(R)	Ken Moreman
219(O)	
219(UL)	The Mansell Collection, London
219(UR)	Boots Pure Drug Co. Ltd.
220(O)	David Paramor Collection, Newmarket
220(UL)	C. A. Parsons & Co. Ltd.
220-221	Ann Ronan Picture Library
(MU)	
221(O)	C. A. Parsons & Co. Ltd.
220(OL)	Bildarchiv Preußischer Kulturbesitz
222(OR)	International Museum of Photography
222(U)	Cooper-Bridgeman Library
223(O)	British Crown Copyright Science Museum, London
223(U)	Eastman Kodak Co.
224(OL)	Ann Ronan Picture Library
224(U)	Bildarchiv Preußischer Kulturbesitz
224-225	The Bettmann Archive
(OM)	
225(OR)	British Crown Copyright. Science Museum, London
225(UR)	Photo Paul Brierley
226(O)	Courtesy Mullard Limited
226(UL)	Cooper-Bridgeman Library
226-227	Photo Paul Brierley
(MU)	
227(O)	© Aldus Books
227(M)	Courtesy of Teltron Ltd. London
227(UR)	The Cavendish Laboratory, Cambridge
228(O)	Bildarchiv Preußischer Kulturbesitz
(UL)	
228(UR)	Walter Greaves and Michael Mellish © Aldus Books
229(O)	The Mansell Collection, London
229(UL)	Photo Paul Brierley
229(UR)	Nuffield Radio Astronomy Laboratories, University of Manchester
230(L)	British Crown Copyright. Science Museum London
230—231	Bildarchiv Preußischer Kulturbesitz
(M)	
231(OR)	I.B.A.
231(UR)	Robert Harding Associates
232(L)	Max-Planck-Institut
232(OR)	© Aldus Books
233(O)	U.S. Naval Observatory
233(U)	The Cavendish Laboratory, Cambridge
234(O)	© Aldus Books
234(U)	Universitetsbibliotet Uppsala
235(O)	Photo Paul Brierley
235(U)	© Aldus Books
236-237	Ann Ronan Picture Library
(O)	
236(UL)	Museum Boerhaave
236(UR)	The Mansell Collection, London
237(M)	© Aldus Books
(UL)	
237(UR)	Photo Donald B. Longmore
238-239	Reproduced from *Design and Work* and *Journal of the Röntgen Society*
(O)	
238(UL)	Bilderdienst Süddeutscher Verlag
238(MR)	© Aldus Books
(UR)	
239(MR)	Photo Ray Dean © Aldus Books
239(UL)	Alistair Hay © Aldus Books
239(MU)	EMI photo
239(UR)	John Cura
240(O)	Aldus Archives
240(U)	Universitetsbiblioteket I Bergen
241(L)	Sidney W. Woods © Aldus Books after S. Petterssen, *Introduction to Meteorology,* © McGraw-Hill Book Company, New York, 1958
241(R)	Meteorological Office, Bracknell
242(O)	Mary Evans Picture Library
242(UL)	Historical Pictures Service Inc.
242(UR)	Cooper-Bridgeman Library
243(OL)	British Crown Copyright. Science Museum, London
243(OR)	Roger-Viollet
243(U)	Photo J.-L. Charmet
244(O)	Ullstein Bilderdienst
244(U)	Courtesy Aluminium Company of America
245(O)	Photo Paul Brierley
245(U)	Ann Ronan Picture Library
246	Brosn Brothers
247(O)	Picturepoint, London
247(MR)	*Radio Times* Hulton Picture Library
247(UL)	Photo © Aldus Books, courtesy of Sunbeam Electric Ltd.
247(UR)	Lee Davies © Aldus Books
248(UL)	Brown Brothers
(OR)	
248(UR)	Bildarchiv Preußischer Kulturbesitz
249(OR)	Brown Brothers
249(U)	Bodleian Library, Oxford (Filmstrip 252.4)
250(O)	British Crown Copyright. Science Museum,
(U)	London
250(M)	Mary Evans Picture Library
251(O)	British Crown Copyright. Science Museum, London
251(U)	Mary Evans Picture Library
252(O)	Ann Ronan Picture Library
252(UL)	Archiv Gerstenberg
252(UR)	The Mansell Collection, London
253(OL)	Archiv Gerstenberg
253(OR)	Photo Paul Brierley
253(ML)	G. Motley, London/Photo Jarmain © Aldus Books
253(MR)	Aldus Archives
253(U)	Archiv für Kunst und Geschichte
254(O)	Spectrum Colour Library
254(UL)	Aldus Archives
255(O)	W. C. Sabine, *Collected Papers on Acoustics,* Dover Publishing Inc., New York. Reproduced by permission of the publisher
255(M)	Photo Paul Brierley
255(UL)	Fogg Art Museum, Harvard University
255(UR)	Michael Holford Library photo
256(OL)	Photo J.-L. Charmet
256(OR)	Wellcome Historical Medical Museum
256(UL)	Kunsthistorisches Museum, Wien, Photo Meyer ©Aldus Books
256(UR)	Photo Archee, x 4.000
257(O)	Ken Moreman, Chester Beatty Research Institute
257(UL)	National Blood Transfusion Service
257(UR)	Photo Donald B. Longmore
258(O)	Deutsches Museum, München
258(UL)	Ullstein Bilderdienst
258(MR)	Brian Lee © Aldus Books
258-259	Photo Saskatchewan Government
(U)	
259(O)	By courtesy of The Anglo Chilean Society
259(M)	Shirley Parfitt © Aldus Books
260(OL)	Cooper-Bridgeman Library
260(OR)	United Kingdom Atomic Energy Authority
260(MR)	© Aldus Books
260(U)	The Cavendish Laboratory, Cambridge
261(O)	United Kingdom Atomic Energy Authority
261(ML)	The Cavendish Laboratory, Cambridge/Photo John Webb © Aldus Books
261(MR)	The Cavendish Laboratory, Cambridge
261(U)	Photo Paul Brierley
262	The Marconi Company Ltd.
263(O)	Bodleian Library, Oxford (Filmstrip 252.7)
263(ML)	Mary Evans Picture Library
(UL)	
263(MR)	By courtesy of the Director, Science Museum, London (lent by Thomas A. Edison)
263(UR)	Photo Paul Brierley
264(L)	Courtesy Merthuen & Co. Ltd., London
264(R)	Courtesy McDonnell Aircraft Corporation
265(L)	© Aldus Books
265(OR)	Ernst Hass/Magnum
265(UR)	Space Frontiers
266(OR)	Photos Paul Brierly
(MR)	
266(UL)	Bildarchiv Preußischer Kulturbesitz
266(M)	© Aldus Books
266-267	Bildarchiv Preußischer Kulturbesitz
(MU)	
267(OL)	Casa Editrice G. C. Sansoni, Firenze
267(OR)	British Crown Copyright. Science Museum, London
267(ML)	X-ray diffraction pattern by R. Franklin and R. C. Gosling, *Nature,* 1953
267(UR)	Bildarchiv Preußischer Kulturbesitz
268(OL)	Roger-Viollet
268(ML)	Bildarchiv Preußischer Kulturbesitz
268(OR)	© Aldus Books
268(U)	Ullstein Bilderdienst
269(O)	United Kingdom Atomic Energy Authority
269(M)	Courtesy Office of the Assistant Secretary of Defense, Washington
269(U)	Bildarchiv Preußischer Kulturbesitz
270	*Radio Times* Hulton Picture Library
271(L)	Photomicrog. Dr. Gordon F. Leedale, x1800
271(OM)	By courtesy of Beecham Research
(OR)	Laboratories
271(UR)	WHO photos
272(L)	National Air & Space Museum, Smithsonian

Institution, Washington, D.C.
272(MU) Photo Mrs. H. Goddard
272(OR) Royal Artillery Institute Museum, Woolwich/Photo Michael Holford © Aldus Books
272-273 (MU) Courtesy Mrs. H. Goddard
273(O) Courtesy Mrs. H. Goddard; photo by B. A. Stewart, © National Geographical Society
274(L) Bilderdienst Süddeutscher Verlag
274-275 (MU) © Aldus Books
275(OL) Union Carbide Corporation
275(R) Bildarchiv Preußischer Kulturbesitz
276(OL) Photo Paul Brierly
276(UL) (R) *Radio Times* Hulton Picture Library
277(OR) © Aldus Books
277(UL) British Crown Copyright. Science Museum, London
277(UR) *Radio Times* Hulton Picture Library
278(OL) Historical Pictures Service
278(OR) The Bettmann Archive
278(U) Internationale Bildagentur
279(U) Sikorsky Aircraft
280(L) Camera Press
280(R) © Aldus Books
281(O) The Cavendish Laboratory, Cambridge
281(UL) © Aldus Books
281(UR) United Kingdom Atomic Energy Authority
282(OL) British Crown Copyright. Science Museum, London
282(OR) © Aldus Books
282(UL) Bildarchiv Preußischer Kulturbesitz
282(MU) Brown Brothers
282(UR) Roger-Viollet
283(O) Leeds University/Photo Christopher Ridley © Aldus Books
283(U) General Electric Co.
284(L) Imperial War Museum, London
284(M) Decca Radar Ltd.
284-285 (M),284 (UR) Imperial War Museum, London
285(O) Imperial War Museum, London
285(UR) © BICC Ltd.
286(OL) Brian Lee © Aldus Books
286(OR) Courtesy Du Pont Company
286(U) E. I. Du Pont de Nemours & Co.
287(OL) Courtaulds Ltd.
287(OR) Plastics Division, Imperial Chemicals Limited
287(U) Courtaulds Ltd.
288(UL) Camera Press
288(R) United Kingdom Atomic Energy Authority
289(OL) © Aldus Books
289(OM) (OR)(U) Photos Paul Brierley
290(O) (UR) Roger-Viollet
290(UL) Internationale Bildagentur
291(O) United Kingdom Atomic Energy Authority
291(UL) UPI Inc. (Compix)
291(MR) Central Office of Information
291(UR) Los Alamos Scientific Laboratory
292(O) United Kingdom Atomic Energy Authority
292(UL) Brown Brothers
292(UR) Photo Paul Brierly
293(OL) © Aldus Books
293(ML) Photo Paul Brierly
293(OR) United Kingdom Atomic Energy Authority
293(U) U.S. Navy photo
294(O) NSU Motorenwerke Aktiengesellschaft
294(UL) Bilderdienst Süddeutscher Verlag
294(UR) after Donald H. Marter, *Engines,* Thames and Hudson Ltd., London, 1965
295(L) © Aldus Books
295(OR) NSU (Great Britain) Ltd.
295(UR) Lee Davies © Aldus Books
296(O) Keystone
296(UL) The Bettmann Archive
296(UR) U.S. Atomic Energy Commission/William H. Regan, Los Alamos Scientific Laboratory
297(L) © Aldus Books
297(R) Harold E. Edgerton
298,299 (O)(UL) Courtesy Rank Xerox Ltd., London
299(UL) © Aldus Books
300(O) Imperial War Museum, London
300(U) *Radio Times* Hulton Picture Library
301(OL) Walter Greaves and Michael Mellish © Aldus Books, after G. Geoffrey Smith, *Gas Turbines and Jet Propulsion,* Iliffe & Sons Ltd.
301(OR) (MR) Cooper-Bridgeman Library
301(UR) British Aerospace
302(O) (UL) Polaroid Corporation
302(UR) Harold King © Aldus Books
303(OL) Photo Paul Brierley
303(OR) Photo by courtesy of Rolls-Royce Limited
303(U) Polaroid (U.K.) Ltd.
304(L) Brown Brothers
304(R) Flip Schulke/Black Star, New York
305(OR) (U) © Les Requins Associés, Neuilly
306(O) National Research Development Corporation/Photo Ken Coton © Aldus Books
306(UL) (UR) Hovercraft Development Ltd.
306(MR) © Aldus Books
307(OL) British Crown Copyright reserved
307(OR) Neil MacDonald
307(UL) Mears Construction Ltd.
307(UR) British Hovercraft Corporation
308(O) Stern Archiv, Hamburg
308(U) NASA
309(OM) U.S. Army photo
309(UR) NASA
310(L) The National Foundation-March of Dimes
310(R) Ny Carlsberg Glyptotek, Kopenhagen
311(OL) (UL) The National Foundation-March of Dimes
311(OR) Courtesy of Dr. R. C. Williams
311(UR) Ken Moreman
312(O) Reproduced with permission from International Telephone and Telegraph Corporation
312(U) Internationale Bilderagentur
313(O) Photos Paul Brierley
313(UL) Massachusetts Institute of Technology
313(UR) *World Medicine*
314(O) X-ray diffraction pattern by R. Franklin and R. G. Gosling, *Nature,* 1953
315(O) Institute of Cancer Research: Royal Cancer Hospital and Royal Marsden Hospital
315(ML) (UR) Sidney W. Woods © Aldus Books
315(UL) Courtesy The Bio-Chemistry Department of University of London/Photo Michael Holford © Aldus Books
316(L) Karsh of Ottawa/Camera Press
316(U) Photo Dr. G. Alexandre, Transplantation Unit, Department of Surgery, Hospital St. Pierre Louvain, Belgium
317(O) Photo Donald B. Longmore
317(UL) Photo Dr. G. Alexandre, Transplantation Unit, Department of Surgery, Hospital St. Pierre Louvain, Belgium
317(UR) Camera Press

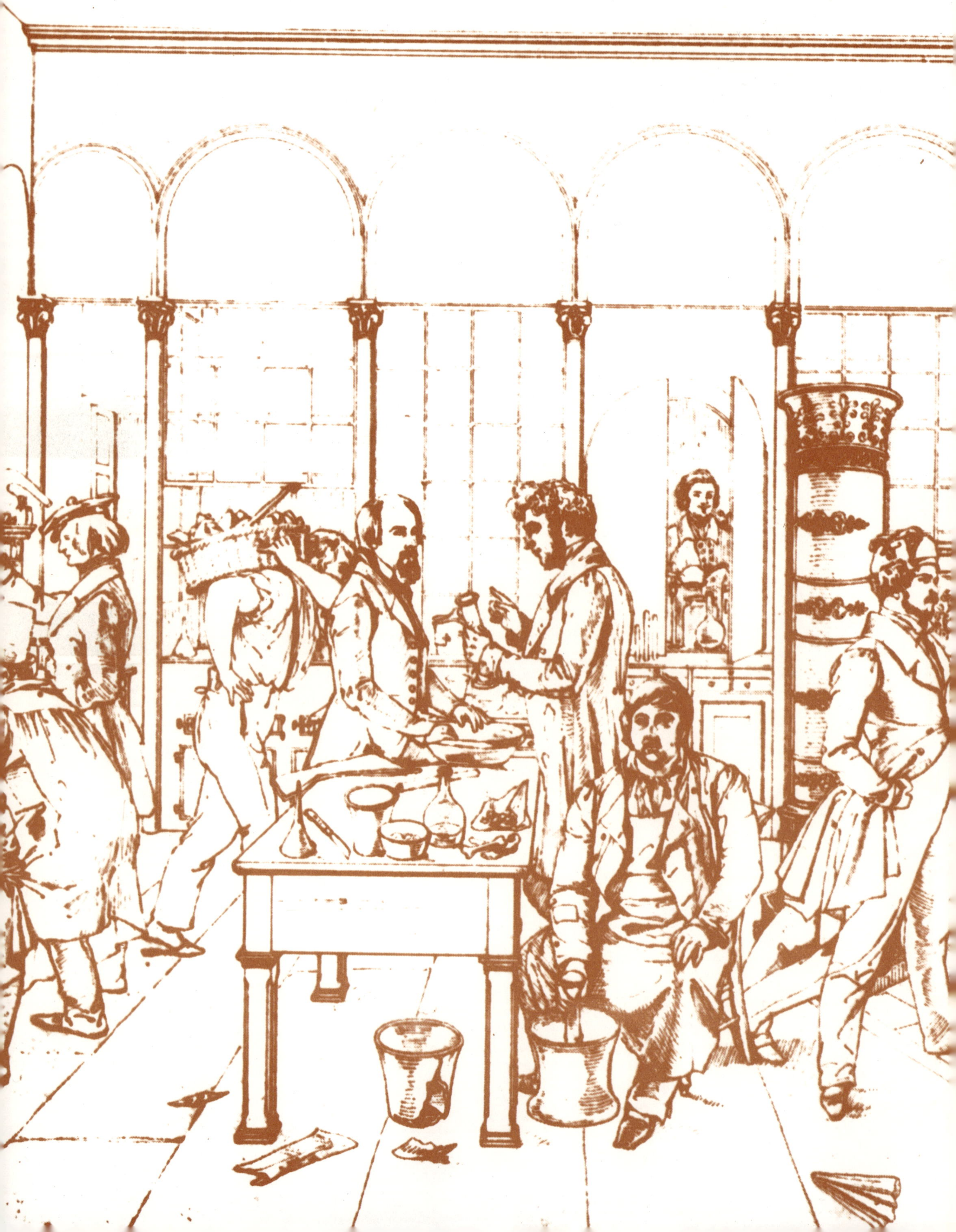